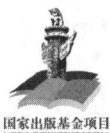

国家出版基金项目
NATIONAL PUBLICATION FOUNDATION

平乐正骨系列丛书

总主编 郭艳幸 杜天信

平乐正骨骨病学

李东升 李无阴 郭艳幸 主编

11

PINGLE GUO'S
ORTHOPAEDIC

中国中医药出版社
· 北京 ·

图书在版编目（CIP）数据

平乐正骨骨病学 / 李东升，李无阴，郭艳幸主编 . —北京：中国中医药出版社，2018.12

（平乐正骨系列丛书）

ISBN 978 – 7 – 5132 – 5018 – 4

Ⅰ . ①平… Ⅱ . ①李… ②李… ③郭… Ⅲ . ①骨疾病—诊疗
Ⅳ . ① R681

中国版本图书馆 CIP 数据核字（2018）第 112803 号

中国中医药出版社出版

北京市朝阳区北三环东路 28 号易亨大厦 16 层

邮政编码　100013

传真　010–64405750

保定市中画美凯印刷有限公司印刷

各地新华书店经销

开本 787×1092　1/16　印张 50　彩插 1.5　字数 1065 千字

2018 年 12 月第 1 版　2018 年 12 月第 1 次印刷

书号　ISBN 978 – 7 – 5132 – 5018 – 4

定价　319.00 元

网址　www.cptcm.com

社 长 热 线　010–64405720
购 书 热 线　010–89535836
维 权 打 假　010–64405753

微信服务号　zgzyycbs
微商城网址　https://kdt.im/LIdUGr
官 方 微 博　http://e.weibo.com/cptcm
天猫旗舰店网址　https://zgzyycbs.tmall.com

如有印装质量问题请与本社出版部联系（010–64405510）

《平乐正骨系列丛书》编委会

正骨医学瑰宝　造福社会民生（陈序）

平乐郭氏正骨，享誉海内外，是我国中医正骨学科的光辉榜样，救治了大量骨伤患者，功德无量，是我国中医药界的骄傲。追溯平乐正骨脉络，实源于清代嘉庆年间，世代相传，医术精湛，医德高尚，励学育人，服务社会，迄今已有220余年历史。中华人民共和国成立以后，平乐正骨第五代传人高云峰先生将其家传秘方及医理技术传于天下，著书立说，服务民众。在先生的引领下，1958年创建河南省平乐正骨学院，打破以往中医骨伤靠门内传授之模式，中医骨伤医疗技术首次作为一门学科进入大学及科学研究部门之殿堂，学子遍布祖国各地，形成平乐正骨系统科学理论与实践体系，在推动中医骨伤学科的传承与发展方面做出了重大的贡献。以平乐正骨第六代传人、著名骨伤科专家郭维淮教授为代表的平乐正骨人，更是不断创新、发展和完善，使"平乐正骨"进一步成为以理论架构完整、学术内涵丰富、诊疗经验独特、治疗效果显著等为优势的中医骨伤科重要的学术流派，确立其在中医骨伤科界的重要学术地位。由于平乐郭氏正骨的历史性贡献与影响，"平乐郭氏正骨法"于2008年6月被国务院列入国家第一批非物质文化遗产保护名录；2012年，"平乐郭氏正骨流派"被国家中医药管理局批准为国家第一批中医学术流派传承工作室建设单位。

《平乐正骨系列丛书》从介绍平乐正骨的历史渊源、流派传承等发展经历入手，分别论述了平乐正骨理论体系、学术思想、学术特色及诊疗特色，包括伤科"七原则""六方法"，平乐正骨固定法、药物疗法、功能锻炼法等。此外，还生动论述了平乐正骨防治结合的养骨法、药膳法，以及平衡思想等新理念、新思路和新方法，囊括了平乐正骨骨伤科疾病护理法及诊疗规范，自成一体，独具特色。从传统的平乐正骨治伤经典入手，由点及面，把平乐正骨的预防规范、诊疗规范、护理规范、康复规范等立体而全面地呈献给社会，极具实用性及科学性。该书集我国著名的骨伤科学术流派——平乐正骨之大成，临床资料翔实、丰富、可靠，汇聚了几代平乐正骨人的心血，弥足珍贵。

该书系从预防入手，防治结合，宗气血之总纲，守平衡之大法，一些可贵的理论或理念第一次呈献给大家，进一步丰富、发展了平乐正骨理论体系，集理、法、方、药于一体，具有较强的系统性、创新性、实用性和科学性，丰富和完善了中医骨伤疾病诊疗体系，体现了平乐正骨中西并重、兼收并蓄、与时俱进的时代性和先进性。该书既可供同行参考学习，寓教于学，也可作为本学科的优秀教材。

随着世界医学的发展、人类疾病谱的变化，以及医学科学技术的进步，人们更加关注心理因素和社会因素对于疾病的影响，更加关注单纯医疗模式向"医疗、保健、预防"综合服务模式的转变。在为人民健康服务的过程中，平乐正骨始终坚持以患者需求为本，疗效为先，紧紧围绕健康需求，不断探索、创新与发展。今天，以杜天信院长及平乐正骨第七代传人郭艳幸教授为代表的平乐正骨人，秉承慎、廉、诚之医道医德，弘扬严谨勤勉之学风，继承发扬，严谨求实，博采众长，大胆创新，在总结、继承、更新以往学术理论和临床经验的基础上，对平乐正骨进行了更深层次的挖掘、创新，使得平乐正骨从理论到实践都进一步取得了重大突破。

纵观此系列丛书，内涵丰富，结构严谨，重点突出，实用性强，体现了"古为今用，西为中用"和中医药学辨证论治的特点，可以为中医骨伤科学提供重要文献，为临床医师提供骨伤科临床诊疗技术操作指南，为管理部门提供医疗质量管理的范例与方法，为从业者提供理论参考标准和规范，为人民大众提供防治疾病与养生的重要指导。

我深信此套丛书的出版，必将对中医骨伤科学乃至中医药学整体学术的继承与发展，做出新的贡献，是以为序。

陈可冀

中国科学院资深院士

中国中医科学院首席研究员

2018 年元月于北京西苑

继往开来绽新花（韦序）

受平乐郭氏正骨第 7 代传人、国家级非物质文化遗产项目中医正骨疗法（平乐郭氏正骨法）代表性传承人郭艳幸主任医师之邀，为其及杜天信教授为总主编的《平乐正骨系列丛书》做序，不由得使我想到了我的母校——河南平乐正骨学院，如果不是受三年自然灾害影响，今年就是她的"花甲之年"。

1955 年冬天，平乐郭氏正骨第 5 代传人高云峰先生到北京参加全国政协会议，当毛泽东主席见到高云峰时，指着自己的胳膊向她说："就是这里折了，你能接起来吗？现在公开了，要好好培养徒弟，好好为人民服务！"毛主席的教导，给予高云峰先生多么大的鼓舞啊。她回到洛阳孟津平乐家中，不久就参加了工作，立下了要带好徒弟，使祖传平乐郭氏正骨技术惠及更多患者的决心。

在党和政府的关怀、支持下，于 1956 年 9 月成立了河南省平乐正骨医院（河南省洛阳正骨医院的前身），这是我国最早的一家中医骨伤专科医院，高云峰先生为首任院长。平乐郭氏正骨也因其技术优势与特色在全国产生了巨大影响，《河南日报》《健康报》《人民日报》为此做了相继报道，平乐郭氏正骨医术被誉为祖国医学宝库中的珍珠（见 1959 年 10 月 17 日《健康报》）。

1958 年，为进一步满足广大人民群众对医疗保健事业日益增长的需求，把中医正骨医术提高到新的水平，经国家教育部和河南省政府有关部门批准，在平乐正骨医院的基础上，由高云峰先生主持成立了我的母校河南平乐正骨学院——全国第一所中医骨科大学，高云峰先生任院长。平乐正骨学院的成立，开辟了中医骨伤现代教育的先河，为中医骨伤科掀开了光辉灿烂的历史篇章，使中医骨伤由专有技术步入了科学的殿堂。高云峰先生是我国中医骨伤高等教育当之无愧的开拓者和奠基人。新中国成立后，中医骨伤的骨干力量由此源源不断地输送到祖国各地，成为各省公立医院骨伤科或学院骨伤系的创始人及学术带头人。因此，河南平乐正骨学院被学术界誉为中医骨伤的"黄埔军校"。同时，在学术界还有"平乐正骨半天下"的美誉。

1960 年 9 月上旬，我第一次乘火车，在经过两天两夜的旅程后，来到了位于洛阳市白马寺附近的河南平乐正骨学院，被分在本科甲二班，这个班虽然仅有 19 名学生，却是来自国内 14 个省、市、自治区的考生或保送生。日月如梭，50 多年前的那段珍贵的经历令我终生难忘，我带着中医骨伤事业的梦想从平乐正骨学院启航，直到如今荣获"国医大师"殊荣。

经过几代平乐正骨人的不懈努力，平乐正骨弟子遍及海内外，在世界各地生根、发芽、开花、结果，为无数患者带来福祉。如今的平乐正骨流派已成为枝繁叶茂的全国最大最具影响力的学术流派之一，河南省洛阳正骨医院也已成为一所集医疗、教学、科研、产业、康复、文化于一体的具有 3000 多张床位的三级甲等省级中医骨伤专科医院。站在新时代的起点，发展和创新平乐正骨、恢复高等教育是新一代平乐正骨人的肩负使命，也是我和其他获得平乐郭氏正骨"阳光雨露"者的梦想和愿望。

《平乐正骨系列丛书》共约 700 余万字，含 18 个分册，包含《平乐正骨发展简史》《平乐正骨史话》《平乐正骨基础理论》《平乐正骨平衡学》《平乐正骨常见病诊疗规范》《平乐正骨诊断学》《平乐正骨影像学》《平乐正骨骨伤学》《平乐正骨筋伤学》《平乐正骨骨病学》《平乐正骨手法学》《平乐正骨外固定法》《平乐正骨药物治疗学》《平乐正骨养骨学》《平乐正骨康复药膳》《平乐正骨康复法》《平乐正骨护理法》《平乐正骨骨伤常见疾病健康教育》等，是对 220 余年平乐正骨发展成果与临床经验的客观总结，具有鲜明的科学性、时代性和实用性。此套丛书图文并茂，特色突出，从平乐正骨学术思想到临床应用等，具体翔实地介绍了平乐正骨的诊疗方法和诊疗特色。平乐正骨有高等院校教育的过去和今天的辉煌，将来也必然能使这段光荣的历史发扬光大，结出累累硕果。《平乐正骨系列丛书》是中医骨伤从业者难得的一套好书，也是中医骨伤教学的好书，特别适用于高等医药院校各层次的本科生、研究生阅读。

特为此序！

韦贵康

国医大师

世界手法医学联合会主席

广西中医药大学终身教授

2018 年 6 月

百年正骨　承古拓新（孙序）

在河洛文化的发祥地、十三朝古都洛阳，这块有着厚重历史文化底蕴的沃土上，孕育成长着一株杏林奇葩，这就是有着220余年历史、享誉中外的平乐郭氏正骨。自郭祥泰于清嘉庆元年（1796）在平乐村创立平乐正骨以来，其后人秉承祖训，致力于家学的发展与创新，医术名闻一方。1956年，平乐正骨第五代传人高云峰女士，在毛泽东主席的亲切勉励下，带领众弟子创办了洛阳专区正骨医院，1958年创建平乐正骨学院，1959年创建平乐正骨研究所，并自制药物为广大患者服务，使平乐正骨于20世纪50年代末即实现了医、教、研、产一体化，学子遍及华夏及亚、欧、美洲等地区和国家，成为当地学科的带头人和骨干力量，平乐正骨医术随之载誉国内外，实现了由医家向中医著名学术流派的完美转型。平乐郭氏正骨第六代传人郭维淮，作为首届国家级非物质文化遗产传承人，带领平乐正骨人，将平乐郭氏正骨传统医术与现代科学技术结合，走创新发展之路，使平乐郭氏正骨以特色鲜明、内涵丰富、理论系统、疗效独特等为优势，为"平乐正骨"理论体系的形成奠定了坚实的基础，为中医骨伤科学的发展做出了重要贡献。

《平乐正骨系列丛书》全面介绍了国家非物质文化遗产——平乐郭氏正骨的内容，全方位展现了平乐正骨的学术思想和特色。丛书包含18个分册，从介绍平乐正骨的历史渊源、流派传承等情况入手，分别论述了平乐正骨学术思想、学术特色、理论体系及诊疗特色，尤其是近年理论与方法的创新，如"平衡思想""七原则""六方法"等。丛书集220余年平乐正骨学术之精华，除骨伤、骨病、筋伤等诊疗系列外，还涵盖了平乐正骨发展史、基础理论、平衡学、正骨手法、固定法、康复法、护理法等，尤其是体现平乐郭氏正骨防治结合思想的养骨法、药膳法和健康教育等，具有鲜明的时代特点，符合现代医学的预防－医学－社会－心理之新医学模式，为广大患者带来了福音。

统观此丛书，博涉知病、多诊识脉、屡用达药，继承我国传统中医骨伤科学之精华，结合现代医学之先进理念，承古拓新，内容丰富，实用性强，对骨伤医生及研究者有很好的指导作用。全书自成一体，独具特色，是一套难能可贵的好书。

《平乐正骨系列丛书》由洛阳正骨医院、郑州骨科医院、深圳平乐骨伤科医院等平乐正骨主要基地的百余名专家共同撰著，参编专家均为长期工作在医、教、研一线，临床经验丰富的平乐正骨人；临床资料翔实、丰富、可靠，汇聚了几代平乐正骨人的心血，弥足珍贵。

叹正骨医术之精妙，殊未逊于西人，虽器械之用未备，而手法四诊之法既精，则亦足以赅括之矣。愿此书泽被百姓，惠及后世。

中华中医药学会副会长
中华中医药学会骨伤专业委员会主任委员
中国中医科学院首席专家
2018 年 3 月

施 序

　　"平乐正骨"是我国中医骨伤学科著名流派之一，被列为国家级非物质文化遗产，发祥于我国河南省洛阳市孟津县平乐村，先祖郭祥泰自清代创始迄今已历七代，相传220余年，被民众誉为"大国医""神医"，翘楚中华，饮誉海内外。中医药学是一个伟大宝库，积聚了历代医家深邃的创新智慧、理论发明和丰富的临证经验。在如此灿若星河的中医药发展历史画卷中，"平乐正骨"俨然是一颗熠熠生辉的明珠。"洛阳春色擅中州，檀晕鞓红总胜流。"近220余年来，西学东进，加之列强欺凌，包括中医药在内的我国优秀民族传统文化屡遭打压。然而，"平乐正骨"面对腥风血雨依然挺立，诚为奇葩。我国中医骨伤同道在引以为傲的同时每每发之深省，激励今日之前行。

　　"平乐正骨"自先祖郭祥泰始，后经郭树楷、郭树信相传不辍，代有建树，遂形成"人和堂""益元堂"两大支系。郭氏家族素以"大医精诚"自励，崇尚"医乃仁术"之宗旨，坚持德高济世、术优惠民为己任之价值取向和行为规范，弘扬"咬定青山不放松，立根原在破岩中。千磨万击还坚劲，任尔东西南北风"的创业精神，起废除伤、病愈膏肓、妙手回春等众多轶事传闻誉溢乡里域外，不绝于耳。"平乐正骨"植根民众，形成"南星""北斗"之盛况经久不衰。中华人民共和国成立后的60多年来，在中国共产党的中医政策指引下，更是蓬勃发展。在第五代传人高云峰女士和第六代传人郭维淮教授的推进下日臻完善，先后建立了公立洛阳正骨医院、平乐正骨学院、河南省平乐正骨研究所。河南省洛阳正骨医院以三级甲等医院的规模和医疗品质，每年吸引省内外乃至海外数以百万计的骨伤患者，为提升医院综合服务能力，他们积极开展中西医结合诊疗建设，不断扩大中医骨伤治疗范围和疗效水平。平乐正骨学院及以后的培训班为国家培育了数千名优秀骨伤高级人才，时至今日，他们中的大多数已成为我国中医骨伤科事业的学科带头人、领军人才或著名学者。改革开放以来，在总结临床经验的同时，引入现代科技和研究方法，河南省洛阳正骨研究所获得多项省和国家重大项目资助，也获得多项省和国家科技奖项，在诸多方面为我国当代中医骨伤事业发展做出了重大贡献，河南省洛阳正骨医院也被国家列为部级重点专科和全国四大基地之一。"天行健，君子以自强不息"，郭氏门人始终在逆境中搏击，在成功中开拓。以"平乐正骨"为品牌的洛阳正骨医院，在高云峰等历届院长的带领下，成功地将"平乐正骨"由民间医术转向中医现代化的诊疗体系，由传统医技转向科技创新的高端平台，由单纯口授身传的师承育人模式转向现代学校教育制度的我国高等中医骨伤人才培养的摇篮，从而实现了难能可贵的历史跨越。中医药事业的发展应以"机构建设为基础，人才培养为关键，学术发展为根本，科学管理为保障"，这是20世纪80年代国家中医药管理局向全国提出的指导方针，河南省洛阳正骨医院的实践和成功无疑证实了其正确性，而且是一个先进的范例。

牡丹为我国特产名贵花卉，唐盛于长安，至宋已有"洛阳牡丹甲天下"之说，世颂为"花王"。刘禹锡《赏牡丹》诗曰："庭前芍药妖无格，池上芙蕖净少情。唯有牡丹真国色，花开时节动京城。""平乐正骨"正是我国中医药百花园中一株盛开不衰的灿烂花朵，谨借此诗为之欢呼！

继承创新是中医药事业振兴的永恒主题。在流派的整理与传承中，继承是前提、是基础。"平乐正骨"以光辉灿烂的传统文化为底蕴，有着丰富的学术内涵和独具特色的临证经验。其崇尚"平衡为纲，整体辨证，筋骨并重，内外兼治，动静互补"的学术思想，不仅是数代郭氏传人的经验总结，而且也充分反映了其哲学智慧，从整体上阐明了中医药特色优势在"平乐正骨"防治疾病中的运用。整体辨证是中医学的基本观点，强调人与自然的统一，人自身也是一个统一的整体。中医学理论体系的形成渊薮于中国古典哲学，现代意义上的"自然"来自拉丁语 Nature（被生育、被创造者），最初含义是指独立存在，是一种本能地在事物中起作用的力量。中国文人的自然观远在春秋时期即已形成，闪烁着哲学睿智。《道德经》曰："人法地，地法天，天法道，道法自然。"后人阮籍曰："道即自然。"《老子》还强调"柔弱胜刚强""天下莫柔弱于水，而攻坚强者莫之能胜，以其无以易之。弱之胜强，柔之胜刚，天下莫不知，莫能行"。相传出于孔子之手的《周易大传》提出刚柔的全面观点，认为"刚柔者，昼夜之象也""君子知微知彰，知柔知刚，万夫之望""刚柔相推而生变化""一阴一阳之谓道"。《素问·阴阳应象大论》进一步明确提出："阴阳者，天地之道也；万物之纲纪，变化之父母，生杀之本始，神明之府也。"天人相应的理念，加之四诊八纲观察分析疾病的中医学独有方法，不仅使整体辨证有可能实施，而且彰显了其优势。"平乐正骨"将这些深厚的哲理与骨伤临床结合，充分显示其文化底蕴和中医学的理论造诣。"骨为干，肉为墙"，无论从生理或病理角度，中医学总是将筋骨密切联系，宗筋束骨，在运动中筋骨是一个统一的整体，只有在动静力平衡的状态下才能达到最佳功能。"肝主筋""肾主骨""脾主肌肉"，"平乐正骨"提出的"筋骨并重，内外兼治"正是其学术思想的灵活应用。在我看来，"动静互补"比"动静结合"有着更显明的理论特征和实用价值。在骨伤疾病的防治中，动和静各有其正面和负面的作用，因而要发挥各自的正能量以避免消极影响，这样便需要以互补为目的形成两相结合的科学方法，如果违背了这一目的，动和静失去量的限制，结合仅是一种形式，甚至不利于损伤的修复。科学的思维，其延续往往不受光阴的限制，甚至有异曲同工之妙。现代研究证实，骨膜中的骨祖细胞对骨折愈合起着重要作用，肌肉是仅次于骨膜最接近骨表面的软组织，适当的肌肉收缩应力可以促进骨的发育和损伤愈合，肌肉中的丰富血管为骨提供了营养供应，肌肉的异常（包括功能异常）也会影响骨量和骨质。临床研究表明，即使不剥离骨膜，肌肉横断损伤也会延迟骨折愈合。因此，除骨膜和骨髓间充质的干细胞外，肌肉成为影响骨折愈合的又一重要组织，其中肌肉微环境的改变则是研究的重要方面。220 多年前的"平乐正骨"已在实践中体现了这种思维，并探索其规律。

基于上述的理论和实践，"平乐正骨"形成了一整套独具特色的诊疗方法，包括手法、内外药物治疗、练功导引等，将骨伤疾病的防治、康复、养生一体化。早在 20 世纪 50 年代，高云峰、郭维淮等前辈已将众多家传秘方和技术公诸于世。"平乐正骨"手到病除的技艺来自于郭氏历代传人的精心研究和积累，也与其注重学术交流、博采众长密切相关。"平乐正骨"的发源地也是少林寺伤科的发祥地。相传北魏孝文帝（495）时，少林寺始建于河南登封市北少室山五乳峰下。印度佛教徒菩提达摩曾在该寺面壁 9 年，传有"达摩十八手""心意拳"等。隋末少林寺僧助秦王李世民有功受封，寺院得到发展，逐渐形成与武术相结合的伤科技法，称为"少林寺武术伤科"，在唐代军营中推广应用，少林寺秘传内外损伤方亦得以流传。作为文化渊源，对"平乐正骨"不无影响。

洛阳之称首见于《战国策·苏秦以连横说秦》。早在距今六七千年前，该地区已发展到母系氏族繁荣阶段，著名的仰韶文化即发现于此。自周以来相继千年，成为中原地区历史上重要的政治、文化、经济、商贸、科技中心。在我国历史上有着重要地位的大批经典名著、科技发明多发迹于此。如《说文解字》《汉书》《白虎通义》《三国志》《博物志》《水经注》《新唐书》《资治通鉴》，以及"蔡侯纸""龙门石窟""唐三彩"等均为光灿千古之遗存。此外，如"建安七子"、三曹父子、"竹林七贤"、"金谷二十四友"、李白杜甫相会、程氏兄弟理学宣讲，以及白居易以香山居士自号，晚年居洛城18年等群贤毕至、人才荟萃。唐·卢照邻曾曰："洛阳富才雄。"北宋·司马光有诗曰："若问古今兴废事，请君只看洛阳城。"在如此人文资源丰富的地域诞生"德才兼高、方技超群"的"平乐正骨"应是历史的必然。以"平乐正骨"第七代传人杜天信教授、郭艳幸教授为首的团队肩负历史责任和时代使命，率领河南省洛阳正骨医院和河南省正骨研究院，在继承、创新、现代化、国际化的大道上快速发展，为我国中医骨伤学科建设和全面拓展提供了宝贵经验，做出了重大贡献，他们不负众望，成为"平乐正骨"的后继者、兴旺的新一代。汇积多年经验，经过认真谋划，杜天信教授、郭艳幸教授主编的《平乐正骨系列丛书》共18册即将出版，该套书图文并茂，洋洋大观，可敬可贺。当年西晋大文豪左思移居洛阳，筹构10年，遂著《三都赋》而轰动京城，转相录抄以致难觅一纸，遂有"洛阳纸贵"之典故脍炙人口，千年相传。本书问世，亦当赞誉有加，再现"洛阳纸贵"，为世人目睹"平乐正骨"百年光彩而呈献宝鉴。

不揣才疏，斯为序。

施杞

中医药高校教学名师

上海中医药大学脊柱病研究所名誉所长、终身教授

中华中医药学会骨伤分会名誉主任委员

乙未夏月

总前言

发源于河洛大地的平乐郭氏正骨医术是中医药学伟大宝库中的一颗明珠，起源于1796年，经过220余年的发展，平乐正骨以其特色鲜明、内涵丰富、理论系统、疗效独特、技术领先的优势及其所秉承的"医者父母心"的医德、医风，受到海内外学术界的广泛关注，并成为国内业界所公认的骨伤科重要学术流派。2008年6月，平乐郭氏正骨法被载入国务院公布的第二批国家级非物质文化遗产名录和第一批国家级非物质文化遗产扩展项目名录。平乐正骨理论体系完整，并随着时代进步和科学发展而不断丰富，其整体性体现在理、法、方、药各具特色，诊、疗、养、护自成体系等方面。但从时代发展和科学进步的角度看，平乐正骨理论一方面需要系统总结与提炼，进一步规范化、系统化，删繁就简；另一方面需要创新与发展，突出其实用性及科学性。在国家大力倡导发展中医药事业的背景下，总结和全面展示平乐正骨这一宝贵的非物质文化遗产，使其造福更多患者，《平乐正骨系列丛书》应运而生。

发掘与继承、发展与创新是平乐正骨理论的显著特征。平乐正骨在中医及中西医结合治疗骨伤科疑难疾患方面，形成了自己的学术特色。其学术特征主要表现为"平衡为纲、整体辨证、筋骨并重、内外兼治、动静互补、防治结合、医患合作"七原则和"诊断方法、治伤手法、固定方法、药物疗法、功能疗法、养骨方法"六方法及"破瘀、活血、补气"等用药原则。这些原则和方法是平乐正骨的"法"和"纲"，指导着平乐正骨的临床研究与实践，为众多患者解除了痛苦。在不断传承发展过程中，平乐正骨理论体系更加系统、完善。

在新的医学模式背景下，平乐正骨的传承者重视生物、心理、社会因素对人体健康和疾病的综合作用和影响，从生物学和社会学多方面来理解人的生命，认识人的健康和疾病，探寻健康与疾病及其相互转化的机制，以及预防、诊断、治疗、康复的方法。作者结合中医养生理论及祖国传统文化，审视现代人生活、疾病变化特点，根据人类生、长、壮、老、已的规律，探索人类健康与疾病的本质，不断提高平乐正骨对筋骨系统的健康与疾病及其预防和治疗的理性认识水平，提出了平乐正骨的平衡思想，并将平乐正骨原"三原则""四方法"承扬和发展为"七原则""六方法"，形成了平乐正骨理论体系的基本构架。

作为平乐正骨医术的传承主体，河南省洛阳正骨医院（河南省骨科医院）及平乐正骨的传承者在挖掘、继承、创新平乐郭氏正骨医术的基础上，采取临床研究与基础研究相结合的方法，通过挖掘、创新平乐正骨医术及理论，并对现有临床实践及科学技术进行提炼总结、研究汇总，整理成《平乐正骨系列丛书》，包含18个分册，全面介绍国家级非物质文化遗产——平乐郭氏正骨法的内容，全方位展现平乐正骨的学术思想、学术特色，集中体现平乐正骨的学术价值及其研究进展，集220余年尤其是近70年的理论与实践研究之精粹，以期更好地造福众患，提携后学，为骨伤学科的发展及现代化尽绵薄之力。

最后，感谢为平乐正骨医术做出巨大贡献的老一辈平乐正骨专家！感谢为平乐正骨医术的创新和发展努力工作的传承者！感谢一直以来关注和支持平乐正骨事业发展的各级领导和学术界朋友！感谢丛书撰稿者多年来的辛勤耕耘！同时也恳请各界同仁对本丛书中的不足给予批评指正。再次感谢！

《平乐正骨系列丛书》编委会

2017 年 12 月 18 日

主编简介

李东升 主任医生，硕士生导师，河南省洛阳正骨医院（河南省骨科医院）郑州院区骨病矫形科主任，中国中西医结合学会骨伤分会骨与软组织肿瘤专业委员会副主任委员，中华中医学会肿瘤分会委员，中国康复协会残肢康复专业委员会委员，河南省抗癌协会肿瘤传统医学专业委员会副主任委员、骨与软组织专业委员会常务委员，河南省中医学会疼痛分会副主任委员，河南中医学会肿瘤分会委员，洛阳市中医学会中医、中西医结合肿瘤专业委员会副主任委员。主要从事骨肿瘤，骨结核，骨坏死，先、后天骨关节畸形等骨病的临床、科研和教学工作，特别在骨与软组织肿瘤诊治方面有较丰富经验。获河南省中医药科技进步奖 2 项，在研课题 2 项，出版学术专著 7 部，发表学术论文 30 余篇。

李无阴 1987 年毕业于郑州大学医学院（原河南医科大学）医学系，1995 年毕业于广州中医药大学中医学专业，长期从事中西医结合骨伤科临床、科研及教学工作，先后任河南省洛阳正骨医院上肢损伤科、创伤外科主任，对骨伤科常见疾病的诊治积累了丰富的临床经验，尤其擅长创伤急救及危重症的处理。近几年主攻方向为 Abioc 组织再生技术及干细胞技术的基础与临床研究，并在应用该技术治疗骨坏死、关节软骨损伤、骨折延迟愈合等骨科疑难性疾病方面积累了丰富的经验。自参加工作以来，在国内外学术刊物上发表学术论文 30 余篇，主编、参编专著 6 部，主持编写的《临床骨科诊治失误》近期将由人民卫生出版社出版发行。获厅局级以上科研成果奖 5 项，目前主持科研课题 3 项，参与 6 项。多次主持、参加国内外学术会议，2013 ～ 2015 年连续在全国 COA/CAOS 中西医结合分会场主持会议并作专题报告。担任《中国骨伤》杂志编委、《中医正骨》杂志常务副主编。

2007 年被湖南中医药大学聘任为中医骨伤专业硕士研究生导师。担任河南省全民健康促进工作委员会骨科分会常务副主席、河南省骨科学会委员、河南省康复学会副会长。2006 年入选"河南省学术技术带头人"，2008 年获"河南省优秀医生奖""中国优秀医生提名奖"、中华医学会"伦理医学奖"等荣誉称号，2009 年入选首批"河南省名中医""洛阳市第七批优秀专家"，曾获得"河南省新长征突击手""新疆维吾尔自治区优秀援疆干部""抗震救灾优秀共产党员""全国卫生系统先进个人"等荣誉称号。

郭艳幸　女，平乐正骨第七代传人，国家二级主任医师，教授，硕士、博士生导师，博士后指导老师，享受国务院政府特殊津贴专家，河南省名中医，河南省骨关节病防治创新型科技团队首席专家与负责人。国家名老中医郭维淮学术经验继承人，国家非物质文化遗产中医正骨法（平乐郭氏正骨法）代表性传承人，平乐郭氏正骨流派学术带头人，国家"十二五"临床重点专科学术带头人，河南省中医临床学科领军人才培育对象、洛阳市科技创新领军人才、洛阳市特级名医。现任河南省洛阳正骨医院河南省骨科医院业务副院长，兼任中华中医药学会理事会理事，中华中医药学会骨伤专业委员会副主任委员，中华中医药学会治未病专业委员会副主任委员，中国中西医结合学会骨伤科专业委员会常务委员，世界中医药联合会骨伤专业委员会副会长，世界手法医学联合会常务副主席，国际数字医学会中医药分会常务委员，河南省中西医结合学会理事会常务理事，河南省中西医结合循证医学专业委员会常务委员等，《中医正骨》与《中国中医骨伤科杂志》副主编。从事骨伤临床、科研、教学工作 40 年，发表学术论文 140 余篇，出版专著 9 部。现主持承担地厅级以上科研项目 6 项，获得省部级科技成果 5 项，地厅级科技成果 23 项，国家发明专利 6 项，实用新型专利 10 项。

编写说明

平乐正骨历经220余年的发展，目前已成为全国具有较大影响力的正骨学派之一，经过历代医家理论与实践探索，形成了"平衡为纲、整体辨证、筋骨并重、内外兼治、动静互补、防治结合、医患合作"七大原则；总结出"诊断方法、治伤手法、固定方法、药物疗法、功能疗法、养骨方法"六方法。

平乐正骨第七代传人郭艳幸教授根据临床实践的发展、社会环境的变迁、现代疾病谱的变化及平乐正骨的发展现状，在平乐正骨原"三原则""四方法"的基础上提出了平乐正骨的"七原则""六方法"，并提出了独特的"平乐正骨气血理论""平乐正骨平衡理论"，发展了平乐正骨理论体系，赋予了"平乐正骨"无限的魅力与活力。

平乐正骨骨病学是平乐正骨的重要组成部分，以整体观念为基础，以平衡思想为指导，在整体观基础上提出的"筋骨皮肉并重""筋骨皮肉内舍"观点；在辨证思想上提出的"先别阴阳，平衡为期""整体调节，气血为纲""脏腑辨证，首重脾肾""内外兼治""动静互补"等学术观点，丰富了平乐正骨的临床诊疗方法，充实了平乐正骨基础理论，成为平乐正骨不可分割的重要部分，其独特的学术思想对中医骨病学的发展做出了重要贡献。

本书共分两篇，上篇重点介绍平乐正骨骨病学的学术思想及基础理论，特别介绍了平乐正骨骨病学的范畴分类、病因病机、辨病辨证、治则治法。下篇重点介绍临床常见骨病诊疗方法，包括骨关节化脓性感染、骨与关节结核、非化脓性关节炎、地方病和职业性骨关节病、骨坏死、骨瘘、脊髓灰质炎后遗症、痉挛性病症、骨与关节原发性畸形、骨与关节肿瘤等，分别从病因病机与分型分期、临床表现、辨证诊断及鉴别诊断、治疗思路、治疗方法等几个方面进行介绍。特别是在治疗方法方面，全面细致地介绍了平乐正骨骨病学独特的治疗方法，包括一般治疗、中医治疗（内治法和外治法）、物理治疗、西医治疗（药物治疗、介入治疗、手术治疗）、功能锻炼等，并在施膳和起居方面有较详细的中医辨证指导。每个疾病均配有典型病案举例，重点在中医药治疗方面予以示范。

本书主要供临床医生阅读，大学骨伤本科及研究生阅读也有裨益。本书在编写过程中得到了河南省洛阳正骨医院（河南省骨科医院）平乐正骨研究室的大力支持，他们提供了许多翔实的历史资料及临床资料，在此表示感谢！

由于编著者水平所限，以及对平乐正骨研究不够深入，书中难免有不足之处，诚请广大读者批评指正，以便进一步修订完善。

《平乐正骨骨病学》编委会

2018 年 6 月

目录

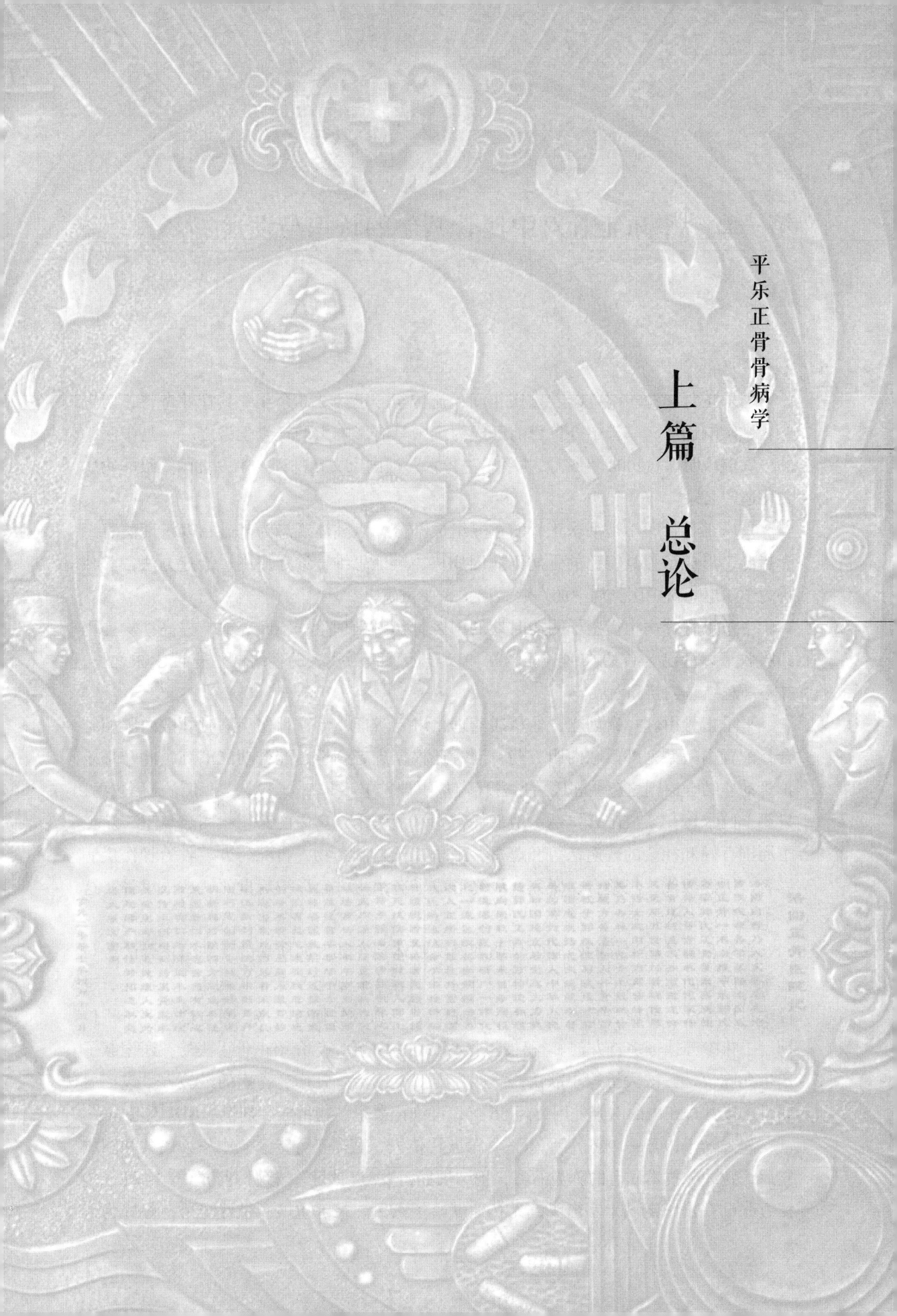

平乐正骨骨病学

上篇　总论

第一章　平乐正骨对中医骨病学的认识与发展

平乐正骨起源于清乾隆、嘉庆年间，流传至今已经220余年，其疗效奇特，历史悠久，影响面广，享誉中外，目前已成为全国具有影响力的正骨学派之一，是中医学的一颗璀璨明珠。2008年6月，"平乐正骨术"被国家文化部列入第一批国家级非物质文化遗产名录。

平乐正骨骨病学是平乐正骨的重要组成部分，以整体观念为基础，以辨证法思想为指导，形成了独具特色的骨病学病因病机、辨证思维、诊疗原则、治疗方法，其独特的学术思想对中医骨病学的发展做出了重要贡献。

平乐正骨骨病学借鉴了明清时期的中医骨伤科学理论，不断充实、提高；辨证用药吸收了以薛己为首的八纲辨证学派和以异远真人为代表的经络穴位辨证学派之长，并不断总结、创新和发展。

平乐正骨由郭祥泰创立，他精通药理，讲究辨证，治疗骨伤疾病时外敷内服相结合，配置出一系列外敷、内服方药，同时还根据患者病情，配合功能锻炼，此乃平乐正骨动静结合原则之源。郭氏后世各代遵从祖训：上不分王公贵胄，下不论流民乞丐，只要上门求医，一概敞开接纳。他们凭借精湛的医术、高尚的医德，闻名乡里，获得了周围百姓和社会的普遍认可和尊重。平乐郭氏自制药物，自配药方，收治骨伤疾病患者，历经数代，经整合、研究，最终形成了造福一方、泽被后世的"平乐正骨"这一中医骨伤学术流派。

平乐正骨骨病治疗的经验及早期理论文献体现在郭春园所著的《平乐正骨法》与郭永号所著的《秘授正骨心法》中。《平乐正骨法》记载了平乐正骨八法（辨症法、定槎法、压棉法、缚理法等），亦记录了清心药、活血顺气何首乌散、百合散、苏子桃仁糖、二味参苏饮等多首方剂。《秘授正骨心法》共4卷，除介绍正骨手法外，还记载了定生死脉诀、方法大旨等小歌诀；第四卷专门介绍治疗骨伤、骨病的经验方，包括展筋丹、接骨丹在内的内服外用方药56首，详细记载了药物组成、剂量、用法及心得。

高云峰（1905—1976），平乐正骨第五代传人，著名正骨专家。中华人民共和国成立后，她冲破技术私有的陈规陋习，把"展筋丹""接骨丹""接骨膏药"等14种家传秘方张贴在洛阳老城十字街头，无私地献给了人民。在毛主席"带好徒弟，好好为人民服务"的勉励下，广收徒弟，传播医术，建立洛阳专区正骨医院、河南省平乐正骨骨病学院，著《平乐正骨讲义》等传道授业解惑。高云峰擅长以手法治疗骨伤科各种疾病，对骨结核、骨髓炎，以及颈、肩、腰、腿痛等疾病也有研究。根据她的学术思想和临床经验，后人先后整理出版了《郭氏正骨学》《正骨学》《简明正骨》等书。

平乐正骨第六代传人郭维淮对平乐正骨骨病学术理论和方法进行了系统整理，出版《平乐正骨》一书，并于2008年更名为《洛阳平乐正骨》。书中明确提出平乐正骨的学术思想为"三原则、四方法"，突出了中医整体辨证、动静互补的特色。这些原则和方法成为治疗骨伤疾病的"法"和"纲"，极大地提高了临床疗效。

《平乐正骨》对骨病诊疗进行了系统总结，认为骨病病因复杂：有因热毒郁积；有因正虚邪侵；有因先天禀赋不足，复加情志内伤，或顽痰结聚。故较之骨伤既不相同，又复杂得多。

骨痈疽、骨痨等骨病的治疗多需内治与外治并举，并与其他疗法配合使用。根据不同病症、体质强弱、病程长短、寒热虚实，辨证施治。病发之初，红肿热痛者，宜清消而散；脓成未溃者，则应托里透脓，排除邪毒；脓肿溃破，毒已外泄，当托里排脓、扶正祛邪。漫肿不消，不红不热者，可温散；漫肿坚硬，不红不热，青筋怒张者，宜逐瘀化痰、软坚散结。总的治法为"寒者热之""热者寒之""虚者补之""损者益之""留者攻之""结者散之"。寒邪顽痰结聚者，温通逐破之。书中记载了多个临床疗效确切的经验制剂，如骨炎膏、骨炎托毒丸、骨炎补髓丸等。

骨关节痹证多因感受风、寒、湿、热等外邪。此类疾病，原因不同，治亦有异，临证应根据病因、病情、体质、病程久暂，辨证选用相应的方法治疗。书中记载了顽痹通丸、顽痹清丸、顽痹乐丸、顽痹康丸等多个疗效确切的临床制剂。

骨关节劳损退变多为气血虚损，肝脾肾不足，积劳成疾，或闪扭诱发；或损伤日久，伤病虽愈，正气已虚，遗留陈伤宿疾，经久不愈。宗《内经》"虚者补之""劳者温之""损者益之"的方法以治本，佐以通经活络、舒筋止痛以治标。即采用补气血、滋肝肾、养脾胃药，配以通经活络、舒筋止痛类药。书中记载了诸如筋骨痛消丸（养血止疼丸）、桃仁膝康丸、羌归膝舒丸、地黄膝乐丸等疗效确切的中医制剂。

《平乐正骨》记载了平乐正骨外用药的临床经验，在临床实践中广泛应用敷贴、熏、洗、熨、擦、揉、涂、抹等外治方法。

《平乐正骨》在骨病的治疗中充分重视手法的作用。推拿按摩等手法在筋骨疾患中应用范围较广，特别是对痹证、痿证、筋挛等疾病，有良好的临床疗效。该书认为，手法可以缓解血管与筋肉痉挛，促进气血通畅，起到行气活血、消肿止痛的作用；可以舒筋散结，剥离粘连，通利关节，恢复关节运动功能。手法作用于体表，通过对经络和穴位的刺激来调和气血、濡养筋骨。由于气血循经络的分布流注全身，故手法可调节脏腑功能，起到理脾胃、补肝肾等作用。

　　手术是一种开放治疗局部病变的方法。平乐正骨主张，某些筋骨疾患非手术治疗效果不佳时，采用手术治疗，如骨痈疽切开引流、骨痨病灶清除、骨肿瘤瘤体切除、骨先天畸形矫形等手术。平乐正骨不断吸收西医学知识，大胆创新，引进先进的科学技术，创新了许多骨病治疗方法，最具代表性的科技成果就是"洛阳皮瓣"的首创。所谓"洛阳皮瓣"是洛阳正骨医院运用显微外科技术创造发明的小腿内侧肌间隙血管皮瓣（带血管胫骨皮瓣）移植术和腓骨（腓骨皮瓣）移植术的简称。国际骨伤界为了便于记忆和推广，在教科书和各种文献中将这两项技术合称为"洛阳皮瓣"。"洛阳皮瓣"主要应用于严重创伤、骨髓炎、骨坏死、骨不连、骨肿瘤等疾病引起的四肢皮肤、肌肉、骨骼的严重缺损。此外，还创造了吻合血管的髂骨、腓骨联合移植治疗膝关节周围肿瘤等新术式。

　　平乐正骨第七代传人郭艳幸教授在对平乐正骨继承的同时，创立了平乐正骨的"平衡学说""气血学说"，目前成为指导中医骨伤疾病临床的重要理论基础。

　　"平衡学说"是平乐正骨骨病学术思想体系的基础，也是中医骨病治疗的指导原则。郭氏认为：健康之法，本于平衡而守于平衡；治病之要，着眼于平衡而求于平衡。在骨科疾病治疗过程中，运用阴阳平衡规律，遵循平乐正骨治疗原则，养气血，调脏腑，通经络，和阴阳，从而达到疾去骨康的目的。

　　"气血学说"是平乐正骨骨病学术思想体系的核心。气血是人生命活动的总纲，气血亦是骨病辨证的总纲，骨病治疗以调理气血为大法。郭氏认为气血是人身至宝，是人生命的关键，人的生、长、病、老无不根于气血。在气血论治的基础上，以脏腑为中心，从整体出发认识和治疗疾病，审证求因，辨证施治，使阴平阳秘，功能恢复。根据病证性质，或活血化瘀，或益气清热，或疏肝解郁，或养血补肾，或化瘀养阴，或行气豁痰通络，或补气活血祛痹。

　　总之，平乐正骨在继承前人经验理论基础上开辟自己独特的学术思想体系，并根据临床实践不断发展，总结和发展了自身体系，赋予"平乐正骨"无限的魅力与活力。经过历代医家理论与实践探索，形成了"平衡为纲、整体辨证、筋骨并重、内外兼治、动静互补、防治结合、医患合作"七大原则，总结出具有鲜明特色的"诊断方法、治伤手法、固定方法、药物疗法、功能疗法、养骨方法、护理法"七大方法，创立了"平衡学说""气血学说"两大学说，成为指导中医骨伤、骨病临床的重要理论基础。

第二章　平乐正骨骨病学学术思想

平乐正骨骨病学是平乐正骨的重要组成部分，以整体观念为基础，以辨证法思想为指导，形成了独具特色的骨病学病因病机、辨证思维、诊疗原则、治疗方法，其独特的学术思想为中医骨病学的发展做出了重要贡献。

一、平乐正骨骨病学整体观

平乐正骨骨病学整体观是平乐正骨理论的重要内容，与中医学整体观一脉相承，是中国古代唯物论和辩证思想在中医学中的体现。整体观念包括两方面的含义，一是人体与自然界的相互关系；二是人体本身的统一性、完整性。中医学认为，人体与自然界是密不可分的，自然界的变化随时影响着人体，人类在能动地适应自然和改造自然的活动中维持着正常的生命活动。人体是一个有机的整体，由若干脏腑、组织和器官所组成，每个脏腑、组织、器官各有其独特的生理功能，而这些不同的功能又都是人体活动的组成部分，这就决定了人体内部的统一性。构成人体的各个组成部分之间在结构上密不可分，在功能上相互协调，在病理上相互影响。这种整体观念，贯穿于中医学的生理、病理、诊法、辨证和治疗等各个方面。

在认识和分析疾病的病理状况时，中医学首先从整体出发，将重点放在局部病变引起的整体病理变化上，并把局部病理变化与整体病理反应统一起来。一般来说，人体某一局部的病理变化，往往与全身脏腑、气血、阴阳的盛衰有关。人体是一个有机的整体，在治疗局部病变时，必须从整体出发，采取适当的措施，如《素问·阴阳应象大论》说："从阴引阳，从阳引阴，以右治左，以左治右。"《灵枢·终始》说："病在上者下取之，病在下者高取之。"这些都是在整体观指导下确定的治疗原则。

平乐正骨骨病学认为，筋骨病变的发生与自然界密切相关，体现了人与自然的统一。外邪侵袭是致病的重要条件，居处潮湿、冒雨涉水、气候骤变、冷热交错等原因致风寒湿热之邪侵入人体，注于经络，留于关节，痹阻气血，经络瘀滞而发病。《素问·痹论》曰："风寒湿三气杂至，合而为痹也。其风气胜者为行痹，寒气胜者为痛痹，湿气胜者为着痹也。"筋骨病变的发生，正气虚弱是内在因素，是在营血不足、气血亏虚、脾胃虚弱、肝肾亏损的基础上，复受风寒湿邪所致。汉·张机《金匮要略·中风历节病脉证并治》曰:"少阴浮而弱,弱则血不足,浮则为风,风血相搏,即疼痛如掣。"明·张景岳《景岳全书·风痹》曰:"风痹之证,大抵因虚者多,因寒者多。惟血气不充,故风寒得以入之……此痛痹之大端也。"

筋骨疾病的发生也体现了人与社会的统一,其发病不但与气候条件有关,而且与生活环境有密切关系。如疲劳、创伤、精神刺激、营养不良等均可成为筋骨疾病的诱因。

筋骨疾病的发生体现了人体是一个有机的整体,病位在骨、关节、筋脉、肌肉,若久病不已,可内舍于脏腑,而致肝、脾、肾等脏器受损,使脏腑气血阴阳随之失调,"凡痹之客五脏者……肾痹者,善胀,尻以代踵,脊以代头"。

辨证治疗要从整体考虑,不可执一概余。骨病本质多为本虚标实,肝肾脾虚为本,感受外邪为标。临床所见,正虚、外邪、瘀血三者紧密联系,相互影响,不可分割。在筋骨疾病的发病过程中,从整体发展来看,初发多为外邪入侵,气血郁闭,病程日久,则见关节畸形、形疲乏力,表现多为痰瘀互结、气血亏虚之象,临床治疗应祛邪不忘扶正、扶正不忘祛邪。扶正是运用补益正气的药物或其他方法以扶助正气,增强体质,提高机体抗病能力,达到祛除病邪、恢复健康之目的。

平乐正骨骨病学认为,筋骨疾病的发生、转化与自然界密切相关,临床治疗过程中也必须根据不同季节、不同地域,具体分析,区别对待。如春天风气当令,阳气升发,机体腠理疏松、多汗,风寒湿痹患者用辛温发散之药,量不可过大。此类药不可常用,防止阳气耗散或汗多伤阴。夏季火热当令,气候炎热,人们多贪冷饮或贪凉外露,湿痹或湿热痹患者应以调和营卫之气为主,同时着重清热化湿。秋季多燥,治以柔润,切忌温燥之药。冬季气候寒冷,阳气闭藏于内,要加大辛温、宣通药的用量,慎用寒凉之药。由于地理环境的不同,气候条件、生活习惯、人体的生理适应性、筋骨病的病理特点等均不相同,所以治疗用药也不相同。

平乐正骨骨病学强调,不仅要从生物学角度分析患者的病情变化,也要从社会 - 心理学角度全方位地认知疾病的发生发展;不仅要关注患者的身体,而且要关注其社会背景、家庭状况、工作环境、生存质量、心理状态等;不要仅局限于症状的缓解,更重要的是提高其生存质量,以人为中心,从整体上把握患者的生理、心理状态,调整患者机体与外界的平衡,从而达到人体内部及其与社会、自然界协调平衡统一的目的。

(一)平乐正骨骨病学"筋骨皮肉并重"观念

平乐正骨骨病学认为,筋骨作为一个整体,不能分割,相互依赖、相互为用。人体骨居其里,筋附其外,外伤侵及人体,轻则伤筋,重则过筋中骨。不论单一受伤,或二者皆伤,都会出现两者的功能协同障碍。强调治伤要筋骨并重,即使单纯筋伤,从治疗开始就应注重骨的支撑和筋的运动作用,只有这样才能加速创伤痊愈,收到事半功倍之效。外伤侵及人体，虽然是某一部分受损，但医者看待损伤必须从患者的整体出发。另外，外力伤及人体，有些是直接受伤，有些是间接受伤，医者必须分清主次、轻重，然后辨证论治。

平乐正骨骨病学在"筋骨并重"的基础上，提出"筋骨皮肉并重"观念，认为筋骨皮肉在生理结构上是一个整体，正如《灵枢·经脉》所说："骨为干，脉为营，筋为刚，肉为墙。"在疾病的发展过程中，筋骨皮肉也是相互影响、相互传变的。外邪从皮毛入肌肉，再传变到筋膜，最后入里着骨。《灵枢·百病始生》记述了人体感受外邪后的系列反应："是故虚邪之中人也，始于皮肤，皮肤缓则腠理开，开则邪从毛发入，入则抵深，深则毛发立，毛发立则淅然，故皮肤痛……在络之时，痛于肌肉。"筋骨受邪是从皮毛、肌肉开始，进一步内陷于骨。

临床常见的骨痹疽，发病初期六淫邪毒侵袭时间尚短，局部气血运行不畅，导致气滞血瘀、毒邪留滞。如果局部气血凝滞进一步发展，郁而化热，热胜肉腐，血肉腐败而为脓。当脓肿形成后，如治疗得当，或人体正气不衰，抗病能力尚强，脓肿自行溃破，脓液畅泄，死骨脱落排出，毒从外解，气血得以通畅，脓腐渐除，新骨渐生，新肉生长，最后创口愈合。

创伤性附骨疽是由于开放性损伤或局部手术，邪毒直入创口，蕴热化脓，腐蚀筋骨而成。如强大暴力创伤，导致骨质、筋肉、皮肤散失，或虽未散失，却因经脉损伤而逐渐坏死脱落，终致皮肉缺损、骨质外露，或本已损伤，复遭手术创伤，勉强缝合创口，经脉循行受阻，气血运行不畅，或瘀血大量积存，邪毒乘虚而入，亦可致骨质、皮肉坏死，则形成骨皮缺损。疾病初起，局部气血运行不畅，则致气滞血瘀、毒邪留滞。毒邪附着骨折端、内固定物周围，如治疗得当，当脓肿尚未形成时，及时敞开引流，则毒从外解，气血得以通畅。如果局部气血凝滞进一步发展，郁而化热，热胜肉腐，血肉腐败而为脓，黏附于金属异物或骨片之间，则难以彻底清除，形成正虚邪滞之证。创口久不闭合、长期渗出，气血津液大量消耗，久致气血不足，形成附骨疽伴骨不连。

关节流注系关节腔的化脓性感染，筋骨皮肉在发病过程中也都先后受邪，如明·汪机《外科理例·流注》说："大抵流注之症，多因郁结，或暴怒，或因脾虚气逆于肉理，或腠理不密，寒邪客于经络，或闪仆，或产后，瘀血流注关节，或伤寒余邪未尽为患，皆因真气不足，邪得乘之。"该文对本病的论述体现了筋骨皮肉受邪的因素。

从病因病理及疾病的传变看，骨痹疽、附骨疽、关节流注，或从外感，或从内生，筋骨皮肉在发病过程中都先后受邪，最后导致筋腐骨蚀，关节受损。所以在治疗中，强调筋骨皮肉并重，始终把握局部与整体并重的指导思想，在重视整体辨证的前提下，高度重视对局部情况的辨析。根据疾病发展过程的初起、成脓、溃后三个阶段，遵循消、托、补三个总的治疗法则。实证以祛邪为主，治法包括解表活血、清热解毒、清热凉血等；虚证以扶正为主，治法包括益气养血、补脾益肾、温阳化滞等；虚实夹杂阶段以扶正托毒为主。在外用药方面，根据不同时期，选用相应的清热解毒、拔毒去腐、生肌收口等药物。

骨痨多继发于或合并不同类型的肺痨，消耗气血津液，导致形体虚羸，缠绵难愈。成脓之后，脓腐状若败絮黏痰，且可流窜他处形成寒性脓肿，故又名流痰。平乐正骨骨病学认为，本病的病因为先天不足、久病、产后、劳累或伤损之后，正气亏损，肺卫不固，腠理空疏，外邪乘虚而入，循经入里，客于筋骨之间，使气血阴阳失调，津液不能正常输布，凝聚为痰而致病，经络、肌肤、筋骨、关节均可发病受损。本病病机是寒、热、虚、实交杂，既有全身气血不和、肾亏髓空之虚，又有局部痰浊凝聚、皮肉筋骨腐烂之实。

骨关节痹证又称"痹证""历节""风湿""鹤膝风"等，为风、寒、湿、热之邪乘虚侵袭骨节，引起气血运行不畅，瘀痰阻滞经络，基本病变是经络、肌肤、筋骨失于濡养。病位一般初起在肢体皮肉经络，病久则深入筋骨，筋挛骨弱，致关节肿大变形、强直，肌肉萎缩，皮肤枯燥，最终导致肢体失用；甚则病可由表入里，内舍脏腑，致脏腑气血痹阻，形成脏腑痹。

痹证根据受邪部位可分为"筋痹""脉痹""肌痹""皮痹""骨痹"。平乐正骨骨病学认为，"筋痹""脉痹""肌痹""皮痹""骨痹"是痹证发生的不同部位，又是痹证发展的不同阶段。"筋痹"是"骨痹"发生发展过程中的一个阶段，"骨痹"是"筋痹"发展过程的延伸。正如《素问·脉要精微论》所说："膝者，筋之府，屈伸不能，行则偻附，筋将惫矣；骨者，髓之府，不能久立，行则振掉，骨将惫矣。"所以要全面考虑，重视"筋痹""脉痹""肌痹""皮痹""骨痹"的危害，从整体观念出发，局部与全身兼顾，祛邪与扶正兼施，筋骨与皮肉并治，根据湿热、瘀血、寒湿及气血的盛衰，辨证施治，同时采取合适的外治法，如中药熏洗、中药离子导入、中药涂擦、膏摩、皮牵引、手法按摩、足浴、针灸、拔罐、走罐等，达到筋骨皮肉协同治疗的目的。对于痹证的预后，临床上应该从感邪的性质和病位的浅深及病程综合分析。感邪轻、病位轻浅，如感受风邪，客于皮肤之间，则易愈。若感邪较深，邪气滞留而不去，日久病深，传于六腑，侵及内脏，则病难愈。

骨肿瘤又称"骨岩""骨瘤""骨疽""石痈""石疽"等，本病的发生总由正气不足、阴阳失调、脏腑功能紊乱，以致风寒湿毒等邪气乘虚而入，留滞机体，造成气血运行受阻，气血瘀滞，痰湿积聚，蕴于骨骼。《医宗必读》谓："积之成也，正气不足，而后邪气踞之。"说明正气虚损是形成肿瘤的内在根本，肿瘤是全身性疾病，而瘤灶只是全身性疾病的局部表现。平乐正骨骨病学认为，骨肿瘤乃因虚而得病，整体为虚，局部属实。肿瘤初起，酸楚轻痛，皮色不变，漫肿，压痛不著，重者局部坚硬如石，颜色变红，皮肤青筋可见，皮温升高，肌肉肿胀，灼痛加重，关节活动受限，甚者皮肤青筋暴露，疼痛难忍，夜不能寝，肢体不能活动，腰膝酸软无力。从骨肿瘤临床表现看，筋骨皮肉在发病过程中先后受邪，故在治疗上筋骨与皮肉兼顾，整体与局部并重，强调辨证施治。肿瘤早期，正气充实，以攻为主；肿瘤中期，正盛邪实，攻补兼施；肿瘤晚期，正虚邪实，先补后攻。同时应用中药外敷、离子导入等外治方法，使药物透皮吸收，药效直达病所，起到筋骨皮肉同治的目的。

（二）平乐正骨骨病学"筋骨皮肉内舍"观念

平乐正骨骨病学在筋骨皮肉并重的基础上，更是提出"筋骨皮肉内舍"观念。肝肾肺脾在内，外合筋骨皮肉；筋骨皮肉在外，内舍肝肾肺脾。筋骨皮肉与肝肾肺脾内外相合，相互为用，疾病可以由表及里，又可由里及表，相互影响。正如《素问·痹论》所谓："五脏皆有合，病久而不去者，内舍于其合也，故骨痹不已，复感于邪，内舍于肾。筋痹不已，复感于邪，内舍于肝。脉痹不已，复感于邪，内舍于心。肌痹不已，复感于邪，内舍于脾。皮痹不已，复感于邪，内舍于肺。"说明人体五体与五脏有着密切的联系。平乐正骨骨病学主张在疾病的认知中应摈弃"见外不知内""筋病医筋""骨病医骨"的局限思维，认为筋骨发病病位在骨、在筋、在肉、在皮，病久可内舍于脏腑，而致肾、肝、脾、肺等受损，使脏腑阴阳失调、气血亏损；同样，肝、肾、肺、脾等脏腑功能失调或不足，也可导致筋骨皮肉病变。

"肝合筋"，"筋舍肝"。筋，即筋膜，包括肌腱、韧带等组织结构，附于骨而聚于关节，其性坚韧，刚劲有力，联结关节、肌肉，专司运动。"肝藏血""肝在体为筋"说明全身筋膜的弛张收缩活动与肝有关。如《素问·经脉别论》说："食气入胃，散精于肝，淫气于筋。"筋受肝气滋养，才能刚柔相济，活动灵活，协调有力。故《素问·五脏生成》又说："足受血而能步，掌受血而能握，指受血而能摄。"若肝有病变，肝血不足，筋膜失养，可引起肢体麻木、运动不利、关节不灵、筋脉拘紧、手足震颤等症。同样，如果筋脉病变日久不愈，邪气内陷，可导致肝脏易受邪，气血津液亏虚，形成正虚邪恋之候。

由于肝主筋，与运动有关，因此又有肝为罢极之本的说法。罢极，即耐受疲劳之意。人的运动能力属于筋，又称之为筋力。因肝藏血、主筋，所以肝为人体运动能力的发源地。《素问·上古天真论》说："七八，肝气衰，筋不能动……"就是说，男子到了56岁左右，可能会感到运动不大灵便，这是"肝气衰，筋不能动"的缘故，说明肝与筋、筋与运动之间有着密切联系。

"肾主骨"，"骨病舍肾"。《素问·宣明五气》曰："肾主骨。"《素问·痿论》亦云："肾主身之骨髓。"指出骨与肾的关系非常密切。骨，即骨骼，是构成人体的支架，属于五体之一，是人体运动系统的主要组成部分。骨的生长发育以肾精为基础：肾藏精，精能生髓，髓能充骨，促进骨骼的生长发育，并使之发挥正常的生理功能。肾精充足，骨髓化生充足，骨骼得养，则骨骼坚实、强壮有力，肢体灵活。如《四圣心源》说："骨以立其干……髓骨者，肾水之所生也，肾气盛则髓骨坚凝而轻利。"若肾精不足，骨髓化生乏源，骨失所养，则骨骼脆弱无力，在小儿则见骨软无力、囟门迟闭、发育迟缓，在成人则见腰膝酸软、肢软无力，或骨质脆弱、易于骨折等症。正如《素问·痿论》所说："肾气热，则腰脊不举，骨枯而髓减，发为骨痿。"《素问·生气通天论》亦云："因而强力，肾气乃伤，高骨乃坏。"

同样，临床亦可依据骨骼的坚脆、生长的迟速诊察肾精之盛衰。如见小儿生长发育迟缓、五迟五软，或老人骨脆易折、难以愈合、不耐久立等，皆为肾精亏虚之症，以补肾填精药治之，多获卓效。如虞抟在《医学正传》中说："夫齿者，肾之标也，骨之余也……大抵齿龈露而动摇者，肾元虚也，治宜滋阴补肾为要。"

"脾之合肉也"，"肉病舍脾"。脾主肌肉、四肢，《素问·五脏生成》曰："脾之合肉也。"《灵枢·本神》说："脾气虚则四肢不用。"脾为气血生化之源，运化水谷，输布精微，脾统血，对于气血的生成和机体的正常活动起着重要的作用。《灵枢·本脏》认为："血和则经脉流行，营复阴阳，筋骨劲强，关节清利。"故临床上肌肉壮实、四肢有力者，在发生骨病后经过正确合理的治疗，容易痊愈；而肌肉瘦削、四肢疲惫、举动无力者，治疗后不易恢复。人体筋骨肌肉受损，必定涉及体内脏腑气血功能失调，肝脾首当其冲。脾气健旺，生血有源，可保证肝血充足。肝气疏泄，关系到机体之气、血、津液等生命物质的通畅和诸脏腑功能活动的正常发挥。若二脏受损，统藏失司，可加重病情。

"肺主皮毛"，"皮病舍肺"。"肺主皮毛"是对肺与皮毛相互关系的高度概括。肺气，是藏象学说有关肺主气、司呼吸，进而参与全身气化活动的综合性概括。《素问·五脏生成》谓："诸气者，皆属于肺。"肺的多种功能活动常通过气的功能实现，而皮肤之汗孔有调节气的作用。肺气在正常生理功能状态下，既能保持上呼吸道的畅通，又能将卫气通达于体表，因此，肺与皮毛的联系需借卫气的作用完成。皮毛是保卫躯体的屏障，具有调节体温、适应环境、抗御外邪等重要功能。皮毛之所以成为人体卫外的屏障，实依赖卫气的功能。卫气是人体阳气的重要部分，是阳气散发于体表、皮下组织、肌肉和体腔的一种强大的生理功能。正如《灵枢·本脏》所言："卫气者，所以温分肉，充皮肤，肥腠理，司开阖者也。"可见，肺气、卫气、皮毛之间具有密切的关系，"肺主皮毛"理论实际上是以肺气宣发卫气、透达于体表作为生理基础的。

《灵枢·百病始生》记述了感受外邪后体表一系列反应："是故虚邪之中人也，始于皮肤，皮肤缓则腠理开，开则邪从毛发入，入则抵深，深则毛发立，毛发立则淅然，故皮肤痛……在络之时，痛于肌肉。"无论肺气虚导致肤腠不密，易感外邪，或是表虚汗出，易感受外邪，使肺气失宣，都是可逆互通的，均以卫气的耗散为中介。这表明肺病可影响皮毛，皮毛受邪也可作用于肺，即"皮病舍肺"。

　　骨与关节痹证为风、寒、湿、热诸邪由腠理而入，营卫失和，气血阻滞脉络，经脉痹阻，不通则为病。《素问·痹论》说："风寒湿三气杂至，合而为痹也。"又说："所谓痹者，各以其时，重感于风寒湿之气也。"指出了风寒湿热等外邪为本病病因。伤骨则骨痹僵曲、强直而不遂，损筋则"软短""弛长"而不用，损肉则肉消倦怠、形体尪羸，亦可生大偻之疾；日久不愈，气血运行不畅日甚，瘀痰阻滞经络，出现皮肤瘀斑、结节，关节肿大、屈伸不利等症；病久气血伤耗，引起不同程度的气血亏虚。痹证日久不愈，病邪由浅入深，由经络及脏腑，导致脏腑痹证，出现肝肾不足、脾肺气虚等证，使病情更为复杂而成顽疾沉疴。而相应的，痹证的发生又多是先天禀赋不足、肝肾精血不足、肾督亏虚、风寒湿之邪乘虚深侵筋脉，骨质受损，其本质为本虚标实，如《济生方·痹篇》曰："皆因体虚，腠理空虚，受风寒湿气而成痹也。"《素问·逆调论》中说："肾者水也，而生于骨，肾不生则髓不能满，故寒甚至骨也……病名曰骨痹，是人当挛节也。"可见，痹证的发生，有受风寒湿气经皮肉而深侵筋骨，更可内舍脏腑，同时脾肾虚弱等致腠理空虚，易受风寒湿气。所以本病的治疗应从整体观念出发，标本同治，祛邪与扶正兼施，外顾筋骨肉，内调肝肾脾。

　　骨痈疽是因外感六淫或余毒流注而致经络阻塞，气血凝滞，腐蚀筋肉骨骼，引起骨与关节破坏、挛缩、功能受限的一类疾病。如窦道久不闭合、长期渗出，气血津液大量消耗，久致气血不足；疾病迁延不愈，则形成肝肾不足、脾肺气虚等证。同时，脾肾虚弱可致腠理空虚，易受风寒湿气，正如《脾胃论》所说："至于《经》论天地之邪气，感则害人五脏六腑，及形气俱虚，乃受虚邪，贼邪不能独伤人，诸病从脾胃而生明矣。"由此可见，骨痈疽可致皮肉腐烂，筋骨蚀损，更可内舍脏腑致脏腑亏虚，淫毒更易流注筋骨，形成骨痈疽。因此，在治疗过程中应始终把握局部与整体并重的指导思想，高度重视脏腑辨证，以及局部皮肉筋骨的辨析，灵活应用扶正祛邪治则，内外兼治。

二、平乐正骨骨病学辨证思想

　　中医学在其形成和发展过程中深受古代朴素辩证法思想的影响，认为人体的脏腑、经络等，均可以根据其所在的上下、内外、表里、前后等部位及相对的功能活动来概括其阴阳属性，并进而说明它们之间的对立统一关系。正如《素问·宝命全形论》所说："人生有形，不离阴阳。"从生理功能角度看，正常的生命活动都是阴阳保持协调平衡的结果。如人体气机运动的升降出入，阳主升，阴主降，阳主出，阴主入。升降出入协调平衡则正常，反之则病。《素问·生气通天论》谓："生之本，本于阴阳。"可见，阴阳失衡是一切疾病发生的根本原因。

　　平乐正骨骨病学术思想的核心是以整体观念为基础，以辨证思想为指导。在220余年的发展中，平乐正骨形成了自己独特的辨证思想，第五代传人高云峰先生认为：

"人体是个小天地，牵一发而动全身，局部损伤会出现全身症状。"气血的生成变化与五脏六腑的功能活动、病理变化息息相关，相互影响。因此，平乐正骨骨病学强调，骨伤科疾病在气血辨证的基础上必须以五脏为中心，审证求因，辨证施治，使阴平阳秘，功能恢复。

平乐正骨骨病学也处处体现着辨证思想，认为筋骨发病病位在筋、骨、皮、肉，内舍于肝、肾、肺、脾。骨病的发生或因外感风寒湿热诸邪，筋骨失荣，内舍肝肾，致肝肾阴虚；或因先天禀赋不足，阴阳失调，后天失养，脾胃生血乏力，气血生成不足，脾肾阳虚，温煦无力，外邪乘虚而入；或兼房事不节，命相火旺，水亏于下，火炎于上，阴火消烁，真阴愈亏；病久阴血暗耗，阴损及阳。疾病的诊治需从阴阳、表里、内外、寒热、虚实综合辨证。

（一）平乐正骨骨病学"先别阴阳，平衡为期"思想

平衡的基本内涵就是阴阳的对立统一，即事物的对立统一规律。世间万事万物，大至宇宙，小至人体，皆遵循阴阳对立统一之平衡规律，人体亦是对立统一的平衡体。阴阳是对自然界相互关联的某些事物或现象对立双方属性的概括。《老子·四十二章》说："万物负阴而抱阳，冲气以为和。"《素问·阴阳应象大论》指出："阴阳者，天地之道也。"阴阳之间的平衡是人体各种生理功能的基础和原动力，人的一切生命活动都与之密切相关。如《素问·宝命全形论》曰："人生有形，不离阴阳。"《素问·生气通天论》说："生之本，本于阴阳。"

平乐正骨第七代传人郭艳幸教授根据中医学理论及哲学思想，创立人体和谐平衡学说，认为：人体的生命是物质的，机体内需要维持动态平衡，即阴阳、脏腑、气血及气机升降出入的协调平衡；机体外亦需要维持动态平衡，即人与自然、社会保持相互联系、相互依赖的和谐统一的平衡。

人体的正常生理状态是"阴平阳秘，精神乃治"，阴阳平衡即健康。人体处于阴阳相对平衡状态，五脏六腑、气血津液、四肢百骸、五官九窍、十二经脉、三百六十五络等生理功能正常，即使处于不断变化的内外环境中，人体也可以进行有效的调节。这是机体自身具有的功能，属于生理调节。当内外环境变化超过了人体自身调节能力，平衡状态便会被打破，或阴盛阳衰，或阳盛阴衰，疾病由此而生。阴阳失衡，机体便为病理状态；倘若阴阳离决，平衡完全被打破，机体就会死亡，即"阴阳离决，精神乃绝"。

气血平衡理论是平乐正骨理论体系的核心。平乐正骨理论认为，气血是人体生命活动之总纲，也是骨伤科病机之总纲。人体是一个有机的整体，局部肢体的损伤可引起脏腑功能紊乱，气血运行失常。平乐正骨理论认为，气血是人身至宝，人的生、长、病、老无不根于气血。气血运行保持着既对立制约又相互依存的动态平衡关系。气血平衡则机体安，气血失衡则疾患生。平乐正骨在长期的医疗实践中形成了具有鲜明中

医特色的"气血共调平衡论"。

气血平衡是人体健康的保证。《素问·至真要大论》谓："气血正平，长有天命。"即只要气血平衡，就可健康长寿。平乐正骨理论认为，气血平衡既是健康的标志，也是治疗骨伤科疾病的关键。气血的平衡并非静止和绝对的，而是处在动态平衡之中。人体一系列复杂的生理活动，需要气机的升降出入，血液流而复始，气血在运动中保持动态平衡，才能使脏腑筋骨各司其职。反之，气血运行失常，则会影响脏腑筋骨之协调平衡，导致损伤、退行性病变等。平乐正骨理论认为，将气血调至平衡是治疗骨伤科诸疾的关键环节。通过调畅气血，使气血由失衡转向新的平衡，保证脏腑筋骨源源不断地得到气血的滋养，从而使机体恢复气血平衡，则伤病自愈。

气血失衡是疾病的主要病机。气血与人体一切生理、病理变化均有密切的关系。《素问·调经论》云："血气不和，百病乃变化而生。"气血平衡则泰，气血失衡则疾。平乐正骨理论认为，人是一个有机联系的整体，牵一发而动全身，筋骨病变会导致全身气血失衡。人体无论受到何种原因、何种形式的损伤，都会使气血紊乱、经络受阻、脏腑失调，从而使机体处于失衡状态。气血失衡必然影响经络脏腑，而经络脏腑失常也必然会导致气血失衡。气血失衡，是分析研究伤科各种疾病病机的基础。气行则血行，气滞则血瘀，气狂则血躁，气虚则无以生血，血虚亦不能载气。伤气则气虚、气滞，气虚、气滞可致血瘀；伤血则血瘀、血虚，血瘀、血虚多致气滞。伤气能及血，伤血又能及气。二者互相影响，进而导致经络脏腑功能紊乱，全身气血失衡。气血失衡在伤科临床上主要表现为血瘀气滞、气虚血瘀、气不摄血、气血两虚、气随血脱等。

气血共调平衡论贯穿于平乐正骨骨病学术体系之中。骨伤科的治则、治法、用药无不与气血相关。轻的损伤如闪伤、牵拉伤等多以伤气为主。气无形，气伤则作痛。较重的损伤如碰撞、跌仆、打击伤等多以伤血为主。血有形，形伤则作肿。严重的复合伤、开放伤多致气血俱伤或亡血。气血俱伤则肿痛并见，亡血则气随血脱而现危症。伤气能及血，伤血又能及气。治血必治气，气机调畅，血病始能痊愈。血虚者，补其气而血自生；血滞者，行其气而血自调；血溢者，调其气而血自止。治气必治血，血足而气虚自愈，血行而气机自畅。气与血互根互生，必同治而收效。平乐正骨把调理气血、恢复气血之平衡作为骨伤科治疗大法。

标本兼顾平衡论是平乐正骨理论体系的特色之一。平乐正骨理论认为，标与本对立统一，内涵丰富，内因为本、外因为标，正气为本、邪气为标，内病为本、外症为标，整体为本、局部为标，患者为本、医生为标。明确标本轻重缓急、把握标本的辩证关系是确立骨伤科疾病治则、治法的基础。在诊治骨伤科疾病的过程中，应充分认识标与本的辩证关系，标本兼顾，从而达到最好的治疗效果。

分清标本主次、标本兼顾是治疗骨病的首要前提。病有标本，治有先后，但是在临证时病情往往错综复杂，孰轻孰重、孰主孰次亦扑朔迷离。在治疗伤科疾病的过程中，要始终抓住主要矛盾，优先解决主要矛盾，同时兼顾次要矛盾。如慢性腰肌劳损以肝肾虚损、脏虚络痹、筋弛骨痿为本，症见慢性腰痛迁延难愈。复因岔气或外感风寒，出现腰痛加剧、筋急、筋挛、不能转侧、筋骨失衡等症。虽后发之症属标病，但若不及时治疗，则会步步深入、缠绵难愈，并影响对本病的治疗，所以当以先治标为主，施以理气通经、舒筋解痉之手法，恢复筋骨平衡，再以养血气、益肝肾、强筋骨之法治其本。

缓则治本指在病势缓和、病情缓慢的情况下，针对疾病的根本所在进行治疗。该法多适用于慢性疾病或急性病恢复期，此类疾病多为本虚标实之证。在临床治疗时，应求其本、求其因，以治本为主，本强则标证自愈。如慢性腰痛患者，其本为肾虚，其标为腰部不适、轻度酸痛，施以补肾通络、强筋健骨之法，可以消除其病痛。

"平衡思想"是平乐正骨骨病学术思想体系的重要组成部分，平乐正骨骨病学在骨病诊疗中处处体现着平衡思想。骨病的治疗，首先从维持或恢复机体阴阳平衡出发，如《素问·阴阳应象大论》曰："善诊者，察色按脉，先别阴阳。"《素问·至真要大论》说："谨察阴阳所在而调之，以平为期。"通过祛外邪、补气血、调脏腑、通经络，达到阴阳平衡、恢复健康的目的。

"附骨疽""附骨痈""关节流注"属于中医学疡科范畴，临床表现错综复杂，病理发展千变万化，表里、寒热、虚实夹杂。平乐正骨骨病学认为，在这些疾病的具体诊疗过程中，应先辨阴阳，把复杂多变的证候划分为阴证和阳证两大类。如顾世澄在《疡医大全·论阴阳法》中说："凡诊视痈疽施治，必须先审阴阳，乃医道之纲领。阴阳无谬，治焉有差！医道虽繁，可以一言以蔽之，曰阴阳而已。"这说明诊断疮疡如能辨清阴阳属性，在治疗上就不会发生或少发生原则性的错误。里证、寒证、虚证属于阴证范围，表证、热证、实证属于阳证范围。根据阴阳平衡原则，平乐正骨骨病学对"附骨疽""附骨痈"的治疗，灵活应用扶正祛邪、调整气血等基本治则，正确处理辨证与辨病、扶正与祛邪、局部与整体、治本与治标之间的相互关系，根据疾病发展过程初起、成脓、溃后三个阶段，遵循消、托、补三个总的治疗法则。实证以祛邪为主，包括解表活血、清热解毒、清热凉血等；虚证以扶正为主，包括益气养血、补益肝肾、温阳化滞等；虚实夹杂阶段以扶正托毒为主。

骨与关节结核属于中医学流痰或骨痨范畴。中医学认为，本病的发生多为先天不足，骨骼空虚，或损伤致使气血失和，风、寒、湿邪乘虚而入引起痰浊凝聚，留于骨骼而致病。平乐正骨骨病学认为，本病是本虚标实之证，即先天不足、肾亏骨空是本，痰浊凝聚是标。其病变在骨，病源在肾。治疗先辨肾之阳虚或阴虚，平衡阴阳，补益气血：阳虚寒凝者补肾填精、温阳散寒、化痰祛瘀，药用熟地黄、当归、鹿角胶、黄精、补骨脂等；阴虚内热者补肺益肾、滋阴清热、益气托毒，药用沙参、麦冬、茯苓、生山药、骨碎补、牡丹皮、地骨皮、炒白术、黄精、龟板、生黄芪等；气血阴阳俱虚者补益肺肾、健脾益胃、调补气血，药用沙参、茯苓、炒白术、炒山药、当归、白芍、川芎、熟地黄、黄精、生黄芪、补骨脂、炮山甲、皂角刺、肉苁蓉、鸡内金等。

骨关节痹证属于中医学尪痹、骨痹等范畴，《内经》最早提出了风、寒、湿邪与机体"内外相合"致痹的观点。平乐正骨骨病学认为，痹证的发生可由风、寒、湿邪侵袭，破坏机体内部脏腑经络的阴阳"平衡状态"而发病；也可以先有脏腑内伤、阴阳失调，后风、寒、湿邪乘虚内侵而致病。正气不足是发病根本，邪气入侵是发病条件，风寒湿是主要致病因素。通过调整机体阴阳平衡，可提高临床疗效。在具体治疗过程中，对失调的阴阳进行有效的平衡调节，即扶助正气、祛除邪气，使机体达到新的平衡，促使健康恢复。扶正培本就是在辨证论治的原则下，扶助正气，培植本元，调整阴阳、气血和脏腑经络的平衡，增强机体内在抗病能力，达到治愈疾病的目的。

骨质疏松症属于中医学骨痿、骨枯、骨痹范畴，临床表现以腰背痛、骨折为主。骨质疏松症是在先天不足的基础之上，因外邪侵袭、饮食不节及外伤劳损，导致肾虚、脾虚、血瘀等。肾虚为本病的基本证候。根据机体阴阳盛衰不同，又可分为阴虚、阳虚证。平乐正骨骨病学认为，骨质疏松症的发病机制以虚为本、以瘀为标，虚以肾、脾为主，肾精、骨髓、气血化生不足，瘀为筋骨失养、气血紊乱，二者相互影响，发为本病。治疗上应平衡阴阳，调整肾脾、气血同治，依据患者体质之强弱，辨证分析，滋补肝肾为主以壮筋骨，健运脾胃为辅以养筋骨。肾阳虚证治疗以温补肾阳为主，多用鹿茸、杜仲、巴戟天、淫羊藿、·骨碎补、肉苁蓉等温补肾阳药；肾阴虚证治疗以滋补肝肾、养阴生津为主，用生地黄、山茱萸、女贞子、枸杞子、炙龟板等滋阴补肾药物；肾阴阳两虚证以巴戟天、补骨脂、骨碎补、熟地黄、龟板、紫河车等补肾填精，辅以当归、黄芪、牛膝、三七、川芎等补气养血活血；脾肾两虚证治疗以补肾阳为主，多用淫羊藿、骨碎补、肉苁蓉等温补肾阳药，辅以白术、茯苓、甘草、山药补中焦之气。

股骨头坏死属中医学骨痹、骨蚀、骨痿等范畴，对其病机众医家认识不同，但多集中于肝肾亏虚、气滞血瘀。治疗多以补益肝肾、强壮筋骨、行气活血、化瘀止痛等，各有侧重。平乐正骨骨病学认为，股骨头坏死的实质是"本虚标实"。脾肾亏虚、气血不足为本，瘀血、痰湿为标，二者可互为因果，互相转化。临床上常见过度使用激素，嗜食肥甘辛辣，伤及脾胃，水湿运化失职，痰湿瘀结，脉络受阻，气血瘀滞。激素、酒精等其性辛窜，久服易伤脾肾，耗精伤髓，精伤髓枯，髓不养骨，骨失濡养而发病。治疗当以平衡阴阳、虚则补之、实则泻之、扶正祛邪固本、补肾生髓、健脾化湿、活血祛瘀为法，根据不同的病期、病证进行辨证用药。脾虚药用黄芪、党参、白术、云茯苓健脾运湿；肾阴虚药用生地黄、熟地黄、枸杞子、山萸肉、女贞子、牛膝滋补肾阴；肾阳虚药用淫羊藿、仙茅等温肾壮阳、祛寒除湿。

骨关节肿瘤又称"骨岩"，古代医家将肿瘤归属于癥瘕、积聚的范畴。《圣济总录》

说："瘤之为义，留滞不去也。"平乐正骨骨病学认为，"正虚邪积"是骨肿瘤发生的病机，正如《外科医案汇编》所说："正虚则为岩。"从根本上讲，肿瘤是由于人体的阴阳平衡失调造成的，正气虚损是形成肿瘤的内在根本，肿瘤灶只是全身性疾病的局部表现。由阴阳失衡理论结合临床来看，其病因病机为阴阳平衡失调，应根据《素问·至真要大论》"虚则补之""坚者削之""结者散之"的原则，用调整阴阳平衡、补其不足、泻其有余的治疗方法。治疗当分辨病变的程度及性质，进行针对性治疗。恶性肿瘤不是单纯的虚证，是因虚而病，因虚致实，属于正虚邪实、邪盛正衰的一类疾病，故临证时一味补虚或泻实均疗效不佳，要抓住病机的关键，补其不足，泻其有余，使阴阳平衡，才能药到病除。

（二）平乐正骨骨病学"整体调节，气血为纲"思想

"气血学说"是平乐正骨骨病学术思想体系的另一重要组成部分，指导着筋骨疾病的临床诊治。平乐正骨骨病学认为，气血是人体生命活动的物质基础，二者在生理上互相依存、相互为用、相互制约。气血其根在肾，其充在脾胃，总司五脏六腑、四肢百骸。五脏六腑对气血的化生、藏储、运行、输布、调节、濡养等起着决定性的作用。脏腑发生病变首先影响气血的变化，气血病变必然导致脏腑功能的紊乱。总而言之，气血充足，五脏六腑才能发挥正常的生理功能；反之，五脏六腑功能正常，气血才生化无穷，循行正常，调节有度，肌肉、筋骨、四肢百骸得以滋养而强健。经络沟通上下表里，联络五脏六腑、四肢百骸，是气血运行的通道，具有调节精、气、血、津、液，行气血，营阴阳，濡筋骨，利关节，维持人体生理平衡的作用，以通为用。气血充盈，才能保持经络的通畅，维持其生理功能。

气血辨证是平乐正骨治疗骨伤科疾病的指导思想，强调骨伤疾病在气血论治的基础上，必须以五脏为中心，审证求因，辨证施治，使阴平阳秘，功能恢复。在气血辨证方面，平乐正骨提出了独到的学术思想：①气血失调分虚实：气和血在生理上互根互用，在病理上相互影响，气血平衡则泰，气血失调则病。筋骨病常见的气血失调证有气血两虚、气滞血瘀等，郭氏将其分为虚证、实证和虚实夹杂证三大类，认为虚证多为气血亏虚、实证多为气滞血瘀、虚实夹杂证多为气虚血瘀，辨证施治，根据不同病机，以理气、益气、养血、活血为基本治法。②气病多虚，血病多瘀：郭氏认为，"治气以补为要，治血以活为旨"，"血病多瘀滞，重在益气行血，活血祛瘀"。故在治疗上宜补不能泻，以补其不足为要旨，即使血瘀气滞病证，也当以补气行气为先，主张大剂量使用补气药，以推动和激发脏腑、组织、器官的功能。根据病证性质，或益气活血，或补气行瘀，或益气通痹，或补气活络，或补气散瘀接骨，拟定了加味益气丸、骨炎托毒丸、顽痹康丸等系列方剂，均重用补气益气药物。③骨病多瘀，痰瘀互结：郭氏认为，骨病多外感风、寒、湿邪，乘虚侵袭骨节，引起气血运行不畅，瘀痰阻滞经络，或脾肾虚弱，温运失职，停湿生痰，阻滞经络。痰和瘀是骨病特定阶段的共同病理产物，痰和瘀又常常互为因果，痰瘀互结，故骨病多有顽痰瘀血不化之证，病程缠绵，经久难愈。治疗上主张调理气血、祛瘀豁痰。根据病证性质或益气活血化瘀，或益气豁痰通络，如桃仁膝康丸、羌归膝舒丸、化岩胶囊等化瘀豁痰方中重用气血调理药物。

慢性骨髓炎中医学称为附骨疽，特点是感染形成死骨、空腔、窦道，脓肿反复发作，缠绵难愈。平乐正骨骨病学认为，慢性骨髓炎由于外邪毒客于筋骨，瘀阻化毒，郁而化热，肉腐骨蚀，病久则气血亏虚。本病虽为筋骨病损，实与气血亏虚有关，故见肢体肿胀、窦道不愈、脓水清稀、骨质萎缩、骨折不愈合、形体羸瘦、四肢倦怠、面色萎黄、舌淡苔薄白、脉细弱或沉迟，尽显气血不足、邪毒留滞之象，治宜扶正祛邪、标本兼治，以补益气血、清热利湿、托毒消肿为原则，临床常用骨髓炎康丸、骨炎托毒丸、骨炎补髓丸等方剂。

骨关节痹证属于中医学尪痹、骨痹等范畴，为风、寒、湿、热之邪乘虚侵袭骨节，引起气血运行不畅，瘀痰阻滞经络，临床表现为肌肉、筋骨、关节疼痛，屈伸不利，肿大变形。正如《重订严氏济生方》所谓："风、寒、湿三气杂至，合而为痹，皆因体虚腠理空疏，受风寒湿气而成痹也。痹之为病，寒多则痛，风多则行，湿多则著，在骨则重而不举，在脉则血凝不流，在筋则屈而不伸，在肉则不仁，在皮则寒。"平乐正骨骨病学认为，痹病之所发，内有脾肾亏虚、气血不足，外有风、寒、湿、热之邪痹阻。故临床治疗除补脾肾、祛风湿外，特别强调调理气血的作用，辨别"气血亏虚""气滞血瘀"等，对证施药，使气血调和，脾肾得补，痹证得除。

股骨头坏死属中医学骨痹、骨蚀范畴。平乐正骨骨病学认为，股骨头坏死的实质是本虚标实。脾肾两虚、气血亏虚为本，瘀血、痰湿为标，但"瘀"贯彻病变各个时期。早期气滞血瘀为主，气血运行受阻，"不通则痛"，股骨头得不到濡养，"不荣则痛"，治宜行气活血、通络止痛；中期以脾肾亏虚为主，治宜补益脾肾、养血活血；后期以气血两虚为主，治宜补气养血，佐以活血化瘀。三期辨证，用药重在活血，又因其早、中、后期各有侧重，活血亦有所侧重。早期重在活血行气；中期则培补脾肾兼活血；病至后期，固本培元，补气血兼而活血。

（三）平乐正骨骨病学"脏腑辨证，首重脾肾"观点

在平乐正骨发展的历史上，继承了以经络穴位辨证施治、手法外治见长的少林派学术特点，以及以薛己为首的主张八纲辨证、药物内服为主的温补派学术特点。所以，平乐正骨骨病学在骨病诊疗方面，受温补学派影响较大，基于"筋骨皮肉合舍"观念，认为筋骨皮肉在外、内舍肝肾肺脾，肝肾肺脾在内、外合筋骨皮肉，二者互通互联、相互为用，疾病可以由表及里，又可由里及表，相互影响，根据骨病的临床病理特征，提出"脏腑辨证，首崇脾肾"的学术观点。

平乐正骨骨病学推崇整体观念，认为肾为先天之本，调摄肝脾代谢功能，脾统血，脾胃为气血生化之源、后天之本，脾气健运，血液化源充足，统摄血液循脉运行，则身体康健。

《素问·宣明五气》曰："肾主骨。"《素问·痿论》亦云："肾主身之骨髓。"指出骨与肾的关系非常密切。骨的生长发育以肾精为基础：肾藏精，精能生髓，髓能充骨，促进骨骼的生长发育，并使之发挥正常的生理功能。肾精充足，骨髓化生充足，骨骼得养，则骨骼坚实、强壮有力，肢体活动灵活。如《四圣心源》所说："骨以立其干……髓骨者，肾水之所生也，肾气盛则髓骨坚凝而轻利。"若肾精不足，骨髓化生乏源，骨失所养，则骨骼脆弱无力。在小儿则见骨软无力、囟门迟闭、发育迟缓；在成人则见腰膝酸软、肢软无力，或骨质脆弱、易于骨折等。正如《素问·痿论》所说："肾气热，则腰脊不举，骨枯而髓减，发为骨痿。"《素问·生气通天论》亦云："因而强力，肾气乃伤，高骨乃坏。"

痰和瘀是骨病特定阶段的共同病理产物，二者又常常互为因果，痰瘀互结使骨病缠绵不愈。肾为元气之根，内寓元阴元阳。若肾虚元气不足，无力推动血液运行而致血流迟缓，运行涩滞，形成瘀血。正如《医林改错·论抽风不是风》云："元气既虚，必不能达于血管，血管无气，必停留而瘀。"肾阳不足，虚寒内生，失其温煦血脉，血液凝滞而成瘀血；肾阴不足，血脉涸涩，脉道失于濡养，无以载血，则血行涩滞而致瘀血，而且肾阴亏损则水不济火，虚火煎熬，炼精灼液，亦致血液浓稠，流行迟缓而致瘀血。临床常见证型：阴虚火旺、暗耗肾精；肾虚风袭、寒湿痹阻；肾元亏虚、痰瘀交阻；脾肾俱虚、气虚血弱。如肾阳不足则不能温煦濡养筋骨，如《景岳全书·腰痛》所言："腰痛证，凡悠悠戚戚屡发不已者，肾之虚也。"肾阴亏损、肾水不足不能制火，虚热内盛耗伤，髓不得充，脆弱无力，终发骨痿。

脾阳根于肾阳。肾阳不足可导致脾阳亏虚，而脾阳亏虚日久也可致肾阳不足。脾阳不足则不能化生精气以养肌肉，若气血不足，筋肉失养，易引发骨病或者加重已有疾病。平乐正骨骨病学在骨病诊疗中倡导"筋骨皮肉并重"，既强调筋骨，也重视肌肉。遇到脾阳虚的患者，应该温肾阳以暖脾阳，使后天得先天之养而生生不息，脾肾得温，气血得充。《理虚元鉴·治虚有三本》言："治虚有三本，肺、脾、肾是也……脾为百骸之母，肾为性命之根。"当出现久病气虚或者骨病患者年龄较大时，治疗当责之脾肾。

脾主四肢，为后天之本，《素问·太阴阳明论》曰："脾者土也，治中央，常以四时长四脏。"《素问·玉机真脏论》曰："脾脉者土也，孤脏以灌四傍者也。"这些都说明了脾在五脏中的特殊地位。脾为气血生化之源、气机升降之枢，能化生并布散精微，灌溉四旁。脾气健则荣卫充，方能和调于五脏，洒陈于六腑，充养四肢百骸。因此，骨的正常生长也离不开后天气血的荣润。若脾胃功能衰惫，健运失司，枢机滞塞，化源不振，则无以养骨荣髓，骨骼失养，发为骨枯髓减。故《灵枢·本神》曰："脾气虚则四肢不用。"又《素问·痿论》言："治痿独取阳明。"《素问·太阴阳明论》说"帝曰：

脾病而四肢不用何也？岐伯曰：四肢皆禀气于胃，而不得至经，必因于脾，乃得禀也。今脾病不能为胃行其津液，四肢不得禀水谷气，气日以衰，脉道不利，筋骨肌肉，皆无气以生，故不用焉。"因此，治骨必当和五味以复脾运，正如《素问·生气通天论》所言："是故谨和五味，则骨正筋柔，气血以流，腠理以密，如是则骨气以精，谨道如法，长有天命。"

肾、脾为人身先、后天之本，在人体中占有极为重要的地位。二者关系密切，相互影响，共同参与骨的生理和病理过程。脾肾遵循五行规律，承制生化，如环无端，维持着生命活动的动态平衡。肾与脾的关系，如《素问·五脏生成》所言："肾之合骨也，其荣发也，其主脾也。""主"，化生之主，制之而后生化。生理情况下，脾土制约肾水，使肾水守位，助肾精封藏，恰如堤固流平，制非独制，制后随之以生，由生而化，又资助肾水。如此，在脾主的有力承制下，肾水方能按照正常的规则运动并发挥作用，使得骨健髓满。倘若中土不振，失于监制，肾水无所畏忌，不守常位，泛溢于外。先、后天有生有养，有制有化，共同主持骨的生理和病理。故在骨病的辨证上，当着重从肾、脾入手，方不失偏颇。

平乐正骨骨病学认为，脾胃居中焦，为后天之本、气血生化之源，胃主受纳，脾主运化，运化水湿且散精以灌四旁。若脾胃亏虚，气血生化乏源，湿浊内盛，则气血不足，卫外不固，痰湿内生，外邪入侵，阻滞筋骨关节而致病。骨病中许多疾病因脾胃虚弱，脾虚则不能运化水湿，寒湿或湿热之邪阻闭关节经络，气血瘀滞，不通则痛；日久湿聚成痰，痰瘀互结，痹阻经络关节，而使病情迁延不愈，渐致残疾。正如李东垣《脾胃论》所云："内伤脾胃，百病由生。"陈言在《三因极一病证方论》（简称《三因方》）中亦云："内外所感，皆由脾气虚弱而湿邪乘而袭之。"脾主运化，为气血生化之源；气为血之帅，血为气之母。脾气盛则血行滑疾，脾气虚则无力推动血流运行，而致血流迟缓，运行涩滞，脉络瘀痹，形成瘀血。故《读医随笔·承制生化论》云："气虚不足以推血，则血必有瘀。"瘀血一旦形成，经脉不畅，不通则痛，产生疼痛症状，而且使水谷精微得不到布散，骨骼失养，脆性增加，发生骨痿。

历代医家多从"肾主骨""肝主筋"的角度出发，对于筋骨病变的治疗，强调补肝肾、强筋骨。平乐正骨骨病学更重视脾肾二脏，认为脾统血、肝藏血，脾胃为气血生化之源，肝血有赖于脾土的资生，如《素问·经脉别论》说："食气入胃，散精于肝，淫气于筋。"同时，阳明者主润宗筋而利机关。关节的运动，有赖于筋骨，而筋骨离不开气血的温煦濡养，气血化生，濡养充足，关节功能才能正常。正如《素问·痿论》曰："阳明者，五脏六腑之海，主润宗筋，宗筋主束骨而利机关也。"也就是说，宗筋的润养有赖太阴、阳明，有赖脾胃，同样，宗筋的束骨功能亦有赖于脾胃。阳明虚则诸经不足，不能濡宗筋，则宗筋失养，致宗筋的束骨功能散失，则关节不稳、四肢痿软等。所以《素问·六节藏象论》又称肝为"罢极之本"，也就是说，关节运动能量的来源依赖于肝的藏血充足和气血的温煦濡养。若肝血亏虚，筋失濡养，则出现筋脉拘挛、关节活动不利、四肢倦怠无力，甚至肌肉痿软。故《素问·上古天真论》说："丈夫……七八，肝气衰，筋不能动。"脾主运化，既包括对营养物质的运输，还包括促进其吸收功能，而肝血有赖于脾的运化资生。脾虚不运，化生乏源，造成肝血不足，无以养筋；若脾气健运，血液化源充足，统摄血液循脉运行，则肝有所藏，进而肝血充盛，肝气条达疏泄，即所谓"木赖土荣"之意。故骨病的治疗多用健脾行气、运化水湿、补脾益气、培土生源之法。正如《金匮要略·脏腑经络先后病脉证》所云："夫治未病者，见肝之病，知肝传脾，当先实脾。"

化脓性骨髓炎、关节炎属中医学附骨疽、骨痛疽范畴，临床多因疔疮、疖肿病后，治疗、护理不当，余毒湿热内盛，深窜入里，留于筋骨，损筋蚀骨，血败肉腐而成；或因外伤感染邪毒，湿热蕴蒸而成。由于病变部位深，局部窦道常有黏滞或稀薄脓液，常常病程缠绵，反复发作。平乐正骨骨病学在本病的治疗中，特别强调脾胃的重要性，认为脾胃为后天之本，人的生长发育除了先天禀赋之外，还要依赖脾胃后天的化生，而脾胃虚弱和外邪侵犯都会使脾胃的生理功能受损。六淫外邪侵犯人体，入里犯脾胃，脾胃受损，则运化升降布散功能受阻，经脉不通，气血周流不畅，壅滞凝聚，邪毒积聚，郁而化热，热盛则肉腐，腐肉成脓则为痈疽。除了六淫外邪可以化火以外，内伤饮食也可以化火。饮食物主要依赖脾胃的纳运作用进行消化吸收，故饮食失宜，损伤脾胃，即可出现食积、聚湿、化热、生痰等病理改变。《素问·生气通天论》中"高粱之变，足生大疔"即指过食肥甘厚味，损伤脾胃，影响脾胃的运化升降功能，则清气不得升，浊气无以降，脾胃升降失调，血行不畅，卫气不通则滞热，滞热日久则化火，火邪侵入血分，聚于局部，腐蚀血肉，发为痈肿疮疡。痈疽的发生与脾胃虚弱、外邪困脾有直接的关系。正气存内，则邪不可干，即所谓"四季脾旺不受邪"。因此，顾护脾胃，使脾胃之气充实，健全脾胃的运化功能，其意义重大。强脾健胃，应注意日常饮食、体能锻炼、情志养生等方面的调理，保证精、气、血、津液的化生和充实，则邪气无以侵犯，内热无以生，最终使痈疽无以发病。在治疗方面，特别是当痈疽溃破后，毒势已去，脓水清稀，创口难敛，患者精神衰疲、气血虚弱之时，补益脾胃之法将发挥重大的作用。《素问·痿论》说："脾主身之肌肉。"脾胃的运化功能与气血生化、肌肉的生长壮实及其功能发挥有着密切的关系。新肉生长，必须依赖脾胃生肌肉的功能，运用调理脾胃之法，使脾胃纳谷旺盛，增加气血生化来源，增强水谷精微及津液的营养和滋润作用，加速新生肌肉的生长，使痈疽痊愈。古人有"有胃气则生，无胃气则死"的观点。如果脾胃之气虚弱，则气血化生乏源，气血不充，卫气营血壅遏不行，则痈疽难愈。

附骨疽、骨痛疽在治疗上宜健脾益气、化湿托毒，运化水湿，湿邪得去，又可扶助正气，正气充足以托毒外出，使邪去正安。因此，治疗痈疽时，常常佐以补脾胃之气药，使脾气得升，水谷精微得以输布，胃气得降，水谷及其糟粕才得以下行，气血充足，运行通畅。但久病及肾，肾主骨生髓，髓失所养，治疗中后期应佐以补肾，可选用杜仲、狗脊、桑寄生、肉苁蓉、菟丝子等，另用血肉有情之品鹿角、龟板等以填精壮骨。

骨与关节结核属中医学流痰、骨痨范畴，以发病缓慢、病程长、化脓迟缓、不易收口为其临床特点。平乐正骨骨病学认为，肾脾亏虚，阳气不足是骨与关节结核发生发展的内在因素，肾阳不足，脾胃亏虚，气血生化乏源，湿浊内盛，痰湿内生，或有所损伤致使气血失和，风、寒、湿邪乘虚而入引起痰浊凝聚，留于骨骼而致病，本病是本虚标实之证，即肾亏髓空，脾虚湿盛，其病变在骨骼，其病源在脾肾。肾为先天之本，脾为后天之本，肾阳虚，脾失温煦，可致脾虚，而脾虚精血生化乏源，肾精得不到补充，二者互为因果。肾藏精、生髓、主骨、司二便，若先天禀赋不足或早婚多产、房劳过度，则精亏血少，肾气不充，髓空骨疏，痨虫夹寒湿痰浊乘虚入侵，伤蚀筋骨，发为骨痨。症见腰膝酸软，神疲乏力，畏寒肢冷，或潮热盗汗，遗精阳痿，或浮肿便溏，夜尿增多。脾主运化，主肌肉、四肢，为气血生化之源、后天之本。脾气一虚，温运失职，停湿生痰，阻滞经络，发为流痰。寒与湿俱为阴邪，具有凝滞、重浊、拘引、黏腻之性。其始为患处酸痛困重，郁久化热，腐肉蚀骨，形成脓肿。寒湿不化，聚而为痰，停宿于骨肉之间，壅遏气机，阻塞血脉。始则局部肿，不红不热，如棉如馒，郁久酿脓，似痰似涕，白腐浊秽。症见全身倦怠，四肢无力，食欲不振，形体消瘦。根据临床不同表现，将本病分三期：初期、成脓期、溃后期。初期脾肾不足、阳虚寒凝，多用阳和汤；成脓期正虚毒滞，多用托里排脓汤加减；溃后期阴虚火旺或气血两虚，用人参养营汤、十全大补汤。

风湿类疾病主要是关节疼痛，属于中医学痹证范畴。多数医家认为本病为风、寒、湿、热之邪，乘虚侵袭骨节，引起气血运行不畅，瘀痰阻滞经络，基本病变是经络、肌肤、筋骨失于濡养。发病特点是"虚实夹杂"，内有肝肾亏虚，外有风、寒、湿、热之邪痹阻。平乐正骨骨病学对本病的认识，也是基于"脾主肌肉""脾主运化水湿"理论，认为脾肾亏虚是本；治疗上补肾兼以健脾，强调健脾和胃的独特作用。"运化"是脾的主要生理功能，运化水湿是对人体水液的消化、吸收、输布的过程，脾主运化水湿功能衰弱，外湿乘机侵入。湿邪在痹证发病中起着极为重要的作用。在生理情况下，关节部位渗出的水湿可通过脾的运化功能、阳气的气化功能及时化解、吸收，以维持关节正常的营养和功能。如果脾不运化水湿，阳虚不能气化水湿，再加上湿邪的阻遏，致关节筋肉变形。《素问·阴阳应象大论》中"清阳实四肢"指的就是卫气温养四肢肌肉的意思。脾属中焦，卫气是由中焦脾胃生成的，脾胃生成的卫气，即阳气，输布到肌肉，使之温煦。脾阳不足则肌肉的卫外功能下降，风寒湿易侵害肌肉筋骨，形成风湿痹证。因此，脾不运化和脾阳不足是风湿痹证的根本原因，故《素问·至真要大论》

曰："诸湿肿满，皆属于脾。"

　　膝关节骨性关节炎属于中医学痹证范畴，是一种慢性退行性变，多数医家认为其发病特点是"本虚标实"，肝肾亏虚为本，脉络痹阻为标。平乐正骨骨病学结合"脾主肌肉"理论，认为膝关节骨性关节炎脾肾亏虚皆有，治疗上补肾兼以健脾，可使筋肉强健、关节滑利。脾主肌肉、四肢，运化水谷、精微、津液，以化生气血，并将其输送到全身各处肌肉及筋骨。若脾胃功能健旺，四肢肌肉筋骨营养充足。关节液性状黏稠，流动性小，灌注于骨节之间，流注于骨节，对骨节起润滑及缓冲作用。脾通过脾气的固摄作用统摄津液，若脾功能失调，调节水液代谢失常，湿邪停滞，停留关节则为肿胀。湿热困脾，浸淫经脉，筋脉失去濡养，弛纵不收，导致肌肉萎缩或肌力下降。脾主运化水湿，通过健脾利湿、清热化湿，使气血畅行，濡润筋脉，则患者肌力得以恢复。膝为"筋之府"，阳明者主润宗筋而利机关，膝关节的运动有赖于筋骨，而筋骨离不开气血的温煦濡养，气血化生，濡养充足，关节功能才能正常。因此，"从脾胃论治"对膝关节骨性关节炎的防治有积极意义。

　　脊柱相关疾病是指脊柱椎体的骨、关节、椎间盘及椎旁肌肉、软组织遭受损伤或退变，引起颈肩、腰、腿痛等临床症状，属于骨错缝范畴。平乐正骨骨病学认为，脊柱相关疾病是一种慢性进行退行性变，发病机理与膝关节骨性关节炎大体相同，也属于中医学痹证范畴，脾肾皆亏，治疗上应补肾兼以健脾。而临床多数医家重肾轻脾，殊不知，调理脾胃在治疗腰腿痛等脊柱相关疾病中有非常重要的临床意义。《素问·金匮真言论》云："中央为土，病在脾，俞在脊。"因为脊柱居于人体中央，恰与土位中央相应，故以脊应土，如《素问·太阴阳明论》所云："脾者土也，治中央。"脊为骨属，骨合肾，《素问·五脏生成》云："肾之合骨也，其荣发也，其主脾也。"故脊之主者，亦为脾也，脊柱功能的正常与否在很大程度上是由脾来决定的。《素问·太阴阳明论》指出："脾病……筋骨肌肉皆无气以生，故不用焉。"脾虚筋脉肌肉失于所养，不能约束骨骼和稳定关节，产生骨错缝。骨错缝发生后，筋肉、脉络损伤，经络、经筋气血运行障碍，产生相应的症状。脾胃虚弱，气血生化不足，五体失养，则腰椎及其周围组织所维持正常活动的营养物质就会缺乏，腰部经脉失养，从而导致腰椎间盘等组织器官产生老化、退变。另外，《素问·痿论》云："阳明者，五脏六腑之海，主润宗筋，宗筋主束骨而利机关也。"宗筋的润养有赖太阴、阳明，有赖脾胃。同理，宗筋的束骨功能亦有赖于脾胃。"宗筋束骨"即指宗筋对骨属系统的约束功能。脊柱骨属系统发生小关节错位和椎间盘突出，其实质是失去了宗筋的约束，这也从另一个角度证实了脾胃与脊柱相关疾病之间的关系。

　　痿证是筋骨痿软、肌肉瘦削、皮肤麻木、手足不用的一类疾患，又有"痿辟"之称。多数医家认为，其主要是先天肾气不足或受到外来损伤而致。平乐正骨骨病学在对痿证治疗中，同样强调补益脾肾的重要性。《内经》认为，痿证主要病机为肺热叶焦。《灵枢·痈疽》记载："肠胃受谷，上焦出气，以温分肉，而养骨节，通腠理。"说明脾胃的功能正常可以使皮肉筋骨得到温养灌注。脾胃是人体后天本源，所有营养都通过脾胃提供给脏腑，脾胃化生提供肝肾精血和肺部津液，濡养筋脉。黄元御《四圣心源》曰："肌肉者，脾土之所生也，脾气盛则肌肉丰满而充实。"《灵枢·经脉》说："足太阴气绝者，则脉不荣肌肉。"《素问·痿论》曰："阳明者，五脏六腑之海，主润宗筋，宗筋主束骨而利机关也……阳明虚，则宗筋纵，带脉不引，故足痿不用也。"又提出："治痿者独取阳明。"可见强脾健胃在痿证治疗中十分重要。肾为先天之本，肾精充盛则体壮，肌肉筋骨强健；肾精衰则全身筋骨不灵，肌肉萎缩。《素问·五脏生成》曰："肾之合骨也，其荣在发也，其主脾也。"脾虚、肾虚可相互影响，脾之健运，化生精微需借助肾中元阳的推动。脾阳赖于肾阳的温煦才可正常运化而濡养肌肉、利关节，否则易发为痿证。肾气旺，助脾健运，脾胃纳化有权，四肢肌肉不断得到气血的充养，则健壮有力；若肾气亏虚，无力助脾健运，脾胃纳化失职，气血化生乏源，四肢肌肉失养而痿弱无力。脾肾亏虚，纳化失职，精血化生乏源，可出现肌肉痿软无力，甚或肢体关节僵硬、肌肉痉挛等，究其根本原因在于脾肾亏虚。运用补肾脾健之法，补先天之本以壮骨骼、培后天之源而生肌肉。

骨质疏松属于中医学骨痿范畴。平乐正骨骨病学认为，本病的治疗也当着重从肾、脾入手，方不失偏颇。《素问·痿论》说："肾主身之骨髓……肾气热则腰脊不举骨枯而髓减，发为骨痿。"《医经精义》中有精辟论述："肾藏精，精生髓，髓生骨，故骨者肾之所合也；髓者，肾精所生，精足则髓足，髓在骨内，髓足则骨强。"说明肾精充足，则骨髓生化有源，骨骼才能得到骨髓的充分滋养而坚固有力。若肾精虚少，骨髓化源不足，不能濡养骨骼，便会导致"骨痿"的发生。补肾当从两方面，一温肾气，一填肾精。故当温阳气补少火，使骨得煦养；滋真阴益精髓，使骨得荣养。《素问·太阴阳明论》指出："脾病……筋骨肌肉皆无气以生，故不用焉。"脾主肌肉四肢，为后天之本，脾气旺则肢健骨强，脾藏血、生精。肾、脾在生理上有相互资生、相互制约的关系，在病理上也会相互影响、相互传变。脾胃虚弱，水谷精微不能吸收而化源不足，肾精亏损，筋骨肌肉失养，当健脾生精、益肾壮骨以治之。再者，脾胃还具有封藏肾气、助肾藏精之用。因此，治疗骨质疏松症必须注意调脾，李中梓提出"人有先后两天，补肾补脾法当并行"，脾安则肾安，两脏有相互赞助之功。后天养先天，资化源可充肾精养骨髓；补肾兼以健脾，使补肾之味得以充分运化输布病所。

骨恶性肿瘤又称"骨岩""骨瘤"等，本病的发生总由正气不足、痰湿积聚，蕴于骨骼而成。其病理上多有脾肾亏虚，放、化疗后更易伤脾胃，致气血生化乏源，引起脾肾功能失调。平乐正骨骨病学在治疗中注重调补脾肾的功能。临床上，中、晚期肿瘤患者，多数要接受放疗和化疗，通常有很严重的胃肠道反应，出现不同程度的脾胃功能失调症状，如食欲减退、恶心、呕吐、腹胀等。如果不及时处理，可能加速肿瘤的发展，即所谓正虚邪盛。临床注重调补脾胃，可使脾胃功能及时恢复，气血生化资源充盛，有效遏制肿瘤的发展，即所谓正盛邪却。所以调补脾胃很关键。肾为先天之本，藏精、主骨、生髓。骨髓功能异常，是肾精气受损的表现，肾气受损，则肾不藏精，肾精气匮乏，最终导致骨骼失充，髓海空虚。晚期肿瘤患者经过反复化疗或放疗出现骨髓抑制、髓海空虚现象，需拟补肾益精生髓治疗。《灵枢·刺节真邪》说："真气者所受于天，与谷气并而充身者也。"先天之精气必须靠后天精气不断滋养，必须先后天并重，即脾肾并重。晚期肿瘤患者，邪盛正虚，脾肾受损，所以应该扶正固本、脾肾双补。

（四）平乐正骨骨病学"内外兼治"思想

"内外兼治"是平乐正骨骨病学术思想的重要组成部分。"内外兼治"思想包括两种含义：其一指外伤与内损兼治，筋骨损伤，势必连及脏腑气血，故必须全面观察和掌握病情，内外兼顾，辨证施治，既治外形之伤，又治内伤之损。其二指治法，内服药物与外敷药物同用。平乐正骨骨病学的"内外兼治"思想也同样体现在骨病的辨证治疗方面，在骨病学领域应用极为广泛，体现了平乐正骨重视整体、不废局部的整体观思想，根据骨病的发病机制辨证论治。

1. 内治法

内治法是通过内服药物使局部与整体得以兼治，临床辨证应用解毒、活血、通络、补益法等，调和气血、经络、脏腑的功能失调，从整体观出发，充分体现了"先别阴阳，平衡为期""整体调节，气血为先""脏腑辨证，首重脾肾"等学术思想。

2. 外治法

外治法在骨伤科疾病治疗中占有很重要的位置。其方法很多，包括药物、手法、固定、牵引、手术等。

外用药物指应用于骨伤科疾病局部的药物，是与内服药物相对而言。平乐正骨经过长期的实践总结，广泛应用敷贴、熏、洗、熨、擦、揉、涂、抹等外用药物治疗骨伤疾病，取得了显著的治疗效果。

平乐正骨骨病学在骨病的治疗中充分重视手法的作用，在筋骨疾患中应用范围较广，特别是痹证、痿证、筋挛及骨关节退行性疾病等，有良好的疗效。手法治疗可以缓解血管与筋肉的痉挛，促进气血通畅，起到行气活血、消肿止痛的作用；舒筋散结，剥离粘连，通利关节，恢复关节运动功能。手法作用于体表，通过对经络和穴位的刺激，调和气血，濡养筋骨，由于气血循经络的分布流注全身，故手法可对脏腑功能起调节作用，有理脾胃、补肝肾等功效。

针灸疗法具有通经活络、宣通气血、调整阴阳、扶正祛邪等功效，可起到止痛、消肿、解痉等作用。平乐正骨骨病学将其广泛用于痹证、痿证、筋挛、骨关节退行性疾病、骨软骨病及代谢性骨病的治疗。

物理疗法的作用机制在于促进血液循环，改善组织的血液供给和营养，松解筋肉挛缩与关节粘连。此外，还可将药物离子导入皮下组织，发挥药物的性能。临床上常用的有直流电、感应电、干扰电、音频电、超短波、微波、静电、紫外线、红外线、激光、温泉、超声波疗法，以及磁疗、蜡疗、泥疗等方法。平乐正骨骨病学在充分学习总结前人成功经验的同时，注重中医骨伤诊疗技术与西医学技术融合，引入现代物理疗法，实现传统治疗技术和现代物理疗法的融合，将不同的物理疗法应用到骨病的康复和治疗中，特别是各种痹证、痿证、筋挛及骨关节退行性疾病。

手术是一种开放治疗局部病变的方法。平乐正骨骨病学主张在某些筋骨疾患非手术治疗效果不佳时，应采用手术治疗，如骨痈疽切开引流、骨痨病灶清除、骨肿瘤瘤体切除、骨先天畸形矫形术等。"中西医结合"是继承平乐正骨独特思维方式、理论体系，实现中医原创思维和现代医学技术紧密融合，使平乐正骨繁荣发展的重要指导思想。平乐正骨不断吸收西医学知识，大胆创新，引进先进的科学技术，创新了许多骨病治疗方法，最具代表性的科技成果就是"洛阳皮瓣"的首创。所谓"洛阳皮瓣"是洛阳正骨医院运用显微外科技术创造发明的小腿内侧肌间隙血管皮瓣（带血管胫骨皮瓣）移植术和腓骨（腓骨皮瓣）移植术的简称。1981年，小腿内侧肌间隙血管皮瓣技术获河南省科技成果三等奖；1982年，小腿内侧肌间隙血管皮瓣技术获河南省医药卫生科技成果二等奖；1983年，小腿内侧肌间隙血管皮瓣——腓骨（腓骨皮瓣）移植技术获国家卫生部二级成果奖；1985年，带血管胫骨皮瓣移植术获河南省医药卫生科技成果奖；1986年，小腿内侧逆行岛状皮瓣（胫后动脉逆行岛状皮瓣）的临床应用获河南省医药卫生科技成果奖。这一系列技术均为平乐正骨首创，当时在国际骨伤界引起巨大的震动，推动了世界骨科皮瓣技术的发展，开创了世界骨科皮瓣技术的又一新局面。不少国外专家和国内西医专家对中医医院能够发明如此先进的技术感到惊讶和赞叹。国际骨伤界为了便于记忆和推广，在教科书和各种文献中将这两项技术合称为"洛阳皮瓣"。"洛阳皮瓣"主要适用于严重创伤、骨髓炎、骨坏死、骨不连、骨肿瘤等疾病引起的四肢皮肤、肌肉、骨骼的严重缺损。运用该技术，一次手术能解决骨缺损和皮肤缺损的两大难题。它改变了过去同类手术复杂、成功率低、患者痛苦大、费用高等弊端，被国家中医药管理局列为实用医疗技术，并向全国推广。

（五）平乐正骨骨病学"动静结合"思想

"动静结合"是平乐正骨骨病学术思想的重要理论基础之一。中国古代哲学家素来重视事物的运动，有"流水不腐，户枢不蠹，动也。形不动则精不流，精不流则气郁"之论，这种运动观是形成"动静结合"理念的思想基础。受古代哲学思想影响，中医学治疗骨折一向重视动静结合，平乐正骨在对传统中医骨伤科治疗经验继承的基础上，加以创造性发展，提出了治疗骨折"动静结合，筋骨并重，内外兼治，医患合作"四大原则。在临床上根据患者的情况，把必要的暂时制动限制在最小范围和最短时间内，将适当的活动锻炼贯穿于整个治疗过程中。在治疗过程中，限制和防止不利的活动，鼓励适时、适度的活动，动静结合，促进气血循环，加速骨折愈合与创伤修复。平乐正骨的固定方法具有"效""便""短"三个特点，强调外固定首先要"有效"，即能够限制各种不利于创伤修复的活动，鼓励各种有利于创伤修复的活动。其次是固定物要"轻便"，固定物在保证固定有效的前提下，物品应尽可能轻巧，方法尽可能简便，减轻固定物给机体带来的负担。第三个特点是"短"，在保证达到目的的前提下，固定时间要尽可能短，因为再轻便的固定也会限制机体的部分活动，造成气血停滞，使机体某些功能失用。另外，固定物亦应尽量短、小。

"动静结合"理念的最基本内涵为固定与功能锻炼相结合，静即固定，动即功能锻炼；静是固定的基本要求，固定减轻骨折疼痛，控制断端不利活动，保持复位后的位置，为功能活动创造条件。动静结合中，"动"是绝对的、必须的，适度的功能活动可流通气血，改善血运，濡养关节，避免粘连，有利于关节功能康复及骨折愈合。"静"是相对的、必不可少的，为断端提供一个相对稳定的环境，有利于骨折在静止状态下愈合及康复。"动"与"静"既对立又统一，没有相对的静止，组织就无法修复；没有恰当的运动，肢体就无法恢复其活动功能。

平乐正骨骨病学认为，这一"动静结合"观念也适合骨病的治疗和康复，骨病急性期的临时制动，也要体现"效""便""短"三个特点。由于筋骨病变多有病史长、治疗周期长、康复时间长的特点，常常需要相应的功能锻炼，是必要的康复方法。功能锻炼主要是全身与关节功能的锻炼，主动或被动地活动关节，以增加关节活动度，恢复与保持关节功能，预防和改善关节周围肌肉萎缩、改善日常生活能力；还可以促进全身和局部的气血流通，加速新陈代谢，调节脏腑功能，使患处气血灌流充足，皮肉筋骨得以濡养。

1. 骨病早期（或急性期）——以"静"为主，主动运动

一般来说，"静"表现在骨病治疗中称之为"制动"。制动能减轻症状及炎症反应，静止状态有利于病变康复，但长期制动可引起关节挛缩、肌萎缩、骨萎缩等危险。因此，如何使运动和静止很好地协调配合显得尤为重要，临床需要一套行之有效的动静结合方法。平乐正骨骨病学在骨病急性期的临时制动常用的方法有牵引（包括皮肤牵引、骨牵引）、夹板固定、支具固定、石膏固定等，目的是为病变组织提供一个相对稳定的环境，有利于疾病在静止状态下痊愈及康复。对于有炎症侵袭、疼痛明显的关节，根据情况采用护腕、护膝、夹板等局部制动，将关节置于理想的功能位予以保护，一般不超过3周。还应做到定期解除固定，适当进行关节活动，以免出现关节强直，注意肌力训练，保持伸肌力的平衡，一旦关节肿痛明显减轻，应停止使用局部外固定装置，可开始功能锻炼。急性期锻炼的目的是增加或保持关节的活动度，适当卧床休息时应结合全面而主动的锻炼，维持和改进关节、肌肉的功能，防止因长期卧床而造成不良后果。锻炼中要注意保护关节，运动量要适宜，以不影响全身症状的改善为标准，采用关节主动运动，以不增加患者疼痛为宜。当患侧肢体炎症明显、疼痛剧烈，完全制动休息时，可以通过健侧肢体的运动，防止或延缓患肢肌肉萎缩。

2. 骨病中期（或亚急性期）——主"动"为先，辅助被"动"

亚急性期锻炼的目的在于增加关节的活动度，提高痛阈，减轻疼痛，防止关节挛缩，增加和保持肌力、耐力，改善日常生活活动能力，增加骨密度，保持或增强体质。在关节可活动范围轻柔、主动或被动地缓慢进行关节活动范围训练，由主动运动过渡到被动运动，肌肉由等长收缩转变为等张收缩，最后为抗阻运动。骨病后期（或康复期）做主动训练，被动强化。

骨病后期在进行主动辅助训练和渐进抗阻力训练的同时，也可做以治疗师的手作为抵抗的徒手抵抗训练。在病变关节的活动范围内做等长收缩、抗阻力主动运动、被动活动。练习在不引起剧烈疼痛的范围内强化训练，可配合卧位、坐位、立位体操。当患者情况改善时，还应做一些全面的体育锻炼，如步行、游泳等。

如前所述，平乐正骨骨病学在继承前人理论和实践的基础上，形成自己独特的学术思想体系，其在整体观基础上提出的"筋骨皮肉并重""筋骨皮肉内舍"观点，在辨证思想上提出的"先别阴阳，平衡为期""整体调节，气血为纲""脏腑辨证，首重脾肾"，以及"内外兼治""动静结合"等学术思想，丰富了对中医骨病学的临床诊疗方法，发展了中医骨病学基础理论，成为平乐正骨不可分割的重要部分。

第三章 平乐正骨骨病学范畴与分类

平乐正骨骨病学认为，筋骨作为一个整体，不能分割，相互依赖、相互为用。人体骨居其里，筋附其外，外伤侵及人体，轻则伤筋，重则过筋中骨。平乐正骨骨病学在"筋骨并重"的基础上，更是提出"筋骨皮肉并重"观念，认为筋骨皮肉在生理结构上是一个整体，正如《灵枢·经脉》所说："骨为干，脉为营，筋为刚，肉为墙。"

所以，平乐正骨骨病学的范畴包括筋骨及附属组织发生的创伤以外的疾病，这里所说的"筋"有较广的含义，包括筋膜、肌腱、关节、韧带、软骨盘等软组织。

骨关节及其筋肉的疾病不仅涉及局部功能障碍，也涉及疾病发生的整个机体的形态与功能上的破坏。筋骨疾患主要按病因进行分类，以病划分，同时参考西医学的疾病名称，便于理解和指导临床。

1.骨痈疽，即骨与关节化脓性感染，包括化脓性血源性骨髓炎、创伤性骨髓炎、特殊部位的骨髓炎、化脓性关节炎、骨与关节梅毒等。

2.骨痨，即骨与关节结核，包括脊柱结核、骶髂关节结核、四肢骨关节结核、骨干结核及特殊部位结核等。

3.骨关节痹证，即非化脓性关节炎症，包括强直性脊柱炎、类风湿关节炎、痛风性关节炎、反应性关节炎、绒毛结节性滑膜炎、夏科关节炎、血友病性关节炎、骨性关节炎等。

4.地方病和职业性骨关节病，包括大骨节病、氟骨病、振动病、减压病、放射性骨病、工业性骨中毒等。

5.骨蚀，即骨坏死，包括成人股骨头缺血性坏死、月骨缺血性坏死、腕舟骨缺血性坏死、距骨缺血性坏死、骨骺骨软骨病等。

6.骨痿，包括维生素D缺乏性佝偻病、骨质疏松症、成骨不全等。

7.痿证，包括脊髓灰质炎后遗症等。

8.痉证，包括大脑性瘫痪后遗症、缺血性肌挛缩、掌腱膜挛缩症、臀肌筋膜挛缩等。

9.骨与关节原发性畸形，包括先天性肌性斜颈、颈肋、特发性脊柱侧凸、腰椎峡部裂与椎体滑脱、先天性高肩胛症、先天性尺桡骨骨性连接、先天性多指畸形、先天性髋关节脱位、先天性髋内翻、习惯性髌骨脱位、先天性胫骨假关节、先天性马蹄内翻足、先天性垂直距骨、先天性巨趾畸形、平足症、姆外翻等。

10. 骨岩，即骨肿瘤，包括骨原发性肿瘤、骨继发性转移瘤、骨与关节类肿瘤疾患等。

第四章　平乐正骨骨病学病因病机

一、病因

骨病病种多样，病因复杂。外邪侵袭是致病的重要条件，或居处潮湿、冒雨涉水等，致风寒湿热之邪侵入人体，注于经络，留于关节，痹阻气血，经络瘀滞而发病；或外感六淫、余毒流注致经络阻塞，气血凝滞，腐蚀筋肉骨骼，引起骨与关节破坏、挛缩、功能受限等。平乐正骨骨病学认为，多数筋骨病变的发生，正气虚弱是内在因素，是在营血不足、气血亏虚、脾胃虚弱、肝肾亏损的基础上，复受外邪所致。

筋骨疾病的发生同时也体现了人与社会的统一，其发病不但与气候条件有关，而且与生活环境有密切关系，如疲劳、创伤、精神刺激、营养不良等均可成为骨病诱因。

筋骨发病体现了人体是一个有机的整体，病位在骨、关节、筋脉、肌肉，若久病不已，可内舍于脏腑，致肝、脾、肾等脏器受损，使脏腑气血阴阳随之失衡，"凡痹之客五脏者……肾痹者，善胀，尻以代踵，脊以代头"。

（一）内因

本病的内因包括年龄、体质等各种因素。

1. 先天发育缺陷

儿童的许多骨关节畸形是由于发育缺陷所引起，如先天性髋关节脱位等。

2. 年龄与体质

不同的年龄段骨组织的发育、代谢、退化的生理演变不一样，所发疾病各不相同，如脊髓灰质炎好发于婴幼儿、骨性关节炎好发于老年人。

3. 营养代谢障碍

因某些物质代谢紊乱或营养障碍而致病，如骨质疏松症、佝偻病、骨软化症。

（二）外因

本病的外因是从外界作用于人体而致骨关节损害的各种因素。

1. 生物性致病因素

中医学认为，外感六淫，即风、寒、暑、湿、燥、火侵袭人体而致骨关节疾病。西医学认为，病原微生物及寄生虫感染人体引起骨关节感染性疾病。

2. 物理性致病因素

物理性致病因素包括外力创伤和慢性劳损。外力创伤后可能留下各种后遗症，如创伤性关节炎等。慢性劳损是指长期应力刺激，如关节退行性疾病。

3. 化学性致病因素

化学性致病因素包括因职业关系经常接触的有害物质，如各种无机毒物（铅、铍、镉、铬、锌、磷等）、有机毒物（苯、氯乙烯等）及放射线，或地理环境因素，如长期生活在重金属超标地域等。

二、病机

人体是一个统一的整体，皮肉筋骨、气血津液、脏腑经络互相联系，相互依存。脏腑健壮，经络通畅，津液代谢正常，则气血旺盛，皮肉筋骨强健。脏腑亏损，筋络不畅，津液代谢紊乱，则气血不调，阴阳失衡，皮肉失荣，筋骨痿弱。骨病的发生，正邪相互抗争，阴阳的相对平衡遭到破坏，气血、经络、脏腑功能也随之失调。现将有关发病机制分述于下。

（一）皮肉筋骨病机

骨为人体支架，皮肉筋脉为人体之外围，故骨关节疾病容易累及皮肉、筋骨，使之失去正常的生理功能，导致机体其他部位的功能紊乱和一系列的临床表现。

1. 腠理不固

腠理司毛孔之开阖，为卫气所充养，"卫气和则分肉解利，皮肤调柔，腠理致密矣"（《灵枢·本脏》），卫气虚则腠理不密。此时，风、寒、暑、湿、燥、火等外邪容易入侵，从而导致营气阻滞，皮肉失荣，筋脉拘急，临床常见的肩关节周围炎、落枕、腰肌劳损等皆由此而起。

2. 皮肉破损

完整的皮肉起着保护机体内脏的作用，防止各种外邪的侵袭，从而保证了人体各种正常的生理活动。一旦皮肉破损，络脉已伤，血溢脉外，内留成瘀，复加毒邪侵入，轻者仅见局部红、肿、热、痛，重则可传里入脏，酿成重症。开放性损伤并发骨髓炎即属此范畴。

3. 瘀阻肉理

人体正常时血流于脉内，运行畅通，周流不息，营养全身及脏腑，温煦四肢百骸，濡润经脉、络脉。瘀血内停，则局部呈现红、肿、热、痛、青、紫、瘀斑，舌质紫黯，脉弦。瘀血长期不散，郁而化热，则症见面色潮红、发热不退、身热口渴、尿赤便秘、烦躁不安，常见于各种局部化脓性感染。

4. 皮肉失荣

皮肉需要气血灌溉营养，气者温之，血者濡之，气血旺盛，皮肉得濡，则皮肤光泽，外围坚固，肌肉柔韧有力。瘀血内停，气机被阻，气血不足，皮肉失充，则皮毛枯槁，肌肤麻木不仁，痿软无力。

5. 肌肉痿软

肌肉的作用是使人体维持正常姿态和完成各种动作。一旦气血不足，津液亏耗，则肌肉痿弱，肌力下降，动作无力、迟缓。如肩关节周围炎后致上肢气血不足，络脉不充，肌肉失荣，继发三角肌萎缩。

6. 筋纵弛软

筋者，其性坚韧，刚劲有力，主束骨，在肝气淫筋下关节滑利，便于动作。如急性损伤后遗症或慢性损伤致筋脉受累，活动无力，则动作失调，活动不利。

7. 筋挛拘急

筋既须刚坚，又要柔韧，刚柔相济则活动灵活，协调有力。筋失刚坚则筋纵弛软，筋失柔韧则筋挛拘急。如风湿性关节炎、类风湿关节炎、强直性关节炎所致的筋挛拘急。

8. 筋失其荣

筋受肝气之浸淫、气血之濡养，才能维持其正常的生理功能。气血两虚，筋失充养，轻则筋急强硬，牵张不利，重则拘挛短缩，不能活动。

9. 骨质痿软

骨质在肾精的充填下其性刚坚有力，承负着全身重量，使机体胜任各种繁重的工作。如在中年以后，由于饮食、起居等调摄不当，致使阳有余而阴不足，肾阴亏损，阴不制阳，可致骨痿而发病，中老年人常见的全身骨骼酸痛均属于此。在儿童则可由于先天不足，后天失养，肾气失充，导致骨骼软弱，难以支持体重，常见胫骨内翻、脊柱畸形等。

10. 骨质增生

肾得先天之享和后天之充养，精气旺盛，骨骼也因此充实。肾精亏损易使骨骼脆弱，还可导致骨质异常增殖，如再有外邪入侵则其增殖更著。如老年人颈、腰骨质增生、膝关节和跟骨骨刺等均属此类。

（二）气血病机

气血与人体一切生理、病理变化均有密切关系。《素问·调经论》云："血气不和，百病乃变化而生。"气血平衡则泰，气血失衡则疾。平乐正骨理论认为，人是一个有机联系的整体，牵一发而动全身，局部损伤会导致全身气血失衡，损伤之证应从气血论治。人体无论受到何种原因、何种形式的损伤，都会致气血紊乱、经络受阻、脏腑失调，从而使机体处于失衡状态。气血失衡必然影响经络脏腑，而经络脏腑失常也必然会导致气血失衡。气血失衡是分析研究伤科各种疾病病机的基础。

1. 血瘀气滞

瘀血最易导致气滞，创伤、闪挫、劳损等损及筋骨血脉，致使血液离经外溢，瘀于筋肉腠理之间，阻闭经络，气机阻滞，则血行瘀阻更重。因而，损伤早期血瘀气滞最为常见，临床主要表现为损伤部位青紫、肿胀、疼痛。

2. 气虚血瘀

气能行血，气虚则推动无力而致血瘀。慢性劳损、创伤日久或久卧伤气，或骨病后期，致气虚无力推动血行而成瘀。其轻者，仅气之推动乏力，血行迟缓，运行无力，症见面色淡白或晦暗、身倦乏力、气少懒言、皮下青紫瘀斑、伤口久不愈合、舌淡暗或有紫斑、脉沉涩；其重者，气虚无力行血，血失濡养，肌肉、筋骨痿软不用，甚至萎缩、肌肤甲错等。

3. 气不摄血

骨病中后期，中气渐虚，脾虚失于健运，气虚不足，固摄血液之力减弱，血不循经，溢出脉外，症见面色萎黄、神疲纳呆、肢体虚肿、伤处慢性出血、伤口恢复缓慢、舌淡、脉细弱等。女性可并发崩漏等。

4. 气血两虚

骨病后期，久病消耗，气血两伤；或因损伤先有失血，气随血耗；或先因久卧气虚，血之生化无源而日渐衰少，从而导致面色少华、疲乏无力、头晕眼花、肌肤干燥、肢体麻木、脉细无力等。

（三）阴阳失衡病机

自然界处在一个对立统一的平衡之中，称之为自然平衡，人体亦是对立统一的平衡体。平乐正骨第七代传人郭艳幸教授根据中医学理论及哲学思想，创立人体和谐平衡学说，认为人体的生命是物质的，机体内需要维持动态平衡，即阴阳、脏腑、气血及气机升降出入协调平衡；机体外亦需要维持动态平衡，即人与自然、社会是相互联系、相互依赖的和谐统一体。

阴平阳秘，阴阳平衡即健康。如果阴阳失衡，或阴盛阳衰，或阳盛阴衰，机体便为病理状态；倘若进而阴阳离决，平衡完全被打破，机体就会死亡，"阴阳离决，精神乃绝"。疾病的产生是由于人体内在或外界各种因素发生异常变化，超过了人体的适应限度，损伤脏腑气血导致平衡失调。平衡失调的病机，一是太过失衡，二是不及失衡。

1. 太过失衡

太过失衡一方面是人体内部气血阴阳的失衡；另一方面是自然界"六气"太过，作用于人体，使人体的阴阳平衡状态被打破而引起疾病。劳倦太过失衡、饮食太过失衡、情志太过失衡、自然界六气太过失衡均可导致人体发病。

2. 不及失衡

不及失衡包括先天不足失衡，肝肾亏损，脏腑失衡，引起疾病；气血不足失衡，气血虚衰则人体脏腑失养，筋骨发病；运动不及失衡，生长发育受损，久坐伏案易引起颈椎病及颈部劳损、腰部劳损等。

平衡思想是平乐正骨学术思想体系的基础，也是平乐正骨骨病学的基础。在骨病治疗过程中，运用阴阳平衡规律，遵循平乐正骨骨病学治疗原则，养气血，调脏腑，通经络，以达平衡，使得筋骨康健，身体安然。

（四）脏腑病机

脏腑是主持人体生命活动的器官，脏腑的功能正常使气血得以化生，经络得以通调，皮肉筋骨得以濡养润泽。脏腑功能失调，则皮肉筋骨失去濡养，从而影响骨关节正常生理功能，产生一系列临床证候。

平乐正骨骨病学认为，人体是一个有机联系的整体，牵一发而动全身，局部损伤会造成瘀血阻滞、全身气血失衡，气血失衡必然破坏五脏系统的平衡；反之，五脏失衡，生克制化紊乱，则气血化生循行无度，必然导致筋骨失养失衡，酿成筋骨之病，或影响伤病康复。因此，认识骨伤科疾病的病机必须重视五脏失衡。《血证论》强调："业医不知脏腑，则病原莫辨，用药无方。"脏腑病机是骨伤科疾病的重要病理变化机制。如果五脏中有一脏出现病变，则会影响其他脏腑功能，如《素问·玉机真脏论》中说："五脏受气于其所生，传之于其所胜，气舍于其所生，死于其所不胜。病之且死，必先传行，至其所不胜，病乃死。"五脏有病，则其化生及运行气血功能失常，筋骨失养，出现气血失衡、筋骨失衡等一系列病理变化。

1. 肾主骨

"肾主骨"，"骨病舍肾"。肾藏精，生髓充骨，骨的生长发育以肾精为基础。肾藏精，精能生髓，髓能充骨，促进骨骼的生长发育，并使之发挥正常的生理功能。肾精充足，骨髓化生充足，骨骼得养，则骨骼坚实、强壮有力，肢体灵活。若肾精不足，骨髓化生乏源，骨失所养，则骨骼脆弱无力，在小儿则见骨软无力、囟门迟闭、发育迟缓，在成人则见腰膝酸软、肢软无力，或骨质脆弱、易于骨折等症。

2. 肝主筋

"肝主筋"，"筋舍肝"。筋，即筋膜，包括肌腱、韧带等组织结构，附于骨而聚于关节，其性坚韧，刚劲有力，联结关节、肌肉，专司运动。"肝藏血、肝在体合筋"，是说全身筋膜的弛张收缩活动与肝有关。筋受肝气滋养，才能刚柔相济，活动灵活，协调有力。若肝有病变，肝血不足，筋膜失养，可引起肢体麻木、运动不利、关节不灵、筋脉拘急、手足震颤等症。相应的，如果筋脉病变日久不愈，邪气内陷，可导致肝脏受邪，气血津液亏虚，形成正虚邪恋之候。

3. 脾主肌肉

"脾主肌肉"，"肉病舍脾"。脾胃运化水谷精微，为生化气血津液之源，故称为"后天之本"。运化是脾的主要功能，脾虚不运则后天失养，人体的各项生理功能均低下。脾主肌肉、四肢，脾为气血生化之源，运化水谷，输布精微，脾统血，对于气血的生成和机体的正常活动起着重要的作用。人体筋骨肌肉受损，必定涉及体内脏腑气血功能失调，肝脾首当其冲。脾气健旺，生血有源，可保证肝血充足。肝气疏泄，关系到机体之气、血、津液等生命物质的流畅和诸脏腑功能活动的正常发挥。若二脏受损，统藏失司，可加重病情。

4. 肺主皮毛

"肺主皮毛"，"皮病舍肺"。"肺主皮毛"是对肺与皮毛相互关系的高度概括。肺气，是藏象学说有关肺主气、司呼吸，进而参与全身气化活动的综合性概括。肺气在正常生理功能状态下，既能保持上呼吸道的畅通，又能将卫气通达于体表，因此肺与皮毛的联系需借卫气的作用完成。皮毛是保卫躯体的屏障，具有调节体温、适应环境、抗御外邪等重要功能。皮毛之所以成为人体卫外的屏障，实依赖卫气的功能。卫气是人体阳气的重要部分，是阳气散发于体表、皮下组织、肌肉和体腔的一种强大的生理功能。

（五）经络病机

人体是由五脏六腑、四肢百骸、五官九窍、皮肉筋骨等组成，机体内外、上下协调统一，构成有机的整体。这种有机配合，相互联系，主要是依靠经络的沟通、联络作用实现的。经络有传送气血、濡养各组织器官的作用。《灵枢·本脏》说："经脉者，所以行血气而营阴阳，濡筋骨，利关节者也。"经络内联脏腑，外络肢节。肢节疾患，脏腑必受其累，反之亦然。所以，历代骨伤科文献都十分重视经络在骨伤科发病与治疗中的作用。

第五章 平乐正骨骨病学辨证方法

平乐正骨骨病学辨证方法是在平乐正骨平衡与整体辨证理论指导下，运用望、闻、问、切、筋骨关节检查，结合影像学和实验室检查，将所采集的临床信息进行分类，并以脏腑、经络、气血、津液、皮肉、筋骨等理论为基础，结合八纲、气血、脏腑、经络及卫气营血辨证等综合分析，做出诊断的方法。

一、八纲辨证

八纲包括阴、阳、表、里、寒、热、虚、实，八纲辨证就是从这八个方面将四诊所获得的临床资料进行综合分析，然后运用于辨证论治之中。

1. 阴阳

阴阳为八纲辨证之总纲，可用来概括表里、寒热、虚实。表、热、实属阳，里、虚、寒属阴。

2. 表里

表里是指筋骨患病部位的内外深浅。皮肤、肌肉、筋骨的局部病变皆属于表，累及脏腑、经络、气血者属于里。表证病位浅而病情轻，里证病位深而病情重。

3. 寒热

寒热可概括人体生理功能的偏盛偏衰，阳胜则热，阴胜则寒。

4. 虚实

虚实是指人体正气强弱和病邪盛衰。虚证指人体正气不足，抵抗力减弱，见于久病、年老体弱者。实证指致病的邪气旺盛，但人体抵抗力强，正气尚充沛，正邪相争剧烈，多见于骨痈疽的初期。但临床中常有"虚中夹实""实中夹虚"等虚实夹杂现象。

由于筋骨疾病的病因比较复杂，患者所表现的证候往往不只是单纯的里证或表证、寒证或热证、虚证或实证，而是几种证候同时兼有，有时还相互转化，形成错综复杂的现象。例如附骨痈属表、实、热的阳证，随着病程的迁延，又可转变为附骨疽，呈现里、虚、寒的阴证。

八纲辨证是中医学的理论核心，也是郭氏辨证治疗骨病的核心。郭氏认为，人是一个有机的整体，"牵一发而动全身"。人体的组织器官、气血阴阳、表里上下在结构上互相联系不可分割，在功能上相互依赖，相互制约，相互为用，协调平衡。同时，人与自然界也为和谐统一的不可分割的整体，自然界万物的平衡和谐是人类赖以生存的条件，其阴阳平衡失调也是疾病发生的外在因素与条件。基于"筋骨皮肉合舍"观念，筋骨皮肉在外、内舍肝肾肺脾，肝肾肺脾在内、外合筋骨皮肉，二者互通互联、相互为用，疾病可以由表及里，又可由里及表，相互影响。

"平衡思想"是平乐正骨学术思想体系的重要组成部分，平乐正骨骨病学在八纲辨证中，处处体现着平衡思想。骨病的治疗，首先从维持或恢复机体阴阳平衡出发，如《素问·阴阳应象大论》曰："善诊者，察色按脉，先别阴阳。"《素问·至真要大论》说："谨察阴阳所在而调之，以平为期。"通过祛外邪、补气血、调脏腑、通经络，达到阴阳平衡、恢复健康的目的。

二、气血辨证

气血在生理上互相依存，在病理上不可分割。气为血之帅，气亏则血不足，气不摄血则血妄行；血为气之母，充养诸气，载气以行，血瘀则气滞，血虚则气郁，血不养气则气虚，血不载气则气脱。

气血病与脏腑密切相关，尤其是肝、肾、脾、胃。肝藏血、主疏泄、主筋；肾藏精、主骨；脾统血，脾胃是气血生化之源泉。脏腑功能紊乱必将导致气血亏损与逆乱。反之，气血虚弱，不能濡养器官，必将导致脏腑功能失调。

气血是机体的组成部分，是维持生命活动的基本物质，与机体密不可分。气血不和，气血虚弱，必将导致全身不适；反之，机体的任何变化也会造成气血的变化。

气血辨证是平乐正骨辨证治疗骨科疾病总的指导思想和总纲。平乐正骨强调，骨伤疾病在气血论治的基础上，必须以五脏为中心，审证求因，辨证施治，使阴平阳秘，功能恢复。在气血辨证方面，平乐正骨提出了自己独到的学术思想。

1. 气血失调分虚实

气和血在生理上互根互用，在病理上相互影响，气血平衡则泰，气血失调则病。筋骨病常见气血失调证，如气血两虚、气滞血瘀等，郭氏将其分为虚证、实证和虚实夹杂证三大类。虚证多为气血亏虚，实证多为气滞血瘀，虚实夹杂证多为气虚血瘀，临床应辨证施治，根据不同病机，以理气、益气、养血、活血为基本治法。

2. 气病多虚，血病多瘀

郭氏认为"治气以补为要，治血以活为旨"，"血病多瘀滞，重在益气行血，活血祛瘀"。故在治疗上宜补不能泻，以补其不足为要旨。即使血瘀气滞病证，也当以补气行气为先，主张大剂量使用补气药，以推动和激发脏腑组织器官的功能。根据病证性质，或益气活血，或补气行瘀，或益气通痹，或补气活络，或补气散瘀接骨，拟定了加味益气丸、骨炎托毒丸、顽痹康丸等系列方剂，均重用补气药物。

3. 骨病多瘀，痰瘀互结

郭氏认为，骨病多外感风寒湿邪，乘虚侵袭骨节，引起气血运行不畅，瘀痰阻滞经络，或脾肾虚弱，温运失职，停湿生痰，阻滞经络。痰和瘀是骨病特定阶段的共同病理产物，痰和瘀又常常互为因果，痰瘀互结，故骨病多有顽痰瘀血不化之证，病程缠绵，经久难愈。治疗上主张调理气血，祛瘀豁痰。根据病证性质或益气活血化瘀，或益气豁痰通络，如拟定的桃仁膝康丸、羌归膝舒丸、化岩胶囊等化瘀豁痰方药，方中均重用气血调理药物。

三、脏腑辨证

藏象学说认为：肝主筋，肾主骨，脾主肌肉。骨关节及其筋肉的疾患必然累及肝、肾及脾脏功能，并出现相应的症状。脏腑辨证正是根据脏腑的生理功能和病理表现，对病变的部位、性质及正邪盛衰状况进行判断。临床常见肾阴虚、肾阳虚、肝气郁结、肝火上炎、肝风内动、肝血虚、脾气虚弱、脾不统血等证型。

1. 肾阴虚

肾阴虚多因骨病经久不愈，骨关节损伤，以及内伤后伤精、失血，久延耗伤肾阴所致。临床表现为头眩目晕，耳鸣，健忘，失眠，腰膝酸软，咽干舌燥，形体消瘦，颧红盗汗，五心烦热，或失眠盗汗，男子遗精，或精少不育，女子闭经。常见于骨痨与骨关节疾病的后期。

2. 肾阳虚

肾阳虚多因素体阳虚，年老肾亏或久病伤肾、慢性劳损所致。临床表现为形寒肢冷，腰膝酸软，阳痿早泄，尿少浮肿，面白无华，食少便溏，五更泄泻，舌质胖嫩、有齿痕，苔白滑，脉沉细。常见于年老体衰、久病卧床的患者。

3. 肝气郁结

肝气郁结多因情志不舒，郁怒伤肝，肝失疏泄所致。临床表现为精神抑郁或急躁，胸闷不舒，胸胁窜痛或胀痛，少腹胀痛，妇女则乳房胀痛、经血不调，舌苔薄白或黄腻，脉弦。多见于骨痨、骨肿瘤等症。

4. 肝火上炎

肝火上炎多因气郁化火所致。临床表现为烦躁易怒，胸胁灼痛，目赤肿痛，耳鸣头痛，口苦口干，小便黄赤，大便秘结，舌质红，苔黄糙，脉弦数，甚者出血、吐血。多见于骨痈疽初期。

5. 肝风内动

肝风内动多因热极火盛，消耗肝阴，热动肝火或创伤后外感风邪引动肝风所致。临床表现为头晕目眩，牙关紧闭，四肢痉挛、抽搐或麻木，颈项强直、角弓反张，舌质红或苔黄，脉多弦数。多见于附骨痈、破伤风或关节流注。

6. 肝血亏虚

肝血亏虚多因出血或久病消耗，生血不足所致。临床表现为两目干涩，视物昏暗，面色无华或萎黄，耳鸣，肌肉震颤，四肢麻木，爪甲不荣，妇女经少或经闭，舌红少津，脉细数。多见于恶性骨肿瘤。

7. 脾气虚弱

脾气虚弱多因慢性筋肉疾患，或伤后饮食失调，内伤脾气，脾虚不运所致。临床表现为食欲不振，脘腹满闷，腹胀便溏，面色萎黄，四肢不温，倦怠无力，舌淡苔白，脉沉细无力。多见于痿证。

8. 脾不统血

脾不统血多因脾虚不能摄血，血不循经，逸出脉外所致。临床表现为皮下出血、尿血、便血及崩漏等，兼见食欲不振，面色萎黄，神疲无力，眩晕耳鸣，舌质淡苔白，脉沉细无力。多见于血友病性关节炎及工业性骨中毒。

在平乐正骨发展的历史上，继承了以经络穴位辨证施治、手法外治见长的少林派学术特点，以及以薛己为首的主张八纲辨证、药物内服为主的温补派学术特点，所以，平乐正骨骨病学在骨病诊疗方面，受温补学派影响较大，根据骨病的临床病理特征，提出"脏腑辨证，首重脾肾"学术观点。平乐正骨骨病学推崇整体观念，认为肾为先天之本，调摄肝脾功能，脾统血，脾胃为气血生化之源、后天之本，脾气健运，血液化源充足，统摄血液循脉运行，则身体康健。

第六章　平乐正骨骨病学治则治法

平乐正骨骨病学认为，骨病的发生主要表现在局部，但可引起机体内部气血、经络、脏腑的功能失调，只有从整体观出发，辨证施治，才能取得良好的临床治疗效果，故内外兼治在其治疗过程中占主导地位。

一、内治法

骨病是某些非创伤性骨疾病的统称，其病因复杂，各不相同，有因热毒郁积，有因正虚邪侵，有因先天禀赋不足，复加情志内伤，或有顽痰结聚，故其内治较之骨伤既不相同，又复杂得多。

（一）骨痈疽、骨痨治疗原则与方法

骨痈疽的内治须根据不同病症、体质强弱、病程长短、寒热虚实，辨证施治。病发之初，红肿热痛者，宜清消而散之；脓成未溃者，则应托里透脓、排除邪毒；脓肿溃破，毒已外泄，当托里排脓、扶正祛邪。漫肿不消，不红不热者，可温散之；漫肿坚硬，不红不热，青筋怒张者，宜逐瘀化痰、软坚散结。总的治法为"寒者热之""热者寒之""虚者补之""损者益之""留者攻之""结者散之"，寒邪顽痰结聚者，温通逐破之。具体用法分别论述于下。

1. 清热消散法

本法是用清热和消散类药物，使疾病消散于早期，为最理想的治疗方法。骨病初起，正盛邪实，应把握时机，依其病情，投以重剂，尽量使之消散。具体又有以下几种治疗方法。

（1）清热解毒法：是利用清热解毒类药物以清除热毒，即《内经》"热者寒之"的治法。清热解毒法是附骨疽的基本治法，适用于热毒郁积，或瘀血化热，或破伤感染，外邪及内，热毒内攻、腐肉、蚀骨、灼髓，而见红肿热痛、发热口渴、舌红苔黄、脉数等，清除热邪，祛散火毒。常用方剂有五味消毒饮或仙方活命饮。

（2）清化湿痰法：是利用清热化痰类药物，以清化皮里膜外郁结的痰湿之邪。适用于骨关节结核早期，关节隐痛，夜眠惊痛，可用柴胡橘半汤。若有骨蒸、潮热、盗汗、两颧潮红、脉细数，乃阴虚火旺，可用养阴清热法。方用秦艽鳖甲散，或清骨散，

或骨痨汤加减，或丹溪大补阴丸加西洋参、麦冬、五味子；若出现气血虚亏征象者，可用八珍骨痨汤加减。

（3）温阳散结法：是用温经通络类药物以温化湿痰，使郁结凝滞之阴寒顽痰得以消散，即《内经》"寒者热之""结者散之"的治法。本法适用于病程日久，关节漫肿不消，不红热，周围肌肉萎缩，形体消瘦，舌淡苔白，小便清长，脉沉细。此为阳虚阴寒，顽痰壅滞经络、筋骨，以致阳失温煦，血凝气滞，宜温经散寒、化痰通络，方用阳和汤加黄芪。

2. 托理解毒法

本法也叫内托解毒法，是用补气血药佐以清热解毒药，以达扶正祛邪、托毒外出目的，以防邪毒内陷，为补消兼施的治法。本法适用于疮疡时日较久，邪盛正虚，疮形平坦，漫肿不消，难腐难溃破，正虚无力托毒外出者。《外科精义·托里法》云："脓未成者使脓早成，脓已溃者使新肉早生；气血虚者托里补之，阴阳不和托里调之。"临证又分托里透脓法和托毒外出法。

（1）托里透脓法：适用于正气不振，邪气盛，漫肿不热或微热，疮难腐难溃，或肿而难溃者。本法不宜过早应用，若正邪俱盛，正邪相搏，寒热、红肿尚存，不宜用，以防助邪内陷。常用方剂有托里透脓汤、透脓散。

（2）托毒外出法：本法为利用益气补血类药以托毒外出。适用于痈疽已溃，正气虚弱，毒邪尚盛，坚肿不消，正气无力托毒外出，或溃后脓液稀少，神疲，身热，面色无华，脉数而弱。可用《医宗金鉴》托里消毒饮。

3. 温补气血法

本法是用滋补类药扶助正气、祛邪生新，促使疾病痊愈，即《内经》"虚者补之"的治法。本法适用于痈疽后期，脓毒外排邪势已去，正气虚弱，脓水稀薄，创口不敛；或骨病行病灶清除术后，邪毒锐减，元气亦伤，神疲乏力。临证应用时，可视疾病性质、病程长短、体质强弱，选用补益气血法、益气养阴法、滋补肝肾法、培补脾胃法。

（1）补益气血法：是利用补气类药物治疗痈疽日久，气血亏损，神疲无力，形体瘦弱，舌淡苔白，脉沉细无力。常用方剂有人参养荣汤、十全大补汤。

（2）益气养阴法：是利用益气生津类药物，治疗痈疽日久，热邪久留，耗津伤液，潮热盗汗，口干不渴，或渴而不能饮，舌淡红无苔，脉细数无力等虚热病证。常用方剂有加味生脉饮，或圣愈汤、左归饮等。

（3）滋补肝肾法：是利用补肝肾类药物，治疗骨病日久，或手术、化疗、放疗后，正虚不振，肝肾亏损，见倦怠、体弱、腰膝酸软、畏寒肢冷等症，用以扶助正气，鼓动肾阳，以扶正抗邪。可用益气补肾汤，或加味金匮肾气丸。

（4）培补脾胃法：是利用健脾胃及益气类药，治疗痈疽日久，或骨病手术后，久卧病床，或行化疗、放疗后懒言、少食，脾运失司，胃纳不振，以增强脾胃运化功能，扶助正气增加抗邪能力，以利病情转归。可用四君子汤、香砂六君子汤、补中益气汤、加味归脾汤、加味理中汤等。

总之，骨痛疽、骨痨等骨病的内治，初宜"消散"，中宜"托理"，后宜"温补"。但骨病复杂多变，多需数法配合运用。结痰凝聚者，祛散之；寒湿阻滞者，温利之；气血凝滞者，行之、活之。还可按部位加减，肿在上者宜"汗"，肿在下者宜"利"，肿在中者宜"行气"等，皆可临证加减，灵活运用。

（二）骨关节痹证治疗原则与方法

骨关节痹证多因感受风、寒、湿、热等外邪。《素问·痹论》云："风寒湿三气杂至，合而为痹也。其风气胜者为行痹，寒气胜者为痛痹，湿气胜者为着痹也。"《素问·贼风》云："若有所坠堕，恶血在内而不去……腠理闭而不通，其开而遇风寒，则血气凝结，与故邪相袭，则为寒痹。"其他或为先天禀赋不足，或为损伤后期复感外邪，或为轻微损伤调治失当，或原因不明的一些疾病。故此类疾病，原因不同，治亦当有异，以祛风通痹法为主要方法，临证根据具体情况辨证选用相应的疗法。

祛风通痹法适用于风、寒、湿邪侵袭人体后引起的一些疾病。本法用药多偏辛温、燥热，阴血不足或阴虚有热者慎用或加辅佐药物，以免辛燥伤阴。临证应根据患者体质强弱、病程长短、风寒湿邪之偏重或夹热等，辨证选用下列各法。

1. 发散通痹法

发散通痹法即利用辛温发散、祛风除湿类药物，治疗风湿初侵，病邪表浅，痹阻经络腠理，关节不利，肢体或周身酸楚疼痛，或疼痛游走不定的风痹证。

发散通痹法即《内经》"其在皮者，汗而发之"的治法。本法用药多为辛热温散类，且所治多为风邪夹湿，宜微汗使风湿之邪随汗而解；不宜大汗，以免汗出而致湿邪留滞。临床应根据病情，辨证选用相应方药。常用方剂有羌活胜湿汤、九味羌活汤、防风汤等。

2. 温阳除湿通痹法

温阳除湿通痹法也叫温阳除湿祛风法，是采用温经通络、健脾利湿、辛散祛风类药物，治疗湿邪侵袭，留滞肌肤关节，气血痹阻不畅，肢体或周身酸楚重着，疼痛不移，阴雨加重，舌淡苔白腻，脉沉缓的湿痹证。本法药物多偏温燥，对阴津不足或湿邪化热者，治当慎用或兼顾，以免燥热耗伤津血。常用方剂有加味防己黄芪汤、薏苡仁汤、加味麻杏苡甘汤、加味升麻白术汤、利湿除风汤、加味肾着汤等。

3. 温经散寒通痹法

温经散寒通痹法也叫温经散寒祛风法，是采用辛热、温散祛风类药物，以治疗寒湿风邪痹阻，达到温通经络、祛散风寒、宣通痹阻之目的的方法。本法属于《内经》"寒者热之""结者散之"的治法，适用于痹证，或损伤后期，风、寒、湿邪侵袭，肢节冷痛，遇冷痛增，得热则舒的寒痹证。常用方剂有益气、温经、祛寒、疏风的加味乌头汤，即乌头汤加羌活；温经、活血、疏风的麻桂温经汤；温经散寒、祛风除湿、益气通络的加减乌头通痹汤；治疗损伤后期风、寒、湿邪侵袭，或陈伤旧损，瘀血内留，复感外邪的寒湿型血痹证的大红丸加减；治疗寒型顽痹的顽痹寒痛饮；治疗寒湿痹阻腰痛的加味术附汤、加味肾着汤。

4. 清散湿热通痹法

清散湿热通痹法也叫清散湿热祛风宣痹法，采用辛凉祛风、清散湿热类药物，以清湿热、祛风邪，用以治疗湿热痹阻经络之热痹关节肿痛。临床表现为灼热，屈伸不利，遇凉痛减，甚或发热心烦，口渴，小便短赤，舌红苔黄腻，脉濡数。常用方剂有清热除湿祛风的白虎苍术羌活防风汤，清热除湿、祛风通痹的加减木防己汤，清热解毒、祛风除湿、活血通络、益气养血的历节清饮，清利湿热、宣通经络的宣痹汤。

5. 益气养血祛风通痹法

益气养血祛风通痹法采用补益气血、通络、祛风除湿类药物，治疗痹证日久，气血亏损，或气血虚弱，风寒湿邪乘虚入侵；或损伤后期，气血虚弱，复感外邪所引起的肢节疼痛、屈伸不利等症。常用方剂有治疗痹证缠绵，反复发作，或气血虚弱，肝肾不足，风寒湿邪久留不去的独活寄生汤；益气和营通痹的加味黄芪桂枝五物汤；益气养血、温经祛风除湿的三痹汤；益气活血、温经通络、祛风除湿的大防风汤；益气活血、温经祛风的蠲痹汤；益气养血、通经活络的顽痹尪羸饮等。

（三）骨关节退行性变治疗原则与方法

此类疾病多为积劳成疾，气血虚损，肝脾肾不足，或闪扭诱发，或损伤日久，伤病虽愈，正气已虚，并发或遗留陈伤宿疾，经久不愈，当宗《内经》"虚者补之""劳者温之""损者益之"的方法以治其本，佐以通经活络、舒筋止痛以治其标；补益通络舒筋法，以温补法治其本，佐以消散治其标。临床常用补气血、滋肝肾类药配以通经活络、舒筋止痛类药。

1. 益气通经活络法

本法以补气类药物为君，佐以通经活络舒筋类药物，用于治疗劳损，中气虚弱，四肢倦怠无力，腰膝酸痛，遇劳加重。常用方剂：①治疗劳伤而中气不足，腰膝酸软，漫痛、倦怠，遇劳痛增、休息则减轻之加味补中益气汤（丸）。腰痛或下肢痛，可加狗脊、小茴香、独活、川牛膝；若为老年性骨质疏松引起的腰痛，可加川续断、骨碎补；上肢或颈肩部痛，可加姜黄、威灵仙、葛根。②治疗劳损气虚，颈、肩、背及上肢疼痛麻木之加味神效黄芪汤，即原方加姜黄、葛根、羌活、防风。③益气温经和营之加味黄芪桂枝五物汤，即原方加独活、香附。④治疗股骨头坏死，益气活血、滋肾养骨的益气活血养骨汤、股骨头坏死愈胶囊、复骨胶囊。

2. 滋肾养肝通络法

《素问·阴阳应象大论》云："精不足者，补之以味。"故本法是采用熟地黄、枸杞子等味厚之品，或鹿角胶、龟甲、鹿茸、紫河车等血肉有情之品，以补肾填精。依五行生克制化，肾与肝为"母子"关系，虚则补其"母"，故补肾亦含补肝之意。用以治疗肝肾不足引起的腰膝无力，筋骨痿软；或肝肾不足，复感外邪的腰膝酸软疼痛，步履艰难；或肝肾虚弱，复受轻微闪扭损伤等所引起的一些疾病。常用方剂有治疗肝肾不足、气滞之习惯性关节脱位的加味补肾壮骨汤，治疗肾虚腰痛的壮腰健肾丸，补肾养肝、通经祛风的健步虎潜丸。

3. 大补脾胃法

大补脾胃法即《内经》"虚者补之"和"形不足者，补之以气"的治法。本法采用黄芪、白术等味薄气厚之品，培补脾胃，用以治疗四肢倦怠无力，肌肉痿软，甚则吞咽困难的进行性肌无力及肌营养不良之类的疾病。根据《内经》脾主肌肉、四肢的论述，上述疾病乃脾胃虚损，中气不振，累及其他脏器所致，治当大补脾胃、强筋健力，方用健脾益气的强筋壮力汤。

4. 利湿消肿法

利湿消肿法是采用健脾燥湿、利水类药物，治疗中气不足，下肢虚肿，或膝及四肢关节的非创伤性肿胀、积液类病证。常用方剂有治疗膝关节积液的加减利湿消肿汤。慢性滑膜炎、滑囊炎、色素绒毛型滑膜炎者，本方加三棱、莪术；液消肿退后，加山茱萸以巩固；红肿热痛者，加金银花、连翘、牡丹皮、大黄。或用加减䐃痹消肿汤：上肢肿加羌活、桂枝、嫩桑枝；下肢肿加木瓜、独活、川牛膝；红肿加生石膏、知母、薏苡仁、蒲公英；痛剧加乳香、没药、全蝎。也可用《金匮要略》防己黄芪汤加薏苡仁、萆薢、猪苓、茯苓，红肿发热者加连翘、牡丹皮。

二、外治法

外治法在伤科治疗中占有很重要的位置。外治方法很多，包括药物、按摩推拿法、针灸疗法、物理疗法、手术治疗等。

（一）药物外治法

外用药物，是指应用于骨伤科疾病局部的药物，与内服药物相对而言。平乐正骨经过长期的实践总结，广泛应用敷贴、熏、洗、熨、擦、揉、涂、抹等外用药物治疗。

1. 骨痈疽治疗原则与方法

骨痈疽是一个特殊的骨病，其外用药物对疾病的不同发展阶段更有其独特的意义。常用的药物外治法有清热解毒法、温阳散结法、温经解凝法、拔毒生肌法等，临证依据病情辨证选用。

（1）清热解毒法：用苦寒清热类药物，即"热者寒之"的治法，治疗附骨疽之热毒壅聚，见肿痛发红、焮热灼手。常用如意金黄膏、四黄膏、速效消肿膏，或活血解毒、祛除水湿的骨炎膏等。

（2）温经解凝法：是用辛温散寒、活血、温化痰湿类药物，治疗寒痰凝结之漫肿不红、不热之流注阴疽，可用《外科正宗》之回阳玉龙膏热酒调敷，或外贴温化湿痰之万灵膏或阳和解凝膏。

（3）温阳散结法：用辛热温阳类药物，治疗顽痰瘀聚，漫肿坚硬、青筋怒起之石疽，可用加味四生散，蜂蜜或醋调外敷。

（4）拔毒生肌法：用拔毒祛腐、清热解毒、生肌敛口类药外敷或外撒或洗，或以药捻、锭插入窦道等，治疗附骨疽、流注、流痰等溃疡久不愈合者，临床可根据伤口情况选用。若创面脓液不多、肉芽新鲜，可撒生肌长皮散，并以生肌玉红膏纱布覆盖；若创面脓液较多、肉芽暗褐色，为热毒蕴郁，可用三黄公英煎冲洗创面后，撒以生肌散、拔毒生肌散，或外敷骨炎膏。若溃疡久不愈合，形成窦道，内有死骨胬肉突出于窦道口，脓出不畅者，可用三品一条枪等药锭、药捻插入窦道，外敷骨炎膏。若死骨已去，创面不愈，脓少而清稀，可撒生肌长皮散，外敷橡皮膏，或敷蜂蜜、白糖纱布以增加局部营养、生肌长肉。

2. 痹证、痿证、骨关节退行性疾病治疗原则与方法

各种痹证、痿证、骨关节退行性疾病应药物外治与内治等法配合运用，可增强疗效、缩短疗程，更好地发挥中医药综合治疗的优势，常用温经散寒法、活络通痹法、清热消散法等，临证可根据病情辨证选用。

（1）温经散寒法：用辛热祛寒类药物，治疗寒邪郁滞，痹阻经络，疼痛遇冷加重的寒痹证。临床用温阳散寒、通痹止痛的回阳玉龙膏外敷；或用温经散寒、祛风止痛的坎离砂热熨；或用温经散寒、除风活络的温经祛寒散，酒醋炒热外敷；还可用温经祛寒、散瘀止痛的温经散寒酒，用纱布垫蘸药酒外敷或加电灯烤热敷。

（2）活络通痹法：用辛温、活血、通经类和祛风除湿、舒筋活络类药物，治疗风湿性疾病或陈伤复感风、寒、湿邪，引起疼痛、麻木、四肢关节拘挛等症。临床常用的熏洗类药物有温经活络、祛风止疼的二乌红花饮；醋、水煎洗治疗足跟疼的艾苏煎；清热燥湿、活血通经的利湿消肿饮，外洗治疗四肢关节肿胀积液。敷贴类药物有祛风散寒、活络宣痹的活血散、三色敷药；温经通络、祛风止疼的加减温经通络膏；温经活血、祛风止疼的消肿止痛膏。热敷类药物有葱、姜、醋炒麸子，温经活血酒（用纱布蘸药酒灯烤热敷法）等。

（3）清热消散法：用苦寒清热、燥湿祛风类药物，治疗四肢关节肿疼、发热类的湿热痹证。常用的外敷类药物有苦寒清热、燥湿消肿的如意金黄散；清热燥湿、活血舒筋的解毒祛湿膏；清热散瘀、消肿止疼的活血解毒膏。洗渍类药物有清热解毒、活血祛风、燥湿的清热利湿饮。

（二）按摩推拿法

按摩推拿法在筋骨疾患中应用范围较广。手法对痹证、痿证、筋挛及骨关节退行性疾病等有良好的临床疗效。

平乐正骨骨病学在骨病的治疗中非常重视按摩推拿的作用。该疗法可以缓解血管与筋肉痉挛，行气活血，消肿止痛；舒筋散结，剥离粘连，通利关节，恢复关节运动功能。手法作用于体表，通过对经络和穴位的刺激，调和气血，濡养筋骨。由于气血循经络的分布流注全身，故手法可对脏腑功能起调节作用，如理脾胃、补肝肾等。

平乐正骨治筋手法视筋伤缓急而异：对急性伤筋强调分清经筋所属，通过循经疏导手法，配合穴位点按，通经止痛；对慢性伤筋则采用就近取穴，通过按摩通经活络，配合肢体功能锻炼。筋伤治疗措施包括"点穴按摩""揉药按摩""活血理筋""拍打叩击""自身练功"等方法。通过相应的治疗，既能舒筋活血、消肿止疼，又可调理气血、强壮筋骨、通利关节，使损伤肢体恢复正常功能。平乐正骨常用的手法共分四法十二则，兹分述于下。

1. 揉药法

揉药法是将传统按摩法和外擦药相结合的一种治疗方法。利用药物行气活血，结合按摩通经活络，使毛窍开放，有利于药物的渗透、吸收，从而充分发挥其药效。二者相辅为用，相得益彰。其中包括粉剂揉药法和液剂揉药法。

（1）粉剂揉药法：所用药物主要是展筋丹。将药物制成粉剂，应用一定手法，将药物涂在皮肤上，通过按摩使药物通过皮肤吸收，达到治疗目的。

［适应证］外伤所致气血瘀滞，见肿胀疼痛，筋骨关节疼痛、功能障碍，肢体麻木不用，筋强筋急、筋挛筋缩、筋弛筋软无力，或筋肉萎缩，或闪扭岔气等。

［禁忌证］热毒聚结，见红肿热痛，局部皮肤破损，或起皮疹、水疱。

［应用方法］包括穴位揉药法、疼点揉药法和关节处揉药法。①穴位揉药法：经络内连脏腑，外络肢节，沟通内外，贯穿上下，是气血运行的通道。经络的穴位则是经络在体表的枢纽，以司气血转输。在损伤肢体的相应穴位进行点穴按摩揉药，可调节脏腑经络的功能，并通过药物的渗入，起到祛瘀活血、通经止痛、强筋壮骨、疏利关节等作用。②疼点揉药法：机体损伤处，必有肿疼及瘀血存在，如局部挫伤、扭伤、闪腰岔气等新鲜性损伤可选择疼点进行揉药治疗，亦可用于陈旧损伤。③关节处揉药法：多用于关节疼痛，功能障碍，常作为骨伤疾病的后期疗法，通过药物作用，达到舒筋利节、消肿止疼的效果，且多用于活筋法之前，一般在关节的阳侧揉药。

展筋丹的具体用法：将展筋丹装入鼻烟壶瓶内，用时以拇指指腹蘸展筋丹粉少许，将拇指置于选好的揉药点上，其余四指固定在肢体上，以拇指在局部皮肤上做旋转揉摩活动。手法宜轻，只摩擦，不能使局部皮肤活动，令药物渗入皮内吸收。一次旋摩 50 ～ 100 圈，以药尽为度。每日可进行 1 ～ 2 次，每处揉药 3 ～ 5 点，每点揉药

3～5次。

[注意事项] ①展筋丹的储存，应密闭、防潮，避免光线直接照射。②揉药处的皮肤应清洁干燥。③手法要轻柔，部位要固定，旋圈不宜过大，一般范围以一元硬币大小为宜，否则药物分散，不利于吸收，疗效不佳。④揉药时不能上下、左右乱搓动，而是依靠拇指指腹在皮肤上做顺时针方向的旋转揉摩，借助指与皮肤间的摩擦，使毛孔开放，药物渗入。⑤揉药点的选择应根据病情需要，循经取穴或伤处附近取穴，或疼点附近，或关节周围，一般多选择体表的阳侧。⑥对新伤手法宜轻，或配合局部的轻推、轻按；对陈旧伤或筋骨伤的后期治疗，常配合活筋和练功，以促进功能恢复；对急性疼痛，多用循经取穴，或配合点按、揉、捏等手法。⑦足底、手掌和瘢痕处，因局部皮肤粗厚，药物不易渗入，不宜选为揉药点。

（2）液剂揉药法：常用的液剂药物为展筋酊、白酒和红花水等。

①展筋酊：是展筋丹的酒浸溶液，故功用、适应证、禁忌证同展筋丹。用时将展筋酊涂于患处，迅速以手指或手掌加以揉摩，待其吸收干燥后再涂再摩。每处3～5次，每日1～2次。

②白酒：先将白酒加温，以手或手掌蘸白酒少许，在患处缓缓揉摩，酒干后再蘸再摩。每处3～5次，每日1～2次。本法有散瘀滞、开结聚、疏通经络、调和营卫的作用，一般适用于筋肉伤的中后期，或慢性劳损的气血不和、麻木、疼痛；或用于筋肉疲惫、酸疼不适，以及褥疮初起的瘀血凝滞等。

③红花水：为红花的水或酒浸液，以手指或手掌蘸红花水少许，在患处徐徐揉摩，药干后再蘸再摩。每处3～5次，每日1～2次。本法有活血消肿止疼的作用，一般用于外伤后肿疼和褥疮初起，但局部皮肤破损者禁用。

2. 理筋法

理筋法具有活血化瘀、消肿止疼、舒筋活络、宣通气血等作用，包括揉摩法、捏拿法、推按法和弹拨法四则。

（1）揉摩法：将指腹或手掌放置患处，做直线来回或旋转的抚摩动作，手法宜轻柔。本法有消瘀退肿、舒筋止疼的作用，适用于筋伤初期局部肿疼，或外伤后筋急疼痛。

（2）捏拿法：拇、食二指和其他四指相对，用力捏拿筋肉较厚的部位，做一紧一松的捏拿动作。本法有疏通气血、松解粘连及挛缩的作用，适用于筋伤初期局部肿疼，或外伤后筋急疼痛。

（3）推按法：包括推和按两种手法。按是对患处垂直的施力；推是在按的基础上向一个方向推移的动作。两者多结合应用，有时也可单独应用。本法有理气、活血、解郁的作用，一般用于新旧损伤的疼痛及闪腰、岔气、筋肉挛急等。

推按法又分为拇指推按法及手掌推按法两种：①拇指推按法：适用于面积较小的

部位，在伤处局部或其周围做由上而下或由下而上或左右推按动作。②手掌推按法：适用于面积较大、肌肉较丰厚的部位，由一掌或两掌，或两掌相叠，在伤处局部或其周围，或沿脊柱两侧由下而上或由上而下或左右推按。

（4）弹拨法：根据病情，以拇、食二指或协同其他手指做与患部筋肉走向垂直的推拉动作，如弹拨筋肉、肌束、肌腱、韧带，类似拨动琴弦。

3. 活筋法

活筋法是被动活动关节，以恢复机体生理功能活动的方法，是理筋治伤手法中非常重要的一种。适用于骨折或脱位，跌扭伤筋。活筋法能使强硬的关节灵活，挛缩的筋肉舒展，筋弛无力的肢体恢复筋肉力量，肿疼的部位气血和顺、肿减疼止。另外，本法对劳损和痹证引起的肢节筋骨疼痛，也有很好的效果。

［常用方法］平乐正骨常用的活筋法有伸屈法、旋转法、牵抖法、收展法、侧屈法、拔伸法六则。①伸屈法：通过相应的手法，使关节做适当的伸屈活动，以达到治疗目的。②旋转法：通过相应的手法，使关节做沿纵轴的旋转或环转或回旋活动，以达到治疗目的。③牵抖法：牵拉患肢远端，根据病情需要，轻柔或大力或迅猛地抖动患肢，起到对关节或躯干的治疗作用。④收展法：通过相应的手法，使关节做内收、外展的活动。⑤侧屈法：通过相应的手法，使关节做向侧方的屈曲活动。⑥拔伸法：缓缓用力牵拉患肢，同时患者主动配合做患肢的伸展，使患肢向远端舒展。

以上各法根据需要，可以单独应用，也可数法协同应用。在施行手法的过程中，可配以助手固定患肢，或做反向牵拉。

［应遵循的原则］操作前：郭氏认为，施行活筋手法之前，应先以展筋丹按摩患部，然后再用活筋手法，之后施以中药内服或外用。活筋的原则：在关节可动范围内用被动活动，达到患者最大忍受度，使肌肉得到最大伸缩，韧带和关节囊得到最大伸展。此时患者常有较明显的疼痛，如果用力过大，超过这个限度，必将带来新的损害。如关节僵硬患者，若在全麻下予以暴力活筋，虽当时关节活动范围加大，但关节囊的撕裂及骨化性肌炎会给患者带来不良的后果，不久关节僵硬更加严重。所以手法贵在恰到好处。肢体受损伤后，由于不进行活动而导致的肌肉萎缩、功能障碍，可因活筋手法得到改善。因此郭氏认为，活筋手法的机理是调动运动系统各种有利因素，使其参加恢复过程。

［适应证］软组织损伤，其他原因引起的肌肉及关节疼痛、骨折愈合或脱位复位后遗症，如关节强直、肌肉萎缩；手术后遗症；其他原因引起的肌肉痿软和关节功能障碍，如小儿麻痹、肩凝、风湿、劳伤等；陈旧性关节脱位或骨折，若选用手法复位，术前必须进行充分活筋。

［禁忌证］骨折未愈合、严重软组织损伤的早期、有急性炎症或脓肿、全身高烧及情况不佳（如休克等）。

［注意事项］

①根据不同情况采用不同方法。若为肌肉挛缩或关节功能活动受限者，活筋时令患者尽量随术者的手法协同活动；若为肌肉麻痹者，活筋时令患者尽量随术者的手法做抵抗性收缩，与其对抗，这样可以增强肌张力，肌纤维可缩性得到高度发挥，提高疗效。

②活筋法可每日进行一次，每个关节活动 3～5 次，应先轻后重，再轻收功。一次活筋达到患者的最大耐受程度。根据一次治疗时患者的反应，调整手法的轻重。一次活筋后，若患者立即感到轻快，病情有所好转，即说明手法恰到好处；若活筋后没有反应，说明手法过轻，达不到治疗目的；若活筋后病情加重，经过休息仍不能缓解者，说明手法过重，应根据情况加以调整。

4. 通经活络法

通经活络法常用于以上三法之后，用以安抚、疏通周身的气血，包括循经点穴法和拍打叩击法二则。

（1）循经点穴法：根据患处的深浅、筋肉的厚薄，用拇指或肘尖寻找患处相应经穴，或邻近处的经穴，或阿是穴，进行点按、研揉，以通经气、活血、止痛，并根据病情需要，采用补法或泻法。

（2）拍打叩击法：根据病情需要，选用空心拳或空心掌，在患处或患肢做拍打、叩击，以安抚气血、通调经气、舒展挛缩、镇静止痛。

（三）针灸疗法

针灸疗法具有通经活络、宣通气血、调整阴阳、扶正祛邪等功效，可起到止痛、消肿、解痉等作用，临床上广泛用于痹证、痿证、筋挛、骨关节退行性疾病、骨软骨病及代谢性骨病的治疗。针灸治病手法很多，但不出补泻两端。因此运用针灸疗法治病时，必须根据中医基本理论辨证施治，方能确定治疗原则。但骨痈疽、骨痨、骨肿瘤、血友病性关节炎及工业性骨中毒等，禁忌用针灸治疗。

（四）物理疗法

物理疗法的作用机制在于促进血液循环，改善组织的血液供给和营养，松解筋肉挛缩与关节粘连。此外，物理疗法还可将药物离子导入皮下组织内，发挥药物的性能。临床上常用的有直流电、感应电、干扰电、音频电、超短波、微波、静电、紫外线、红外线、激光、温泉、超声波疗法，以及磁疗、蜡疗、泥疗等方法。平乐正骨骨病学在充分学习总结前人成功经验的同时，注重中医骨伤诊疗技术与西医学技术融合，引入现代物理疗法，实现传统治疗技术和现代物理疗法的融合，将不同的物理疗法应用到骨病的康复和治疗中，特别是各种痹证、痿证、筋挛及骨关节退行性疾病。但骨痈疽、骨痨、骨肿瘤、血友病性关节炎及皮肤破损者，禁用物理疗法。

（五）手术治疗

手术治疗是运用手术器械，开放治疗局部病变的一种方法。因手术存在一定的风险，临床上应严格执行手术指征。某些筋骨疾患采用非手术治疗效果不佳时，应采用手术治疗。如骨痈疽切开引流、取死骨，骨痨病灶清除，骨肿瘤切除瘤体或截肢，骨先天畸形施行矫形术等。但手术操作过程中需剥离、切割局部组织，若无菌技术不严格，易发生感染；操作粗暴或对解剖不熟悉，可损伤血管、神经等重要组织。故应根据医疗条件，并严格掌握适应证来开展手术。

"中西医结合"是继承平乐正骨独特思维方式、理论体系，实现中医原创思维和现代医学技术紧密融合，使平乐正骨繁荣发展的重要指导思想。平乐正骨不断吸收西医学知识，大胆创新，引进先进的科学技术，创新了许多骨病治疗方法，最具代表性的就是"洛阳皮瓣"的首创。所谓"洛阳皮瓣"是洛阳正骨医院运用显微外科技术创造发明的小腿内侧肌间隙血管皮瓣（带血管胫骨皮瓣）移植和腓骨（腓骨皮瓣）移植术的简称。1981年，小腿内侧肌间隙血管皮瓣技术获河南省科技成果三等奖；1982年，小腿内侧肌间隙血管皮瓣技术获河南省医药卫生科技成果二等奖；1983年，小腿内侧肌间隙血管皮瓣——腓骨（腓骨皮瓣）移植技术获国家卫生部二级成果奖；1985年，带血管胫骨皮瓣移植术获河南省医药卫生科技成果奖；1986年，小腿内侧逆行岛状皮瓣（胫后动脉逆行岛状皮瓣）的临床应用获河南省医药卫生科技成果奖。这一系列技术均为平乐正骨首创，在国际骨伤界引起巨大的震动，推动了世界骨科皮瓣技术的发展，开创了世界骨科皮瓣技术的又一新局面。很多国外专家和国内西医专家对中医医院能够发明如此先进的技术感到惊讶和赞叹。国际骨伤界为了便于记忆和推广，在教科书和各种文献中将这两项技术合称为"洛阳皮瓣"。"洛阳皮瓣"主要应用于患者由于严重创伤、骨髓炎、骨坏死、骨不连等疾病引起的四肢皮肤、肌肉、骨骼的严重缺损。运用该技术，一次手术能解决骨缺损和皮肤缺损这两大难题。它改变了过去同类手术复杂、成功率低、患者痛苦大、费用高等弊端，被国家中医药管理局列为实用医疗技术向全国推广。

下篇　各论

第七章 骨与关节化脓性感染

第一节 概论

骨与关节化脓性感染中医学称骨痈疽，包括附骨疽和附骨痈，是指因为外感六淫或余毒流注或劳损于内而致经络阻塞，气血凝滞，郁而化热，腐蚀筋肉骨骼，引起骨或关节破坏、挛缩、功能受限等病损的一类疾病。本病是由于细菌、真菌或病毒等微生物侵入骨与关节引起的急慢性骨髓炎与化脓性关节炎。最常见的骨髓炎形式包括儿童的血源性骨髓炎、成人的创伤后骨髓炎及化脓性关节炎。

【病因病机与分型分期】

1. 病因病机

（1）中医学：骨痈疽的发生及其病机变化与机体的气血、脏腑、经络等功能强弱有密切关系。机体气血充足，脏腑壮实，经络通畅，即使发病，其损害也较轻浅，不易传变；反之则损害严重，变化迅速。正如《素问·生气通天论》所说："营气不从，逆于肉理，乃生痈肿。"《灵枢·刺节真邪》说："……有所结，深中骨，气因于骨，骨与气并，日以益大，则为骨疽。"

骨痈疽的病因病机概括起来主要有以下 7 点：①外感六淫客于肌腠、筋骨、关节，郁而化热，热腐筋骨而发病。②筋骨损伤，邪毒直窜入骨，借伤而发病。③七情内伤，正气内虚，抗病邪能力减弱，邪毒不能外散内消，反而深窜入骨而发病。④饮食不当，内伤脾胃，湿热火毒内生，流注筋骨、关节而发病。⑤余毒流注筋骨或关节而发病。⑥房室劳伤，肝肾亏虚，筋骨不固，邪毒乘虚入筋注骨而发病。⑦开放性损伤或手术，邪毒直入创口，蕴热化脓，腐蚀筋骨。

（2）西医学：骨髓炎和化脓性关节炎都是细菌、真菌或病毒等微生物引起的感染。67% 的化脓性关节炎和 75% 的骨髓炎可以分离出病原体。如果不能分离出病原体，满足下述标准中的两条，亦可以明确诊断：①病灶抽出脓液；②血培养或脓液培养阳性；③局部疼痛、肿胀、皮温高，关节活动度减小；④影像学检查有感染表现。Morry 和 Peterson 认为，如果可以从骨与关节的标本中分离出病原体或有骨髓炎的组织学证据，就可以明确诊断；如果血培养阳性且有临床症状和影像学表现，则为高度可疑；如有临床和影像学表现，对抗生素治疗反应良好，则为可疑。细菌感染是儿童骨髓炎和化脓性关节炎常见的原因。真菌感染更常见于新生儿和有免疫缺陷的成人。原发病毒感染很少见。儿童骨与关节感染最常见的致病菌是金黄色葡萄球菌；革兰阴性肠杆菌、B族溶血性链球菌是新生儿常见的病原体。一些年龄较大的儿童，尤其是足部刺伤后，铜绿色假单胞菌比较常见。组织学上，流感嗜血杆菌在化脓性关节炎进程中较常见。目前疫苗的广泛应用逐渐减少了一些病原体引起的关节化脓。

儿童血源性骨髓炎比成人更常见，但化脓性关节炎在老年人中最常见。有证据表明，急性血源性骨髓炎的发生率与种族和季节有关。免疫防御系统缺陷增加了骨髓炎和化脓性关节炎的风险。骨与关节感染的发生及其严重程度取决于致病菌的数量、致病力的强弱，且与患者机体的抵抗能力、感染部位、是否采取及时有效的治疗措施等多种因素有关。感染后的病理变化过程也因患者的年龄及局部解剖特点不同而异。

（3）平乐正骨骨病学：骨痈疽的发病，初期为六淫邪毒侵袭，局部气血运行不畅，致气滞血瘀、毒邪留滞，如果局部气血凝滞进一步发展，郁而化热，热胜肉腐，血肉腐败而为脓。或内伤七情致内脏功能紊乱，气血瘀滞，瘀毒内生，发为痈疽；或五味不节，恣食膏粱厚味及刺激之品，脾胃功能失调，湿热内蕴，火毒内生，灼筋伤骨，发为骨疽；或房劳过度，肾精内伤，肾气虚弱，正气不足，风寒湿邪乘虚侵袭，脉瘀血滞；亦可为开放性损伤或局部手术，邪毒直入创口。本病常因患者正气虚弱，正不胜邪，毒邪深窜入骨，导致病情缠绵，后期多表现为气血不足。

从病因病理及疾病的传变来看，骨痈疽或从外感，或从外伤，或从内生，筋骨皮肉在发病过程中先后受邪，最后导致筋腐骨蚀，关节受损。

2. 分型分期

骨痈疽按基本病理变化过程分为初期、成脓期、溃脓期。初期六淫邪毒侵袭时间尚短，局部气血运行不畅，则致气滞血瘀、毒邪留滞。如果局部气血凝滞进一步发展，郁而化热，热胜肉腐，血肉腐败而为脓。当脓肿形成后，如治疗得当，及时切开引流，或人体正气不衰，抗病能力尚强，脓肿自行破溃，脓液畅泄，死骨脱落排出，毒从外解，气血得以通畅；脓腐渐除，新骨渐生，新肉生长，最后创口愈合。

骨痈疽基本证候病机变化有实有虚，涉及脏腑气血阴阳，因此，只有抓住骨痈疽的基本证候要素，结合致病因素、病程发展阶段才可以灵活辨证，紧扣病机。综合文献，涉及骨痈疽的基本证候要素包括六淫邪气（创伤污物、细菌等）、气血相关要素（气滞血瘀、气血亏虚）、经络相关要素（络脉瘀阻），以及脏腑相关要素（肺脾气虚、肝肾不足）、局部相关要素（正虚邪滞、死腔固着、骨皮缺损）等，而以邪毒侵袭、热毒壅盛、正虚邪滞、骨皮缺损、瘀阻络脉等证候要素最为常见，各要素可独立或相互交叉结合形成相应证候。

骨痈疽溃脓后久不愈合或虽未溃而症状趋缓，则属慢性骨痈疽。如诸症平稳，不伴发热或低热，局部不红微肿略痛，仅有窦道流脓不愈等症，属稳定期。如死骨尚未排除干净、残留死腔未良好充填修复、骨折内固定物继续存留或脓液、纤维蛋白凝块聚于关节腔隙，则形成正虚邪滞证。如窦道或创口久不闭合、长期渗出，气血津液大量消耗，久致气血不足。如诸证失治、误治或久治不愈，或高龄素有消渴、臁疮、脱疽、筋瘤等疾患，导致疾病迁延不愈，则形成肝肾不足、瘀阻络脉证。如稳定期中突现窦道闭塞、流脓停止，发热、局部红肿热痛复现，属慢性骨痈疽急性发作。

【临床表现】

1. 病史

血源性骨与关节感染病常发于小儿，多有慢性上呼吸道感染病史，或有局部扭伤史。创伤性骨与关节感染多有创伤或手术治疗史。硬化性骨髓炎发病有一定的遗传倾向。骨与关节梅毒与输血感染或母婴传播有关。

2. 症状

（1）发热：包括体温升高及局部皮肤温度升高或有灼热感。起病恶寒发热，继而壮热，或伴有寒战、出汗、烦躁不安、口渴、脉数等全身症状。酿脓时，骨与关节局部肿胀，热痛最剧，全身发热，体温也达到最高点；脓肿破溃后，体温逐渐降低。窦道引流通畅的慢性骨髓炎、骨质或内固定物外露的创伤性骨髓炎或硬化性骨髓炎体温可正常，但局部皮肤温度常轻度升高。

（2）疼痛：疼痛是重要症状，患肢从一开始即有局部疼痛、压痛，局限在骨端或关节处，呈进行性加剧。酿脓时，局部灼热肿胀，则痛剧；脓肿破溃后，则疼痛减轻。慢性感染的患肢痛时轻时重。

（3）肿胀：病变初起皮色不变，漫肿无头，边界不清，可蔓延超过邻近关节，表面灼热。脓成或关节内积液多时，按之应指波动。脓将溃时，肿胀中心表皮透红。

（4）衰弱：骨痈疽属慢性消耗性疾病，随脓肿形成及窦道长期不愈导致气血津液损耗及流失，故骨与关节感染的中、后期，常表现为神情疲惫、畏寒、形体消瘦、四末不温、脉弱等虚弱症状。

3. 体征

（1）死骨形成：由于所病骨与关节炎症反应缠绵难愈，局部骨质破坏后修复困难，导致部分骨质分离形成死骨，成为脓肿溃后迁延不愈的重要原因。

（2）窦道：以脓肿外溃皮肤后形成窦道多见，可见脓水流沥或夹杂小块死骨；少见脓肿内溃形成内瘘。慢性感染反复发作者，有时可出现数个窦道，边缘常有赘生肉芽形成；愈合后创口凹陷、局部皮肤色素沉着。

（3）功能障碍：急性骨与关节感染，发病后由于局部酝酿成脓，肿胀疼痛，肢体关节主动活动很快受限，甚至保护位制动；后期因骨或关节破坏、筋肉挛缩，患肢呈屈曲畸形，或僵硬、强直，出现明显的功能障碍。

4. 临床特征

急性骨与关节感染以高热、局部红肿热痛并关节制动或屈曲挛缩畸形为主要特征性表现。慢性骨与关节感染以局部疼痛、窦道流脓不愈为主要特征性表现。

5. 特殊检查

急性骨感染表现为典型的环周深压痛；急性关节感染则有特征性表现，如膝关节感染的浮髌试验阳性、髋关节感染的"4"字试验阳性等。慢性骨与关节感染可出现肢体关节畸形。

6. 辅助检查

（1）影像学检查：

① X线检查：骨感染的早期 X 线检查骨质无明显异常发现，但平片对鉴别诊断和除外其他病变很有帮助。发病 2～3 周后，X 线片可见骨膜反应或骨质破坏（图 7-1-1）；发病 4 周或更长的时间后，X 线片上可见到死骨、空洞，同时有骨增生或包壳骨（图 7-1-2）。

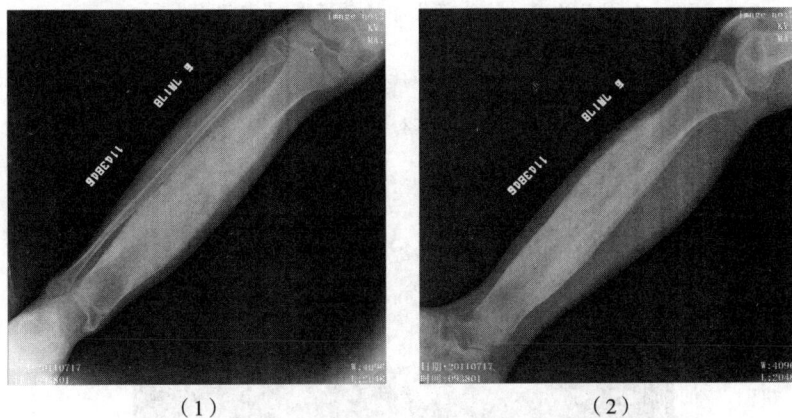

（1）　　　　　　　　　　（2）

图 7-1-1　胫骨骨髓炎骨膜反应 X 线

（1）正位片；（2）侧位片

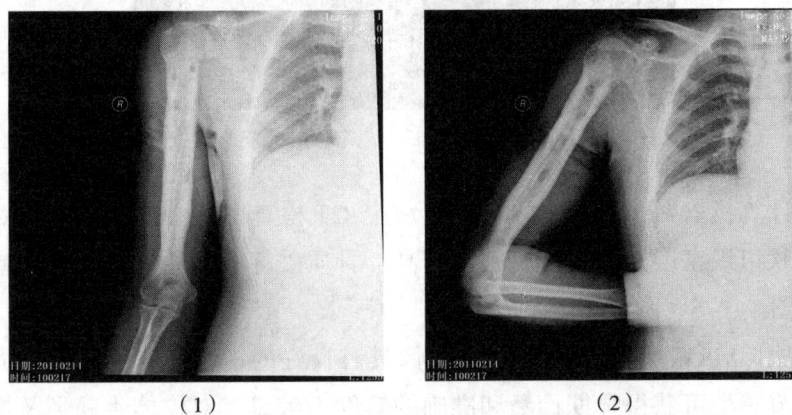

（1）　　　　　　　　　　（2）

图 7-1-2　肱骨骨髓炎死骨、空洞形成 X 线

（1）正位片；（2）侧位片

关节感染的早期 X 线检查可见关节间隙增宽，周围软组织肿胀（图 7-1-3）。随着病变进一步发展，关节软骨遭到破坏，X 线检查可见关节间隙变窄、骨端骨质疏松，最后关节间隙可完全消失，呈骨性强直，或出现关节脱位（图 7-1-4）。

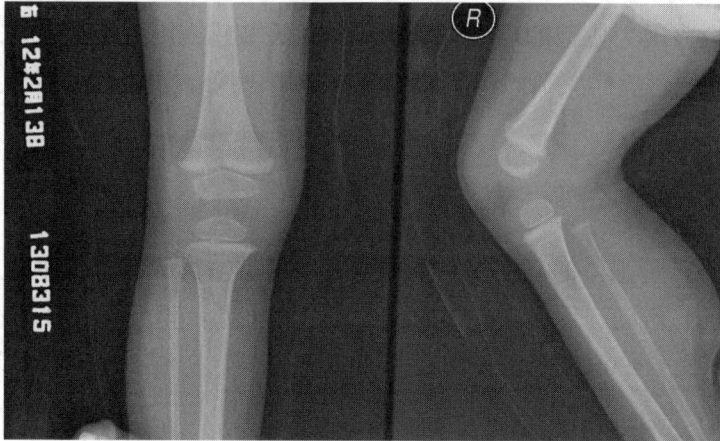

图 7-1-3　膝关节化脓性关节炎早期 X 线

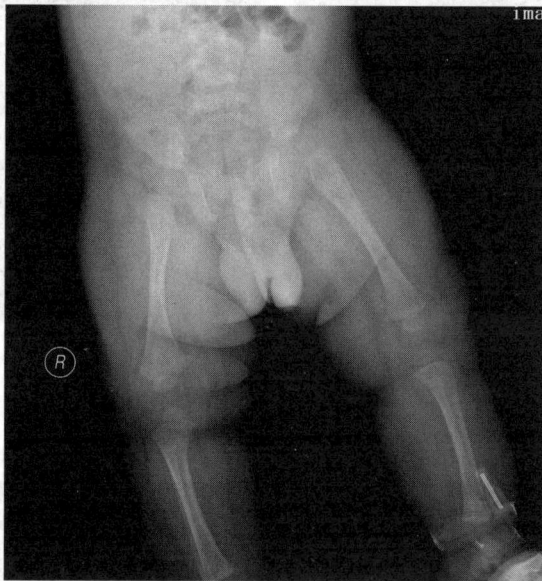

图 7-1-4　髋关节化脓性关节炎晚期关节脱位 X 线

②电子计算机 X 线断层扫描（CT）检查：CT 检查密度分辨率更高，对于判断组织内气体、软组织密度升高、髓腔密度升高、骨质破坏、骨质硬化、死骨或关节积液很有帮助（图 7-1-5，图 7-1-6）。

③磁共振（MRI）检查：核磁共振成像具有良好的组织对比度和多平面成像，对急性骨与关节感染可获得早期诊断和准确的解剖学信息。对椎体骨髓炎及椎间盘感染诊断优于 X 线、CT 及放射性核素扫描等检查。

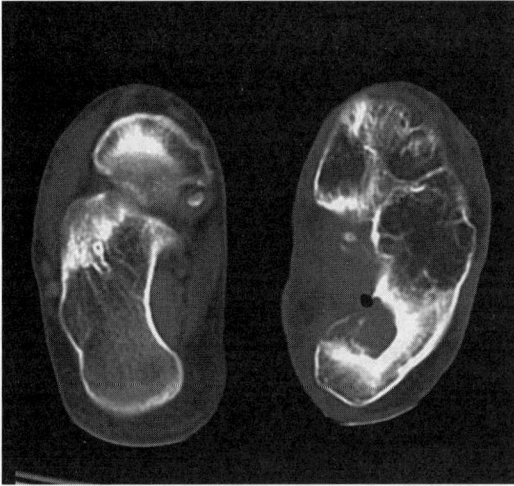

图 7-1-5 跟骨骨髓炎死腔形成 CT

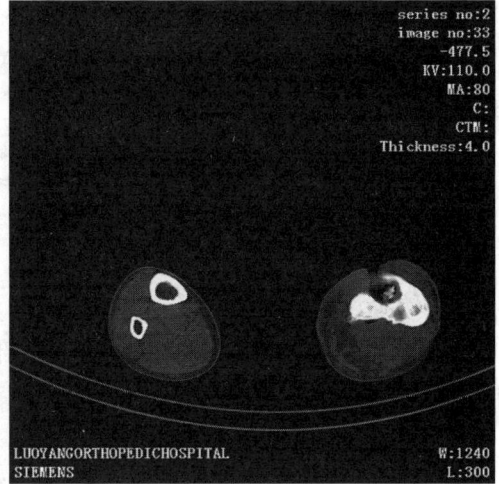

图 7-1-6 胫骨骨髓炎死骨、死腔形成 CT

④放射性核素扫描检查：放射性核素不能直接显示感染的存在，但可显示骨质对感染的炎症改变或反应，可及早发现骨感染病灶，较普通 X 线检查早 2～3 周。临床常采用 ^{99m} 锝或 ^{67} 镓进行骨显像。如果病变骨质在骨扫描片上表现为"热区"，其血供一定是完好的。如果病变区域的血供因骨膜下脓肿、关节融合、血管痉挛或软组织肿胀而减少，可在骨扫描片上表现为"冷区"影像。

（2）检验学检查：早期诊断骨髓炎和化脓性关节炎时，常规实验室检查意义不大。早期骨骼肌肉感染中只有 25% 会出现外周血白细胞计数升高，只有 65% 会出现分类计数升高。白细胞计数（DC）异常。血沉（ESR）比白细胞计数更有意义，骨髓炎和化脓性关节炎患者中，90% 以上会出现 ESR 加快，但比出现症状滞后 2～3 天。化脓性关节炎的 ESR 比骨髓炎更快。如果同时患上述两种疾病，则 ESR 比骨髓炎更快。C 反应蛋白（CRP）是肝脏对炎症和组织坏死反应的产物，其虽不是感染的特异性指标，但比 ESR 加快更敏感也更有意义。98% 的骨髓炎患者会出现 CRP 升高。对所有怀疑骨髓炎或化脓性关节炎的患者都应该进行血培养，50% 的骨关节感染患者血培养结果为阳性。

骨髓炎和化脓性关节炎的确诊检查就是对感染的骨与关节进行穿刺抽吸获得标本，进行革兰染色、培养和抗生素敏感试验。穿刺抽吸必须在症状最明显的部位进行，常常是沿干骺端、邻近骨骺。应先行骨膜下间隙穿刺，如果无法获得标本，将穿刺针进一步插入干骺端进入皮质内。即使仅有几滴血样的液体亦应该送检。穿刺抽吸和培养对正确选择抗生素和决定是否需要手术治疗非常重要。化脓性感染者，局部穿刺液呈脓性，显微镜下有脓细胞、白细胞，培养可见化脓性细菌生长。梅毒感染者，本人或父母血清华康反应阳性。

新生儿感染时可能不会出现 ESR 明显加快。常规实验室检查如白细胞计数、分类和 ESR 对新生儿意义不大。50% 的骨关节感染患者血培养结果为阳性，与幼儿相似。由于缺乏临床、影像学和实验室证据，关节穿刺抽吸尤为重要。40% 的病例为多灶性感染。

（3）病理学检查：局部穿刺液呈脓血性，局部穿刺组织病理学检查为炎性坏死组织。

【辨证诊断及鉴别诊断】

1. 辨证诊断

（1）邪毒侵袭证：恶寒、发热，患部漫肿，疼痛呈游走窜痛，继而固定不移，拒按，舌质紫暗或有紫斑，脉弦涩。

（2）热毒壅盛证：高热持续不退，患肢红肿，剧痛，皮肤焮红灼热，并有波动感，或创伤骨折手术后创口红肿流脓，舌红，苔黄，脉洪数。

（3）正虚邪滞证：局部轻度疼痛，窦道或创口流出较稠厚脓液，可看到或探查到坏死骨质粗糙表面，或可查及钢板等金属内固定物或移植之骨块，创口或窦道时愈时溃，面色略苍，或伴午后低热，轻度自汗或盗汗，舌质淡红，苔白，脉濡缓。

（4）骨皮缺损证：微热或不伴发热，肢体漫肿、隐痛，患部皮肤缺损、骨质缺失、髓腔外露，或深部有较大空腔，周壁骨质硬化（彩图 7-2-1），窦道流脓较多，长久不能闭合，舌淡苔白，脉细涩或弱。

（5）气血不足证：面色㿠白，头晕目眩，少气懒言，唇甲淡白，午后或入夜低热，自汗或盗汗，患部微肿、隐隐作痛，创面久不愈合，窦道经久不闭，舌质淡，苔白，脉虚弱。

（6）肝肾不足、瘀阻络脉证：神疲乏力，腰膝酸软，肢体麻木或见青筋紫斑，手足不灵，患部皮肤紫黑，或见贴骨瘢痕时愈时溃，舌质淡，脉沉细。

2. 鉴别诊断

（1）骨感染和关节感染的鉴别：两者发病机理基本相似，主要鉴别点为发病部位不同。前者多发生在四肢长骨，压痛点常局限于骨干骺端，环周压痛多见，对关节活动影响较小。发病 2～3 周后，X 线检查有特征性改变，愈后大多数无明显关节功能障碍。后者则疼痛、压痛在病变关节部位，关节肿胀出现较早，早期关节活动受限。关节腔穿刺可抽出炎性混浊液或脓液。早期 X 线检查可见关节间隙增宽，随着病情发展，关节间隙变窄或消失，并见骨质疏松。

（2）骨与关节感染和其他骨关节疾病的鉴别：

①风湿性关节炎：两者发病部位均在关节，骨与关节感染多单个关节受累，伴有全身中毒症状，局部红肿或溃破，穿刺呈脓性，细菌培养常为阳性。风湿性关节炎常见多个关节受累、肿胀，疼痛常游走不定，而且发病常为双侧对称关节；全身和局部症状都不如关节感染严重，不会化脓、破溃；关节穿刺抽出液体少而清，细菌培养常

为阴性。

②骨与关节结核：两者均为感染性病损，骨痈疽发病较剧而迅速，全身及局部症状明显，细菌培养阳性，穿刺液及组织病理学检查提示炎症存在，X线表现为破坏与增生并见。骨与关节结核发病较渐，可见阴虚及内热表现，局部症状均不明显。如为关节结核，关节穿刺液细菌培养阴性，则有助于鉴别诊断。晚期患者，全身呈慢性消耗性病容，溃后脓液清稀，且夹有败絮样（干酪样）物质，X线表现以骨质破坏及周围骨质疏松为主，病理学检查可见典型结核结节存在。

③骨与关节肿瘤：无论原发性骨关节肿瘤或转移性肿瘤均以局部肿痛、包块形成为主要症状，无局部发红、发热等感染性炎症表现。如肿瘤坏死合并感染则会合并红肿热痛或窦道流脓等表现，常需行病理学检查以明确诊断，才能避免误诊、误治。

【治疗思路】

附骨疽属中医骨外科疾病范畴，在治疗过程中应始终把握局部与整体并重的指导思想，在重视整体辨证的前提下，高度重视对局部情况的辨析。根据骨痈疽初起、成脓、溃后三个阶段，遵循消、托、补三个总的治疗法则。实证以祛邪为主，治法包括解表活血、清热解毒、清热凉血等；虚证以扶正为主，治法包括益气养血、补脾益肾、温阳化滞等；虚实夹杂阶段以扶正托毒为主。在外用药方面，根据不同时期，选用相应的清热解毒、拔毒去腐、生肌收口等药物。

【治疗方法】

1. 一般治疗

（1）营养支持治疗：骨痈疽早期热毒壅滞，致脾胃运化功能下降、纳差，补充营养是提高机体抗病邪能力的较好方法；中后期及围术期除饮食调理外，必要时可输血、人体白蛋白、氨基酸和维生素等制剂。另外，也要及时补足体液，纠正水、电解质紊乱和酸碱中毒等。

（2）局部制动：早期即可应用持续皮牵引，或石膏托、夹板、支具等将患肢固定于功能位，可以促使肿胀消退，防止发生畸形和病理性骨折。如有创口，应及时换药。固定2～3个月后，拍X线片复查，待包壳形成牢固方可除去牵引或其他外固定。如包壳尚不够坚固，需继续维持外固定。

2. 中医治疗

根据本病的演变过程，可分为三个不同的阶段。初期，尚未成脓之际，治以祛邪为主，宜用消法使其内消；中期（成脓期），痈疽酿脓尚未成熟或脓成不溃而脓出不畅时，治以托毒外出为主，宜用托法；后期（溃后期），溃破后正气不足，气血两虚，治以扶正为主。概言之，即为"消、托、补"三法。

（1）内治法

①初期：针对不同病因和病情运用相应方法来消散热毒病邪，即消法。因此清热解表、行气活血为最常用的法则。常用仙方活命饮、黄连解毒汤、五味消毒饮、五神汤、清热地黄汤等加减。

②成脓期：热毒炽盛而正气不虚者采用透托之法托毒外泄，助脓溃毒散，方用透脓散；正虚毒盛者，用补托法，常用托里消毒饮、神功内托散等。

③溃后期：用补虚扶正的药物，使体内气血充足，脾胃健运，正气恢复，助养新骨生长，促进创口早日愈合。通常采用益气、养血、滋阴、补阳、活血通络等法，方用四君子汤、四物汤、六味地黄丸、金匮肾气丸、十全大补汤等。

（2）外治法

①外用药物：应用得当可有效缓解局部疼痛、抑制毒邪蔓延及扩散。常用金黄散、金黄膏等。当创口脓水较多时，可以选用野菊花、蒲公英、大黄、黄连等清解类药物清洁创口；当脓液多而稠厚或脓出不畅时，可用九一丹、八二丹或七三丹、五五丹等提脓祛腐类药物；当溃疡创口太小或已成窦道者，或腐肉不脱，或创面胬肉高突者，常选用白降丹、千金散、红升丹等具有腐蚀作用的药物，用桑皮纸或丝绵纸做成药线，插入创口，使脓腐外出，创口扩大；若创口腐肉、死骨已去，脓腐已尽，脓水将尽时，可选用八宝丹、生肌散等生肌药物。

②平乐正骨外治：骨痈疽早、中期使用骨炎膏（当归、土茯苓、紫草、红花、白芷、醋炙商陆、白头翁等）外敷，可起到清热解毒、拔毒生肌的作用。外洗药以骨髓炎外洗方为基础方，同时可依据中医临床辨证及药敏试验结果组配外洗药（如绿脓杆菌用白头翁、夏枯草各50g，金黄色葡萄球菌用金银花、连翘、蒲公英各50g，大肠杆菌用黄连、黄柏、黄芩各30g，变形杆菌用大黄、川芎各50g，产碱杆菌用乌梅50g等），药物水煎后，用河南洛阳正骨医院自行设计研制的H-I型自控中药湿热敷治疗机熏洗治疗，每日1次，一次30分钟，以控制感染，治疗2～3周。H-I型自控中药湿热敷治疗机兼具湿热敷及熏洗等功能，自动调节控制温度及冲洗频率，具有操作简便、患者感觉舒适等特点，有杀灭抑制细菌生长、冲洗净化伤口、改善局部血液循环、促使周围炎症局限化的作用。

平乐正骨"骨炎康液"是平乐正骨第七代传承人郭艳幸教授创立的治疗慢性骨髓炎的有效冲洗方。郭艳幸教授认为，邪毒壅遏附骨，经络阻塞，气血阻滞是本病初期的主要病机，邪毒化热而腐肌伤骨是病情的进一步发展，正虚邪实是本病的病机关键。火毒始终是本病的主要矛盾，故在治疗中应以清热解毒、祛腐生肌为主，根据这一观点，创立了平乐正骨"骨炎康液"。由黄芩、黄连、黄柏、苍术等药物组成，煎汤脉冲冲洗，一次250mL，2次/天。

康复期关节僵硬者可用平乐展筋酊（血竭、乳香、没药、红花、三七、樟脑等）

外揉渗透，以活血祛瘀、舒筋止痛。

3. 物理治疗

物理治疗是指应用各种物理因素作用于人体，以防治疾病的方法。物理治疗对于控制感染、促进窦道或创面愈合、减轻肢体的功能损失、有效恢复肢体功能等具有重要作用。

物理疗法历史悠久，3000多年前我国已有矿泉疗法的记载。20世纪70年代以来，磁疗法、激光疗法、射频疗法等发展超速，扩大了该疗法的适应证，提高了疗效。特别是近年来生物反馈疗法的逐步推广，以及红外技术、纳米技术的发展与应用，使物理疗法在临床治疗与康复中的地位进一步提升。

根据物理因素的来源，该疗法可以分为两大类：人工物理因素疗法和自然物理因素疗法。超短波疗法可消炎、解痉，促进血液循环，加速组织再生和新陈代谢，促进窦道快速愈合。紫外线疗法能使白细胞的吞噬作用加强，提高机体的免疫功能，以强红斑量控制炎症，再减小剂量促进肉芽组织生长。对于窦道口较深患者，可以用石英导子探入窦道，点状逐次、逐点照射，在切口周围叠加法照射。红外线疗法具有疏经通络、行气活血、消瘀散结、祛湿散寒等作用，可逐渐改善切口局部组织的血液循环，促进渗出物的吸收。在红外线照射过程中要注意掌握照射温度，病程长、窦道口分泌物多的患者治疗次数多，其疗程间无须间隔。顺序循环疗法和下肢涡流浴除可明显改善血液循环、清洁创面、促进创面的愈合外，还有压力作用，因而对愈合后的瘢痕增生有抑制作用。康复期应按摩活筋，配合外揉平乐展筋酊，以舒展肌肉，防治萎缩，促进关节功能恢复。动态干扰治疗仪或骨康治疗仪电刺激治疗，可以保持肌肉张力，减轻肌肉萎缩，防止肌肉纤维化，促进功能恢复。

4. 西医治疗

（1）药物治疗：一般通过细菌培养和药物敏感试验筛选出最有效的抗生素，采用静脉滴注、高效联合的应用方案，原则上不提倡局部应用抗生素。血源性骨痈疽临床上常待红、肿、热、痛症状消失，血象、血沉恢复正常后，仍继续应用2～3周，方可考虑停药。目前，有采用含抗生素人工骨填充术来治疗者，即术前确定致病菌及敏感抗生素，在彻底清除病灶的基础上，用含敏感抗生素的人工骨颗粒填充骨缺损部位，该填充物可缓慢持续地释放抗生素而达到治疗目的。

（2）介入治疗：对于脓成而未溃破者，或有明显关节积液的感染，可做B超或CT引导下局部穿刺，尽量吸净脓腔或关节内的脓液，并用无菌生理盐水反复冲洗关节腔，必要时利用穿刺抽液针头注入有效的抗生素。

采用Seldinger技术行健侧股动脉或肱动脉穿刺，将导管端置于病变供血动脉主干内造影，观察病变局部供血动脉情况和确定置管位置，然后将导管调整到距病变最近的供血动脉内，固定导管后，采用微量泵（如无微量泵可用药瓶串联法）注入抗生素。

抗生素的选择主要根据术前药敏试验，无法取得药敏试验者选用高效广谱抗生素。

（3）手术治疗：

①早期治疗：MR检查具有明确病灶者，局部穿刺或中医药辨证施治及大剂量抗生素联合应用等保守治疗，不能控制症状者，可行经皮穿刺置管引流术。对于急性化脓性骨髓炎，穿刺抽出的脓液黏稠，单纯引流不畅，应在切开排脓、病灶开窗及清除明显死骨后采用闭合持续性冲洗吸引疗法；慢性硬化性骨髓炎，由于病变范围广，波及整个骨全长或大部，骨髓腔闭塞，因此，患者往往自觉症状较重，持续疼痛者可采用病骨开窗减压术。关节感染可先行关节穿刺抽液、关节内注入抗生素或关节灌洗治疗，无效或积脓过多者应及时切开引流。

②中后期治疗：本病中后期若有大块死骨并已完全分离，有死腔伴窦道流脓，而包壳形成已牢固时，可行死骨摘除术及窦道刮除术。如病灶周围血循环较差、考虑术后修复愈合困难，必要时可利用附近肌肉做带蒂肌瓣填塞术以消灭死腔。如附近无可利用肌瓣填塞，可采用闭合冲洗吸引法或敞开创腔待其缓慢愈合；不重要部位的骨感染，如肋骨、腓骨、髂骨翼等，可将病骨段全部切除；对于多年不愈的骨感染，周围皮肤有恶变者，须行扩大的病灶清除术或截肢术；对局限性脓肿且皮肤软组织条件良好者，可行病灶刮除术，术中可置载抗生素人工骨；对于有大块骨质缺损者，可根据情况选择肌皮瓣、骨皮瓣、自体松质骨移植术或骨搬移术；关节感染的后期，若关节强直于非功能位，或陈旧性病理脱位未复位，严重影响功能者，在炎症完全消退6个月以后，可行矫形手术。

5. 功能锻炼

平乐正骨理论认为，"动则使通，静以善养"。动是绝对的，静是相对的，动与静对立统一，互补互用，动中有静，静中有动，相对平衡。把必要的暂时制动限制在最小范围和最短时间内，将无限的适当活动贯穿于防治伤科疾病的过程中。动与静是相互矛盾而又相互联系依存的即对立又统一的两个方面。在治疗慢性骨髓炎的过程中，要把动、静结合起来，限制和防止不利的活动，鼓励适当、适时、有利的活动，动静结合，促进气血循环，加速慢性骨髓炎的愈合。对病变在骨骺端而影响关节者，要多动少静，在病变基本控制后，及早进行功能锻炼，提高和挽救病变肢体活动功能。对关节活动良好、病变限于长骨干的患者，则宜静中求动，采取一定体位的适当活动，提高机体本身的抗病能力，促进骨质修复、窦道愈合，从而提高疗效，缩短疗程。动静互补平衡对慢性骨髓炎的治疗有着重要的指导意义。对于硬化性骨髓炎，可以通过活血化瘀、改善循环及消炎止痛，使患者逐步适应可以耐受的活动强度，维持正常的工作及生活。

对于毗邻关节的骨折术后感染，为有效保持关节功能，可以开放创口、维持或采用相对稳定且对关节功能影响较小的钢板或髓内钉内固定，待骨折完全愈合后二期闭合创口。

对于伴有窦道存在而经久不愈的慢性化脓性骨髓炎，病肢皮肤软组织条件均较差、经济困难、对疗效期待不高的患者，可以采用"带炎生存"的功能疗法。即间断性病灶清理，始终控制炎症于极低水平及有限范围，既可避免窦道周围皮肤的癌变，又避免彻底清除病灶致病肢力学性能受到严重影响。

6. 膳食与起居

（1）辨证施膳：骨痈疽按基本病理变化过程分为初期、成脓期、溃脓期。

①初期：六淫邪毒侵袭时间尚短，局部气血运行不畅，选用以清热滋阴、消肿止痛为主的药膳。

百合绿豆粥：百合 15g，绿豆 35g，粳米 50g。粳米、百合、绿豆放入锅内，加水适量，武火烧沸，文火炖熬至熟即可，每日 2 次。

菊花莲子粥：野菊花 40g，莲子 50g，粳米 80g，白糖 20g。野菊花洗干净、莲子去心，同放锅内，加水适量，煮 30 分钟，过滤留汁液。将汁液内菊花药渣滤去，加入粳米和适量水，置武火上烧沸，再用文火煮 30 分钟，加入白糖即成。每日 1 次。

绿豆金银花饮：金银花 15g，绿豆 50g，白糖 20g。金银花、绿豆同放瓦锅内，加水适量，置武火上烧沸，再用文火煎煮 35 分钟，停火、滤渣，加入白糖搅匀即成。每日 3 次，一次 100mL。

②成脓期：如果局部气血凝滞进一步发展，郁而化热，热胜肉腐，血肉腐败而为脓，选用以清热祛湿、消肿排脓为主的药膳。

葫芦粥：陈葫芦粉 20～25g，粳米 50g，冰糖适量。先将粳米、冰糖同入砂锅内，加水 500g，煮至米开时，加陈葫芦粉，再煮片刻，视粥稠为度。每日 2 次，温热顿服，5～7 天为一疗程。

清炒葫芦：葫芦 500g，料酒、精盐、味精、生粉各适量。将葫芦去瓤核，洗净后切片，入油锅翻炒片刻，调入料酒、精盐，稍加翻炒后，加味精、生粉适量，勾芡即成。

③溃脓期：脓肿自行溃破后，毒从外解，气血得以通畅，新骨渐生，新肉渐长，最后创口愈合，选用以强筋壮骨、收敛生肌为主的药膳。

猪骨炖海带：猪排骨 500g，猪大骨 1000g，海带 250g，枸杞子、山茱萸、龙眼肉各 30g，调味品适量。将猪骨洗净，排骨剁块，大骨捶破，海带洗净，同入高压锅中，加清水适量及葱、姜、花椒、盐、米醋、料酒等，文火蒸烂后，调入味精适量服食。每周 2 剂，每日 3 次，一次 100mL。

猪髓壮骨汤：猪骨髓 1 条，鹿茸 5g，枸杞子、鱼鳔各 20g，调味品适量。将猪骨髓洗净，与其他食材同放入锅中，加清水适量，文火煮至猪骨髓烂熟后，加调味品，再煮一二沸即成。每周 2 剂，每日 3 次，一次 50mL。

黄精枸杞子蒸鹌鹑：黄精、枸杞子各 15g，鹌鹑 1 对，调味品适量。将鹌鹑置水中闷，去毛杂，纳二药于腹中，置碗中，加鸡清汤及葱、姜、花椒、盐、料酒、味精各适量，盖严，上笼蒸熟。每日 1 剂。

（2）起居：需依据患者体质、病期、证型及配合治疗的需要合理安排起居。平乐正骨理论认为，起居有常是平衡养骨、保证筋骨健康的关键；起居有常、平衡养骨的理念应贯穿于日常生活的每一个细节中，无论白昼黑夜、春夏秋冬、风霜雨雪，日常起居的各个环节均应注意顺应时节、合乎自然、不忘"适度"、护筋养骨。起居有常主要包括作息有时、劳逸适度、动静平衡、房事平衡、形神合一等。

化脓性骨髓炎患者还需注意以下几点：①患病早期与急性期应以静养为主，多休息，患部制动，以养正扼毒。②功能锻炼要在医生指导下循序渐进，持之以恒。急性化脓性骨髓炎早期以制动为主，后期可根据病情需要，坚持做以静为主或动静结合的气功，进行保健性锻炼，以增强肌肉骨骼的应变调节能力；慢性化脓性骨髓炎病程较长，后期康复锻炼需要加强，增强骨质代谢，提高组织修复能力。③重视精神调养，避免不良刺激。人与自然和社会环境是统一和谐的，处于一个动态的平衡中，尽量避免来自社会环境、家庭因素等方面的不良刺激，加重病情。患者也要学会自我调节心理，以提高抗干扰能力和免疫力。④房事有节。对于成年人、已婚的患者，要节制性欲和性生活。过度的性生活消耗肾精，引起肾气亏虚，肾虚不能充养其骨，对本病极为不利，势必导致骨质松软脆弱，抗病能力下降。

第二节　血源性骨髓炎

血源性骨髓炎是附骨疽的基本病理类型，是一种毒邪深沉、附着于骨的化脓性疾病。其特点是多发于四肢长骨，局部胖肿，附筋着骨，推之不移，疼痛彻骨，溃后脓水淋沥，不易收口，可形成窦道，伴有死骨排出。由于邪毒侵袭，筋骨损伤，气血运行紊乱，骨骼功能失常所致。其病位在骨骼，与肺、脾、肾、肝关系密切；病机变化有虚有实，有寒有热，涉及六淫、气血、经络及阴阳。素体热盛、六淫易袭者，饮食失节、湿热内蕴者，七情所伤、瘀毒内生者，房劳过度、肾精内伤者，痈疽疮疡、失治误治者，均好发附骨疽。

血源性骨髓炎是临床常见病和多发病，好发于儿童，以 10 岁以下的男孩更为多见。发病部位以胫骨为最多，其次是股骨、肱骨、桡骨等长骨。部分患者有疔疮病史。

西医学认为，血源性骨髓炎是血源性细菌引起的骨膜、骨质和骨髓等的炎症。本病按其临床表现，分为急性和慢性骨髓炎两类：急性骨髓炎 X 线表现以骨质破坏为主，慢性骨髓炎则常表现为骨质硬化。血源性骨髓炎的感染途径为细菌或其他病原微生物从体内其他病灶经血行到达骨组织，在全身抵抗力差或细菌具有高度感染力的情况下发生骨髓炎，故在发生骨髓炎时应注意全面检查及对全身性感染的治疗，防止漏诊。

一、急性血源性骨髓炎

【概述】

急性血源性骨髓炎是骨组织受到细菌等致病微生物感染而引起的急性血源性疾病。本病多见于 3 ～ 15 岁的儿童和少年，小儿患病率约占 75%；男孩多于女孩，男女之比为 2 : 1 ～ 4 : 1。感染多发生于四肢长管状骨的干骺端，多见于胫骨、股骨、肱骨、桡骨、腓骨等。

【病因病机与分型分期】

1. 病因病机

（1）中医学：中医学认为，本病以热毒为发病基础，正虚是致病因素，损伤是常见诱因。①热毒注骨，络脉阻塞，气血壅结，蕴酿化热，继之热毒腐骨成脓，遂成本病。②筋骨受损，气血瘀滞，壅塞经络，积瘀成痈，借伤成毒，热毒流注筋骨而发病。③正气虚弱，外邪易侵，邪毒蕴结于内不能外散反而深窜入骨，邪毒留聚筋骨，繁衍为害。

（2）西医学：西医学认为，菌血症、创伤和免疫介导的一些状态都在骨髓炎和化脓性关节炎的发生、发展中起着一定的作用。儿童经常发生菌血症，骨髓炎患儿 50% 以上有创伤史。动物模型证实，菌血症存在时，骨髓炎会向骨骺或干骺端发展。骨骺、骺板、干骺端的独特解剖特点在儿童骨髓炎的发病中起着重要作用，大多数病例骨髓炎在干骺端、靠近骨骺，此区域的毛细血管和局部组织学特点为细菌的繁殖提供了适宜的环境。干骺端比骨干网状内皮细胞相对缺乏，因此可能更适合细菌的繁殖。这些网状内皮细胞形成的屏障，阻止了炎症和感染从干骺端向骨髓腔内扩散。类似地，骨骺形成了阻止感染向骨骺扩散的解剖屏障（图 7-2-1）。由于新生儿和小婴儿没有这一骨骺屏障，经骨骺的血管从干骺端穿出进入骨骺中的软骨原基中，所以这些患者的感染很容易扩散入骨骺和邻近的关节（图 7-2-2）。新生儿干骺端骨髓炎对骨骺、骨骺骨化中心和关节软骨造成损伤，故新生儿的骨髓炎和化脓性关节炎常同时出现。骨骺和关节软骨的损伤可以导致永久性的早期

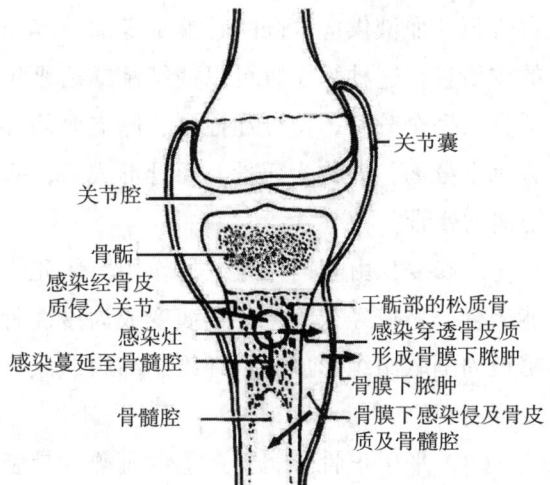

图 7-2-1　急性血源性骨髓炎扩散途径示意图

生长抑制及关节破坏。因此，一旦明确新生儿化脓性关节炎，还应进行全面的检查以除外相关的骨髓炎。

急性血源性骨髓炎最常见致病菌是金黄色葡萄球菌，占80%以上，其次是溶血性链球菌和表皮葡萄球菌。该病病理特点是骨质破坏、坏死和反应性骨质增生同时存在。早期以破坏、坏死为主，随后出现增生，后期以增生为主。临床病理发展过程可分为以下4个主要阶段。

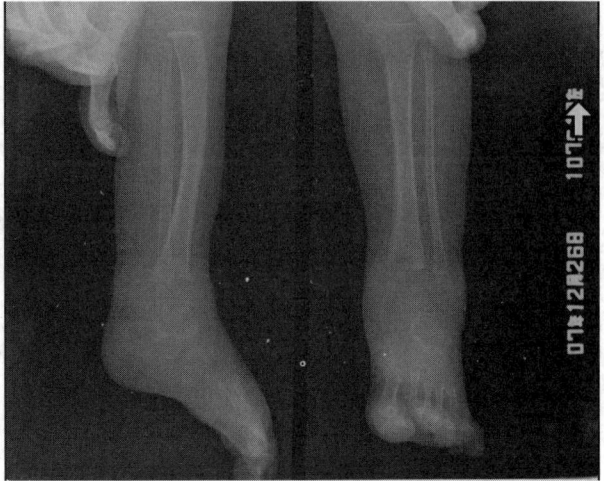

图 7-2-2　婴儿胫骨干骺端骨髓炎扩散至踝关节 X 线

①脓肿形成：病变部位由于细菌感染发生急性血源性反应，损害干骺端毛细血管循环，局部组织水肿，并形成脓肿。脓肿逐渐增大、压力升高，在骺板的阻挡下，脓肿向外发展，突破干骺端薄弱的密质骨，达骨膜下形成骨膜下脓肿；也可穿破骨膜向软组织扩散，形成皮下脓肿。如果干骺端在关节内，如股骨或肱骨的近端，当脓液从干骺端流出进入关节内骨膜下间隙时，就会并发化脓性关节炎。这一过程的速度与患儿的年龄、免疫反应和微生物毒力有关。

②形成包壳骨：由于骨膜的血供来自浅表的软组织，骨膜下脓肿形成时，被剥离的骨膜产生一层反应性新生骨，新骨逐渐增厚，形成包壳，环绕在大块病变坏死骨的周围，称包壳骨。

③形成死骨：骨膜下脓肿形成后，由于骨膜被掀离骨皮质，该处的骨骼既失去来自骨膜的血液供应，同时骨骼本身的营养血管也因感染而栓塞，形成无血供或少血供的皮质骨，这种缺血骨可以使细菌继续繁殖，甚至发生病理性骨折。坏死骨如与周围活骨未完全分离，待炎症控制、侧支血循环建立，尚有再生复活的可能；如与周围活骨完全分离，即称为死骨。死骨形成后，病灶区的肉芽组织或脓腐物将其包围，形成游离的死骨。

④修复：由于肉芽组织的作用，坏死骨被包围、吸收。如死骨不能吸收，死腔不能闭合，窦道经久不愈，则演变成为慢性骨髓炎；反复炎性水肿、渗出液的刺激，使窦道周围软组织形成大量纤维结缔组织瘢痕，失去弹性，并有皮肤色素沉着，有时可发生癌变。

（3）平乐正骨骨病学：急性血源性骨髓炎临床多因疔疮、疖肿病后，治疗、护理不当，余毒湿热内盛，深窜入里，留于筋骨，损筋蚀骨，血败肉腐而成；或因外伤感染邪毒，湿热蕴蒸而成。由于病变部位深，局部窦道常有黏滞或稀薄脓液，病程缠绵，反复发作。平乐正骨骨病学认为，火毒始终是本病的主要矛盾，特别是在疾病早期，除了六淫外邪可以化火以外，内伤饮食也可以化火。饮食物主要依赖脾胃的纳运作用消化吸收，故饮食失宜，损伤脾胃，即可出现食积、聚湿、化热、生痰等病理改变。"高粱之变，足生大疔。"人体过食肥甘厚味，损伤脾胃，影响脾胃的运化升降功能，则清气不得升、浊气无以降，脾胃升降失调，血行不畅、卫气不通则滞热，滞热日久则化火，火邪侵入血分，聚于局部，腐蚀血肉，发为痈肿疮疡。

2. 分型分期

急性血源性骨髓炎在病理演变过程中，始终存在着"正邪相搏"，其结果有如下三种转归，由此将疾病划分三个不同的病理时期，即初期、成脓期、溃脓期。

（1）初期：因正盛邪弱，正气盛而邪毒弱，正能胜邪，邪毒消散，病止于初期而愈；如正盛邪实，则疾病进入成脓期。

该期常见证型为邪毒侵袭，还包括气滞、血瘀、寒凝、湿阻等。其病理机转主要为：六淫之邪入里化热，蕴结于骨骼，以致经络阻塞，气血凝滞，阻塞不通，故疼痛彻骨，胖肿骨胀，创口局部渗液；毒邪郁阻于筋骨，病位较深，故皮肤微红、微热；毒邪郁滞，正邪相争，故寒战高热。头痛、纳差、口干、溲赤、舌红、苔黄腻、脉滑数均为外邪侵扰、气血瘀滞之象。

（2）成脓期：如正盛邪实，热毒局限，正邪双方势均力敌，热毒无退无进，腐骨化脓，形成局限性脓肿。如气血虚弱，无力抗邪托毒，发生邪毒深陷，内攻脏腑，毒邪攻心，蒙闭心包，扰乱神明，或见毒邪犯肺等重危证候。如正复邪退，则疾病进入溃脓期。

该期常见证型包括腑实热结、热毒炽盛、热入营血、热扰神明等。其病理机转主要为：局部气血凝滞进一步发展，邪毒迫入营血，随气血循行播散周身，故见发热；热胜肉腐，血肉腐败而为脓；骨之络脉受损，气血津液输入障碍，糟粕废物输出受阻，复遭毒邪侵蚀，而致局部骨质坏死，与正常骨质分离脱落而成游离死骨。热毒炽盛，故高热、舌红、苔黄、脉洪数。如气血虚弱，无力抗邪托毒，发生邪毒深陷，内攻脏腑，毒邪攻心，蒙闭心包，扰乱神明，可出现神昏谵语，毒邪犯肺而见咳嗽、胸痛、痰血等许多重危症状，而成走黄、内陷之证。

（3）溃脓期：因正气渐复，邪气渐衰，腐骨脱离，新骨形成，脓肿自然溃破，正气迫邪外出，死骨亦可随脓液排出，腐去新生，创口逐渐愈合。如正气亏耗，或邪毒久踞，则窦道清水流沥，经久不愈，转为慢性附骨疽。

根据病变波及范围，本病可分为单纯型和复杂型。单纯型仅表现为病变肢体局部病理变化，可伴有发热；复杂型则多伴见全身中毒症状，如毒血症、菌血症、脓毒败血症。根据发病部位的数量，本病可分为单发性和多发性。

【临床表现】

1. 病史

本病常发生于小儿，多有慢性上呼吸道感染病史，或有局部扭伤史。

2. 症状

（1）初期：初起有短暂的全身不适，烦躁不安，倦怠，有时尚有头痛，汗出而热不退，纳差，尿赤，便秘。病变部位疼痛，拒绝行走，或负重跛行，局部肿胀红斑和压痛。

新生儿（即出生后的最初4周）和患镰状细胞性贫血而服用免疫抑制剂的儿童没有通常的炎症性反应，所以不会像幼儿那样出现化脓性关节炎和骨髓炎的典型表现。50%新生患儿没有发热反应，可能只有轻微的肿胀、患肢的假性瘫痪和压痛。患肢的失用、触痛和关节活动时的不适提示存在感染。

（2）成脓期：上述症状、体征逐渐加重，出现壮热不退，甚至烦躁不安、神昏、谵语、恶心、呕吐等明显的全身中毒症状。局部红肿热痛加剧，呈胀痛或跳痛，环形漫肿，压痛显著，之后患肢肿胀加剧，可触及波动感，此时穿刺可抽出脓液。若骨膜下脓肿破裂，则剧痛骤然减轻。

（3）溃后期：骨膜下脓肿破裂后，脓液蔓延侵袭筋肉，或穿破皮肤而外溃，形成窦道。创口流脓，初多稠厚，渐转稀薄。此时，身热和肢痛均逐步缓解，但全身衰弱征象更加突出，神情疲惫，少气无力，形体瘦弱，面色㿠白。

3. 体征

本病有剧痛并很快呈持续性、深压痛或拒按，肿胀局限在骨端，患肢处于半屈曲位，周围肌肉出现痉挛、疼痛而运动受限。

4. 临床特征

关节活动度减小可能是早期症状之一。亚急性血源性骨髓炎的患儿很少有症状，以起病隐匿和缺少实验室证据为特点。

5. 特殊检查

本病临床特殊体征为患肢局部有前后内外4个平面，以单个指头触压，4个平面均有深部压痛，即肢体圆柱形深部压痛征阳性，提示骨髓炎的存在。

6. 辅助检查

（1）影像学检查：

①X线检查：主要表现分为骨质和软组织两个方面。

软组织改变：可在发病后2～3天出现。最早改变在临近感染部位软组织中显示局限性肿胀，肌肉骨膜间的距离增大，肌束间隙模糊或消失，肌肉呈半球形密度升高的阴影；皮下组织和肌肉之间粗糙、模糊、界限不清，存在密度升高的条状阴影；皮下脂肪层呈粗大的网状结构，深部为脓肿。

骨质改变：骨质破坏一般在发病 1～2 周以后，早期可出现轻微的局部脱钙、骨质疏松。骨膜反应常是第一个出现的 X 线间接征象，多为葱皮状、花边状；继之，在感染部位出现一个或数个骨破坏区，为边缘不清楚的不规则溶骨性病灶。4 周以后 X 线显示有明显骨质破坏、高密度死骨阴影、周围低密度区伴外围新生骨包壳影，可伴发病理性骨折（图 7-2-3）。

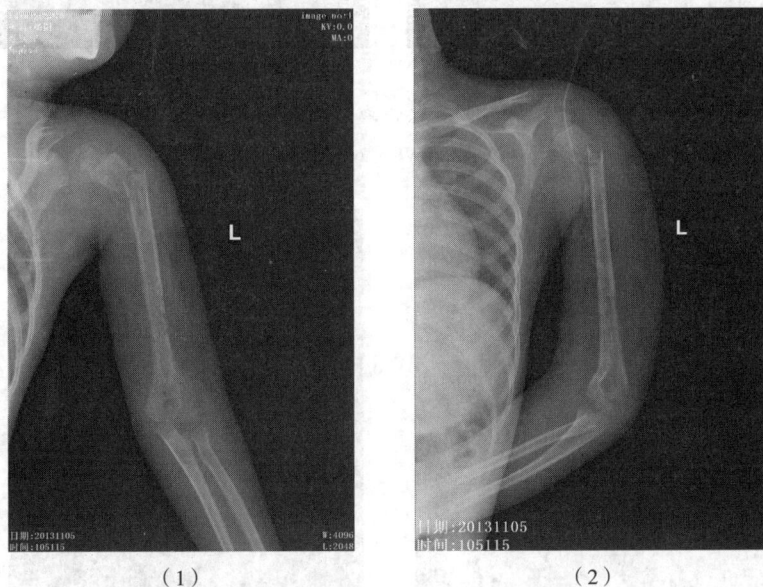

图 7-2-3　肱骨血源性骨髓炎并发病理性骨折 X 线
（1）正位片；（2）侧位片

②CT 检查：CT 检查对评价骨膜下及软组织脓肿很有意义，可以对骨破坏进行定位和判断，尤其是对脊柱、骨盆和骨骺的病变更有意义。其表现为骨髓腔密度升高，显示新骨形成与破坏存在、软组织肿胀等变化，并可以明确疾病的范围。

③超声检查：超声检查对明确骨膜下脓肿的位置、关节液是否增多和判定滑膜和关节囊增厚很有帮助。目前超声检查主要用于骨盆骨髓炎、骨膜下脓肿和软组织肿胀。

④MRI 检查：MRI 检查的敏感性和特异性都很高，可早期及超早期诊断急性血源性骨髓炎，以避免延误治疗。急性骨髓炎典型的 MRI 表现在 T1 加权像上为正常的髓腔信号减弱，而在 T2 加权像上表现为信号增强（图 7-2-4，图 7-2-5）。不过其应用受到价格、可行性的限制，而且对幼儿还需施行麻醉，因此 MRI 检查更适合于各项表现互相矛盾、其他检查不能明确诊断或治疗的情况。

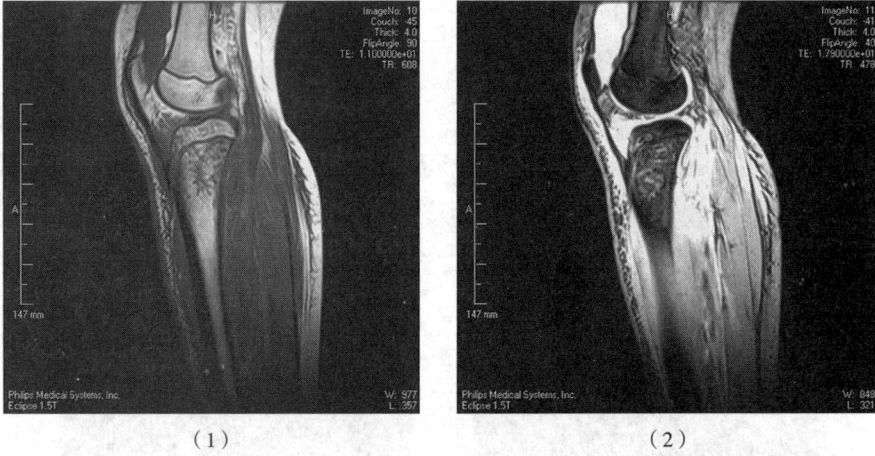

（1）　　　　　　　　　　　（2）

图 7-2-4　胫骨急性血源性骨髓炎 MRI

（1）T1WI；（2）T2WI

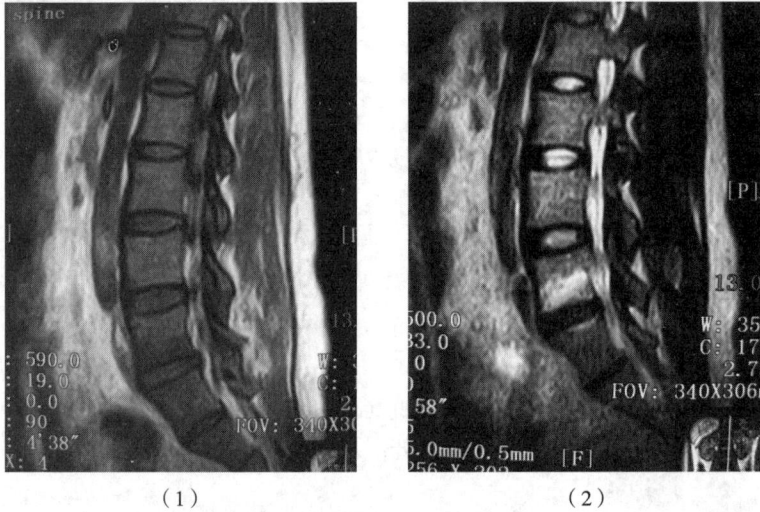

（1）　　　　　　　　　　　（2）

图 7-2-5　脊柱血源性骨髓炎性 MRI

（1）T1WI；（2）T2WI

⑤放射性核素检查：核素骨成像不作为常规检查，但在鉴别诊断或病变部位可疑时可以考虑。该检查对交流困难的小儿和婴儿更有必要。对早期骨髓炎和化脓性关节炎有诊断价值，但其特异性较低。骨髓炎晚期，尤其是骨膜下脓肿形成使骨膜下皮质骨的血供障碍，可以看到核素摄取减少。与 ESR 一样，新生儿骨扫描意义也不大。由于骨质或关节的穿刺并不影响骨扫描的结果，所以不必等到骨扫描之后再行穿刺，以免延误诊治。

（2）检验学检查：早期诊断骨髓炎，常规实验室检查意义不大。早期骨骼肌肉感染中只有 25% 的患者会出现外周血白细胞计数（DC）升高，65% 的患者会出现分类计数升高，白细胞计数异常。血沉（ESR）比白细胞计数更有意义，骨髓炎患者中90%以上会出现 ESR 加快，但比出现症状滞后 2～3 天。C 反应蛋白（CRP）是肝脏对炎症和组织坏死反应的产物，虽不是感染的特异性指标，但比 ESR 加快更敏感也更有意义。98% 的骨髓炎患者会出现 CRP 升高。对所有怀疑骨髓炎的患者都应该进行血培养，50% 的骨关节感染患者血培养结果为阳性。

骨髓炎的确诊检查就是对感染的骨进行抽吸获得标本，进行革兰染色、培养和抗生素敏感试验。穿刺抽吸必须在症状最明显的部位进行，常常是沿干骺端、邻近骨骺。应先行骨膜下间隙穿刺，如果无法获得标本，将穿刺针进一步插入干骺端进入皮质内，即使仅有几滴血样的液体亦应该送检。穿刺抽吸和培养对正确选择抗生素和决定是否需要手术治疗是非常重要的。可疑骨髓炎患者的骨质抽吸液培养中，51%～73% 可出现阳性结果。

新生儿感染时可能不会出现 ESR 明显加快。常规实验室检查如白细胞计数、分类和 ESR 对新生儿意义不大。50% 的骨关节感染患者血培养结果为阳性，与幼儿相似。40% 的病例为多灶性感染。

（3）病理学检查：早期局部穿刺可以明确诊断，也可作为辅助治疗。选用合适骨髓穿刺针，于压痛最明显处先穿入软组织内，如未抽得脓液，再穿至骨膜下，如仍无脓液则刺破骨皮质穿入骨髓内，穿刺所获组织即为炎症组织。对于不规则骨的穿刺活检常在 CT 引导下进行。

【辨证诊断及鉴别诊断】

1. 辨证诊断

（1）邪毒侵袭证：头痛，纳差，口干，溲赤，皮肤微红、微热，患处胀痛不适，寒战发热，舌红，苔黄腻，脉滑数。

（2）热毒炽盛证：高热，疼痛彻骨，胖肿骨胀，头痛，纳差，口干，溲赤，舌红，苔黄，脉洪数。如气血虚弱，无力抗邪托毒，发生邪毒深陷，内攻脏腑，毒邪攻心，蒙闭心包，扰乱神明，可出现神昏、谵语，毒邪犯肺而见咳嗽、胸痛、痰血等许多重危症状，而成走黄、内陷之证。

（3）正虚邪滞证：神情疲惫，少气无力，形体瘦弱，面色㿠白，患处脓肿形成，或穿破皮肤形成窦道，创口流脓，初多稠厚，渐转稀薄，身热、肢痛缓解，舌质淡，苔少，脉沉细。

2. 鉴别诊断

（1）软组织炎症：早期急性血源性骨髓炎与早期蜂窝织炎、丹毒等软组织炎症常不易鉴别。急性血源性骨髓炎早期，全身中毒症状严重，局部疼痛剧烈，红肿则较轻，压痛较深，肢体圆柱形深部压痛征阳性，常发生在长骨干骺端处；软组织炎症则相反，全身中毒症状不太严重，局部红肿较明显，压痛较浅且仅限于一个或两个平面，病变多偏于肢体一侧；蜂窝织炎、丹毒等多系链球菌感染所致，蜂窝织炎可较早形成软组织脓肿，两者对青霉素等抗生素较敏感，早期用大量抗生素较易控制全身及局部症状。另外，局部穿刺也可帮助鉴别。

（2）急性风湿热：急性风湿热和血源性骨髓炎均可引起全身发热、局部肿胀疼痛等现象。急性风湿热是一种全身性变态反应性结缔组织疾病，几乎所有患者都有不同程度的心肌炎，多呈慢性病容，心悸，心脏听诊可闻及杂音，常侵犯大关节，如膝、髋、肘、肩关节，呈对称性多关节游走性肿痛，炎症消退后，关节功能完全恢复正常，但具有反复发作的倾向。

（3）化脓性关节炎：化脓性关节炎和血源性骨髓炎两者全身症状相似，但化脓性关节炎会迅速出现关节肿胀积液，肿胀压痛在关节间隙而不在骨端，关节腔穿刺可抽出炎性混浊液或脓液，早期即可出现关节活动障碍，关节各向方活动均引起疼痛加剧。

（4）骨肉瘤：骨肉瘤和血源性骨髓炎发病年龄群和部位相似，早期均有局部软组织肿胀疼痛，X线表现有明显的骨膜反应等现象。骨肉瘤全身症状不重，疼痛开始为隐痛、阵痛，迅速转为持续剧痛，尤以夜间为甚；肿块单丘状迅速发展，且质地坚硬，压痛明显，表面有静脉怒张，血清碱性磷酸酶、乳酸脱氢酶常升高。X线片显示肿瘤性新生骨增生，常呈日光放射状排列或层状骨膜反应。

（5）Ewing 肉瘤：Ewing 肉瘤和急性血源性骨髓炎都可引起体温升高，白细胞增多，X线片表现为"葱皮"样骨膜反应等现象。Ewing 肉瘤常发生于骨干，破坏区广泛，全身症状不如急性骨髓炎强烈，但有明显夜间疼痛，表面有怒张的血管。活体组织检查找到肿瘤细胞可以确诊。

（6）骨结核：骨结核和血源性骨髓炎都可出现体温升高、局部肿胀疼痛、穿刺有脓液、X线片表现为骨质破坏等现象。骨结核发病隐渐，体温虽高但少有高热，初起全身和局部症状均不明显，晚期患者全身呈慢性消耗性病态，溃后脓液清稀且夹有败絮样杂物。X线表现骨结构为单纯溶骨性破坏而无新生骨形成，无骨膜反应。

（7）急性白血病：可能出现与骨髓炎相似的骨与关节疼痛。临床特点包括无力、发热和血的检查结果异常，如 ESR 加快。本病与骨髓炎不一致的方面包括贫血、血小板减少、多发疼痛、抽吸和培养结果阴性，以及对抗生素治疗无反应。骨髓活检通常可以明确诊断白血病。

【治疗思路】

1. 早期确诊

本病早期不易确诊，应结合病史、重视体格检查、拍摄分辨率较高的 X 线片，必要时行 MR 检查，重视临床症状及体征与影像检查的吻合性。

2. 重视中医药应用

急性血源性骨髓炎消、托、补三期辨证用药可以有效抑制细菌或毒素扩散，缓解全身中毒症状，改善机体免疫功能，减小抗生素药物的胃肠道反应等毒副反应。

3. 关注全身状况

急性血源性骨髓炎早期即有中毒症状，如不及时治疗，严重者可危及生命，故应高度重视全身状况。除了阻止疾病自身对机体的损坏外，还要尽量避免盲目使用抗生素等药物对重要脏器功能的损害。争取早期确诊、早期治疗，采取彻底有效的治疗方法，避免误诊、误治，严防脓毒性败血症的发生。高度重视全身营养状况，必要时补充蛋白制剂或输血以提高全身抗病力；避免盲目使用抗生素及非甾体类止痛药、甾体类止痛药。

4. 及时恰当的手术治疗

及时切开引流可以避免因细菌或毒素蔓延扩散致脓毒血症，避免脓肿蔓延扩展致广泛性骨坏死，或转变为慢性骨髓炎形成窦道、经久不愈，或骨骺因脓液侵蚀或血管栓塞坏死致发育畸形。不恰当的手术干预有导致骨折的风险，并存在较高的术后复发率。

5. 预防局部并发症

本病在治疗过程中还要注意保护患肢，预防病理性骨折、关节屈曲挛缩畸形、下肢深静脉血栓形成等并发症。

【治疗方法】

1. 一般治疗

（1）营养支持疗法：充分休息和合理营养是提高疗效的一个重要方面。有选择性地补充维生素，多吃高热量、高蛋白质饮食，高热时降温、补液、纠正酸中毒，中毒症状严重时可少量、多次输血。

（2）局部制动或保护：早期根据病情程度及部位分别采用持续牵引、石膏、夹板或支具等外固定方法，使患肢置于功能位，并抬高患肢。既能减轻疼痛，又能防止病变扩散，有利于组织修复，缓解肌肉痉挛，防止畸形和病理性骨折。

2. 中医治疗

（1）内治法

①初期：针对不同病因和病情运用相应方法来消散热毒病邪，即消法。如证属气滞者行气止痛、血瘀者和营行瘀、寒凝者温经通络、腑实者通里泻热、湿阻者利湿消肿。其中邪毒侵袭为常见证型。

治法：清热解表，行气活血。

方药：仙方活命饮、黄连解毒汤、五味消毒饮、五神汤、清热地黄汤等加减。

②成脓期：成脓前期，如能得到及时有效的治疗，预后仍佳。

治法：清营托毒，托里透脓。

方药：五味消毒饮、黄连解毒汤合透脓散加减。脓成不溃，局部疼痛剧烈，配合托里消毒饮。

中成药：清热解毒口服液，口服，一次 10～20mL，每日 3 次。清开灵注射液，肌内注射，每日 2～4mL。重症患者静脉滴注，每日 20～40mL，以 10% 葡萄糖注射液 200mL 或生理盐水注射液 100mL 稀释后使用。

③溃后期：巩固疗效，调节身体功能。

治法：托里排脓，去腐生新。

方药：托里消毒饮。若溃后脓液稀薄，全身无力，为气血虚弱，加用八珍汤；如畏寒，偏阳虚，用十全大补汤；如脾胃亏虚，纳谷不化，用四君子汤加陈皮、山楂、谷芽、麦芽；如气阴两亏，口干纳差，舌尖无苔，用生脉散加山楂、麦芽。

中成药：骨炎托毒丸，一次 6g，每日 3 次，温开水送服。

（2）外治法

①初期：箍毒消肿。

草药：蒲公英、紫花地丁、野菊花、七叶一枝花等新鲜草药，洗净后加食盐少许，捣烂敷患处，每日或半日更换一次。

箍围药：金黄散、双柏散等。将上述散剂用凉开水调成糊状，涂敷于患处；也可先在纸或纱布上均匀摊开，再贴于患处。每日换药一次。

膏药：金黄膏、玉露膏、冲和油膏等，均匀摊在纱布上，贴于患处。一般 2～3 天换药一次。骨炎膏，外涂红肿疼痛剧烈处及周围，每日更换一次；或用阳和解凝膏，贴于患处，一般 5～7 天换一次，可加入掺药促进药物吸收。

②成脓期：阳毒内消散、红灵丹、黑退消、桂麝散、丁桂散、拔毒消疽散、蟾酥散等清解透散之剂外用。骨炎膏外涂患处，每日更换一次。

③溃后期：创口可用冰黄液冲洗，并根据有无脓腐情况，分别选用九一丹、八二丹、七三丹、生肌散药捻，或黄连液纱条引流脓液。如创口太小或创口僵硬，腐肉不脱，可选用白降丹、红生丹、千斤散药捻，插入创口内，使创口扩大，脓腐易出。骨髓炎外洗Ⅱ号熏洗，每天一次，一次熏洗 30 分钟以上。溃后而身热不退，局部肿痛，脓泄不畅者，多数是引流不畅，常需扩大创口，以利引流脓毒。创口腐肉已脱，脓水将尽时，选用外敷玉露膏或生肌玉红膏、八宝丹、生肌散（膏）等促其生肌收口。

3. 物理治疗

物理治疗对于控制急性血源性骨髓炎具有重要作用。急性血源性骨髓炎宜制动、局部冷敷，以阻止感染扩散蔓延。

4. 西医治疗

（1）药物治疗：抗生素应用是急性血源性骨髓炎重要的治疗手段，应用原则为早期、足量。临床主要依据血液或脓液细菌培养和药敏试验，选用最为有效的抗生素。如果革兰染色未能分辨出致病微生物，则只能根据患儿的年龄和其他表现进行经验性静脉抗生素治疗。

绝大多数新生儿的骨髓炎和化脓性关节炎是由金黄色葡萄球菌、B族链球菌或革兰阴性肠杆菌引起的。经验性用药包括抗葡萄球菌青霉素如苯唑西林和庆大霉素，或广谱的第三代头孢菌素如头孢氨噻等。

出生后4周到4岁的婴幼儿，如已经接种过流感疫苗，可以用抗葡萄球菌青霉素如苯唑西林、甲氧西林，或第一、二代头孢菌素治疗。对未经流感嗜血杆菌免疫或接种史不详的儿童，可以考虑使用第二代头孢菌素如头孢呋辛等治疗。

4岁以后儿童的骨骼肌肉感染一般由金黄色葡萄球菌引起，建议最初治疗采用抗葡萄球菌青霉素如苯唑西林、甲氧西林等，甲氧西林可以用于对青霉素及头孢菌素过敏的患者。万古霉素一般只用于耐甲氧西林的葡萄球菌感染。免疫缺陷患者需要在感染科专家的指导下联合用药。

本病一旦查出病原体，应立即调整静脉用抗生素。如未能发现病原体，患者对经验性治疗反应良好，应继续原治疗方案。当然，也应考虑到非感染因素致病的可能性。如果经验性治疗24～36小时后患者症状没有明显改善，则应该考虑进一步检查、手术，或改变抗生素治疗方案。

关于抗生素治疗的疗程，一般建议静脉应用抗生素6周。决定疗程的因素包括微生物的毒力、骨破坏的范围、治疗前感染的时间等。对治疗反应好、敏感微生物造成的感染及骨受累少的患者，抗生素治疗的疗程可以比感染时间长、大段骨受累和非常见病原体引起的感染患者更短。一般来说，由A族链球菌或B型流感嗜血杆菌引起的感染，最短的治疗时间为10～14天。由金黄色葡萄球菌和革兰阴性肠杆菌引起的感染治疗最少3周。任何情况下，患者都应该对治疗有不断改善的反应（如疼痛、肿胀、红斑减轻，体温下降等）。同样，实验室检查也应有所改善，如ESR和CRP下降或正常，否则不能停用抗生素。

如果有口服剂型、感染已经被控制、患者配合良好，则可在静脉用药5～7天后替代为口服抗生素。现已证明，依从性好的患者口服抗生素治疗也可以维持足够的血药浓度。

（2）介入治疗：包括穿刺抽吸术和注射抗生素疗法。

［适应证］急症期用抗生素或清热解毒中药等治疗不理想，局部红、肿和压痛均较明显，临床及影像学检查发现脓肿范围较小，可考虑穿刺抽吸术；病情危重，全身情况差，暂时不宜实施切开引流者，可先行穿刺抽吸术。

［治疗方法］在穿刺前，首先选定进针位置并标记，一般在压痛和炎症现象最明显处且无重要血管神经的表浅部位穿刺，先以 22 ～ 24 型号细针行局部浸润麻醉，再选用较粗的 14 ～ 16 号针头，注射器以 10mL 者为宜。穿刺时根据解剖结构逐层深入并回抽直至抽取脓液，注意避免穿过关节滑膜囊，较深部位的脓肿或不规则骨形成的脓肿可于 CT 引导下进行穿刺，抽取液做涂片染色检查和细菌培养，尽可能将脓液吸尽，保持针头于原位，用另一无菌注射器将稀释的敏感抗生素如庆大霉素等注入。

（3）手术治疗：急性血源性骨髓炎的手术适应证是从骨膜下间隙或病变骨质抽出稀薄的脓液、经 24 ～ 72 小时静脉抗生素治疗没有明显反应的患者。对重度特异性感染的治疗值得探讨。

①切开钻孔引流术

［适应证］血源性骨髓炎初期（全身治疗 2 ～ 3 日后或发病 6 ～ 7 日），全身情况未好转；局部肿胀未消退或反而加重；局部压痛明显或加重；临床影像学检查提示骨膜下脓肿较大但无明显骨质坏死。

［手术方法］在肿胀最明显部位行与该肢体纵轴一致的切口，直达骨膜，注意避免进入关节和骨骺板。妥善保护皮缘后，先吸净软组织内脓液，然后切开骨膜，吸出骨膜下脓液，并做细菌涂片染色和细菌培养。最后用骨钻在病变区连续钻孔，注意不要钻到骺板。如流出暗红色脓血性液体，则单纯行钻孔引流术即可。切口可做单层缝合，患肢用石膏托保护，继续全身应用抗生素及清热解毒中药，密切注意伤口引流是否通畅。

②开窗引流术

［适应证］血源性骨髓炎初期或溃脓期，经大量抗生素及中医药辨证施治无效；临床及影像学检查提示骨髓腔存在脓液或有明显的骨质坏死。

［手术方法］结合病变部位沿肢体纵轴做切口，逐层切开皮肤、皮下组织、肌肉达骨膜，沿骨纵轴直线切开骨膜，其长度和两侧剥离的范围应根据病骨的周径、长度和范围而定。以胫骨近端为例，骨膜剥离范围一般为 1 ～ 2cm，避免过多剥离骨膜。在骨皮质上钻孔开骨窗，如有脓液应先吸出，并做细菌培养；如有炎性肉芽，应彻底清除；刮除脓肿壁，凿除被侵蚀骨质，使病灶腔内变为新鲜的出血面，用生理盐水或加入抗生素的生理盐水冲洗伤口。骨腔内可放入敏感抗生素，切口一期缝合，并放置引流管充分引流（图 7-2-6，图 7-2-7）。

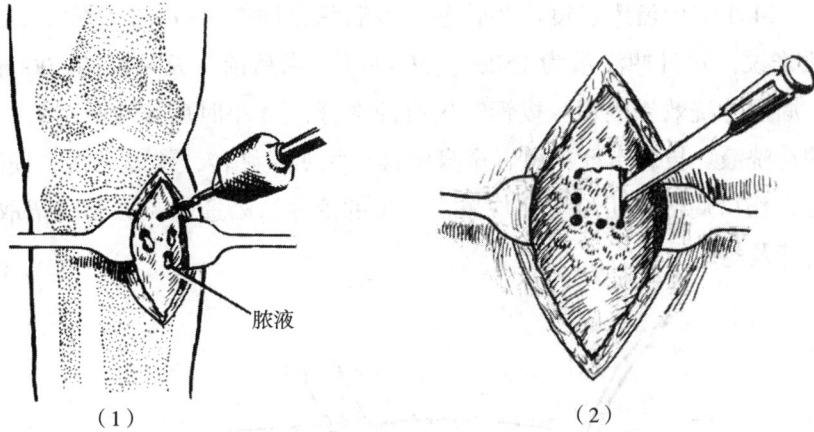

（1）　　　　　　　　　　　　　　　　　　　　　　（2）

图 7-2-6　急性骨髓炎手术示意图

（1）钻孔引流术示意图；（2）开窗引流示意图

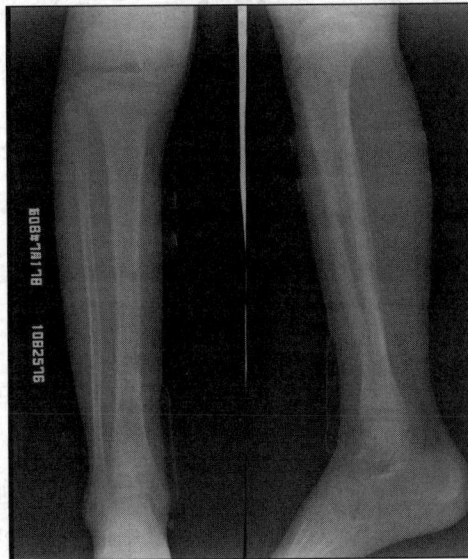

图 7-2-7　胫骨急性骨髓炎开窗引流术后 X 线

③病灶清除及持续冲洗引流术

［适应证］血源性骨髓炎溃后期，病灶存在明显的深部组织缺损和空腔，但皮肤无明显缺损，抗生素及中医药治疗无效，应在切开排脓病灶彻底清除后采用闭合性持续冲洗引流术。

［手术方法］在手术中清除脓肿后，以生理盐水冲洗创面，在病灶空腔内放置两根引流管：一条作为进液管，即冲洗管，置于骨腔上口，连接盛冲洗液的吊瓶或密封的生理盐水瓶；一条为吸引管，稍粗些，置于脓腔底部以利引流，连于负压吸引器上。切口一期缝合，调整冲洗液流入速度和吸引力量以便进行抗生素冲洗（图 7-2-8）。冲洗液配制：生理盐水 1000mL 加入庆大霉素 8 万～ 16 万 U，或其他高度敏感的抗生素。

术后 12 ～ 24 小时内流入速度应当快些，以后每分钟 50 ～ 60 滴即可，24 小时连续滴注。一般来说，每日冲洗量为 1500 ～ 3000mL，术后前 3 天量可达 5000mL 左右。术后 1 ～ 2 周视冲洗效果拔管。拔管时先拔冲洗管，24 小时后拔除吸引管，以吸尽伤口内残留的冲洗液。拔管指征：患者全身中毒症状明显好转，体温正常，局部肿胀消退，疼痛减轻，伤口局部无明显炎症现象，流出的液体清晰透明。必要时留取冲洗液样本送细菌培养及药敏。

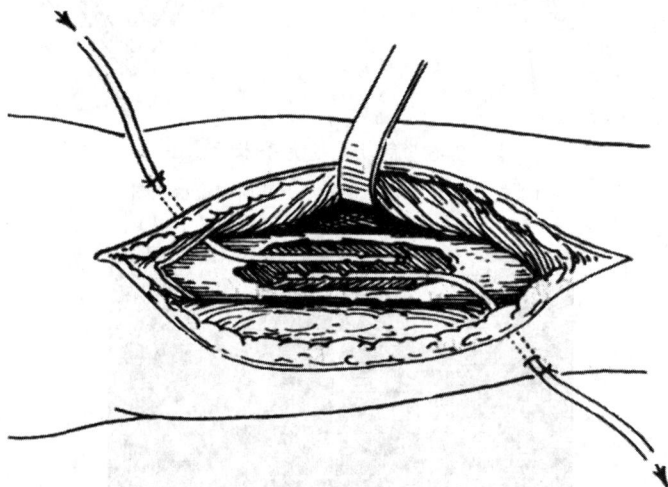

图 7-2-8　急性血源性骨髓炎持续冲洗引流术示意图

④病灶清除及载药可吸收人工骨植入术

［适应证］血源性骨髓炎溃后期，病灶区界限明确且软组织覆盖良好；不适于长期卧床或凝血功能障碍等不能耐受长期冲洗引流。

［手术方法］在彻底清除病灶的基础上，以生理盐水冲洗创面，选用敏感抗生素与可吸收人工骨调制成颗粒状，革兰阳性菌感染者多用万古霉素、革兰阴性菌感染者多使用妥布霉素；切口一期缝合，病灶中置管引流。拔管指征：患者全身中毒症状明显好转，体温正常，局部肿胀消退，疼痛减轻，伤口局部无明显炎症现象，引流液小于 10mL/d。

5. 功能锻炼

持续牵引或夹板、石膏托固定期间，应鼓励患者积极进行肌肉舒缩及未固定的关节伸屈活动，以促进气血运行，防止肌萎缩的发生。被动活动锻炼有预防肌肉萎缩的作用，主动锻炼恢复中的肌肉，以改进肢体功能。

6. 膳食与起居

（1）辨证施膳：运用平乐正骨膳食平衡理论进行膳食调理。急性血源性骨髓炎因血瘀气滞，脾胃运化受到影响，患者食欲欠佳，配伍膳食应以清淡、易消化之半流食或软食为主，忌食油腻、酸辛、煎炸之品，绝对忌酒戒烟，以免引动内火而加重病情。

在食物性味搭配上应以理气、凉血、通下为原则，多选用金橘、柚子、橙子、佛手、三七、香蕉等。根据病变的不同时期，可选用相应的药膳。

①初期：食用清热泻火、解毒活血、泻下攻积类药膳。

大黄甘草粥：大黄粉 3g，甘草 10g，粳米 150g，白糖 15g。甘草洗净加水煮 15 分钟，停火，过滤去渣，留汁液，将大黄粉、甘草液、粳米、白糖放入锅内，加水，煮 30 分钟即可。每日 1 次。

黄芩山栀饮：车前子、木通、龙胆草、山栀、黄芩各 5g，甘草、柴胡各 6g，当归、生地黄各 15g，泽泻 10g，白糖 30g。以上药物洗净，放到瓦锅内，加水 500mL，置武火上烧沸，再用文火煎煮 40 分钟，停火，过滤去渣，留药液，加入白糖搅匀即成，代茶饮用。每日 2 次，一次 1 小杯。

②成脓期：食用解毒活血、消肿排脓类药膳。

黄柏消炎粥：黄柏 15g，金银花 25g，连翘 10g，赤芍 15g，当归 10g，蒲公英 10g，防风 6g，车前草 15g，生黄芪 20g，粳米 50g，砂糖适量。将诸药洗净，放入砂锅，加清水 1000mL，煎煮取汁 200mL，去渣备用。将粳米淘洗干净，加水适量，煮成稠粥，兑入药汁，加砂糖搅拌后再煮沸即成。上、下午分食，每日 1 剂。

葫芦粥：陈葫芦粉 20 ～ 25g，粳米 50g，冰糖适量。先将粳米、冰糖同入砂锅内，加水 500g，煮至米开时，加陈葫芦粉，再煮片刻，视粥稠为度。每日 2 次，温热顿服，5 ～ 7 天为一疗程。

③溃后期：食用补肝肾、健脾胃、益气血类药膳。

茯苓莲子红枣粥：茯苓 15g，莲子 50g，红枣 12 颗，粳米 100g，红糖 25g。莲子泡发去心，红枣洗净去核，茯苓打粉，粳米淘洗干净，将粳米、茯苓粉、莲子、红枣放入锅内，加水适量，先用武火烧沸，再用文火煮 40 分钟，放入红糖即成。每日 1 次，当正餐食用。

党参炒猪肝：党参 20g，麦冬、丹参各 10g，陈皮 6g，猪肝 150g，鸡蛋 1 个，淀粉 20g，料酒、酱油各 10mL，葱 10g，姜、盐各 5g。党参、麦冬、丹参、陈皮放炖锅内，加水煎煮 25 分钟，去药渣，留汁待用。猪肝洗净切成薄片，葱切段，姜切片。猪肝片放在碗内，放入淀粉、酱油、盐，打入鸡蛋，拌匀待用。炒锅放植物油，武火烧至六成热，放姜、葱爆香；放进猪肝、料酒、药汁，炒匀断生即成。每日 1 次，佐餐食用。

（2）起居：起居有常平衡论是平乐正骨理论体系的一大特色。平乐正骨理论认为，起居有常是筋骨健康的基本保证。急性血源性骨髓炎多伴有发热、疼痛、汗出、精神紧张烦躁等症，体质消耗较大，患者宜多静卧休息，以缓解疼痛和减少体质消耗；同时要调畅情志，保持平和恬淡的心情，避免思虑伤脾、火燥伤心等；经常保持居室清洁卫生，适时通风以保持空气清新，避免长时间使用空调，以绝邪毒滋生之源。

【按语】

中医治疗急性血源性骨髓炎常给予置管冲洗引流，配合长期使用抗生素静点治疗；有些多次培养均为多重耐药菌生长，引流管长期留置而不敢拔除，创口长期漫肿不退，并有因长期使用抗生素所致二重感染、胃肠道反应，长期冲洗引流致贫血、低蛋白血症等全身不良反应的发生。远期随访，骨髓炎复发率也较高。配合应用中医药治疗，可有效缩短术后冲洗引流时间及抗生素的应用时间；对于骨髓炎术后创口漫肿不消、余热不清、余毒不尽等具有理想效果。

【病案举例】

秦某，男，14 岁，2008 年 3 月 7 日因"左足跟部肿痛伴左小腿肿胀 15 天"入院。

患者入院前两周无明显诱因下出现左足跟部肿胀、疼痛，发病一天后出现高热，左足跟部皮肤及软组织红肿、疼痛，局部皮肤温度高，患肢活动不利。曾到当地医院就诊，未能明确诊断，给予静滴抗生素、口服退热止痛药物治疗，效果不明显。来院时神志清，精神可，饮食及睡眠差，大便秘结，小便短赤。追问既往病史知：患儿喜食零食，平素常患感冒、咽疼。体格检查：体温 39.2℃，脉搏 102 次 / 分，呼吸 24 次 / 分，血压 100/80mmHg，意识清楚，面色红赤，舌质红，苔黄厚，脉滑数。左足部及小腿红肿，肤温升高，足跟部压痛明显、可触及波动感。血常规示：白细胞计数 30.00×10^9/L ↑、中性粒细胞比例 84.7% ↑、中性粒细胞数 25.91×10^9/L ↑。X 线检查：左跟骨可见点片状低密度影，余骨质结构未见明显异常。

临床诊断：左跟骨急性血源性骨髓炎。中医证型为热毒炽盛。

治疗经过：入院后完善各项检查，给予五味消毒饮加减煎服，骨炎膏外敷患处，穿刺抽取脓液送细菌培养及药敏试验，给予敏感抗生素静滴。2008 年 3 月 10 日在腰硬联合麻醉下行左跟骨急性血源性骨髓炎病灶清除、置管冲洗引流术，术后给予骨炎托毒丸口服。主要药物组成为黄芪、党参、熟地黄、当归、川芎、桔梗、金银花、土茯苓、蒲公英等。用法：一次一袋，每日 3 次，温开水送服。继续给予抗感染及营养支持治疗，持续闭式冲洗引流。冲洗一周后，引流液两次细菌培养均为阴性后，停止冲洗，拔除冲洗管及引流管。患儿仍诉左足胀痛，查足跟部红肿、压痛不明显。每日以骨髓炎 Ⅱ 号方水煎外洗患足。方药组成：生大黄、黄柏、黄芩、苦参、苍术、公英、地丁、土茯苓等各 30g。用法：上方煎汤熏洗患肢，每日 1 次。洗后以骨炎膏外敷患处。方药组成：当归、土茯苓、紫草、红花、白芷、商陆（醋炙）、天花粉、白头翁等。取适量药膏搅匀后外敷患处，每日更换一次。持续治疗两周，患儿症状完全消失，血常规及血沉检查均正常，痊愈出院，6 个月随访无复发（彩图 7-2-1，彩图 7-2-2）。

二、慢性血源性骨髓炎

【概述】

慢性骨髓炎亦称附骨疽，是骨组织的慢性感染性疾病，其病情反复、缠绵难愈，病程可达数月、数年、数十年。慢性骨髓炎多见于成人创伤后骨髓炎，偶尔继发于儿童时期急性血源性骨髓炎的再感染。这种慢性骨髓炎一般均具有典型的急性骨髓炎病史，以死骨、死腔及窦道形成为特征，并有典型的 X 线改变。慢性骨髓炎发病率高、病程长，常反复急性发作，不易根治，易造成病残，严重损害患者的身心健康，是骨科临床工作中应特别引起重视的病症。

【病因病机与分型分期】

1. 病因病机

（1）中医学：脾主运化水谷精微，肺对体内水液输布、运行和排泄起重要的疏通和调节作用。脾肺气虚，不仅气血津液生成不足，也不能正常输布，导致祛邪无力，死骨不能快速与正常骨质分离，脓液形成不足，不能游离冲刷邪毒和承载游离死骨排出体外。临床可见发热，但体温不高，死骨形成、脱落及排出缓慢，甚至皮肉难生，创口或窦道久不闭合。另外，附骨疽形成后如伴随较大的死骨形成、多处窦道溃破、大范围皮肤缺损、广泛钢板等内固定寄存，或患者求治心切、辗转更医，或偏信游医，甚至失治误治，或经济困顿，治不连续，以致贻误病情，久耗气血，如此形成恶性循环。附骨疽患者多久卧伤气，或失血致气随血脱。患者自身经络难以再通修复，同时成为毒邪滋生、难以灭除的温床，又因络脉阻隔，气血循行中断，温煦濡养功能失常。年岁已高患者，素已肝肾亏虚。肝藏血，主疏泄，肝不藏血，疏泄失司；肾藏精，肾主一身之阴阳，肾中精气不足，则其推动、温煦及濡养作用失司。精血不藏，均可致络脉失养，瘀阻络脉。反之，精血充足则生命力强，卫外固密，适应力强，邪不易侵。"足于精者，百病不生；穷于精者，万邪蜂起。"如同时并发消渴、筋瘤等疾患，进一步导致络脉瘀阻。亦有虽在壮年，经反复手术，局部瘢痕丛生，络脉瘀阻，气血津液输布不畅，毒邪黏附患骨，历久难消。

（2）西医学：西医学认为，慢性骨髓炎的致病微生物与急性骨髓炎基本相同，金黄色葡萄球菌是最常见的致病菌，其他致病菌为溶血性链球菌、表皮葡萄球菌、绿脓杆菌等。近年来，革兰阴性杆菌的查出率明显升高，绝大多数是由急性骨髓炎治疗不及时或不彻底形成的。从急性骨髓炎到慢性骨髓炎是一个逐渐发展变化的过程，一般认为在发病 4 周，急性炎症消退后，遗留死骨、窦道、死腔等，即为慢性骨髓炎。从急性骨髓炎发展到慢性骨髓炎，在病理上是一个连续的过程，即由以显著的骨破坏为特征的急性期，逐步发展为以修复增生为主的慢性期，破坏和修复在整个病理演变过程中是共同存在的两个方面。急性期症状缓解，X线表现为骨的破坏局限化，骨的增生明显，形成死腔、死骨及窦道，标志着已演变为慢性骨髓炎。

死骨的形成是慢性骨髓炎的主要病理特征之一（图7-2-9）。死骨脱落或清除后残留的骨性空腔成为死腔（图7-2-10）。死腔周围增生硬化的骨质即包壳骨，骨包壳的形成是骨破坏后的代偿性改变；当其形成不充分时，易发生病理性骨折；临床也将骨包壳形成是否完全作为能否进行病灶清除手术的依据之一。

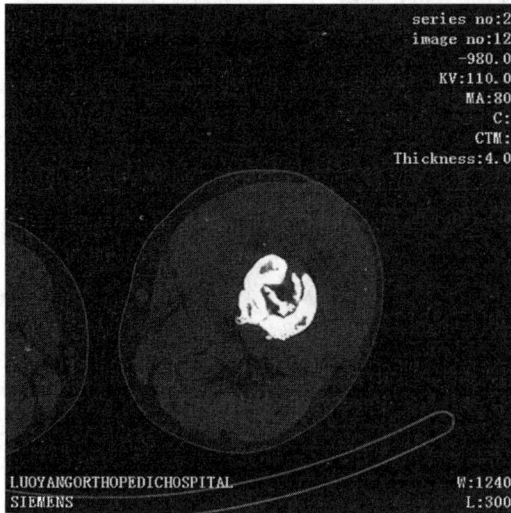

图7-2-9　股骨慢性骨髓炎死骨形成CT　　　　图7-2-10　胫骨慢性骨髓炎死腔形成CT

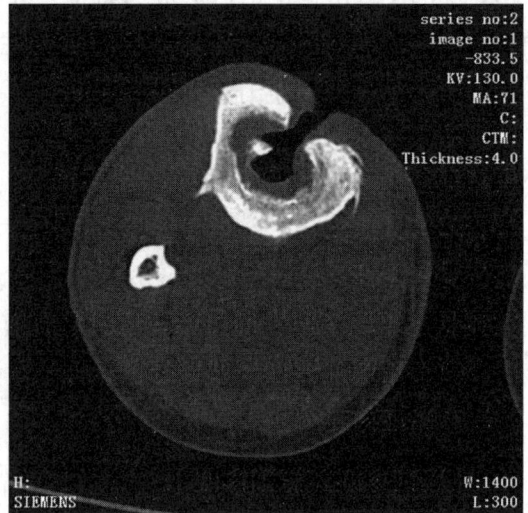

Dereta证实，慢性骨髓炎更像一个缺血性疾病而不是感染性疾病。骨骼标本的组织学检查发现大量具有小血管的纤维斑块。骨髓炎时，骨髓内的氧分压明显下降，提示不利的环境可能会造成骨骼感染的慢性化，这是因为条件致病菌能够在无血管或边缘血管化的组织中生存。骨骼的血管分布是影响骨骼感染治疗效果的关键因素。

在上述病理演变过程中，存在着"正邪相搏"的抗争，机体正气对细菌的抑制和病理损害的修复起重要作用，在骨质破坏的同时出现骨质（包括骨膜）增生反应。这种增生骨随着正气的增强，愈来愈明显，使骨干增粗，密度升高，死腔变小乃至消失，骨髓炎愈合。

（3）平乐正骨骨病学：本病因疔疮、疖肿病后，治疗、护理不当，余毒湿热内盛，深窜入里，留于筋骨，损筋蚀骨，血败肉腐而成；或因外伤感染邪毒，湿热蕴蒸而成。本病具有湿邪为患的特征，如病势缠绵，病程长，病变部位深，局部窦道常有黏滞或稀薄脓液，窦瘘形成。此多为湿热余毒未清，乃病久伤正，气血不足，无力托毒外出，难以生肌敛疮。邪毒壅遏附骨，经络阻塞，气血阻滞是本病初期的主要病机；邪毒化热腐肌伤骨，是病情的进一步发展；而正虚邪实是本病的病机关键；火毒始终是本病的主要矛盾。

平乐正骨在对慢性骨髓炎的认识中，特别强调脾胃的重要性，认为脾胃为后天之本，人的生长发育除了先天禀赋之外，主要受后天脾胃的化生，而脾胃虚弱和外邪侵犯都会使其生理功能受限。六淫外邪侵犯人体，入里犯脾胃，脾胃受损，则运化升降布散功能受阻，经脉不通，气血周流不畅，壅滞凝聚，邪毒积聚，郁而化热，热盛则肉腐，腐肉成脓则为痈疽。痈疽的发生与脾胃的虚弱、外邪困脾有直接关系。

慢性骨髓炎后期常因病久不运动造成肌肉萎缩、四肢无力，加之病变局部血瘀，瘀不祛则新不生，久而久之，病久必虚，气虚则推动无力，血虚则筋骨失养，新骨不生，断不能续；同时久病及肾，肾虚则精亏髓乏，骨的生长发育受到影响，肝肾同源，肾损及肝，肝血不足，难以濡养筋骨，使断骨难续；肝肾不足，导致脏腑失养，脾胃纳滞，运化无力，水谷精微输布受阻，四肢百骸失去滋养，最终导致慢性骨髓炎患者病情缠绵，反复发作。慢性骨髓炎到后期虽有实证之象，但多为本虚标实。

2. 分型分期

慢性骨髓炎根据其发病时间长短、病理变化特点，临床上可分为稳定期及急性发作期。根据有无明确的原发病可分为原发性骨髓炎和继发性骨髓炎，后者包括免疫缺陷型（如长期服用激素类药物致骨梗死感染、系统性红斑狼疮并骨髓炎等）、神经源性骨髓炎（脊髓栓系并足溃疡、激素损伤致褥疮性骨髓炎）、血管病变性骨髓炎（下肢静脉曲张致皮肤溃疡继发骨感染）、代谢性骨髓炎（糖尿病性骨髓炎等）。根据病理类型可分为死骨型、死腔型等。有并发症者如骨髓炎并癌变、骨髓炎并病理性骨折等亦需特别注意。

Cierny 和 Mader 介绍了较全面和临床较实用的分类方法。这一分类强调患者的全身情况，说明了患者的免疫系统在治疗中的重要性。这一分类也有助于医生针对不同患者采用最合适的手术方式。Kelly 分类等旧的分类方法更多的是描述性的，对治疗的指导价值不大。目前尚没有将条件致病菌及其药物敏感性作为分类的依据。

随着联合用药的增多，耐药的条件致病菌在本病的治疗中十分关键，特别是医院内感染。Cierny-Mader 分类系统中包含 4 种骨髓炎的解剖类型（Ⅰ、Ⅱ、Ⅲ、Ⅳ型）和两种生理宿主亚型（A 亚型：宿主免疫功能正常，B 亚型：宿主免疫功能受损）。Ⅰ型骨髓炎中感染病灶位于骨内膜表面。Ⅱ型又称表层骨髓炎，软组织有明显受损，受累长骨表面暴露。Ⅲ型又称局限性骨髓炎，界限清楚的皮质骨骨髓炎，常常结合Ⅰ、Ⅱ型的特点。此型骨髓炎能够通过手术清除而不损伤骨骼的连续性。Ⅳ型又称弥散型骨髓炎，累及整个骨骼。此型可具有其他三型的特点，同时在手术清创前后具有不稳定性。

这一分型系统也根据患者的抗感染能力，对治疗的反应性和发病情况将宿主进行了分类。A——宿主是正常宿主，全身健康状况良好。B——宿主可分为局限性（BL）、全身性（BS）或局限性及全身性（BL/S）免疫功能受损。患者的循环、造血、代谢、免疫和营养状态在确立宿主分类时扮演重要角色。C——宿主不需治疗，如疾病造成的残疾太小或潜在的治疗风险太大而无法手术干预。Cierny-Mader 分类将疾病的范围与宿主的全身和局部条件结合起来。解剖学部位、组织坏死的程度、宿主的条件、疾病带来的伤残决定了是否需要治疗，治疗应该简单还是复杂、姑息还是根治、保肢还是截肢。临床分期决定了疾病的预后及治疗方式。Kelly 等进行的股骨和胫骨慢性骨髓炎的回顾性研究中发现，股骨或胫骨骨折后发生的慢性骨髓炎在 425 例治疗患者中占 73%。

【临床表现】

1. 病史

本病有急性血源性骨髓炎病史。

2. 症状

（1）全身表现：慢性骨髓炎病程长期迁延，反复急性发作，有窦道形成者长期排出脓性分泌物，对患者机体产生慢性消耗损害，因此患者往往有贫血和低蛋白血症。有些慢性骨髓炎患者合并有糖尿病，也是窦道缠绵难愈的重要因素。部分患者因长期使用抗生素而合并肝肾功能损害，从而影响修复组织的合成及康复进程。急性发作期可见寒战、高热等全身毒性反应。

（2）局部表现：患肢长期隐痛、疼痛时轻时重，皮肤上有长期不愈或反复发作的窦道口一至数个，时常流出稀薄脓液、淋沥不尽，或流出小碎死骨片。脓液排出不畅时，局部肿胀疼痛加剧，并有发热和全身不适等症状。有时在症状消失、创口愈合后数月或数年，患肢突发剧痛，伴有全身寒热交作，原窦道口处（或他处新发）红肿，继而破溃流脓，经休息治疗后，症状又消退，如此反复发作（彩图7-2-3，彩图7-2-4）。

3. 体征

本病局部有压痛、叩击痛。窦道口常有肉芽组织增生，周围皮肤有色素沉着，用探针经窦道插入探查，常可触及死骨的粗糙面和骨瘘孔。患肢增粗，皮肤上留有凹陷窦道瘢痕，紧贴于骨面，可触及病骨表面凹凸不光滑，轮廓不规则，皮下组织变硬。

慢性骨髓炎可能出现下列并发症：①关节强直：感染邪毒扩散到关节内，关节软骨面破坏，使关节呈纤维或骨性强直；或因患肢长时间制动所致。②屈曲畸形：多由于急性期患肢长期制动于屈曲位以缓解疼痛，未做牵引或其他外固定，以致软组织瘢痕挛缩而引起。③病理性骨折或脱位：由于炎症发展迅速，造成骨质大量破坏，或骨包壳新生迟缓，或病肢缺乏适当的保护，均可导致病理性骨折。如果病变波及关节，脓液侵蚀韧带、关节囊等关节稳定结构，则发生病理性脱位。④癌变：窦道口皮肤因长期炎症刺激，可恶变为鳞状上皮癌，表现为突出皮肤的菜花状新生物，易出血、坏死，有恶臭（彩图7-2-5）。

4. 临床特征

窦道流脓不愈、死骨存在是本病的主要临床特征。关节强直、屈曲畸形、病理性骨折或脱位、窦道周围皮肤癌变是本病重要的并发症。

5. 特殊检查

用探针经窦道插入探查，常可触及死骨的粗糙面和骨瘘孔。患肢增粗，皮肤上留有凹陷窦道瘢痕，紧贴于骨面，可触及病骨表面凹凸不光滑，轮廓不规则，皮下组织变硬。

6. 辅助检查

（1）影像学检查：

① X线检查：慢性骨髓炎基本 X 线表现可归纳为以下几点。血源性骨髓炎病变范围比较广泛，可累及骨端、骨干甚至全骨。有的患者多骨发病。病变两端多有骨质疏松。病变部位骨密度显著升高，大量的骨膜成骨使骨皮质增厚，骨髓腔变窄或消失。骨外形增粗，不规则或呈纺锤状。这些 X 线表现代表慢性骨髓炎旺盛的骨增生反应。在密度升高影像中可见单个或多个散在的骨质破坏区。有的已形成由骨包壳所包围的骨空洞影，表现为不规则的低密度腔，其中常可见死骨的影像。死骨在 X 线片上为密度更高的不规则条块状影，边缘多为锯齿形。死骨周围有一密度较低的狭窄边界，代表周围的炎性肉芽组织（图 7-2-11）。小块死骨有时只能在断层扫描时或高电压照相时方能发现。小块死骨在治疗后可被吸收。创伤性骨髓炎的病变范围较局限，影像检查常可发现骨折术后内外固定的痕迹。死骨自然排出或手术摘除后残留的病理性死腔也是慢性骨髓炎难以治愈的重要原因之一（图 7-2-12）。阅读 X 线片时，应注意了解病变的部位和范围，死腔和死骨的位置、形状和大小，骨包壳是否形成及是否坚固等。这对明确诊断和决定治疗方案有很大的指导意义。

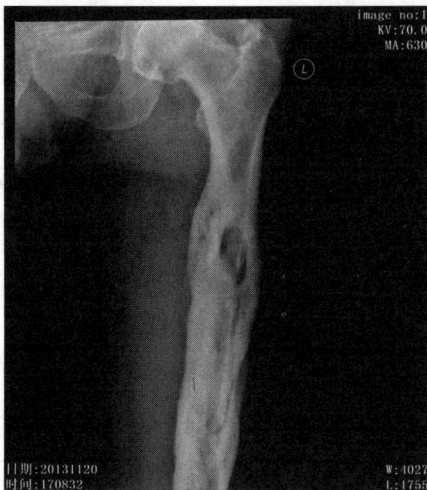

图 7-2-11　股骨慢性骨髓炎死骨及包壳
形成 X 线

图 7-2-12　股骨慢性骨髓炎死骨摘除后残留
空腔 X 线

骨破坏严重者可发生病理性骨折、骨缺损及假关节形成。当病变侵犯骨骺时，破坏了发育的骨化中心，会影响肢体的正常发育而发生患肢短缩的后遗症（图 7-2-13）。

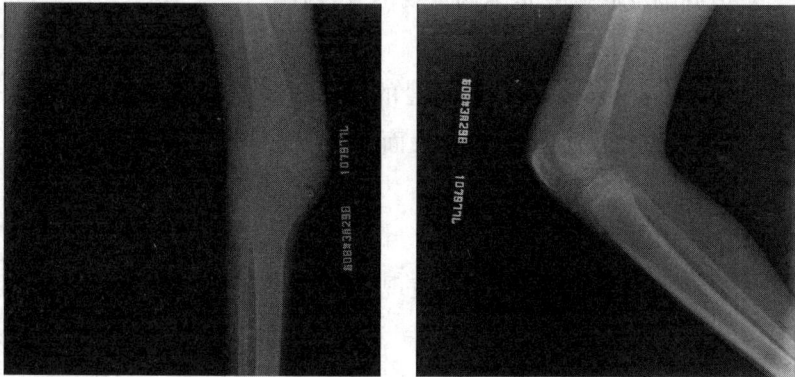

(1)　　　　　　　　　　　(2)

图 7-2-13　股骨慢性骨髓炎并发病理性骨折 X 线
（1）正位片；（2）侧位片

②CT 检查：显示骨质破坏，为低密度区。破坏区内显示大小不一的高密度死骨，在周围低密度区衬托下异常明显，偶可见骨髓腔内极低密度的气体影（图 7-2-14），高密度的骨膜反应围绕骨皮质，两者可区分开来。慢性修复期骨皮质显著增厚，骨髓腔内密度也升高，甚至骨髓腔完全闭塞。

③MRI 检查：慢性骨髓炎骨质不均匀增厚，T1 或 T2 加权图像上均为低信号。松质骨在 T2 加权图像上可见不均匀高信号改变，为渗出或肉芽组织增生所致。死骨的信号变化依其含骨髓多少而定，密质骨死骨周围常有渗出或肉芽组织增生，因此，死骨的信号可表现多样，在 T1 加权图像上为低信号、中等信号或高信号，T2 在加权图像上则多为高信号。

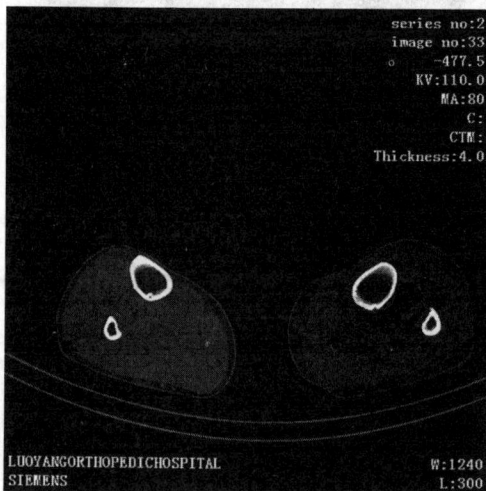

图 7-2-14　胫骨骨髓炎并局部积气 CT

（2）检验学检查：稳定期可无异常发现，或表现为红细胞及血红蛋白减少、血浆白蛋白减少等，血沉及 C 反应蛋白基本正常。急性发作期检验结果与急性骨髓炎类似。

在骨髓炎患者的治疗中，确定致病微生物及药物敏感性非常重要。在过去数十年中，从慢性骨髓炎患者创口中分离出的微生物发生了很大的变化。最初关于本病的微生物学研究报道认为，主要的病原体是对青霉素敏感的金黄色葡萄球菌。其后的报道出现了青霉素耐药的金黄色葡萄球菌。最近的一些研究发现，在骨髓炎患者手术中获取的临床标本中，培养出的单纯或混合革兰阴性杆菌是主要致病原。铜绿假单胞菌是骨髓炎患者手术标本中最常见的革兰阴性杆菌。葡萄球菌亦逐渐表现出新的耐药形式。从耐 β 内酰胺类抗生素到多重耐药；事实上，对万古霉素耐药的葡萄球菌在大型治疗中心已经很常见。在革兰阴性杆菌引起的骨髓炎患者中观察到相似的多重耐药模式。这种微生物学变化的临床意义促使人们认识到有必要对慢性骨髓炎的抗生素治疗进行大的调整。随着具有潜在毒性的抗生素的常规应用，必须经常监测患者的血清药物浓度及肾脏、耳和造血功能。

在慢性骨髓炎的治疗中，厌氧微生物的存在常常被忽略，尤其在感染由多种微生物引起时。骨骼肌肉感染中厌氧微生物的致病性并不清楚，直到证实了它们在其他感染中的作用，并将这些观察结果转化到骨骼肌肉系统感染的治疗中。

确定致病微生物需要提前至少两周停止抗生素治疗。已经证实从窦道中取出的标本做"拭子培养"是不可取的。真正的病原体最好在清创术中从骨髓炎创腔的深部取出。在将各种标本送往实验室进行需氧和厌氧培养的同时，应行真菌剂分枝杆菌鉴定。

（3）病理学检查：慢性骨髓炎手术时应取标本进行病理学检查，以明确诊断。当可疑窦道恶变时，病理学检查有很大价值。不典型病例必须借助病理学检查以与肿瘤等鉴别诊断。

【辨证诊断及鉴别诊断】

1. 辨证诊断

（1）正虚邪滞证：局部轻度疼痛，窦道或创口流出较稠厚脓液，可看到或探查到坏死骨质粗糙表面，创口或窦道时愈时溃，面色略苍，或伴午后低热，轻度自汗或盗汗，舌质淡红，苔白，脉濡缓。

（2）气血不足证：头晕目眩，少气懒言，乏力自汗，面色淡白或萎黄，心悸失眠，创口或窦道长期不愈，脓液清稀无臭，骨包壳形成迟缓或骨折愈合缓慢，舌淡而嫩，脉细弱。

（3）骨皮缺损证：微热或不伴发热，肢体漫肿、隐痛，患部皮肤缺损、骨质缺失、髓腔外露，或深部较大空腔，周壁骨质硬化，窦道流脓较多，长久不能闭合，舌淡苔白，脉细涩或弱。

（4）肝肾不足、瘀阻络脉证：患部隐隐作痛，窦道周围皮肤暗紫无弹性，窦道长期不愈，脓液清稀不伴异常气味，肢体关节僵硬、活动障碍，或多次手术后瘢痕密布。伴见头晕目眩，耳鸣健忘，失眠多梦，咽干口燥，腰膝酸软，胁痛，五心烦热，颧红盗汗，舌质暗淡，苔薄或无苔，脉沉细。血常规检查红细胞、血红蛋白偏低，血沉正常，血生化检查显示白蛋白偏少或球白比例倒置。本证一般以胁痛、腰膝酸软、耳鸣遗精与阴虚内热证共见为辨证要点。

2. 鉴别诊断

下面主要阐述慢性血源性骨髓炎与相关疾病的鉴别，慢性创伤性骨髓炎与相关疾病的鉴别见相应章节。

（1）硬化型成骨肉瘤：硬化型成骨肉瘤与慢性血源性骨髓炎，特别是低毒感染的慢性骨髓炎在临床和 X 线表现上十分相似。

慢性血源性骨髓炎多数是急性血源性骨髓炎发展而来，有急性感染病史，病程较长，发展缓慢，部分患者有窦道形成；无急性发作时，无疼痛；血清碱性磷酸酶检查正常。硬化型成骨肉瘤无感染病史，发展较快，疼痛较剧烈，夜晚疼痛较白天重，血清碱性磷酸酶多高于正常值。在鉴别诊断时除观察各自的临床特点外，尚需注意 X 线表现：慢性骨髓炎的骨膜反应是由轻变重，由模糊变为光滑。而骨肉瘤骨膜反应大多由层次清楚、均匀、光滑变为模糊，残缺不全或厚薄不均，不是趋向修复，而是继续破坏，显示肿瘤对骨膜新生骨的侵犯。

慢性骨髓炎骨的破坏和成骨是相互联系而又共存的，边破坏，边增生硬化，以增生硬化为主。X 线显示，破坏区周围一定有新生骨或新生骨内有破坏。骨肉瘤则相反，两种过程互不相关，即骨破坏区周围无成骨或成骨区内无破坏。

慢性骨髓炎不出现软组织肿块，亦无肿瘤骨产生。骨肉瘤常有迅速增大的软组织包块，出现放射状骨针、Codman 三角征和绒毛样骨膜增生影像。软组织块内可见到肿瘤骨。需要注意的是，放射状骨针或 Codman 三角等并不是恶性肿瘤所独有的影像学改变，在慢性骨髓炎有时也可看到这些表现，应提高警惕，以防误诊。必要时做病理学检查，以明确诊断。在动态观察下，骨肉瘤进展远比骨髓炎迅速，且是进行性的，最终表现出恶性瘤的特征。临床和 X 线鉴别诊断困难的病例，进行病理学检查是至关重要的。

（2）骨样骨瘤：是一种比较常见的良性骨肿瘤，以骨干部为好发部位。病变部位呈局部较广泛的骨皮质增厚，新生骨多的在 X 线上颇似慢性骨髓炎，但骨样骨瘤无脓肿及死骨。皮质较光滑，一般是一侧性的皮质增厚，髓腔不对称变窄。其特征表现为骨增生区中心的瘤巢呈圆形或卵圆形透明区，通常在 1cm 以下，罕有超过 2cm 的。水杨酸钠制剂对骨样骨瘤常有良好的止疼作用，而对骨髓炎则不然。

（3）未分化网状细胞肉瘤（Ewing 肉瘤 / 尤文肉瘤）：该病有时亦需与慢性血源性骨髓炎鉴别。过去认为洋葱皮样骨膜增生是未分化网状细胞肉瘤的特征性改变，事实上并非其所独有，也可见于慢性血源性骨髓炎。其增生改变在个别病例颇似慢性骨髓炎。

未分化网状细胞肉瘤无骨感染病史，疼痛为最突出的症状，开始为间歇性疼痛，以后变为持续性疼痛；而慢性血源性骨髓炎除急性发作外很少有疼痛，特点是多数有窦道形成，穿刺可抽出脓液或窦道分泌物做细菌学检查可查出致病菌。尤文肉瘤则无此表现。一般来说，尤文肉瘤的增生仅局限于骨外膜，量也较少，常有一定形态，如葱皮样或放射状骨针，不产生死骨；而慢性血源性骨髓炎既有骨外膜增生又有骨内膜增生，因而髓腔变窄，且往往有死骨和死腔并存。这些特点有助于二者的鉴别诊断。

（4）骨结核：骨干结核临床很少见，常合并其他部位结核，无混合感染时白细胞计数正常，死骨及窦道形成比较少见。即便形成脓肿或窦道，经适当非手术治疗也容易痊愈。而慢性血源性骨髓炎所形成的窦道愈合非常困难，往往经多次手术，数月、数年还不能完全根治。窦道排出物和慢性血源性骨髓炎不同，为稀薄之结核性脓液。细菌学检查可帮助诊断。鉴别诊断有困难时，需行病理学检查。

慢性血源性骨髓炎有时不易和松质骨结核，特别是与髂骨、跟骨、肩胛骨结核鉴别。松质骨发生结核病变后，骨组织坏死，以溶骨性破坏为主，不易形成死骨，局部脓肿较多，脓肿压力增大时，病灶扩大，脓液可穿破骨膜在软组织中形成脓肿，最后破溃形成窦道。X线片最初显示骨小梁模糊不清，呈一致的磨砂玻璃样改变，其密度比周围脱钙的骨质为高（图7-2-15）。而慢性血源性骨髓炎则以增生硬化为主，且易形成大块死骨。脓液的性质、细菌学检查和病理学检查可明确诊断。

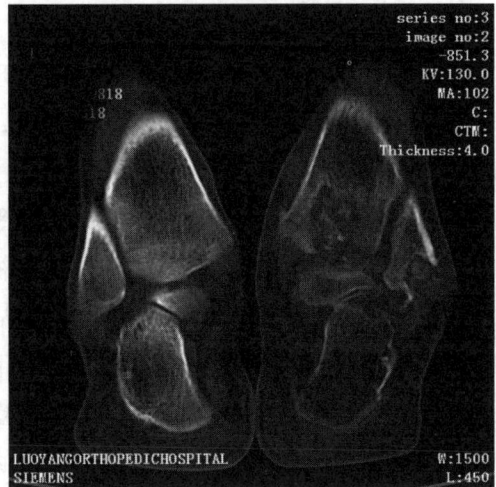

图7-2-15　踝关节结核死骨周围未见明显硬化缘CT

（5）慢性复发性多灶性骨髓炎：本病是一种原因不明的非感染性炎症综合征。患者多为青春期的女性，疼痛、肿胀、红斑和压痛提示炎症存在，症状常为多灶性和转移性。本病以间歇性的虚弱症状为特点，偶尔一次性发作持续数周，缓解期可持续数月或数年，常见部位是股骨远端、胫骨远近端和锁骨内侧（图7-2-16）。实验室检查可见ESR轻度升高，X线片显示干骺端邻近骨骺部位弥漫的硬化和溶骨性改变。细菌培养结果为阴性，组织学改变显示急性或慢性炎症，提示为骨髓炎。目前尚无有效的治疗，非甾体抗炎药可以缓解症状，无须使用抗生素，病变可持续2～5年。

（6）病理性骨折：亦可表现为局部肿痛、活动受限，X线示局部骨质破坏、连续性中断。与骨髓炎的区别：局部皮肤无红热，压痛局限，可查及骨摩擦感及异常活动；体温不高或轻度升高，实验室检查血白细胞计数正常或轻度升高。

（1）

（2）

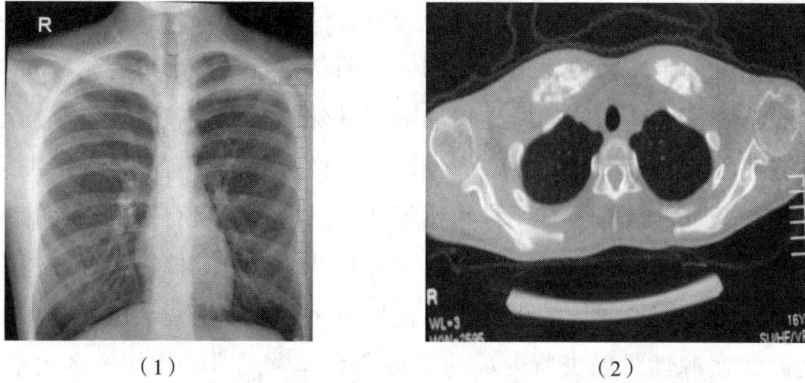

图 7-2-16　双侧锁骨复发性多灶性骨髓炎影像学表现

（1）X 线表现；（2）CT 表现

【治疗思路】

慢性骨髓炎临床表现错综复杂，病理发展千变万化，表里、寒热、虚实夹杂。平乐正骨骨病学认为，在具体诊疗过程中，先辨阴阳，抓住这一辨别疾病的总纲，把复杂多变的证候划分为阴证和阳证两大类。如里证、寒证、虚证概属于阴证范围，表证、热证、实证概属于阳证范围。根据阴阳平衡原则，灵活应用扶正祛邪、调整气血等基本治则。正确处理辨证与辨病、扶正与祛邪、局部与整体、治本与治标之间的相互关系，根据疾病发展过程初起、成脓、溃后三个阶段，遵循消、托、补三个总的治疗法则。实证以祛邪为主，包括解表活血、清热解毒、清热凉血等；虚证以扶正为主，包括益气养血、补益肝肾、温阳化滞等；虚实夹杂阶段以扶正托毒为主。后期治疗注重健脾益气化湿，倡导肝脾肾同治。治则为健脾益气，化湿托毒，补益肝肾。

【治疗方法】

1. 一般治疗

（1）营养支持治疗：慢性骨髓炎病程长期迁延，对患者机体产生慢性消耗性损害，患者往往有贫血和低蛋白血症，治疗中应加强营养，给予高蛋白食物，必要时静脉滴入人体白蛋白或氨基酸制剂；补充 B 族维生素、维生素 C；贫血者应予以纠正，必要时少量多次输血。最大限度提高患者的身体素质，增强机体对感染的免疫功能及对手术的耐受能力，这是治疗慢性骨髓炎的基础。

（2）局部制动或保护：慢性骨髓炎伴严重骨质缺损，存在发生病理性骨折的风险，有必要行夹板或支具外固定以保护病变部位。对于已经发生病理性骨折或慢性骨髓炎急性发作期，根据情况可分别采用持续牵引，石膏、夹板或支具等外固定方法，以维持折端稳定，促进骨折愈合，减轻疼痛，防止病变扩散。

2. 中医治疗

慢性骨髓炎总的病机是虚中夹实，在治疗上应局部与整体结合，扶正祛邪，内外同治。急性发作期可参考急性血源性骨髓炎选方用药。慢性骨髓炎稳定期可参考以下治疗方法。

（1）内治法

①正虚邪滞

治法：扶正托毒。

方药：托里消毒散加减。湿阻者加茯苓、生薏苡仁，阳虚加肉苁蓉、当归。

中成药：骨炎托毒丸，一次 6g，每日 3 次，温开水送服。

②气血不足

治法：益气养血。

方药：十全大补汤（《太平惠民和剂局方》）。胃纳不佳者，加木香、砂仁等健胃醒脾之品；创面水肿者，酌加泽泻、桂枝、薏苡仁等利水消肿；大便溏薄者酌加山药、肉豆蔻以健脾涩肠止泻。

中成药：十全大补丸，一次 9g，每日 2 次，温开水送服。补中益气丸，一次 9g，每日 2 次，温开水送服。归脾丸，一次 9g，每日 2 次，温开水送服。

③骨皮缺损

治法：补气，活血，通络。

方药：补阳还五汤（《医林改错》）加减。创面肉芽生长迟缓，阴液亏虚者，加麦冬、生地黄；创面灰白，渗血不佳者，加熟地黄、肉桂。

中成药：十全大补丸，一次 9g，每日 2 次，温开水送服。补中益气丸，一次 9g，每日 2 次，温开水送服。

④肝肾不足，瘀阻络脉

治法：滋补肝肾，祛瘀通络。

方药：阳和汤（《外科全生集》）加减。痛甚者，加乳香、没药；局部皮肤肿硬者，酌加皂角刺。每日一剂，水煎，分两次服。

中成药：骨炎补髓丸，一次 6g，每日 2 次，口服。金匮肾气丸，一次 3g，每日 3 次，口服。

（2）外治法

①正虚邪滞

中药外洗：骨髓炎外洗方加减。透骨草 30g，生大黄 30g，黄芩 30g，黄柏 30g，蒲公英 30g，紫花地丁 30g，川牛膝 30g，苍术 30g，苦参 30g，土茯苓 40g，生黄芪 20g。水煎，外洗溃疡创面，以纱条填塞窦道，或将创面或窦道浸泡药液中。每日一次，一次 30 分钟。

中药外敷：太乙膏或陀僧膏外敷创面，每日 1 次。

②气血不足

中药外洗：骨髓炎外洗方加减。透骨草 30g，黄柏 30g，蒲公英 30g，川牛膝 30g，苍术 30g，苦参 30g，土茯苓 40g，生黄芪 20g。水煎，外洗溃疡创面，以纱条填塞窦道，或将创面或窦道浸泡药液中。每日一次，一次 30 分钟。

中药外敷：生肌玉红膏、生肌散或白玉膏适量外涂创面，每日一次。活血接骨止痛膏外敷患肢病灶对应面皮肤处。

③骨皮缺损

中药外洗：骨髓炎外洗方加减。透骨草 30g，黄柏 30g，蒲公英 30g，川牛膝 30g，苍术 30g，苦参 30g，土茯苓 40g。水煎，外洗溃疡创面，每日一次，一次 30 分钟。

中药外敷：生肌玉红膏、生肌散或白玉膏适量外涂创面，每日一次。

④肝肾不足，瘀阻络脉

中药外洗：骨髓炎外洗方加减。伸筋草 30g，透骨草 30g，黄柏 30g，川牛膝 30g，苍术 30g，苦参 30g，土茯苓 40g，当归 20g，红花 15g，生黄芪 20g。水煎，外洗溃疡创面，以纱条填塞窦道，或将创面或窦道浸泡药液中。每日一次，一次 30 分钟。

中药外敷：活血接骨止痛膏外敷患肢病灶对应面皮肤处。窦道或瘘管内置白降丹、三品一条枪等。

3. 物理治疗

物理治疗对于控制感染、促进窦道或创面愈合、减轻肢体的功能损失、有效恢复肢体功能等具有重要意义。

（1）超短波疗法可消炎、解痉，促进血液循环，加速组织再生和新陈代谢，能促进窦道快速愈合。

（2）紫外线疗法能使白细胞的吞噬作用加强，提高机体的免疫功能，以强红斑量控制炎症，再减小剂量促进肉芽组织生长。

（3）对于窦道口较深患者，用石英导子探入窦道，点状逐次、逐点照射，切口周围用叠加法照射。

（4）红外线疗法具有疏经通络、行气活血、消瘀散结、祛湿散寒等作用，可逐渐改善切口局部组织的血液循环，促进渗出物的吸收。在用红外线照射过程中要注意掌握照射温度，病程长、窦道口分泌物多的患者治疗次数宜多，其疗程间无须间隔。

（5）顺序循环疗法和下肢涡流浴除有明显的改善血液循环、清洁创面，以及对创面的愈合起到重要作用外，还有压力作用，因而对愈合后的瘢痕增生有抑制作用。

（6）康复期应按摩活筋，配合外揉平乐展筋酊，以舒展肌肉，防止萎缩，促进关节功能恢复。

（7）动态干扰治疗仪或骨康治疗仪电刺激治疗，可以保持肌肉张力，减轻肌肉萎缩，防止肌肉纤维化，促进功能恢复。

4. 西医治疗

（1）药物治疗：许多慢性骨髓炎患者为多种微生物感染，从组织标本中分离出混合的需氧和厌氧微生物很常见，很难证明一种微生物比其他微生物更重要。因此，临床应选择针对所有检出微生物的抗生素。Kelly等于1970年提出的骨髓炎患者标准治疗是应用4周的抗生素，提倡在初次清创之前就开始抗生素治疗。随着局部缓释给药技术的发展，静脉内抗生素的疗程已明显缩短至1～2周，而且疗效不受影响。静脉给药后是否有必要进行口服抗生素治疗尚存在争议。口服治疗已被用于革兰阳性菌的感染，而未被用于革兰阴性菌感染。近些年，有联用利福平和氟喹诺酮类药物6个月治疗骨科内固定物感染的报道。

1）全身用药：应用于慢性骨髓炎的急性发作期、手术前的准备和术后，主要目的是预防和治疗炎症的扩散及血行性全身感染。患者入院后应及时做脓液细菌培养和药物敏感试验，找出致病菌种和敏感的抗生素。选择最敏感的杀菌性抗生素。抗生素应联合应用，如青霉素类或头孢菌素类与氨基糖苷类联合应用可起到协同作用。

2）局部用药：慢性骨髓炎由于局部血液循环障碍，通过全身给予的抗生素很难或很少渗透到病灶内，病灶部位的抗生素含量达不到有效的杀菌浓度。局部应用抗生素可使病灶内抗生素浓度比全身用药高数倍甚至数十倍，从而提高疗效。

①抗生素纱条填塞：将浸有敏感抗生素药液的纱条敷于创面或填塞于窦道中，从而将抗生素带入创面或窦道，以提高局部给药浓度。常用药物有庆大霉素、呋喃西林等，多需每日或隔日换药。

②载药不可吸收骨替代物植入：有证据表明，含抗生素的骨水泥珠链可对局部组织灭菌。将庆大霉素等敏感且性能稳定的抗生素放入聚甲基丙烯酸甲酯等不可吸收骨替代物中，制成直径6～8mm之小球，用细不锈钢线或不可吸收线连起来，将其置入病灶内，可在2～3周内不断释放有效浓度的抗生素。3周后取出或将其一端置于切口外，每日拉出一颗，等待肉芽逐渐填充死腔（图7-2-17）。适用于局灶性骨缺损病灶较小、周围血供丰富的患者，或作为病灶清除与组织瓣移植间的过渡措施。

③载药可吸收人工骨颗粒植入：彻底病灶清除的基础上，以生理盐水冲洗创面，选用敏感抗生素与可吸收人工骨调制成颗粒状，革兰阳性菌感染者多用万古霉素、革兰阴性菌感染

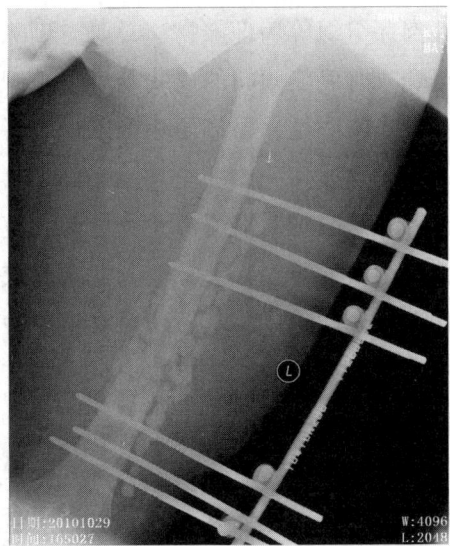

图7-2-17　股骨慢性骨髓炎载药骨水泥珠链植入X线

者多使用妥布霉素；切口一期缝合，病灶中置管引流（图 7-2-18）。拔管指征：患者全身中毒症状明显好转，体温正常，局部肿胀消退，疼痛减轻，伤口局部无明显炎症现象，引流液小于 10mL/d。适用于局灶性骨缺损病灶狭长、周围血供丰富的患者，或作为病灶清除与自体骨游离移植间的过渡措施。

④持续抗生素溶液冲洗及引流：冲洗液中溶入高浓度抗生素，在有效局部给药的同时，及时带走病灶渗出液及过多瘀血，促进病灶炎症消退及病变愈合。适用于病灶空腔较大者或慢性骨髓炎急性发作期术后（彩图 7-2-6）。

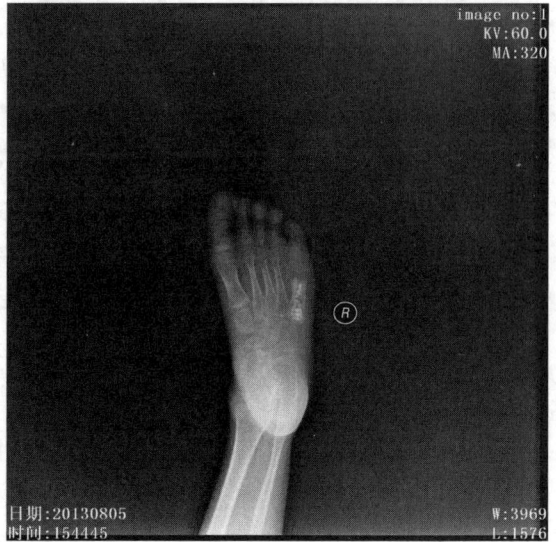

图 7-2-18　跗骨慢性骨髓炎载药可吸收人工骨植入 X 线

（2）介入治疗：动脉加压灌注或静脉加压灌注抗生素，上肢用肱动脉，下肢用股动脉，通常需在 DSA 透视下进行动脉插管，将全身应用剂量的抗生素溶于 50～100mL 盐水，用注射泵在 30～60 分钟内加压注入动脉。静脉加压灌注系采用皮静脉穿刺法，近端上止血带，远端加压包扎，将抗生素用动脉输液加压器注入。适用于病灶周围血管通畅但灌注不足者。

（3）手术治疗

①病灶清除术：病灶清除包括彻底切除窦道，摘除死骨，清除病灶中的脓液、炎性肉芽组织等病理产物，必要时剔除死腔壁硬化骨质并适当扩大骨腔。对于明确发生癌变或有癌变倾向的皮肤及瘢痕组织应扩大切除范围，以预防复发及恶变。非承重骨感染范围广泛、局部切除难以彻底者如末节趾（指）骨、肋骨或腓骨慢性骨髓炎，可以考虑整段切除或完全切除（图 7-2-19）。松质骨如髌骨、髂骨等的慢性骨髓炎炎症界限不易明确，多需扩大病灶清除范围。病灶清除的时机是否恰当，也是治疗成败的关键因素；一般要求骨包壳完全形成、可以承受肢体应力后施行，过早行病灶清除术存在病理性骨折及术后高复发率风险。病灶清除术是慢性骨髓炎的基础性治疗，残留死腔的处理较为复杂和棘手，治疗方法多样，需根据不同的病情灵活应用，方能达到较好的预期效果。

②病变死腔的修复治疗方法：慢性骨髓炎病灶死骨清除后可用组织瓣、自体松质骨、人工骨等填塞以消灭残腔。在有效抗生素配合下，如病灶清除彻底，可以一期闭合伤口，但复发率较高。

Orr 手术：Orr 手术一个经典的慢性骨髓炎手术，其原理是清除病灶后，残腔用凡士林纱布填塞，通过慢性持续引流作用，使残腔通过肉芽的瘢痕化而治愈。适用于病灶深而开口小、全身条件差不能耐受麻醉刺激及手术创伤者，或局部软组织条件差、不具备组织瓣移植条件者。

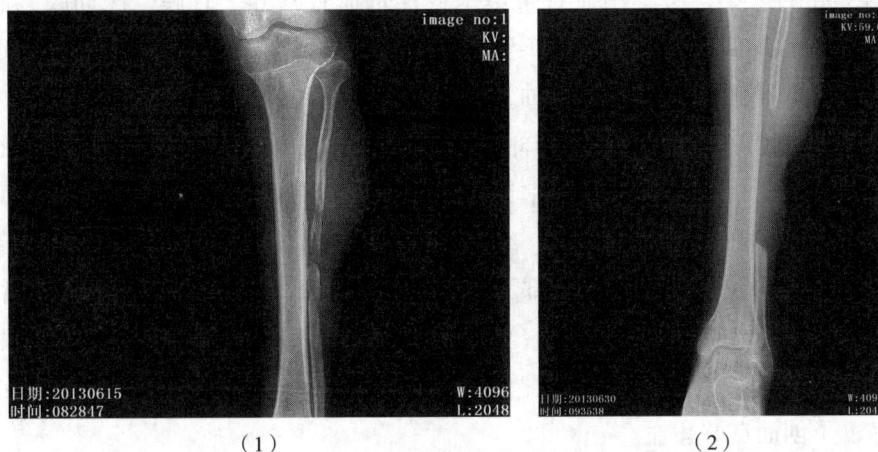

（1）　　　　　　　　　　　　　　　　　（2）

图 7-2-19　腓骨中段慢性骨髓炎阶段性切除术 X 线

（1）术前；（2）术后

持续冲洗引流疗法：该疗法解决了病理产物的清除、通畅引流、局部高浓度抗生素作用三个基本问题。和其他疗法相比，其治愈率显著提高，疗程明显缩短，可以说是很有前途的疗法。该疗法具体操作方法同前述急性血源性骨髓炎，但通常保留引流的时间要更长，部分病例需长达数周甚至数月。

封闭负压引流技术：该技术具有即时收集并排除引流液、促进创面肉芽生长、利用软组织的弹性缩小创面的作用。适用于经病灶清除术后创面或创腔较大、肉芽组织生长新鲜的患者。慢性血源性骨髓炎较少出现大面积皮肤缺损，较大的空腔亦不能期望应用该技术使之愈合，因此，通常在创伤性骨髓炎骨创面无活动性出血且有肉芽组织覆盖时使用，作为病灶清除与组织瓣移植中间的过渡。该技术可以减少频繁换药造成患者的痛苦和医生的负担，缺点是费用较高。

不可吸收载药抗生素骨填充物：适应证及操作方法同前述。骨髓炎病灶植入含抗生素的骨水泥链珠，并结合应用带蒂皮瓣或游离组织瓣移植技术，使一期关闭创口成为可能。这种技术避免了反复切开清创，使利用异体移植物进行早期重建成为可能。

载药可吸收人工骨植入术：适应证及操作方法同前述。

组织瓣填充术：骨髓炎曾被认为是不可治愈的疾病。应用现代骨髓炎手术的基本原则，是使骨科医生可以在 Orr 提出的骨髓炎清创和开放治疗的基础上，根治性地切除感染组织。现代软组织手术，如局部肌瓣和游离组织瓣转移技术，使这些根治性整块清创成为可能。应用显微外科技术治疗慢性骨髓炎，如通过带血管蒂的或吻合血管的组织移植，可以改善病灶局部的血液循环，从而有效发挥抗生素的杀菌作用。适用于骨端较大的骨缺损空腔，常用的治疗方法包括胫后血管蒂组织瓣逆行或顺行填塞股骨远端、胫骨近端、胫骨远端空腔（彩图7-2-7）；腓血管蒂组织瓣填塞跟骨骨髓炎空腔。根据空腔的大小，可单用血管蒂填塞或连带血管营养之骨膜、深筋膜、肌肉等。复合组织瓣如骨皮瓣适用于结构性骨缺损伴皮肤缺损的病例。常用胫后血管近端蒂，切取步骤为：取小腿内侧面中线为轴，与胫骨前侧窦道水平为组织瓣旋转点，切开皮肤、皮下组织，于小腿后侧深浅肌群间隙深入，见胫后血管及腓血管、胫神经解剖关系清晰，胫后血管近端处组织间隙粘连紧密；组织瓣有效区浅部注意保持大隐静脉及隐神经与深部胫后血管之血运联系，组织瓣有效区深部保留部分胫后血管主干、周围少许腓肠肌内侧头及胫骨后肌，深部下段切取胫骨内侧骨膜，并保留其与胫后血管主干之联系。踝管近端游离胫后血管，注意保护胫骨后肌腱及跗长屈肌腱。组织瓣游离充分后，于踝管近端以两枚中号血管夹夹闭胫后血管，松止血带，若组织瓣及右足均循环良好，予创面良好止血。

③骨搬移术：Ilizarov介绍的骨搬运方面的技术进一步改变了骨髓炎的治疗理念并提高了疗效，实现了彻底的骨髓炎病灶清除术，从而明显降低骨髓炎的复发率。适用于承重骨如股骨、胫骨病灶清除术后阶段性缺损的患者。具体操作方法见创伤性骨髓炎。

④开放松质骨移植术：如没有游离组织瓣移植的经验，或有些慢性骨髓炎患者病灶解剖部位不适合行局部的组织瓣移植，或周围的血管病变导致受区无合适的血管供吻合，可以考虑开放松质骨移植术，通常称为Papineau技术。首先清除骨缺损，保持创面湿润，维持肉芽生长，该过程大概需要4周。用松质骨碎片填塞创口至皮肤水平，敞开换药。每天换药一次以防止移植骨干燥。大约3周后，移植物上长满肉芽组织，可以进行皮肤移植，如游离皮片移植或皮瓣移植。该方法的优点是操作简单，但成功的关键是需要非常细心地护理创口。缺点包括皮肤不稳定、移植物皱缩和较长时间的保护性负重，以利于移植物皮质化而承担功能性负重。Papineau提倡使用髓内针来维持骨折的稳定性，并防止包括移植物内在的断裂。在骨干部位的Papineau植骨中，植骨块在成熟过程中可出现再次骨折；愈合瘢痕不稳定，有出现复发性溃疡的可能性。此技术最常用于有限的干骺端缺损或由于年龄或并发周围血管病而不适合用皮瓣覆盖创口的患者。

⑤皮瓣或肌皮瓣移植术复合游离植骨术：在彻底清除病灶的基础上，通过局部皮瓣或游离组织瓣一期缝合创口；一旦感染控制，就可以应用外固定架临时维持病肢的应力，同时使用自体髂骨游离移植来消除骨缺损并促进骨联结。

⑥截肢术：适用于长期慢性骨髓炎患者，体质较差、病变广泛、病肢功能严重障碍、合并癌变等严重病例；或长期反复治疗无效，患者经济情况不能承受其他治疗的

情况。

慢性骨髓炎治疗后，经过长时间的观察，全身及局部症状消失，一般状况改善，窦道纤维性愈合，连续进行 X 线检查，病变骨结构逐渐规则、无骨破坏、骨硬化、骨皮质肥厚及骨髓腔狭窄等表现趋向稳定，则可以认为是临床治愈。

5. 功能锻炼

对于伴有窦道存在经久不愈的慢性化脓性骨髓炎，病肢皮肤软组织条件均较差、经济困难、对疗效期待不高的患者，可以采用"带炎生存"的功能疗法，即间断性病灶清理、始终控制炎症于极低水平及有限范围。既避免窦道周围皮肤的癌变，又避免彻底的病灶清除致病肢力学性能受到严重影响。

6. 膳食与起居

（1）辨证施膳：平乐正骨膳食平衡论的核心宗旨在于辨证施膳，膳食要平衡化、多样化，食物搭配应注意主食与副食的平衡、荤食与素食的平衡、不同颜色食物的平衡等。

慢性血源性骨髓炎多病程长久，因长期创口不愈合或窦道流脓不愈，易致气血不足甚或肝肾不足。气虚为主者，在配伍膳食时应注意适当增加具有益气健脾作用的动物性食物，如鱼肉、鸡肉等；忌食耗气之品，如空心菜、生萝卜、槟榔等。血虚为主者，应多食用动物肝脏、猪血、鸭血、甲鱼、乌鸡等具有益气养血作用的食物，同时应增加红豆、番茄、红枣等红色食物，黑芝麻、黑木耳、黑豆、首乌等黑色养血之品。以肝肾精血亏虚为主者，配伍膳食应以补益肝肾、养血填精为原则，选用猪肝、肾、羊肝、牛肉、排骨、甲鱼等补益肝肾之品，以填精养血、强筋壮骨。临床上可以根据气血不足、肝肾亏虚之不同选择适当的药膳。

①气血不足，正虚邪滞：可选用温补脾胃、补中益气类药膳。

归参山药狗肉汤：狗肉 300g，当归 5g，山药 5g，党参 5g。将狗肉洗净后放入水中浸泡一夜，除去血水。大锅中放入适量的水，将当归、山药、党参包入药包内，连同狗肉一同放入锅中，大火烧至水开后，调成小火，熬煮一个小时后，加入其他调味料即可。

黄芪牛杂萝卜汤：牛肉 200g，牛肚 150g，牛百叶 50g，白萝卜 100g，红枣 8 枚，黄芪 15g，芹菜 50g。将牛杂洗净后放入水中浸泡一夜，除去血水。大锅中放入适量的水，将黄芪包入药包内，连同牛杂、红枣一同放入锅中，大火烧至水开后，调成小火，熬煮一个小时后，放入白萝卜、芹菜，加入其他调味料，煮至白萝卜熟后即可。

②肝肾亏虚，精血不足：可选用强筋壮骨、益精补髓类药膳。

山药羊蹄：鲜山药、羊蹄各适量。先将羊蹄放入高压锅内煮烂，然后将鲜山药与羊蹄一同放入锅内爆炒，加入其他调味料即可。

黑木耳炒鳝鱼：黑木耳、鳝鱼各适量。将鳝鱼切丝，放入锅中爆炒后放入黑木耳，加入其他调味料即可。

（2）起居：据平乐正骨起居有常平衡理论，应该从作息有时、劳逸适度、动静平衡、房事平衡、形神合一等几个方面加强起居调护。慢性血源性骨髓炎患者难免气血亏耗，应以休养生息为原则。起床时间应略晚于常人，以保证充足的睡眠时间，长夏季节适当午休，居住生活环境宜温暖干燥以避免感受风寒湿邪；具备行走能力者应适当下床缓步行走锻炼，确需卧床者亦应坚持进行呼吸吐纳、腰背肌肉收缩、四肢肌肉及关节功能锻炼，避免久卧伤气或因过度劳累而进一步耗伤气血以致发生病理性骨折；久病及肾，慢性血源性骨髓炎患者应严格控制房事，以免更伤肾精或引动内火而致病情加重；形神合一要求患者理解并接受疾病现状，不可因疾病复杂、缠绵难愈而丧失信心，精神萎靡，亦应绝杂念、断妄想，以免久思伤脾、郁怒伤肝或心肾不济。

【按语】

慢性骨髓炎伴随窦道长期流脓不愈致营养流失，气血亏耗，正气渐亏，则正虚邪滞，长期使用抗生素不可避免药物的毒副作用对机体的损害。中医药在扶助正气、增加机体抵抗力方面具有丰富的经验和独特的疗效。

【病案举例】

李某，男，45 岁，因"左大腿骨髓炎 15 年、加重 1 个月"入院。

患者发病以来神志清，精神尚可，大、小便正常。体格检查：左大腿肿胀，压痛阳性，局部皮温高，无表浅静脉曲张。左膝关节伸屈活动受限，屈曲时膝关节疼痛。左足血循好。完善各项检查，血常规示白细胞计数 $2.5 \times 10^9/L$，中性粒细胞比例 85%。DR 片：左股骨多发骨质破坏区，周围可见密度相对硬化带，周围见骨膜反应及软组织肿块影。CT 示：左股骨可见多发病灶、边缘清晰、局部硬化，其间见斑点状及斑片状高密度影，周围软组织肿胀，皮下脂肪层内密度升高。MR 示：左侧股骨下端边及周围长 T2 信号分布，膝关节积液明显。

临床诊断：左股骨慢性骨髓炎急性发作。

治疗经过：入院后予骨炎膏［当归、土茯苓、紫草、红花、白芷、商陆（醋炙）、天花粉、白头翁等］外敷患处，取适量药膏搅匀后外敷患处，每日更换一次。给予抗金葡菌药物静点及营养支持治疗，行左股骨骨髓炎病灶清除闭式冲洗引流术。根据患者 X 线、CT 检查结果，于股骨干开长 4cm、宽 1.5cm 的骨窗，清除髓腔脓液、炎性肉芽组织及死骨，置冲洗管及引流管行闭式冲洗。术后患者消化功能恢复正常后，予骨炎托毒丸（黄芪、党参、熟地黄、当归、川芎、桔梗、金银花、土茯苓、蒲公英等）口服。一次一袋，每日 3 次，温开水送服。随访一年，病情稳定，无复发。（彩图 7-2-8）

三、局限性骨脓肿

【概述】

局限性骨脓肿是亚急性骨髓炎的一种局部形式，以长期间歇性疼痛及病变区域局限性压痛为特征。Brodie 于 1980 年首先在其著作中论述了此症的临床特征，故又称 Brodie 骨脓肿。

【病因病机与分型分期】

1. 病因病机

骨感染的发生及其后果取决于正邪，即机体抵抗力和致病菌毒力之间的相互关系。当机体抵抗力足以将致病菌消灭时，则不发病；当机体抵抗力强于致病菌毒力，又不足以完全消灭它时，则可将其控制。本病常见于成人的下肢长骨。在青年骨骺闭合前，干骺端最常受累；在成人，干骺端、骨骺区均可受累。

2. 分型分期

局限性骨脓肿根据其致病因素、病理变化特点，临床上可分为稳定期及急性发作期。

Gledhill 根据病变部位及 X 线所见，将 Brodie 骨脓肿分为 4 型：Ⅰ型为孤立性干骺端空间性病变，并与骨骺相通，空洞周围有一圈反应性硬化新骨；Ⅱ型为能穿透骨皮质的位于干骺端的病变，但周围无反应性硬化新骨形成，可伴有附近骨皮质的丧失；Ⅲ型为有骨皮质肥厚的骨干部位的病变；Ⅳ型为伴有骨膜下新骨形成的病变。

【临床表现】

本病起病时多无明显急性症状，静息状态下无明显全身症状，体温正常，可能于数月甚至数年后第一次发作时，体温升高，局部才能出现红、肿、痛现象。症状可反复发作，尤其当抵抗力降低或过度疲劳时，容易复发。本病常见发病部位是股骨或胫骨干骺端，亦可发生于股骨颈部。急性发作时局部红肿压痛，如治疗不及时，骨脓肿可溃破突入软组织形成软组织脓肿，进而形成窦道。用抗生素治疗或休息后，症状可好转，但仍易复发。

平稳期白细胞计数、血沉大多正常。因脓肿周壁骨质增生硬化，穿刺进针困难，可抽到脓性液，病灶标本培养约半数无细菌生长。急性期穿刺抽出脓液臭秽带血，细菌培养多能显示致病菌。X 线检查可显示长骨干骺端圆形或椭圆形透亮区，周围可见到境界明显、密度升高的硬化骨缘影。CT 检查可以进一步明确病变范围。

【鉴别诊断】

本病需与骨结核、骨囊肿、骨嗜伊红细胞肉芽肿、骨样骨瘤等相鉴别。

1. 骨结核

长骨干骺部结核与 Brodie 骨脓肿不易鉴别，前者兼有松质骨结核和密质骨结核的特点，局部既可能有死骨形成，又有骨膜新骨增生。X 线片上可见骨干侧有骨膜新骨增生，骨骺侧松质骨密度增加，并有空洞或死骨形成。病变扩大时脓液可侵入关节，局部无红肿。

2. 骨囊肿

本病发生于长骨干骺端，但由于骨骺继续生长，囊肿位置可逐渐被移向骨干中部，多数呈不规则的椭圆形，囊肿内含稀薄棕色液体。骨干骨质因囊肿的生长而变薄扩张，易发生病理性骨折。本病以 10 ～ 15 岁者为多见，50% 发生在肱骨上端或肱骨干，其次易发生于股骨上部和胫骨中下部。患者平时无痛苦，局部无红、肿、痛现象。X 线片上表现为不规则的椭圆形透明阴影，边缘清晰，骨质囊壁呈波动性扩张状态，很少有新骨增生和骨质致密现象。少数囊肿骨壁因有骨嵴可能显示假性多房囊肿阴影。

3. 骨嗜伊红细胞肉芽肿

本病属网状内皮细胞增生病变，多见于 10 岁以下儿童。长骨发病多在股、肱、尺骨骨干或干骺端，很少侵犯骨骺。少有全身症状，主要为局部疼痛和压痛，病变处可有发热和炎症征象。化验检查，嗜酸性粒细胞为 4% ～ 10%，血沉加快。X 线表现为单房或多房性囊状破坏区。囊肿周围有骨质增生硬化或骨膜反应，在病理性骨折后骨膜反应更明显。本病可出现软组织肿胀，白细胞及嗜酸性粒细胞增多时有一定参考价值。

4. 骨样骨瘤

本病多见于青少年和成年人，发展极慢，为单发性，多见于四肢长管骨的松质骨或皮质骨内，胫、股骨干为其最好发部位。疼痛由间歇至持续性，休息时加重。X 线片上呈一圆形透明缺损，周围常有骨质致密反应。病变出现在干骺端时，直径可达 4 ～ 5cm（巨型骨样骨瘤），其溶骨变化与骨巨细胞瘤相似，但扩张倾向不显著，穿刺针吸活检或切取活检可明确鉴别。此透明区亦称为"瘤巢"，其中亦可见到大小不等的死骨样钙斑，似"鸟蛋"外观。Brodie 骨脓肿 X 线片上病灶内无"鸟蛋"征。

【治疗思路】

避免误诊是局限性骨脓肿诊治的前提。本病的病机是实中夹虚，在治疗上应以局部治疗为主，辅助整体用药，扶正祛邪，内外同治。选择恰当的手术时机及手术方法是本病治疗成败的关键，尽量避免急性发作时施术、彻底清理病灶、有效引流及中药辨证应用等可以降低创口感染及术后复发的概率。注意预防病理性骨折的发生，以提高患者的生活质量。

【治疗方法】

1. 一般治疗

本病的一般治疗主要包括营养支持治疗、局部制动，以预防病理性骨折及关节畸形等。

2. 中医治疗

（1）内治法

①正虚邪恋：以局部症状表现为主，少伴有全身不适。骨干骺端感染后形成空腔，隐隐作痛，皮热不红，周壁骨质硬化。

治法：扶正托毒，益气化瘀。

方药：神功内托散加减。正气虚弱，气血两亏者，宜用十全大补汤、八珍汤、人参养荣汤加减。

②热毒炽盛：局部症状与全身表现并重，有慢性骨脓肿病史。局部红、肿、热、痛，骨脓肿溃破脓液外溢可触及波动感，寒战高热。舌红，苔黄，脉洪数。

治法：凉血止痛，清热解毒。

方药：透脓散合五味消毒饮，或用托里金银地丁散等。

（2）外治法：局部外敷金黄膏、玉露膏、拔毒消疽散。使用骨炎膏外敷具有较明显的消肿止痛的功效。

3. 物理治疗

稳定期可给予超短波治疗以促进血液循环、加速组织再生和新陈代谢。急性发作期宜予局部冷敷以消炎、解痉、止痛。

4. 西医治疗

（1）药物治疗

①局部用药：主要通过前述冲洗液中加药或将敏感药物加入可吸收人工骨中以局部持续给药。局限性骨脓肿以局部应用抗生素为主。术前未进行细菌培养者考虑应用抗革兰阳性菌为主的抗生素，如万古霉素等；或根据脓液细菌培养和药物敏感试验，选择最敏感的杀菌性抗生素。

②全身用药：应用于局限性骨脓肿的急性发作期、手术前的准备和术后，主要目的是预防炎症扩散及切口感染。

（2）手术治疗

①病灶清除术：术前或术中根据影像学检查定位，从骨脓肿壁最薄弱处切口，同时注意避开血管、神经等重要组织。以细针钻孔见脓液溢出，进一步钻孔切除骨片开窗；摘除死骨，清除病灶中的脓液、炎性肉芽组织等病理产物，在避免骨折的前提下

尽可能剔除死腔壁硬化骨质。注意留取术中所取组织送细菌培养及药敏试验，还要送病理学检查以进一步明确诊断。

②病变死腔的修复：

闭式冲洗引流法：局限性骨脓肿病灶死骨清除后，传统方法是留置进水管及出水管持续冲洗引流，通常需维持冲洗引流治疗 2～3 周，根据细菌培养结果可于冲洗液中加入敏感抗生素以杀灭残余细菌。该法治疗费用低、操作简单、疗效肯定、副反应及并发症少，因此仍是目前治疗局限性骨脓肿的首选方法；但治疗期间，患者需卧床休息、生活不便、护理负担较重、住院时间长等是该疗法的缺陷。

载药可吸收人工骨植入术：该法是随着骨替代物的技术进步而逐渐形成的一种新的治疗方法。在病灶清除的基础上，以生理盐水冲洗创腔，选用敏感抗生素与可吸收人工骨调制成颗粒状，革兰阳性菌感染者多用万古霉素、革兰阴性菌感染者多使用妥布霉素；切口一期缝合，病灶中置管引流。拔管指征：体温正常，局部肿胀消退，疼痛减轻，伤口局部无明显炎症现象，引流液小于 10mL/d。该法术后患者即可离床活动，不仅大大减轻了护理负担，而且可以明显缩短住院时间；缺点是部分患者存在异物反应，填充材料价格较高。

5. 功能锻炼

请参考本章第一节概述部分。

6. 膳食与起居

请参考本章第一节概述部分。

【按语】

局限性骨脓肿应明确诊断，在治疗上应以局部治疗为主，中药辨证应用扶正祛邪、内外同治法可以降低创口感染及术后复发的概率。选择恰当的手术时机及手术方法是本病治疗成败的关键。

【病案举例】

苏某，男，16 岁，2010 年 6 月 2 日因"右小腿下段疼痛不适 3 余年"入院。

患者入院时右小腿中下段内侧红肿明显，压痛较剧烈，未可触及明显波动感。右小腿未查及异常活动，未见明显成角及旋转畸形。右膝、踝关节功能基本正常。右足末梢血循环尚可，足背动脉及股后动脉均可触及搏动，右下肢皮肤感觉正常。X 线检查示：右胫骨下段骨皮质均匀性增厚，骨质密度升高，髓腔变窄；远端局部不规则形低密度影。CT 检示：右胫骨下段增粗，骨皮质增厚、密度升高，髓腔变窄或闭锁；远端局部环形低密度区并周缘高密度影。（图 7-2-20，彩图 7-2-9）

临床诊断：右胫骨局限性骨脓肿。

治疗经过：入院后予骨炎膏外敷患处。主要药物组成为当归、土茯苓、紫草、红花、白芷、商陆（醋炙）、天花粉、白头翁等。取适量药膏搅匀后外敷患处，每日更换一次。给予抗金黄色葡萄球菌药物静点及营养支持治疗，行右胫骨骨脓肿开窗、闭式冲洗引流术。术后予骨炎托毒丸口服。主要药物组成为黄芪、党参、熟地黄、当归、川芎、桔梗、金银花、土茯苓、蒲公英等。一次一袋，每日3次，温开水送服。随访一年，病情稳定，无复发。

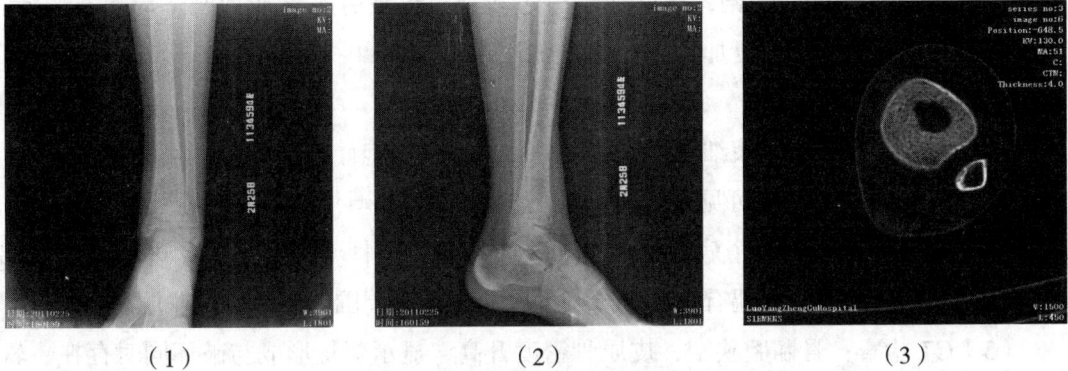

（1）　　　　　　　　（2）　　　　　　　　（3）

图 7-2-20　胫骨下端局限性骨脓肿影像学表现
（1）X 线正位片；（2）X 线侧位片；（3）CT 检查

四、硬化性骨髓炎

【概述】

硬化性骨髓炎是以病变部位疼痛及病变骨质硬化为主要特点的一种特殊类型的骨髓炎。由于病程长，易复发，故又名慢性硬化性骨髓炎，临床上较常见。

【病因病机与分型分期】

1. 病因病机

骨感染后可能由于细菌毒力较轻，不形成脓肿与骨坏死，无死骨形成；由于强烈的成骨反应，表现为一段骨干增生、硬化，故此得名。1893 年，Garre 最初报告本病，亦称 Garre 硬化性骨髓炎，也有人称之为特发性皮质硬化。本病多发生在长管状骨的骨干，如股骨、胫骨、腓骨、尺骨及跖骨等。其病理变化特点以骨干增生为主，没有骨或骨髓化脓、坏死，无死骨形成。

2. 分型分期

硬化性骨髓炎根据症状、病程等，临床上可分为急性期及慢性期。急性期见局部红肿热痛，可伴发热、局部脓肿形成，舌红、苔黄、脉洪数为热毒炽盛之象。慢性期见局部隐隐作痛、皮热不红、骨质硬化，可伴窦道形成。

【临床表现】

1. 病史

本病病程发展缓慢，病史长。

2. 症状及体征

本病全身症状较轻，病肢可呈梭形增粗（彩图 7-2-10）。自觉患部持续性钝痛或胀痛，时轻时重，夜间加剧，久站或步行过多或过度疲劳时疼痛加剧，局部有压痛。上述症状长期存在，可反复加重。全身发热者甚少。

3. 辅助检查

（1）实验室检查：血液细菌培养一般呈阴性，白细胞计数正常，血沉稍加快。

（2）X 线检查：初期可见到长骨一段骨干皮质增厚硬化，无破坏或死骨。严重时髓腔狭窄，甚至消失，整个病骨密度增加、体积增大，骨干常显示梭形边缘较光滑或略不规则，在骨质硬化区偶有小而不规则的骨质破坏，周围软组织无肿胀阴影。

（3）CT 检查：骨髓腔狭窄，皮质骨密度升高，显示新骨形成与破坏同时存在、软组织肿胀等变化，并可以明确疾病的范围。

【鉴别诊断】

本病依据病史、体征及 X 线检查，诊断多不困难，但需与畸形性骨炎、尤文肉瘤、硬化性骨肉瘤、骨梅毒、骨样骨瘤等相鉴别。

1. 畸形性骨炎（Paget 病）

本病是一种发育成熟后骨组织代谢紊乱的疾病。病变以颅骨、胫骨、股骨、盆骨和腰椎骨多见。本病常多发，但初发时可局限于单发，以疼痛与骨干变形为主，发展缓慢。血清碱性磷酸酶显著升高，一般为 5～25U（甘油磷酸钠法），病变广泛时可高达 50～150U。X 线表现为长骨干肥厚弯曲，骨内结构完全改变，皮质和髓腔界限不清，致密阴影和疏松阴影相掺杂，呈不规则的蜂窝状。

2. 尤文肉瘤

本病进展快，疼痛剧烈，骨髓腔破坏和膨大，有葱皮样骨膜反应。

3. 硬化性骨肉瘤

本病有放射状骨膜增生和肿瘤骨，病变可穿入软组织引起肿块，进展快，疼痛剧烈，软组织肿胀较著，表面静脉怒张。除骨膜反应外，多有骨质破坏。针吸或切取活检可资鉴别。

4. 骨样骨瘤

本病主要症状为疼痛，呈间歇性至持续性，夜间或休息时疼痛加重是该病的特点。

X 线片上呈一圆形透明缺损，缺损周围常有骨质致密反应。硬化性骨髓炎的疼痛常为间歇性，骨干皮质广泛增生，常为对称性，无透亮瘤巢。

5. 骨梅毒

本病多发于长骨干，骨膜肥厚，骨皮质肥厚发生在胫骨时可呈刀状改变，具有夜间痛的特点。X 线片可见明显骨膜肥厚、骨皮质肥厚，血清梅毒反应阳性有助于鉴别。

【治疗思路】

硬化性骨髓炎的治疗以消除或缓解症状为目的，应认真观察患者对治疗的反应；避免盲目追求影像学上的明显改变。

【治疗方法】

1. 一般治疗

本病的一般治疗包括早期局部制动，应用抗生素，疼痛严重时可以使用非甾体类抗炎药以缓解症状。此外，应加强营养，改善全身情况。

2. 中医治疗

（1）内治法

①邪毒侵袭：病肢疼痛，胖肿骨胀，皮肤略红、微热，体温正常或低热，舌质淡红，苔黄腻，脉滑。

治法：解毒散郁，活血通络。

方药：仙方活命饮合醒消丸加减。

②瘀阻络脉：病肢隐痛，入夜尤甚，皮肤略暗、微热，体温正常，舌质淡红，苔黄腻，脉滑。

治法：滋补肝肾，祛瘀通络。

方药：阳和汤（《外科全生集》）加减。痛甚者，加乳香、没药；局部皮肤肿硬者，酌加皂角刺。每日一剂，水煎，分两次服。

中成药：骨炎补髓丸，一次 6g，每日 2 次，口服。金匮肾气丸，一次 3g，每日 3次，口服。

（2）外治法

①邪毒侵袭：拔毒生肌散外敷局部，或阳和解凝膏掺蟾酥丸末外贴肿硬处。破溃流脓液者，按外科换药。

②瘀阻络脉：中草药外洗（透骨草、桑枝、川牛膝、没药、红花、羌活、独活、补骨脂、淫羊藿）。水煎，外洗患部，每日一次，一次 30 分钟。或外用药膏，如活血接骨止痛膏外敷患肢病灶对应面皮肤处。窦道或瘘管内置白降丹、三品一条枪等。

3. 物理治疗

红外线疗法具有疏经通络、行气活血、消瘀散结等作用，可逐渐改善切口局部组织的血液循环，促进病变骨质的修复。按摩活筋配合外揉平乐展筋酊，以舒展肌肉，防止萎缩，促进关节功能恢复。给予动态干扰治疗仪或骨康治疗仪电刺激治疗，可保持肌肉张力，减轻肌肉萎缩，防止肌肉纤维化，促进功能恢复。

4. 西医治疗

对于范围较小的病例，可手术切除局部增厚的皮质骨。若病变范围广，两侧皮质骨增厚，髓腔狭窄，甚至消失时，可行手术切除一侧骨皮质或开窗减压术，将髓腔内有张力的渗出液引流至软组织内而降低骨内压，改善血液循环。开窗减压术即于病变骨质髓腔闭锁阶段开约 1cm 宽骨槽，至骨壁渗血明显，两端与髓腔相通。如术中发现脓性病灶，可将其刮除并行闭式冲洗引流；否则，不必冲洗或仅保持引流，以避免出血过多。

5. 功能锻炼

通过使用活血化瘀、改善循环及消炎止痛的药物治疗后，让患者逐步适应可以耐受的活动强度，维持正常的工作及生活。

6. 膳食与起居

请参考本章第一节概述部分。

【按语】

硬化性骨髓炎中医辨证以瘀阻络脉为主，治疗当以活血通络为治疗大法。同时应注意清淡饮食，避免过食肥甘厚腻之品；慎起居，避免过劳。

【病案举例】

罗某，女，40 岁，2010 年 11 月 25 日因"左小腿疼痛、酸困 5 年余"入院。

患者入院时左下肢皮肤无红肿，未见成角畸形，皮肤温度正常，无明显压痛，未查及皮下结节及软组织肿块，未查及异常活动。左下肢末梢血循环及皮肤感觉正常。X线检查示：左胫骨中段骨质增粗，皮质增厚，髓腔变窄、不规则。

临床诊断：左胫骨慢性硬化性骨髓炎。

治疗经过：入院后完善检查，阳和汤加乳香、没药、皂角刺煎服，每日一剂，分两次服。配合院内制剂骨炎补髓丸，一次 6g，每日 2 次，口服。行左胫骨硬化性骨髓炎开窗减压术。创口愈合后 1 个月，继续草药外洗 3 周。药物组成：透骨草、桑枝、川牛膝、没药、红花、羌活、独活、补骨脂、淫羊藿。水煎，外洗患部，每日一次，一次 30 分钟。配合服用金匮肾气丸 3 个月，一次 3g，每日 3 次，口服。经治患者患肢

疼痛完全消失，恢复正常工作，多次复查无异常。（彩图 7-2-10，图 7-2-21）

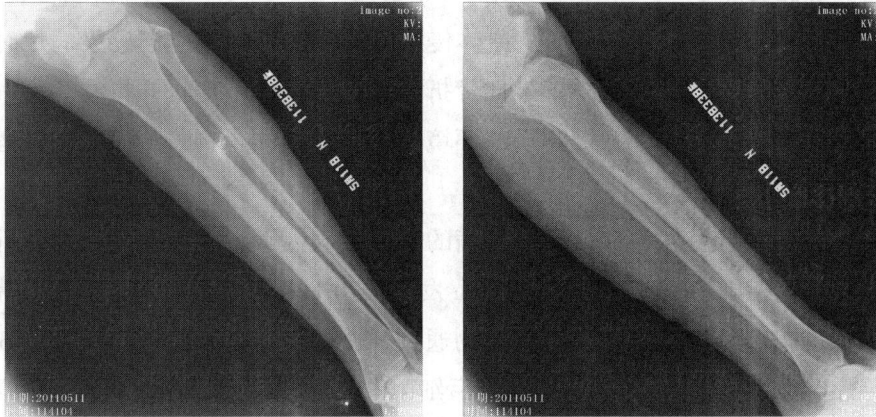

（1）　　　　　　　　　　　　　　　　　　　　（2）

图 7-2-21　左胫骨硬化性骨髓炎治疗后 X 线

（1）正位片；（2）侧位片

第三节　创伤性骨髓炎

【概述】

开放性骨折或骨科手术后感染形成的骨髓炎称创伤性骨髓炎，属中医学附骨疽范畴。根据发病时间长短、症状的急缓等分为急性创伤性骨髓炎及慢性创伤性骨髓炎，又包括折端感染、固定物周围感染、合并骨折不愈合、合并骨或皮肤缺损等复杂疾病亚型。创伤性骨髓炎的发病率已超过血源性骨髓炎而居骨髓炎发病率首位。创伤性骨髓炎曾是战争时期常见的疾病。现在，严重开放性骨折的增多及骨科手术的广泛开展成为创伤性骨髓炎发生的重要因素。

创伤性骨髓炎的治疗比血源性骨髓炎更加复杂和困难。患者可能要面对永久性感染、功能缺陷、社会经济和心理方面的问题，甚至丧失肢体和生命等。这类患者的治疗对骨科医生来说是一种严峻的考验。

【病因病机与分型分期】

1. 病因病机

（1）中医学：本病由于开放性损伤或手术，邪毒直入创口，蕴热化脓，腐蚀筋骨而成。创伤性骨髓炎的发生与机体的正气、脏腑、经络等功能的强弱有密切关系。发病部位以胫骨为最多，其次是股骨、肱骨、桡骨等长骨。初起多为实证，可见邪侵、热结、气滞、血瘀，或虚实兼夹证。病情发展，正气渐弱，邪气渐盛，可见正虚邪滞之本虚标实之证。至骨皮缺损，乃真虚之证；肝肾不足、瘀阻络脉，骨不愈合系由虚致瘀，为真虚假实证。

（2）西医学：西医学认为，当病原体侵入骨质并在骨内建立起感染病灶时，就会出现骨的感染即创伤性骨髓炎，感染性骨折不愈合即骨折不愈合并持续感染。只有当毒性微生物的数量足够多，并受到局部环境中某些因素的影响，从而冲破了宿主的防御，感染才能发生。

严重开放性骨折是创伤性骨髓炎发病的重要致病因素。所有的开放性骨折从受伤开始就已经发生感染。Gustilo 和 Anderson 发现，70% 的 3 级开放性骨折在入院或缝合创口时取标本培养结果是阳性的。微生物通过开放的伤口进入骨内，最初的 6 小时被认为是治疗感染的"黄金阶段"，因为其后细菌的数量会呈指数性增加。抗生素的应用应该超过黄金阶段，这样可以延长手术清创的时机。如果延误治疗，则感染进展，骨膜周围形成脓肿，最终将导致皮质骨坏死并形成死骨。死骨就是被肉芽组织包裹的一片无活力的骨质，外面有一层活性骨包壳。因为抗生素、白细胞和巨噬细胞不能被有效地送达这一无血管区，故死骨对机体而言是一种异物并成为细菌繁殖和扩增的被动培养基。早期清创的目的是通过减少细菌接种，清除坏死骨质、软组织和有害的细菌产物，达到使创口灭菌的目的。由于大的开放性创口很难长时间维持这种灭菌状态，所以最终会继发假单胞菌和肠杆菌引起的感染，进而形成创伤性骨髓炎。对于骨折采用内固定者，当创伤性骨髓炎发生之后，因固定物浸泡在脓液之中，多发生松动而失去固定作用。由于内固定手术时对骨膜的破坏，感染后骨坏死范围更为广泛，这种情况下更易形成骨缺损和骨不连。

创伤性骨髓炎的严重程度、范围及治疗后果取决于下列因素：创面污染的严重程度，入侵细菌的数量及致病力强弱，局部软组织及骨骼损伤程度，创伤部位血液供应情况，机体抵抗力的强弱，清创是否彻底，治疗措施是否有效及时等。

（3）平乐正骨骨病学：创伤性骨髓炎是由于开放性损伤或局部手术，邪毒直入创口，蕴热化脓，腐蚀筋骨而成。如强大暴力创伤，导致骨质、筋肉、皮肤散失；或虽未散失，却因经脉损伤而逐渐坏死脱落，终致皮肉缺损、骨质外露；或本已损伤，复遭手术创伤，勉强缝合创口，经脉循行受阻，气血运行不畅，或瘀血大量积存，邪毒乘虚而入，亦可致骨质、皮肉坏死，形成骨皮缺损。疾病初起，局部气血运行不畅，则致气滞血瘀、毒邪留滞。毒邪附着骨折端、内固定物周围，如治疗得当，脓肿尚未形成时及时敞开引流，则毒从外解，气血得以通畅。如果局部气血凝滞进一步发展，郁而化热，热胜肉腐，血肉腐败而为脓，黏附于金属异物或骨片之间，则难以彻底清除，形成正虚邪滞之证。创口久不闭合、长期渗出，气血津液大量消耗，久致气血不足，形成附骨疽伴骨不连。

2. 分型分期

创伤性骨髓炎与血源性骨髓炎病理过程大致类似，在病理演变过程中，亦持续存在着"正邪相搏"。相搏的结果有如下三种转归，由此疾病也可划分为三个不同的病理时期，即初期、成脓期、溃脓期。不同的病变发展时期中，又可呈现不同的疾病亚型及证候特点。

创伤性骨髓炎根据致病因子及并发症，可以分为死骨型、死腔型、异物型（如各种内固定物、骨水泥等）、组织缺损型（皮肤缺损型、骨缺损型、骨皮缺损型）、并发骨不连型、并发骨折畸形愈合型等。

【临床表现】

1. 病史

创伤性骨髓炎多有明确的创伤或手术史。患者有明显外伤史，大多数是开放性骨折，伤势复杂、污染严重。判断创伤是高能量还是低能量很重要。创伤发生的处所对判断潜在的伤口污染程度很重要。农田伤多合并严重的细菌污染，尤其是梭形菌属。应了解发热的时间，一般来说，伤口感染引起的发热多出现在伤后或术后的第 3 天或第 4 天。此外，先前的处理及对骨折愈合不良和感染危险因素的评价也很重要。影响骨折愈合的因素包括酗酒、吸烟、糖尿病、某些药物（如非甾体抗炎药、细胞毒性药物和皮质激素）治疗。Cierny-Maders 对骨髓炎的分类有助于评价宿主的生理状态。患者的社会经济状态和心理状态对治疗的选择会造成显著影响。

2. 症状

症状和体征可能因感染的严重程度、病程、骨受累的范围和患者的年龄而不同，典型表现是发热、肿胀和局部压痛，其他特征性的表现包括寒战、恶心、呕吐、不适和红斑，起病可能是无痛性的。老年人或非常年轻的患者可能出现一些非特异性表现，如困倦、激惹行为、乏力或食欲不振。

结合临床表现及 X 线检查，大多数患者可做出正确诊断。极少数诊断困难者可借助 CT、MRI 及窦道造影检查协助诊断。

3. 体征

大多数患者起病于外伤或手术后第 3～5 天，开始为急性感染症状，寒战、发热，持续 1 周左右，并同时出现全身中毒症状，受伤部位疼痛明显加剧，有时出现跳痛，局部有红、肿、发热、压痛等急性炎症表现，伤口有脓性或血性分泌物。

在创伤性骨髓炎的慢性期，可能没有明显的局部体征。典型症状是肿胀、硬化、骨质或钢板外露（彩图 7-3-1，彩图 7-3-2），局部红斑或窦道中流出脓性或浆液性分泌物有助于明确诊断。

临床检查还应包括并发的其他问题，如软组织瘢痕、关节活动度减小、肌肉萎缩、畸形和下肢长度不等。判断下肢的神经、血管状态对制订治疗计划有非常重要的参考意义。

4. 临床特征

外伤或手术发热，持续 1 周左右，伤口有脓性或血性分泌物。慢性期典型症状是骨质或钢板外露、软组织瘢痕、关节活动度减小、肌肉萎缩、畸形和下肢长度不等。

5. 辅助检查

（1）影像学检查：急性感染患者平片检查骨质常无异常发现，但可以看见软组织肿胀及其内的气体影。只有当骨内矿物质丢失 30% ～ 50% 时才能从平片上显示出骨破坏。早期 X 线变化包括骨折端轻度脱钙、疏松，骨密度低于正常。2 周后骨破坏和吸收逐渐明显，同时可见轻微的层状骨膜反应和金属移植物周围的放射性透亮区。

慢性创伤性骨髓炎可以看到死骨和包壳。合并骨不愈合者可以显示折端缝隙存在。骨折不愈合分为萎缩性和增生性。CT 检查可以确定 X 线平片难以确定的骨折不愈合，还能判断死骨的范围及位置。联用 ^{99} 锝亚甲基二磷酸盐和 ^{67} 镓柠檬酸盐或 ^{111} 铟标记的白细胞扫描使骨感染的影像更清晰，敏感性和特异性分别为 86% 和 93%。MRI 检查可以确定骨髓炎的范围和部位，文献报道其敏感性为 82% ～ 100%，但缺乏特异性，仅为 53% ～ 94%，而且在有金属内置物时会出现伪影，影响诊断效果。

（2）检验学检查：血液学检查包括白细胞计数及分类，ESR 和 CRP 应该作为常规的检查项目。核左移是急性感染的特异性反应，但血白细胞计数常不升高。ESR 常加快但不特异，峰值在感染后的第 3 ～ 5 天，需要几周的时间才能降至正常。CRP 水平可以很快降至正常，所以对评价治疗的临床反应很有帮助。慢性创伤性骨髓炎可发生贫血，可以通过测定血清白蛋白水平和总淋巴细胞数来判断患者的营养状态和免疫功能。测定糖耐量、肝肾功能等代谢指标，尽可能在术前进行纠正。

急性期血培养检查可呈阳性。取脓肿或压痛最明显部位的穿刺抽吸液或创口的拭子做细菌学检查有助于诊断并指导正确的抗生素治疗。伤口深部的标本有助于发现真正的病原体。标本应进行革兰染色及 7 天和 14 天的需氧和厌氧培养。

（3）病理学检查：组织活检仍是诊断深部感染的金标准。骨活检标本应在无菌的研钵中充分粉碎以释放出尽可能多的微生物，然后按照前述方法进行需氧和厌氧培养。

【鉴别诊断】

根据病史、症状及体征，创伤性骨髓炎的诊断多数比较明确。仍有部分不典型的病例需与创伤后骨筋膜间室综合征、异物反应、肿瘤、丹毒、病理性骨折等相鉴别。

1. 软组织炎症

急性血源性骨髓炎早期与早期蜂窝织炎、丹毒等软组织炎症常不易鉴别。急性血源性骨髓炎早期，全身中毒症状严重，局部疼痛剧烈，红肿则较轻，压痛较深，肢体圆柱形深部压痛阳性，常发生在长骨干骺端；软组织炎症则相反，全身中毒症状不太严重，局部红肿较明显，压痛较浅且仅限于一个或两个平面，病变多偏于肢体一侧。蜂窝织炎、丹毒等多系链球菌感染所致，蜂窝织炎可较早形成软组织脓肿。二者对青霉素等抗生素较敏感，早期用大量抗生素较易控制全身及局部症状。另外，局部穿刺也可帮助鉴别。

2. 创伤后骨筋膜间室综合征

本病有明确的创伤或手术病史，肢体肿胀明显，感觉由疼痛转为麻木，肢体远端脉搏减弱，末梢颜色苍白，受累间室肌肉瘫痪及运动神经损伤而引起相应的活动障碍，局部温度及全身体温略高或正常；创伤后骨筋膜间室综合征可见液性物从创口渗出，标本常规检查及病理学检查为液化坏死肌肉组织，少见炎细胞浸润，细菌培养及药敏试验无细菌生长。

3. 骨折内固定术后异物反应

本病包括内固定物异物反应及异体骨或骨替代物反应。急性期可见局部红、肿、热、痛及体温升高，血白细胞计数正常或略高，创口肿胀、渗液明显，渗出液清稀、暗红，细菌培养及药敏试验阴性。慢性期创口或窦道渗液减少，时愈时溃。

4. 肿瘤

部分组织结构特殊的肿瘤如非霍奇金淋巴瘤、小圆细胞肉瘤等，肿瘤生长迅速，肿瘤组织脆弱，瘤体中心部分液化坏死，随张力升高而溃破则见类脓性液流出。标本常规检查及病理学检查为肿瘤组织及液化坏死肌肉组织，可见肿瘤细胞，少见炎细胞浸润，细菌培养及药敏试验无细菌生长。

【治疗思路】

创伤性骨髓炎需要面临的问题包括骨感染、骨折不愈合、骨皮缺损、肢体关节功能障碍等。故治疗中应全面把握病情，兼顾上述矛盾，针对患者不同疾病阶段、病理状况等，制定合理的保守或手术治疗方案，充分发挥中医药在创伤性骨髓炎治疗中的作用。慢性创伤性骨髓炎治疗中还应注意考虑患者心理及社会经济状况，防止治疗中加重患者心理创伤或因花费过高导致生活困难。

【治疗方法】

1. 一般治疗

（1）营养支持治疗：创伤性骨髓炎多继发于严重创伤及大手术后，贫血及低蛋白血症是创口感染继发骨髓炎的体质基础；骨髓炎急性期伴随创口大量渗出，更会加重贫血及低蛋白血症。因此，临床应仔细观察病情，及时化验检查，有输血及蛋白指征者及时予以补充。慢性创伤性骨髓炎患者因长期使用抗生素等，致胃肠道消化吸收功能下降，也会出现贫血和低蛋白血症，治疗中应加强营养，给予高蛋白食物，必要时静脉滴入人体白蛋白或氨基酸制剂；补充 B 族维生素、维生素 C；贫血者应予以纠正，必要时少量多次输血。

（2）局部制动或保护：创伤性骨髓炎伴严重骨质缺损，存在发生内固定松动、断裂、移位等风险，有必要行夹板或支具外固定以保护病变部位。对于已经发生骨折端移位或急性骨髓炎者，根据情况可分别采用持续牵引、石膏、夹板或支具等外固定方法，以维持折端稳定，促进骨折愈合或减轻疼痛，防止病变扩散。

2. 中医治疗

根据本病的演变过程，可分为三个不同的阶段：初期，尚未成脓之际，以祛邪为主，宜用消法；中期，痈疽酿脓尚未成熟或脓成不溃而脓出不畅时，以托毒外出为主，宜用托法；后期，溃破后正气不足，气血两虚，以扶正为主，宜用补法。概而言之，即为"消、托、补"三法。

（1）内治法

①邪毒侵袭：起病急骤，患肢疼痛彻骨、肿胀，皮肤微红微热、按之灼热，骨折经手术者可见创口红肿、少量渗液，寒战高热，头痛，纳差，口干，溲赤，舌红，苔黄腻，脉滑数。

治法：清热解毒。

方药：仙方活命饮、黄连解毒汤、五味消毒饮、五神汤、清热地黄汤等加减。

②热毒炽盛：起病 1 ~ 2 周后，高热持续不退，患肢红肿、剧痛，皮肤㿠红灼热，并有波动感，或创伤骨折手术后创口红肿流脓，舌红，苔黄，脉洪数。

治法：清营托毒，托里透脓。

方药：热毒炽盛而正气不虚者采用透托之法托毒外泄，助脓溃毒散，方用透脓散；正虚毒盛者，用补托法，方用托里消毒饮、神功内托散等。

中成药：清热解毒口服液，口服，一次 10 ~ 20mL，每日 3 次。清开灵注射液，肌内注射，每日 2 ~ 4mL。重症患者静脉滴注，每日 20 ~ 40mL，以 10% 葡萄糖注射液 200mL 或生理盐水注射液 100mL 稀释后使用。

③正虚邪滞：见于异物存留、折端骨质感染坏死等亚型创伤性骨髓炎。局部轻度疼痛，窦道或创口流出较稠厚脓液，可看到或探查到坏死骨质粗糙表面，或可查及钢板等金属内固定物或移植之骨块，创口或窦道时愈时溃。面色略苍，或伴午后低热，轻度自汗或盗汗，舌质淡红，苔白，脉濡缓。

治法：扶正托毒。

方药：托里消毒散（《医宗金鉴》）加减。湿阻者加茯苓、生薏苡仁，阳虚者加肉苁蓉、当归。

中成药：骨炎托毒丸，一次6g，每日3次，温开水送服。

④气血不足：见于严重创伤后折端血供不良、骨折延迟愈合、不愈合之亚型创伤性骨髓炎。头晕目眩，少气懒言，乏力自汗，面色淡白或萎黄，心悸失眠，创口或窦道长期不愈，脓液清稀无臭，骨折愈合缓慢，舌淡而嫩，脉细弱。

治法：益气养血。

方药：十全大补汤（《太平惠民和剂局方》）。胃纳不佳者，加木香、砂仁等；创面水肿者，酌加泽泻、桂枝、薏苡仁等；大便溏薄者，酌加山药、肉豆蔻等。

中成药：十全大补丸，一次9g，每日2次，温开水送服。补中益气丸，一次9g，每日2次，温开水送服。归脾丸，一次9g，每日2次，温开水送服。

⑤骨皮缺损：见于严重创伤感染后局部大面积皮肤软组织或大块骨质缺损之亚型创伤性骨髓炎。局部大块死骨清除后形成较大死腔，皮肤缺损致创口难以闭合甚至骨质外露，或可查及异常活动，局部漫肿，隐隐作痛，或见整个肢体肿胀、发凉，皮肤感觉迟钝，舌红少津，苔少、剥苔或光滑无苔，脉细。

治法：补气，活血，通络。

方药：补阳还五汤（《医林改错》）加减。创面肉芽生长迟缓，阴液亏虚者，加麦冬、生地黄；创面灰白，渗血不佳者，加熟地黄、肉桂。

中成药：十全大补丸，一次9g，每日2次，温开水送服。补中益气丸，一次9g，每日2次，温开水送服。

⑥肝肾不足、瘀阻络脉：见于创伤感染后贴骨瘢痕、关节僵硬等亚型创伤性骨髓炎。患部隐隐作痛，窦道周围皮肤暗紫、无弹性，窦道长期不愈，脓液清稀不伴异常气味，肢体关节僵硬、活动障碍，或多次手术后瘢痕密布，伴见头晕目眩，耳鸣健忘，失眠多梦，咽干口燥，腰膝酸软，胁痛，五心烦热，颧红盗汗，舌质暗淡，苔薄或无苔，脉沉细。血常规检查红细胞、血红蛋白偏低，血沉正常，血生化检查显示白蛋白偏低或球白倒置。

治法：滋补肝肾，祛瘀通络。

方药：阳和汤（《外科全生集》）加减。痛甚者，加乳香、没药；局部皮肤肿硬者，酌加皂角刺。每日一剂，水煎，分两次服。

中成药：骨炎补髓丸，一次 6g，每日 2 次，口服。金匮肾气丸，一次 3g，每日 3 次，口服。

（2）外治法

①邪毒侵袭：对于初期患者，创口渗血或渗液较多，可选用金黄散、双柏散、回阳玉龙散、冲和散等箍围类散剂，用凉开水调成糊状后，涂敷于创面或创口周围，也可先在不吸收水分的纸上均匀摊开，再贴创口周围；还可选用金黄膏、玉露膏、回阳玉龙膏、冲和油膏等油膏类，均匀摊在纱布上应用；或选用太乙膏、千捶膏、阳和解凝膏等膏药；还可选用阳毒内消散、红灵丹、黑退消、桂麝散、丁桂散、蟾酥散等掺药，用时将掺药掺在上述油膏或膏药上，敷贴于创面或创口周围，可以加强治疗作用。对于膏药及油膏类药物，应注意勿将药物直接涂抹于创面或伤口上，以避免堵塞渗血或渗液通道；同时注意观察药物反应，防止皮肤溃烂或湿疹等的发生。

②热毒炽盛：可选用阳毒内消散、红灵丹、黑退消、桂麝散、丁桂散、拔毒消疽散、蟾酥散等清解透散之剂外用；或以骨炎膏敷于创口周围以拔毒生肌。此阶段应注意保持引流通畅，必要时部分拆开创口，或填塞纱条引流。

③正虚邪滞：

中药外洗：常用野菊花、蒲公英、乌蔹莓、大黄、黄连等，水煎取汁冷却后，冲洗或揩洗创口。

药膏及药线：七三丹或八二丹药线引流，红油膏或冲和膏盖贴。如触及死骨松动者，可用镊子钳去。形成窦道者，用千金散或五五丹药线腐蚀窦道，后改用八二丹药线，太乙膏或红油膏盖贴。手术清创后，脓尽改用生肌散、生肌白玉膏。

④气血不足：

中药外洗：透骨草 30g，生黄芪 30g，川牛膝 30g，苍术 30g，黄柏 20g，红花 20g，当归 30g。水煎，外洗溃疡创面，每日 1 次，一次 30 分钟。

中药外用：生肌玉红膏、生肌散或白玉膏适量外涂创面，每日 1 次。活血接骨止痛膏外敷患肢病灶对应面皮肤处。

⑤骨皮缺损：

中药外洗：透骨草 30g，生黄芪 30g，川牛膝 30g，苍术 30g，黄柏 20g，红花 20g，当归 30g。水煎，外洗溃疡创面，每日 1 次，一次 30 分钟。

中药外用：生肌玉红膏、生肌散或白玉膏适量外涂创面，每日 1 次。活血接骨止痛膏外敷患肢病灶对应面皮肤处。

⑥肝肾不足、瘀阻络脉：

中药外洗：透骨草、桑枝、川牛膝、没药、红花、羌活、独活、补骨脂、淫羊藿。

水煎，外洗患部，每日 1 次，一次 30 分钟。

中药外用：活血接骨止痛膏外敷患肢病灶对应面皮肤处。窦道或瘘管内置白降丹、三品一条枪等。

附：河南洛阳正骨医院对骨髓炎，尤其是慢性骨髓炎的治疗已形成协定方，并制成院内制剂，分三期辨证用药。早期局部微红肿痛、无明显波动感者提示脓液尚未形成，局部应用骨炎膏（当归、土茯苓、紫草、红花、白芷、醋炙商陆、白头翁等）；中期使用骨炎托毒丸（黄芪、党参、熟地黄、当归、川芎、桔梗、金银花、土茯苓、蒲公英等）；后期使用骨炎补髓丸（黄芪、党参、熟地黄、当归、土茯苓、肉桂、芥子、续断、杜仲、骨碎补等）。

同时可依据中医临床辨证和药敏试验结果组配外洗药。①绿脓杆菌：白头翁 50g，夏枯草 50g；②金黄色葡萄球菌：金银花 50g，连翘 50g，蒲公英 50g；③大肠杆菌：黄连 30g，黄柏 30g，黄芩 30g；④变形杆菌：大黄 50g，川芎 50g；⑤产碱杆菌：乌梅 50g，青黛 30g。每日熏洗，或骨髓炎Ⅱ号方外洗应用（彩图 7-3-3）。

康复期对关节僵硬者可用平乐展筋酊（血竭、乳香、没药、红花、三七、樟脑等）外揉渗透，达到活血祛瘀、舒筋止痛的目的，外敷金黄膏、玉露膏、拔毒消疮散。

3. 西医治疗

（1）药物治疗：

①全身应用抗生素：应用于创伤性骨髓炎的急性期或慢性期的急性发作、手术前的准备和术后，主要目的是预防和治疗炎症的扩散及血行全身感染。患者入院后应及时做脓液细菌培养和药物敏感试验，找出致病菌种和敏感的抗生素。选择最敏感的杀菌性抗生素。抗生素应联合应用，如青霉素类或头孢菌素类与氨基糖苷类联合应用可起到协同作用。应用抗生素前应根据患者的年龄、体重、血象、肝肾功能等指标综合评价，慎重选择抗生素的疗程、使用方法及给药剂量，注意避免产生严重的不良反应。

②局部用药：慢性创伤性骨髓炎由于局部血液循环障碍，通过全身给予的抗生素很难或很少渗透到病灶内，病灶部位的抗生素含量达不到有效的杀菌浓度。局部应用抗生素可使病灶内抗生素浓度比全身用药高数倍，甚至数十倍，从而提高疗效。

抗生素纱条填塞：将浸有敏感抗生素药液的纱条敷于创面或填塞于窦道中，从而将抗生素带入创面或窦道，以提高局部给药浓度。常用药物有庆大霉素、呋喃西林等，多需每日或隔日换药。

载药不可吸收骨替代物植入：将庆大霉素等敏感且性能稳定的抗生素放入聚甲基丙烯酸甲酯等不可吸收骨替代物中，制成直径 6～8mm 之小球，用细不锈钢线连起来，将其置入病灶内，可在 2～3 周内不断释放有效浓度的抗生素。3 周后取出或将链之一端置于切口外，每日拉出一颗，等待肉芽逐渐填充死腔。适用于软组织覆盖良好、病灶周围血供丰富的患者，只作为骨折愈合前期感染控制或骨折愈合后与组织瓣移植间的过渡措施。

　　载药可吸收人工骨颗粒植入：在病灶清除的基础上，以生理盐水冲洗创面，选用敏感抗生素与可吸收人工骨调制成颗粒状，革兰阳性菌感染者多用万古霉素、革兰阴性菌感染者多使用妥布霉素；切口一期缝合，病灶中置管引流（图7-3-1）。拔管指征：患者全身中毒症状明显好转，体温正常，局部肿胀消退，疼痛减轻，伤口局部无明显炎症现象，引流液小于10mL/d。适用于软组织覆盖良好、病灶周围血供丰富的患者，通常作为病灶清除与自体骨游离移植间的过渡措施，或与自体骨混合应用。

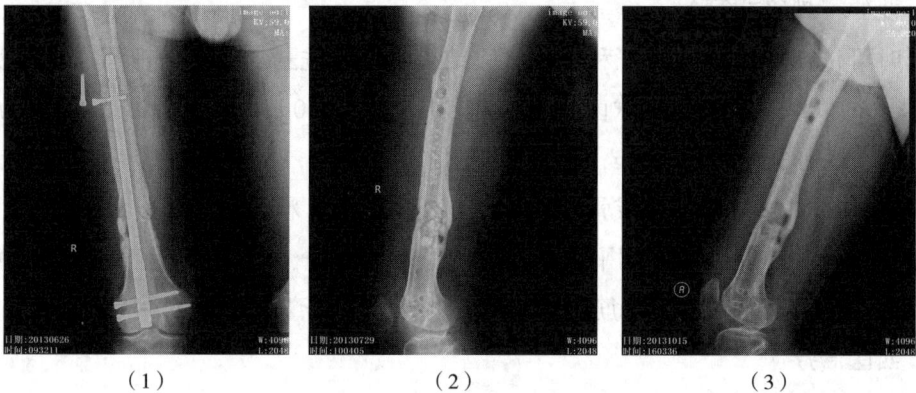

图7-3-1　载药可吸收人工骨治疗股骨创伤性骨髓炎X线
（1）术前；（2）术后两周；（3）术后两个月

　　持续抗生素溶液冲洗及引流：冲洗液中溶入高浓度抗生素，在有效局部给药的同时，及时带走病灶渗出液及过多瘀血，促进病灶炎症消退及病变愈合。适用于创伤性骨髓炎急性期、慢性骨髓炎急性发作或经病灶清除术后残存死腔较大者。

　　（2）介入治疗：动脉加压灌注或静脉加压灌注抗生素。上肢用肱动脉，下肢用股动脉，通常需在DSA透视下进行动脉插管，将全身应用剂量的抗生素溶于50～100mL盐水，用注射泵在30～60分钟内加压注入动脉。静脉加压灌注系采用皮静脉穿刺法，近端上止血带，远端加压包扎，将抗生素用动脉输液加压器注入静脉。

　　（3）手术治疗：

　　1）清创术或病灶清除术：目前对于开放性骨折的慢性感染、感染性骨折和感染性骨折不愈合的治疗和预防已达成广泛共识，即彻底的清创和充分的伤口引流是最重要的。清创或病灶清除不彻底常是手术失败的原因。

　　创伤性骨髓炎的病灶清除包括切除窦道、无血运的瘢痕软组织和感染坏死的骨块。当然，术中确定哪些是死骨、哪些是有活力的骨是很困难的，骨科医生经常担心过度清创会产生很大的骨与软组织缺损，之后很难进行填充和重建。在创伤性骨髓炎的早期阶段，骨片间尚未连接，对于肉眼所见的感染和对骨折稳定性没有影响的小的无血运的骨片都可以清除。结构比较重要的大的感染失活骨块也应该取出，虽然它们对骨折的稳定性有比较重要的作用，但同时也成为细菌繁殖的场所。慢性创伤性骨髓炎的病灶清除术中，"红辣椒征"即活性骨表面的点状出血是判断病灶界限的重要依据。骨清创的范围主要依赖于外科医生的经验，骨与软组织缺损和死骨腔重建的能力也是决定清创范围的重要因素。

非承重骨感染范围广泛、局部切除难以彻底者，如末节趾（指）骨、肋骨或腓骨慢性骨髓炎，可以考虑整段切除或完全切除。松质骨如髌骨、髂骨等的慢性骨髓炎炎症界限不易明确，多需扩大病灶清除范围。病灶清除的时机是否恰当，也是治疗成败的关键因素。或者超早期彻底清创，或者在骨折愈合、死骨完全游离后施行。

对于创伤性骨髓炎内固定物的拆除应保持相当审慎的态度。对于感染未波及、尚有固定效果的内固定物尽量保留；粉碎性骨折术后时间较短者，亦不宜过早拆除内固定物。

2）创面的覆盖技术：近年来的倾向是早期覆盖外露骨以免继发感染。

①皮肤移植：表浅的肉芽生长丰富的软组织创面可以用游离皮片覆盖以减少创面渗出及营养流失。对于骨科内置物、裸露的皮质骨、肌腱或软骨不适于游离皮片移植。

②封闭负压引流技术（VSD）的应用：该方法具有即时收集并排除引流液、促进创面肉芽生长、利用软组织的弹性缩小创面的作用。适用于经病灶清除术后创面或创腔较大、肉芽组织生长新鲜的患者（彩图7-3-4）。慢性血源性骨髓炎较少出现大面积皮肤缺损，较大的空腔亦不能期望应用该技术使之愈合，因此通常在骨创面无出血且有肉芽组织覆盖时使用，作为病灶清除与组织瓣移植中间的过渡；可以减少频繁换药造成患者的痛苦和医生的负担。其缺点是费用较高。

③筋膜皮瓣：筋膜皮瓣是处理胫骨开放骨折很好的技术，对下肢的重建非常有效可靠。该类皮瓣最重要的设计原则是其基底部应在外侧肌间隔或胫后动脉上。其优点是有广泛适用性、分离和防止简单迅速、非阶段性的血供可靠而明确、对供区损伤小（彩图7-3-5）；主要缺点是缺少大面积的组织瓣来充填死腔，对接受部位的血供改善相对较差。

④肌皮瓣：腓肠肌内侧头和外侧头是最常用的下肢局部肌皮瓣。主要适用于填充小腿近端2/3的感染性不愈合清创后的死腔。其优点包括广泛适用性、分离和防止简单迅速、非阶段性的血供可靠而明确、对供区损伤小、死腔填塞较充分；缺点是屈膝及提踵肌力减退，肌肉消除死腔后使后期植入松质骨变得困难。所以有学者建议，将含抗生素的骨水泥珠链放在皮瓣下维持一个无菌的死腔，以利晚期植入松质骨。

⑤游离皮瓣：微血管游离皮瓣对于创伤性骨髓炎合并大面积皮肤缺损是非常适用的（彩图 7-3-6），主要用于累及胫骨远端 1/3 的大面积皮肤缺损，因此区无法使用局部皮瓣。这些皮瓣通过带来额外的血运改善了局部的生物学环境，从理论上增强了宿主的防御能力。缺点包括手术时间较长、供区损伤较大和对显微手术技术的要求较高。

⑥穿支皮瓣：穿支皮瓣是指以管径细小（0.5 ~ 0.8mm）的皮肤穿支血管供血的皮瓣，属轴型血管皮瓣范畴。穿支皮瓣是显微外科皮瓣移植的新发展，符合组织移植"受区修复重建好、供区破坏损失小"的原则。穿支皮瓣的临床应用分为带蒂转移和游离移植两种形式。创伤性骨髓炎治疗中常见术式包括带蒂胫后动脉穿支皮瓣修复胫骨骨髓炎创面（彩图 7-3-7）、胸背动脉穿支皮瓣游离移植修复小腿大面积皮肤缺损、臀上动脉穿支蒂皮瓣修复骶尾部创面等。

⑦皮神经营养血管皮瓣：皮神经营养血管皮瓣发现并开始临床应用始于 20 世纪 90 年代，属于局部区域性组织瓣，多用于邻近创面的覆盖，适用于骨髓炎病灶清除术后，骨、肌腱等深部结构外露的创面。其除了局部皮瓣的一切优点外，尚具有一些独特的优点，包括：较一般组织瓣多了一套密集的皮神经营养血管供血系统，因此血供较一般的组织瓣丰富，成活质量可靠且长宽比例较大；可以以远近端为蒂，临床应用灵活；带有皮肤感觉神经，能制成感觉皮瓣。临床常见术式包括腓肠神经营养血管皮瓣修复跟骨骨髓炎创面（彩图 7-3-8）、隐神经营养血管皮瓣修复胫骨远端骨髓炎创面等。

3）感染性骨折或骨不连折端的稳定技术：试验和临床证据表明，骨折端的稳定可以减轻感染的程度。

①外固定架固定：对于感染性骨折和感染性骨不连，几乎都可以通过外固定架获得稳定。其优点包括应用方便、无须广泛的软组织剥离、创口容易显露和清创换药、在感染及未愈合区不放置或放置最少的异物。外固定是稳定骨干骨折感染的治疗标准之一（图 7-3-2，图 7-3-3）。传统外固定架的主要缺点是固定针松动，这在病变的骨质尤为常见。其他缺点包括针道感染、限制关节活动和后期应用髓内钉时易出现继发感染。

②髓内钉固定：曾有学者认为，开放性骨折是使用髓内钉的禁忌证，因为报道感染率很高，而且感染往往累及全骨干，治疗比较困难。最近的经验提示，髓内钉感染致全骨扩散很少见，创伤性骨髓炎时即使有脓液沿髓内钉流下，髓内钉的存在亦未使感染扩散为广泛的骨髓炎。髓内钉拆除后深部感染的治疗相对简单，而且一般会获得成功。可选择的术式包括打磨感染的髓腔壁，更换髓内针或改为外固定。

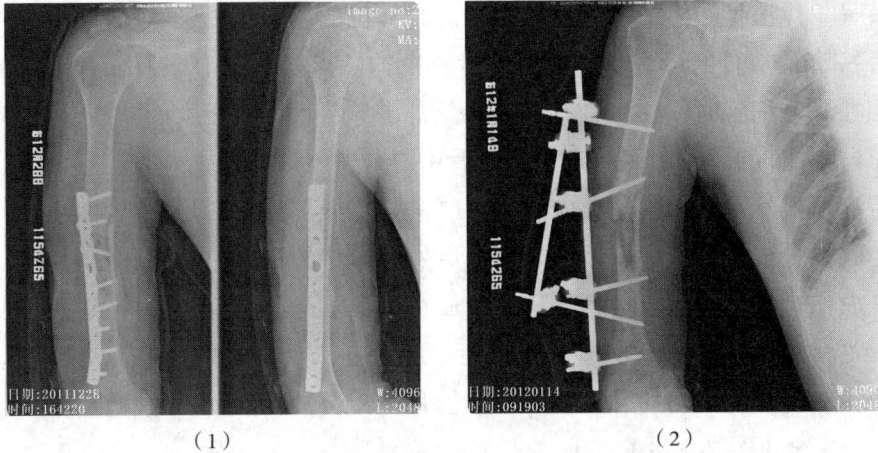

（1） （2）

图 7-3-2 外固定架治疗肱骨创伤性骨髓炎 X 线

（1）术前；（2）术后

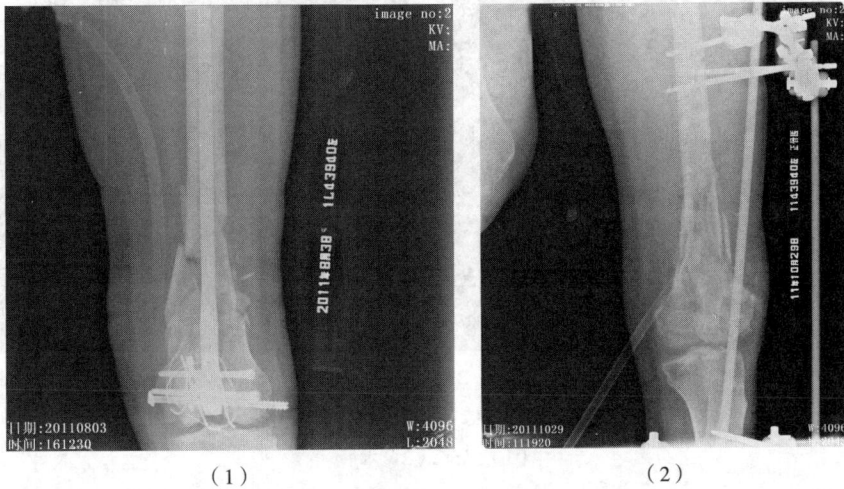

（1） （2）

图 7-3-3 外固定架治疗股骨创伤性骨髓炎 X 线

（1）术前；（2）术后

对于感染的骨干骨折或感染的骨折不愈合，尤其是胫骨的骨折或不愈合，髓内钉的应用仍存在争议。感染恶化可能威胁肢体的存活。Lottes 等报道了一系列用髓内钉治疗的感染性胫骨不愈合，结果截肢率为 12.5%。Papineau 推荐使用髓内钉，认为开放性松质骨移植后髓内钉固定是很好的治疗感染性骨不愈合的方法。其他支持者强调感染情况下使用髓内钉是一种保肢手术，术前应告知患者最终仍有截肢的可能性。其主要优点是可以早期进行功能性负重，这一点无论在生理上还是心理上对患慢性病的虚弱患者和情绪经常低落的患者都是很重要的。该术式的绝对禁忌证是血运不良性感染性骨不愈合。

4）创伤性骨髓炎的植骨术：处理骨折不愈合最常用的方法一直是用各种不同的方

法进行植骨。移植骨的主要功能是改善未愈合部位的局部生物学状态。取自髂骨的自体松质骨一直是植骨的最好材料。自体骨移植的缺点是供量有限及取骨部位的疼痛。优点是存在骨母细胞时，移植骨有骨传导及骨诱导特性。对于大的缺损，许多学者使用自体和异体骨的混合物，并同时在移植骨中混入抗生素。

①传统的植骨术：一期植骨应该尽可能避开感染部位，对于感染性骨折不愈合而言，后外侧植骨被认为是很有效的方法。后外侧植骨的优点是放置移植骨时避开了前内侧的开放伤口和损伤区，而且将移植骨放在了血供最好的部位。缺点是有潜在的血管损伤，尤其在胫骨的近端 1/3。这类患者一般只有一个剩余的动脉蒂，所以术前应行血管造影。对于骨髓炎病灶骨缺损的二期植骨术，通常在病灶彻底静止一年后行游离髂骨植骨较安全（图 7-3-4）。

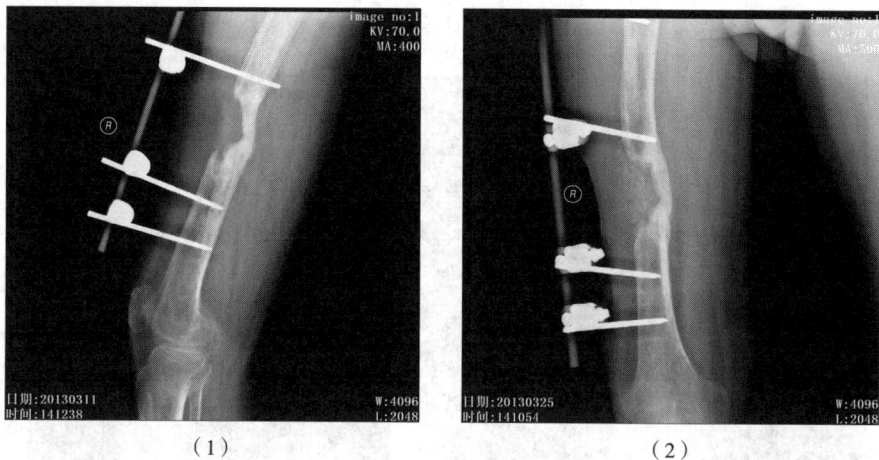

（1）　　　　　　　　　　　　（2）

图 7-3-4　自体髂骨移植治疗股骨骨髓炎并骨缺损 X 线
（1）术前；（2）术后

②开放松质骨移植术：开放松质骨移植术通常称为 Papineau 技术。首先清除骨缺损，保持创面湿润，维持肉芽生长，该过程大概需要 4 周。用松质骨碎片填塞创口至皮肤水平，敞开换药。每天换药一次以防止移植骨干燥。大约 3 周后，移植物上长满肉芽组织，可以进行皮肤移植，如游离皮片移植或皮瓣移植。该方法的优点是操作简单，但成功的关键是需要非常细心地护理创口。缺点包括皮肤不稳定、移植物皱缩和较长时间的保护性负重以利于移植物皮质化而承担功能性负重。Papineau 提倡使用髓内针来维持骨折的稳定性，并防止移植物内在的断裂。在骨干部位的 Papineau 植骨中，植骨块在成熟过程中可出现再骨折；愈合瘢痕不稳定，有出现复发性溃疡的可能性。此技术最常用于有限的干骺端缺损或由于年龄或并发周围血管病而不适用于皮瓣覆盖创口的患者（彩图 7-3-9）。

③带血管的骨移植术：自 1975 年 Taylor 和 1979 年 Gilbert 最初描述以来，游离的

带血管骨移植已经成为感染性骨折不愈合患者可靠的活体骨来源。有很多供骨部位可供选择，但腓骨是下肢最适合移植的部位。与传统的骨移植不同，带血管骨移植不受缺损大小及软组织环境的限制，其愈合也很快，通常在 6 个月之内。一般来讲，带血管骨移植物可以用于传统方法难以处置的感染性骨折不愈合，即使缺损大于 6cm，腓骨的最大长度是 26cm，其解剖结构和形态很适合固定和抵抗成角及扭转力。如连同皮肤和皮下组织一并取材形成复合组织瓣后，可以同时修复骨与软组织的缺损。术前供区和受区的血管造影有助于辨别血管的解剖并辅助术前计划。活跃的感染和异常的腘窝下血管分支是手术的禁忌证。术后患者抬高患肢并严格卧床 2 周，直到骨愈合后才可负重，应逐渐增加负重直到移植骨增生。该技术的缺点是耗时较长且技术复杂，故限制应用于有经验的微血管移植中心。在带血管的骨移植中，两年后移植段的应力骨折和供区踝关节僵硬及踇趾的活动受限相对常见。

④不可吸收载药抗生素骨填充物应用：适应证及操作方法同前述。

⑤载药可吸收人工骨植入术：适应证及操作方法同前述（图 7-3-5）。

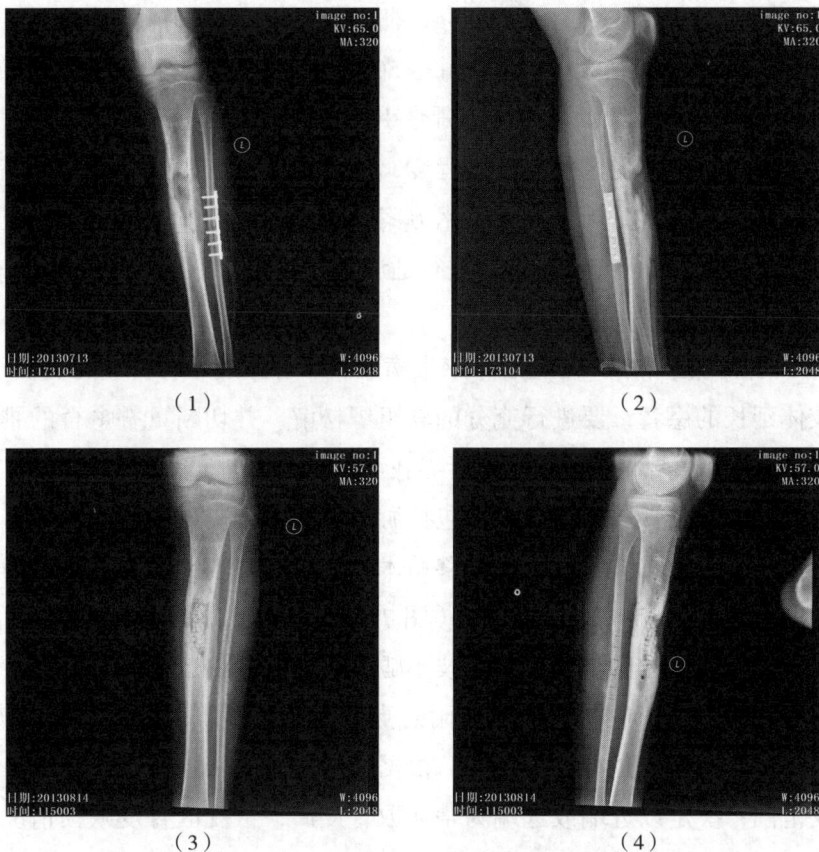

图 7-3-5 载药可吸收人工骨植入术治疗胫骨创伤性骨髓炎 X 线

（1）术前正位片；（2）术前侧位片；（3）术后正位片；（4）术后侧位片

5）洛阳皮瓣及骨皮瓣技术：皮瓣及骨皮瓣技术是处理胫骨开放骨折及创伤性骨髓炎很好的技术方法。历经多年的临床实践及科学研究，河南省洛阳正骨医院首创了小腿内侧皮瓣技术（1982年）、腓骨皮瓣技术（1983年）、胫骨皮瓣技术（1985年），这些技术治疗四肢皮缺损疗效显著，既是河南省洛阳正骨医院的原创技术，又是对平乐正骨技术的发展，因此国内骨伤科专家称之为"洛阳皮瓣、骨皮瓣技术"。研究者程春生曾报告的一组病例显示：创伤性骨髓炎骨缺损长度为 1～26cm，平均 5.5cm；皮肤缺损面积最大为 35cm×25cm。洛阳皮瓣骨皮瓣技术是一套完整的技术体系，包括术前准备、手术方法和术后处理等。

①术前准备：

全身情况的准备：感染性骨皮缺损患者除应用有效抗生素外，同时辨证应用中药内服治疗。

受区及供区局部准备：做伤口分泌物细菌培养和药敏试验，局部应用有效的清热解毒中药湿热敷治疗，每日 1 次，一次 30 分钟。绿脓杆菌用白头翁 50g，夏枯草 50g；金黄色葡萄球菌用金银花 50g，连翘 50g，蒲公英 50g；大肠杆菌用黄连 30g，黄柏 30g，黄芩 30g；变形杆菌用大黄 50g，川芎 50g；产碱杆菌用乌梅 50g，青黛 30g。对于伴有下肢短缩大于 5cm 者，术前采用骨牵引 2～3 周，矫正部分下肢短缩畸形。检查受区与供区肢体，了解受区骨皮缺损程度，以及供区皮肤、骨骼是否完好；并做血管造影判断血管是否正常，周密设计手术方案。对受区血管条件差、拟行交叉组织移植者，术前一周将两下肢固定在一起，进行适应性锻炼。

②手术方法：

彻底病灶清除与松解术：彻底清除感染病灶、贴骨瘢痕、骨折端无血供瘢痕组织。对于同期肢体延长的患者，要进行充分的软组织松解，并切断重叠愈合的腓骨，打通并扩大骨髓腔，修好植骨床。游离移植者寻找可供吻合的动、静脉血管备用。

小腿内侧皮瓣与胫骨皮瓣移植术：包括游离小腿内侧皮瓣、胫骨皮瓣移植术，无缺血期的游离小腿内侧皮瓣、胫骨皮瓣移植术，带血管蒂小腿内侧皮瓣、胫骨皮瓣转位移植术（顺行、逆行、带蒂交叉移植）（图7-3-6）。

小腿胫骨皮瓣切取操作步骤：于健肢小腿设计切取骨皮瓣范围及位置，先切开小腿内侧皮肤至深筋膜，于胫骨内侧嵴之附着点切断比目鱼肌；解剖小腿后侧深间隙，探查胫后血管、腓血管及胫神经等走行，根据胫后血管肌间隙穿支发出水平及支配小腿内侧皮肤范围，决定以近端或远端为蒂切取骨皮瓣，依受区骨皮缺损情况、骨板置放情况等确定切取皮瓣与骨瓣之对应关系。切断并结扎胫后动静脉至小腿三头肌、胫骨后肌等的部分分支至蒂部，注意保护胫神经及分支，保留较大之比目鱼肌分支以防肌肉缺血挛缩；骨皮瓣后侧游离彻底后，以两枚中号血管夹夹闭胫后动静脉远端，放松止血带。观察小腿及足皮肤颜色红润、毛细血管反应正常后 10 分钟以上；重新驱血、止血带充气；切开胫骨皮瓣前侧皮肤、皮下至深筋膜，切开胫骨骨膜并适当剥离，切取长度及厚度合适之胫骨板，进一步分离切取胫骨皮瓣，观察骨皮瓣远端筋膜及骨断面渗血情况；以生理盐水纱布包裹待移植。以生理盐水冲洗创口，间断缝合肌肉或筋膜组织覆盖骨创面并缩小皮肤缺损范围；于左大腿中下段切取适当中厚皮片，游离移植覆盖左小腿皮瓣供区创面并打纱包加压，部分游离皮片覆盖胫骨皮瓣蒂部。（彩图 7-3-10）

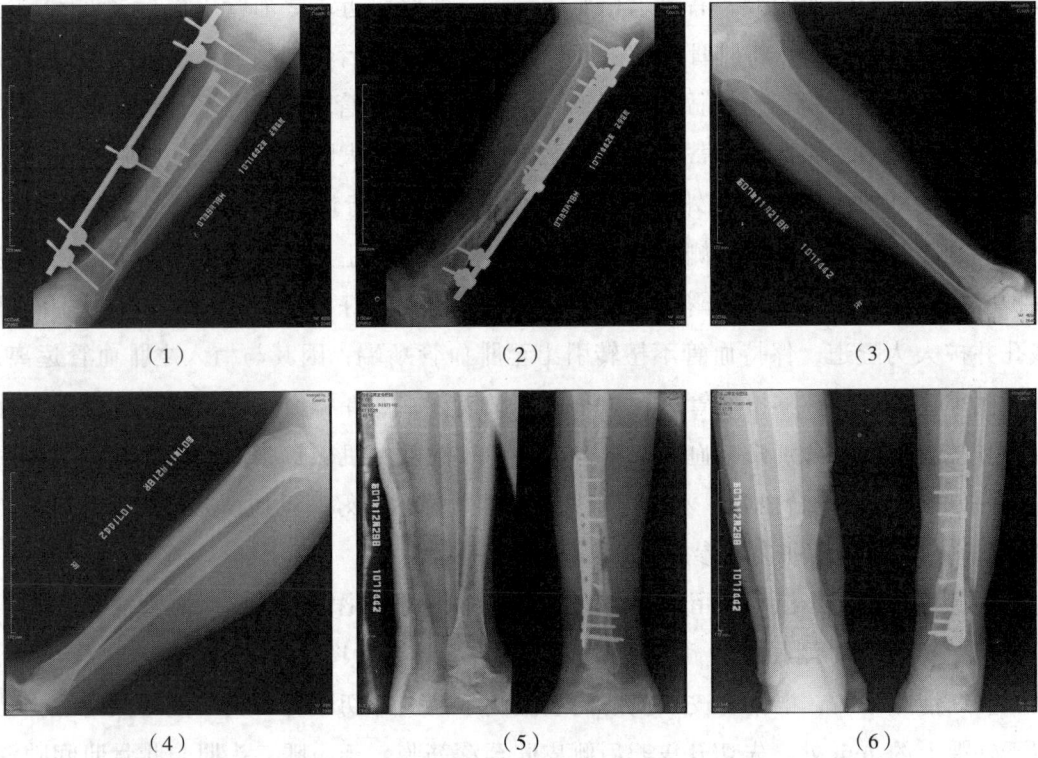

图 7-3-6　胫骨皮瓣游离移植术治疗胫骨创伤性骨髓炎骨缺损骨不连 X 线

（1）病肢术前正位片；（2）病肢术前侧位片；（3）供肢术前正位片；（4）供肢术前侧位片；

（5）胫骨皮瓣移植术后正位片；（6）胫骨皮瓣移植术后侧位片

带血管的腓骨皮瓣移植术包括吻合血管的游离移植术和不吻合血管的带蒂移植术。吻合血管腓骨移植常用于治疗无法实施带蒂手术的骨髓炎并骨缺损，如尺骨骨髓炎并骨缺损（彩图 7-3-11）或股骨骨髓炎并骨缺损（彩图 7-3-12）。吻合血管腓骨移植治疗股骨骨髓炎并骨缺损手术操作简要步骤：先取右小腿后外侧切口，位于外踝及腓骨小头连线上，依次切开皮肤、皮下、深筋膜，于小腿外侧肌群及后侧肌群间隙深入，先向后侧拉开腓肠肌及比目鱼肌，探查小腿后血管、神经束及与腓骨伴行关系，如发现右腓动脉与胫后动脉均呈主干向下延续，可由近及远于右𧿹长屈肌外侧锐性纵向剖开，注意保护腓动脉主干及其向腓骨的分支，同时注意保护胫后动脉供应蹬长屈肌的分支；前侧留取 0.5cm 肌肉袖将腓骨长短肌锐性从腓骨游离至骨间膜，注意保护腓深神经及胫前动脉；根据受区骨缺损长度于外踝以上 7cm 处向近端适当位置量取予截取腓骨长度，并以线锯分别截断，分别以大号血管钳夹持截下腓骨两断端并翻向前侧，进一步向后侧游离胫骨后肌，与胫骨附着处切断骨间膜，适当留取肌肉袖以保护腓血管束与骨间膜的联系。尽可能向近端分离腓血管束，如此则腓骨瓣与周围组织联系完全切断。以中号血管夹阻断腓骨瓣远端血管，创腔填塞纱布，压迫止血，放松止血带，须观察到腓骨瓣肌肉袖渗血明显、右足末梢循环良好。腓骨瓣近端之血管以血管夹夹闭、远端结扎，切下腓骨瓣。将腓骨瓣植入股骨经病灶清除术后骨缺损处，远近端各以两枚直径 3.5mm 皮质骨螺钉分别固定腓骨瓣，注意保持腓血管不受压、不扭转，使远近端分别嵌入骨槽中，保持血管蒂不受压、无扭转。沿受肢大腿旋股外侧动脉降支走行方向（即股动脉搏动点与大腿外侧中点连线中外 1/3）另行切口，于股外侧肌与股直肌间深入，谨慎显露出旋股外侧动脉之降支，尽量保留其主干长度，结扎其分支，注意保护股神经之外侧分支，显露血管束远端，观察搏动良好，切断并结扎。于股中间肌戳孔并扩大为隧道，保持血管不扭转引出至腓血管断端，因其与植入之腓血管远离，取对侧小腿大隐静脉移植血管进行桥接。显微镜下，选择腓血管之较细静脉及旋股外侧静脉之较粗者，分别修整血管端口，盐水纱布温敷及机械扩张血管解除其痉挛，用 9-0 无损伤缝合线吻合血管。术中须查见吻合血管充盈良好，勒血试验显示吻合口通血良好，移植之腓骨瓣肌肉袖渗血良好。

交腿腓骨皮瓣移植术保留蒂血管，手术操作相对简化，术后皮瓣血管危象发生概率较低，常用于对侧胫骨骨髓炎并骨皮缺损的治疗（彩图 7-3-13）。手术操作步骤：病肢病灶清除术后，根据骨皮缺损情况于健侧小腿设计切取骨、皮瓣范围及位置，蒂留于外踝上约 7cm 处，先切开皮瓣后侧皮肤至深筋膜，于小腿三头肌与腓骨肌间隙深入，通常在腓骨小头与外踝中点处可见一较大肌间隙皮支至切取皮瓣；间断缝合皮瓣边缘深浅筋膜与皮肤数针以防撕脱，钝性分离小腿后肌群浅深肌群间隙，近端于腓骨附着部切断部分比目鱼肌腱，可见胫后动脉与腓动脉交叉并行、胫神经并行于胫后动脉外侧，腓动脉近端分出两条较粗大的比目鱼肌肌支及一条腓骨营养支；于腓骨后侧纵向剖开蹬长屈肌肌膜，剖开肌腹并注意保护腓动脉肌皮穿支，远端可见终末支外踝后动脉及骨间膜穿动脉。切开皮瓣前缘，注意保留深筋膜与皮肤的联系，将腓骨肌群压向前侧并留取 0.5cm 肌肉袖于腓骨前侧骨膜上，进一步将此肌群连带胫前肌群拉向内侧，注意保护位于骨间膜前侧之胫前血管及腓深神经，尽量保留腓浅神经至腓骨肌之分支；纵向切开骨间膜，尽量远离蒂部截断所需长度腓骨，夹持骨段两端并翻向外侧绷紧胫骨后肌，边分离边切断胫骨后肌腓骨附着部，注意保护腓动脉并结扎切断其与胫后动脉间交通支。骨皮瓣切取完毕，腓动脉近端夹两枚中号血管夹，放松止血带，须观察到左下肢末梢血循及皮瓣血供均良好，断开腓血管近端。为减小腓血管蒂部压力，术中截除腓骨远端2cm；以生理盐水冲洗创口，间断缝合肌肉或筋膜组织，创口两侧潜行钝性游离，间断缝合切口。于大腿下段切取适当中厚皮片，游离移植覆盖于右小腿骨皮瓣供区及皮瓣蒂部。由助手扶持将右腿屈膝盘于左小腿上方，保持适当间距及位置以使骨瓣蒂部松弛，以一枚3.0mm克氏针贯穿双侧胫骨以暂时维持双小腿位置稳定；少许剥离腓骨瓣两端骨膜，维持病肢胫骨良好力线，将腓骨瓣远端紧密嵌入受区已准备好之骨槽中；腓骨瓣两端用3.5mm皮质骨螺钉固定。分别于下肢股骨、胫骨旋入外固定架螺钉，连接外固定架连杆，固定双侧下肢以保持蒂部张力适中且不垂直受压。

③术后处理：

全身处理：术后应用敏感抗生素控制感染。按洛阳正骨三期用药原则进行中药治疗，早期以活血化瘀为主，中期以活血通络为主，后期以补气血、壮筋骨为主。对游离组织瓣移植者，应用抗凝解痉药物以防血管危象发生。

局部处理：根据供区取骨量大小，供区石膏或支具外固定2～3个月或更长时间，预防骨折发生。受区应用外固定或内固定直至骨折愈合。带血管蒂组织瓣交叉移植者在术后2个月左右断蒂。对伴有下肢短缩需要延长肢体的患者，于术后7天开始补充延长，每天1mm，分4次完成；达双下肢等长后，在半环槽外固定架内增加小夹板固定，并鼓励和督促患者早期扶拐练习非负重行走与功能锻炼。

6）Ilizarov技术：Gavriil Ilizarov证实，通过牵拉骨痂可以使骨折愈合，从而提出了极具革命性的治疗方法。Ilizarov方法越来越多地用于感染性骨折和骨折不愈合的治疗。该方法包括根治性的清创术、应用环状外固定架、通过皮质骨截骨进行的骨延长术（最初的5～7天维持长度不变，其后逐渐牵引延长。逐渐牵引可促使牵引部位的血管新生和纤维组织形成。在接下来的几个月中，纤维组织被编织骨和薄层骨替代，同时骨内膜和骨膜的血流在治疗期间可增加肢体的血液供应。这一深部的刺激可根除感染，促进骨折愈合）。

在进行清创前，必须从临床和影像学角度精确评价感染的范围并预计切除的骨质。术前准备包括精确重建和确保足够的设备储备。Ilizarov固定环通过经皮1.5～2.5mm的克氏针与骨质相连，其拉力通过经过调校的金属线拉力设备控制。肢体的畸形可以通过放置铰链装置矫正，后者可以产生压力、拉力，旋转、成角或搬运骨块。

广泛的清创是指清除无生机的组织，包括切除部分感染的骨质和邻近组织。近端或远端的皮质骨截骨创造出可供搬运的有活力的骨段。推荐的搬移速度是1mm/d，分4次完成，一次0.25mm。在牵引期间，用克氏针缓慢切割皮肤和软组织。早期使用旋转或游离肌瓣覆盖创面是预防深部感染的最佳方法（图 7-3-7）。

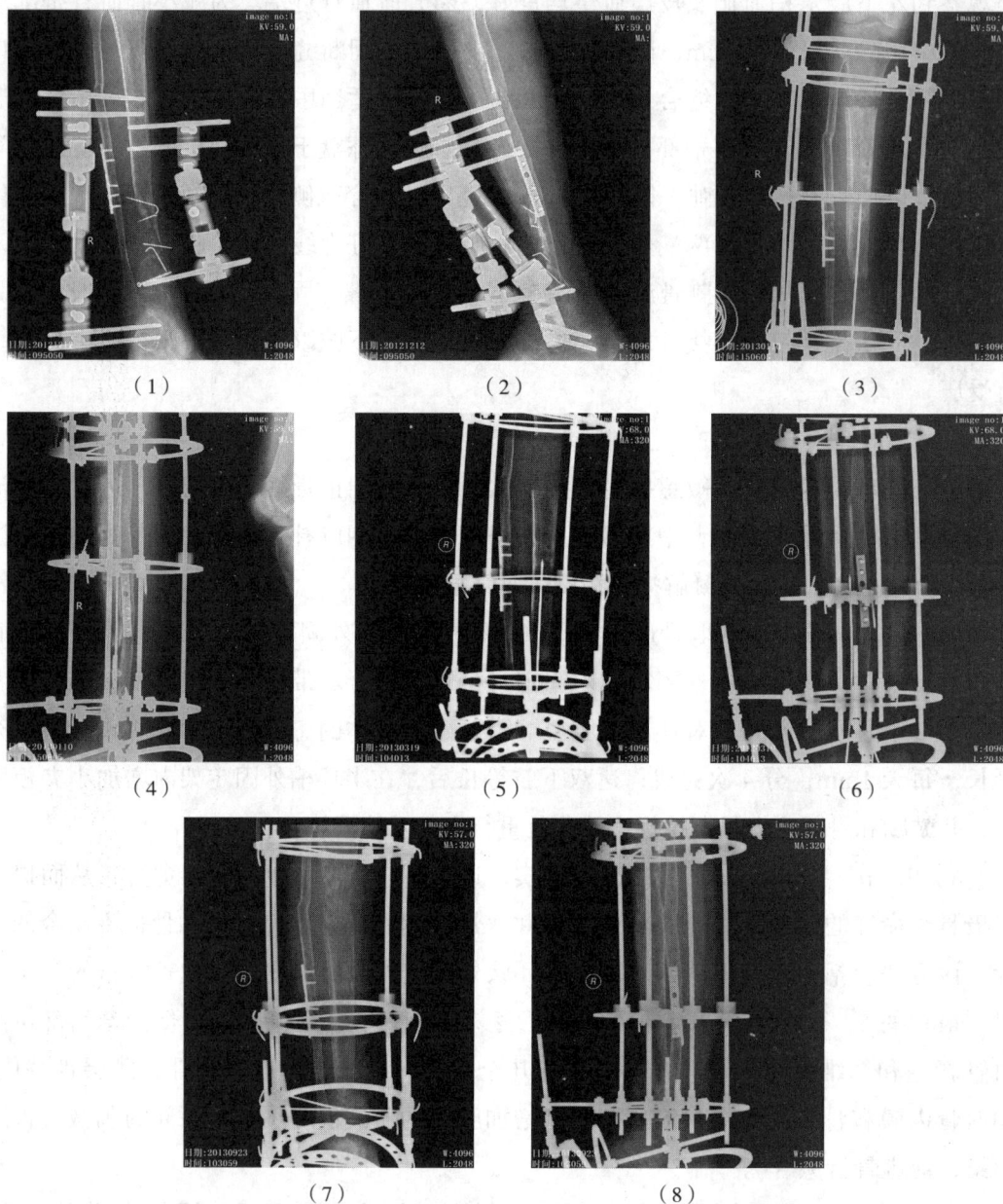

（1）　　　　　　　　　　　（2）　　　　　　　　　　　（3）

（4）　　　　　　　　　　　（5）　　　　　　　　　　　（6）

（7）　　　　　　　　　　　　（8）

图 7-3-7　骨搬移术治疗胫骨创伤性骨髓炎并骨缺损 X 线

（1）术前正位片；（2）术前侧位片；（3）术后 10 天正位片；（4）术后 10 天侧位片；（5）术后 2 个月正位片；
（6）术后 2 个月侧位片；（7）术后半年正位片；（8）术后半年侧位片

　　另一种方法是在清创术后对感染的不愈合部位行急性骨短缩术，随后在皮质骨截骨的部位进行骨延长（图 7-3-8）。最长 6cm 的急性骨短缩不会增加管状结构扭结和血管损害的危险性。

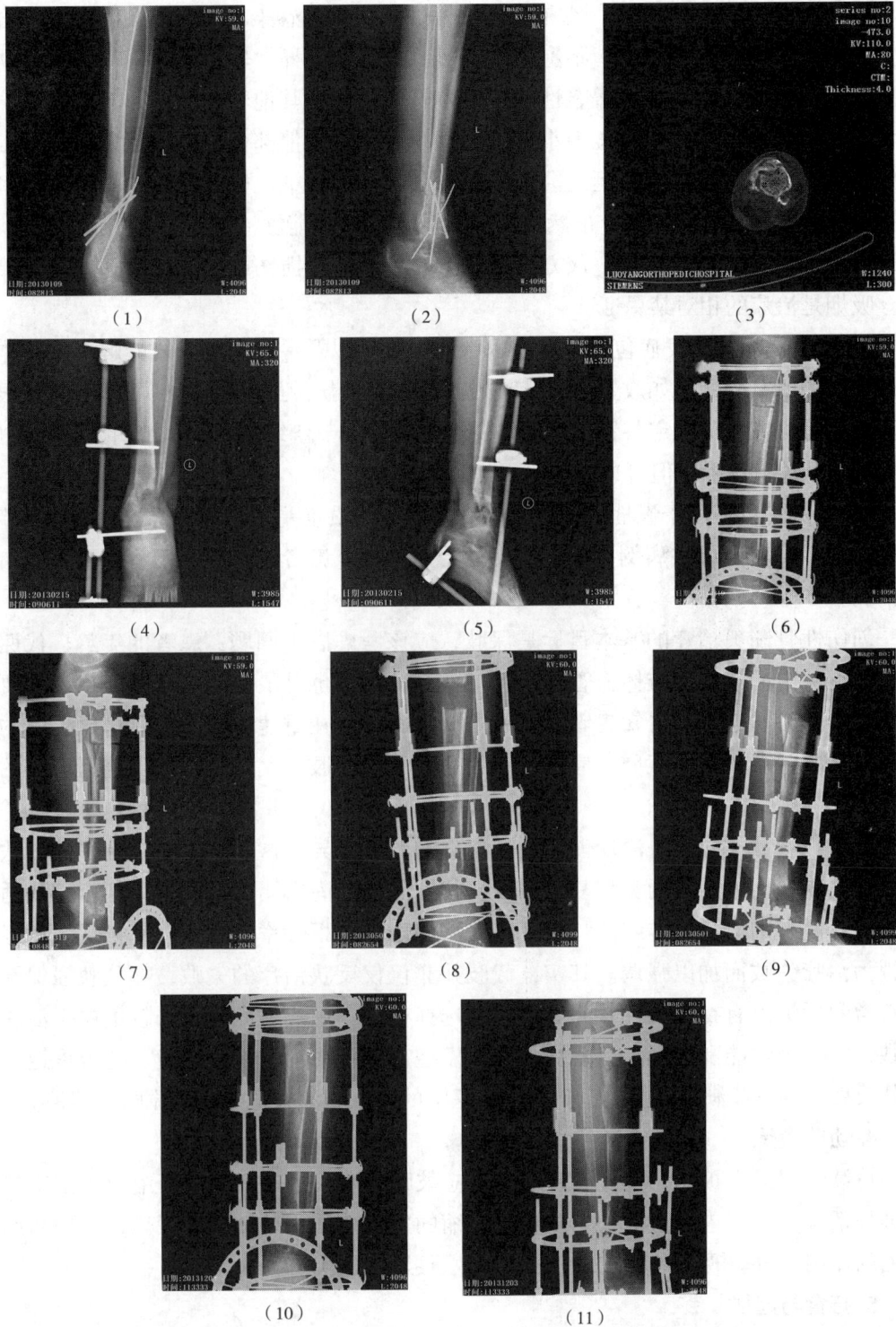

图 7-3-8　急性骨短缩及骨延长术治疗胫骨创伤性骨髓炎并骨缺损

（1）骨搬移术前 X 线正位片；（2）骨搬移术前 X 线侧位片；（3）骨搬移术前 CT 断层片；（4）急性骨短缩及搬移术后 10 天 X 线正位片；（5）术后 10 天 X 线侧位片；（6）术后 8 周 X 线正位片；（7）术后 8 周 X 线侧位片；（8）术后 8 个月 X 线正位片；（9）术后 8 个月 X 线侧位片；（10）术后 1 年 X 线正位片；（11）术后 1 年 X 线侧位片

Ilizarov 方法的优点很多，它是唯一的考虑到所有与感染不愈合有关因素的综合治疗方法。这些因素包括感染、不愈合、畸形、骨长度差异、软组织缺陷、关节僵硬和骨质疏松症等。该方法是半侵袭性的，很少需要输血和其他辅助措施。新生骨是一个有活力的植骨段，与解剖部位大小正好相符，避免从其他部位取骨。该方法的缺点是治疗时间长，骨骼接触部位延迟愈合或不愈合，针道感染比较常见。这一特殊技术需要一个经过良好训练的团队。虽然 6 ～ 7cm 的骨质缺损能够治愈，但是如果缺损再大，出现并发症的概率就要增加。该方法对严重的胫后神经损伤或依从性差的患者效果不佳。吸烟是治疗的相对禁忌证。

Ilizarov 技术的并发症包括所有手术中的损伤，以及治疗结束时未能解决的肢体延长过程中的所有问题，如放置固定针时的血管神经损伤（虽然很少见）。针道感染很常见。新生骨可在去除固定装置 1 年内易发生骨折。关节挛缩常常是比较明显的并发症，特别是足趾关节挛缩，但可通过理疗来预防。

7）截肢术：适用于慢性创伤性骨髓炎患者，体质较差、病变广泛、病肢功能严重障碍、合并癌变等严重病例，或长期反复治疗无效、患者经济情况不能承受其他治疗的情况。

创伤性骨髓炎治疗的基本目标是保肢，应该考虑以下问题：患者的年龄、代谢状态、邻近关节的活动、肢体血管神经的完整性，最后也是最重要的问题即患者的要求及其社会经济状态。当告知患者康复所需要的时间及在重建过程中需要多次手术的可能后，有些患者会选择截肢。应该说明的是，下肢假肢，尤其是膝下负重型假肢的功能是令人满意的。

综合来看，不同方法治疗创伤性骨髓炎的效果各异。这是因为联合治疗的方法不同，加之创伤性骨髓炎的类型复杂多样，特别是目前尚未明确哪种疗效判定方法适于创伤性骨髓炎的治疗。传统的疗效评定方法限于感染根除率及骨愈合率，截肢率经常被视为治疗失败而加以强调。其实，截肢并非仅仅反映治疗的失败，部分勉强保肢的患者常常后悔没有在创伤性骨髓炎的早期选择截肢。现代学术界越来越重视生活质量参数，如下肢功能和美观、迟发症状和并发症、住院时间、恢复速度、能否重返工作岗位及患者的整体满意度。这也正符合中医学的辨证施治和整体观念原则和精神。

4. 功能锻炼

持续牵引或夹板、石膏托固定期间，应鼓励患者积极进行肌肉舒缩及未固定的关节伸屈活动，以促进气血运行，防止肌萎缩的发生。采用被动活动锻炼，有预防肌肉萎缩的作用；主动锻炼恢复中的肌肉，以改进肢体功能。

5. 膳食与起居

（1）辨证施膳：创伤性骨髓炎有着与血源性骨髓炎相同或相似的病理演进过程，疾病分期及辨证类型亦有诸多相似之处，故二者的辨证施膳也相似。由于创伤性骨髓炎多伴有骨折、骨皮缺失，故在辨证施膳方面早期适当应用活血消肿药膳，后期应用补骨强肾药膳。

①创伤早期：以活血化瘀、行气消散为主，常选用以下药膳作为辅助治疗。

祛瘀生新汤：三七片 12g，生地黄 30g，大枣 4 枚，瘦猪肉 300g。将瘦猪肉剔除脂肪、筋膜，洗净，与他药共入砂锅，加水 1200mL，武火煮沸 15 分钟，改文火煮 60 分钟，至瘦肉熟烂，加盐、葱，饮汤吃肉。

桃仁粥：桃仁 15g，牛膝 15g，木瓜 15g，红糖适量。将桃仁捣烂，水浸，研汁去渣，与粳米、红糖、木瓜、牛膝同入砂锅中，加水 400mL，用文火煎成稀粥即可，每日 1～2 次。

②骨髓炎中期：选择既有活血化瘀功能，又有补益气血功能的药膳。

骨碎补猪骨汤：骨碎补 15g，丹参 15g，鲜猪长骨 500g，黄豆 70g，料酒、葱花、姜末、精盐、五香粉、麻油各适量。先将骨碎补、丹参拣杂、洗净、晾干、切片，同入纱布袋，扎紧袋口，备用。将黄豆淘洗干净，放入温水中浸泡 1 小时。猪长骨洗净，用刀背砸断，放入砂锅，加足量水，大火煮沸，撇去浮沫，加入料酒，放入浸泡的黄豆及浸泡液，再放进骨碎补、丹参药袋，中火煮 40 分钟，取出药袋，加葱花、姜末，继续用小火煮至黄豆熟烂如酥，加精盐、味精、五香粉，拌和搅匀，淋入麻油即可。佐餐当汤，随意服用。

乌鸡丹参汤：乌鸡 1 只，丹参 15g，枸杞子 20g，黄芪 20g，山药 20g，芝麻 20g，陈皮 5g，姜、葱、黄酒各适量。将乌鸡宰杀，去内脏洗净后，丹参、枸杞子、黄芪、山药、芝麻、陈皮、姜、葱置于鸡肚内，加少量黄酒，文火煮至鸡肉熟烂，先喝汤后吃肉。

③骨髓炎后期：应以调治脏腑经络功能、补气养血、补益肝肾、强筋健骨药膳为主。

归芪杞子炖鸡：母鸡 1 只，当归 15g，黄芪 30g，枸杞子 15g，生姜 6 片，大葱 3g，黄酒、盐各适量。母鸡宰杀后，去毛及内脏，洗净。将当归、黄芪、枸杞子、生姜片、大葱、黄酒、盐放入母鸡腹腔内，再放入锅内，隔水炖 1～2 小时，食肉，饮汤。每日 1 次。

羊脊羹粟米粥：白羊脊骨 1 具捣碎，入粟米 500g。加适量水煮至骨熟，入羊肾 2 个再煮熟。将羊肾取出，切片后放入锅中，加葱白、盐、酱、花椒、糖适量，再略煮后待温食。分次服食，每日 1 次。

杞猪腰汤：猪腰 1 对，枸杞子适量。猪腰去筋膜洗净，切成中等大小的块，加清水小火炖，快熟时加入枸杞子，以及适量食盐、小茴香粉等。

（2）起居：创伤性骨髓炎常伴有骨折、骨皮缺失，患者活动减少，合理的运动是刺激钙质沉积、增强骨密度、促进骨折愈合、改善骨骼强度最强而有力的措施。运动对骨密度有重要影响，运动产生的机械应力刺激对骨的生成、改建有重要的作用。因此，适当增加户外活动和负重运动，能较好地帮助组织修复。均衡饮食、规律起居能保证钙、维生素及各种微量元素的日常摄取，严防骨质疏松及骨折不愈合。

【按语】

创伤性骨髓炎有着与血源性骨髓炎相同或相似的病理演进过程，疾病分期及辨证类型亦有诸多相似之处。该病诊断明确，治疗的关键在于尊重疾病发生发展的规律，适时恰当干预，合理组配中西医验之有效的治疗方法，才能收到事半功倍之效。创伤性骨髓炎在治疗过程中始终把握局部与整体并重的指导思想，在重视整体辨证的前提下，高度重视对局部情况的辨析。

【病案举例】

马某，男，35 岁，因"砸伤左小腿术后 10 个月"入院。

患者于 10 个月前外伤致左胫腓骨粉碎性骨折、左跟骨骨折，急诊行左胫腓骨骨折清创复位内固定术。术后两周伤口感染，予对症处理，局部旋转皮瓣手术治疗，效果欠佳；予去除内固定，外固定架固定，效果仍欠佳。为求进一步治疗前来河南洛阳正骨医院。入院查体：一般情况好，左小腿及踝部轻度肿胀，外固定架固定，多处创伤及手术切口瘢痕，左小腿下段内侧皮下波动感；患肢未触及明显骨擦感及异常活动，外固定针孔干燥，左踝跖屈畸形，踝关节僵硬，左跟骨外侧高突，轻压痛，足弓低平，左足功能活动受限。胫后动脉搏动可触及，足趾活动及血循环良好。X 线片示：左胫骨陈旧性双段骨折，钢板及外固定架固定，胫骨下段折端局限性骨质缺损；左腓骨下段陈旧性骨折，内固定物寄存，折线清晰。

临床诊断：左胫骨创伤性骨髓炎并骨缺损。

治疗经过：入院后完善各项检查，取创面分泌物行细菌培养及药敏试验，给予敏感抗生素抗感染治疗。选用院内制剂骨髓炎 Ⅱ 号方水煎外洗创面，主要药物组成为生大黄、黄柏、黄芩、苦参、苍术、公英、地丁、土茯苓等各 30g。上方煎汤熏洗患肢，每日 1 次。创面肉芽新鲜，无脓性分泌物后，给予手术治疗。术中将左小腿下段内侧面感染创面及周围瘢痕组织梭形切除，切除后局部皮肤缺损面积约 4.0cm×2.5cm；骨膜下剥离显露胫骨下段远近折端及髓腔，清除折端间的瘢痕组织及少量感染碎骨块，咬除折端感染硬化骨质，搔刮并凿通远近断端髓腔，清除髓腔内的瘢痕组织，凿除远近折端内侧面部分骨质形成骨槽以备接纳胫骨板植骨。切取对侧带胫后动静脉胫骨骨皮瓣，将胫骨皮瓣移植至左小腿下段内侧面骨皮缺损区，嵌入已凿好的骨槽内，远近端各以一枚螺丝钉固定。将移植的胫骨皮瓣上的胫后动脉与受区胫前动脉架桥修复，分别以长腿石膏后托固定双下肢。术后"三抗"治疗及营养支持治疗，辅以中药制剂骨炎托毒丸口服，主要药物组成为黄芪、党参、熟地黄、当归、川芎、桔梗、金银花、土茯苓、蒲公英等。1 次 1 袋，1 日 3 次，温开水送服。（图 7-3-9）

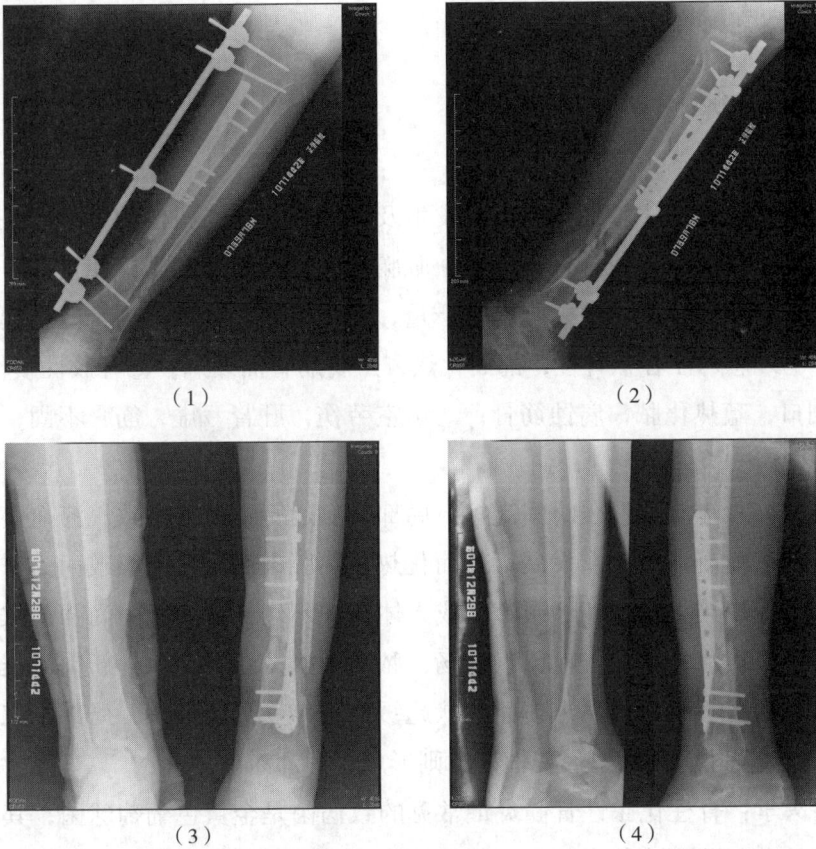

图 7-3-9 游离腓骨皮瓣移植术治疗胫骨创伤性骨髓炎骨缺损骨不连 X 线
（1）术前病肢正位片；（2）术前病肢侧位片；（3）腓骨皮瓣移植术后双胫腓骨正位片；
（4）腓骨皮瓣移植术后双胫腓骨侧位片

第四节 特殊部位的骨髓炎

一、脊柱化脓性骨髓炎

【概述】

脊柱化脓性骨髓炎是发生于脊柱椎体及附件的感染化脓性病变。由于病灶部位较深，早期症状和体征常不典型，急性期又常为全身严重毒血症状或其他合并症所掩盖，早期亦无 X 线征象，因此容易漏诊。因解剖位置关系，在临床上表现出各种特殊的症状。由于感染牵连临近的脊神经或脊髓，临床表现可更错综复杂，急性期易误诊为单纯败血症或神经系统疾患，慢性期易误诊为脊柱结核或肿瘤等。本病占所有骨髓炎的 2%～4%，多见于 20～40 岁的男性，儿童和老年、较少见。腰椎和胸椎发病率最高，其次为颈椎。

【病因病机与分型分期】

1. 病因病机

（1）中医学：脊柱化脓性骨髓炎的发生及其病理变化与机体的气血、脏腑、经络等功能强弱有密切关系。机体气血充足，脏腑壮实，经络通畅，即使发病，其病理损害也较轻浅，且不易传变；反之则损害严重，变化迅速。其致病因素概括起来主要有以下3点：①外感六淫客于脊柱，郁而化热，热腐筋骨而发病；②开放性损伤或手术，邪毒直入创口，蕴热化脓，腐蚀筋骨；③房室劳伤，肝肾亏虚，筋骨不固，邪毒乘虚入筋注骨而发病。

疾病初发，六淫邪毒侵袭时间尚短，局部气血运行不畅，则致气滞血瘀、毒邪留滞。如果局部气血凝滞进一步发展，郁而化热，热胜肉腐，血肉腐败而为脓。当脓肿形成后，如治疗得当，及时切开引流，或人体正气不衰，抗病能力尚强，脓肿自行溃破，脓液畅泄，毒从外解，气血得以通畅；脓腐渐除，新骨渐生，新肉生长，最后创口愈合。溃脓后久不愈合或虽未溃而症状趋缓，不伴发热或低热，局部不红、微肿略痛，仅有窦道流脓不愈等症，属慢性期，则形成正虚邪滞证。

（2）西医学：脊柱化脓性骨髓炎最常见的致病菌是金黄色葡萄球菌，其次是链球菌和大肠埃希菌。感染途径一般为血源性感染、邻近感染直接蔓延、直接损害（包括术后感染）。血源性感染又分为经动脉系统感染和经静脉系统感染，前者如远隔部位的原发性化脓性病灶，疖肿、龋齿、伤口感染及全身感染等，细菌栓子进入血液随动脉血流达椎体而引发感染；后者系来自盆静脉系的细菌栓子经无瓣膜的椎静脉系统而引发感染。另外，一些易感染因素也应引起足够重视，如糖尿病、肾功能障碍。

由于脊柱血液供应的特殊性，椎体松质骨内有大的窦样静脉系统存在，故适于细菌停留、生长，形成化脓性病灶，破坏骨质。因此，脊柱化脓性骨髓炎侵犯椎体中心部位最多见。有时感染开始于临近椎间盘的骨质，故除椎体有一定程度的破坏外，还可以破坏椎间盘。骨破坏程度不一，可累及椎体的部分或全椎体，也可侵犯椎弓、横突、棘突等。附件感染后，可向前侵犯椎管。在感染早期，发生骨质疏松、骨破坏及骨溶解的同时出现典型的成骨反应；晚期呈反应性增生硬化，但椎体一般不塌陷。如感染波及椎间盘，早期即发生椎间隙狭窄、相邻两椎体发生自行融合并有骨桥形成。脊柱化脓性骨髓炎向软组织扩散不如脊柱结核明显。虽然脊柱化脓性骨髓炎也可见到局限性椎旁脓肿，但由一个椎体向另一个椎体扩展多是经过椎间盘的直接侵袭，而不表现出脊柱结核的前纵韧带下积脓对椎体的侵蚀。与脊柱结核有所不同，脓肿常不沿肌间隙向远方扩散，多居于病灶附近，且易直接扩散到皮下，常见的有椎管外脓肿、椎管内脓肿，因所处部位不同可产生不同的压迫症状。

（3）平乐正骨骨病学：脊柱化脓性骨髓炎的发生是由于正气不充，邪气壅滞，气滞血瘀，经络阻塞，津液不能输布，湿热内蕴，腐筋伤骨而引起。外科手术后感染也是本病的常见原因。

在疾病的发生发展过程中，依临床表现不同可有以下证型：①火毒内蕴，湿热酿脓：全身不适，恶寒发热；气滞血瘀、经络阻塞，病变部位肿胀疼痛剧烈，局部灼热，严重者出现肢体瘫痪。②气虚血瘀：邪气已退，身凉热退，正气已虚，神疲乏力，面色无华。③正虚邪实：脓液为气血所化生，脓成或已溃，脓液外泄，耗损气血；脓毒外泄，邪随脓出，全身和局部症状减轻，出现正虚邪实之证。

2. 分型分期

根据发病时间长短及病情缓急可分为急性、亚急性、慢性三型，以急性者为多见。亚急性可出现于急性期后，亦可开始即为亚急性。慢性较少见，发病缓慢。

【临床表现】

1. 病史

部分患者有疖肿、龋齿、伤口感染及全身感染等病史，还有部分患者有糖尿病、肾功能障碍等慢性病史。

2. 症状及体征

（1）急性：较多见。初期即有高热、寒战、头痛、谵妄，甚至神志模糊，腰部剧烈疼痛，患者往往不能准确定位。体检时可见腰背肌紧张，脊柱僵直呈板状，压痛范围广泛，但以病椎为著；有时可出现腹痛、腹胀和腹肌紧张。如并发现硬膜外脓肿，一般在发病后数日或数周内，腰痛突然加剧，并向下肢放射，随后很快出现下肢麻痹及大小便障碍等。

（2）亚急性：可出现于急性期后，亦可开始即为亚急性。有明显的发病日期，但起病较缓慢。全身毒血症状较轻；局部压痛、功能障碍较明显，患者大多不能起床、下地活动，动则疼痛剧烈。

（3）慢性：较少见。发病缓慢，主要症状为腰部持续性疼痛，伴有紧困及僵硬感，脊柱活动受限，病椎压痛明显，甚至腰及下肢有神经性放射痛。全身症状不明显，少数可有间断低热。

脊柱化脓性骨髓炎未得到正确诊断与及时治疗，可发生脓肿、窦道、病理性骨折和脱位，以及神经根受压与截瘫等并发症。脊神经受压或炎性刺激所引起的症状为病变早期的突出症状。颈、胸椎化脓性骨髓炎易发生截瘫。脊柱病变部位不同，可有不同的临床症状。如病变发生在腰椎，由于腹后壁腰神经丛受刺激，可有腹痛、腹胀、腹肌紧张等症状；检查可发现腰部活动受限，病变部位棘突有明显叩击痛。股神经牵拉试验阳性或直腿抬高试验阳性。少数患者可触及腰大肌或髂窝部脓肿包块。

脓肿的扩散方式与结核性脓肿有所不同，常不沿肌间隙向远方扩散，而多位于病灶附近，易直接扩散到皮下，穿破皮肤，形成窦道，常见椎管外脓肿及椎管内脓肿。椎管外脓肿若在颈椎，脓液穿破骨膜后，可流注至咽后壁形成咽后壁脓肿；在上胸椎可成为纵隔后间隙脓肿，在下胸椎为腹膜后间隙脓肿。椎管内脓肿在椎管内，较小的硬膜外脓肿也可压迫脊髓或马尾神经引起一系列症状和体征。轻者引起受压平面以远肢体放射性疼痛，感觉迟钝，大小便困难；重者可引起肌肉瘫痪、大小便失控、感觉功能丧失等截瘫表现。当脓肿由椎间孔穿出椎管外后，引起神经根受压等并发症状。也有的扩散到硬膜下腔隙，引起蛛网膜炎、脑膜炎或横断型脊髓炎，导致截瘫；甚至还可以扩散到颅内引起脑脓肿。这些并发症死亡率很高，应引起特别重视。

3. 辅助检查

（1）影像学检查：急性期本病 X 线表现的典型特征是病椎椎体破坏、硬化、增生，椎间隙狭窄或消失，骨桥形成明显。一般于发病后 2 ～ 3 周，即可见到病椎有斑点状密度减低区，或融合成较大的骨质破坏，其边缘模糊不清，周围骨质硬化。稍后，椎间隙即模糊变窄。2 ～ 4 个月后即可出现椎间隙消失、椎体融合、骨桥形成。MRI 检查可早期及超早期诊断脊柱化脓性骨髓炎，以避免延误治疗。脊柱急性化脓性骨髓炎典型的 MRI 表现在 T1 加权像上为正常的髓腔信号减弱，而在 T2 加权像上表现为信号增强（图 7-4-1）。

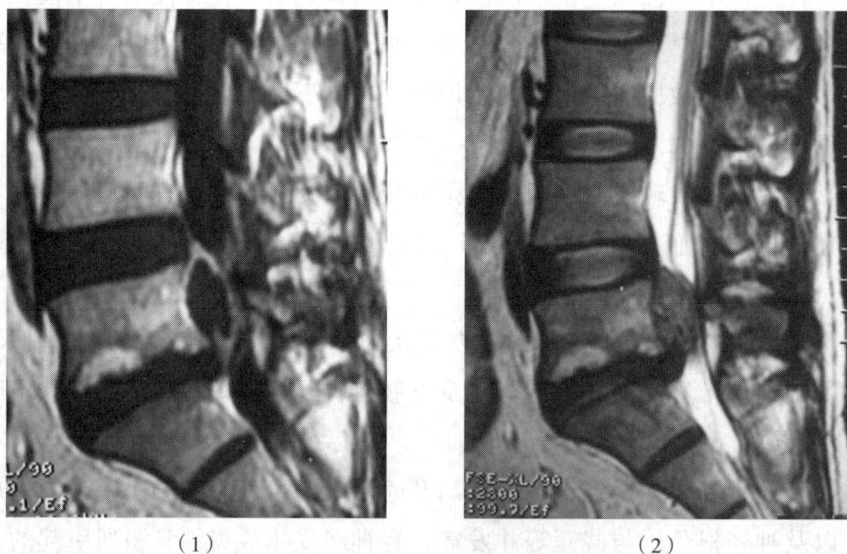

（1）   （2）

图 7-4-1 脊柱化脓性骨髓炎 MRI

（1）T1 加权像；（2）T2 加权像

慢性期 X 线表现可见椎旁脓肿阴影。在第 12 胸椎和第 1 腰椎则成为膈下脓肿或肾周围脓肿。在第 2 腰椎以下可成为腰部或髂窝脓肿。

（2）检验学检查：急性者白细胞计数升高，中性粒细胞核左移，血沉加快。血培养可呈阳性。慢性者白细胞计数不升高，但血沉加快。

（3）病理学检查：穿刺活检或术中、术后病理学检查可明确诊断。

【鉴别诊断】

本病应与脊柱结核、布氏杆菌性脊柱炎、强直性脊柱炎等相鉴别。

1. 脊柱结核

（1）脊柱结核起病缓慢，病程长，以月、年计算，往往追述不清具体起病时间；脊柱化脓性骨髓炎多有明确的发病日期。

（2）脊柱化脓性骨髓炎临床症状、体征较多，检查可见白细胞计数升高、血沉加快等。

（3）脊柱化脓性骨髓炎之骨质疏松比脊柱结核更明显，骨破坏进行得更快。

（4）脊柱化脓性骨髓炎在发病 4 ～ 6 周内可显示骨膜反应性增生，而脊柱结核在 6 ～ 9 个月后都很少看到此种现象。

（5）脊柱结核椎体病变以破坏为主，常常被压缩变扁；而脊柱化脓性骨髓炎则以增生硬化为主，椎体密度升高。

（6）脊柱化脓性骨髓炎病后 2 ～ 3 个月内受累椎体间可形成致密骨桥；脊柱结核椎间盘常遭破坏，但发生骨性融合者较少见。

（7）脊柱化脓性骨髓炎临近软组织受累轻微或不受累，而脊柱结核则常常出现椎旁脓肿。

2. 布氏杆菌性脊柱炎

患者有居住或来往于布氏杆菌病流行区，并有接触羊、牛的病史；具有布氏杆菌病的全身症状，如间歇性发热（波浪热）、多汗、无力、游走性关节疼痛，并有严重的腰背痛；疼痛程度与脊柱 X 线表现不相称。本病多发生于腰椎，少数发生于下胸椎或胸腰段。X 线表现主要为椎体前上角边缘缺损，缺损边缘有骨质硬化；本病可引起前纵韧带、后纵韧带、黄韧带等处条索状钙化阴影，形成竹节样改变；椎间盘软骨的炎症使椎间隙变窄，相邻椎体破坏并有明显的边缘性骨赘形成。血清学检查，布氏杆菌凝集实验及补体结合实验对诊断有重要意义。

3. 强直性脊柱炎

本病多见于青壮年，男性多于女性，男女之比约为 10 ∶ 1。患者脊柱强硬板直，晚期呈圆形后凸畸形。脊柱各方向的运动均明显受限，程度比脊柱化脓性骨髓炎严重。

患者体温不高，一般不超过 37.5℃，而脊柱化脓性骨髓炎则为高烧、寒战。白细胞计数多数正常，血沉加快，类风湿因子阳性，人类白细胞抗原（HLA-B27）阳性。早期 X 线仅见骨质疏松，无骨破坏，无死骨形成；晚期呈典型的竹节样改变，韧带及椎间盘钙化。此外，骶髂关节和髋关节也常被累及。患者绝无脓肿及窦道形成。

4. 脊柱硬化型转移癌

本病多见于前列腺癌、鼻咽癌，也可见于乳腺癌。患者有原发病病史，临床可表现为腰背疼痛，根性坐骨神经、股神经、肋间神经痛，有的患者可出现瘫痪症状。患者无高热、畏寒、白细胞计数升高等急性感染症状。X 线检查椎体硬化呈弥漫状，可呈絮状，但椎间隙多数无变窄，也无骨桥形成。

【治疗思路】

脊柱化脓性骨髓炎的治疗关键在于早期明确诊断、早期治疗，预防感染扩散至椎管、脊髓，避免产生严重的神经系统症状或后遗症。

【治疗方法】

1. 一般治疗

急性期患者应绝对卧床休息，加强营养，给予高蛋白、高维生素饮食，补充液体，必要时给予少量多次输血。局部可冷敷。

2. 中医治疗

（1）内治法：

①邪毒侵袭：恶寒、发热，患部漫肿，疼痛呈游走窜痛，继而固定不移，拒按，舌质紫暗或有紫斑，脉弦紧。

治法：清热解毒，化瘀止痛。

方药：仙方活命饮合黄连解毒汤加减，同时配服梅花点舌丹。

②正虚邪滞：局部轻度疼痛，窦道或创口流出较稠厚脓液，可探查到坏死骨质或可查及异物，创口或窦道时愈时溃，面色略苍白，或伴午后低热，轻度自汗或盗汗，舌质淡红，苔白，脉濡缓。

治法：托毒，止痛，清热，和营。

方药：透脓散、黄连解毒汤加减；或内补黄芪汤。

中成药：院内制剂骨炎托毒丸，一次 6g，每日 2 次，口服。

③肝肾亏虚，瘀阻络脉：神疲乏力，腰膝酸软，肢体麻木，手足不灵，患部皮肤紫黑，窦道时愈时溃，舌质淡，脉沉细。

治法：滋补肝肾，祛瘀通络。

方药：阳和汤加减。痛甚者，加乳香、没药；局部皮肤肿硬者，酌加皂角刺。每日一剂，水煎，分两次服。

中成药：院内制剂骨炎补髓丸，一次 6g，每日 2 次，口服。

（2）外治法：院内制剂骨炎膏外敷，24 小时更换一次。

3. 物理治疗

超短波疗法可消炎、解痉、促进血液循环、加速组织再生和新陈代谢，能促进窦道快速愈合。对于窦道口较深的患者，可用石英导子探入窦道，点状逐次、逐点照射，切口周围叠加法照射。红外线疗法具有疏经通络、行气活血、消瘀散结、祛湿散寒等作用，可逐渐改善切口局部组织的血液循环，促进渗出物的吸收。在用红外线照射过程中要注意掌握照射温度，病程长、窦道口分泌物多的患者治疗次数宜多，疗程间无须间隔。康复期应按摩活筋，配合外揉平乐展筋酊，以舒展肌肉，防止萎缩，促进关节功能恢复。给予动态干扰治疗仪或骨康治疗仪电刺激治疗，保持肌肉张力，减轻肌肉萎缩，防止肌肉纤维化，促进功能恢复。

4. 西医治疗

（1）药物治疗：早期大剂量应用有效抗生素。脊柱化脓性骨髓炎多为金黄色葡萄球菌感染，应首先选耐青霉素酶的半合成青霉素，如新青霉素Ⅱ、氯唑西林钠、头孢菌素与氨基糖苷类抗生素联合应用。若考虑为革兰阴性杆菌感染，如大肠杆菌、变形杆菌等则应选用广谱青霉素，如氨苄西林，或第二代、第三代头孢菌素类。绿脓杆菌感染者选用羧苄西林、磺苄西林等。对于多数脊柱化脓性骨髓炎患者，全身应用抗生素治疗，可控制病变，吸收脓液，使椎体逐渐融合。

（2）介入治疗：脓肿较大致压迫症状明显者，可于超声或 CT 引导下穿刺减压。死骨界限清楚，可考虑孔镜介入下摘除。

（3）手术治疗：对少数出现较大的椎旁脓肿或腰大肌脓肿，通过保守治疗无效者，可从腹膜外或椎旁途径予以切开排脓，清除病灶，摘除死骨，生理盐水反复冲洗后置入敏感的抗生素或行闭合性持续冲洗吸引疗法。手术入路及操作方法同脊柱结核病灶清除疗法。若出现脊髓或马尾神经受压症状，应及时做减压手术，防止截瘫的发生。

5. 功能锻炼

对于因椎管内感染致脊髓损伤者，通过感觉及运动功能试验以促进功能恢复。椎体破坏影响站立、负重等功能者，可通过飞燕式、拱桥式等功能锻炼以促进骨质修复。

6. 膳食与起居

（1）辨证施膳：本病急性期宜清淡饮食，如多食红薯、草莓、鲜枣、菠菜、番茄、卷心菜、油菜、菜花、芹菜、马铃薯、韭菜等，严禁辛辣刺激之品，忌食鱼肉荤腥；亚急性期饮食宜平和，注重补充蛋白质、大豆及其制品，如羊肉、鸡肉、牛肉、肝脏、鱼类、鸡蛋、花生仁、核桃仁、蚕豆、芝麻等。慢性期宜增加营养，以补养气血、培扶正气，注重补钙及脂肪，多吃牛奶、蛋类、禽肉、鱼类、大豆及豆制品等含优质蛋白质和钙丰富的食物，以及核桃仁、芝麻、花生仁富含脂肪类食物。依据平乐正骨膳食平衡理论，在脊柱化脓性骨髓炎的不同时期，可给予辨证施膳。

①急性期：火毒炽盛，宜泻火解毒药膳。

大黄甘草粥：大黄粉 3g，甘草 10g，粳米 150g，白糖 15g。甘草洗净加水煮 15 分钟，停火，过滤去渣，留汁液，将大黄粉、甘草液、粳米、白糖放入锅内，加水，煮 30 分钟即可。每日 1 次。

黄芩山栀饮：车前子、木通、龙胆草、山栀、黄芩各 5g，甘草、柴胡各 6g，当归、生地黄各 15g，泽泻 10g，白糖 30g。以上药物洗净，放到瓦锅内，加水 500mL，置武火上烧沸，再用文火煎煮 40 分钟，停火，过滤，去渣，留药液，加入白糖搅匀即成，代茶饮用。每日 2 次，一次 1 小杯。

②亚急性期：正虚邪实，宜补益气血、托里透脓药膳。

黄柏消炎粥：黄柏 15g，金银花 25g，连翘 10g，赤芍 15g，当归 10g，蒲公英 10g，防风 6g，车前草 15g，生黄芪 20g，粳米 50g，砂糖适量。将诸药洗净，入砂锅，加清水 1000mL，煎煮取汁 200mL，去渣备用。将粳米淘洗干净，加水适量，煮成稠粥，兑入药汁，加砂糖，搅拌后再煮沸即成。上下午分食，每日 1 剂。

茯苓莲子红枣粥：茯苓 15g，莲子 50g，红枣 12 颗，粳米 100g，红糖 25g。莲子泡发去心，红枣洗净去核，茯苓打粉，粳米淘洗干净，将粳米、茯苓粉、莲子、红枣放入锅内，加水适量，先用武火烧沸，再用文火煮 40 分钟，放入红糖即成。每日 1 次，当正餐食用。

③慢性期：肝肾亏虚，宜补养气血、培扶正气药膳。

平乐五子壮骨汤：猪骨（最好是猪脊柱骨）200～300g，枸杞子、菟丝子、女贞子、五味子、桑椹各 15g，陈皮 10g。原料洗净，枸杞子、菟丝子、女贞子、五味子、桑椹用纱布包，猪骨斩碎，共入锅内，加水适量，武火煮沸，文火煎 40～60 分钟，加适量花生油、盐、葱、姜等配料，取汤服用。

十全大补汤：党参、炙黄芪各 20g，肉桂 3g，熟地黄、当归各 15g，炒白术、酒白芍、茯苓各 15g，炒川芎、炙甘草各 10g，墨鱼、猪肚各 50g，猪肉 500g，姜、猪棒子骨、葱、料酒、花椒粉、盐、味精各适量。将原料中的中药装入洁净的纱布袋内，扎口备用，将猪肉、墨鱼、猪肚洗净；猪棒子骨洗净砸破，姜拍破备用。将猪肉、墨鱼、猪肚、猪棒子骨、药袋放入锅内，加水适量，放入姜、葱、花椒粉、料酒、盐，置武火上烧沸，后用文火煨炖，待猪肉熟烂时，捞起切条，再放入汤中。捞出药袋不用，将汤和肉入碗，加少许味精即可。食肉喝汤，早、晚各吃一碗，每天 2 次，全部服完后，隔 5 天再服。

（2）起居：脊柱化脓性骨髓炎患者需要保持良好的心态和愉悦平静的心境，正确认识疾病，做到不忧、不怒、不惧、不怨。选择良好的起居之地，居室应通风向阳，充分照射阳光可使人体内产生维生素 D，从而增强人体免疫能力，并防止骨质疏松。故应适度晒太阳，促进机体对钙的吸收和利用，加快疾病康复。保持良好的睡眠，增强战胜疾病的信心。

本病急性期宜严格卧床休息；亚急性期逐步增加功能锻炼频率及强度；慢性期宜加强脊柱功能锻炼。

【按语】

脊柱化脓性骨髓炎是一种严重危害机体功能的感染性疾病，治疗失当可能导致肢体瘫痪、二便失控等严重并发症。因此，应尽早明确诊断、积极采取稳妥有效的治疗方法，尽量避免脊髓或神经损害的发生。

【病案举例】

孙某，男，54 岁，2007 年 9 月 28 日以"腰痛伴发热 3 个月，加重 3 天"为主诉由门诊以"腰椎骨髓炎"为诊断收住院。

患者入院时神志清，精神差，纳寐差，便闭，发热 38.2℃。舌质红，苔黄，脉弦紧。体格检查：腰曲丧失，腰部肌肉痉挛，局部红热。触诊腰 3、腰 4 棘突及脊柱旁压痛，无明显放射性疼痛，双侧下肢小腿及足部感觉过敏，肌力正常。双侧未引出病理反射。实验室检查：血白细胞计数 12.9×10⁹/L。X 线片：腰 3、腰 4 椎体骨质密度不均匀性升高，椎旁软组织肿胀。腰椎 MRI 示：腰 3、腰 4 椎体脂肪抑制序列信号异常升高。

临床诊断：腰 3、腰 4 椎体化脓性骨髓炎。

治疗经过：入院后完善相关检查，严格卧床休息制动，应用广谱抗生素。综合症、舌、脉，中医证属邪毒侵袭，予仙方活命饮合黄连解毒汤加减，水煎内服，每日一剂。外敷院内制剂骨炎膏，24 小时更换一次。术前 1 周应用广谱抗生素，择期行腰椎感染病灶清除及椎弓根螺钉内固定术，术中留取病变组织样本送细菌培养及病理学检查。术后根据细菌培养结果应用敏感抗生素，中药予以黄连解毒汤加味，配合口服骨炎托毒丸。术后早期进行下肢肌肉收缩功能及神经根牵拉锻炼。创口愈合正常后，逐步进行腰背肌功能锻炼（五点支撑法）。经治 6 周，患者痊愈出院。（图 7-4-2）

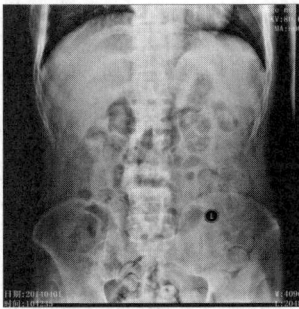
（1）

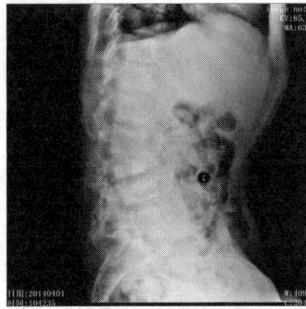
（2）

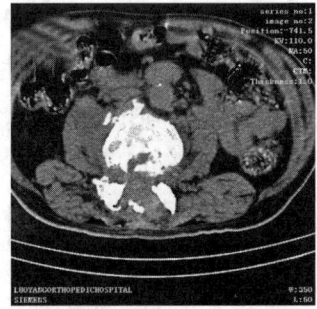
（3）

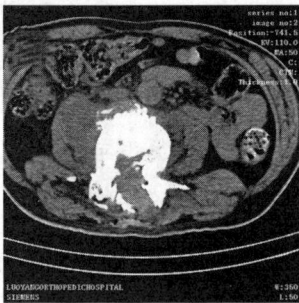
（4）

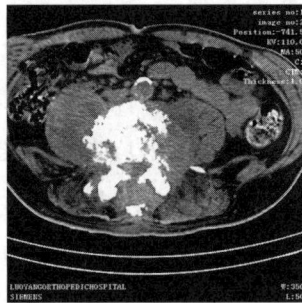
（5）

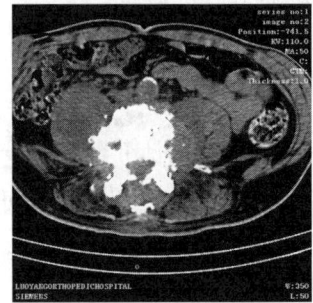
（6）

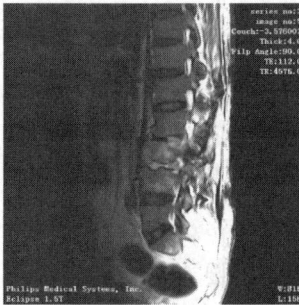
（7）

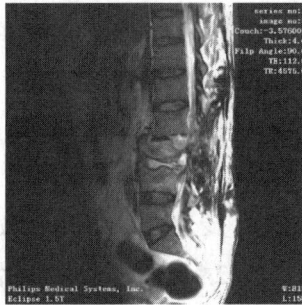
（8）

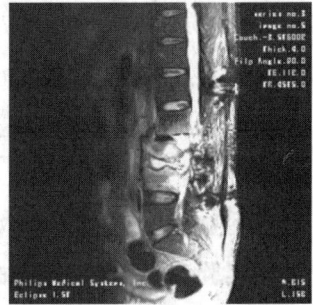
（9）

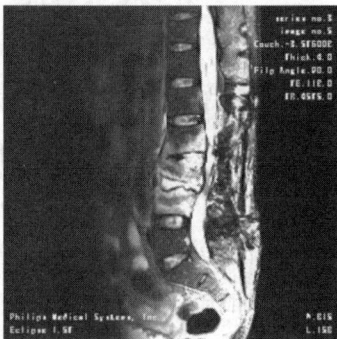
（10）

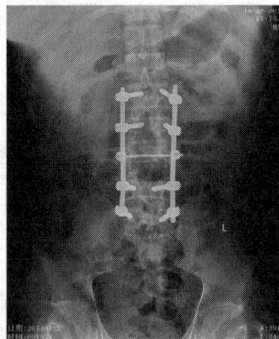
（11）

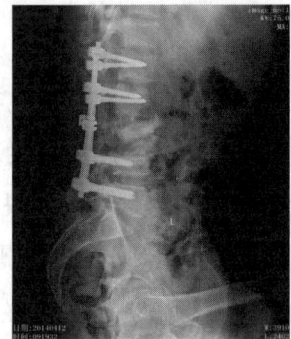
（12）

图 7-4-2　腰椎化脓性骨髓炎

（1）术前 X 线正位片；（2）术前 X 线侧位片；（3）（4）（5）（6）术前 CT 表现；

（7）（8）（9）（10）术前 MRI 表现；（11）（12）术后 X 线表现

二、椎间盘化脓性感染

【概述】

椎间盘化脓性感染是发生于椎间隙的化脓性感染，以患处疼痛为主要症状。儿童以血源性椎间隙感染为主，成人椎间隙感染多由穿透创伤引起，手术操作是引起本病最常见的原因。

【病因病机与分型分期】

1. 病因病机

（1）中医学：椎间盘化脓性感染病因病机主要包括以下三方面。①外感六淫客于脊柱，郁而化热，热腐筋骨；②开放性损伤或手术，邪毒直入创口，蕴热化脓，腐蚀筋骨；③房室劳伤，肝肾亏虚，筋骨不固，邪毒乘虚入筋注骨。

（2）西医学：目前多数学者认为，椎间隙感染是细菌性感染、无菌性炎症和自身免疫性反应所致，但以细菌性感染为主。其感染途径有经手术切口感染、血液循环及直接蔓延。原发性椎间隙感染多继发于身体远处的感染灶，主要为腹腔内感染直接蔓延，或泌尿生殖系统、腹膜后感染经静脉丛逆流而来，但所能找到原发灶者不多，其发病率也较低。临床上细菌培养结果可为阴性，故有学者认为原发性椎间隙感染可能来自无菌性炎症及人体自身免疫反应。继发性感染可继发于椎间盘造影术、化学溶核技术、椎间盘摘除术、椎管造影，甚至神经根封闭等。其中术中髓核摘除不彻底、椎管内血肿形成、存留异物、脑脊液外漏，以及术后引流管不畅、切口护理不当，均容易诱发椎间隙感染。继发性感染发病率相对较高。椎间盘感染的原因与椎体感染基本相同，致病菌多为金黄色葡萄球菌，其次为大肠杆菌、绿脓杆菌。椎间盘化脓性感染74%发生在腰椎，13.2%为胸椎，2.8%为颈椎。

（3）平乐正骨骨病学：本病的发生与"瘀血""肝肾亏虚""风寒湿邪侵入"有关，可归纳为"虚、邪、瘀"三要素。正气亏虚，如先天禀赋不足，加之劳累太过，或久病体虚或年老体衰等致精血亏虚，不能濡养筋脉而发生本病。外邪入侵、汗出当风、冒雨着凉等六淫之邪乘虚而入，日久蕴结成毒，造成筋脉受阻而发为本病。外伤或手术致经络气血阻滞不通，瘀血留着也可发为本病。

2. 分型分期

本病通常以缓慢发病多见，偶有急性发病者。

【临床表现】

1. 病史

本病通常有 2～4 周的病史，儿童有远隔部位感染病史，成人有椎间隙穿透创伤或手术操作病史。

2. 症状及体征

本病多数患者体温正常或有低热，个别病例可达 39℃以上，一般缺少感染的虚弱症状。最常见的症状是髋关节刺激症状、腰部和腹部疼痛。下腰椎病变常为臀部、股后和坐骨神经分布区疼痛，疼痛部位与病变椎间孔发出的脊神经根支配区相一致。病变部位椎旁和受累棘突有压痛。

3. 辅助检查

（1）影像学检查：影像学改变出现在疾病晚期。一般在感染开始 2～6 周后才出现椎间隙的狭窄和骨性终板的不规则改变，其破坏和修复贯穿整个病理过程。尽管椎间隙进一步狭窄，相邻椎体边缘硬化，并有骨桥形成，但不发生椎体间骨性融合（图7-4-3）。这些与脊柱结核的 X 线表现不同。

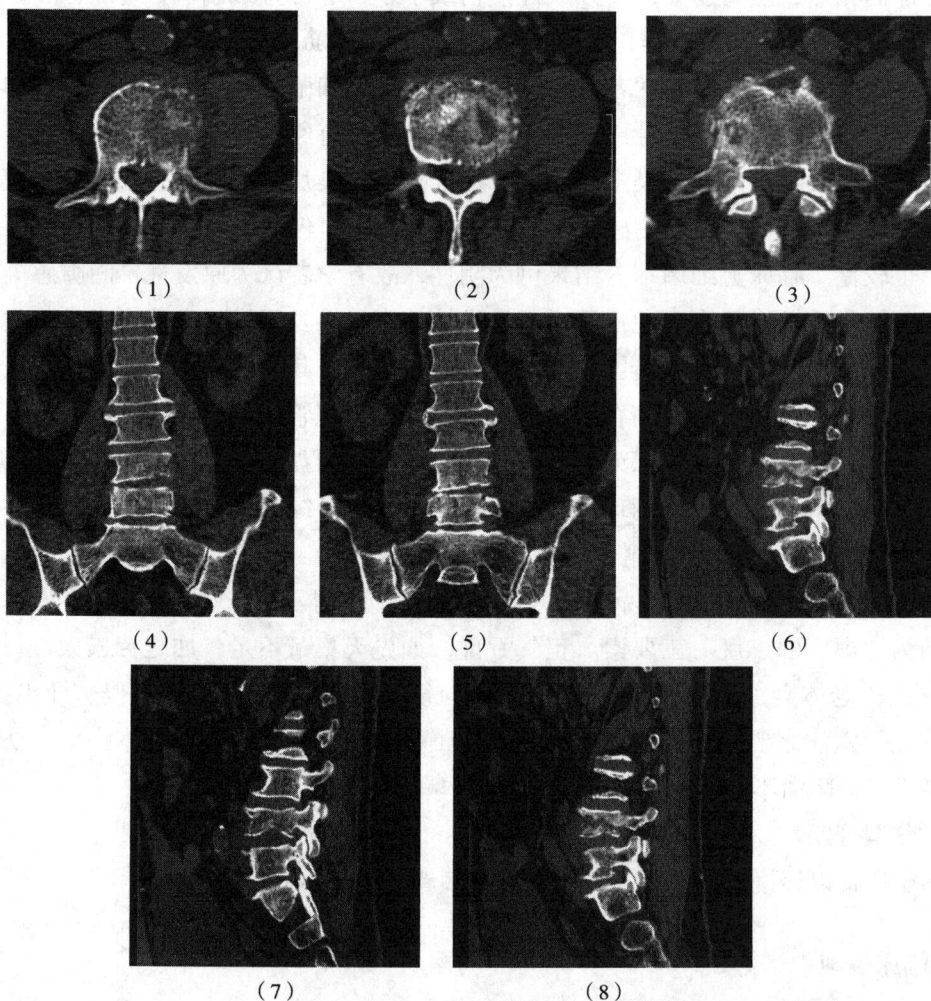

（1） （2） （3）

（4） （5） （6）

（7） （8）

图 7-4-3　椎间盘化脓性感染 CT
（1）（2）（3）水平位影像；（4）（5）冠状面影像；（6）（7）（8）矢状位影像

根据 X 线表现，脊柱椎间隙感染可分为 5 期：①病程 3 个月时，椎间隙高度降低；②椎间隙狭窄 2 ～ 3 个月后，受侵椎间隙相邻椎体硬化；③受侵犯椎间隙相邻软骨终板破坏表示有扩散；④椎间隙狭窄及椎体硬化进一步加重，甚至椎体出现部分缺损；⑤纤维环周围有骨痂形成，出现骨桥。

CT 检查对于椎间隙感染的早期诊断具有重要意义。早期主要表现为椎间盘密度降低，且变扁变大，类似椎间盘膨隆征象，病变椎间盘与腰大肌之间界限模糊，随后可出现椎体不同程度骨质疏松，软骨终板下椎体不规则骨破坏呈"穿凿"或"地图"样低密度影。

MRI 检查对本病早期诊断有较高的敏感性和特异性。在 T1 加权像上椎间盘与相邻椎体呈低信号改变；在 T2 加权像上椎间盘呈高低信号混合性变化，髓核内裂隙消失，受累及的椎体信号增强，并可清楚显示病变向周围浸润情况。此外，Gd–DTPA 增强可使受累椎间盘、相邻椎体及椎旁软组织异常强化。

（2）检验学检查：绝大部分患者会出现 ESR 加快和 CRP 升高，其他实验室检查多为阴性。ESR 加快、CRP 升高有诊断价值，发病初期即可升高。细菌感染时 CRP 阳性率可达 80% ～ 90%，而非细菌性感染时则升高不明显，且 CRP 水平不受抗炎药物和激素治疗的影响，因此在原发性腰椎间隙感染的诊断中具有重要的意义。白细胞计数升高只是炎症的表现，不是早期诊断的依据。细菌培养可在大部分病例中呈阳性结果，多为金黄色葡萄球菌。穿刺活检是常用的诊断方法之一，但穿刺活检的成功率不高，获得组织较少，其阳性率约为 42%。

【辨证诊断及鉴别诊断】

1. 辨证诊断

（1）邪毒侵袭证：恶寒、发热，疼痛呈游走窜痛，继而固定不移，舌质淡，苔薄黄，脉弦紧。

（2）正虚邪滞证：局部轻度疼痛，午后低热，轻度自汗或盗汗，舌质淡红，苔白，脉濡缓。

2. 鉴别诊断

本病应与脊柱结核、布氏杆菌性脊柱炎、强直性脊柱炎等相鉴别。

（1）脊柱结核：①脊柱结核起病缓慢，病程长，以月、年计算。往往追述不清具体起病时间，而椎间盘化脓性感染多有明确的发病日期。②椎间盘化脓性感染可以发现相邻椎体边缘硬化并有骨桥形成，而脊柱结核很少看到此种现象。③椎间盘化脓性感染临近软组织受累轻微或不受累，而脊柱结核则常常出现椎旁脓肿。④椎间盘化脓性感染临床症状、体征较多，检查可见白细胞计数升高、血沉加快等。脊柱结核症状及体征较少，白细胞计数升高不明显。

（2）布氏杆菌性脊柱炎：患者有居住或来往于布氏杆菌病流行区，并有接触羊、牛的病史。具有布氏杆菌病的全身症状，如间歇性发热（波浪热）、多汗、无力、游走性关节疼痛，并有严重的腰背痛，疼痛程度与脊柱 X 线表现不相称。本病多发生于腰椎，少数发生于下胸椎或胸腰段。X 线表现主要为椎体前上角边缘缺损，缺损边缘有骨质硬化；布氏杆菌性脊柱炎可引起前纵韧带、后纵韧带、黄韧带等处条索状钙化阴影，形成竹节样改变；椎间盘软骨的炎症使椎间隙变窄，相邻椎体破坏并有明显的边缘性骨赘形成。血清学检查，布氏杆菌凝集实验及补体结合实验对诊断有重要意义。

（3）强直性脊柱炎：多见于青壮年，男性多于女性，男女之比约为 10∶1。患者脊柱强硬板直，晚期呈圆形后凸畸形。脊柱各方向的运动均明显受限，程度比椎间盘化脓性感染严重。早期 X 线仅见骨质疏松，无骨破坏，无死骨形成，晚期呈典型的竹节样改变，韧带及椎间盘钙化。此外，骶髂关节和髋关节也常被累及。患者无脓肿及窦道形成。

（4）脊柱硬化型转移癌：椎体转移癌多见于前列腺癌、鼻咽癌，也可见于乳腺癌。患者患有原发病史，临床可表现为腰背疼痛，根性坐骨神经、股神经、肋间神经痛，有的患者可出现瘫痪症状。患者无高热、畏寒、白细胞计数升高等急性感染症状。X 线检查椎体硬化呈弥漫状，可呈絮状，但椎间隙多数无变窄，也无骨桥形成。

【治疗思路】

根据中医理论，本病的治疗总则是扶正祛邪，辨证施治。根据本病特点，急性期及亚急性期，正盛邪实，热毒炽盛，给予清热解毒、化瘀通络止痛之中药，同时给予大剂量抗生素。脓肿形成及时切开引流，引毒外泄。后期，正虚邪实，正虚为主，给予扶正祛邪中药，调整脏腑功能，托毒外出，并给予大剂量抗生素。合并截瘫或其他神经症状者，应在控制全身病情的情况下及时行椎管减压及病灶清除术。已形成窦道者应按外科原则处理，必要时行手术清创。

【治疗方法】

1. 一般治疗

本病多数患者可用非手术治疗，提倡经验性抗生素治疗，大多数患者由于休息、制动和应用抗生素可明显好转。同时应给予支持疗法，加强营养，也可少量输血。患者应卧床休息，直到症状、体征消失后在围腰保护下离床，腰部运动、血沉正常，X 线片证实骨破坏不再进展，相邻椎体缘硬化、清晰为止。若 6 个月症状无复发，血沉保持正常，即认为痊愈，可去除外固定。

2. 中医治疗

（1）早期：手术治疗 1 周或数周后腰部剧痛难忍，伴高热，出现坐骨神经及双侧腹股沟区放射痛，小便黄，大便干结，舌质红，舌苔黄，脉数。

治法：清热解毒，泻火通便。

方药：黄连解毒汤合小承气汤加减。

（2）中期：剧烈腰痛，可伴脊神经支配区肌肉痉挛性疼痛，不同程度的下腹痛，会因床的震动、翻身咳嗽而诱发疼痛或加重，白天轻，夜间重，可出现腰背肌痉挛，患者拒绝任何搬动，舌质暗或有瘀斑，苔薄，脉弦或结代。

治法：行气活血，化瘀止痛。

方药：身痛逐瘀汤加减，佐以健脾益气之品。

（3）晚期：腰背痛，病变部位棘突有明显压痛，脊柱活动受限，食欲下降，神情淡漠，全身酸困，体倦乏力，舌质淡红，苔薄白，脉沉细。

治法：补益气血，滋养肝肾。

方药：十全大补汤加味，兼顾肝肾。

3. 物理治疗

参考椎体化脓性感染执行。

4. 西医治疗

（1）非手术治疗：静脉滴注抗生素是西医主要治疗手段。早期应用大剂量广谱抗生素，最好根据药敏试验选择抗生素，以促进炎症的局限和消退，同时给予激素、消炎止痛药物。静脉滴注应用到临床症状缓解甚至完全消失，血沉及 C 反应蛋白恢复正常。

（2）手术治疗：非手术治疗无效，炎症扩散至椎间隙外或硬膜外脓肿形成或有神经受损症状时主张手术。手术治疗的关键是彻底清除病灶。

①经皮旋切椎间盘病灶清除术：通过经皮椎间盘病灶清除术获得足够组织学来源，进行组织学检查及微生物学培养，作为一种诊断性技术，同时对椎间隙感染治疗有帮助且损伤较小，局部注入抗生素效果更佳。

②后路病灶清除术：多于第一次手术后 3 ～ 7 周进行，从原切口进入，清除椎间隙内炎性肉芽组织及残留的髓核组织，椎间隙及切口用大量生理盐水抗生素溶液反复冲洗，并放置引流管 2 根，术后给予庆大霉素生理盐水持续冲洗，全身抗感染治疗，冲洗 1 周左右，待冲洗液澄清后拔管。

③前路或侧前方入路病灶清除术：经皮旋切椎间病灶清除术及后路病灶清除术有时难以彻底清除炎性坏死组织，减压不充分，难以达到快速控制病情、缩短疗程的目的。前路或侧前方入路能充分显露病灶，彻底清除炎性坏死组织，充分减压，彻底解除对神经根的炎性刺激，缓解临床症状。

手术应清除干净所有坏死组织，术中对病变组织进行细菌培养，任何有松动坏死表现的植骨块均应取出，内固定如未松动或断裂则无须处理，因为脊柱的稳定性将有助于消除感染。必要时应多次清创，直至切口干净、外观健康。如感染浅表、无脓毒症表现且无筋膜缺损，可行局限性清创，但应细致探查。

5. 功能锻炼

因患者长期卧床，腰背肌力差，要帮助其进行腰背肌功能锻炼。方法：保守治疗者一般待疼痛缓解即可自行翻身，指导其做腰背肌收缩动作；1 个月后进行五点法逐步过渡到三点法的腰背肌训练；3 个月后戴腰围下地，以保护腰部，坐立时禁忌动作幅度大，应慢慢起立，禁忌弯腰。手术患者一般在 2 周后开始行腰背肌功能锻炼，恢复期可通过飞燕式、拱桥式等功能锻炼以促进脊柱功能恢复。

6. 膳食与起居

（1）辨证施膳：急性发作期宜清淡饮食，严禁辛辣刺激之品，忌食鱼肉荤腥；病程中期，热毒渐退而正气亦伤，气血运行障碍，出现气滞血瘀，为虚实夹杂，饮食宜平和，注意多食含丰富蛋白质及维生素的食物；病程晚期，邪去而正气大伤，机体抵抗力极度下降，表现为气血两虚。具体辨证施膳，可参考脊柱化脓性骨髓炎。

（2）起居：耐心向患者及其家属解释椎间隙感染的相关知识，减轻患者的焦虑心情，增强信心，使患者安心住院治疗，处于接受治疗的最佳状态，以利于发挥药物的疗效，促进病体康复。

疼痛发作时非药物干预措施：分散患者对疼痛的注意力，即将注意力集中于其他情况，包括与他人交谈、听音乐、看电视或唱歌等；松弛疗法，如深呼吸、腹式呼吸、打哈欠等。

本病急性发作期患者宜严格卧床休息。卧硬板床，以平卧为主，采用腰围护腰。正确勤翻身，预防褥疮。积极鼓励患者做四肢关节的屈伸等主动活动，多饮水，深呼吸，多咳嗽，预防长期卧床的各种并发症。慢性期逐步增加功能锻炼频率及强度。恢复期宜加强脊柱功能锻炼。

【按语】

椎间盘化脓性感染多数起病隐匿，症状不典型，明确诊断是取得良好疗效的前提。对于有椎间盘穿刺及手术病史、具有感染征象的患者，应尽早给予中药辨证应用及足量有效的抗生素治疗，以阻止感染蔓延及扩散，避免出现严重并发症。

【病案举例】

陈某，男，38 岁，2012 年 9 月 25 日因 "腰椎术后窦道流脓三月余" 入院。

患者 2012 年 3 月诊断为 "腰间椎盘突出症"，行 "腰 4、腰 5 椎间盘髓核摘除椎间融合钉棒后路内固定术"，术后伤口感染不愈合，2012 年 4 月行 "病灶清除术" 后伤口愈合，两个月后感染复发。入院情况：神志清，面色红润，形体正常，语声、气息正常，舌质淡，舌苔薄白，脉沉。专科检查：腰骶部正中见切口瘢痕，其中窦道存在伴较多淡黄脓性液渗出，窦道周围肿胀、压痛阳性。脊柱活动受限。双下肢末梢循环及运动功能可，左足外侧局部皮肤感觉减退。MR 检查：腰椎术后钉棒及椎间 Cage 寄存，T2WI 示腰 4、腰 5 椎间略高信号影，钉棒周围高信号影。

临床诊断：腰椎间盘化脓性感染。

　　治疗经过：入院后完善相关检查，依症、舌、脉辨证属正虚邪滞，予神功内托散合黄连解毒汤加减水煎内服，每日一剂；同时配服院内制剂骨炎托毒丸。外敷骨炎膏，24小时更换一次。择期行腰椎感染病灶清除、置管冲洗引流术，术后继续配合服用中药。术后逐步进行腰背肌、脊神经及下肢功能锻炼。住院治疗8周，患者好转出院。（图7-4-4）

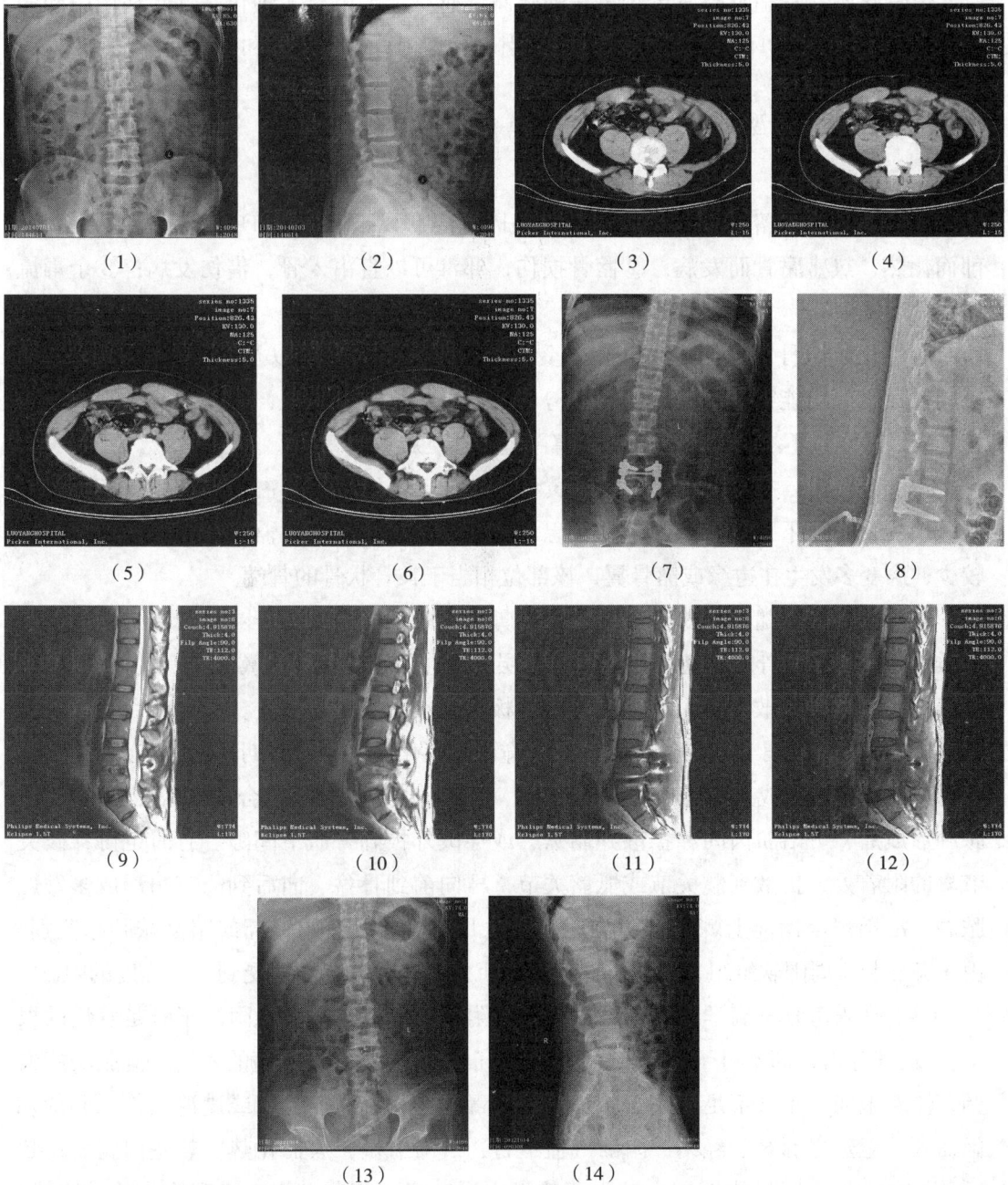

图7-4-4　椎间盘术后化脓性感染病

（1）（2）椎间盘突出X线表现；（3）（4）（5）（6）椎间盘突出CT表现；（7）（8）椎间融合椎弓根螺钉固定术后X线表现；（9）（10）（11）（12）椎间盘突出术后感染MRI表现；（13）（14）椎间盘感染病灶清除术后X线表现

三、髂骨化脓性骨髓炎

【概述】

髂骨化脓性骨髓炎是发生于髂骨的化脓性感染，是由于多种化脓性致病菌引起的髂骨化脓性疾病，可由内源性因素或创伤引起，病程分为急性期和慢性期。

【病因病机与分型分期】

1. 病因病机

（1）中医学：髂骨化脓性骨髓炎的病因主要有以下几点。①外感六淫客于髂骨，郁而化热，热盛腐骨而发病；②髂骨损伤，邪毒可以直窜入骨，借伤发病；③余毒流注髂骨而发病。

髂骨化脓性骨髓炎的病理变化与受邪轻重、中邪深浅，以及机体的气血、阴阳、脏腑、经络等功能密切相关。如邪气势轻力薄，机体气血充足，即使发病，其病理损害也较轻浅，且不易传变；反之则损害严重，迁延难愈。

（2）西医学：本病致病菌多为金黄色葡萄球菌，发病率约占化脓性骨髓炎的6%。其病理变化有以下几个特点。①幼年患者较多，病变多发生在髂臼上缘。②成人患者较少，病变多发生在边缘或髂骨翼，该部位相当于长管状骨的骨端。

髂骨化脓性骨髓炎和长管状骨化脓性骨髓炎的不同之处在于：髂骨系扁平骨，以松质骨为主，髂骨骨皮质甚薄，内外有两层骨膜，血运丰富，两翼有丰富的肌肉附着，一旦感染很容易扩散到整个髂骨，使内外板沟通，所以容易穿孔。骨破坏后无大块死骨形成，即使有死骨也容易被自解酶及吞噬细胞消化。在儿童时期，髋臼有Y形软骨，限制感染扩散。在成人由于血循环的沟通，脓液可以穿破髋臼，合并化脓性髋关节炎。脓肿形成后，可沿肌肉间隙扩散到髂窝，或穿破外板到臀肌下间隙。有时也可穿破关节囊的附着处，扩散到髋关节或骶髂关节，再向前到骨盆、向后到骶三角形成多发性脓肿。沿髂嵴至髂前上棘均有明显压痛。凭此点可与单纯的臀部或髂窝脓肿相鉴别。由于炎症刺激周围软组织，引起不同程度的肌痉挛，髋关节活动受到一定程度的限制。

（3）平乐正骨骨病学：本病属于中医学附骨疽等范畴。邪毒附注于骨是发病的根本，"正气存内，邪不可干""邪之所凑，其气必虚"，所以，本病的发病是五脏功能失调、体质虚弱、正气不足，失于防护，或热毒炽盛，流注筋骨，或遭遇损伤，邪毒乘虚而入，湿热之邪客于经络，阻滞气血运行，气滞血瘀，瘀而化热，热盛肉腐而化脓所致。急性期，因机体抵抗力较强而热毒内盛，正邪相争，临床表现为高热、寒战、头痛、腰部剧烈疼痛、压痛明显等，属实证，为热毒内盛、瘀热互结；亚急性期，热毒渐退而正气亦伤，临床表现为低热、口干渴、局部有压痛、功能障碍，患者大多不能起床、下地活动，动则疼痛剧烈等，属虚实夹杂，为正气亏虚，热毒内盛，以邪实为主；慢性期，邪已去八九而正气大伤，机体抵抗力极度下降，正邪相争不剧烈，表现为髂骨部持续性疼痛，伴有紧困及僵硬感，活动受限等，属虚实夹杂，正气亏虚，余邪留恋，以正虚为主。

2. 分型分期

本病根据致病原因分为血源性感染和创伤性感染，根据病变进程及临床表现可分为急性期和慢性期。

髂骨慢性化脓性骨髓炎可表现为两种类型：①幼年型或广泛型：从婴儿期到青春期 Y 形软骨开始融合之前，髂臼上缘区相当于长管状骨干骺端，血液供应丰富，急性化脓性髂骨骨髓炎即发生在此处，很快扩散至髂骨翼，可侵犯整个髂骨，也可蔓延到髋关节和骶髂关节，并发化脓性关节炎。②成年型或局限型：青春期以后，髋臼已骨化，病变主要发生在髂骨边缘，且易局限。

【临床表现】

1. 病史

髂骨血源性骨髓炎多见于 15 岁以下儿童，多偏嗜肥甘厚腻之品，有慢性上呼吸道感染、龋齿等病史。髂骨创伤性骨髓炎有髂骨或邻近部位创伤或手术史。

2. 症状及体征

本病临床表现分为全身表现及局部症状。幼年型全身和局部症状都较重，发病急，寒战，高热可达 40℃左右，有严重的败血症症状。成年型症状较轻，髋、臀部常有肿胀和剧烈跳痛，并常在臀部和髂窝处有窦道。当合并化脓性髋关节炎时，出现髋部疼痛、跛行、患髋功能障碍等症状，尤其负重步行时加重。也有合并化脓性骶髂关节炎者，骶髂关节处有明显压痛。

创伤性骨髓炎急性期可见髂部创口红肿、渗液较多，慢性期可见骨质外露坏死，或见窦道形成，髋部活动受限明显。

3. 辅助检查

（1）影像学检查：

①X 线检查：可见骨破坏，为蜂窝状及斑点状阴影，也可出现骨质穿孔及骨硬化现象。病变侵犯髋关节时可表现出化脓性关节炎征象。

②CT 检查：可以显示髂骨破坏的范围及脓肿的扩散情况，明确有无关节损坏（图7-4-5）。

③MRI 检查：可早期及超早期诊断骨髓炎，以避免延误治疗。髂骨急性化脓性骨髓炎典型的 MRI 表现在 T1 加权像上为正常的髓腔信号减弱，而在 T2 加权像上表现为信号增强。

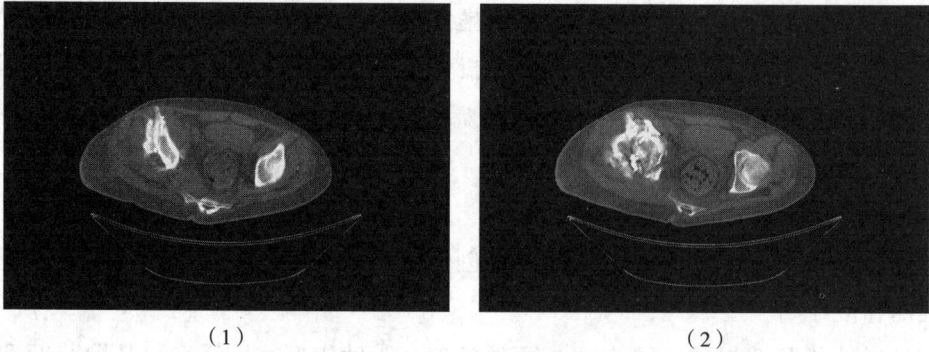

（1）   （2）

图 7-4-5　髂骨慢性创伤性骨髓炎 CT
（1）病灶周围骨质增生；（2）臼顶骨质破坏

（2）检验学检查：急性期血培养检查可呈阳性。以脓肿或压痛最明显部位的穿刺抽吸液做细菌学检查，有助于诊断并指导正确的抗生素治疗。标本应进行革兰染色及 7 天和 14 天的需氧、厌氧培养。急性骨髓炎白细胞计数及中性分类明显升高。

【鉴别诊断】

1. 髂窝脓肿

本病疼痛及肿块局限在腹股沟上方髂窝部，而髂骨始终没有压痛。髂窝脓肿穿刺检查时可在髂窝部抽出脓液，而髂骨化脓性骨髓炎可在骨膜下抽出脓液。X 线检查，前者无阳性发现而后者可有骨质破坏。

2. 臀部脓肿

本病的臀部软组织脓肿较髂骨急性化脓性骨髓炎位置表浅，局部症状出现较早，往往可以较早地发现局部红、肿、热、痛，压痛明显，可出现指凹性水肿，有波动感，进行分层穿刺可在软组织脓腔中抽出脓液；而髂骨急性化脓性骨髓炎只有深压痛，髂骨骨膜下或骨内穿刺可抽出脓液。X 线检查，前者始终无髂骨改变，后者 2 周后可见骨质破坏。

3. 髂骨恶性肿瘤

无论是原发或转移的恶性肿瘤有时与髂骨急性化脓性骨髓炎不易鉴别。前者起病比较缓慢，多数无畏寒、高热，早期疼痛也不严重，晚期疼痛剧烈，尤以夜间为甚。可在髂骨的病变部位发现实质性肿块，轻微压痛，皮温不高，无红肿，无波动。X 线片表现为溶骨性改变，骨质破坏可为斑点状、虫蚀样、边缘模糊不清的病灶，病变区松质骨结构模糊；也可表现为穿凿样骨质破坏，或大块骨完全溶解消失，无边缘致密硬化现象；偶有侵犯骨膜同时有大量骨膜新生骨形成者，有时也可呈无结构的均匀硬化，骨纹理变粗致密如大理石状。病变一般不侵犯关节。穿刺活检多为血性而无炎性渗出液。实验室检查，碱性磷酸酶升高明显。

【治疗思路】

髂骨化脓性感染的治疗关键在于早期明确诊断、早期治疗，预防感染扩散至髋关节或腹腔脏器，尽量减轻髂骨发育障碍或关节强直等并发症及后遗症。

【治疗方法】

1. 一般治疗

本病应给予制动及全身支持疗法，如输血、输液及高蛋白、高维生素营养。

2. 中医治疗

（1）内治法

①邪毒侵袭：恶寒、发热，患部红肿，疼痛呈游走窜痛，继而固定不移，拒按，舌质红或有紫斑，脉弦紧。

治法：清热解表，行气活血。

方药：仙方活命饮加味。

②热毒壅盛：高热持续不退，患肢红肿，剧痛，皮肤焮热，并有波动感，或创伤骨折手术后创口红肿流脓，舌红，苔黄，脉洪数。

治法：清营托毒，托里透脓。

方药：托里消毒饮加减。

中成药：清热解毒口服液，口服，一次 10 ～ 20mL，每日 3 次。

③正虚邪滞：窦道或创口流出较稠厚脓液，可看到或探查到坏死骨质粗糙表面，或可查及钢板等金属内固定物或移植之骨块，创口或窦道时愈时溃，面色略苍白，或伴午后低热，轻度自汗或盗汗，舌质淡红，苔白，脉濡缓。

治法：托里排脓，去腐生新。

方药：若溃后脓液稀薄、全身无力，为气血虚弱，用八珍汤；如畏寒，偏阳虚者，用十全大补汤；如脾胃亏虚，纳谷不化者，用四君子汤加陈皮、山楂、谷芽、麦芽；如气阴两亏，口干纳差，舌尖无苔，用生脉散加山楂、谷芽、麦芽。

中成药：骨炎托毒丸，一次 6g，每日 3 次，温开水送服。

（2）外治法

①邪毒侵袭：箍毒消肿。

草药：可选用蒲公英、紫花地丁、野菊花、七叶一枝花等新鲜草药，洗净后加食盐少许，捣烂敷患处，每日或半日更换一次。

箍围药：选用金黄散、双柏散等。将上述散剂用凉开水调成糊状后，涂敷于患处；也可先在纸或纱布上均匀摊开，再贴于患处。每日换药一次。

膏药：选用金黄膏、玉露膏、冲和油膏等，均匀摊在纱布上，贴于患处。一般

2～3天换药一次。或用阳和解凝膏，贴于患处，一般5～7天换一次。可加入掺药促进药物吸收。

②热毒壅盛：可选用阳毒内消散、红灵丹、黑退消、桂麝散、丁桂散、拔毒消疽散、蟾酥散等清解透散之剂外用，或骨炎膏敷于创口周围以拔毒生肌。

③正虚邪滞：有窦道者，根据有无脓腐情况，分别选用九一丹、八二丹、七三丹、生肌散药捻，或黄连液纱条引流脓液；如创口太小或创口僵硬，腐肉不脱，可选用白降丹、红生丹、千金散药捻，插入创口内，使创口扩大，脓腐易出；溃后而身热不退，局部肿痛，脓泄不畅者，多数是引流不畅，常需扩大创口，以利引流脓毒；院内制剂骨髓炎外洗Ⅱ号熏蒸外洗，每天一次，一次30分钟，或骨炎膏外涂患处以拔脓引流；创口腐肉已脱，脓水将尽时，选用外敷玉露膏或生肌玉红膏，八宝丹、生肌散（膏）等促其生肌收口。

3. 物理治疗

如创面较大或较深，在感染病灶彻底清除的基础上，可以使用封闭负压引流技术以控制感染，促进创面肉芽组织生长。

4. 西医治疗

（1）药物治疗：早期治疗应根据致病菌种类及药物敏感试验结果，全身应用大剂量敏感的抗生素。

（2）介入治疗：如脓肿已经形成，若脓肿较小可穿刺抽出脓液，生理盐水反复冲洗，注入敏感的抗生素；脓肿较大且深在者，可以施行超声引导下穿刺排脓、置管引流或置管冲洗引流。

（3）手术治疗：

①急性期行切开引流术：自髂嵴稍下方沿髂嵴方向切至髂前上棘。先将阔筋膜张肌和臀中肌自其起点处切断，再自髂骨外板做骨膜下剥离。吸引脓液，刮除蜂窝状骨腔内的脓性肉芽组织。对病变已延至髂嵴后部和盆腔内者，则先向髂后上棘延长切口，将臀中肌的起点切断，并做骨膜下剥离，吸出脓液。而后将腹壁肌肉的起点切断，进行骨膜下剥离，引流出盆腔内脓液。自髂骨外板后侧和髂骨内板前下方各放一烟卷式引流物和适量凡士林纱布。切口中部予以简单缝合。另法：在髂骨前、后侧放入冲洗和负压吸引管各一根，进行持续冲洗吸引，缝合伤口。术后继续应用包括抗生素和清热解毒中药在内的全身治疗。定期更换敷料，观察伤口，松动伤口内引流物以保持引流通畅。

②髂骨慢性化脓性骨髓炎的病灶清除术：髂骨慢性化脓性骨髓炎已有窦道形成长期不愈者，常常需要手术治疗。如果病灶局限且在非负重的髂骨翼，可将破坏部分做彻底切除，尽可能一次消灭死腔。如果病变范围较大或在重要部位，如髋臼附近，可行病灶清除术。如果合并化脓性髋关节炎、骶髂关节炎者应同时予以清除病灶。

③髂骨翼慢性骨髓炎病灶清除术：切断髂嵴的臀肌和阔筋膜张肌起点，进行骨膜下剥离至髋臼缘上部。如有必要可分别将缝匠肌和股直肌直头自髂前上棘处切断，然后自髂骨内板骨膜下剥离腹壁诸肌和髂肌，切断背阔肌及腰方肌的起点。牵开前后两侧皮肌瓣，沿正常骨和病骨交界，用骨刀将髂骨翼切除，或用线锯将其锯断。清除骨膜和肌肉内的感染组织和肉芽瘢痕组织。自伤口前、后端各放入一烟卷式引流物后，缝合伤口。术后继续应用包括抗生素和清热解毒中药在内的全身治疗。术后 2 日在无菌条件下观察伤口，松动和拔除一部分烟卷引流物。术后 3 ～ 4 日即可拔除全部引流物。若患者在手术后 4 ～ 5 日体温仍较高，伤口肿胀，则为引流不畅的表现。此情况应行穿刺吸引伤口内容物，或拆掉几个缝线继续引流。

5. 功能锻炼

恢复期可通过仰卧起坐功能锻炼，以促进腹肌及髋关节功能恢复。

6. 膳食与起居

（1）辨证施膳：临床上将髂骨骨髓炎分为急性期和慢性期。急性期配伍膳食应以清淡、易消化之半流食或软食为主，多选用苦瓜、丝瓜、绿豆、竹笋、菠菜、马齿苋、马兰、菊花等；慢性期以补益气血、清解余毒为原则，多选用鸭肉、乌鸡、饴糖、大枣、麦冬、胡桃仁、冬虫夏草等具有补益作用的食物。

①急性期：以清热解毒、消肿止痛为主，可参考选择以下药膳。

金银花粳米粥：金银花 20g，白菊花 10g，粳米 100g。金银花、菊花焙干研成细末；粳米淘洗干净。将锅置火上，加适量水，放入粳米煮粥，粥成后加入金银花、菊花药末，搅拌均匀后再煮片刻即可出锅，适量食用。

绿豆金银花饮：金银花 15g，绿豆 50g，白糖 20g。绿豆洗净，去泥沙杂质；金银花洗干净。金银花、绿豆同放瓦锅内，加水适量，置武火上烧沸，再用文火煎煮 35 分钟，停火、滤渣，加入白糖搅匀即成。每日 3 次，一次 100mL。

②慢性期：以益气生骨、养肌敛口为主，可参考选择以下药膳。

猪骨炖海带：猪排骨 500g，猪大骨 1000g，海带 250g，枸杞子、山茱萸、龙眼肉各 30g，调味品适量。将猪骨洗净、排骨剁块、大骨捶破、海带洗净，同入高压锅中，加清水适量及葱、姜、椒、盐、米醋、料酒等，文火蒸烂后，调入味精适量服食。每周 2 剂，每日 3 次，一次 100mL。

猪髓壮骨汤：猪骨髓 1 条，鹿茸 5g，枸杞子、鱼鳔各 20g，调味品适量。将猪骨髓洗净，与诸药同放入锅中，加清水适量，文火煮至猪骨髓烂熟后，加调味品，再煮一二沸即成。每周 2 剂，每日 3 次，一次 50mL。

金髓膏：枸杞子 200g，白酒 500g。将枸杞子洗净，沥干水分，放入白酒内浸泡 15 天后取出，再放入盆内研成浆汁。将泡过枸杞子的白酒与枸杞子浆汁一起倒入纱布袋内，绞取汁液，将其倒入锅中，武火烧沸后，转用文火煮，至汁液浓缩呈膏状，停火，待药膏稍凉时，盛入瓶内备用。一次一汤匙，早晚各服一次，用温热的白酒或黄酒冲服。

黄精枸杞子蒸鹌鹑：黄精、枸杞子各15g，鹌鹑1对，调味品适量。将鹌鹑置水中闷，去毛杂，纳二药于腹中，置碗中，加鸡清汤及葱、姜、椒、盐、料酒、味精各适量，盖严，上笼蒸熟服食，每日1剂。

（2）起居：本病急性期宜多静卧休息，以缓解疼痛、抑制感染血行播散；同时要调畅情志，保持平和的心情，避免过度紧张或烦躁等；经常清理住所、保持清洁卫生，经常通风以保持空气新鲜，避免长时间使用空调。慢性期应保证充足的睡眠时间，居住环境宜温暖干燥；多进行呼吸吐纳功能锻炼，加强肌肉及关节功能锻炼。

【按语】

髂骨主体深在且以松质骨为主，如诊断延误、感染控制不良容易扩散到整个髂骨，形成潜在脓肿病灶，甚至合并化脓性髋关节炎。故早期明确诊断、及时合理的中西医结合治疗是本病诊治的关键所在。

【病案举例】

李某，女，43岁，2011年1月15日因"右侧髂骨慢性骨髓炎20年余"入院。

患者入院一般情况可，精神可，纳差、寐差，小便少，大便秘，舌质淡，苔薄黄，脉沉迟。右髂前上棘部见皮肤瘢痕，其中有0.5cm×0.5cm窦道，伴少量淡黄脓性液渗出，窦道周围皮肤黑色素沉着；经窦道探及较深在潜腔及毛糙骨质。右髋关节强直，右下肢末梢循环及皮肤感觉可。X线检查：骨盆正位片示右髂骨骨质缺损，边缘不规则，密度不均，折块错位。髂骨CT扫描示：右侧髂骨体部骨质结构紊乱不整，其体部骨皮质周缘可见斑片状高密度影形成；右侧髂骨体部前外侧软组织局限性紊乱不整，其内并可见斑片状高密度影混杂，右侧髂骨体部软组织处并可见窦道影形成。

临床诊断：右髂骨慢性骨髓炎。

治疗经过：入院后完善各项检查，中医辨证为正虚邪滞证，拟扶正托毒之法，方以八珍汤加味服用，辅以骨炎托毒丸，一次6g，每日3次，温开水送服。取髂部创口窦道渗出液送细菌培养及药敏试验，根据培养结果予敏感抗生素应用，择期行右髂骨慢性骨髓炎病灶清除术，术后配合封闭负压引流应用、加强创口清创换药。经治3周后创口愈合，随访一年无复发。（图7-4-6）

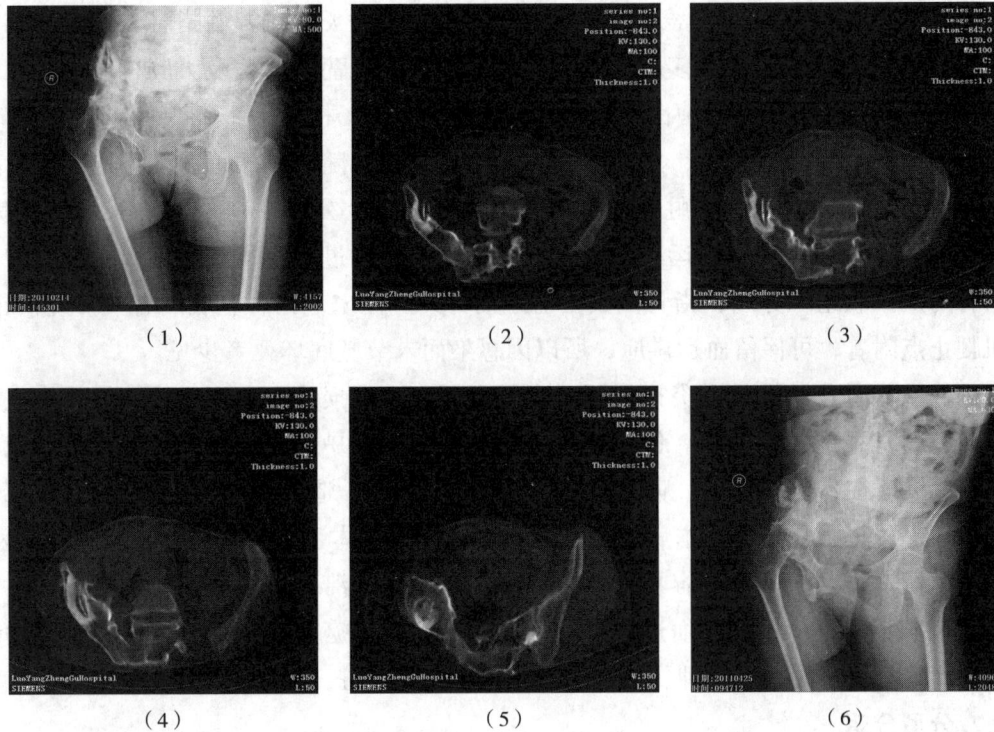

图 7-4-6　髂骨化脓性骨髓炎

（1）治疗前 X 线表现；（2）（3）（4）（5）治疗前 CT 表现；（6）治疗后 X 线表现

四、指骨化脓性骨髓炎

【概述】

指骨化脓性骨髓炎是发生于指骨的化脓性感染，以局部红、肿、热、痛或窦道形成伴患指功能障碍为主要临床特点。

【病因病机与分型分期】

1. 病因病机

（1）中医学：指骨化脓性骨髓炎的主要病因归纳如下。①外感六淫客于肌腠、筋骨、关节，郁而化热，热腐筋骨而发病；②筋骨损伤，邪毒直窜入骨，借伤发病；③余毒流注筋骨或关节而发病。邪毒聚于指骨，气血运行瘀滞，瘀久化热，热盛肉腐骨蚀。正邪相搏，正胜邪退，则疾病痊愈；正邪相持，邪毒羁留，则疾病迁延难愈。

（2）西医学：本病部分继发于临近软组织的感染，如化脓性甲沟炎、化脓性腱鞘炎、手部间隙感染及皮下感染等。血源性感染则极为少见。

随着机器工业的发展，严重手部开放性损伤不断增多，外伤后感染引起的指骨化脓性骨髓炎的病例也在逐年增加。在目前抗生素日益发展并广泛应用的情况下，手指外伤性化脓性骨髓炎的发病率远远高于血源性指骨骨髓炎。血源性指骨骨髓炎的致病菌仍以金黄色葡萄球菌占大多数，其次为链球菌、表皮葡萄球菌及大肠杆菌。创伤性指骨骨髓炎则以革兰阴性杆菌占多数，如绿脓杆菌、大肠杆菌等。

继发于软组织炎症的骨、关节感染与典型血源性骨髓炎的病理改变不同。前者感染都是局限性的，骨质呈虫蛀状改变，并有骨膜反应，死骨往往呈碎块状或小片状。后者因骨膜下积脓，隔绝血运，形成大块死骨。如引流过晚，积脓过多，脓液可将末节指骨与周围软组织分离，指骨因失去血运而坏死。但末节指骨基底因有关节囊及屈、伸肌腱止点附着，可保留血运供应，所以因感染而末节基底坏死者少见。

创伤性指骨化脓性骨髓炎往往同时合并局部皮肤缺损或瘢痕形成，致使手指血供较差，有时坏死的指骨外露。创伤性指骨化脓性骨髓炎易发生骨缺损及假关节形成或骨不连。同时在部分病例中，病变往往侵犯指骨关节面，造成指间关节功能障碍。

（3）平乐正骨骨病学：本病病因主要为邪毒侵犯人体手指骨关节。腠理不固，风、寒、暑、湿、燥、火等外邪容易入侵，从而导致营气阻滞，皮肉失荣，筋骨受损。创伤致皮肉破损，络脉已伤，血逸脉外，内留成瘀，局部瘀血不散，瘀而化热，复加毒邪侵入，轻者仅见局部红、肿、热、痛，重则可传里入脏，酿成重症。

2. 分型分期

本病根据致病原因可分为创伤性指骨骨髓炎和血源性指骨骨髓炎；根据疾病发展的进程，可分为急性指骨骨髓炎和慢性指骨骨髓炎。

【临床表现】

患者全身症状多轻微，而局部症状较明显。急性期以局部红、肿、热、痛及功能障碍为主要临床表现，晚期除手指肿胀、微疼或无疼痛外，可有窦道形成。感染的伤口长期不愈，肉芽组织外翻，有稀薄的脓性分泌物。

X线检查早期因充血而导致非常明显的骨质疏松，周围软组织肿胀，以后则出现骨破坏，骨质呈虫蚀样改变，可见骨膜反应性增生，有碎片状或小片状死骨（图7-4-7）。在骨破坏的同时，病变周围显示骨质硬化、增生现象。

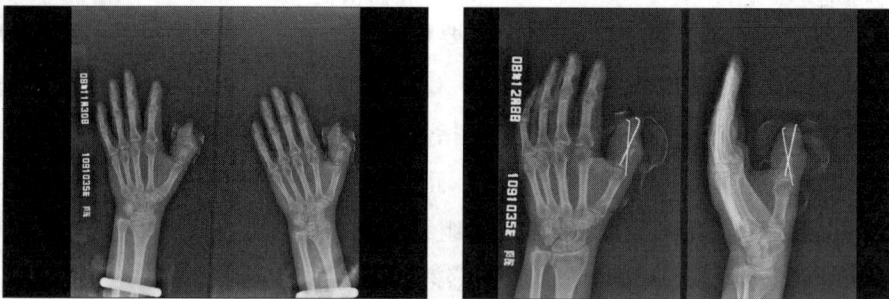

（1）   （2）

图7-4-7　拇指近节指骨创伤性骨髓炎X线表现

（1）术前；（2）术后

【鉴别诊断】

创伤性指骨骨髓炎诊断多较明确，血源性指骨骨髓炎应与骨结核相鉴别。骨结核起病缓慢，早期为骨质疏松改变，后期以骨质破坏为主，少见骨膜反应及骨质增生。

【治疗思路】

本病以尽可能多地保存手指长度及功能为治疗目的，注意预防关节僵直、感觉障碍等后遗症。

【治疗方法】

1. 一般治疗

急性期宜病指制动，以竹板或铝板固定为宜；中等度以上发热者予解热镇痛药物治疗。素体虚弱或久病体质消耗者，予营养支持治疗。

2. 中医治疗

（1）药物治疗

1）内治法：

①邪毒侵袭：患部红肿，疼痛固定不移，拒按，病指屈伸活动受限，舌质红或有紫斑，脉弦紧。

治法：清热解表，行气活血。

方药：仙方活命饮加味。

②热毒壅盛：发热不退，患肢红肿、剧痛，皮肤焮红灼热，并有波动感，或骨折术后创口红肿流脓，舌红，苔黄，脉洪数。

治法：清营托毒，托里透脓。

方药：托里消毒饮加减。

③正虚邪滞：窦道或创口流出较稠厚脓液，可看到或探查到坏死骨质粗糙表面，或可查及钢板等金属内固定物或移植之骨块，创口或窦道时愈时溃，面色略苍白，或伴午后低热，轻度自汗或盗汗，舌质淡红，苔白，脉濡缓。

治法：托里排脓，去腐生新。

方药：若溃后脓液稀薄，全身无力，为气血虚弱，用八珍汤；如畏寒，偏阳虚者，用十全大补汤。

中成药：骨炎托毒丸，一次 6g，每日 3 次，温开水送服。

2）外治法：

①邪毒侵袭：

草药：可选用蒲公英、紫花地丁、野菊花、七叶一枝花等新鲜草药，洗净后加食盐少许，捣烂敷患处，每日或半日更换一次。

膏药：适用于血源性指骨骨髓炎患者。用金黄膏均匀摊在纱布上，贴于患处。一般 2 ～ 3 天换药一次。

②热毒壅盛：对于创口未溃者，可选用阳毒内消散、拔毒消疽散等清解透散之剂外用。院内制剂骨髓炎外洗Ⅱ号熏蒸外洗，每天一次，一次洗 30 分钟以上；或骨炎膏敷于病指以拔毒生肌。

③正虚邪滞：有窦道者，根据有无脓腐情况，分别选用九一丹、八二丹、七三丹、生肌散药捻，或黄连液纱条引流脓液；创口腐肉已脱，脓水将尽时，选用生肌膏等促其生肌收口。院内制剂骨髓炎外洗Ⅱ号方水煎外洗病指，每日 1 次，一次 20 ～ 30 分钟，效果良好。

（2）按摩推拿治疗：平乐正骨骨病学非常重视按摩推拿在指骨骨髓炎治疗中的作用。按摩推拿可以缓解血管与筋肉的痉挛，促进气血通畅，起到行气活血、消肿止痛的作用，舒筋散结，剥离粘连，通利关节，恢复关节运动功能。主要治疗方法包括以下几种。

①关节处揉药法：将七珠展筋丹或展筋酊涂抹于受累关节，反复揉搓，待药力渗透、局部发热时，主、被动进行关节功能锻炼。

②活筋法：是一种恢复机体生理功能活动的被动性关节活动，是理筋治伤手法中非常重要的一种手法。活筋法可每日进行一次，每个关节活动 3 ～ 5 次，应先轻后重，再轻收功。

3. 物理治疗

顺序循环仪和涡流浴除可明显改善血液循环、清洁创面，并对创面的愈合起到很重要的作用外，还有压力作用，可以抑制愈合后的瘢痕增生。康复期应按摩活筋，配合外揉平乐展筋酊，以舒展肌肉，防止萎缩，促进关节功能恢复。

4. 西医治疗

（1）药物治疗：应根据细菌培养及药物敏感试验结果，全身及局部应用敏感的抗生素。

（2）手术治疗：急性期应及时切开引流，指骨钻孔减压、抗生素液局部冲洗。死骨游离、包壳形成者，可行病灶清除术。

5. 功能锻炼

指骨骨髓炎恢复期还可通过使用弹性绳牵拉病指远端，进行被动关节屈曲功能锻炼。

6. 膳食与起居

（1）辨证施膳：急性期宜清淡饮食，严禁辛辣刺激之品，忌食鱼肉荤腥；慢性期注意多食含丰富蛋白质及维生素的食物，适当补充含钙丰富食品以促进骨质修复。具体辨证施膳可参考骨髓炎总论部分。

（2）起居：本病急性期宜避风寒、避免或少用病指；慢性期及恢复期逐步增加手部精细动作，避免涉水受凉及接触刺激性化学物品。

【按语】

指骨化脓性骨髓炎诊断多较明确，治疗以恢复手指灵活功能为要，故应高度重视功能疗法在本病治疗中的重要作用。不要因影像学变化迟缓而延误治疗，导致手指僵硬或畸形等严重并发症。

【病案举例】

任某，男，26岁，2014年1月20日因"右小指创伤术后4个月，窦道流脓不愈月余"入院。

患者入院神志清、精神可，纳差、寐浅，二便调。舌质淡，苔薄白，苔滑。右手拇指末节短缩畸形、甲床瘢痕愈合；右手掌多处创伤瘢痕，第2、3、4指缺损；右手小指呈屈曲、外展畸形，中节背侧窦道存在伴少量淡黄脓性液渗出。小指未查及明显异常活动，掌指关节可见轻度屈伸活动，各指间关节僵硬，小指末梢循环及皮肤感觉可。CT检查：右手小指近节指骨质结构紊乱，小指中节骨髓腔见高密度影。

临床诊断：①右小指创伤性骨髓炎；②右第2、3、4指完全缺损，拇指末节部分缺损。

治疗经过：完善检查，中药辨证属正虚邪滞，予十全大补汤，水煎内服，每日一剂，分两次服。骨炎托毒丸，一次6g，每日3次，温开水送服。配合应用骨髓炎外洗Ⅱ号方，水煎液涡流浴；择期行右小指骨髓炎病灶清除术，应用敏感抗生素。术后两周创口愈合正常，嘱使用七珠展筋丹揉药病患关节以改善功能。（图7-4-8）

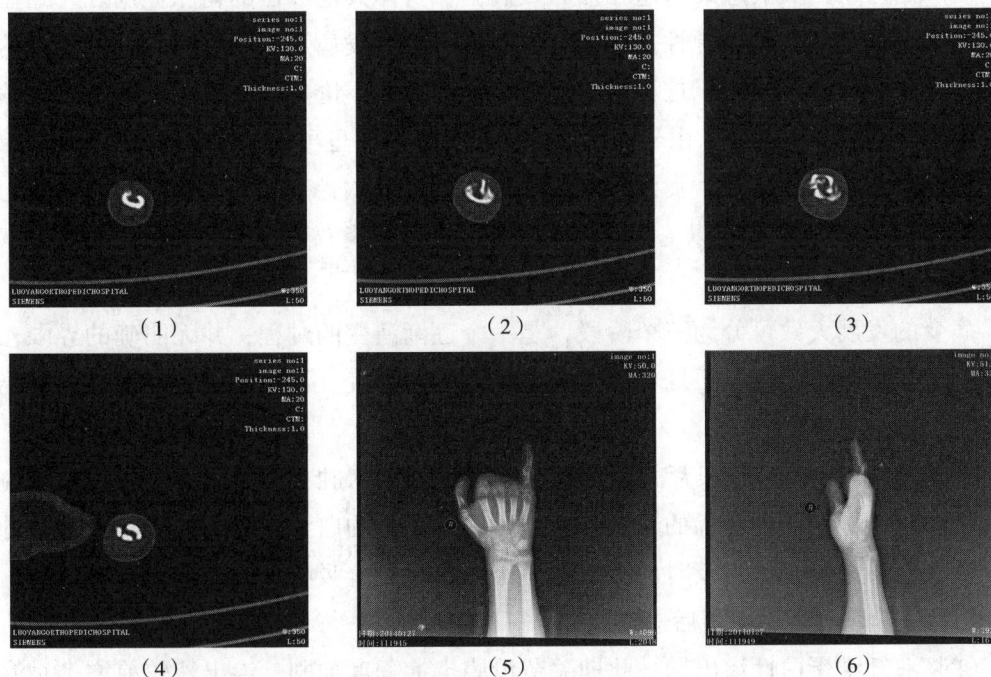

图7-4-8　指骨化脓性骨髓炎

（1）（2）（3）（4）治疗前CT表现；（5）治疗后X线正位片；（6）治疗后X线侧位片

第五节　化脓性关节炎

【概述】

化脓性关节炎属中医学关节流注和骨痈疽范畴，系关节腔内的化脓性感染。

本病多见于小儿和青少年，婴儿化脓性关节炎的发病率是骨髓炎的2倍，在儿童二者几乎相同，成人化脓性关节炎比骨髓炎少见。本病发病以膝、髋关节最多见，其次是肘、肩、踝和骶髂关节。通常是单个关节受累，个别病例亦可几个关节同时受侵犯。

【病因病机与分型分期】

1. 病因病机

（1）中医学：古代文献对本病的记载颇多，如明·汪机《外科理例·流注》说："大抵流注之症，多因郁结，或暴怒，或因脾虚气逆于肉理，或腠理不密，寒邪客于经络，或闪仆，或产后，瘀血流注关节，或伤寒余邪未尽为患，皆因真气不足，邪得乘之。"清·高憩云《外科医镜》指出："流注病多生十一二岁，或七八岁，三两岁小儿最多，大多先天不足，寒乘虚入里。"这些都是对本病病因的阐述。

（2）西医学：关节感染的途径常为致病菌从身体其他部位的化脓性病灶，经血液循环传播至关节腔，即血源性播散，但亦有找不到原发病灶者。有时为关节附近的化脓性骨髓炎直接蔓延所致，这种情况多见于髋关节，不论是股骨上段或髂骨的化脓性骨髓炎均可蔓延至髋关节。由于穿刺或创伤染毒，细菌也可由外伤伤口直接进入关节。未被控制的细菌繁殖会产生炎症反应，最终导致关节软骨破坏。最常见的致病菌为金黄色葡萄球菌，约占85%以上，其次为链球菌、脑膜炎双球菌、大肠杆菌、肺炎双球菌、大肠杆菌等。

病变的发展大致可分为三个阶段，是一个逐渐演变的过程，并无明确的界限，有时某个阶段可单独出现。根据化脓性关节炎发现的早晚、治疗是否及时正确，可能出现以下三种结果。

①浆液性渗出期：感染后，引起关节滑膜充血、水肿、白细胞浸润。关节腔内有浆液性渗出液，是一种清稀的浆液状液体，内有大量的白细胞。在此阶段关节软骨没有被破坏，如果得到恰当及时的治疗，渗出液可以完全吸收，关节滑膜炎症消退，关节功能可完全恢复，不遗留后遗症。

②浆液纤维蛋白性渗出期：此期关节滑膜炎症程度加剧，渗出液较前增多。渗出液中的细胞成分增多，黏稠混浊，内含脓细胞，革兰染色可找到致病菌。滑膜发生炎

性反应后，滑膜和血管对大分子蛋白的通透性显著增加。随着关节炎症的加重，进入关节腔的血浆蛋白明显增加。关节内纤维蛋白沉积可造成关节的永久性损害，且能使炎症不易消除。中性多核白细胞释放大量溶酶体类物质，破坏软骨的基质，使胶原纤维失去支持，在负重和活动时受压力和碾磨而断裂。关节软骨的破坏使关节失去润滑的关节面，纤维蛋白还形成关节内纤维粘连，因此，关节炎症的严重程度和病程的长短，与关节内纤维蛋白沉积的多少有关。能否彻底清除纤维蛋白，将决定关节损害能否成为永久性；而关节软骨面的破坏和纤维粘连的形成，将决定关节功能障碍是否形成。早期恰当治疗仍可痊愈，未及时治疗或治疗失当则导致关节严重破坏、纤维性强直或骨性强直。

③脓性渗出期：关节腔内有黄色的脓液。死亡的白细胞释放蛋白分解酶，溶解破坏关节软骨。研究表明，即使微生物已经消失，但上述病理过程仍会继续，炎症侵犯软骨下骨质。关节囊和周围软组织发生蜂窝织炎改变，形成脓肿，穿破皮肤形成窦道。治疗后，关节活动功能常遗留严重障碍，甚至完全丧失。

（3）平乐正骨骨病学：化脓性关节炎的发生是由于正气不充，邪气壅滞，毒蕴关节，经络阻塞，津液不能输布，湿热内蕴，致腐筋伤骨。在疾病的发生发展过程中，依临床表现可分为初期、成脓期和溃后三个阶段，主要病机可概括为以下4个方面

①蕴热蓄毒，热邪流注：脏腑功能失调，蕴热蓄毒，机体正气不足以使其内消外散，邪毒走散，流注关节而发病。

②感受外邪，蕴热成脓：外感风寒暑湿，客于肌腠，内入关节，阻塞经络，郁而化热，蕴热成毒，流注于关节而发病。

③瘀血停滞，化热成毒：积劳、过累，或因跌仆闪挫，瘀血停滞，久之化热成毒，聚注关节为害。

④损伤感染，毒邪直侵：开放损伤或关节手术，或关节腔内药物治疗等，邪毒随之而入引起本病。

2. 分型分期

关节感染后，由于机体抵抗力的强弱、致病菌毒力的大小和病程的长短不同，其起病缓急及症状轻重程度亦不同，该病通常可分为急性化脓性关节炎和慢性化脓性关节炎。部分病例由于细菌毒力较小，起病迟缓，症状不著，属亚急性化脓性关节炎。

根据其病理变化，典型化脓性关节炎的病变进程可分为初期、成脓期、溃脓期。

【临床表现】

1. 病史

成人化脓性关节炎通常发生在防御机制下降的患者。患者常为老年人，有慢性疾病或正在服用降低免疫反应的药物，常常累及已有早期退行性病变的关节。

2. 症状及体征

老年人和新生儿化脓性关节炎很相似，可能只有关节疼痛和肿胀。

（1）初期：全身不适，食欲减退，很快出现恶寒发热，舌苔白薄，脉紧数。病变关节压痛，不能完全伸直，活动受限，局部肿胀、灼热。

（2）成脓期：上述症状进一步加强。全身呈中毒性反应，寒战、高热、出汗，体温可达40～41℃，脉数、口干、苔黄腻，局部肿、热，皮肤潮红、剧痛，胀痛或跳痛，拒按，彻夜难眠。因炎症刺激，肌肉痉挛，使病变关节处于畸形位置，不能活动。如病变在髋关节，由于局部肿胀、红斑和滑膜炎等症状和体征不容易观察到，所以活动范围的减小就变得很重要，髋关节最容易丢失的是内旋运动，使该关节呈屈曲外旋位；病变在膝关节，则患膝呈屈曲位，甚至发生脱位、半脱位或骨骺分离移位。

（3）溃脓期：全身热毒炽盛，症状如上，局部肿热痛更加显著，关节穿刺为脓液。如脓肿穿破关节囊到软组织，因关节内张力降低，疼痛稍微减轻，但全身症状和局部红肿依然存在。最后，脓肿突破皮肤而外溃，形成窦道，经久不愈。全身急性症状减退，而虚弱体征突出，神情疲惫，面白无华，舌淡苔少，脉细而数等。此期可因关节内积脓腐筋蚀骨，使软骨和骨性结构破坏，加上周围肌肉由痉挛而挛缩，造成关节脱位畸形更加明显，活动更加受限。

3. 辅助检查

（1）影像学检查：

①X线检查：早期有关节囊和关节周围软组织肿胀，局部软组织密度升高。1～2周后平片改变较明显，关节间隙增宽、关节半脱位或脱位是晚期表现（图7-5-1），髋关节间隙增宽没有内外旋的活动角度变化敏感。

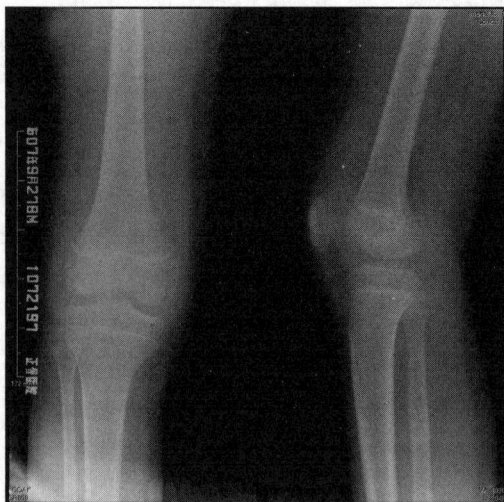

图7-5-1　膝关节化脓性关节炎关节间隙增宽X线

关节软骨破坏后，早期可出现关节间隙狭窄，继之出现关节面的骨质破坏。承受重量部位的关节软骨破坏最为明显。在严重感染时，可出现广泛的骨干骺端化脓性骨髓炎，并有死骨形成。关节可有病理性脱位。在儿童可有骨骺分离现象。

恢复期，骨质破坏区边缘可显示不规则的骨硬化，病变严重者可形成纤维性强直或骨性强直。关节周围骨质密度和骨小梁结构恢复正常。如感染被及时控制，可仅遗有关节间隙轻度变窄，但可继发骨性关节病改变。

② MRI 检查：可早期诊断化脓性关节炎，以避免延误治疗（图 7-5-2）。

（2）检验学检查：初期化验检查，白细胞计数略升高，中性粒细胞比例上升。酿脓期化验检查，白细胞计数升高达 $20 \times 10^9/L$ 以上，中性粒细胞比例达 80% ~ 90%。血沉（ESR）比白细胞计数更有意义，化脓性关节炎患者中，90% 以上会出现 ESR 加快，但比出现症状滞后 2 ~ 3 天。新生儿和患镰状细胞性贫血而服用免疫抑制剂的儿童在感染时可能不会出现 ESR 明显加快。C 反应蛋白（CRP）比 ESR 加

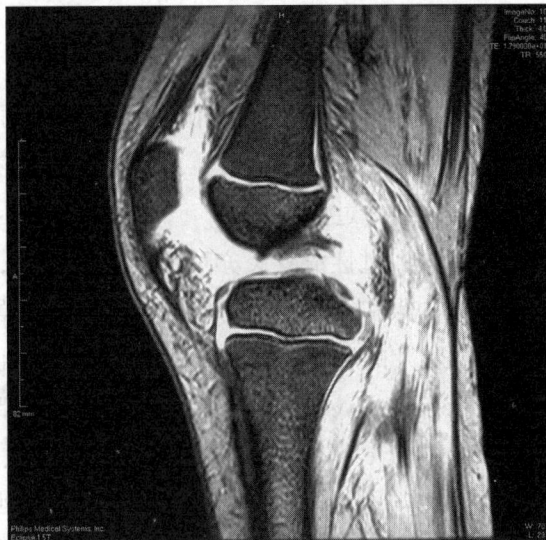

图 7-5-2　膝关节化脓性关节大量关节积液 MRI

快更敏感也更有意义。98% 的化脓性关节炎患者会出现 CRP 升高。对所有怀疑骨髓炎或化脓性关节炎的患者都应该进行血培养，50% 的骨关节感染患者血培养结果为阳性。2 岁以下的儿童易患 B 型流感嗜血杆菌引起的化脓性关节炎，大部分未行免疫接种的儿童还容易发展成为脑膜炎。对于幼龄儿童，应在抗生素治疗前常规行脑脊液检查。

关节穿刺抽液检查有重要诊断价值。正常关节液无色透明，白细胞计数小于 $0.2 \times 10^9/L$，中性粒细胞比例小于 25%，糖含量与血糖相差不超过 0.55mmol/L。化脓性关节炎的关节液可为浆液性或混浊黏稠或脓性，白细胞计数大于 $100 \times 10^9/L$，或有脓细胞。关节液中含糖量比血糖低，两者相差大于 2.2mmol/L。关节穿刺或切开获得的标本中最常见的致病微生物是金黄色葡萄球菌。

【鉴别诊断】

1. 关节结核

发病较急的关节结核与发病缓慢的化脓性关节炎有时不易鉴别。关节结核起病隐匿，病程漫长，多有午后或夜间潮热、盗汗等全身症状，关节液检查呈黄色、云雾状，葡萄糖含量低，抗酸杆菌培养阳性，病理学检查见结核结节。

2. 急性血源性骨髓炎

急性血源性骨髓炎全身症状与化脓性关节炎相似，病变以干骺端为主，有局部压痛和肿胀。关节活动一般影响不大，但在病变的演变过程中，两者可互相侵犯，同时并存。

3. 风湿性关节炎

风湿性关节炎常为多发关节游走性肿痛，其关节液内无脓细胞、无细菌，血清抗

链球菌溶血素 "O" 试验常为阳性。

4. 类风湿关节炎

类风湿关节炎常为多关节发病，但无游走性，常以手、足小关节受累。有关节肿胀，但不发红。患病时间长者，常有关节畸形和功能障碍。类风湿因子试验常为阳性。

5. 毒性或一过性滑膜炎

毒性或一过性滑膜炎亦可出现数天跛行，但缺乏不适、发热、食欲不振和其他虚弱症状。肿胀和红斑都较局限，实验室检查常为阴性，必要时需通过关节穿刺来鉴别。多数未经治疗的患儿会在几天之后出现戏剧性的改善。

6. Legg-Calve-Perthes 病或股骨头骨骺滑脱

Legg-Calve-Perthes 病或股骨头骨骺滑脱也会出现髋关节疼痛，不能活动，因此很难从临床上与髋关节化脓性关节炎鉴别。对此两种非感染性疾病，髋关节平片有助于鉴别。

【治疗思路】

本病的治疗思路为早期及时诊断及治疗，保护关节软骨，避免关节僵硬，最大限度保存关节功能。根据疾病发展过程初起、成脓、溃后三个阶段，遵循消、托、补三个总的治疗法则。实证以祛邪为主，包括解表活血、清热解毒、清热凉血等；虚证以扶正为主，包括益气养血、补益肝肾、温阳化滞等；虚实夹杂阶段以扶正托毒为主。

【治疗方法】

1. 一般治疗

加强全身支持疗法，输血输液，纠正水和电解质代谢紊乱，给予高蛋白饮食，提高全身抵抗力。对儿童和重症患者注意降温。

患肢牵引或制动可用石膏托、夹板或皮肤牵引（用于髋、膝关节患病时）等方法将患肢固定于功能位，以减轻疼痛，防止畸形，解除肌肉痉挛对关节软骨所形成的压力，并使患肢获得充分休息。

2. 中医治疗

（1）内治法

①邪毒侵袭：恶寒发热，头痛，纳差，口干，溲赤，病肢开始为窜痛，逐渐固着于关节，皮肤微红、微热，舌红，苔黄腻，脉滑数。

治法：清热解毒，利湿化瘀。

方药：黄连解毒汤合五神汤加减。因感暑湿邪毒发病者，加佩兰、薏苡仁、六一散等；因热毒余邪发病者，加生地黄、丹皮；因蓄瘀化热而形成者，加桃仁、红花、丹参、三七等；局部肿硬难消者，可加穿山甲、三棱、莪术、地龙；痛甚者，加乳香、没药、延胡索等。

②热毒炽盛：高热，关节胀痛，皮肤红肿、触痛剧烈，舌红，苔黄，脉洪数。毒邪攻心，蒙闭心包，扰乱神明，可出现神昏谵语；毒邪犯肺，见咳嗽、胸痛、痰血等重危症状，而成走黄、内陷之证。

治法：清热解毒，凉血利湿。

方药：五味消毒饮合黄连解毒汤。湿热体征显著者，加薏苡仁、茯苓、泽泻、车前子；热毒内盛，症见高热神昏，甚或谵妄，身现出血点者，属危候，急于上方中加水牛角、生地黄、丹皮，配服安宫牛黄丸或紫雪丹；若因炽热伤阴，气阴亏损，症见心烦口燥，舌红光无苔者，加生脉散。

③正虚邪滞：神疲乏力，皮肤微红略肿，可触及波动感，或皮薄如纸，或可见窦道流脓由稀转稠，舌淡红，苔薄腻、脉沉，或见关节畸形、屈伸不利。

治法：托里透脓。

方药：托里消毒饮或透脓散。热毒体征严重者，加薏苡仁、黄连、蒲公英、败酱草以清热解毒。如正气虽虚但热毒未尽，或初溃不久者，选用补药不宜过温，以防助热为患。院内制剂骨炎托毒丸口服，一次6g，每日3次，温开水送服。

④溃后正虚：

治法：补益气血。

方药：八珍汤或十全大补汤。脾胃虚弱，纳谷不馨者，用四君子汤加陈皮、山楂、谷麦芽、鸡内金等。

（2）外治法

①初期：局部外敷拔毒生肌散、玉露膏、金黄膏等。院内制剂骨炎膏敷患处以消肿止痛。

②成脓期：局部外敷拔毒生肌散、玉露膏、金黄膏等。院内制剂骨炎膏敷于患处以拔毒祛邪。

③溃脓期：局部外用五加皮、白芷、芒硝水煎湿敷，以促其局限及早日穿溃。院内制剂骨髓炎外洗方，水煎熏洗病肢患处，每日1次，一次30分钟。对于以关节挛缩、屈伸不利为主要证候者，以上肢或下肢洗方水煎熏洗患肢，每日1次。

3. 西医治疗

（1）药物治疗：早期应用足量有效抗生素，并根据关节液细菌培养和药物敏感试验结果选择应用抗生素。

（2）介入治疗：

①关节穿刺抽液抗生素注入：在浆液渗出期应及早进行关节穿刺，尽量抽出关节内的渗出液。关节穿刺抽吸后，关节内渗出液的张力得以降低，从而可以减轻疼痛，同时也减少蛋白分解酶对关节软骨的破坏。从抽出液的混浊程度可以判断关节炎症的

程度。涂片和细菌培养可以判断致病菌的种类及对药物的敏感性。穿刺抽液后还可向关节内注入抗生素，每日1次，直至不能抽出关节渗出液为止。在膝和肘关节可采用穿刺冲洗法，即在关节一侧穿刺，用无菌生理盐水冲洗，在另一侧刺入一粗针头，使冲洗液流出。至流出的冲洗液澄清后，拔出粗针头而后注入抗生素（彩图7-5-1）。

②套管针穿刺冲洗吸引疗法：采用胸或腹腔套管针在关节部位两个不同的点进行穿刺，成功后各置入一根硅橡胶管，一根作为冲洗管，另一根为负压吸引管。本疗法避免了每日或隔日多次进行穿刺吸引关节内脓液，减少和防止关节内继发感染的机会。同时，由于关节内脓液得到持续性吸引，可在较长时间内持续减少关节内压力和防止关节软骨被溶解、侵蚀和破坏。

（3）手术治疗：

①关节切开排脓、病灶清除、抗生素置入术：急性化脓性关节炎发病5～7日后，病理改变已进入脓性渗出期，关节腔穿刺已吸出脓液，并找到敏感的抗生素。此时，应及时切开排脓，彻底清除关节腔内的坏死组织、脓苔、纤维组织粘连块，尤其是附着在关节软骨表面的纤维蛋白沉着物等（彩图7-5-2）。用生理盐水反复冲洗干净后，置入敏感的抗生素，一期缝合切口。术后继续大剂量全身应用抗生素，直到患者体温、血象正常，患病关节症状消失为止。本疗法更适用于化脓性髋关节炎的治疗。

②关节切开排脓、病灶清除加闭合性持续冲洗吸引疗法：急性化脓性关节炎发病7～12天以后，关节穿刺吸出的脓液黏稠者，单纯切开排脓、病灶清除、放置敏感的抗生素后，估计切口不能一期愈合，应在切开排脓病灶彻底清除后采用闭合性持续冲洗吸引疗法。在关节腔内置入两根直径0.8～1.0cm的硅胶管，并在放入关节腔内的一端分别剪3～4个侧孔，另一端引出关节腔外。一根为冲洗管，另一根为持续吸引管，一期缝合切口（彩图7-5-3）。术后、术中用生理盐水持续冲洗吸引，也可配制抗生素溶液冲洗。一般冲洗吸引2周后拔管。术后继续全身应用抗生素。

（4）其他治疗：

①恢复期：经过治疗炎症消失，病灶愈合，全身情况恢复良好，即应逐步进行关节功能锻炼，可用五加皮汤或海桐皮汤熏洗僵硬关节。如关节粘连，周围软组织挛缩，还可适当按摩和理疗，以促进血液循环，松解粘连，增加关节活动，早日恢复。

②后遗症的处理原则：成人化脓性关节炎的愈后很差，常常很难获得有功能的关节，甚至会导致患者死亡。本病的后遗症主要是关节强直、陈旧性病理性脱位和周围软组织瘢痕挛缩。

关节强直：强直在功能位，坚固不痛，对工作影响不大者，一般不需要特殊处理。强直在非功能位，影响生活和工作，或纤维性强直伴有疼痛，位置又不好者，须进行手术处理。但手术必须在炎症消退1年以后方可进行，否则易导致炎症复发（彩图7-5-4）。

陈旧性病理性脱位：关节活动尚好，功能障碍不大，行走时局部不痛，或疼痛轻微者，可不做手术，给予药物内服或外治，消除疼痛。脱位严重，功能障碍大，影响生活和工作，或行走时疼痛明显者，须手术处理。

周围软组织瘢痕挛缩：通过恢复期治疗无效，影响关节活动功能者，须做松解手术处理。

4. 膳食与起居

（1）辨证施膳：根据平乐正骨膳食平衡理论，化脓性关节炎总体属阳证，饮食忌腥燥之物，宜多食清淡之品，如蔬菜、水果等。伴有高热时应多饮水，并适当补充易消化、富含蛋白质的食物。其病理机制是气血壅滞，膳食应以清热解毒、行气活血的食物为主。初起宜食发散解表、和营消肿的食物，如葱、蒜、芫荽、花椒等。脓成或酿脓迟缓，宜食透托的食物，如绿豆、扁豆、萝卜、丝瓜等。脓已溃，营卫气血充足，可多食莲藕之属，以清热解毒、透脓消瘀。气血虚弱者，宜食益气养血之品，如菠菜、黄豆、花生之类。余邪未尽，不能过食滋养补益之品。脓已溃，正气亏者，食补益之品时，应适当配食解毒之物。对于儿童患者，一般不宜食滋补之品。

辨证施膳方面，依据化脓性关节炎初期、成脓期和溃后期三个阶段选择相应的药膳。

①初期：火毒炽盛，宜泻火解毒、活血利湿，可选用以下药膳。

大黄甘草粥：大黄粉 3g，甘草 10g，粳米 150g，白糖 15g。甘草洗净加水煮 15 分钟，停火，过滤去渣，留汁液，将大黄粉、甘草液、粳米、白糖放入锅内，加水，煮 30 分钟即可。每日 1 次。

黄芩山栀饮：车前子、木通、龙胆草、山栀、黄芩各 5g，甘草、柴胡各 6g，当归、生地黄各 15g，泽泻 10g，白糖 30g。以上药物洗净，放到瓦锅内，加水 500mL，置武火上烧沸，再用文火煎煮 40 分钟，停火，过滤，去渣，留药液，加入白糖搅匀即成，代茶饮用，每日 2 次，一次 1 小杯。

黄柏消炎粥：黄柏 15g，金银花 25g，连翘 10g，赤芍 15g，当归 10g，蒲公英 10g，防风 6g，车前草 15g，生黄芪 20g，粳米 50g，砂糖适量。将诸药洗净，入砂锅，加清水 1000mL，煎煮取汁 200mL，去渣备用。将粳米淘洗干净，加水适量，煮成稠粥，兑入药汁，加砂糖，搅拌后再煮沸即成。上下午分食，每日 1 剂。

②成脓期：热腐化脓，宜活血利湿、托里透脓，可选用以下药膳。

金银花粳米粥：金银花 20g，白菊花 10g，粳米 100g。金银花、菊花焙干研成细末；粳米淘洗干净。将锅置火上，加适量水，放入粳米煮粥，粥成后加入金银花、菊花药末，搅拌均匀后再煮片刻即可出锅。适量食用。

绿豆金银花饮：金银花 15g，绿豆 50g，白糖 20g。绿豆洗净，去泥沙杂质；金银花洗干净。金银花、绿豆同放瓦锅内，加水适量，置武火上烧沸，再用文火煎煮 35 分钟，停火、滤渣，加入白糖搅匀即成。每日 3 次，一次 100mL。

③溃后期：正虚邪实，宜补益气血、生肌收口，常选用以下药膳。

十全大补汤：党参、炙黄芪各 20g，肉桂 3g，熟地黄、当归各 15g，炒白术、酒白芍、茯苓各 15g，炒川芎、炙甘草各 10g，墨鱼、猪肚各 50g，猪肉 500g，姜、猪棒子骨、葱、料酒、花椒粉、盐、味精各适量。将配方原料中的中药装入洁净的纱布袋内，扎口备用，将猪肉、墨鱼、猪肚洗净；猪棒子骨洗净砸破，姜拍破备用，将猪肉、墨鱼、猪肚、猪棒子骨、药袋放入锅内，加水适量，放入姜、葱、花椒粉、料酒、盐，置武火上烧沸，后用文火煨炖，待猪肉熟烂时，捞起切条，再放入汤中。捞出药袋不用，将汤和肉入碗，加少许味精即可。食肉喝汤，早、晚各吃一碗，每天 2 次，全部服完后，隔 5 天再服。

茯苓莲子红枣粥：茯苓 15g，莲子 50g，红枣 12 颗，粳米 100g，红糖 25g。莲子泡发去心，红枣洗净去核，茯苓打粉，粳米淘洗干净，将粳米、茯苓粉、莲子、红枣放入锅内，加水适量，先用武火烧沸，再用文火煮 40 分钟，放入红糖即成。每日 1 次，当正餐食用。

党参炒猪肝：党参 20g，麦冬、丹参各 10g，陈皮 6g，猪肝 150g，鸡蛋 1 个，淀粉 20g，料酒、酱油各 10mL，葱 10g，姜、盐各 5g。党参、麦冬、丹参、陈皮放炖锅内，加水煎煮 25 分钟，去药渣，留汁待用，把猪肝洗净，切成薄片；葱切段，姜切片。猪肝片放在碗内，放入淀粉、酱油、盐，打入鸡蛋，拌匀待用，炒锅放植物油，武火烧至六成熟，放姜、葱爆香，放进猪肝、料酒、药汁，炒匀断生即成。每日 1 次，佐餐食用。

白扁豆粥：白扁豆 50g，粳米 100g，白糖 20g。白扁豆用水发 2 小时，粳米淘洗干净，将粳米、白扁豆放到铝锅中。加适量水置武火上烧沸，再用文火煮 40 分钟，加入白糖搅匀即成。每日 1 次，一次吃粥 100g，当主餐食用。

（2）起居：依据平乐正骨起居有常平衡理论，应该从作息有时、劳逸适度、动静平衡、房事平衡、形神合一等几个方面加强起居调护。

化脓性关节炎初期及成脓期宜多静卧休息，以缓解疼痛、抑制感染血行播散、预防病理性骨折及脱位；同时要调畅情志，避免紧张或烦躁等不良情绪的影响；经常清理住所，保持清洁卫生，经常通风以保持空气新鲜。

化脓性关节炎溃后期辨证当属气血不足，调节起居以涵养气血为目的。应合理安排作息时间，起居有常，居住生活环境注意避免风寒湿邪侵袭；逐步屈伸活动关节以减少粘连。

【按语】

化脓性关节炎是严重危害机体健康的感染性疾病，如失治误治，将造成关节结构不可逆性破坏，从而严重影响机体功能。因此，只有早期明确诊断，及时全面地进行中西医结合治疗，积极进行功能锻炼，才能取得理想的治疗效果。根据阴阳平衡原则，灵活应用扶正祛邪、调整气血等基本治则。正确处理辨证与辨病、扶正与祛邪、局部与整体、治本与治标之间的相互关系。

【病例举例】

张某，男，30岁，因"右膝关节交叉韧带重建术后创口流脓1个月"入院。

患者因膝关节交叉韧带损伤于当地医院行重建术，术后创口渗液、发热；予冲洗引流治疗，效果差。入院查体：右膝关节处于屈曲25º位，关节明显肿胀，皮肤色泽无明显异常，内外侧膝眼饱满，触诊皮温较健侧高，膝内外侧分别置橡胶管引流。量诊：右膝关节周径为47cm，右膝关节周径为43cm。右膝关节间隙及髌骨周围压痛明显，浮髌试验（＋），右膝关节主动屈曲活动度为0～30°，被动屈曲右膝关节可引起剧烈疼痛。右踝关节活动度正常，右足血循环及感觉、运动正常，足背动脉及胫后动脉搏动良好，右下肢皮肤感觉正常。右膝关节正侧位片示：右膝关节骨质结构未见明显异常。

临床诊断：右膝关节化脓性关节炎。

治疗经过：入院后完善各项检查，引流液送细菌培养及药敏试验，行右膝关节化脓性关节炎病灶清除及闭式冲洗引流术。取髌骨内侧缘做弧形切口，切开后见关节液为黄色混浊渗出液，关节滑膜明显肥厚水肿，部分滑膜颜色暗红，髌下脂肪囊明显肿胀，关节腔内有大量纤维蛋白组织凝块及部分坏死脱落组织。术中见人工韧带及固定钉周围广泛感染，予完整取出。以大量生理盐水冲洗关节腔，彻底清除关节腔内纤维蛋白组织凝块和部分坏死脱落组织，取上述病变组织标本送做病理活检。关节腔内注入庆大霉素注射液。放置冲洗及引流管。术后给予敏感抗生素静滴，中药汤剂五味消毒饮加减煎服，骨炎膏［当归、土茯苓、紫草、红花、白芷、商陆（醋炙）、天花粉、白头翁等］外敷患处。取适量药膏搅匀后外敷患膝后侧，持续治疗两周。继续予中药制剂骨炎托毒丸（黄芪、党参、熟地黄、当归、川芎、桔梗、金银花、土茯苓、蒲公英）口服，一次一袋，每日3次，温开水送服。血常规及血沉检查均正常，痊愈出院。6个月随访无复发。（彩图7-5-5）

第六节　骨与关节梅毒

一、骨梅毒

【概述】

梅毒是感染梅毒螺旋体所致的一种慢性全身性传染病。骨梅毒是全身性梅毒感染在骨组织的表现，由于梅毒螺旋体侵犯骨骼引起，无明显炎症现象。特点为晚上和静止休息时疼痛加重，白天及活动时较轻。本病多发生于四肢的长骨，亦可发生于骨骼肌的附着点处，如尺骨鹰嘴、髂骨嵴、乳突等。病变常局限于长骨和骨骺线附近，膝、肘、髋、肩等关节的骨骺最常累及。后天型骨梅毒发病年龄在 30 岁以上多见。先天性骨梅毒早发型是指从出生到 4 岁的小儿发病。晚发型先天性梅毒可见于任何年龄，以 5 ～ 15 岁出现者最多。好发部位依其顺序为胫骨、尺骨、桡骨、腓骨、股骨、肱骨等，短骨和扁骨亦可发生。本病属于中医学杨梅结毒范畴。

【病因病机与分型分期】

1. 病因病机

（1）中医学：中医学对梅毒的认识较为深刻，认为骨梅毒乃交合不洁，湿浊秽毒乘虚入里并腐骨而致。

（2）西医学：梅毒螺旋体是本病致病菌。梅毒感染分先天性和后天性。胎儿由母血传染而得的梅毒为先天梅毒；由皮肤或黏膜接触传染而得的梅毒为后天梅毒，极个别因输血而被传染的也属后天梅毒。梅毒的病原体——梅毒螺旋体进入人体后，可经淋巴系统及血液循环播散到全身，几乎可以侵犯全身各脏器和组织。在早期患者体内各处如血液、内脏及病损处的分泌物、乳汁、唾液、尿和精液中均可找到梅毒螺旋体。

（3）平乐正骨骨病学：本病的病因为先天不足、久病，或伤损之后，正气亏损，腠理空疏，感染淫秽邪毒，循经入里，客于筋骨之间，使气血阴阳失调，津液不能正常输布，经络、肌肤、筋骨、关节均可发病受损。本病病机既有全身气血不和、肾亏髓空之虚，又有局部湿热凝聚、皮肉筋骨腐烂之实。

2. 分型分期

（1）后天性骨梅毒：梅毒螺旋体自皮肤或黏膜进入人体，到出现临床症状，一般为 2 ～ 3 周，称为潜伏期。潜伏期亦有短至数日，长达 3 ～ 4 个月者。后天梅毒分为第一期、第二期、第三期三种。第一期梅毒主要于螺旋体入口处发生初疮（下疳）。初疮发生后 7 ～ 8 个星期，即转入第二期梅毒。第二期梅毒可累及骨膜，皮质骨及松质骨和滑膜（包括关节囊、腱鞘和滑囊），但以骨外膜被侵入者为多。梅毒螺旋体侵入骨外膜后即发生慢性炎症，膜下形成梅毒性肉芽肿使骨膜被掀起而产生反应性新骨。此种病理变化发生在胫骨，则形成所谓"马刀胫"。骨髓炎较少见，且多与骨膜炎合并存在。第三期梅毒通常于梅毒后 4 ～ 5 年才发生，主要表现为骨膜炎及骨髓炎，且较第二期梅毒明显，可分为局限性和广泛性两种。局限性骨炎或骨髓炎以颅骨为好发部位，受累的颅骨可发生多处不规则破坏、吸收和增生；广泛性骨炎或骨髓炎好发于长骨，以胫骨受累最多，病变可以累及该骨全部骨质，以增生为主，掺杂骨质破坏和疏松，或形成树胶样肿。

（2）先天性骨梅毒：先天性梅毒可分为早发型和晚发型两种，早期即可产生骨与关节的病变。早发型先天性梅毒，生后 1 ～ 2 个月内即可发病，其病理改变主要是骨软骨炎、骨膜炎及骨髓炎，其中以骨软骨炎为主。梅毒性骨软骨炎的特点是好发于长骨，尤其是在生长较快的股骨和胫骨干骺端，故又称干骺端炎。由于梅毒螺旋体积聚于骨骺软骨中，严重损害了软骨的骨化过程，而且所形成的肉芽组织使干骺端发生破坏。晚发型先天性骨梅毒好发部位、病理变化与后天梅毒第三期相同。

【临床表现】

1. 病史

本人或父母有梅毒感染史。

2. 症状及体征

（1）后天性骨梅毒：有全身梅毒临床表现如外阴部及性接触部位的硬下疳、浅在性溃疡，并发淋巴管炎或附近淋巴结肿大，其特点为不痛、皮表不红肿、不与周围组织粘连、不破溃。之后骨组织受累，可伴有玫瑰糠疹、小丘疹、脓疱疹等，骨骺的受累部位有刺钻性骨痛，活动时减轻，休息时反重，白天痛轻，夜间痛重，局部皮肤肿胀而皮色不变，压痛明显，体温和白细胞计数均正常。有时呈滑膜炎表现，好发于肩、肘、膝、髋、踝关节，呈对称性发病，但无游走趋向。轻者仅有局部疼痛，重者滑膜增厚，关节腔积液，局部肿胀，活动受限。晚期骨梅毒可因梅毒性肉芽突破皮肤，而形成梅毒性溃疡，可伴有累及黏膜症状，如在口腔、舌等处发生结节疹或树胶肿。

（2）先天性骨梅毒：

①早发型先天性骨梅毒：早期先天梅毒，在出生后不久即发病者，多为早产儿，营养不良，生活力低下，体重轻，体格瘦小，皮肤苍白松弛，面如老人，常伴有轻微发热。皮疹与后天第二期梅毒略同，有斑疹、斑丘疹、丘疹、脓疱疹等。斑疹及斑丘疹发于臀部者常融合为暗红色浸润性斑块，表面可有落屑或略显湿润。发于骨的临床表现主要是干骺端炎，受累关节略有肿胀，患肢不能主动活动。被动活动时，婴儿即啼哭。

②晚发型先天性骨梅毒：临床表现可有骨外膜炎、骨髓炎和滑膜炎等数种。具体症状和第二、三期后天性骨梅毒相同。

3. 特殊检查

基因技术检查：梅毒螺旋体不能进行体外培养。检测临床标本中梅毒螺旋体最敏感、可靠的方法是兔感染试验（RIT），RIT 能证实活的梅毒螺旋体存在，是检测梅毒螺旋体常用的标准方法。梅毒的血清学诊断对确定感染及治疗很有意义，但对早期梅毒诊断不敏感，对先天性及神经性梅毒的诊断不够特异。血清学试验用于先天性梅毒的辅助诊断。聚合酶链式反应（PCR）检测梅毒螺旋体 DNA 特异性很强，敏感性很高，是目前诊断梅毒螺旋体的先进方法。

4. 辅助检查

（1）影像学检查：

①后天性骨梅毒 X 线检查：病骨骨干皮质外一长段呈层状骨膜增生，骨皮质本身及髓腔往往无明显病变可见，提示骨外膜炎，多见于第二期骨梅毒；受累的长骨骨干全部骨皮质增厚致密，密度常不均匀，有骨膜反应性新生骨，松质骨和髓腔亦有广泛或成片的增生硬化区，但无死骨。树胶肿（骨质破坏与坏死所造成的透光区）周围多出现致密骨包绕。骨炎或树胶肿可蔓延至长骨的一端而引起关节病变，呈现多发性不规则的骨质增生和软骨下边缘锐利的骨质缺损，但无普遍性骨质疏松现象。局限性的骨髓炎受累的颅骨内外板，可有多处不规则破坏、吸收和增生现象。广泛性骨炎或骨髓炎多见于第三期骨梅毒。某些梅毒表现为滑膜炎，X 线片上无骨质破坏现象，关节腔积液，关节间隙变宽（图 7-6-1）。

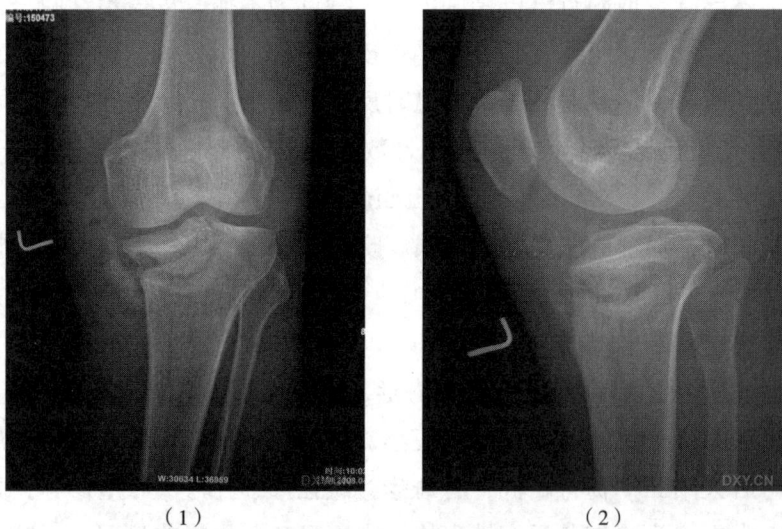

（1） （2）

图 7-6-1　胫骨近端骨梅毒 X 线
（1）正位片；（2）侧位片

②先天性骨梅毒 X 线检查：早发型先天性梅毒，早期可见于干骺端的远端有一带状密度升高区，致密阴影下有一不规则的骨质疏松区，稍晚则可见到干骺端远端呈锯齿状态，合并不规则的破坏和疏松，甚至骨骺分离。晚发型先天性梅毒 X 线表现与第二、三期后天性骨梅毒相同（图 7-6-2，图 7-6-3）。

（2）检验学检查：白细胞计数常提示正常，血清华康反应多为阳性。脑脊液检查可以除外神经梅毒，尤其无症状的神经梅毒。早期梅毒即可有神经损害，第二期梅毒有 35% 的患者脑脊液异常，因此要检查脑脊液。在皮损处，取组织渗出液或淋巴结穿刺液，可见活动的梅毒螺旋体。

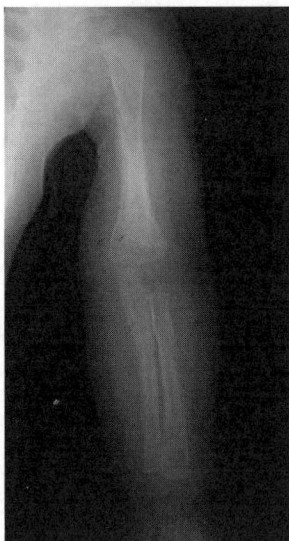

图 7-6-2　先天性上肢骨梅毒 X 线　　　　图 7-6-3　先天性下肢骨梅毒 X 线

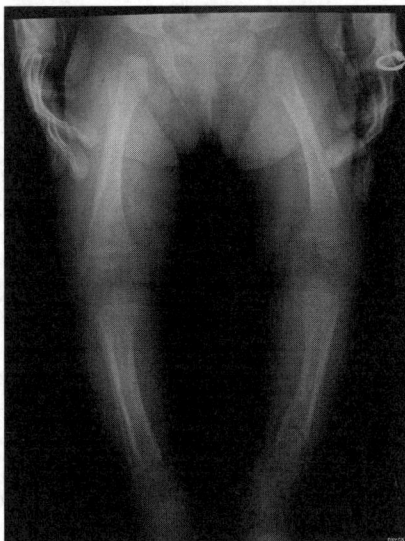

（3）病理学检查：有些隐秘的骨梅毒患者，可以取病变骨组织检查梅毒螺旋体。如用银染色法或荧光抗体染色，可见到梅毒螺旋体，呈黑褐色，有螺旋结构，位于真皮毛细血管周围。银染色的阳性结果需谨慎解释，因为易与类似梅毒螺旋体的其他物质混淆。特异性荧光检查则更为可靠。

【鉴别诊断】

1. 骨结核

两者的局部表现不易鉴别。骨梅毒发生于 30 岁以上者多，多有不洁性交史，血清梅毒抗体常为阳性，发生于骨干者较常见，通常无全身症状，化脓及形成死骨趋向小，造成骨残废少，自愈倾向大，抗梅毒治疗有奇效；骨结核发生于 30 岁以下者多，通常有寒热、消瘦症状，化脓及形成死骨趋向大，造成骨残废多，自愈的倾向小，抗梅毒治疗无效，抗结核治疗有效。

2. 骨肉瘤

骨梅毒发生于骨干者较常见，通常无全身症状，发展缓，肿胀轻，疼痛剧烈，演变较缓，附近淋巴结无硬肿，能自愈，有恶液质者少，一般无淋巴结肿，X 线片骨质有破坏，无增生反应，抗梅毒治疗有效；骨肉瘤发生于骨端者较常见，演变较迅速，附近淋巴结有硬肿，不自愈，有恶液质者多，后期常有淋巴结肿，X 线片有骨质破坏并有明显的骨膜增生反应，预后较差。

3. 化脓性骨髓炎

骨梅毒一般无全身症状，白细胞计数正常，无高热，演变较缓，无严重炎症，功能障碍少；化脓性骨髓炎全身及局部症状明显，实验室检查常有白细胞计数异常升高表现，演变较迅速，局部有严重的炎症反应，功能障碍多。

4. 骨瘤及外生骨疣

骨梅毒好发于骨干及扁骨，局部疼痛明显，发展较迅速，X 线片示骨质增生与破坏；骨瘤及外生骨疣，好发于骨端及受压处，无疼痛，发展缓慢，X 线片示局限性骨性突起，骨质结构无破坏。

5. 骨纤维异常增殖症

骨梅毒多发生于 30 岁以上，有疼痛，发展较迅速，很少有畸形及骨折；骨纤维异常增殖症多发生于 30 岁以下，无疼痛，发展缓慢，常有畸形及骨折。

【治疗思路】

本病以抗梅毒螺旋体全身性治疗为关键，对于局部的骨骼破坏可对症处理。

【治疗方法】

1. 一般治疗

对于全身反应较为明显的骨梅毒患者，应及时给予全身支持疗法，局部皮肤硬下疳或浅表溃疡给予对症药物应用，对于局部病变反应较重者可适当制动。

2. 中医治疗

骨梅毒总的治疗原则是利湿清热、驱梅解毒，方法以药物内服为主，配合外用药物。

（1）邪毒侵袭：骨梅毒初起，局部肿胀疼痛，舌质红，无苔或白苔，脉沉细或数。

治法：解毒止痛，清热消肿。

方药：黄连解毒汤或荆防败毒散加减。

（2）正虚邪滞：对于后天性骨梅毒的第二、三期梅毒或先天性骨梅毒的晚发型，主要表现为体虚、无力，全身多发骨与关节病变、皮肤溃损等，舌质绛红，或杨梅舌，舌苔黄甚至灰色，脉沉细弱。

治法：补虚托毒，清热止痛。

方药：六味地黄丸合两地汤加减，或归灵内托散。

3. 西医治疗

（1）药物治疗：

①青霉素：青霉素对梅毒螺旋体有很强的杀伤作用，故对先天梅毒、早期梅毒、晚期梅毒有特效。每日用量可达 200 万～ 800 万 U，疗程一般为 3 ～ 4 周。

②铋剂：铋有杀螺旋体能力，且能增强患者的抵抗力。其应用方法主要为注射法，用量按每日每公斤体重 0.5mg，每周注射 2 ～ 3 次。对青霉素过敏者适用此疗法。禁忌证为肾病、严重的口炎、肝功能不全、心功能不全、高血压合并肾功能不全，以及一切患有出血性疾病而不能肌内注射的患者。

（2）手术治疗：由于梅毒性骨髓炎对抗生素治疗非常敏感，因此极少需要手术治疗。病变可逐渐形成死骨，但不发生大块的骨坏死。少数情况下，梅毒性骨髓炎可并发化脓性感染，此时需要手术治疗。治疗方法见化脓性骨髓炎。

4. 功能锻炼

经过治疗炎症消失，病灶愈合，全身情况恢复良好，即应逐步进行肢体功能锻炼，可用五加皮汤或海桐皮汤熏洗患处以缓解疼痛等不适。适时适度进行上肢持重或下肢负重功能锻炼，有利于预防骨质疏松、加速骨质恢复和预防病理性骨折的发生。如肌肉等软组织萎缩，还可适当按摩和理疗，以改善血液循环、促进组织修复。

5. 膳食与起居

（1）辨证施膳：骨梅毒早期以利湿清热、驱梅解毒为治疗原则，相应在饮食上以清淡为宜，少用或不用辛辣厚味、肥厚炙煿等物。可食菜汤、果汁、豆浆、米粥等素食，忌食葱、蒜、辣椒、羊肉、狗肉、奶油、肥猪肉、鱼、虾、蟹等，以及酒、浓茶、咖啡等饮料，以免助湿生热，迁延或加重病情。病久不愈者，宜食清热除湿、化瘀通络的食物，如丝瓜、玉米须、田螺、洋芋、青鱼、荠菜等。

平乐正骨骨病学根据患者情况，给予辨证施膳。

①邪毒侵袭：以解毒止痛、清热消肿为主，可选取以下药膳。

土茯苓粥：土茯苓 10 ～ 30g，生米仁 50g，粳米 50g；先用粳米、生米仁煮粥，再加入土茯苓（碾粉）混匀煮沸食用。

白茅根饮：茅根 30g（去心），飞滑石 30g，将鲜茅根洗净后，用刀背轻轻敲扁，去除硬心；滑石用布包，两者一起放入保温杯中，以沸水冲泡 30 分钟，代茶饮。

②正虚邪滞：以补虚托毒、清热止痛为主，可选取以下药膳。

参枣薏米粥：人参（党参）3g，粳米 50g，薏苡仁 15g，大枣 15g。人参粉碎成细粉，米、枣洗净后入锅，加水适量，武火煮沸，文火熬成粥，再调入人参（党参）粉。

茯苓莲子红枣粥：茯苓 15g，莲子 50g，红枣 12 颗，粳米 100g，红糖 25g。莲子泡发去心，红枣洗净去核，茯苓打粉，粳米淘洗干净，将粳米、茯苓粉、莲子、红枣放入锅内，加水适量，先用武火烧沸，再用文火煮 40 分钟，放入红糖即成。每日 1次，当正餐食用。

（2）起居：房事不洁而染毒在骨梅毒的发生、发展中具有重要作用，避免发生不洁性生活、避免同性恋及多个性伙伴是预防梅毒发生的重要环节。既病者则更需节制房事，以顾护肾精、固本培元。同时，湿邪为患也是该病的重要病理机制，故患者应择清洁干燥居所，经常保持室内通风，尽量避免冒雨涉水，长夏季节减少不必要的野外活动。

【按语】

本病一旦确诊，应积极治疗，并酌情予以隔离以避免传染他人。严格遵守婚姻法，必要时应做婚前和产前检查。

二、关节梅毒

【概述】

关节梅毒是全身性梅毒感染在关节的表现，属于中医学杨梅结毒范畴。其临床表现为受累关节疼痛，以夜间或休息时加重为特征。关节梅毒比骨梅毒少见，多好发于肩、肘、膝、髋、踝关节，呈对称性发病。

【病因病机与分型分期】

1. 病因病机

关节梅毒的病因病机大致同骨梅毒，是梅毒螺旋体进入人体随血流侵入关节。梅毒螺旋体的感染途径有直接感染、间接感染及母体遗传，有时晚期骨梅毒的骨树胶样肿可由骨骼扩张至关节，如膝、肘关节，可引起不太疼痛的梅毒性关节炎。

2. 分型分期

（1）后天性关节梅毒：梅毒螺旋体自皮肤或黏膜进入机体到出现临床症状，一般为 2 ~ 3 周，称为潜伏期。潜伏期亦有短至数日，长达三四个月者。后天梅毒分为第一期、第二期、第三期三种。

（2）先天性关节梅毒：先天性梅毒可分为早发型和晚发型两种。早发型先天梅毒早期即可产生骨与关节的病变。晚发型先天性骨梅毒好发部位、病理变化与后天梅毒第三期相同。

【临床表现】

1. 病史

本人或父母有梅毒感染史。

2. 症状及体征

全身症状不明显，体温正常。关节梅毒多见于四肢大关节，发生于膝关节者最多，表现为关节肿大，其上皮肤轻度潮红或皮色不变，压痛明显，常对称发生，但无游走趋向，轻者仅有局部疼痛，重者滑膜增厚，关节腔积液，局部肿胀，活动受限。随着病情加重，关节疼痛明显，特点是受累关节有刺钻性骨痛，活动时减轻，休息时反重，白天痛轻，夜间痛重。第三期关节梅毒可因梅毒性肉芽突破皮肤，形成梅毒性溃疡。

3. 辅助检查

（1）影像学检查：X线检查一般无骨质破坏现象，关节间隙可增宽，有时有关节积液。

（2）检验学检查：血常规多提示白细胞计数正常。血清华康反应多为阳性，或父母的血清华康反应为阳性。

【鉴别诊断】

1. 关节结核

关节结核和关节梅毒均有关节疼痛或关节积液。关节梅毒发生于30岁以上者多，通常无全身症状，造成骨破坏和残废少，多数有自愈倾向，抗梅毒治疗疗效高；关节结核发生于30岁以下者多，通常有寒热、消瘦症状，多有化脓及形成死骨趋向，造成骨残废者多，少有自愈倾向，抗梅毒治疗无效，抗结核治疗有效。

2. 化脓性关节炎

化脓性关节炎可以引起关节的剧烈疼痛。关节梅毒的疼痛特点是刺钻性骨痛，活动时减轻，休息时反重，白天痛轻，夜间痛重；一般无全身症状，关节局部肿胀但皮色不变，白细胞正常，有时初有高热，白细胞增多，演变较缓，无剧烈的炎症，功能障碍少。化脓性关节炎疼痛剧烈，休息时减轻，夜间疼痛亦较白天为轻；全身及局部症状明显，关节红肿热痛，常有白细胞计数异常升高表现，演变较迅速，局部有剧烈的炎症，功能障碍多。

【治疗思路】

本病的治疗以抗梅毒螺旋体全身及局部治疗为关键，对于局部的骨骼破坏采取对症处理。

【治疗方法】

1. 一般治疗

适当局部制动可以缓解症状，而且应当注意适当隔离和给予全身支持疗法。

2. 中医治疗

本病中医治疗可参考骨梅毒。

3. 西医治疗

（1）药物治疗：同骨梅毒。

（2）手术治疗：关节肿胀明显，可以行局部穿刺减压。

4. 功能锻炼

早期在关节制动的情况下，应多进行受累肢体肌肉主动收缩锻炼，以预防肌肉萎缩和改善血液循环。经过治疗炎症消失，病灶愈合，全身情况恢复良好，即应逐步进行关节功能锻炼，可用五加皮汤或海桐皮汤熏洗僵硬关节。如关节粘连，周围软组织挛缩，还可适当进行按摩和理疗，以促进血液循环，松解粘连，增加关节活动度，早日恢复。

5. 膳食与起居

（1）辨证施膳：同骨梅毒。

（2）起居：房事不洁而染毒在关节梅毒的发生、发展中具有重要作用，避免发生不洁性生活、避免同性恋及多个性伙伴是预防梅毒发生的重要环节。既病者则需节制房事，以顾护肾精、固本培元。同时，湿邪为患也是该病的重要病理机制，故保持居住环境清洁干燥，尽量避免冒雨涉水，尤其长夏季节减少不必要的野外活动。早期宜静，后期应逐步增加关节活动范围，动静结合有利于最大限度延缓病情和保持肢体关节功能。此外，平乐正骨理论还认为，日常起居应重视修身养性，保持心境平和；要有健康向上的文娱活动与业余爱好，使情有所托，保持心情舒畅，这样才有助于疾病痊愈。

【按语】

本病为经性传播疾病，血液传播及母婴传播亦是重要传播途径，应针对各种传播途径采取相应的隔离或阻断措施以避免传染他人。

第八章 骨与关节结核

第一节 概论

【概述】

骨与关节结核，中医学称为骨痨或流痰，属虚证及寒证，是结核杆菌经血循侵入骨与关节，并在局部繁殖而引起的慢性破坏性病变，多继发于或合并不同类型的肺与消化道结核。因其病发于骨，消耗气血津液，导致形体虚羸，缠绵难愈，故称骨痨。成脓之后，脓腐状若败絮黏痰，且可流窜他处形成寒性脓肿，故又名流痰。本病多发生于儿童和青少年，大部分患者年龄在 30 岁以下，其中以 10 岁以下儿童占第一位。在 10 岁以下的儿童中，又以 3 ～ 5 岁的学龄前儿童为最多。骨与关节结核为一种常见的肺外结核病，占肺外结核患者总数的 5% ～ 10%。发病部位多数在负重大、活动多、容易发生劳损的骨和关节，发病率最高的为脊柱，约占 50%，其他部位依次为膝、髋、肘、踝、腕关节，手足的短骨干，四肢的长骨干，偶可见于扁骨如胸骨、肋骨、颅骨等。

【病因病机与分型分期】

1. 病因病机

（1）中医学：中医学认为，本病的病因为先天不足、久病、产后、劳累或伤损之后，正气亏损，腠理空疏，禁锢不健，外邪（结核杆菌）乘虚而入，循经入里，客于筋骨之间，使气血阴阳失调，津液不能正常输布，凝聚为痰而致病。本病病机是寒、热、虚、实交杂，既有全身气血不和、肾亏髓空之虚，又有局部痰浊凝聚、筋骨腐烂之实。但从整体来看，虚以阴虚为主，气血两亏为基，可累及五脏阴阳皆虚；实之初起为寒，久而化热，寒热错杂，消耗日久，必致形体更加羸瘦，正气更加衰败。化脓之后阴愈亏，则火愈旺，故中后期常出现阴虚火旺证候。

（2）西医学：骨与关节结核由结核分枝杆菌感染而发病。骨结核多为继发性，80%

的原发灶在胸部，但临床上多无明确的原发病灶表现。

骨与关节结核通常在下列情况下引起感染和发病：人体正处于免疫力低下阶段，或由于外伤引起骨与关节局部损伤，感染或潜伏的结核杆菌滋长繁殖，经血液循环播散全身，留聚于骨与关节，特别是血供丰富的松质骨，如椎体、长骨的干骺端等，导致骨质破坏。初起病灶仅局限于骨或关节滑膜。前者称单纯性骨结核，后者称单纯性滑膜结核。单纯骨结核可分为松质骨结核、密质骨结核和干骺端结核三类。若治疗失当，单纯骨结核扩散侵入关节，单纯滑膜结核侵及关节软骨面，破坏关节的主要结构，发展成全关节结核。根据关节软骨面破坏程度、范围及病程长短，全关节结核又分为早期和晚期；病灶日久，可外溃形成窦道、瘘管；还可以内溃，穿破体内空腔脏器，形成内瘘。无论外在窦道或内瘘均可导致混合感染。

（3）平乐正骨骨病学：骨结核多继发于或合并不同类型的肺结核，消耗气血津液，导致形体虚羸，缠绵难愈。成脓之后，脓腐状若败絮黏痰，且可流窜他处形成寒性脓肿，故又名流痰。外邪侵袭是骨结核发病的另一个重要原因，六淫之邪多乘人体正气虚弱，腠理不固，侵袭体表而致病，外邪也直接导致机体气血津液失衡。火热之邪或感于外（原感），或生于内（内余邪复发），多引起疮疡骨痨等。

平乐正骨骨病学认为，肾脾亏虚、阳气不足是骨与关节结核发生发展的内在因素，肾阳不足，脾胃亏虚，气血生化乏源，湿浊内盛，痰湿内生，或有所损伤致气血失和，风寒湿邪乘虚而入引起痰浊凝聚，留于骨骼而致病。本病是本虚标实之证，即肾亏髓空，脾虚湿盛，病变在骨骼，病源在脾肾。肾为先天之本，脾为后天之本，肾阳虚，脾失温煦，可致脾虚，而脾虚精血生化乏源，肾精得不到补充，二者互为因果。肾藏精，生髓，主骨，司二便，若先天禀赋不足或早婚多产、房劳过度则精亏血少，肾气不充，髓空骨疏，痨虫夹寒湿痰浊乘虚入侵，伤蚀筋骨，发为骨痨。症见腰膝酸软，神疲乏力，畏寒肢冷，或潮热盗汗，遗精阳痿，或浮肿便溏，夜尿增多。脾主运化，主肌肉、四肢，为气血生化之源、后天之本。脾气一虚，温运失职，停湿生痰，阻滞经络，发为流痰。寒与湿俱为阴邪，具有凝滞、重浊、拘引、黏腻之性。开始为患处酸痛困重，郁久化热，腐肉蚀骨，形成脓肿。寒湿不化，聚而为痰，停宿于骨肉之间，壅遏气机，阻塞血脉。始则局部肿，不红不热，如棉如馒，郁久酿脓，似痰似涕，白腐浊秽。症见全身倦怠，四肢无力，食欲不振，形体消瘦。

2.分型分期

（1）辨证分型：临床认为骨结核病是寒、热、虚、实交杂之病，临床可辨证为寒痰凝聚、邪聚正亏、阴虚火旺、气血亏虚、脾胃虚弱5型。

（2）临床分期：临床上将骨结核分为3期。

①初期：多无明显全身症状，局部隐痛，稍肿，肤色正常或㿠白，多为虚寒之证。

②中期：患者常感全身不适，倦怠乏力，食欲减退，体重减轻，继而午后低热，夜间盗汗，心烦，失眠，咽干，口燥，形体日渐消瘦，舌红脉弱，转为阴虚火旺之候。

③后期：患者可见面色无华、头晕目眩、心悸怔忡等阴阳气血俱虚之候。局部可有疼痛、肌肉痉挛、肿胀，患肢肌肉萎缩、功能障碍、畸形。经久不愈可有寒性脓肿、窦道、瘘管形成等。

【临床表现】

1. 病史

本病多起病隐秘而缓慢，早期可有全身症状，或以局部破坏为主的表现。病程较长，少则几个月，多则几年，甚至十几年或几十年。

2. 症状

（1）全身表现：初期多无全身明显症状，继而出现全身倦怠无力、食欲减退、体重减轻、午后低热、夜间盗汗、心烦失眠、咽干口燥、舌红少苔、脉沉细等阴虚火旺证候，之后出现面色无华、头晕目眩、心悸怔忡等气血双亏之象。

（2）局部表现：

①疼痛：初期仅有局部隐痛，叩击痛，活动痛，进行性加重，夜间痛甚，甚至出现远处传导痛。

②肿胀：初期轻度肿胀，肤色正常或㿠白，不红不热；之后周围肌肉萎陷，肿胀更加明显，甚至发红发热，溃破形成窦道。

③功能障碍：早期因疼痛、肿胀、肌肉痉挛出现被迫体位，功能受限，后期因关节结构破坏、肌肉挛缩无力而功能障碍。

④畸形：多为屈曲畸形，为疾病导致保护性体位及肌肉挛缩引起。

⑤窦道、瘘管形成：寒性脓肿向外溃破后形成窦道，向内溃破穿破肺脏或肠管形成内瘘，内外窦道相通即为瘘管。其内分泌物多为稀脓或稀水，夹杂豆腐渣样腐败物或死骨，日久不愈，创口凹陷，苍白，周围皮色紫暗，一派阴证表现。

3. 体征

（1）肌肉痉挛：局部肌肉紧张、敏感，关节拘紧，活动不利。

（2）肌肉萎缩：因疾病消耗、活动减少、营养不良等引起病变部位上下肢体肌肉明显瘦削无力。

4. 临床特征

（1）寒性脓肿：又称冷脓肿，是指病变的骨与关节脓腐形成，肿胀隆起，按之柔软，有波动感，无明显红、热等表现，发生在脊柱的结核，脓肿可沿肌间隙向下流注，出现远处病灶，形成囊性饱满、压痛不甚、不易溃破的脓腔。

（2）局部炎性表现：皮肤伴有红肿热痛及窦道或瘘管形成。

（3）关节脱位征：导致关节畸形及功能障碍。

（4）相应病理体征：脊柱结核可出现皮肤感觉下降，生理反射减弱或消失，或霍夫曼征、巴氏征等病理性体征。

5. 特殊检查

（1）结核菌素试验：5岁以下的儿童可试用。血清抗结核抗体阳性则表示已感染过结核杆菌。病灶局部抽取脓液或关节液做结核菌培养，活动期可呈阳性。

（2）细菌学检查：抽取脓液或关节液做结核杆菌培养，或涂片寻找抗酸结核杆菌，阳性者具有明确诊断和鉴别诊断的重要价值。

6. 辅助检查

（1）影像学检查：

1）X线检查：是骨与关节结核最基础的影像学检查。

①单纯滑膜结核：病变局限于滑膜，表现为关节周围软组织肿胀，附近骨骼骨质疏松，关节间隙呈云雾状模糊不清，治愈后不留明显后遗症。在儿童和青少年患者中发展缓慢的滑膜结核，由于慢性充血，骨化增速，两侧对比时可见患侧骨骺增大，附近骨骼骨质疏松（图 8-1-1）。

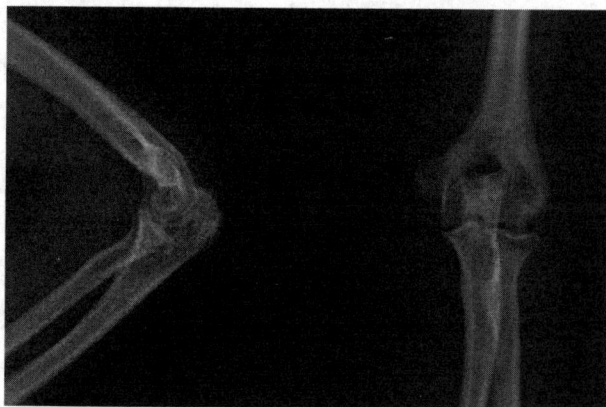

图 8-1-1　肘关节滑膜结核 X 线

②单纯骨结核：病变局限于骨，呈不规则的透光破坏区，其边缘无硬化现象，破坏区内有时可见到死骨。寒性脓肿形成时，在病灶附近出现软组织肿大阴影；合并感染时，在破坏区周围可出现明显的骨质硬化和骨膜反应。其可分为松质骨结核、密质骨结核和干骺端结核。

松质骨结核：早期病变以溶骨破坏为主，表现为虫蚀样破坏。骨增生硬化不明显，X线表现呈磨砂玻璃样密度升高和骨小梁模糊，继而出现死骨，死骨吸收后出现透光的空洞（中心型）；早期病变区骨质疏松，继而呈溶骨性破坏，边缘缺损（边缘型）（图 8-1-2）。

　　密质骨结核：表现为骨膜增厚、骨质增生，可见到不同程度的髓腔内溶骨性破坏区和骨膜性新生骨形成（图 8-1-3）。

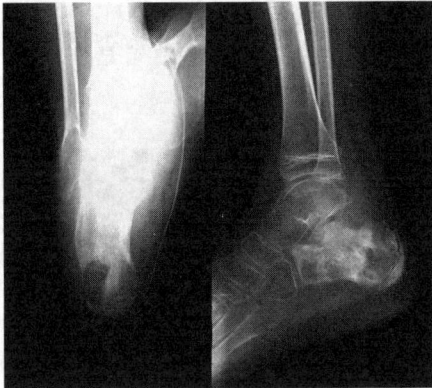

图 8-1-2　跟骨结核 X 线

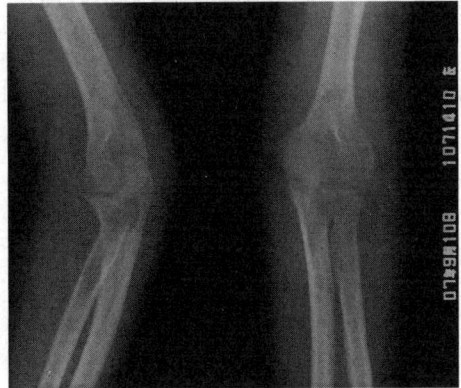

图 8-1-3　肘关节结核 X 线

　　干骺端结核：兼有松质骨及密质骨结核的特点，即局部既有骨膜新骨增生，又有死骨形成，病变常破坏骺板侵及骨骺（图 8-1-4）。

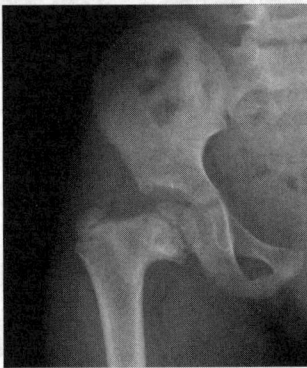

（1）

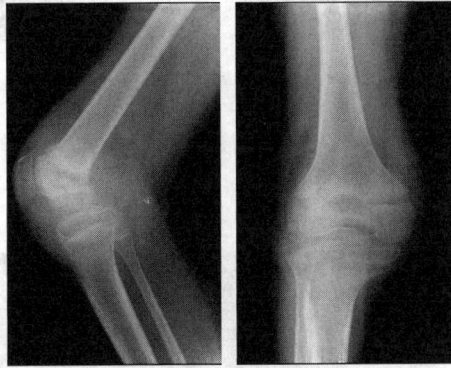

（2）

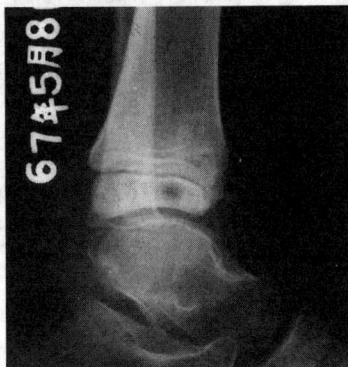

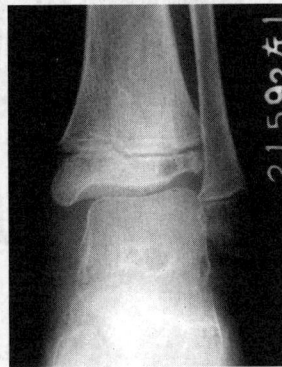

（3）

图 8-1-4　关节干骺端结核 X 线

（1）髋关节;（2）膝关节;（3）踝关节

③全关节结核：多由单纯骨或滑膜结核转变而来。主要表现为关节边缘局限性破坏凹迹，或边缘不规则，关节面破坏，关节间隙狭窄或消失，或发生关节脱位。寒性脓肿形成时，病灶附近有软组织肿胀阴影（图 8-1-5）。

2）CT 检查：一般病例 X 线检查足以明确结核诊断和分型，但 CT 检查显示不规则部位病变及寒性脓肿较 X 线敏感（图 8-1-6）。

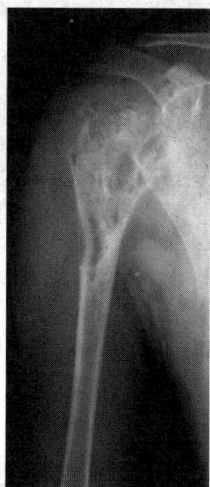

图 8-1-5　肩关节结核 X 线

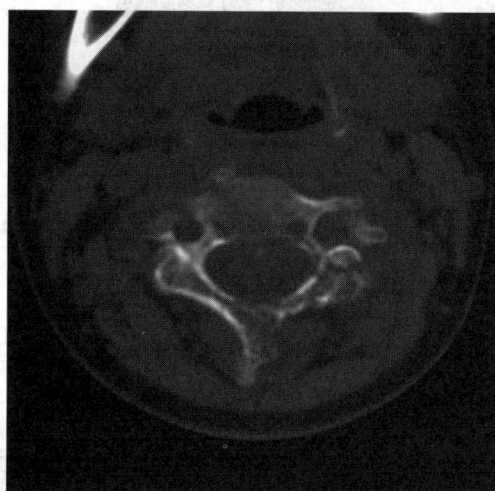

图 8-1-6　颈椎棘突结核 CT

3）MRI 检查：对结核病灶内及周围软组织改变较为敏感，尤其是对寒性脓肿显示较好（图 8-1-7）。

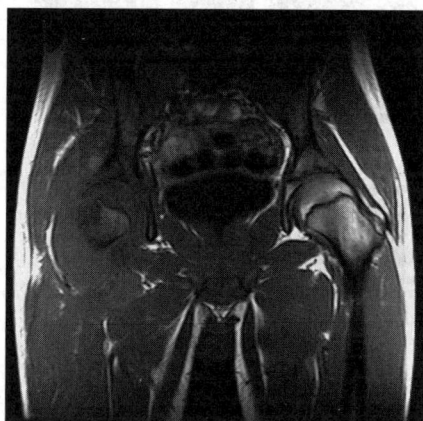

（1）

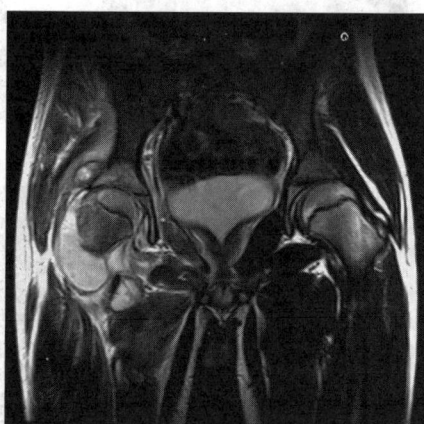

（2）

图 8-1-7　髋关节结核 MRI
（1）T1 加权像；（2）T2 加权像

4）核素检查：有全身骨骼显像的优点，同时与 DR、CT、MRI 融合，更好地显示病变局部的解剖及生化代谢情况（彩图 8-1-1）。

（2）检验学检查：

①血常规：红细胞和血红蛋白可能偏低，白细胞正常或稍有增多。如合并混合感染，白细胞、中性粒细胞均明显增多。

②血沉和 C 反应蛋白：病变活动期，血沉加快，高出正常的 3～4 倍，甚至 10 倍以上。稳定期或恢复期，血沉多正常。C 反应蛋白一般提示炎症急性期或活动期，结核多伴有 C 反应蛋白的升高。

（3）病理学检查：穿刺组织活检多很难与慢性炎症相鉴别，切取病变组织或肿大的淋巴结做活体检查，可显示朗氏细胞或结核结节等结核病理特征。

【鉴别诊断】

1. 类风湿关节炎

结核性关节炎与类风湿关节炎早期在关节的临床表现相似，需要鉴别。类风湿关节炎常累及手足小关节，且早期多游走不定，后期出现关节畸形，多呈双侧对称性发病，无寒性脓肿或窦道，血清类风湿因子常呈阳性；结核性关节炎则常为单关节发病，局部肿胀、疼痛、活动受限明显，寒性脓肿形成并骨质破坏，血清结核抗体阳性，或穿刺关节液或活体组织病理学检查有结核特征。

2. 强直性脊柱炎

脊柱结核需与强直性脊柱炎进行鉴别。强直性脊柱炎病变多由骶髂关节开始，逐渐向上发展至颈椎，四肢大关节可同时受累，发病多为对称性，多数患者脊柱的韧带、软骨发生钙化、骨化，椎间形成骨桥，脊柱由僵硬逐渐变为强直，骨质疏松，但无破坏及死骨，无脓肿，常并发虹膜炎；脊柱结核多从椎间盘开始发病，侵及椎体，形成脓肿，常有骨质破坏或死骨形成。

3. 化脓性骨与关节感染

化脓性骨与关节感染和骨与关节结核有很多相似之处。前者发病多急剧，病情发展较快，开始就有高热，剧烈疼痛，白细胞及中性粒细胞均明显增多，X 线片可见骨质破坏及大量新骨形成；后者发病渐进，出现低热、消瘦、盗汗等全身症状，局部骨质破坏并寒性脓肿形成，局部穿刺和血液实验室检查提示白细胞计数不高、血沉加快、血清结核抗体阳性。

4. 骨肿瘤

脊柱结核全身症状不明显时需与脊柱肿瘤鉴别。后者多表现为局限性溶骨性破坏，有时可找到原发灶，一般不波及关节；发生于椎体时，亦可见局限性后凸畸形，椎间隙多正常，一般不侵及椎板椎弓，无脓肿。骨干结核注意与骨未分化网织细胞肉瘤相鉴别；掌指骨结核注意与内生软骨瘤相鉴别。

5. 嗜酸性肉芽肿

单纯性骨结核与嗜酸性肉芽肿在影像学上表现相似。后者常侵犯扁平骨，呈溶骨性破坏，无低热、盗汗、消瘦等全身表现，局部无脓肿、窦道形成。

6. 色素沉着绒毛结节性滑膜炎

膝关节结核在临床及影像学表现上均不易与色素沉着绒毛结节性滑膜炎鉴别。后者因滑膜侵袭性压迫，导致关节骨端呈囊性骨质破坏，关节面变窄，关节肿胀，功能受限，但其关节液多呈棕黄色，不易形成窦道，血沉无变化，影像检查多显示滑膜增厚结节性占位、骨质呈压迹性破坏。

【治疗思路】

本病是全身性感染和局部损害并存的慢性消耗性疾病。正气的强弱关系到病邪的消长及病灶的好转和恶化。其治疗原则是整体与局部并重、内治与外治结合、祛邪与扶正兼顾，以抗结核治疗为主要治疗手段。自抗结核药物问世以来，有些早期轻型病例可通过保守治疗完全控制病变，难以控制的局部病灶可实施手术清除。但从彻底治愈结核病变的角度要求，仍需坚持耐心治疗和随访，治疗过程中要注意结核菌毒力的强弱、感染范围的大小、病程不同阶段、患者全身状况和局部表现等，针对各方面的差异而采取措施。

【治疗方法】

1. 一般治疗

（1）适当休息，加强营养：除一般情况欠佳、截瘫或椎体不稳定的患者外，一般不要求严格卧床。休息不单纯是体力休息和对某一肢体或关节的制动，还包括减少对疾病的顾虑。前者可控制病变发展和减轻疼痛，后者可增强机体的抵抗力。过度、长期的精神紧张、忧愁，可使肾上腺激素分泌增加，减弱机体对结核杆菌的抵抗能力，结核病灶易发生扩散。反之，患者持乐观态度，心情愉快，则可提高机体的免疫功能，以促进富有抗结核杆菌感染能力的网状内皮细胞形成，也能刺激修复组织的细胞，如成骨细胞、成软骨细胞和成血管细胞的增生。紫外线照射能杀灭结核杆菌，因此，骨与关节结核患者应住在日光充足、空气新鲜和易于调节温度的环境里治疗。另外，本病为消耗性疾病，日久难愈，需要不断增强机体抗病能力，所以加强营养是本病早日康复的关键因素之一。患者平日以可口、易消化、富含营养的食物如乳类、蛋类、鱼类、青菜、水果等粗细粮搭配适当的饮食为主，多吃高热量、高蛋白质的食物，或有选择地补充维生素（如 B 族维生素），以帮助肠道内脂肪吸收和促进淋巴细胞形成，输送抗体和组织修复；在行病灶清除和植骨融合术后，为帮助组织修复和钙化，可补充维生素 D 等多种维生素，甚至条件允许时可定期输入全血或成分血，补充白蛋白或球蛋白，以快速提升机体免疫力。

（2）局部制动，减轻负重：局部制动可使病变部位负重减轻，活动减少，既能减轻疼痛，又能防止病变扩散，有利于组织修复和日后关节功能的恢复。临床多用于关节结核急剧发展、疼痛和肌肉痉挛比较严重的病例。

制动可采取固定的方法如矫形支具、石膏托、支架或夹板等固定，也可采取皮牵引或骨牵引等方法，根据病情程度及部位选采用。

2. 中医治疗

（1）中药治疗：骨与关节结核患者大多是气血亏虚、正气不足，应尽量用非手术治疗方法。中药治疗本病，如果应用恰当，疗效甚佳。

1）内治法：中医药治疗的主要原则为扶正祛邪。临床依据患者年龄、体质及疾病发展不同阶段辨证施治。

①寒痰凝聚：发病初期，多无明显全身症状，肢体局部肿胀沉重，皮温不高，活动受限，舌质淡胖、有齿痕，薄白苔，脉虚滑或浮濡。

治法：温经通络，散寒化痰。

方药：阳和汤加减。病变在上肢，去肉桂，加桂枝；病变在下肢，加木瓜、牛膝；病变在躯干部，加川断、狗脊；病变在关节，加秦艽；纳差者，加山楂、陈皮；咳嗽者，加款冬花。

②邪聚正亏：发病中期，局部寒性脓肿形成，但尚未溃破。患者渐感全身不适，倦怠乏力，食欲减退，体重减轻，局部疼痛剧烈、拒按，舌质淡红而瘦，或黄厚苔，脉细涩。

治法：扶正托毒，托里排脓。

方药：托里排脓汤加减。

③阴虚火旺：发病中期，脓肿形成未溃，午后低热，夜间盗汗，心烦，失眠，咽干、口燥，形体日渐消瘦，两颧发红，舌红苔少，脉沉细数。

治法：滋养肝肾，养阴清热。

方药：秦艽鳖甲散合清骨散加减。纳差者，加白术、山楂；疼痛者，加乳香、没药；各部可另加引经药，如牛膝、葛根、独活、秦艽等。

④气血亏虚：疾病后期，局部脓肿已溃患者出现面色无华、头晕目眩、心悸怔忡，舌淡苔白，脉细弱。

治法：补气养血，养肌收口。

方药：人参养荣汤加减。阴虚加五味子、黄精；阳虚加淫羊藿、山药。

⑤脾胃虚弱：疾病后期，局部仍有疼痛、肌肉痉挛、肿胀，患肢肌肉萎缩、功能障碍、畸形，寒性脓肿不消或窦道、瘘管形成，经久不愈，舌质淡，或有剥脱苔，脉沉细。

治法：健脾益气，强筋长肉。

方药：四君子汤加陈皮、谷芽、麦芽等。筋痿加川断、杜仲；肌肉消瘦加黄芪、龙眼肉。

2）外治法：为达到良好的治疗效果，临床骨结核的治疗多内外同治，辨证同内治法。

①寒痰凝聚：可用阳和膏涂于纱垫上贴敷患处，2～3天更换一次，也可用回阳玉龙膏或阳和解凝膏掺桂麝散等局部外敷。

②邪聚正亏：可行穿刺抽脓，或骨炎托毒膏外用助其破溃。

③阴虚火旺：可行穿刺抽脓，或骨炎托毒膏外用助其破溃。

④气血亏虚：窦道形成，脓出彻底者，可用红升丹或拔毒生肌散棉条引流换药，隔日一次；收口期用生肌红玉膏换药。

⑤脾胃虚弱：窦道形成，脓出彻底者，可用红升丹或拔毒生肌散棉条引流换药，隔日一次；收口期用生肌红玉膏换药。

（2）灸法按摩：骨结核为局部表现的全身消耗性慢性疾病，虽然炎性感染性病变不适宜局部针灸按摩，但可以在病变之外依据辨证选穴，给予灸法或按摩配合治疗。

3. 物理治疗

依据体质及临床证型选择光疗（红外线光疗、紫外线光疗、低能量激光刺激）、水疗（对比浴、涡流浴、水疗运动等）、电疗（直流电疗、低频电疗、中频电疗、高频电疗或透热疗法）、冷疗（冰敷、冰按摩等）、热疗（热敷、透热疗法等）等物理治疗方法。物理疗法主要解决局部问题，能促进炎症的吸收，脓溃或吸收、加速窦道收口等。

4. 西医治疗

（1）药物治疗：抗结核药物治疗是消除病因的根本法则，患者一经确诊即应口服抗结核药物。常用抗结核药物及用药原则如下。

①抗结核药物：目前国际公认疗效较好的抗结核药物有异烟肼、利福平、链霉素、对氨基水杨酸、乙胺丁醇、卡那霉素，较少使用氨硫脲、乙硫异烟胺、紫霉素、环丝氨酸、吡嗪酰胺、卷曲霉素等。为避免耐药性，多以2～3种抗结核药联合应用为佳，在应用的过程中应特别注意药物的毒副反应。河南洛阳正骨医院经过多年临床实践，认为四联抗结核药物治疗效果较2～3种药物应用效果更佳，安全性也较好，常用四联抗结核药物为异烟肼、利福平、乙胺丁醇、吡嗪酰胺。抗结核药物应用期间应同时服用保肝药物，并定期复查肝肾功能。如伴有贫血，同时补充铁剂、维生素 B_{12}、叶酸等。

②一般用药原则：早期用药、合理联用、适量规律用药、全程用药、短程用药。病变治疗失败的原因主要是不规则用药或停药过早，化疗方案不合理和药物反应处理不当。

早期用药：临床资料支持结核或高度怀疑结核时，应早期给予抗结核药物。

合理联用：为避免耐药菌株的产生，多同时使用 2 ～ 3 种甚至 4 种抗结核药物。对两种抗结核药物都产生耐药菌株的结核菌是少见的，一般只对其中一种药物产生耐药菌株，而对另一种药物不易或很少产生耐药菌株。合理的治疗方案是 3 种抗结核药物联用，特别是初治病例，几乎不产生耐药性，还可增强疗效。

适量规律用药：可以避免和减轻药物的毒副作用，为坚持全程用药打好基础，也是提高疗效的重要原则。

全程用药：由于骨与关节结核的疗程很长，故用药时间不宜过短。膝、肘、腕、踝、手、足等中小关节结核用药时间在一年左右，而髋、骶髂、脊柱等大关节结核则需用药两年左右。开始治疗和手术治疗前后，给药应适当集中，尽可能每日用药，以后根据病情的好转可逐渐改为间断用药、间日用药或每周 2 次用药。长期应用抗结核药物，必须注意药物的副作用。目前顿服（一次用药）法的疗效比分服法要高，且副作用差别不大。

短程用药：抗结核（强化）治疗阶段可使用两种全效杀菌药，延续（巩固）治疗阶段至少用一种全效杀菌药，快速杀灭病灶中各种菌群，全疗程为 6 ～ 9 个月。利福平、异烟肼、吡嗪酰胺和链霉素是短期抗结核的主药。脊柱结核短程治疗的疗程应大于 6 个月。

（2）介入治疗：骨结核局部脓肿形成时，最常见的治疗手段为脓肿穿刺、局部注射药物。

①脓肿穿刺：脓肿穿刺不仅是一种重要的诊断手段，也是治疗措施之一。大的脓肿并有明显压迫症状而不宜立即进行病灶清除术者，可先行穿刺吸脓减压。

穿刺方法：局部浸润麻醉，选用较粗穿刺针头，一般用 14 号活检针头，以免脓液堵塞。进针处应选择脓肿周围正常皮肤和软组织处，不宜在脓肿范围内或皮肤发红或最薄处垂直刺入，穿刺针不要直接进入脓腔，而应将皮肤稍推开再刺入脓腔，即采用间接刺入法，以免穿刺后针刺孔持续流脓，发生混合感染；如脓液不多，可用另一手按压脓肿的另一侧，将脓液挤向穿刺针尖，以便吸出。抽吸脓液后，可在脓腔内注射抗结核药物，合并感染者给予有效抗生素。

②局部注射药物：常用于单纯滑膜结核早期和手、足短骨结核，具有药物浓度高和全身反应少的优点。常用药物为异烟肼，有时与链霉素合用，但链霉素的局部刺激性较大。局部注射每周 1 ～ 2 次，一次用异烟肼 100 ～ 200mg，链霉素 0.5 ～ 1.0g，3 个月为一疗程。但是当局部有死骨或大量坏死组织，局部穿刺和注射很难奏效，需手术进行病灶彻底清除。

介入穿刺的注意事项：应在无菌条件下进行；应自健康皮肤部穿刺进入，沿皮下潜行一段距离后再进入病灶，防止形成窦道及感染扩散。

（3）手术治疗：本病是以局部进行性破坏为主的病变，病灶里的干酪样物质、死骨和结核杆菌可长期存在。病变静止后，在机体抵抗力下降时仍有复发的可能，尤其破坏严重、有大块死骨及较大寒性脓肿者仅单纯用抗结核药物治疗是不够的，往往需要同时进行手术治疗，清除病灶。

①手术指征：病灶内有较大或较多的死骨，不易自行吸收者；病灶内或其周围有较大脓肿，不易自行吸收者；流脓窦道经久不愈者；单纯滑膜结核经非手术治疗1～2个疗程无效；单纯骨结核有破入关节内的危险；晚期全关节结核，久治不愈，有严重功能障碍者；有脊髓压迫的脊柱结核出现截瘫症状，需清除病灶同时进行椎管减压者。

②手术目的：清除脓肿、干酪样物质和死骨的同时，可除去隐藏在其中的结核杆菌；改善和增加原病灶区的血供；加强局部组织的修复力；提高原病灶区抗结核药物的浓度；防止病灶内的毒素吸收。

③手术方法：病灶清除术是治疗骨关节结核的常用术式。根据不同部位，选择适当手术方法，进行病灶清理。但需注意的是，手术均需在抗结核药物治疗2～3周后进行。手术要求病灶清理彻底，保护重要器官、神经、血管，止血充分，减少血肿的形成，术区用碘伏浸泡15～30分钟，大量生理盐水清洗伤口，并放置抗结核药物如链霉素、异烟肼等，消灭死腔，放置引流管充分引流，必要时闭合冲洗。脊柱结核因其位置特殊常出现脊髓压迫致截瘫症状者，在病灶清除的同时给予椎管减压术。对于局部病变静止但遗留严重畸形和功能障碍者，可行矫形手术或植骨融合术或关节置换术。

④手术禁忌证：由于骨与关节结核病灶清除术是比较大的手术，手术时间长，出血多，创伤大，所以对老年或婴幼儿必须慎重考虑。出现以下情况则暂时禁止手术：活动期骨与关节结核，全身症状明显者；伴有活动期肺结核、肠结核、肾结核等，以及心、肝、肾、肺功能损害严重者；全身情况太差，无法耐受手术者。

5. 功能锻炼

应多鼓励患者进行功能锻炼，防止肌肉萎缩、关节僵直、静脉血栓。

（1）围手术期：

1）急性发作期：宜卧床休息，抬高患肢，保持功能位，避免关节负重；关节疼痛缓解后，适当下床活动。发病时不宜运动，患肢给予制动；石膏及其他外固定时及时进行肌肉舒缩运动，每日两次，一次10～15分钟；未要求固定的肢体关节恢复运动，防止关节僵硬和肌肉萎缩。

2）疾病稳定期：发热及疼痛等不适症状减轻或缓解后，床上、床下锻炼交替进行，鼓励患者进行关节的屈曲与伸展运动，以恢复关节功能。

①呼吸运动锻炼：取立正位，双手叉腰，挺胸收腹同时深吸气，复原同时深呼气，胸式呼吸和腹式呼吸交替进行。

②腰背肌锻炼：采用五点式、三点式、小燕飞、大雁飞等方法，一次锻炼30秒至1分钟。直立位时双手叉腰，腰部左右缓慢旋转，然后屈髋屈膝并下蹲。每个动作每日做2次，一次5～10分钟。每日要有1～2次锻炼达到关节最大活动范围。

③低强度有氧运动：如散步、俯卧撑、太极拳、游泳等。其中游泳是一项最好的全身运动。

④生活自理能力的训练：对四肢关节功能障碍者可进行穿脱鞋袜、裤子及起立、下蹲等训练。

⑤正骨操锻炼：每日1～2次，每节做2遍，共8节。

第一节，颈部运动：前俯后仰，两侧摆动，左顾右盼，双手抱颈，颈部后伸。

第二节，扩胸运动：两上肢屈曲，胸部向两侧扩展2次，两上肢外展翻腕并向后扩展2次，同时腿呈弓状，左右交替。

第三节，旋体运动：两上肢平举，胸部向一侧连转3下（一次比一次幅度大），同时腿向侧方跨半步。另一侧相同。

第四节，侧体运动：一手叉腰，另一手举过头。先向左侧弯两下，同时左腿向左跨半步。另一侧相同。

第五节，转体运动：双上肢向两侧平举，同时下肢向左跨半步，先向左转身绷腿弯腰，右手指左脚尖，起身。另一侧相同。

第六节，伸展运动：两上肢向两侧平举外展，左腿向外跨半步，双上肢向上高举，同时腰扭向左侧。另一侧相同。做第二遍时，下肢向后跷起。

第七节，屈曲运动：上肢向外展，再向下屈曲，握拳平头，然后双手叉腰，双腿下蹲。

第八节，抬腿运动：双上肢轻松外展，同时交替抬高双腿。

（2）术后：术后1～3天，主要锻炼患肢肌肉的收缩运动，禁止影响骨骼肌肉稳定性的活动；术后4～10天，引流管拔除后，可做肢体远端的关节锻炼，如踝关节、膝关节；术后3周，可进行手术部位远近侧关节的活动，动作要轻，不可做负重活动；术后4～6周，进行全身的肌肉及重点关节活动，逐渐加大活动量及范围，必要时可利用辅助器械或在他人帮助下下地活动，需每日坚持活动，以不累为度。

6. 其他疗法

（1）音乐疗法：音乐可以使人安静，克服焦虑的情绪，净化人的心灵。经常听一些舒缓的音乐，会使情绪处于一种和谐、安静的状态。高山流水、云水禅心等音乐可令人心静。如果能做到心静如水则百脉自通，对疾病的治疗起到很重要的作用。

（2）情志疗法：大部分结核性疾病患者会出现恐惧、压抑、忧郁、狂躁、悲观等情绪，故骨结核患者除给予药物对症处理外，需要患者、家属及医生三方共同努力，帮助患者尽快脱离这些不良情绪的困扰，树立战胜疾病的决心。首先劝导患者要正视现实，结核并非不治之症，虽治疗周期较长，只要坚持规范用药、积极配合治疗就能达到良好的效果。此外，还要家属在治疗及护理上进行配合，给予足够的耐心和爱心，抽时间多陪患者散步、聊天等都是比较好的消除烦躁的方法。结核病患者的身体和心理都是极其脆弱的，不但害怕疾病能否治愈，还担心疾病是否发生传染而导致他人的厌烦或躲避，出现孤独心理，故患者需要更多的关怀、理解，需要更多来自于爱人、家庭、同事、朋友、病友等的关爱。在整个治疗过程，医生也要针对患者心理发展变化的各个阶段制订心理治疗计划，保持患者心情舒畅，可以采用个别特性疏导、集体或家庭的氛围营建、行为习惯树建等多种方法以增强患者的抗病信心。

7. 膳食与起居

（1）辨证施膳：结核患者可根据其体质及所属证型开展辨证施膳。

①寒痰凝聚：以化解阴毒为主，可选择以下药膳。

归参山药狗肉汤：狗肉 300g，当归 5g，山药 5g，党参 5g。将狗肉洗净后放入水中浸泡一夜，除去血水。在大锅中放入适量的水，将当归、山药、党参包入药包内，连同狗肉一同放入锅中，大火烧至水开后，调成小火，熬煮一个小时后，加入其他调味料即可。

黄芪牛杂萝卜汤：牛肉 200g，牛肚 150g，牛百叶 50g，白萝卜 100g，红枣 8 枚，黄芪 15g，芹菜 50g。将牛杂洗净后放入水中浸泡一夜，除去血水。大锅中放入适量的水，将黄芪包入药包内，连同牛杂、红枣一同放入锅中，大火烧至水开后，调成小火，熬煮一个小时后，放入白萝卜、芹菜，加入其他调味料煮至白萝卜熟后即可。

②邪聚正亏：宜食清热解毒之品，可选取以下药膳。

黄柏消炎粥：黄柏 15g，金银花 25g，连翘 10g，赤芍 15g，当归 10g，蒲公英 10g，防风 6g，车前草 15g，生黄芪 20g，粳米 50g，砂糖适量。将诸药洗净，放入砂锅，加清水 1000mL，煎煮取汁 200mL，去渣备用。将粳米淘洗干净，加水适量，煮成稠粥，兑入药汁，加砂糖，搅拌后再煮沸即成。上下午分食，每日 1 剂。

黄芩山栀饮：车前子、木通、龙胆草、山栀、黄芩各 5g，甘草、柴胡各 6g，当归、生地黄各 15g，泽泻 10g，白糖 30g。以上药物炮制好后洗净，放到瓦锅内，加水 500mL，置武火上烧沸，再用文火煎煮 40 分钟，停火，过滤，去渣，留药液，加入白糖搅匀即成。代茶饮用，每日 2 次，一次 1 小杯。

③阴虚火旺：以滋阴降火为主，可选择以下药膳。

当归牛尾地黄汤：当归 30g，干地黄 30g，牛尾巴 1 条。将牛尾去毛切成数段，与他药一起煮汤，加食盐调味，饮汤，吃牛尾巴。

平乐五子壮骨汤：猪骨（最好是猪脊柱骨）200～300g，枸杞子、菟丝子、女贞子、五味子、桑椹各 15g，陈皮 10g。原料洗净，枸杞子、菟丝子、女贞子、五味子、桑椹用纱布包，猪骨斩碎，共入锅内，加水适量，武火煮沸，文火煎 40～60 分钟，加适量花生油、盐、葱、姜等配料，取汤服用。

④气血亏虚：以补益气血、化瘀解毒为主，可选取以下药膳。

归芪鸡肉南瓜汤：当归 15g，黄芪 10g，鸡腿肉 100g，南瓜 120g，植物油 15g，精盐 20g，黑胡椒粉 15g，生姜 5g，蒜 5g。将当归、黄芪浸泡干净；南瓜洗净、去皮、切块；姜、蒜拍碎，切末；鸡肉切丁。以上所有材料用开水烫熟后备用。起油热锅后，将蒜末、洋葱块放入锅中爆香，再放入南瓜块、鸡肉丁，以盐调味，翻炒至熟，加入 3 碗水，放入当归、黄芪煮滚至熟，洒上黑胡椒粉，即可食用。

归参鳝鱼壮骨汤：鳝鱼 250g，党参 25g，当归 10g，羊腰 1 对，料酒 5g，大葱 5g，姜 5g，植物油 10g，盐 3g。将羊腰放温水浸泡，然后除去筋膜，将党参、当归洗净切片，装纱布袋扎口。鳝鱼肉切成条，入油锅中炸至金黄色捞出。锅中注入适量肉汤，放入羊腰、精盐、药包、料酒、葱、姜，煮至肉熟，拣去药包、葱、姜即成。

⑤脾胃虚弱：以健脾和胃为主，可选取以下药膳。

刀豆猪腰黑豆汤：刀豆 8 ～ 10 粒，猪腰 1 个，黑豆 10 ～ 15g。猪腰切块洗净，剔除白色筋膜，以祛除异味；加刀豆、水适量煮汤，熟时加入木耳，加食盐调味，饮汤吃猪腰、木耳。

杜仲猪肚白菜汤：杜仲 30 ～ 50g，猪肚 200 ～ 250g，白菜 150g。将猪肚洗净切成小块，加水适量，与其他配料煮汤，调味服食。

注意：不宜因术后气血大伤而不顾胃纳情况投以峻补之品。

（2）起居：结核患者在急性期行必要的制动可使患肢得到休息，促使炎症消退，防止发生畸形和病理性骨折。但长期制动限制了户外活动，阳光照射不足，降低了钙在骨骼中的沉降，也因饮食不足，从食物中摄取钙质不足，再加上伴随脓性分泌物排出体外的营养物质很大部分是血钙成分，很易造成钙的缺乏，如长期得不到纠正，可出现失用性脱钙或骨质疏松。

重视精神调养，避免不良刺激以防加重病情。患者能自我调节心理，以提高机体的精神正气，对扶助正气、提高免疫力有重要作用。

对于成年人、已婚的患者，要节制性生活。中医学认为，性生活消耗肾精，对本病极为不利。因此在未治愈前，必须加以节制。如果消耗过度或不加以节制，必致肾虚，肾虚不能充养其骨，以致骨质松软脆弱，抗病能力下降。

【按语】

骨与关节结核是结核杆菌侵入骨与关节，发生结核病变所致的骨病。本病特点是起病缓慢，化脓亦迟，溃后不易收口。因病变在骨与关节，易受机械刺激，多数损伤筋骨，是一种致残率很高的疑难疾病。现有的抗结核药物治疗因发病部位特殊、抗结核西药的耐药性及毒副反应等因素影响，疗效不理想，有时还需辅以手术治疗。骨与关节结核属于中医学流痰或骨痨范畴。中医学认为，本病的发生多为先天不足，骨骼空虚，或有所损伤致使气血失和，风寒湿邪乘虚而入引起痰浊凝聚，留于骨骼而致病。目前虽然对病因病机的认识不尽相同，但大都认为本病是本虚标实之证。先天不足，肾亏髓空是病之本；痰浊凝聚，风寒侵袭，或有所损伤，则是病之标。其病变在骨，其病源在肾。中医药治疗本病疗效肯定，尤其在消除临床症状、促进病灶修复方面，效果明显。部分病例可在抗结核治疗失败情况下单用中药治疗获得临床治愈，显示了中医药治疗的优势。综合近年文献报道可见，以基本方加减和专方较多；辨证论治方面虽有文章报道，但在前人基础上极少有所创新，且其诊断及疗效标准不一致，很难准确说明疗效。大部分报道仍以个人经验总结为主，未开展实验研究，在现代药理及实验等方面尚有欠缺。综上所述，在今后的研究工作中，需解决的主要问题是应尽快制定较为统一的临床研究标准，将西医目前治疗本病的难点和无法解决的问题作为研究的重点和突破口，加强临床有效方药的筛选，进行系统的临床与实验研究，以期发现更有效的治疗药物，配合现代抗结核药物，中西医结合，相得益彰，提高疗效。

第二节　脊柱结核

一、单纯脊柱结核

【概述】

脊柱结核是骨结核中常见的一种，占骨关节结核的 50%。在脊柱结核中以椎体结核为最多见（占 99%），而附件结核则很少见，1% 在椎弓（称为椎弓结核）。发病部位以腰椎发病率最高，其次为胸椎，继之为胸腰段和腰骶段，颈椎、颈胸段、骶尾椎较少。本病多见于儿童和中青年，随着结核发病率的增加，老年患者亦有上升趋势。

【病因病机与分型分期】

1. 病因病机

（1）中医学：脊柱结核发病需具备两个条件，即正气内虚和椎骨伤损。小儿先天禀赋不足，肾气未充，骨骼柔嫩，强坐强立易伤骨损椎，故容易发病；脾肾不足，督脉空虚是成人发病的内因。《难经》曰："督脉起于下极之俞，并于脊里，上至风府，入属于脑。"可见，督脉贯穿于椎管之内，对濡养脊柱、抗御外邪具有直接作用。另外，脊柱为躯干正中部位，承重大，易积劳致损，或外力作用局部损伤而致病邪凝聚。脊柱结核患者机体的全身变化，始为虚寒，渐转虚热，后期阴阳俱虚，气血匮乏。在整个演变过程中，虚实交杂，寒热交错，以阴虚为其主要特点。化脓之后阴愈亏，则火愈旺，故中、后期常出现阴虚火旺证候，或上焦热盛，筋肉迟缓，出现痿证。

（2）西医学：结核杆菌可通过血液、淋巴及局部蔓延等多种途径到达脊柱，引起病变，而椎体松质骨多、负重大易劳损、肌肉附着少、营养动脉为终末动脉等解剖生理特点使结核杆菌容易停留于此引发病变。发生在椎体的结核病灶大多为一处，但也有少数患者的椎体病灶可有两处或多处。每处病灶之间有较正常的椎体或椎间盘组织分隔，这些病灶称为"跳跃性病灶"。脊柱椎体结核病理改变主要为组织坏死，增生不明显。在病变早期，坏死骨质与周围正常的骨质不容易区分。病变继续发展，结核性脓肿穿破椎体，侵犯椎间盘或椎体周围组织。结核性脓肿可对脊髓产生压迫，椎体和椎间盘组织遭到破坏后，可使脊柱发生畸形。

椎体结核的主要病理表现：①骨质破坏：边缘型主要为溶骨性破坏，如无合并感染或修复后，骨质增生征象比较少见。骨质破坏开始于两个椎间相对面，破坏区边缘粗糙，比较局限。病变继续发展，则椎体及椎间盘可发生破坏。椎体中心型在早期无明显骨质破坏，仅表现为局限性骨质疏松，可呈磨砂玻璃样改变。若进一步发展，骨质破坏范围增大，椎体呈楔形或扁平状改变。②椎间隙狭窄：当相邻两个椎体的软骨板及纤维环破坏后，髓核疝突入椎体并被破坏而致椎间隙狭窄。③脊柱生理弧度改变：后凸畸形是脊柱结核常见的征象，多见于儿童的胸椎结核。颈椎和腰椎的生理前凸消失，短缩僵直，严重者也可发生后凸畸形。④寒性脓肿：多见于胸椎结核，具有流窜性，有的在其附近，有的流窜他处，占脊柱结核寒性脓肿的90%左右。

（3）平乐正骨骨病学：脊柱结核的发生多因先天禀赋不足或后天失养使机体失衡而致。患者因正气亏虚，因虚伤肾，肾主骨生髓，肾气亏耗，因虚损脾，气血生化无源，机体气血阴阳失衡而发病。正气亏虚是疾病发生的内在因素，也是其他因素致病的基础条件。结核杆菌乘人体情志、气血、阴阳失调，脏腑、经络的功能障碍之际，正气虚弱，腠理不固，侵袭体表，积聚于脊柱，造成局部气血运行障碍、痰湿凝聚或毒聚体内，蕴于骨络，伏骨而生，正邪抗争，导致机体平衡失调而发病，属于本虚标实之病。初期机体抵抗力较强而热毒内盛，正邪相争，临床表现为高热、寒战、持续性腰背部疼痛，属实证，为邪毒内盛、瘀热互结；病程日久，热毒渐退而正气亦伤，反复发作，临床表现为长期发热、多汗、乏力、食欲不振、贫血，属阴虚火旺。后期可出现肝肾亏虚之证，甚至压迫脊髓，形成痿证。

2. 分型分期

（1）临床病理分型：依据病变发生的部位及病理变化分为3型。

①边缘型：多见于成人，以腰椎居多。病变可发生在椎体边缘。结核杆菌栓子先在椎体边缘产生病灶，以后由此蔓延到椎间隙，并可侵犯椎间盘组织。病变严重时，相邻两个椎体塌陷、缺损，形成患椎向后成角畸形。因椎体后缘靠近椎管，故后方病变容易造成脊髓或神经根受压、局部结核性肉芽肿或干酪样物质的侵入等，也可压迫脊髓或硬膜囊。

②中心型：此种类型结核多见于儿童，以胸椎居多。发展缓慢，症状出现较晚，

在椎体中部的松质骨内产生病变。椎体可被破坏、压缩，呈楔状。当病变穿破软骨板到达椎间关节，即构成全关节型结核。病变也可进入两侧椎旁肌群，形成椎旁脓肿。

③韧带下型：此型更少见，多累及椎旁韧带。早期很少侵犯椎体和椎间盘，但常有椎旁脓肿形成。晚期则椎间盘、椎体均广泛被破坏。有学者认为，此为椎旁脓肿的继发性病变。

（2）临床分期：临床分为初、中、后三期，详见后述。

【临床表现】

1. 病史

因脊柱的特殊解剖结构，脊柱结核隐秘性小，症状相对明显，疾病进展较快，病史相对较短。

2. 症状

（1）全身表现

①初期：起病缓慢，症状不显，或乏力不适，休息后缓解或消失，常不引起重视，继而少气无力，全身倦怠，舌质淡红，苔薄白，脉沉细。

②中期：潮热或寒热交作，盗汗，失眠，纳差，舌质红，少苔或无苔，脉沉细而数。

③后期：日渐消瘦，精神萎靡，面色无华，心悸失眠，盗汗日重，舌质淡红，苔少，脉细或虚大，此为元气虚弱，气血两亏；或午后潮热，口燥咽干，食欲减退，咳嗽痰血，舌红，少苔，脉象细数，此属阴虚火旺。

（2）局部表现

①初期：患处仅局部隐隐酸痛不适，或轻微压痛、叩击痛，之后夜间疼痛明显，脊柱活动障碍，动则疼痛加剧。

②中期：受累部位逐渐肿起、钝痛不适，局部后凸畸形，状如驼峰、龟背，或局部短缩僵直、生理前凸消失或反弓畸形，活动受限愈发明显。

③后期：局部可形成寒性脓肿，其内夹杂死骨、豆腐花或干酪样物质，流注其他部位，如咽后壁、食管后、椎体旁、腰大肌、髋关节、大腿甚至踝部，向外可形成窦道，向内穿破胸腹部内脏成内瘘或瘘管，甚至压迫脊髓，形成痿证。

（3）特殊部位表现

①颈椎结核：比较少见。颈5、颈6发病率较高，其中以局部疼痛、棘突部压痛及叩击痛、活动受限为主要症状；颈1、颈2受累时，疼痛在枕骨下方，头部旋转受限较明显。患者往往以手托颌部，惧动。来自上部颈椎结核的寒性脓肿常见于咽后壁，患者自觉咽喉部困胀不适，吞咽时更加明显；来自下部颈椎病变者，则多见于食道后方，患者自觉食物吞咽不畅，甚至出现困难。

②胸椎结核：比较常见，多发生于下胸椎或胸腰段，其次为中胸段，上胸椎发病

最少见，从胸 6 开始发病率逐渐升高。以胸背疼痛和局限性后凸畸形为特征。

③腰椎结核：发病率最高。以腰痛、局限性角状后凸畸形及腰椎活动受限为特征。

④骶尾骨结核：最少见。因 5 个骶椎融合在一起，故疼痛和活动受限都不明显，当疾病发展到一定程度，可伴有局部肿胀、压痛，典型起坐痛，很少有畸形。

3. 体征

（1）颈椎结核：可有压顶、叩击及扭头看物试验阳性。当脓肿下垂到一侧或两侧锁骨上窝，可向体外、咽腔和食道内穿破形成窦道或瘘管。当椎体破坏严重时，可见颈椎后凸畸形。

（2）胸椎结核：可有病椎局限性压痛、叩击痛，腰三角、髂窝或椎旁可见脓肿，皮肤高突并有波动感，压迫脊髓及神经时出现截瘫症状。下胸椎病变的脓肿可穿破胸膜形成局限性脓胸，或穿入肺或支气管，形成支气管瘘。

（3）腰椎结核：病椎局部压痛、叩击痛，站立或行走时，头和躯干呈僵硬性后伸。从地上拾物时，尽量屈膝屈髋下蹲，而避免弯腰，即拾物试验阳性。俯卧位脊柱后伸试验亦阳性。病变刺激神经根时出现下肢放射性疼痛或麻木等症状。髂窝、腰三角及大腿等处可见流注的寒性脓肿病灶。

（4）骶尾骨结核：可有病变压迫骶神经后的典型体征，骶前脓肿偶可向乙状结肠穿破，肛门附近的脓肿都可向体外或肛管内穿破。

4. 临床特征

本病伴有典型的发热、盗汗、乏力、消瘦等阴虚火旺之征，局部有明显的疼痛、叩击痛或反射痛，脊髓神经刺激征及椎旁寒性脓肿或窦道、瘘管形成，甚至出现截瘫症状及体征为本病的特点。

5. 特殊检查

血清抗结核抗体阳性则表示已感染过结核杆菌。在未经治疗者病灶局部抽取脓液或关节液培养，结核杆菌阳性率为 70% 左右，涂片寻找抗酸结核杆菌，阳性具有明确诊断和鉴别诊断的重要价值。活检病理常发现典型朗氏细胞或结核结节病变，可明确诊断。

6. 辅助检查

（1）影像学检查：

①X 线检查：

椎体结核：表现为椎体溶骨性破坏或局限性骨质疏松，椎间隙狭窄，脊柱后凸畸形，脊柱两旁有球性或梭形软组织肿胀阴影。腰大肌脓肿在 X 线片上表现为一侧或两侧腰大肌模糊、饱满及增宽等。颈椎的咽后壁脓肿表现为咽后壁软组织影明显增厚，密度升高。应注意观察寒性脓肿向附近组织与器官穿破及向远处流注的情况（图 8-2-1）。

椎弓结核：椎弓结核在 X 线片上可见椎弓处模糊不清或有溶骨性改变，甚至可发现溶骨区内有死骨。

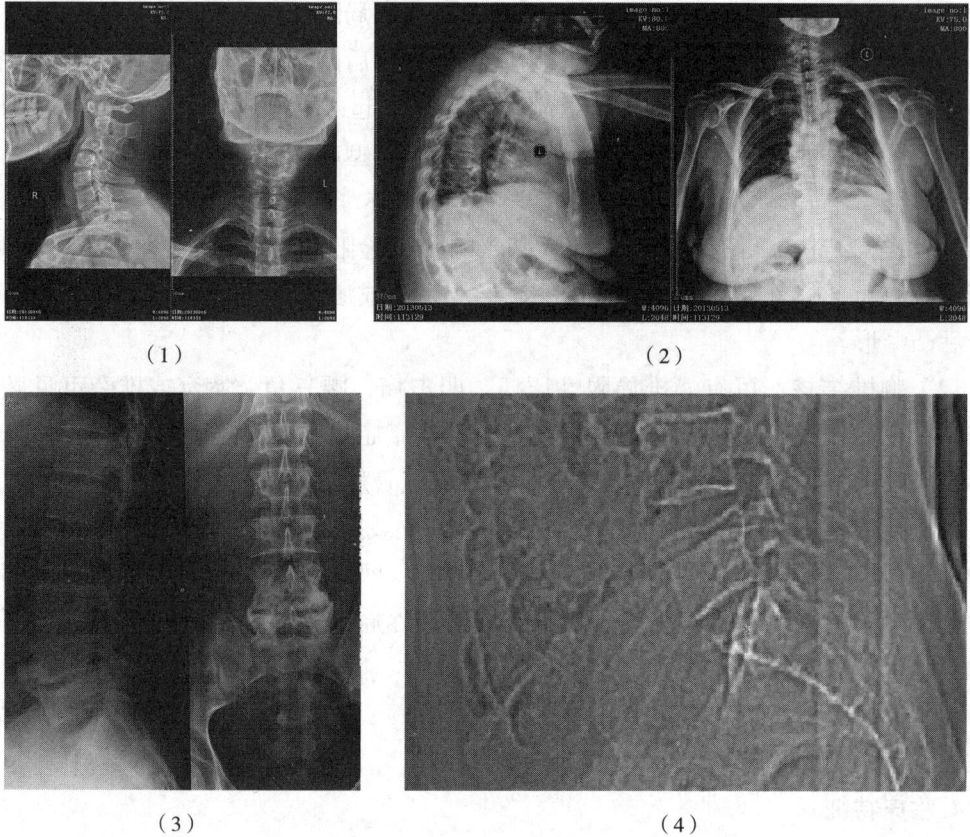

（1）

（2）

（3）

（4）

图 8-2-1 脊柱结核 X 线

（1）颈椎结核；（2）胸椎结核；（3）腰椎结核；（4）骶椎结核

②CT 检查：能显示出早期病变椎体破坏的程度、范围，椎旁脓肿的大小，脊髓神经受压的情况。CT 检查能避免结构重叠，可以准确显示 X 线片上不易发现的病灶，并能通过密度变化区别结核性死骨与椎体破坏后的钙化灶，能对死骨进行确切的定位（图 8-2-2）。

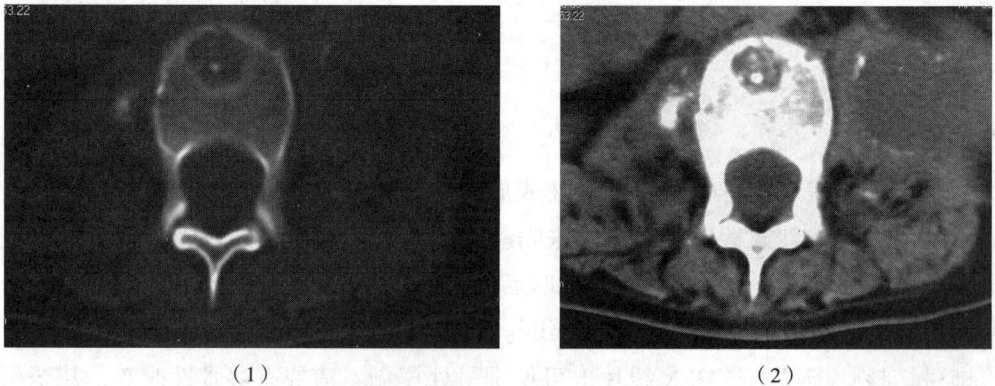

（1）

（2）

图 8-2-2 脊柱结核 CT

（1）椎体内骨质破坏；（2）椎旁巨大寒性脓肿

③ MRI 检查：能较清晰地显示椎管内的脊髓、神经根受累的情况，对早期病变的诊断率较高（图 8-2-3）。

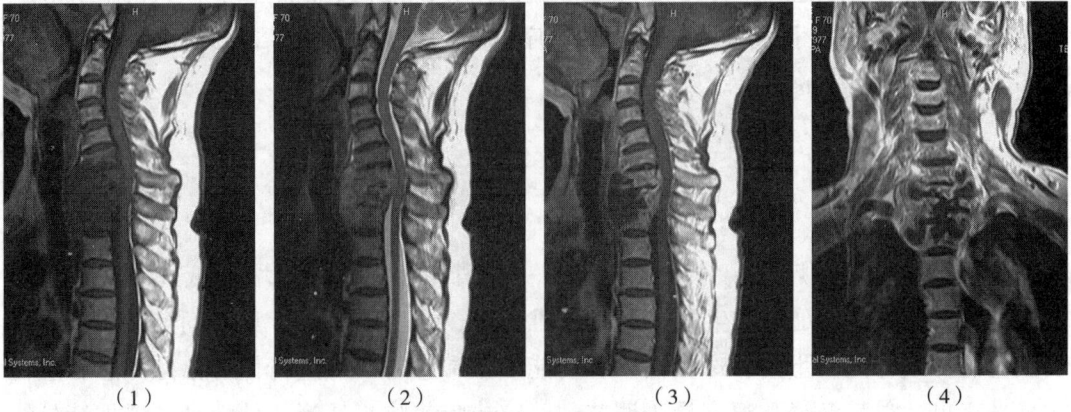

图 8-2-3　颈椎结核 MRI

（1）T1 加权；（2）T2 加权；（3）侧位增强；（4）正位增强

（2）检验学检查：活动期可见轻度贫血、C 反应蛋白升高及血沉加快，白细胞正常或稍多。混合感染时，则白细胞明显增多。

（3）病理学检查：脊柱多不行穿刺组织活检，切取病变组织或肿大的淋巴结做活体检查，可显示朗氏细胞或结核结节等结核病理特征。

【鉴别诊断】

1. 强直性脊柱炎

强直性脊柱炎病变多由骶髂关节开始，逐渐向上发展至颈椎，四肢大关节可同时受累。X 线表现为脊柱的韧带、软骨发生钙化、骨化，椎间形成骨桥，脊柱由僵硬逐渐变为强直，骨质疏松，但无破坏及死骨，无脓肿，常并发虹膜炎。

2. 脊柱化脓性骨髓炎

脊柱化脓性骨髓炎发病多急剧，开始就有高热，剧烈疼痛，白细胞及中性粒细胞均明显增多。X 线片可见骨质破坏及大量新骨形成。

3. 椎间盘突出症

椎间盘突出症患者无发烧、消瘦、乏力、盗汗等全身症状，血沉、白细胞等实验室检查无特殊异常。X 线片上无椎体边缘破坏，CT 检查可见明显突出的椎间盘及压迫的神经根，并与临床体征相符合。

4. 脊柱肿瘤

转移性肿瘤见于老年人，腰痛重，夜间加剧，全身情况较差。X 线片可发现椎体破坏、压扁。原发性恶性肿瘤有网织细胞肉瘤等，良性肿瘤有血管瘤等。一般肿瘤不侵犯椎间盘，椎间隙可正常，无寒性脓肿及死骨，患椎可发生病理性骨折，化验碱性磷酸酶可升高。

【治疗思路】

脊柱结核的治疗也应遵循结核病的治疗基本原则，并按照加强营养、休息与制动、使用抗结核类药物、手术与康复疗法的顺序进行治疗，尚需要结合脊柱的解剖特点、局部病情，预防截瘫的发生。

【治疗方法】

1. 一般治疗

（1）营养与支持疗法：脊柱结核也是一种消耗性疾病，为增强抵抗力和产生抗体，应有选择地给予足量维生素，如 B 族维生素、维生素 D 等，必要时还可给予少量多次输血，或补充白蛋白、球蛋白。肝功能不正常患者，可进行保肝治疗。患者应住在日光充足、空气新鲜和温度易于调节的医院或疗养院，适当室外活动，增加紫外线的照射，促进钙的吸收。饮食丰富，给予可口、易消化、高热量、高蛋白质的饮食。

（2）局部制动：卧木板床，休息不单纯是体力休息，减少消耗，更重要的是对椎间关节的制动和避免对病椎的纵向压力，防止增加畸形，这样可以控制病变的发展和减少疼痛。在卧床期间，可鼓励不发烧的患者定时做些力所能及的床上体操，以改善肺功能，增进食欲，促进新陈代谢，减少骨质脱钙和肌肉萎缩。

颈椎结核患者可用枕颌带或颅骨牵引，牵引的目的在于防止脱位、整复脱位和矫正小关节不稳，枕部放床上，使颈部保持过伸位。对于较长期应用牵引治疗的患者，应预防褥疮，如定时翻身、枕下垫棉圈、定时按摩等。

椎体病变已静止，脊柱也很稳定的患者，如无其他原因，可随意起床活动，不必穿戴任何支架或支具，防止因长期穿戴支架造成肌肉失用性萎缩。但是对于脊柱稳定性尚不足的患者，必须适当应用各种支具支持保护性活动，经过一段时间的功能锻炼后，脊柱的稳定性可逐渐恢复，再行去除支具保护的功能锻炼。

2. 中医治疗

药物治疗一般按临床三期辨证论治。

（1）内治法：

①初期：起病缓慢，症状不显，患处仅有隐痛，常不引起重视，继而少气无力，全身倦怠，夜间疼痛明显，脊柱活动障碍，动则疼痛加剧，舌质淡红，苔黄，脉弦紧。

治法：温经通络，散寒化痰。

方药：阳和汤或大防风汤加减。

②中期：由于病变进展，正气愈损，骨质破坏，受累部位逐渐肿起，出现潮热或寒热交作，盗汗，失眠，及至后期，窦道形成，时流稀脓，或夹有豆腐花或干酪样物质，久则管口陷凹，周围皮色暗紫，不易收口，舌红少苔，脉细数。

治法：扶正脱毒，化瘀消肿。

方药：托里散或托里透脓汤加减。

③后期：肌肉萎缩，日渐消瘦，精神萎靡，面色无华，心悸失眠，盗汗日重，舌质淡红，苔少，脉细或虚大，为气血两亏征象；午后潮热，口燥咽干，食欲减退，咳嗽，痰中带血，舌红，少苔，脉象细数，为阴虚火旺征象。

治法：补气养血，滋阴降火。

方药：人参养荣汤或十全大补汤加减。临床可加知母、鳖甲、青蒿等。

（2）外治法：外用药物治疗可参考总论。

另外，脊柱结核早期多不采用针灸按摩疗法，中期如局部有脓液形成可采用火针排脓，后期可采用针灸按摩纠正脊柱畸形并改善截瘫症状。

3. 物理治疗

脊柱结核多伴有局部椎体破坏并压缩性骨折、脊柱畸形等，可在卧床或适当牵引的情况下给予局部药物渗透或红外线透入等方法治疗。

4. 西医治疗

（1）药物治疗：抗结核药物治疗是重要的治疗手段之一，具体用药及原则参考总论部分用药。脊柱结核用药应长于1年，甚至需服用2年。

（2）介入治疗：当局部形成窦道或瘘管时，可通过局部病清及窦道碘油显影的方法了解病灶的通路和大小，为手术做好准备。详见总论介入治疗部分。

（3）手术治疗：

1）术前要求：一般术前需口服抗结核药物2～3周以上，术前要求身体状态排除手术禁忌证，术前需配血，椎体不稳定者尚需给予一定的内固定。

2）手术方案：脊柱结核临床常用的手术方案有以下3种。

①椎体病灶清除术

［适应证］寒性脓肿较大；有经久不愈的窦道；有明显死骨或空洞存在；有脊髓或马尾神经受压征象。

［禁忌证］合并肺、肾、脑膜、胸膜、腹膜或肠等活动性结核病的应先采用非手术疗法，等上述脏器病变稳定后，再做椎体结核病灶清除术。一般情况不佳的患者，应暂缓手术，因患者对手术耐受力差，愈合能力低，且术后伤口易裂开、渗液，甚至感染，往往使病情更加恶化。有严重高血压或其他肺、心、肝、肾疾患的患者，2岁以下的幼儿和65岁以上的老年人，以及后凸畸形严重、心肺功能不好的患者应尽量采用非手术疗法。

［手术方法］应根据病变部位的局部解剖，采取不同的手术途径。如颈椎结核可采用沿胸锁乳突肌斜切口或锁骨上横切口，沿颈鞘前侧纵向切开颈中层筋膜，进行钝性分离进入。胸椎结核可采用肋骨横突切除侧前方胸膜外病灶清除术，也可经胸腔进入。胸腰段脊柱结核可采用胸腰联合途径，胸腰结核可采用腹膜外倒"八"字切口。不管采取何种途径，术前定位要准确。病灶清除时注意反复搔刮，不遗留死骨。术中应很

好地保护脊髓，切勿误伤，因轻微振荡即可加重截瘫程度。术后应保持脊柱的稳定性，根据情况选择适当的内固定及植骨融合术（图 8-2-4，图 8-2-5）。

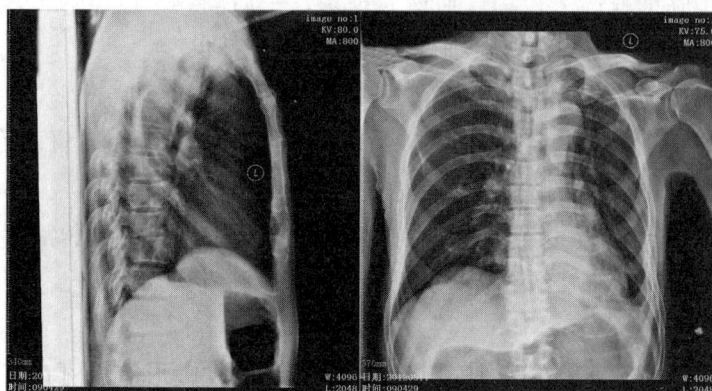

（1）

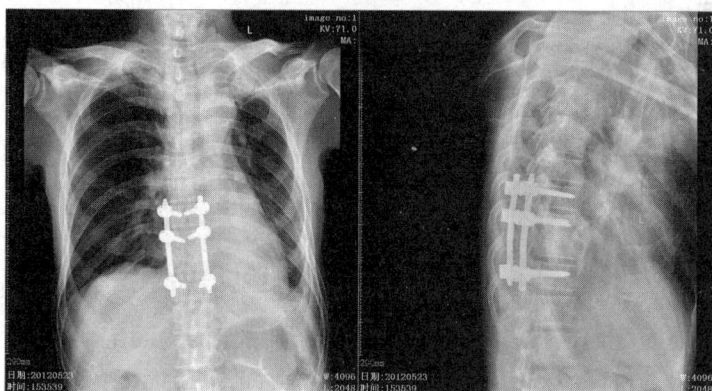

（2）

图 8-2-4　胸椎结核病灶清除内固定术

（1）术前；（2）术后

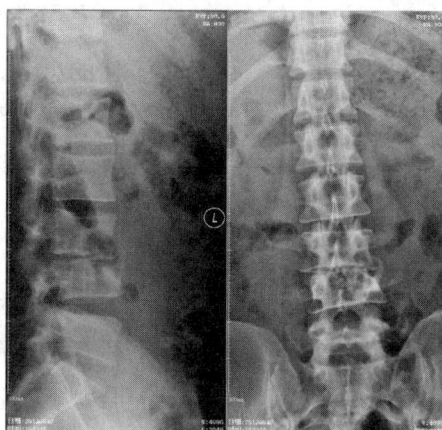

（1）

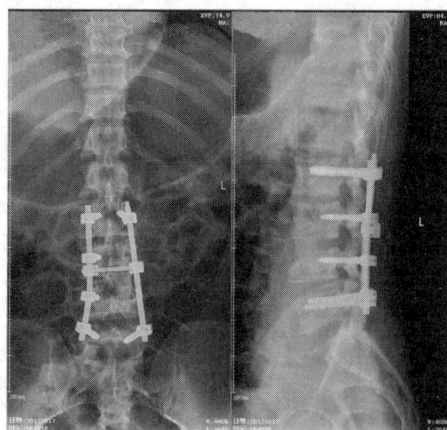

（2）

图 8-2-5　腰椎结核病灶清除内固定术

（1）术前；（2）术后

②脊柱后路植骨融合术

［适应证］椎体病变已静止，不需清除病灶，但脊柱稳定性不足；成人病灶清除时，发现脊柱不稳，因某种原因未能做前路植骨；后路病灶清除术后，脊柱稳定性不够；前路植骨失败或前路植骨不够坚固。

［手术方法］可根据患者情况选用局部麻醉、硬膜外麻醉或全身麻醉。一般不需输血，必要时可输血 200 ～ 400mL。多采用侧卧位或俯卧位；术中病灶清除应彻底，尤其死骨需全部清理干净，清理过程注意保护脊髓及神经根，病灶清理处可用青霉素粉 80 万 U、链霉素 1g 或异烟肼 20mL 局部撒入，脊柱畸形严重或脊柱力线不稳者可给予内固定，椎体破坏严重处可植骨以增强融合的抗折力量，一般都以髂骨前部作为取植骨材料的部位（图 8-2-6）。

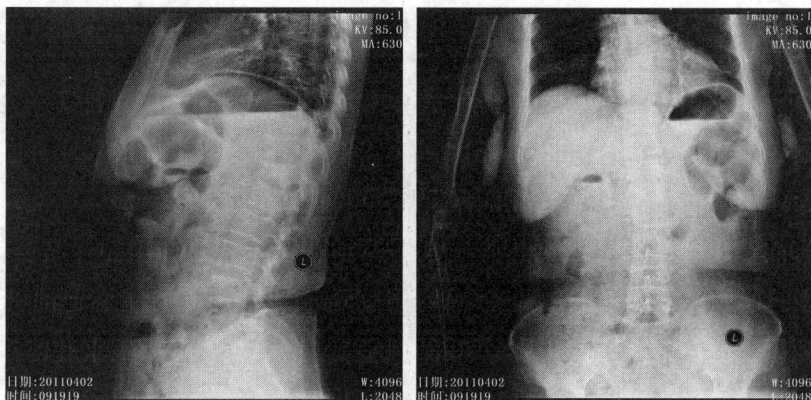

（1）

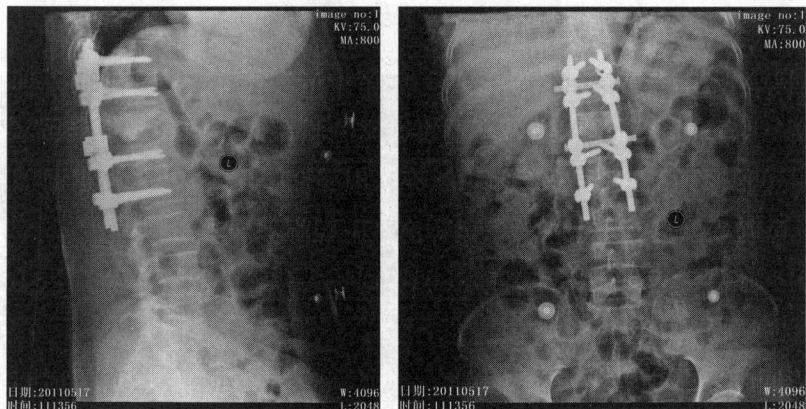

（2）

图 8-2-6　胸椎结核脊柱后路植骨融合术

（1）术前；（2）术后

③脊柱前路植骨融合术

［适应证］椎体坏死多，脊柱不稳，但椎体病变界限清楚，患者一般情况好，血沉

正常或趋向正常；病灶清除彻底，留有较大的骨腔；已做椎板切除，不便施行后路植骨术。

[手术方法]可选用硬膜外或全身麻醉；根据病变部位不同采取不同体位，颈段及腰段取仰卧位，胸腰段取侧卧位。在病灶清除之后，根据病变部位不同采用不同的手术方法。缺损大的可用立柱植骨，在上下两椎体各凿一骨槽，放置比较坚固的肋骨条数条或髂骨一大块作为支柱，防止病灶清除后缺损较大的椎体相互接近靠拢。缺损较小可用"T"形或楔形骨块，夹在两椎体之间。"T"形骨块的横头和楔形骨块的基底部都应放在椎体的前方，防止骨块向后滑动压迫脊髓。"T"形和楔形骨块都可用髂骨制成。颈椎及胸椎可同时应用前路钉板或钉棒系统内固定。本法可单独使用，也可与上法联合使用。（图 8-2-7）

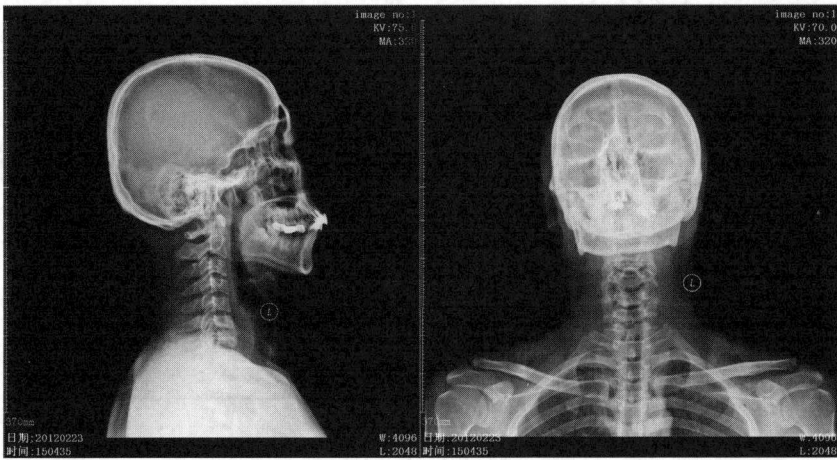

（1）

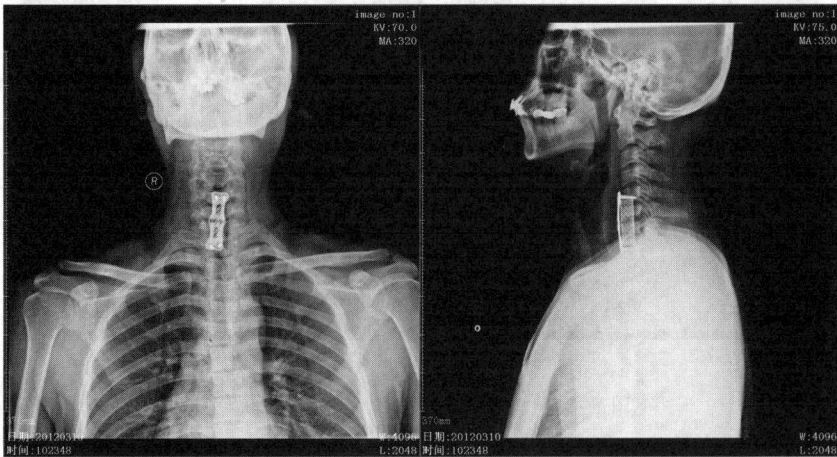

（2）

图 8-2-7　颈椎结核脊柱前路植骨融合术

（1）术前；（2）术后

3）术后注意事项：术后主要注意以下三个方面。

①卧床休息：术后一律卧硬板床。颈椎手术患者在术后 7～8 日开始被动向左右侧卧位，但颈部仍应保持后伸位。1 个月后方能轻轻自行翻身。卧床时间约 6 个月，起床后需佩戴支具保护。

②护理与饮食：术后 3 天内宜静脉输液补充能量及营养。颈椎手术患者可鼻饲有营养且易消化的食物，少量多餐。拔除胃管后禁食 2～3 天，术后 6～7 天进流食，2 周后进半流食，1 个月后进普食。气管切开处按常规护理，严防堵塞。术后 5～7 天可拔除套管。加强口腔、褥疮的护理。

③使用抗生素：术后 1 周内使用抗生素控制感染。抗结核药物应继续使用 12～18 个月。外科治疗辅以系统化疗是远期疗效的保证。脊柱结核术后复发与截瘫减压术后恢复不佳者，多与短期、无规律、单一用药有关。

5. 功能锻炼

（1）初期：脊柱疼痛多呈进展状态，应避免进行功能锻炼，防止症状加重，应减少体位变换次数，进行各种治疗或移动体位时动作要轻柔。

（2）中期：此期患者疼痛、发热等症状多减轻或缓解，但可能出现截瘫症状，需要给予局部病灶清除或继续制动，逐渐进入功能锻炼的后期。

症状缓解的患者可在支具、腰围或石膏等保护下行脊柱拔伸、项臂争力、耸肩、扩胸等锻炼。

需要手术的患者做好术前、术后功能锻炼，尤其术后功能锻炼尤为重要。肢体感觉恢复后指导患者做握拳、足趾背伸等小关节活动。48 小时做被动的直腿抬高活动；72 小时指导患者主动锻炼，以肌训练为主，如上肢手抓拿，下肢的抬高、伸屈活动等。1 周后，在脊柱固定、伤口保护良好的前提下，协助患者下床活动。下床顺序：平卧（带好支具）→床上坐起→床边立→有人协助离床→自己行走。下床锻炼时活动量逐渐增加，各种锻炼动作要缓慢，以不疲劳为度，要循序渐进。

（3）后期：注意功能恢复性锻炼，尤其是可能会引起截瘫的部位，增强体能和体质，减少并发症，促进病患部位血液循环，以利于康复。具体功能锻炼的原则包括早期治疗、全方位综合治疗及辅助物理治疗等，以促进脊柱结核功能的恢复。

6. 其他疗法

（1）音乐疗法：对于脊柱结核来说，音乐治疗更有意义。音乐可以放松患者情绪，增强抗病信心，舒缓疼痛及功能障碍引起的不适感和悲观情绪。

（2）情志疗法：应注意保持患者心情舒畅，心清愉快，可以采用个别特性疏导、集体或家庭的氛围营建、行为习惯重建等多种方法。患者要正视现实，家属应该更加耐心，周围的人多给予情感支持，避免患者因情志异常导致疾病恶化或意外的发生。

7. 膳食与起居

（1）辨证施膳：脊柱结核的饮食调养非常重要。对脊柱结核多以清淡、活血通肠为主，油腻不易消化、容易上火的食物如油炸食品尽量少吃。术前尊重患者饮食习惯，进高蛋白、高维生素、高纤维、易消化饮食，忌辛辣、油腻、生冷、煎炸之食物。手术全麻清醒、肠蠕动恢复、无胃肠道反应者进流食。术后第 2 日以通络理气、清淡、通便为主，如新鲜蔬菜、水果、蜂蜜等。大便通畅后，进食以调和营血、和胃健脾为主，逐渐增加饮食量，如牛奶、瘦肉、海产品等。后期以补气养血、调养肝肾为主。本病根据不同临床表现分为三期（初期、成脓期、溃后期），根据各期的不同病理情况，给予辨证施膳。

①初期：脾肾不足，阳虚寒凝，宜多食枸杞子、核桃仁、糯米、栗子、大枣、茯苓、虾仁、鲜蘑菇、青豆、牛奶等，可选取以下药膳。

归参山药狗肉汤：狗肉 300g，当归 5g，山药 5g，党参 5g。将狗肉洗净后放入水中浸泡一夜，除去血水。大锅中放入适量的水，将当归、山药、党参包入药包内，连同狗肉一同放入锅中，大火烧至水开后，调成小火，熬煮一个小时后，加入其他调味料即可。

黄芪牛杂萝卜汤：牛肉 200g，牛肚 150g，牛百叶 50g，白萝卜 100g，红枣 8 枚，黄芪 15g，芹菜 50g。将牛杂洗净后放入水中浸泡一夜，除去血水。大锅中放入适量的水，将黄芪包入药包内，连同牛杂、红枣一同放入锅中，大火烧至水开后，调成小火，熬煮一个小时后，放入白萝卜、芹菜，加入其他调味料煮至白萝卜熟后即可。

②成脓期：正虚毒滞，痰湿化脓，宜进健脾除湿之品，如山药、薏苡仁、赤小豆等，忌食辛辣、燥热、肥腻等生痰助湿之品，可选取以下药膳。

葫芦粥：陈葫芦粉 20 ～ 25g，粳米 50g，冰糖适量。先将粳米、冰糖同入砂锅内，加水 500g，煮至米开时，加陈葫芦粉，再煮片刻，视粥稠为度。每日 2 次，温热顿服，5 ～ 7 天为一疗程。

猪骨炖海带：猪排骨 500g，猪大骨 1000g，海带 250g，枸杞子、山茱萸、龙眼肉各 30g，调味品适量。将猪骨洗净、排骨剁块、大骨捶破、海带洗净，同入高压锅中，加清水适量及葱、姜、椒、盐、米醋、料酒等，文火蒸烂后，调入味精适量服食，每周 2 剂。每日 3 次，一次 100mL。

③溃后期：阴虚火旺或气血两虚，可嘱其多食滋补肝肾、养阴清热之品，如知母、芦根、山药、鸭肉、牛肉、百合、枸杞等，选取以下药膳。

归枣牛筋白菜汤：牛蹄筋 150g，圆白菜 90g，花生米 50g，大枣 20 枚，当归 5g，植物油、精盐各适量。牛蹄筋洗净，切成块；圆白菜洗净，切成条。花生米、大枣洗净。砂锅置火上，加适量清水，放入牛蹄盘、花生米、大枣、当归，用武火煮沸后，加入圆白菜，改用文火炖至牛筋烂熟、汤稠时，加入植物油、精盐调味即可。

归芪鸡肉南瓜汤：当归 15g，黄芪 10g，鸡腿肉 100g，南瓜 120g。植物油 15g，精盐 20g，黑胡椒粉 15g，生姜 5g，蒜 5g。将当归、黄芪浸泡干净，南瓜洗净、去皮、切块；姜、蒜拍碎，切末；鸡肉切丁。以上所有材料用开水烫熟后备用。起油热锅后，将蒜末、洋葱块放入锅中爆香，再放入南瓜块、鸡肉丁，以盐调味，翻炒至熟，加入 3 碗水，放入当归、黄芪煮滚至熟，洒上黑胡椒粉，即可食用。

归参鳝鱼壮骨汤：鳝鱼 250g，党参 25g，当归 10g，羊腰 1 对，料酒 5g，大葱 5g，姜 5g，植物油 10g，盐 3g。将羊腰放温水中浸泡，然后除去筋膜。党参、当归洗净切片，装纱布袋扎口。鳝鱼肉切成条，入油锅中炸至金黄色捞出。锅中注入适量肉汤，放入羊腰、精盐、药包、料酒、葱、姜，煮至肉熟，拣去药包、葱、姜即成。

（2）起居：脊柱结核患者多数需卧床，如椎体稳定，无脊髓神经压迫症状，可佩戴支具站立适当行走，要求起居规律并依据个体差异确定自己的生活起居表，做到适时、动静结合、休眠安稳、养生合理。

脊柱结核起居注意事项：避免长时间低头、坐位、站立、行走等；睡眠时应保持头、颈、胸、腰部在一条直线上，避免扭曲，枕头不应太高；注意脊柱保暖，防止风寒湿邪侵袭；防治如咽炎、肺炎、扁桃体炎、前列腺炎、淋巴腺炎等容易诱发脊柱结核的其他疾病；乘车、体育锻炼时做好自我保护，避免脊柱受伤。开车、乘车注意系好安全带或扶好扶手，防止急刹车颈腰部受伤等；按时服药，定期复查，症状加重随时到医院就诊。

【按语】

脊柱结核是临床常见骨结核之一，因其局部解剖特点，疾病进展较快，除尽快控制病情进展外，最主要的是预防截瘫症状。脊柱结核多继发于肺部结核，进入血液的结核菌在负重大、容易损伤的脊柱存留。椎体肌肉附着少、松质骨多、血流缓慢的特点决定脊柱在骨与关节结核中发病率最高，但仅 20% 有典型的症状。脊柱结核临床症状的轻重和全身情况取决于患者免疫系统是否正常。局部症状主要是腹部肿块，脊柱疼痛，角状后凸畸形和脊髓压迫症状。结核杆菌侵犯的部位不同，临床表现也各异。治疗应积极主动，因可形成较大寒性脓肿、对脊髓及神经根刺激症状多引起强烈不适，故在药物内外治法后多行手术治疗。

【病案举例】

杜某，女，24 岁。因"腰部困痛、活动受限 8 月余"入院。

患者于 8 个月前无明显诱因出现腰部困痛，在当地医院按腰肌劳损治疗，症状无明显缓解，转到河南洛阳正骨医院就诊。入院情况：患者精神差，午后低热、盗汗，形体消瘦。腰部酸困、疼痛明显，L1、L2 棘突有明显压痛及叩击痛，放射痛不明显，脊柱无明显后凸畸形，大小便正常，会阴部及鞍区感觉正常，双下肢皮肤感觉无明显异常。神经系统检查：生理反射存在，病理反射未引出。X 线提示：L1、L2 椎间隙狭窄，L2 椎体骨质密度减低，椎旁软组织无明显异常，腰椎轻度左侧凸畸形（图 8-2-8）。CT 提示：L2 椎体及右侧附件可见多发虫蚀样骨质破坏，边缘清楚，其内可见多个死骨影，椎体边缘毛糙，硬膜囊轻度受压变形（图 8-2-9）。

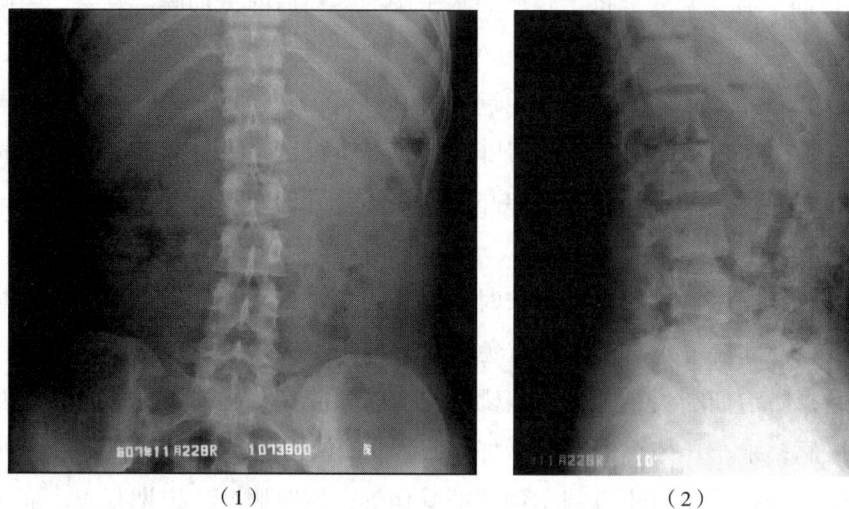

（1） 　　　　　　　　　　　　（2）

图 8-2-8　腰椎结核术前 X 线

（1）正位片；（2）侧位片

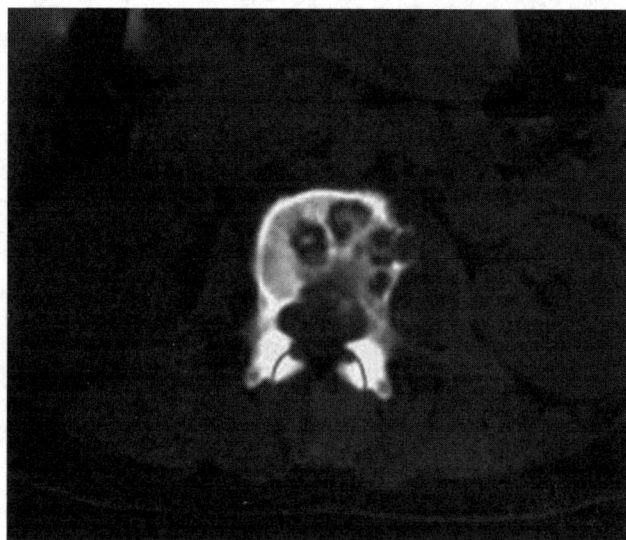

图 8-2-9　腰椎结核术前 CT

西医诊断：L1、L2 椎体结核；中医诊断：腰椎骨痨，属阴虚火旺证。

治疗经过：入院后给予异烟肼、利福平、链霉素三联抗结核药物治疗，同时按中医辨证施治，内服滋养肝肾、养阴清热之知柏地黄丸，配合骨炎托毒膏外用，同时局部给予红外线照射。经中西医结合治疗，4 周后在插管全麻下行 L1、L2 椎体结核病灶清除术，取左侧胸腹联合切口，显露 L1、L2 椎体，清理前方坏死的干酪样物质及死骨，显露椎管，侧方给予脊髓减压，L1、L2 椎体侧方开槽，取同侧髂骨块植于骨槽内，前路钛板固定（图 8-2-10）。病灶处放入异烟肼 0.5g、链霉素 1g。术后继续给予抗结核药物治疗，3 周后戴支具下床。伤口拆线后继续骨痨丸及三联抗结核治疗，半年后停药，一年后复查结核未复发。

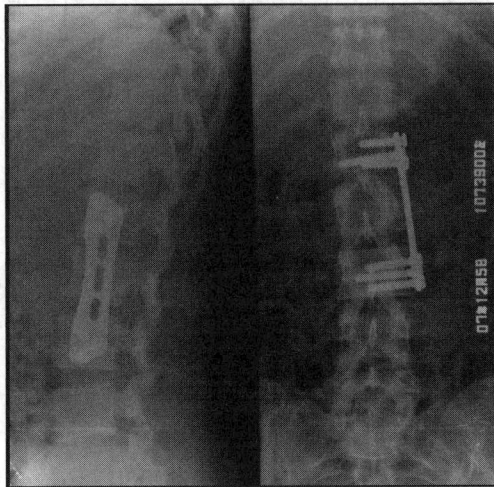

图 8-2-10　腰椎结核术后 X 线

二、脊柱结核并发截瘫

【概述】

脊柱结核并发截瘫属中医学痿证范畴，是脊柱结核因骨质破坏、死骨、寒性脓肿、肉芽或坏死组织及脊柱失稳等病理变化导致椎管狭窄，脊髓及神经根受压引起的二便及四肢功能感觉丧失的一系列症状。在全部脊柱结核患者中，截瘫的平均发生率在 10% 左右。椎体结核并发截瘫的概率不高，而椎弓结核截瘫的平均发生率约为 25%。脊柱结核中，胸椎并发截瘫的概率最高，颈椎次之，其次为颈胸段，腰椎最少。

【病因病机与分型分期】

1. 病因病机

（1）中医学：脊柱结核因正气内虚和椎骨伤损而发病。督脉贯穿于椎管之内，对濡养脊柱、抗御外邪有直接作用，病邪凝聚，虚寒，虚热，后期虚实交杂，寒热交错，化脓之后阴愈亏则火愈旺，常伴有阴虚火旺，或上焦热盛，筋肉弛缓，出现痿证，仍属虚实夹杂之候。

（2）西医学：在脊柱结核发生的基础上，发生脊髓及神经根的压迫，从而出现截瘫。

2. 分型分期

（1）病理分型：根据病灶是否活动可分为结核活动型和结核治愈型两大类。依据截瘫的程度分为完全截瘫和不完全截瘫。大多为不完全截瘫，少数发展到完全截瘫才进行治疗。

①结核活动型：椎体或椎弓的结核性病变尚在活动期，是脊髓直接受结核性物质压迫的结果，多为早期截瘫，预后较好。

②结核治愈型：椎体或椎弓的结核性病变已治愈，但有比较严重的后凸畸形，椎管内有大量纤维组织增生，压迫脊髓，出现截瘫现象，也称"晚发型截瘫"。晚发型截瘫多有严重驼背畸形，多为骨性压迫，脊髓神经常出现变性坏死，即使解除受压因素亦不易恢复，预后较差。

晚发型截瘫的发生原因一是严重驼背畸形，其驼背峰突的椎体后缘成为一尖角压迫脊髓，在慢性长期压迫之后发生截瘫，脊髓可有缺血性或退行性变，因此，减压后截瘫的恢复不一定完全。二是椎体或椎弓的结核性病变，虽然结核病灶已无活动表现，但并未治愈，脊柱病灶处亦未融合。在患者活动中，驼背仍在慢性增加而压迫脊髓，或者在身体抵抗力低下情况下，结核病灶又趋活动压迫脊髓发生截瘫。

（2）临床分期：脊柱结核性截瘫为危急症，发现截瘫症状应尽快给予手术治疗，临床可分为术前期、术中期及术后恢复期。尤其术后恢复期是截瘫症状逐步缓解的关键时期，需给予全面的康复治疗。

【临床表现】

1. 病史

本病有或没有结核病史，病程较短，进展较快。

2. 症状

患者除具有脊柱结核的症状、体征外，还有脊髓压迫的症状和体征。通常先有运动障碍，感觉变化发现较晚，儿童更是如此，大小便功能障碍的发生也较晚。

（1）运动障碍：运动障碍的程度依据病变部位不同而不同。对患者影响最大的临床症状是下肢的运动瘫痪。运动障碍包括弛缓性截瘫和痉挛性截瘫，前者下肢松弛无力，容易跌倒；后者下肢发硬、颤抖、无力，走路时呈痉挛性步态或剪刀步。截瘫平面以下的躯干肌肉也不能避免，出现胸、腹肌部分瘫痪等。高位截瘫患者，不但上肢瘫痪，呼吸肌也明显受累，常发生肺炎、肺不张和窒息等并发症，可随时危及生命安全。

（2）感觉功能障碍：一般下肢运动障碍较重之后才出现不同程度的感觉障碍。

（3）大小便功能障碍：以排尿障碍为主。早期表现为排尿困难，虽有尿意，但不能及时排出，后发展为完全尿闭。膀胱的反射功能恢复后，可出现小便失禁。大便功能障碍的最初表现为便秘和腹胀，腹泻时也可以出现失控。

（4）自主神经功能障碍：早期，在截瘫平面以下干燥无汗，无汗平面与感觉平面一致。截瘫恢复后，排汗功能也随之恢复。后期即使截瘫不恢复，截瘫平面以下也可出现反射性排汗。

3. 体征

本病主要包括运动障碍、感觉障碍、大小便功能障碍、自主神经功能障碍及反射功能障碍的相关体征。

（1）运动障碍

①肚脐移动试验征：胸9、胸10结核合并截瘫的患者，脐以下的腹肌发生瘫痪，此时患者仰卧抬头时，肚脐受脐以上的腹部的肌肉牵拉而向上移动，称肚脐移动试验征阳性。

②定位判断：对于脊柱结核截瘫患者，判定病灶的上界和下界非常重要。上界为神经根痛的重要表现，根痛为感觉后根直接受刺激的表现，有钝痛、窜痛，沿神经根放散，放散区域大致与病变根性分布区相一致，多伴有脑脊液冲击痛（即咳嗽、喷嚏、用力时疼痛加重）。根据反射变化确定脊髓病变的下界，以反射亢进的最高节段常可推断病变的下界，如患者膈肌麻痹（C4），但肱三头肌反射亢进，则可表示病变累及 C4 尚未累及 C5 ～ C6。另外，相关病理征也是确定脊髓损伤平面的一个方面，如 Babinski 征、Chaddock 征、Oppenheim 征、Gordon 征、Hoffmann 征。

③运动障碍分级：一般把截瘫患者运动功能障碍的程度分为 4 级。

Ⅰ级：步行正常，自觉下肢有力，检查有或无踝阵挛，病理性反射阳性。

Ⅱ级：行走时肌肉紧张痉挛、无力，动作不协调，需要或不需要扶拐能行走，检查肢体有痉挛性轻瘫。

Ⅲ级：下肢肌无力不能行走，被迫卧床。检查呈现伸直型截瘫，约 50% 的病例有知觉障碍。

Ⅳ级：出现屈曲型痉挛截瘫，50% 以上患者有知觉障碍，常有褥疮，或有括约肌功能障碍（包括软瘫）。

（2）感觉障碍：感觉分为浅、深两组，浅感觉有痛、温、触三种，深感觉包括震颤觉、深触觉和位置觉。感觉障碍轻者为感觉过敏，如患肢冷、热、痛觉过敏，较重者为感觉迟钝，严重者感觉消失。感觉平面的确定很重要，可用以明确脊髓受压的平面。如 C2～C4 构成颈丛，支配枕部、颈部、颈前部及前胸第 2 肋骨以上的皮区；C4～T1 病变感觉障碍平面在第 2 肋骨；T3～T4 感觉障碍平面在乳头水平；T6 病变平面在剑突；T9 病变平面在脐孔；T12 病变平面在腹股沟。膀胱和肛门括约肌功能障碍，肢体远端位置觉和震动觉最后消失。

（3）会阴部体征：提睾反射减弱或消失、会阴部麻木等感觉障碍。

（4）自主神经功能障碍：皮肤划痕症阳性，出现不对称排汗等异常体征。

（5）反射功能障碍：早期，截瘫平面以下的浅深反射减退或消失。之后可出现腱反射亢进，并出现病理性反射和髌阵挛及踝阵挛。少数患者在截瘫恢复后很久，虽已从事正常工作和生活，但仍残留阳性的踝阵挛和病理性反射，表示锥体束已有不可逆的改变。

4. 临床特征

本病具有结核的全身及局部临床特征，并有截瘫症状及体征。

5. 特殊检查

阳性结核菌素及病理学检查可明确诊断本病。

6. 辅助检查

（1）影像学检查：

①X 线检查：颈椎、胸椎、腰椎、骶尾骨结核病灶造成椎体破坏，甚至病理性骨折，导致椎管狭窄或脊柱生理曲度畸形改变（图 8-2-11，图 8-2-12，图 8-2-13）。

②CT 检查：能明确椎体破坏情况及脊髓受压部位、程度，必要时可行 CTM 检查（CT+ 脊髓造影）。

③MRI 检查：能明确脊髓受压的部位及程度，并能准确将其他椎管内疾病引起的截瘫排除。

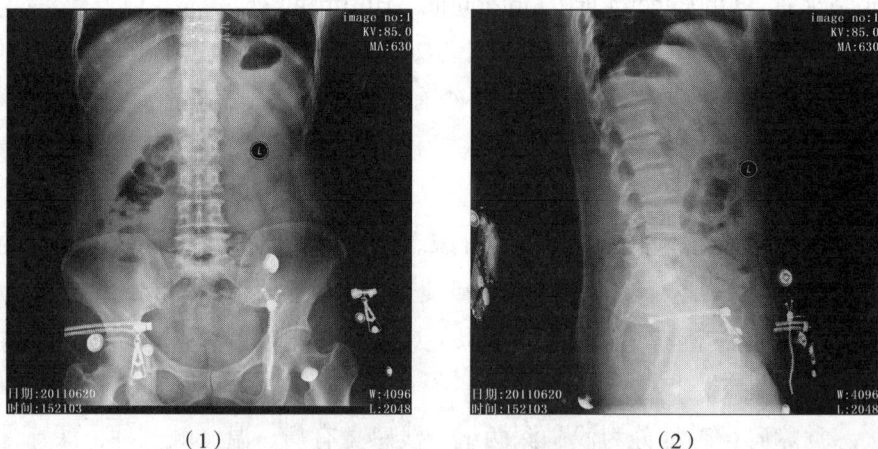

图 8-2-11　腰椎结核合并不全瘫（结核活动型）X 线
（1）正位；（2）侧位

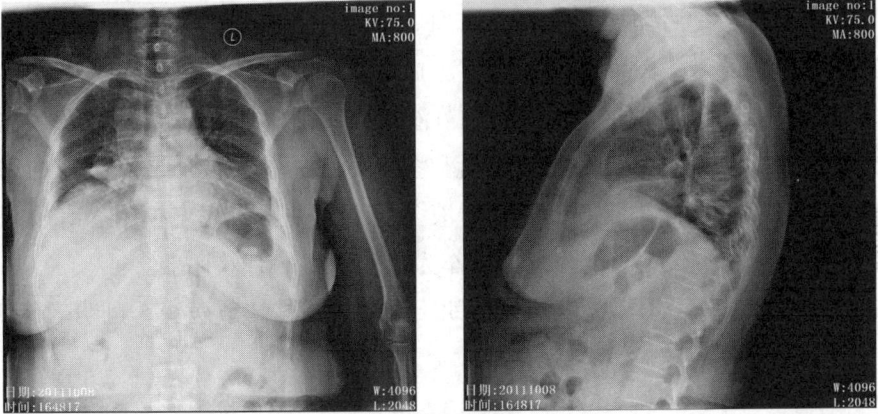

（1）　　　　　　　　　　　（2）

图 8-2-12　胸椎结核合并不全瘫（结核治愈型）X 线

（1）正位；（2）侧位

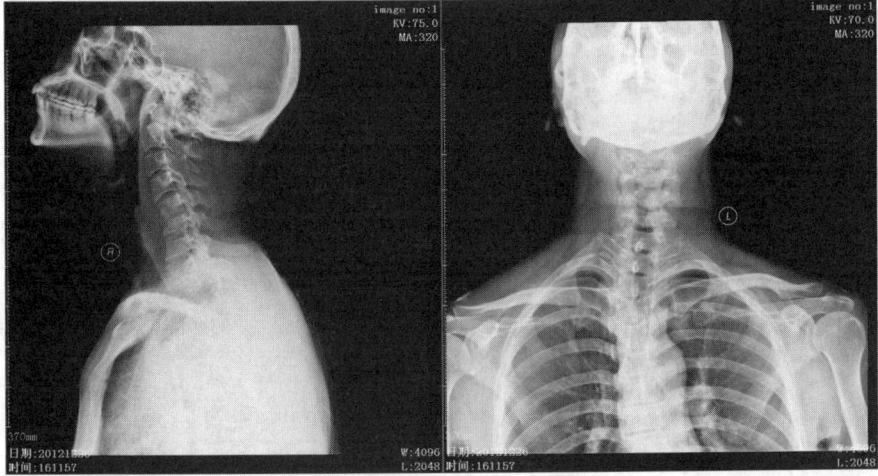

（1）

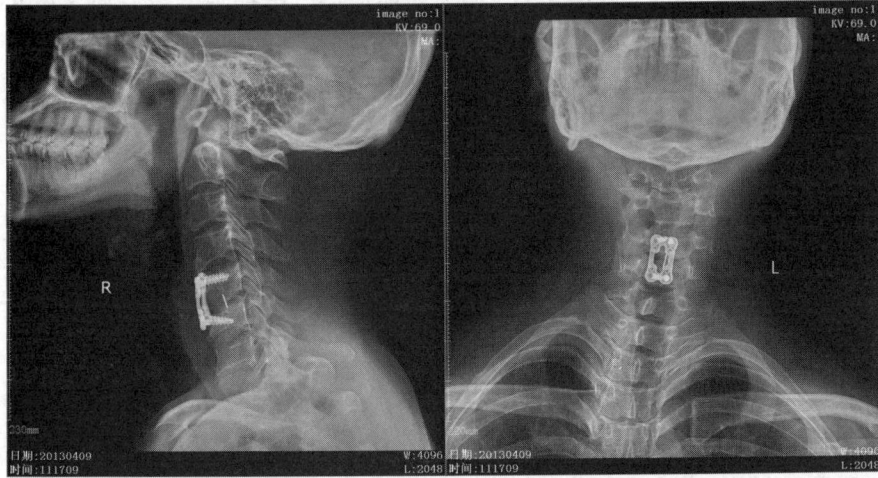

（2）

图 8-2-13　颈椎结核合并截瘫 X 线

（1）术前；（2）术后

（2）检验学检查：活动期可见轻度贫血、C反应蛋白升高及血沉加快，白细胞正常或稍多。混合感染时，白细胞明显增多。血清抗结核抗体阳性表示已感染过结核杆菌。未经治疗者，病灶局部抽取脓液或关节液培养，结核杆菌阳性率为70%左右，涂片寻找抗酸结核杆菌，阳性具有明确诊断和鉴别诊断的重要价值。脑脊液的动力试验可了解截瘫发生情况，合并截瘫患者脑脊液多呈不全梗阻或完全梗阻。有梗阻时脑脊液呈黄色，蛋白量增加。潘氏试验阳性可作为减压手术的有效标准。

（3）病理学检查：病理活检发现典型朗氏细胞或结核结节病变，可明确诊断。

【鉴别诊断】

根据病史、症状、体征及X线表现，诊断截瘫并不难。如截瘫的平面与脊柱病变的平面一致，则两者之间的因果关系即可成立。如果二者的平面不符合，则应进一步分析两者之间的关系。本病在诊断上需要和脊柱肿瘤性截瘫或脊柱其他疾病截瘫相鉴别，尤其早期截瘫的脊柱结核患者。

【治疗思路】

对较轻的不全截瘫患者，可进行短期的非手术治疗，包括卧床休息及有效的抗结核治疗等。但对活动性脊柱结核合并截瘫者，经上述非手术治疗后仍应做病灶清除，以求得彻底治愈。对较重的不全瘫和轻度不全瘫，均应在抗结核药治疗下，尽早做病灶清除术和脊髓减压术；对于完全截瘫，则应更早手术减压，以提高截瘫的恢复率。

【治疗方法】

1. 一般治疗

（1）营养与支持疗法：结核病是一种消耗性疾病，应加强营养并给予维生素类药物等支持疗法，必要时还可给予少量多次输血，以增强机体抵抗能力。

（2）局部制动：截瘫患者需绝对卧床休息，并结合截瘫程度配合适当主动及被动锻炼。

2. 中医治疗

药物治疗除参考总论里中医药辨证施治的内外治疗方法外，结合截瘫的不同时期及分型还可以参考以下辨证治疗。

（1）内治法

①痰聚血瘀：不完全截瘫，肌肉无明显萎缩，饮食及夜寐尚安，正气不虚，舌淡红，苔白腻，脉涩或沉。

治法：活血化痰，养血通络。

方药：补阳还五汤加减。

河南洛阳正骨医院对截瘫早期患者应用祛瘀通便胶囊（当归、赤芍、桃仁、大黄、芒硝、柴胡、黄芩、枳壳、厚朴、甘草等）起到活血祛瘀、行气通便的作用，对于创伤或肿瘤、结核等病变早期引起的不全截瘫有良好效果。

②脾肾虚弱：完全截瘫或不完全截瘫出现肌肉萎缩，日渐消瘦，精神萎靡，面色无华，盗汗日重，舌质淡红，苔少，脉细或虚大。

治法：培补脾肾，补气养血。

方药：人参养荣汤或十全大补汤加减。盗汗明显，加龙骨、浮小麦等；午后潮热、舌红少苔，加知母、鳖甲、青蒿等。

河南洛阳正骨医院对截瘫中后期患者应用愈瘫胶囊（黄芪、丹参、全蝎、茜草、僵蚕、当归、川牛膝、桑寄生、续断等），可补益气血、滋养肝肾、解痉通络，对于截瘫中期督脉受损、经络阻滞导致的瘫痪有一定效果。

（2）外治法

①痰聚血瘀：可用回阳玉龙膏、阳和解凝膏，另掺桂麝散外贴，或配合隔姜灸、雷火神针灸等法，以促进痰瘀的消散。

②脾肾虚弱：寒性脓肿破溃以后，若脓液干净，创面红活时用生肌散收口；若创面苍白，肉芽不新鲜，可用附子饼灸熨以散寒凝。窦道长期不愈合，可先用八二丹、五五丹药线插入，提毒祛腐，或用三品一条枪腐烂窦道壁，加快祛腐生新的速度。

另外，对于截瘫患者来说，针灸按摩对功能康复起到重要的作用，也对预防截瘫并发症有很好的预防作用。临床可以经络、脏腑辨证配合局部腧穴及奇经八脉辨证选穴治疗。

3. 物理治疗

任何对刺激筋骨肌肉改善截瘫症状的物理疗法均可选用，如利用电刺激对肌肉的主动被动伸缩功能的恢复，用水疗或光疗等方法促进局部损伤的恢复，应用药物熏洗等方法舒筋活血、改善痉挛萎缩状态。其他可参考单纯脊柱结核相关内容。

4. 西医治疗

（1）药物治疗：对于结核活动期截瘫患者应严格按照抗结核药物的治疗原则规律用药。

（2）介入治疗：对于发生脊柱结核截瘫的患者，微创介入治疗效果甚微，一般不用。

（3）手术治疗：①结核活动型截瘫的手术减压效果很好。在抗结核药治疗的同时，所有截瘫患者均应尽早做病灶清除术和脊髓减压术。根据不同的情况，可采用不同入路的脊髓减压方法。②对于截瘫时间不长的结核治愈型或晚发型截瘫可以考虑手术治疗，但结核治愈型截瘫的手术效果较差，而晚发型截瘫的治疗较活动性脊柱结核合并截瘫手术更为困难。

5. 功能锻炼

本病可分期进行功能锻炼。

（1）早期卧位康复：指导患者在床垫上移动身体和翻身，加强上肢和前部肌肉锻炼，尽快增强残存肌肉的力量，应具备一定的训练设备，如哑铃、拉力器、矫形器等。

（2）中期坐位康复：指导患者利用背架起坐，角度由小变大，臀部要垫软垫保护，然后练习坐位平衡，由双手支撑到双手离床，应在有人保护下进行，每天至少练两次。

（3）后期康复：①立位康复：可在斜板上进行直立训练。斜板的斜度由小到大，逐渐倾斜，直至完全直立。高位截瘫的患者要固定好上胸、髋、膝关节，防止双下肢久不支撑而造成骨质疏松。②行走康复：根据不同的截瘫水平，选择适合的支具固定各关节。利用双杠或双拐及助行器练习站立和行走。臀大肌未恢复的患者，因站立时髋部不稳，为保持平衡，应使腰部前倾。③轮椅使用：对于截瘫的患者，轮椅是很重要的代步工具，其轻便、灵活、易操纵，尺寸大小要适合患者。应教会患者如何使用轮椅，熟练掌握轮椅的各种功能。防止压疮的发生，每半小时需抬臀一次。

6. 膳食与起居

（1）辨证施膳：患病早期，由于感染病灶后腹膜血肿可产生腹胀、腹痛等胃肠功能紊乱情况，应限制饮食，以半流食为主，避免进易致腹胀的甜食。随着疾病的康复，要逐渐恢复饮食量，并注意调节饮食，加强营养，尤其术前、术后指导患者吃高热量、高蛋白、高维生素、低脂、粗纤维食物，如瘦肉、蛋黄、新鲜的水果和蔬菜等。

瘫痪卧床患者，由于长期卧床，久卧伤气血，导致气血虚弱，进一步造成气虚血瘀，常见气短乏力、肢软神疲、肢体瘫痪等，所以在药膳上要以益气活血为治则进行调理，可选用以下药膳调养。

黄芪肉羹：黄芪 30g，大枣 10 枚，当归、枸杞各 10g，猪瘦肉 100g（切片），共炖汤，加食盐调味，食肉喝汤。

黄芪地龙瘦肉粥：鲜地龙 50g，剖开洗净去泥，猪瘦肉 50g，切丝，共用调味勾芡；取黄芪 10g，大米 50g，加清水适量煮沸后，下地龙及瘦肉，煮至粥熟即可调味服食。

二冬鱼肚粥：天冬、麦冬各 30g，水煎取汁，同枸杞子 20g，大米 50g 煮粥；粥将熟时，调入捣碎的鱼肚胶 10g，烊化，再煮一二沸，即可食用。

怀莲柠檬糊：怀山药 18g，莲米 30g，分别焙干，共研为细末；另将酸柠檬半只，研磨如浆状，置小锅内加水 200mL，煮沸，冲入怀山莲米粉拌搅成糊状，入冰糖 40g 融化，凉后可随意食用。

（2）起居：除辨证养生外，培养患者日常生活中吃、穿、住、行等基本生活动作技巧，做一些力所能及的职业性劳动动作，如编织、修理、写作、创艺等，使患者尽快适应个人生活、家庭生活和社会生活，满足劳动的需要。

患者的起居中应注意以下几点：①保持病室清洁、舒适、温湿度适宜，保持床铺、衣裤平整、干燥、清洁、无渣屑。②指导患者进行有效的咳嗽、咯痰，即先行几次深呼吸，然后再深吸气后屏住呼吸，用力连续两次短促咳嗽，将痰从深部咯出，必要时吸痰；保持口腔清洁，做好口腔护理，痰液黏稠时，给予雾化吸入，每日4次，一次15～20分钟。③每2～4小时协助患者翻身，保持三点一线轴线翻身，避免脊柱扭转、前屈，并按摩骨突受压部位皮肤。翻身或取放便器时，避免拖、拉动作；协助、指导患者及家属正确使用减压用品，如气垫、软枕等；严格掌握热水袋、冰袋的使用要求。④防止泌尿系感染：应保持会阴部清洁，大小便污染后应及时擦洗，每日饮水2500～3000mL。⑤预防便秘：建议入院遵医嘱便开始服用润肠通便剂如麻仁丸，小剂量泻下剂如番泻叶泡水饮服。3天仍未解大便者，按摩腹部，顺结肠走向轻轻推按，自脐向四周轻轻按揉，必要时针刺支沟、照海、足三里、太白、冲门等穴。5天仍未解大便者可加大泻下药剂量，便出即停止使用。必要时也可灌畅通便。

【按语】

脊柱结核并发截瘫患者在临床多见，以活动型截瘫最为常见，以综合个体化的治疗方案控制疾病进展，并注重截瘫的预防及康复治疗。在截瘫康复过程中要注重饮食起居的调节、心理情志的疏导，以及物理康复手段的综合应用，耐心持久。

【病案举例】

黄某，男，54岁。因"胸背痛8月余，伴双下肢麻木2天"入院。

患者于8个月前不明原因突感后背疼痛不适，在当地医院就诊，按筋伤给予止痛药口服，效果不佳，2天前出现双下肢麻木，遂来就诊。入院检查：发病以来，睡眠差，低热，咳嗽，易汗出，饮食可，大、小便困难。胸背部疼痛，T5、T6后凸畸形明显，叩击痛并向左胸胁放射，双侧平肋弓水平以下感觉麻木，胸部无明显束带感。双下肢皮肤感觉麻木，肌力3级。神经系统检查：腹壁反射（−），右侧提睾反射不明显，双侧膝腱反射亢进，Babinski征（＋），双侧奥氏征（±），髌阵挛未引出，踝阵挛阳性。X线片示：T5椎体楔形变，椎体下缘破坏，椎间隙变窄，向后侧成角（图8-2-14）。CT示：胸椎序列不规整，T5、T6椎体不规则性骨质破坏，椎间隙消失，椎体边缘呈"鼠咬"状骨质破坏，边界不清楚，椎体旁软组织肿胀（图8-2-15）。

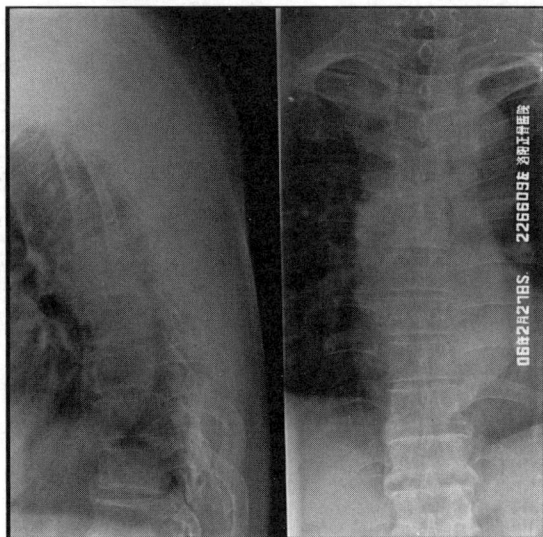

图 8-2-14 胸椎结核合并不全瘫术前 X 线

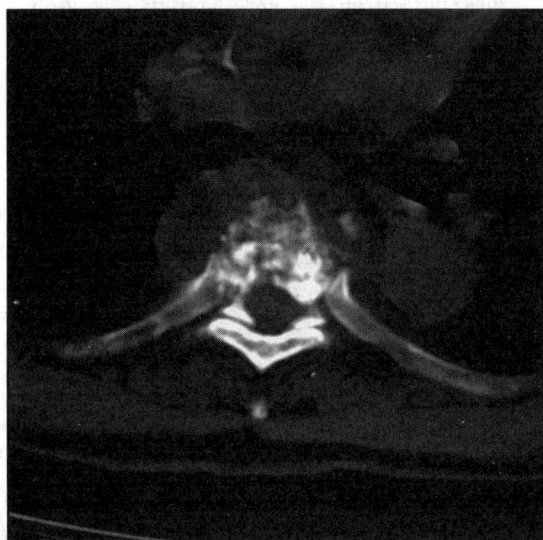

图 8-2-15 胸椎结核合并不全瘫术前 CT

西医诊断：T5、T6 结核合并不全瘫；中医诊断：胸椎骨痨合并痿证，属肺胃火壅、筋脉痹阻证。

治疗经过：入院后给予利福平、链霉素、异烟肼及院内制剂抗结核丸系统治疗 20 天后，患者血沉由 45mm/h 降到 35mm/h，在全麻下行 T5、T6 结核并不全瘫前路病灶清除椎管减压内固定术。手术选择前方入路：暴露 T5、T6 椎体侧方及椎弓根，见 T5、T6 椎体破坏，椎间隙消失，椎间盘部位为脓液及炎性肉芽组织填充，刮除病灶组织，切除 T5 椎体下部、T6 椎体上部，咬除 T5、T6 椎弓根，暴露椎管，见炎性肉芽组织填充椎管前侧，脊髓受压变形，刮除椎管内病变组织，消除脊髓的外部挤压。椎体缺损部位应用钛网支撑，其内填充咬碎的肋骨，椎体侧方应用椎体钉棒系统内固定。反复生理盐水冲洗伤口及病灶脓腔，病灶内放入异烟肼0.5g、链霉素1g，放置胸腔闭式引流管一根，外接胸腔引流瓶。术后病检报告诊断：T5、T6椎结核。术后继续给予抗结核治疗，1个月后不全瘫完全恢复（图8-2-16）。患者卧床2个月后戴支具下床活动，局部无疼痛。1年后患者临床症状完全消失。

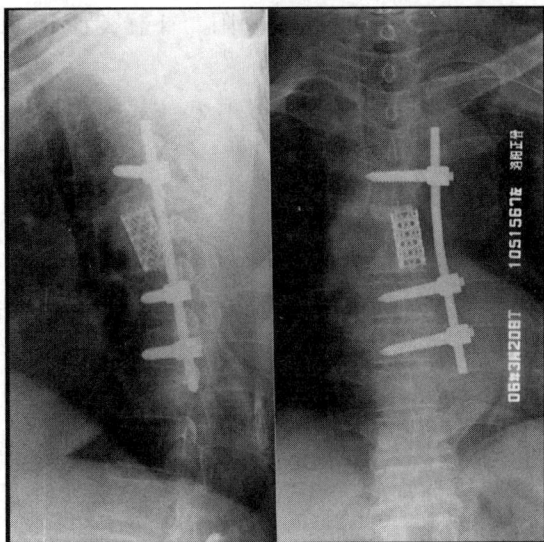

图 8-2-16　胸椎结核合并不全瘫术后 X 线

第三节　骶髂关节结核

【概述】

骶髂关节结核临床较为少见，占全身骨关节结核的 2%～4%，多数来自骶骨或髂骨结核，部分继发于滑膜结核。常单侧发病，多发生在骶髂关节前下方 1/3～2/3 处，也可双侧发病，两侧发病无明显差异。关节破坏严重的常发生病理性脱位，甚至耻骨联合也发生脱位。本病可发生于任何年龄，多见于 20～40 岁的青壮年，女性多于男性，男女比例 1：2。

【病因病机与分型分期】

1. 病因病机

（1）中医学：发病基础仍为正气不足和病邪内侵，基本病理发展过程参考前述。

（2）西医学：骶髂关节结核按临床病理进展可分为初期、成脓期及溃后期。初期病变局限于关节囊，而无其他部位结核时，全身状况较好。由于骶髂关节位置较深，局部解剖结构复杂，周围软组织肥厚，初期不易与邻近组织病变相区别，一旦确诊，大多数为全关节结核。成脓期多有寒性脓肿形成，臀部、腹股沟或会阴部可触及波动感。溃后期脓肿溃破形成窦道及瘘管。

（3）平乐正骨骨病学：本病的发生多为先天不足，骨骼空虚，或损伤致使气血失和，风寒湿邪乘虚而入引起痰浊凝聚，留于骶髂关节而致病。本病是本虚标实之证，即先天不足，肾亏骼空是本，痰浊凝聚是标。其病变在骶髂关节，病源在肾。治疗先辨肾之阳虚或阴虚，平衡阴阳，补益气血。

2. 分型分期

临床多以辨证分期为主，分早期、中期、后期辨证施治，参考脊柱结核部分。

【临床表现】

1. 病史

骶髂关节结核进展缓慢，病程较长，最长可达 15 年，多数为 1～2 年。

2. 症状

早期局部症状不典型，除具有骨关节结核病的一般症状外，还有骶髂关节附近局部性疼痛、压痛及叩击痛，疼痛也可沿坐骨神经放射。脓肿和窦道常发生在臀部，其次在髂后上棘附近，少数在髂窝，脓肿溃破向外形成窦道，向内穿破直肠形成内瘘。

3. 体征

骶髂关节被动运动疼痛，常被用来作为协助诊断骶髂关节结核，其他如髋关节后伸试验、骨盆挤压及分离试验、"4"字试验、床边试验等，能诱发骶髂关节疼痛者多为阳性。

4. 临床特征

骶髂关节结核以关节破坏为主，主要症状为局部疼痛及脓肿形成，因其部位较深，有时不易根治，当关节破坏严重时常发生病理性脱位，甚至耻骨联合也发生脱位。

5. 特殊检查

本病主要为结核菌素及朗氏细胞的特殊检查，同前所述。

6. 辅助检查

（1）影像学检查：

①X 线检查：X 线检查为首选的影像学检查手段，常规拍摄骨盆平片及双侧倾斜 10°～45°骶髂关节正位片。早期可见关节面模糊、糜烂和间隙增宽，晚期可见关节间隙狭窄或消失，骨破坏区可有条块状或细颗粒状高密度影，边缘增生硬化，局部见死骨。合并骨质破坏者多发生在骶髂关节前下方 1/3～2/3，多以髂骨侧破坏明显，破坏区局限，呈圆形或椭圆形；晚期发生纤维强直或骨性强直则关节间隙狭窄或消失（图 8-3-1）。

②CT 检查：能早期显示滑膜增厚及周围骨质破坏、小的寒性脓肿、死骨、囊性变及骨硬化，双侧对比能显示轻微增宽的关节间隙，提高早期诊断率；并可了解骶髂关节的破坏程度，寒性脓肿的大小、形态、与周围组织毗邻关系及有无窦道等，确定手术入路（图 8-3-2）。

③MRI 检查：可以在炎性浸润阶段显示出异常信号，具有较好的早期诊断价值（图 8-3-3）。

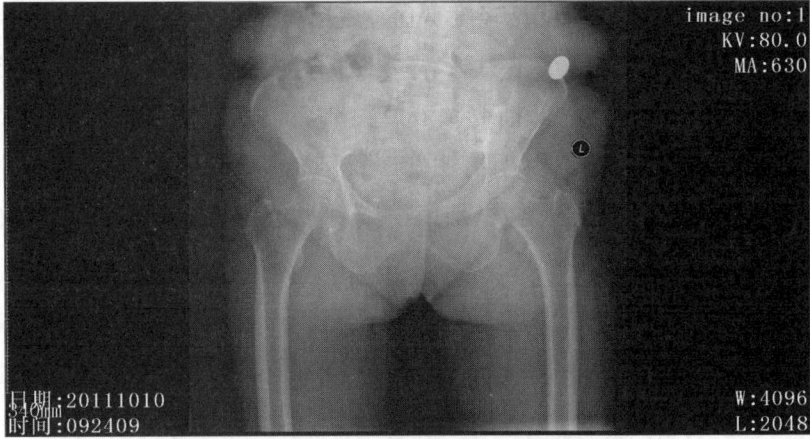

图 8-3-1　左侧骶髂关节结核 X 线

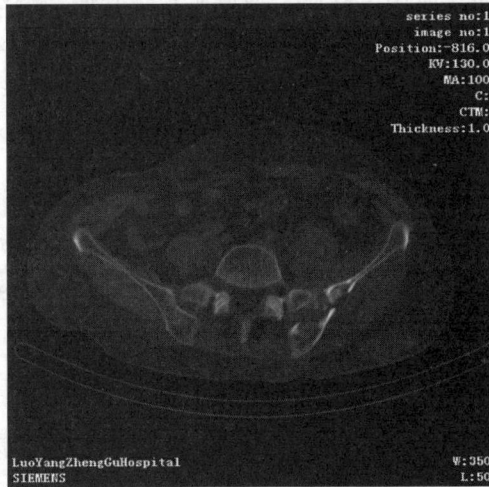

图 8-3-2　左侧骶髂关节结核 CT

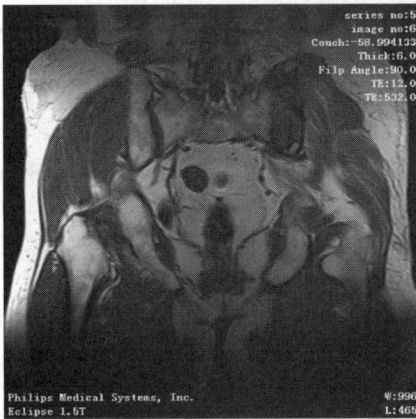

（1）

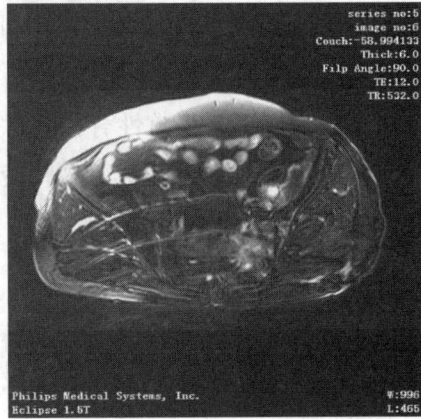

（2）

图 8-3-3　左侧骶髂关节结核 MRI

（1）T1 加权；（2）T2 加权

（2）检验学检查：活动期可见轻度贫血、C 反应蛋白升高及血沉加快，白细胞正常或稍多。混合感染时，则白细胞明显增多。血清抗结核抗体阳性则表示已感染过结核杆菌。在未经治疗者病灶局部抽取脓液或关节液培养，结核杆菌阳性率为 70% 左右，涂片寻找抗酸结核杆菌，阳性具有明确诊断和鉴别诊断的重要价值。

（3）病理学检查：活检病理常发现典型朗氏细胞或结核结节病变，可明确诊断。

【辨证诊断及鉴别诊断】

1. 辨证诊断

临床分为早期、中期、后期三期来辨证施治，具体见脊柱结核部分。

2. 鉴别诊断

（1）骶髂关节部肿瘤：骶髂部肿瘤多为造血系统肿瘤、淋巴系统肿瘤、转移癌等。患者一般年龄偏小或较大，肿瘤多呈质地较硬的突出性肿块。X 线显示骨质破坏广泛，呈溶骨性、泡沫状或穿凿样破坏，关节间隙多无改变。CT 检查常可显示瘤体侵入周围软组织。

（2）类风湿关节炎：类风湿关节炎的中枢型常表现为双侧骶髂关节骨质改变，早期骨质疏松，后期密度升高，关节强直。全身其他关节亦常同时受累，表现为疼痛、畸形，关节晨僵为其典型特征，70% ～ 100% 的患者血清类风湿因子（RF）阳性，部分患者抗链球菌溶血素"O"（ASO）可升高到 400U 以上。

（3）腰椎间盘突出症：腰椎间盘突出症多有典型弯腰损伤史或反复腰扭伤史。无全身症状，有下肢神经根受压症状，血沉正常。X 线片上无骨质破坏，CT 检查可见突出的髓核。

（4）腰骶椎结核：两者症状、体征、脓肿和窦道的好发部位都很相似，容易混淆。如两者同时发生于同一患者，判断脓肿和窦道来自哪一个病灶较为困难，只有通过手术或窦道造影来鉴别。

（5）强直性脊柱炎：强直性脊柱炎常见于青年男性，双侧对称发病，多发生于骶髂关节上半部，表现为关节间隙不规则变窄或伴有骨硬化，边缘可有小囊状缺损，常伴有腰椎小关节间隙模糊、狭窄或消失。

【治疗思路】

骶髂关节结核早期即未成脓期，经积极保守治疗非常有效。当病灶有较大脓肿，或死骨，或窦道形成时可给予手术治疗。一般骶髂关节结核遗留的后遗症相对较轻，但康复锻炼也必不可少。

【治疗方法】

1. 一般治疗

本病的一般治疗包括营养与支持治疗、局部制动，参考前述。

2. 中医治疗

药物治疗内治及外治法的辨证施治参考概论部分，分期施治参考脊柱结核部分。

3. 物理治疗

视病情指导患者进行适当的肢体功能活动。关节功能差，肌肉僵硬，可适当予以被动活动，局部按摩。局部症状明显的可采用药物渗入等方法。

4. 西医治疗

（1）药物治疗：抗结核药物治疗参考概论部分，用药时间一般超过 1 年。

（2）介入治疗：当局部脓肿及死骨形成，用微创介入的办法行破脓排污可达到治疗目的。

（3）手术治疗：

1）病灶清除关节融合术（图 8-3-4）：

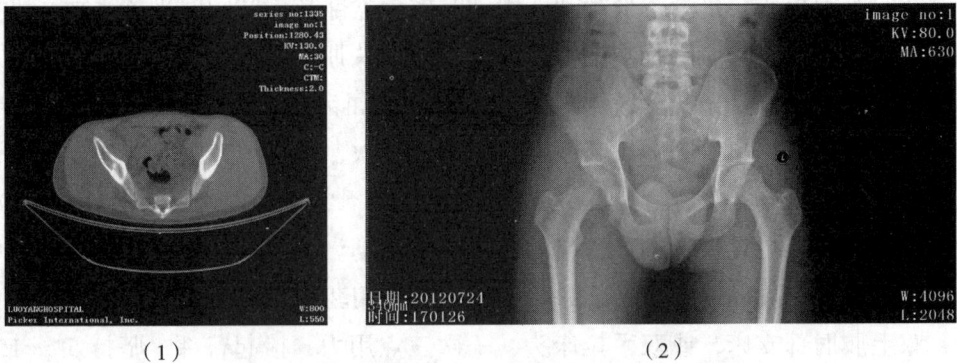

（1）　　　　　　　　　　　　　　　（2）

图 8-3-4　右侧骶髂关节结核病灶清除关节融合术

（1）术前 CT；（2）术后 X 线

［适应证］病灶内有较大死骨、脓肿及窦道或瘘管经久不愈者可行病灶清除术。

［手术方法］手术前先行抗结核药物治疗 1 个月以上。根据患者情况分别采用全身麻醉或硬膜外阻滞麻醉，手术入路有前后两种途径，根据病灶部位决定入路。脓肿或窦道在后方及前后方均有脓肿而后方较大者采用后方入路；病灶局限于骶骨且脓肿局限于骶前者采用前方入路；臀部和骶前均有较大脓肿或瘘管者可前后入路同时手术和前后分期手术，通常先行前路手术，术后 4 ～ 6 周再行后路手术。

①后方入路手术：取侧卧位，多取骶髂关节后方弧形切口进入病灶，清除脓肿，刮除死骨、肉芽组织及干酪样坏死物质等，修整关节面，自附近髂骨嵴取松质骨填充空腔。如在切开前已知道臀大肌下并无脓肿，则不从髂骨翻开，而是做成带臀大肌蒂

的髂骨瓣，将其翻向髂骨外侧，清除病灶后，修整关节边缘和髂骨瓣，将该骨瓣植入骶髂关节内。术后卧床 2 ～ 3 个月。

②前方入路手术：患者取仰卧位，取腹股沟切口进入病灶，术中注意在骶髂关节下方搔刮病灶时不可超出关节外至坐骨大孔，以免损伤臀上动静脉。病灶清除干净后骨质缺损较多者，在同一切口取髂骨块嵌入植骨。植骨前彻底冲洗，并放入链霉素 1g。术后处理同前。

③前后方入路同时手术：患者先取侧卧位，按后方入路，翻开骨瓣，清除后方病灶，关节内植骨；然后将体位改为仰卧位，再经前方入路清除前方髂窝内脓肿和关节内残留病灶。骶髂关节结核前后方病灶一次性彻底清除，关节内植骨有利于达到良好的骨性愈合。术后卧床休息 2 ～ 3 个月。

2）骶髂关节融合术：

［适应证］结核晚期或结核稳定期，关节破坏严重，伴有局部明显疼痛，或结核中早期关节破坏明确，如无混合感染则可在病灶清除术的同时做关节融合术。

［手术方法］见前述。

5. 功能锻炼

早期应卧硬板床，尽量减少搬动，搬动时应骨盆部与下肢同时平抬平放。功能锻炼的方法包括：股四头肌等长舒缩锻炼，要求股四头肌一次收缩保持 10 ～ 15 秒，每日 2 次，一次 15 ～ 30 分钟。患侧踝关节背伸和跖屈活动，每日 2 次，一次 15 ～ 30 分钟，绝对卧床休息。深呼吸及咳嗽训练，每日 2 次，一次 5 分钟，吹气球或吹水封瓶以提高肺活量。

中后期视病情指导患者进行适当的肢体功能活动。关节功能差，肌肉僵硬，可适当予以被动活动，局部按摩。局部症状明显的可采用药物渗入等方法。健侧下肢屈膝蹬床、双上肢肘部支床，或双手拉床头，一次三点用力，抬起臀部，坚持 5 ～ 15 秒，一次 2 ～ 4 下，每 2 小时一次。无血栓情况下，可穿弹力袜，或用预防血栓气压治疗仪，每日 2 次，一次 30 ～ 60 分钟，必要时持续应用。高血压患者慎用预防血栓气压治疗仪。鼓励患者多喝温开水。髋部及双下肢疼痛不适时，用活血化瘀中药涂擦液进行涂擦。

6. 膳食与起居

患者应合理饮食，加强营养，增加机体抵抗力。多食滋补肝肾之食品，如动物内脏、桂圆、大枣、黑米。多到室外接触阳光，呼吸新鲜空气，做扩胸运动，锻炼肺功能。多食蔬菜、香蕉，每日晨起空腹喝淡盐水 1 杯，以利排便。告知患者坚持功能锻炼对功能康复的重要性，提高患者和家属的认知，定期随访，督促评价落实情况。保持积极心态，养成良好的生活习惯，戒烟戒酒。辨证药膳参考概论部分。

骶髂关节结核应注意二便的通畅，保持会阴部清洁，便后随即清洗。多食香蕉、蔬菜，防止便秘，多饮水，勤换内衣，防止会阴部感染。加强会阴诸肌肉的收缩锻炼，如提肛、单腿站立等，以促进局部血液循环。多饮水，防止泌尿系感染。慎起居，防感冒。

【按语】

骶髂关节结核临床少见，多不留后遗症，以中西医药等综合保守治疗为主，必要时行手术治疗，并配合康复功能锻炼。

骶髂关节结核早期与腰椎间盘突出症、腰椎不稳、腰椎结核等腰椎疾病症状上有相似之处；早期滑膜型及早期骨型结核在 X 线片上仅表现为关节间隙模糊，即使有经验的放射科医生一时也难以做出正确诊断。故对怀疑骶髂关节病变患者应摄骨盆平片及双侧倾斜 10°～ 45°骶髂关节正位片。早期显示关节间隙增宽，关节面模糊，以单侧为主；晚期可显示骨质破坏、死骨、硬化甚至囊性变。可疑患者应做 CT 检查，早期能显示滑膜增厚及周围较小的圆形或楔形骨质破坏，双侧对比能显示关节间隙轻微增宽。病情进展，可显示死骨、硬化骨、脓肿、窦道。对诊断仍有困难者，可考虑局部穿刺活检。另外，同位素检测有助于早期发现病灶，但无特异性。

【病案举例】

王某，男，20 岁。因"左侧骶髂部疼痛 4 个月"来诊。

患者于 4 个月前无明显原因出现骶髂部疼痛，在当地医院按腰肌劳损给予治疗。1 个月前出现纳差，夜间低烧、盗汗，体重明显下降，二便正常。入院检查：患者形体消瘦，下午出现高烧，体温在 39℃左右。左侧骶髂关节附近疼痛、压痛、叩击痛明显，骨盆挤压实验（＋），左"4"字试验（＋），左侧腹部可触及一肿块，质硬，无明显活动度，局部无明显的压痛，皮肤温度正常。左髋关节、膝关节伸屈活动可。CT 提示：左侧骶髂关节及骶椎左侧呈不规则骨质破坏，边界不清楚，边缘硬化不明显；其前方可见软组织肿块影，密度较低（图 8-3-5）。

西医诊断：左骶髂关节结核；中医诊断：左侧骶髂关节骨痨，属阴虚火旺、痰瘀互结证。

治疗经过：入院后给予高蛋白、高能量饮食，间断输血，改善患者体质，并给予抗，药物利福平、异烟肼、链霉素、吡嗪酰胺四联抗结核治疗，河南洛阳正骨医院抗结核治疗

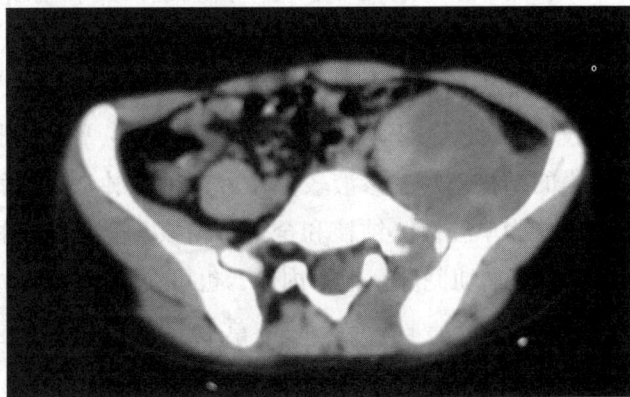

图 8-3-5　左侧骶髂关节结核术前 CT

（阴虚火旺证及痰瘀互结证协同方药）1 个月，ESR 由 71mm/h 降到 30mm/h，体温降至 37.5°左右。取髂嵴前内侧斜向耻骨联合的低位倒"八"字切口，切开髂嵴内侧附着肌肉，引出脓液约 600mL，沿脓肿壁切开，显露左侧骶髂关节、骶骨，清除大量的死骨和干酪样组织，有两个骨腔与后侧相通，扩大骨腔，清理后侧病变组织。术毕将链霉素 1g、雷米封 0.3g 放入病灶内，逐层闭合切口，腹带加压固定。伤口一期愈合，继续给予抗结核及中药抗结核药物治疗。一年后复查病变未复发。

第四节　上肢骨关节结核

一、肩关节结核

【概述】

上肢骨关节结核，为结核杆菌侵入上肢关节和骨而引起的破坏性病变，总的发病率较下肢低，包括肩关节结核、肘关节结核、腕关节结核和骨干结核。肘关节结核发病率最高，骨干结核和腕关节结核次之，肩关节结核少见。肩关节结核的发病率仅占全身骨关节结核的 1% 左右。本病多见于 20～30 岁成人，儿童偶见；性别差异不大，男性略多于女性。

【病因病机与分型分期】

1. 病因病机

（1）中医学：肩关节结核常见发病原因为感染结核杆菌的患者，肩关节扭伤、挫伤，气血瘀滞，或风寒湿邪侵袭，经络阻塞等造成局部抵抗力降低，结核杆菌由原感染灶经血液循环流注于此，结聚为患，腐筋蚀骨而成本病。

（2）西医学：肩关节肌肉丰富发达，关节盂凹平浅，整个肱骨头位于关节囊内，血运较好，结核杆菌不易停留，自愈倾向很大，所以肩关节结核少见。本病初发病灶多数在肱骨头，其次在滑膜，少数在肩胛盂和大结节。发生在肱骨头的结核病灶，以骨质破坏和肉芽组织增生为主，渗液较少，常无脓肿形成，所以又称干性结核。发生在滑膜的结核病灶，渗液较多，可产生脓肿，亦可发展成全关节结核。临床上将肩关节结核分为单纯滑膜结核和全关节结核。全关节结核较单纯滑膜结核多见。脓肿一般可沿肱二头肌肌间隙至上臂内侧，也可在腋前、后方或腋窝内，常破溃形成窦道。

（3）平乐正骨骨病学：见本章第一节概述部分。

2. 分型分期

临床上将肩关节结核分为初期、中期和后期 3 期。

（1）初期：初期症状不明显，仅觉患处隐痛，劳累后加重，休息后减轻。关节外形无明显变化，局部无肿胀，皮温及颜色正常或稍有异常，继而关节运动受限，不能上举和外旋，穿脱衣均感不便。

（2）中期：关节破坏加重，可累及全关节，疼痛和功能障碍更加明显，因关节破坏所产生的脓液穿破关节囊，流注于腋窝下或肩后方、三角肌前缘或肩胛下缘，形成不易破溃的寒性脓肿。肩部肌肉呈进行性萎缩。

（3）后期：患侧肌肉萎缩明显，由于关节囊的破坏、肌肉的萎缩和上肢的重力作用，使肱骨头向下脱位，出现"方肩"畸形。当有寒性脓肿时可穿破皮肤外溃，形成窦道时流清稀脓液或夹有豆腐花样腐败物，久不收口。

【临床表现】

1. 病史

肩关节结核少见，多隐秘至关节破坏较为严重时才发现，病程多长。

2. 症状

肩关节结核以局部隐痛，或常有较长时间酸痛史，疼痛逐渐加重，活动障碍，尤其上举旋转受限为主要症状。检查肩关节局部压痛、肌肉萎缩明显，多无脓肿形成，常呈干性结核表现，有时伴有关节脱位表现。三期表现见上述临床分期。

3. 体征

肩关节活动范围受限是其主要体征，有时伴有肩关节畸形、肩袖损伤征或关节脱位体征。

4. 临床特点

肩关节结核很少见，临床以局部疼痛、肿胀及功能受限为主，形成寒性脓肿的概率较小。

5. 特殊检查

脓液或关节液涂片寻找抗酸结核杆菌，如为阳性具有明确诊断和鉴别诊断的重要价值。

6. 辅助检查

（1）影像学检查：

① X 线检查：早期可见肱骨头骨质萎缩疏松，中后期可见肱骨头类圆形骨吸收及破坏区，或肱骨头上局限性骨缺损，关节面粗糙，关节间隙狭窄，少数可在关节附近发现软组织肿大阴影，中心有钙化（图 8-4-1）。

② CT 检查：可见局部骨质破坏程度及与

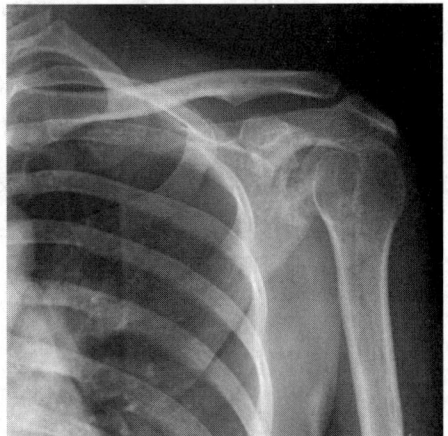

图 8-4-1　肩关节结核 X 线

周围软组织的关系，有助于判断结核的病灶位置（图 8-4-2）。

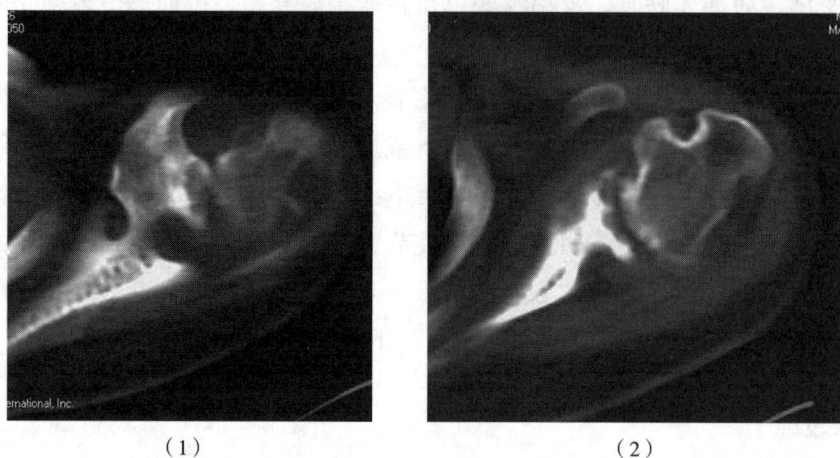

（1）   （2）

图 8-4-2　肩关节结核 CT
（1）全关节结核；（2）滑膜结核侵袭关节组成骨

③ MRI 检查：可见病变的性质，明确诊断及判断病灶范围（图 8-4-3）。

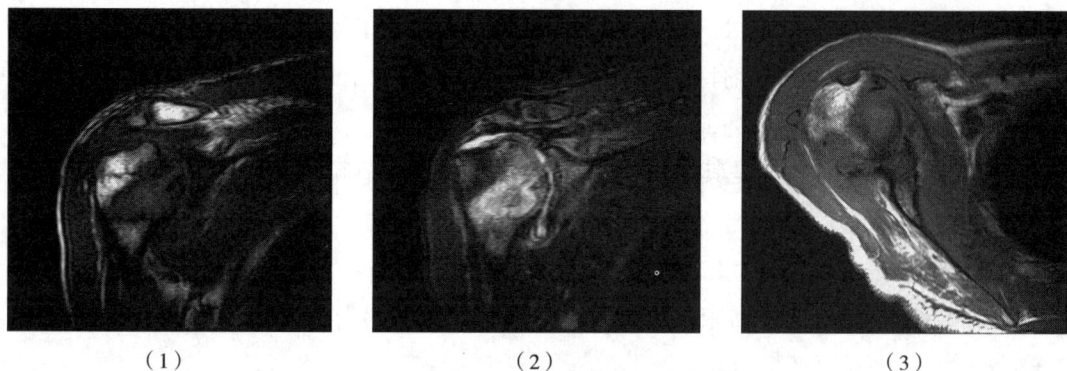

（1）   （2）   （3）

图 8-4-3　肩关节结核 MRI
（1）T1 加权；（2）T2 加权；（3）增强

（2）检验学检查：活动期可见轻度贫血、C 反应蛋白升高及血沉加快，白细胞正常或稍多。混合感染时，则白细胞明显增多。血清抗结核抗体阳性则表示已患过结核病。在未经治疗者病灶局部抽取脓液或关节液培养，结核杆菌阳性率为 70% 左右，涂片寻找抗酸结核杆菌，若为阳性具有明确诊断和鉴别诊断的重要价值。

（3）病理学检查：活检病理常发现典型朗氏细胞或结核结节病变，可明确诊断。

【鉴别诊断】

1. 辨证诊断

临床按早、中、后期辨证治疗，参考分型分期部分。

2. 鉴别诊断

（1）类风湿关节：类风湿关节炎为自身免疫性疾病，常累及手足小关节，多呈双侧对称性发病，无寒性脓肿或窦道。实验室检查多提示类风湿因子阳性或抗链"O"阳性。

（2）化脓性肩关节感染：化脓性肩关节感染发病多急剧，开始就有高热，疼痛剧烈，白细胞及中性粒细胞均明显增多，X线片可见骨质破坏及大量新骨形成。

（3）肩关节周围炎：肩关节周围炎好发于50岁左右的成人，故又称"五十肩"。虽然可以表现为肩关节疼痛、活动受限，但X线片显示肩关节无明显骨质破坏，无寒性脓肿或窦道。

【治疗思路】

肩关节结核发病率低，一旦怀疑，应尽早给予抗结核药物，尽量以保守治疗方法控制病情，必要时可行手术治疗。

【治疗方法】

1. 一般治疗

本病的一般治疗包括营养与支持治疗及局部制动两个方面，具体参考总论。

2. 中医治疗

药物治疗内、外治法参考总论及脊柱结核部分，但结核在活动期慎用针灸按摩疗法。

3. 物理治疗

结核在活动期可以给予局部冷疗或药物离子导入。

4. 西医治疗

（1）药物治疗：抗结核药物使用原则及方法参考总论，用药多长于1年。

（2）介入治疗：可通过肩关节镜下病灶清理达到明确诊断及死骨、炎性坏死组织等清除的目的，可缩短治疗的时间。

（3）手术治疗：

①滑膜切除术

［适应证］非手术疗法无效的单纯滑膜结核。

［手术方法］取肩关节前方切口，切开关节囊，脱出肱骨头后，切除并刮除病变滑膜组织，用生理盐水彻底冲洗干净后，局部放入链霉素1g、异烟肼200mg，逐层缝合。术后将患肢用三角巾悬吊，3周后练习上肢悬垂画圈和手指爬墙运动，以促进肩关节功能的恢复。

②骨结核病灶清除术

[适应证] 单纯骨结核，抗结核药物应用 3 ～ 4 周后，应及时采取手术治疗，彻底清除病灶，防止病变蔓延扩大，避免累及关节（图 8-4-4）。

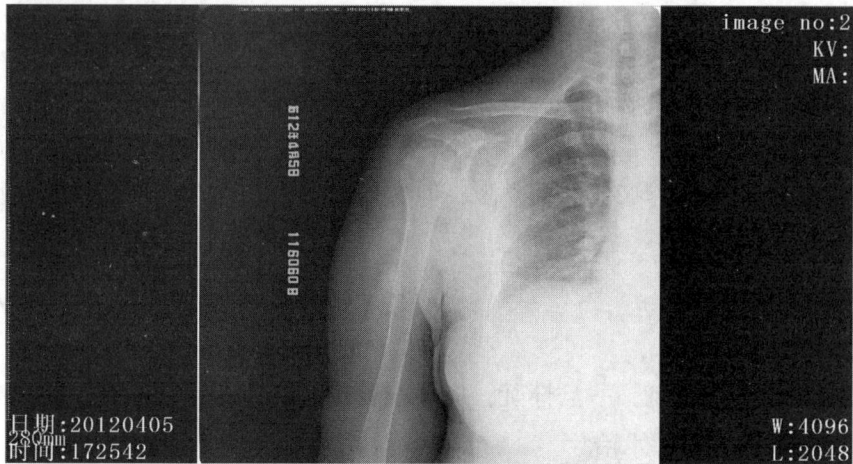

（1）

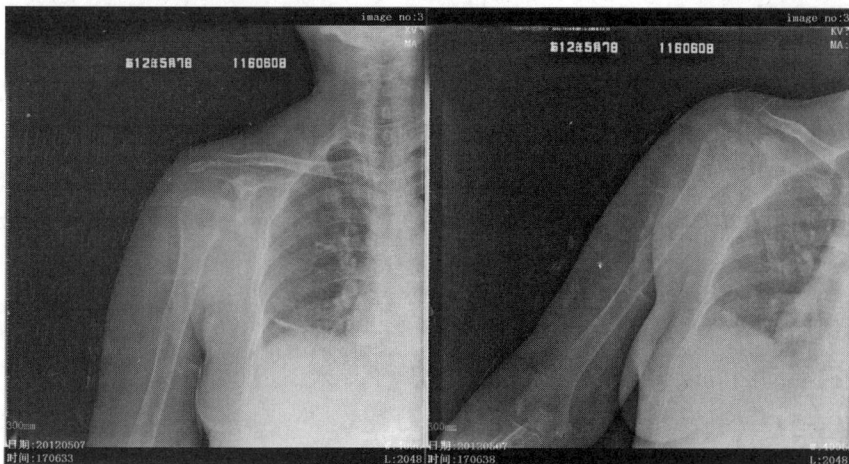

（2）

图 8-4-4 肩关节清理术

（1）术前；（2）术后

[手术方法] 包括肱骨大结节结核病灶清除术、肱骨头结核病灶清除术两种方法。前者采用肩前大结节内侧弧形切口暴露病灶。病变部位往往骨膜较肥厚，不易被推开，局部有炎症粘连，有的还可有瘘孔。当找到病灶的瘘孔后，应根据范围大小，先用圆骨凿将骨瘘孔扩大，充分暴露病灶，将病灶内的脓液、肉芽组织、干酪样坏死物质及死骨彻底清除。用生理盐水反复冲洗骨腔，局部放入链霉素 1g、异烟肼 200mg。若有混合感染时放入青霉素 80 万 U。术后患肢用外展支架固定或三角巾悬吊。3 周后开始

锻炼肩关节活动；后者手术入路及病灶显露同肱骨大结节结核病灶清除术。术中检查肱二肌长头腱是否完整。如该腱已被破坏则应将被破坏的部分切除，再将远端缝合在喙突上或肱二头肌短头腱上。结节间沟内常有比较小而隐蔽的骨空洞，其中充满干酪样物质或肉芽组织，将其彻底刮除。将水肿、增厚的前方关节囊及滑膜切除。将肱骨头向前方脱出，彻底切除破坏的软骨面，彻底刮除肱骨头和肩胛盂的骨性空洞，同时也应将肩关节后方滑膜切除。病灶清除后放入抗结核药物，有混合感染时放入青霉素80万U。然后使肱骨头复位，分层缝合切口。术后2周拆线，用三角巾悬吊患肢，3周后做患肩功能锻炼。

③肩关节融合术

［适应证］关节结核病变愈合，局部疼痛严重。

［手术方法］切除病灶和软骨面后，用3根骨圆针将肩关节临时固定在外展30°～45°、前屈30°和外旋25°的功能位置。使肱骨头与肩胛盂紧密接触，为了使关节容易融合应同时植骨。肩人字形石膏固定3～4个月。肩关节在功能位上融合后，因肩胸关节的代偿活动，术后患肢仍可外展、前屈到90°，但融合后旋转运动几乎完全丧失。

④外展截骨术

［适应证］经长期非手术治疗，局部病变治愈，关节在内收位强直，患肢不能外展，工作生活不便者，可做肱骨头下外展截骨术。

［手术方法］切口可用前述的肩关节前方切口。暴露肱骨上端后，用锐骨凿将肱骨上端在外科颈下方约2cm外截断，或切除基底向前向外的楔形骨块。截骨的角度设计，应使截骨后的肱冈角达110°左右，前屈30°左右，外旋25°左右。未成年患者可酌情增加外展角度。将肱骨放在预先设计好的位置后，再用一预先弯成适当角的4孔或6孔钢板固定。为了促进截骨部的愈合，可用切除的楔形骨块在截骨周围植骨。

5. 功能锻炼

视病情指导患者进行适当的肢体功能活动。

（1）早期：肩关节多需制动，患肢用三角巾兜托或用塑形托将患肩托扶在前屈、肘屈位制动，尽量减少干扰患侧肩关节。锻炼手部及腕部关节的各种活动，如抓空增力、左右侧屈、掌屈背伸等，每日练习2～3次，因人而异，以不感到疼痛为度。

（2）中期：病灶稳定后或病灶清除术后3周，即可做上肢悬垂画圈和手指爬墙运动，以促进功能恢复。在早期活动的基础上做肩关节的轻度活动，如屈肘耸肩。关节功能差，肌肉僵硬，可适当予以被动活动、局部按摩。

（3）后期：在解除肩关节制动后加做肘关节、肩关节的活动，如屈肘展肩、内收探肩、后伸探背、上肢回旋、弯腰画圈、外展指路、手指爬墙等，每日2～3次，一次5～10分钟。

6. 膳食与起居

（1）辨证施膳：肩关节结核全身症状多不明显，主要为局部表现，据患者体质和舌苔、舌质变化，判断寒热虚实，有针对性地指导患者进食易消化、清淡、薄素之品，如新鲜果蔬、米粥、面条等。病情稳定后，可逐渐过渡到普食；忌食辛辣、油腻、煎炸、腥发之品。中后期进食调和气血、补肝益肾之品，如骨头汤、豆制品、动物肝肾、山茱肉、肉桂炖甲鱼等。合并高血压、糖尿病、心脏病者，做好针对性饮食护理。具体辨证施膳参考本章第一节概述部分。

（2）起居：参考本章第一节概述部分。

【按语】

肩关节结核临床少见，多遗留肩关节活动受限后遗症，治疗以中医药及西医药等综合保守治疗为主，必要时行手术治疗，并配合康复功能锻炼。

【病案举例】

赵某，女，73岁，因"右肩部肿痛活动受限8月余"来诊。

患者于8个月前无明显诱因出现右肩部肿痛、活动受限，3个月前就诊于某医院并住院治疗，期间行 ECT 检查提示：右侧肩关节并骨质破坏的代谢浓聚灶。考虑恶性肿瘤，其余骨骼未见明显骨转移征象，建议行关节置换手术治疗。患者拒绝手术治疗，给予消炎止痛药物对症治疗（具体用药不详），并给予右侧肩关节穿刺抽液关节腔注射。穿刺液病理学检查示：找到大量中性粒细胞及淋巴细胞、单核细胞，未见瘤细胞。之后再次出现右肩部肿痛、活动受限，在当地医院给予肩关节穿刺并关节腔腔内注射（具体用药不详），治疗后疗效不佳来诊。既往史：有"冠心病"病史多年，曾口服丹参片及心脑康治疗，现仍有心前区闷胀不适感。入院检查：患者神志清，精神差，形体消瘦，盗汗，无午后低热症状。脊柱侧弯畸形，双侧肩膀不等高；右肩部肿胀，无表浅静脉曲张，局部皮温不高；肩关节前屈、后伸、外展、内旋、外旋活动均受限；右肩关节周围及肱骨上段环周有明显的压痛、叩击痛。右上肢肘关节及腕关节活动可。手指血运、活动可。X线提示：右肩关节对应欠佳，肱骨头形态不整，略变扁，肱骨头密度不均匀，肩关节对应面硬化，关节面下可见低密度囊变，边缘可见增生（图8-4-5）。肺CT提示：脊柱侧弯，序列失常，胸廓变形，双肺纹理走向

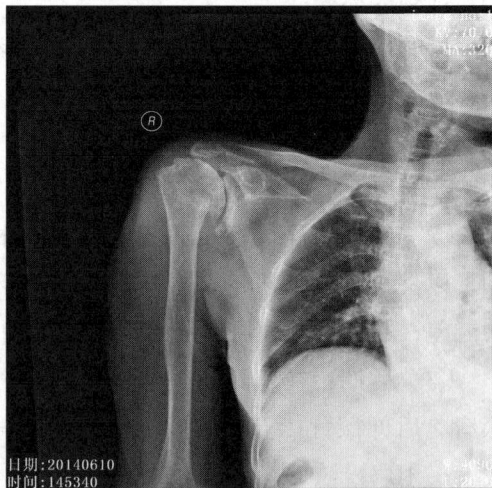

图 8-4-5　右肩关节结核 X 线

自然，纵隔居中，未见偏移（图 8-4-6）。MRI 提示：右肩关节及肩峰下滑囊炎、喙突下滑囊积液，肩关节间隙变窄，关节边缘骨质增生，关节面不光滑，肱骨头向后侧轻度移位，关节对应失常，冈上肌腱、冈下肌腱及肩胛下肌腱增粗。信号增强，肱二头肌长头腱似向内侧轻度移位，周围见环形积液，盂唇形态及信号失常（图 8-4-7）。

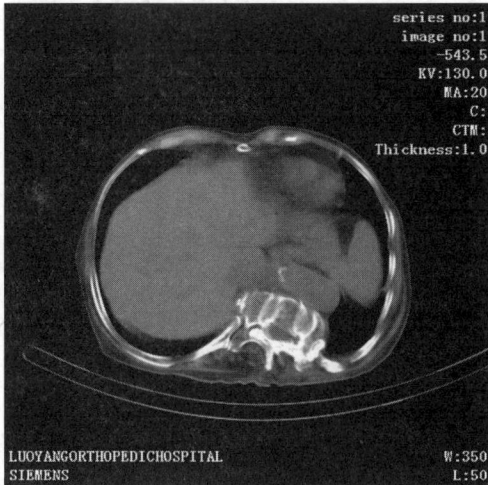

图 8-4-6　胸肺 CT

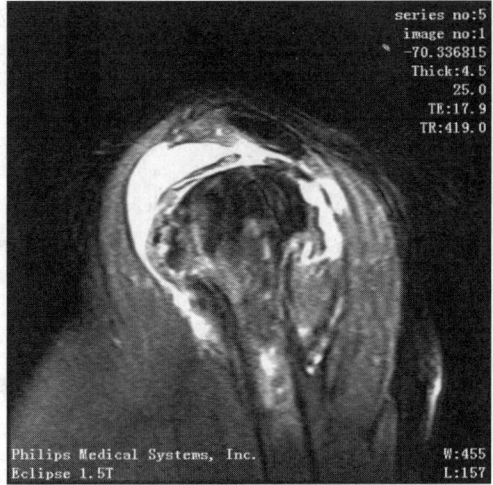

图 8-4-7　右肩关节结核 MRI

西医诊断：右肩关节骨结核；中医诊断：右肩关节骨痨，属阴虚火旺证。

治疗经过：入院后给予利福平、异烟肼、链霉素抗结核治疗并口服院内制剂抗结核中药系列（阴虚火旺证），中西医结合治疗 4 周，症状缓解，患者满意，未手术出院，继续给予抗结核中医药一年半治愈，遗留肩关节上举及内外旋活动受限。

二、肘关节结核

【概述】

肘关节结核比较常见，在上肢骨与关节结核中占首位。成人和儿童均可发病，以青壮年最多，其中 20～30 岁发病者约占 1/3 以上。

【病因病机与分型分期】

1. 病因病机

（1）中医学：肘关节结核中医病因为肘部伤损和病邪侵袭。感染结核杆菌的患者，骨或关节扭伤、挫伤，气血瘀滞，或风寒湿邪侵袭，经络阻塞等造成局部抵抗力降低，结核杆菌由原感染灶经血液循环流注于此，结聚为患，腐筋蚀骨而成本病。

（2）西医学：初发病灶，成人多数在骨端，儿童多数在滑膜，很快发展为全关节结核。从病理进展看可分为单纯滑膜结核和全关节结核。单纯滑膜结核临床较为少见。病变多发生于尺骨鹰嘴，其次为肱骨外膜。全关节结核临床多见，骨质破坏，脓肿或窦道形成，有时伴有病理性脱位。

（3）平乐正骨骨病学：参考本章第一节概述部分。

2. 分型分期

（1）病理分类：从肘关节的病理发展过程，可分为单纯滑膜结核和全关节结核。

（2）临床分期：临床分初、中、后三期辨证，具体症状见后述。

【临床表现】

1. 病史

肘关节因局部解剖关系，发病初期即可出现临床症状，逐渐加重，病史一般较长，且不易治疗，常遗留关节僵直后遗症。

2. 症状

临床以肿痛、活动受限及肘关节梭形肿胀、畸形为特征，多分为三期，即初期、中期及后期。

（1）初期：本病起病缓慢，早期症状轻微，患肘隐隐酸痛，呈进行性加重。肘关节肿胀一般较为明显，且逐渐加重，关节活动不利，轻微受限。单纯滑膜结核，关节活动障碍不明显，局部疼痛明显，轻度肿胀。初发病灶如在肱骨内外侧髁，则压痛局限在肘部内侧或外侧；如在鹰嘴则压痛局限于鹰嘴处，且有轻度肿胀，但不红不热。

（2）中期：患肘呈半屈曲位，伸屈障碍活动受限，疼痛明显。由于患肢上臂和前臂肌肉萎缩，肘关节呈梭形肿胀，渐至寒性脓肿形成，附近及腋窝淋巴结可肿大，甚至可出现全身虚弱或阴虚火旺的征象。

（3）后期：由于肘关节周围肌肉较少，寒性脓肿容易向外破溃，且易合并混合感染，形成数个窦道，经久不愈。因关节结构破坏，可继发关节脱位。当病灶趋向愈合时，肘关节逐渐发生纤维强直或骨性强直。一般强直在非功能位，严重影响患者的生活和工作。

3. 体征

早期以肘关节肿胀及局部压痛为主，之后出现肘关节被动半屈曲位，功能受限，易形成窦道并肘关节强直。

4. 临床特征

肘关节结核在临床较为常见，全身症状多数不明显，局部症状及体征为肘关节的肿胀、疼痛、窦道及关节强直。

5. 特殊检查

抗酸结核杆菌阳性具有明确诊断和鉴别诊断的重要价值。活检病理常发现典型朗氏细胞或结核结节病变，可明确诊断。

6. 辅助检查

（1）影像学检查：

① X 线检查：早期单纯骨结核可见肱骨外髁、肱骨内髁或尺骨鹰嘴、冠状突骨质破坏，单纯滑膜结核可见骨质疏松及关节间隙模糊；中晚期则见关节间隙狭窄，各关节面模糊不清（图 8-4-8）。

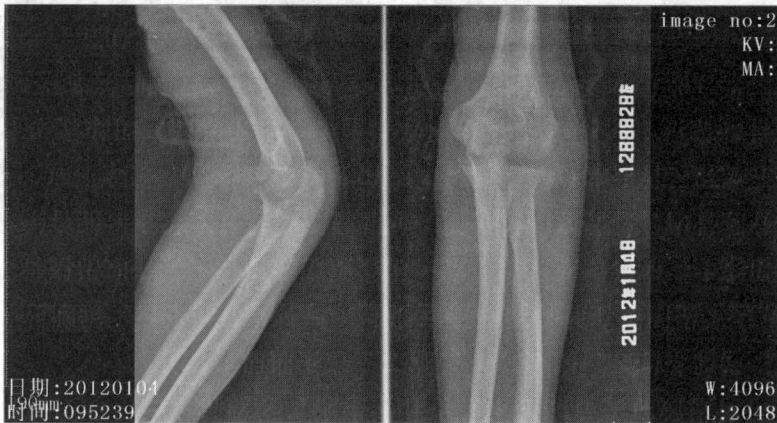

图 8-4-8 肘关节结核 X 线

② CT 检查：更清楚地显示肘关节局部病灶情况（图 8-4-9）。

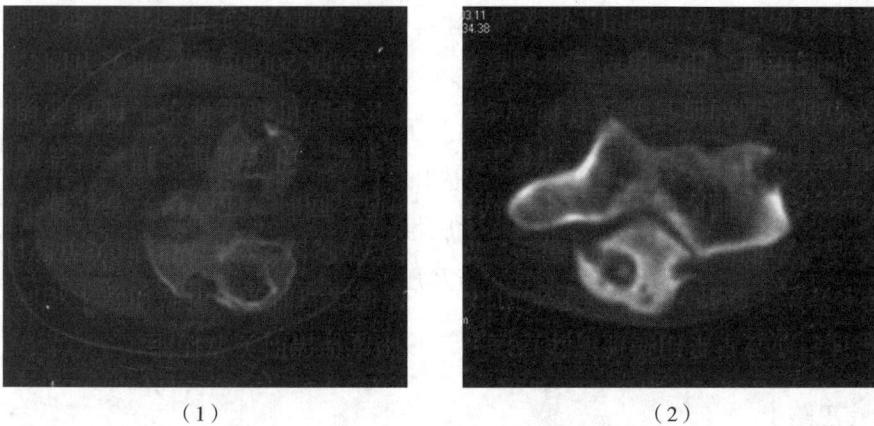

| （1） | （2） |

图 8-4-9 肘关节结核 CT

（1）软窗显影；（2）骨窗显影

③ MRI 检查：对早期病变反应更为敏感（图 8-4-10）。

（2）检验学检查：活动期可见轻度贫血、C 反应蛋白升高及血沉加快，白细胞正常或稍多。混合感染时，则白细胞明显增多。血清抗结核抗体阳性则表示已患过结核病。在未经治疗者病灶局部抽取脓液或关节液培养，结核杆菌阳性率为 70% 左右，涂片寻找抗酸结核杆菌，若为阳性具有明确诊断和鉴别诊断的重要价值。

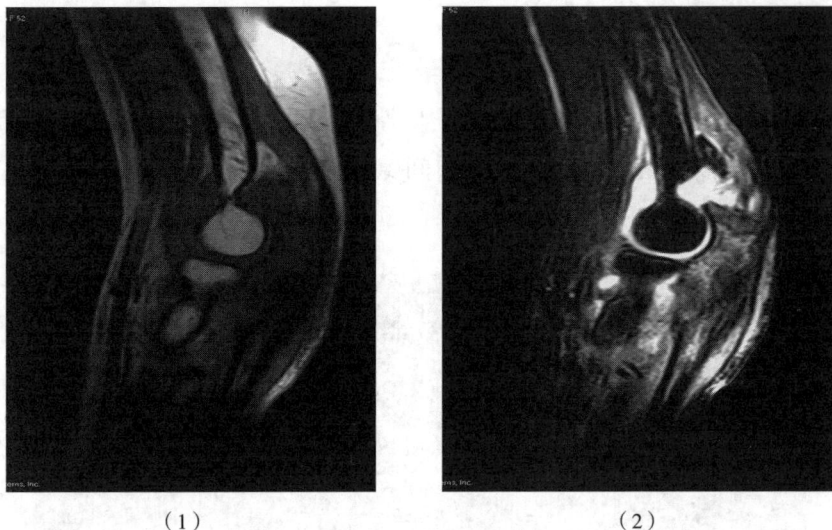

（1）   （2）

图 8-4-10　肘关节结核 MRI

（1）T1 加权；（2）T2 加权

（3）病理学检查：活检病理常发现典型朗氏细胞或结核结节病变，可明确诊断。

【辨证诊断及鉴别诊断】

1. 辨证诊断

本病辨证诊断可参考总论部分，分期辨证参考上述症状分期论述。

2. 鉴别诊断

（1）类风湿关节：类风湿关节炎常累及手足小关节，多呈双侧对称性发病，拍片显示肘关节组成骨质无明显破坏，无寒性脓肿或窦道，血清类风湿因子常呈阳性。

（2）肘关节化脓性关节炎：肘关节化脓性关节炎多在长骨骨端，压痛局限于干骺端，可有高热寒战、烦躁不安、患处跳痛及压痛、口渴、脉数等征象。实验室检查多提示白细胞增多。

【治疗思路】

肘关节结核最易形成窦道而继发混合感染，并多遗留肘关节强直，治疗上首先应充分控制感染，配合局部病灶清除，后期行肘关节重建或融合。

【治疗方法】

1. 一般治疗

营养与支持治疗及局部制动参考前述。

2. 中医治疗

中药的内外辨证施治方法参考总论部分，分期辨证参考脊柱结核部分。

3. 物理治疗

肘关节结核物理治疗较为方便实用，可配合应用，方法参考总论。

4. 西医治疗

（1）药物治疗：抗结核药物治疗为肘关节结核重要的治疗手段，具体用药及方法见概述，因最易产生混合感染，同时注意结合广谱抗生素应用或经细菌培养后以敏感抗生素用之。

（2）介入治疗：当肘关节脓肿形成时可配合局部介入治疗以排脓去腐，当窦道形成时窦道造影也是必要的检查治疗手段。

（3）手术治疗：早中期多以肘关节病灶清除术为主，后期则需行肘关节融合及重建术。

①肘关节滑膜病灶切除术

［适应证］单纯肘关节滑膜结核经过3周抗结核治疗，局部症状不减或持续加重者。

［手术方法］手术在臂丛或全身麻醉下进行。患者取仰卧位，患臂放在胸前，术中用止血带。采用肘后"S"形切口入路充分暴露肘关节后，将关节后方和前方的滑膜组织彻底切除，尽量剪除或刮除围绕桡骨头或上桡尺关节的滑膜组织。将创口冲洗干净并放入抗结核药物，将尺桡骨复位后，缝合肱三头肌腱。将尺神经移植到肘关节前方的皮下，分层缝合切口。术后用石膏托将肘关节固定在90°屈曲位。术后2周拆线，术后3周开始肘关节功能锻炼。

②尺骨鹰嘴结核病灶清除术

［适应证］单发的中心型和边缘型尺骨鹰嘴结核，有侵犯肘关节趋势者，应早期施行病灶清除术。

［手术方法］手术在臂丛麻醉下进行。患者取仰卧位，患肢放在胸前。术中使用止血带。取鹰嘴后侧中线切口，沿切口方向切开皮下组织、肱三头肌腱膜和骨膜，自骨膜下向两侧剥离。当病灶显露后用圆凿凿一骨窗，并用刮匙将结核性肉芽组织、脓液、干酪样物质、死骨和其他坏死组织彻底清除，直至显露正常骨质。放松止血带，压迫止血，用生理盐水冲洗骨腔和伤口，将链霉素1g、异烟肼200mg放入已清理的病灶内，逐层缝合伤口。石膏固定肘关节于功能位，3周后除去石膏进行功能锻炼。术后继续全身应用抗结核药物。

③肱骨内髁结核病灶清除术

［适应证］单纯肱骨内髁骨结核，有向关节侵犯趋势者应施行病灶清除术。

［手术方法］患者取仰卧位，患肩外展、外旋各90°，平放于侧台上。术中使用止血带。以肱骨内上髁为中心做纵向皮肤切口，切开皮下组织后将皮肤向两侧游离，在

尺神经沟部位解剖出尺神经并加以保护，分开肱三头肌腱和肱肌，切口不可进入肘关节腔，显露病灶后用骨凿凿开，彻底将病灶内结核样物质清除，其他方法同尺骨鹰嘴病灶清除术。

④肱骨外髁结核病灶清除术

[适应证]单纯肱骨内髁骨结核，有向关节侵犯趋势者应施行病灶清除术。

[手术方法]患者取仰卧位，患肢屈曲放在胸前。手术使用气囊止血带。沿肱骨外上髁纵向切开皮肤和皮下组织，自肱桡肌、桡侧腕伸肌和肱三头肌之间分开。此时应注意切口位置不可过于向近侧延长，以免损伤桡神经。为安全起见，也可将桡神经解剖游离加以保护。显露及清除病灶同肱骨内髁结核病清除术。

⑤全肘关节结核病灶清除术

[适应证]全肘关节结核在全身抗结核药物应用2～3周之后，血沉接近正常，无手术禁忌证，应及早采用病灶清除疗法，最大限度保留肘关节功能。

[手术方法]麻醉、体位、手术切口及病灶显露与肘关节滑膜切除术相同。肘关节完全显露后，为彻底清除关节内病变，需将肘关节脱位，然后清除肘关节腔内的脓液、结核性肉芽组织、肥厚的滑膜、干酪样坏死物质。同时，还应将关节软骨下潜在的结核病灶彻底清除，已经浮动的关节软骨也一并切除，切除肱骨下端、尺骨鹰嘴、桡骨小头、关节软骨面的血管翳及其他病变组织，必要时可将桡骨小头自颈部切除。放松止血带，彻底止血，冲洗伤口，将链霉素1g、异烟肼200mg放入肘关节内，使关节复位，分层缝合伤口。石膏托固定肘关节于功能位。3周后除去外固定，进行肘关节伸屈功能锻炼（图8-4-11）。

⑥肘关节成形术

[适应证]肘关节结核已治愈，但发生骨性或纤维性强直，工作与生活不便，具有下列条件者可考虑做肘关节成形术：青壮年患者，强烈希望做活动关节，工作上不需要强大臂力；局部条件好，瘢痕较少；肱二、三头肌肌力较好。

[手术方法]先用锯在肱骨髁部预定线上，与肘关节面平行，锯断肱骨下段；而后在尺骨预定切线上，横形锯断尺骨上端，用线锯切断桡骨头，并取出桡骨头。然后用咬骨钳咬除部分肱骨内、外髁之间的骨质，使肱骨下端呈分叉状，恰能容纳切除后的尺骨上端。肱骨下端和尺骨上端总的切除范围应在2～4cm之内。切除不应少于2cm，少于2cm则术后骨端靠拢太紧，关节活动不好；也不应多于4cm，切除太多会使骨端距离远，且肱骨下端切除过多会影响伸、屈肌总腱的附着，以致术后关节松弛，极不稳定，前臂和手甚至可做链枷样摇摆。一般地讲，在伸直位强直者应多切除一些骨质，才能适应缩短的肱三头肌腱，并使骨端保留足够的间隙。骨端间应用阔筋膜隔离，带血管蒂的筋膜垫者效果更满意。阔筋膜的大小以覆盖肱骨下端为准。放松止血带，彻底止血，冲洗伤口，放入链霉素1g、异烟肼200mg，分层缝合伤口。长臂石膏托固定肘关节在100°位置。术后3周去除固定，进行肘关节伸屈功能练习。术后继续全身抗结核治疗。

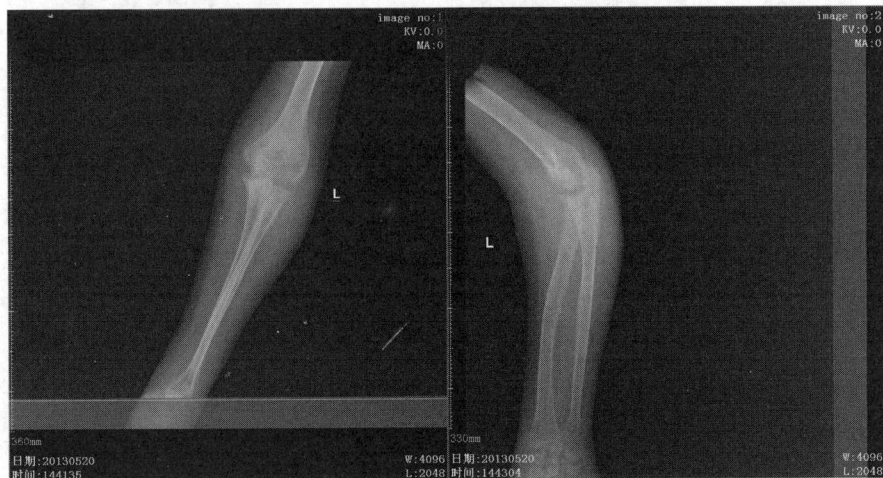

（1）

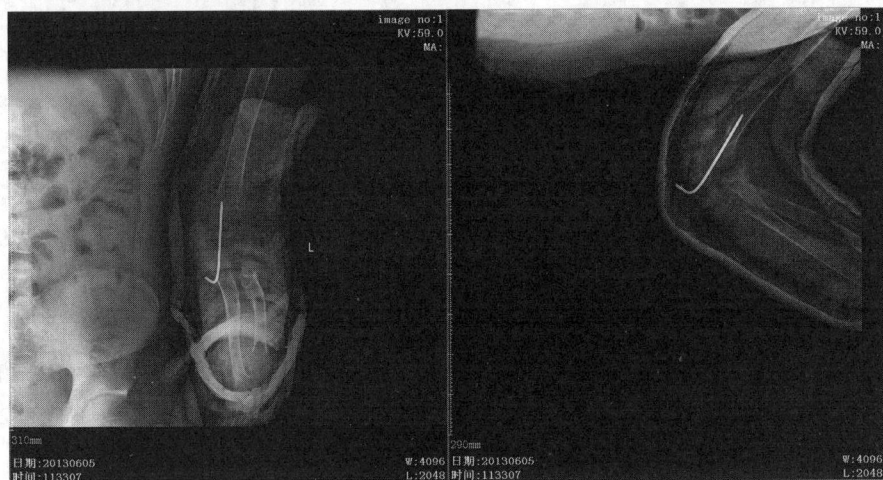

（2）

图 8-4-11 肘关节清除术

（1）术前；（2）术后

⑦肘关节融合术

［适应证］对某些必须参加劳动的成年患者，为了恢复肘关节的稳定和力量，可做关节融合术。

［手术方法］手术麻醉、体位、切口及病灶显露与肘关节滑膜切除术相同。显露肘关节，清除破坏的软骨面，植入自体松质骨或异体骨，或肘关节各关节面清除至显露骨性正常组织，使关节处于功能位，采用钢板固定融合关节。

5. 功能锻炼

视病情指导患者进行适当的肢体功能活动。关节功能差，肌肉僵硬，可适当予以被动活动，局部按摩。早期应以制动为主，但注意肩及手腕部的功能锻炼。中后期固定期间，以肩、腕及掌指活动为主，固定去除后以屈肘活动为主，可适当配合按摩理疗等，禁止粗暴被动活动，以免增加新的损伤。

6. 膳食与起居

（1）辨证施膳：参考本章第一节概述部分。

（2）起居：患者日常起居应保持患肢功能位，抬高患肢。固定时注意患肢松解检查有无压伤，发现患肢末梢青紫、苍白、温度发凉等，要及时处理。进行患肢功能锻炼应循序渐进，严禁暴力屈伸肘关节。加强营养，增强机体抵抗力。注意养生，预防其他并发症。

【按语】

肘关节结核多数为全关节结核，故手术治疗非常重要，并积极做好功能锻炼，减少致残率，或尽量恢复肘关节的屈伸功能。

【病案举例】

牛某，女，54岁，因"左肘关节疼痛、活动受限2个月"来诊。

患者于2个月前出现左肘关节疼痛，旋转功能逐渐消失，局部皮温较对侧升高。入院检查：患者神志清，精神差，形体消瘦，盗汗，无午后低热症状。左肘关节轻微肿胀，局部皮温稍高，关节伸屈活动受限，并有明显的摩擦音，旋前、旋后功能基本丧失，手指活动、血循尚可。X线提示：左肘关节间隙变窄，关节缘显示骨质增生硬化改变（图8-4-12）。CT提示：左肘关节间隙变窄，关节面毛糙，关节面下骨质显示囊状骨破坏区，病变区内显示块状高密度影、周围软组织肿胀（图8-4-13）。MRI提示：左肘关节骨质结构紊乱，关节边缘呈不规则骨质破坏，边界不清楚，边缘不规则，破坏区内呈略长T1、略长T2信号，肱骨滑车及尺骨鹰嘴、桡骨小头形态不规整，肘关节腔内积液（图8-4-14）。

西医诊断：左肘关节骨结核；中医诊断：左肘关节骨痨，属脾肾阴虚、痰瘀互结证。

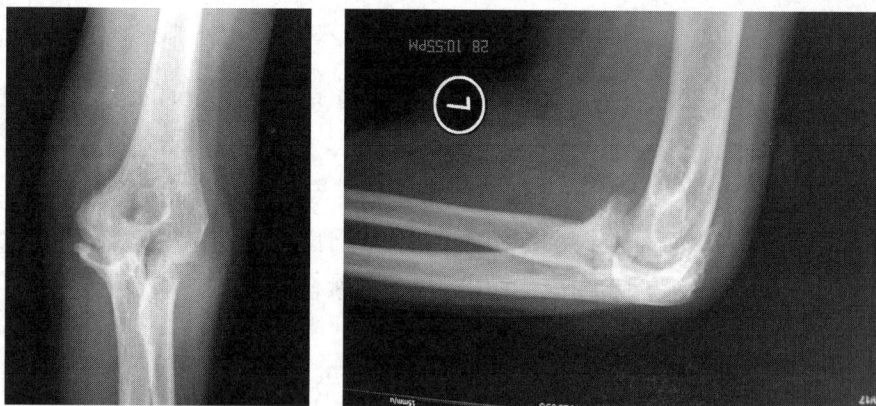

（1）　　　　　　　　　　　（2）

图8-4-12　左肘关节结核术前X线

（1）正位片；（2）侧位片

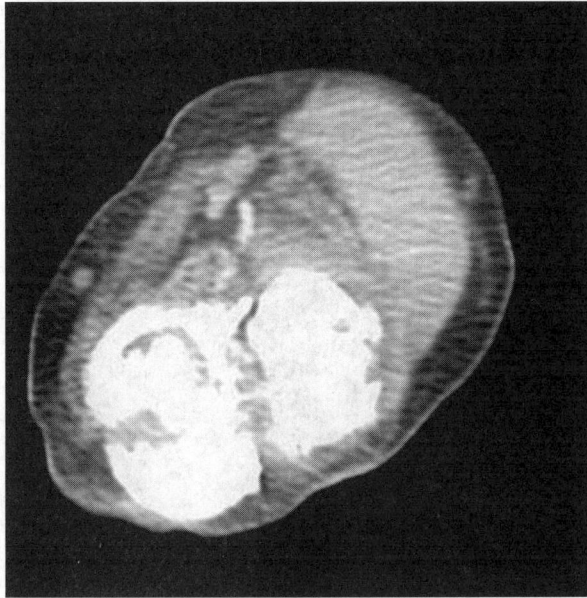

图 8-4-13　左肘关节结核术前 CT

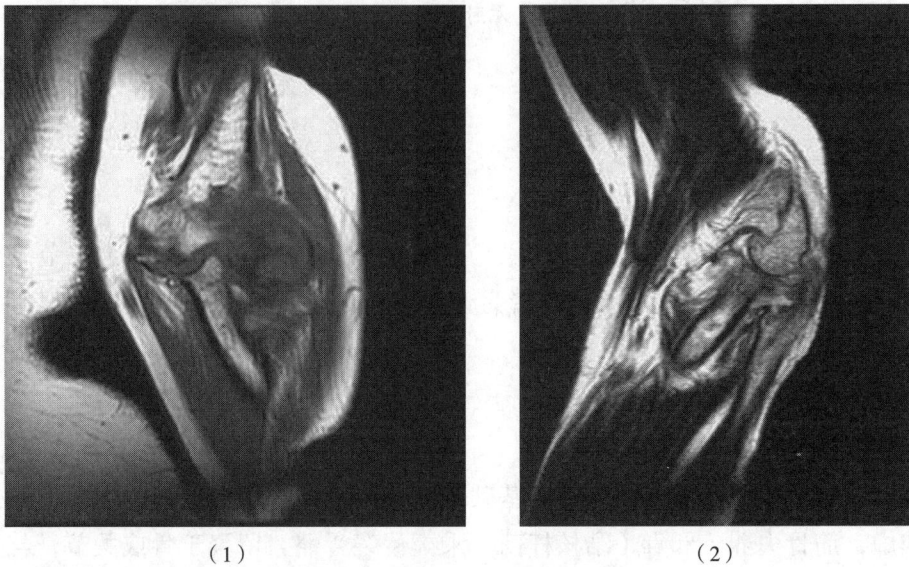

（1）　　　　　　　　　　　　　　　（2）

图 8-4-14　左肘关节结核术前 MRI

（1）T1 加权；（2）T2 加权

治疗经过：入院后给予利福平、异烟肼、链霉素三联抗结核治疗，同时给予河南洛阳正骨医院骨痨丸口服，佐以食疗薏苡仁、山药、糯米、瘦肉粥。经药物治疗 4 周后采用肘后正中切口手术，于鹰嘴上方倒"V"字形切开肱三头肌腱，充分显露肱骨下端和后方关节囊，切除环状韧带，给予关节病灶清除，桡骨上端切除 3cm，肱骨远端部分骨质切除，修整尺骨鹰嘴。术后用石膏托固定在屈曲 90°、内旋 15°功能位，3 周后拆除石膏开始功能锻炼（图 8-4-15）。术后病理报告：左肘关节结核。继续给予抗结核治疗一年半。

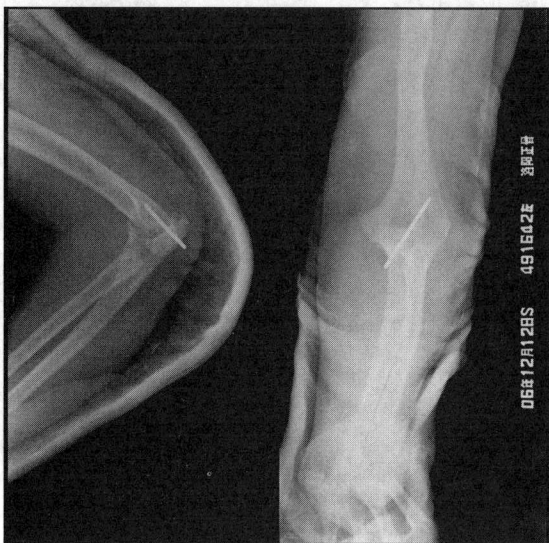

图 8-4-15　左肘关节结核术后 X 线

三、腕关节结核

【概述】

腕关节结核比较常见，占全身骨关节结核的 3% 左右，在上肢三大关节结核中居第二位，仅次于肘关节结核。多数患者为青壮年，儿童较少，男性患者多于女性。

【病因病机与分型分期】

1. 病因病机

（1）中医学：肘关节结核的发病基础是腕关节劳损和病邪侵袭。本病的发生先有肾亏脾虚，筋骨失养，邪毒（结核杆菌）乘虚侵袭骨骼，留聚于骨或关节，与气血搏结，致津液不得输布，痰浊内生，损筋腐骨。其病机是寒、热、虚、实夹杂，但从整体看以阴虚为主。

（2）西医学：由于腕关节结构复杂，近端有桡、尺骨下端，远端有诸掌骨基底部，中间有 8 块腕骨，病变多从桡骨下端、头状骨和钩状骨开始而侵入关节，一旦发病很容易涉及整个关节，而且因局部血供较差，极易坏死，造成严重后果。

（3）平乐正骨骨病学：参考总论部分。

2. 分型分期

关节结核一般分为滑膜结核、骨结核及全关节结核，在腕关节结核中以全关节结核最为常见，单纯滑膜结核和单纯骨结核都很少见。单纯滑膜结核之所以少见是因为腕关节滑膜较少，滑膜结核的发病率较低。单纯骨结核之所以少见是因为腕骨和掌骨基底的体积都很小，病变常很快侵入邻近关节而变为全关节结核。

临床可分为初期、中期和后期 3 期辨证，见下述"症状"部分。

【临床表现】

1. 病史

腕关节结核多为隐秘发病，病程较长，早期不易诊断，一般需较长时间后方能接受抗结核治疗，故病程多较长。

2. 症状

临床可分为初期、中期和后期。

（1）初期：初起轻微疼痛和肿胀，随着病变的发展疼痛逐渐加重，休息后减轻，病变呈缓慢而渐进性加重，关节僵硬轻微，活动后症状加重，局部压痛，皮肤发亮，皮温多数正常。

（2）中期：肿胀明显，疼痛加重，腕关节压痛明显，关节僵硬，功能活动受限明显，皮色不变，皮温可升高，渐至患腕背侧出现寒性脓肿。

（3）后期：腕背部有脓肿形成，脓肿向外穿破皮肤形成窦道，流出豆腐渣或干酪样坏死性物质，甚至流出清稀脓水样分泌物，创口内凹，色素沉着，合并感染时，可伴有脓液。关节活动明显障碍。关节破坏严重者可产生腕下垂及尺偏畸形、关节强直。

3. 体征

腕关节结核易合并混合感染，除局部疼痛肿胀及畸形外，常伴有窦道及关节强直。

4. 临床特征

腕关节结核多无全身症状，临床以腕背侧肿胀、局部钝性疼痛、活动受限为主要症状。

5. 特殊检查

结核杆菌培养及活检病理具有明确诊断和鉴别诊断的重要价值。

6. 辅助检查

（1）影像学检查：

①X线检查：主要表现为软组织肿胀、骨质疏松的同时，可见到一至数个腕骨或桡骨下端关节面破坏影像，边缘模糊或不规则，间隙宽窄不一（图 8-4-16）。

②CT 检查：显示腕关节局部骨质破坏情况（图 8-4-17）。

③MRI 检查：显示软组织及骨质的病变情况（图 8-4-18）。

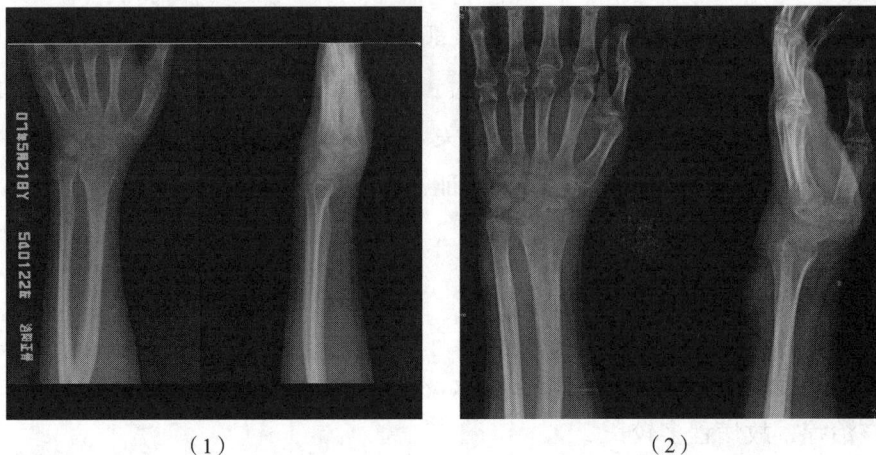

（1）   （2）

图 8-4-16 腕关节结核 X 线

（1）腕关节滑膜结核；（2）腕全关节结核

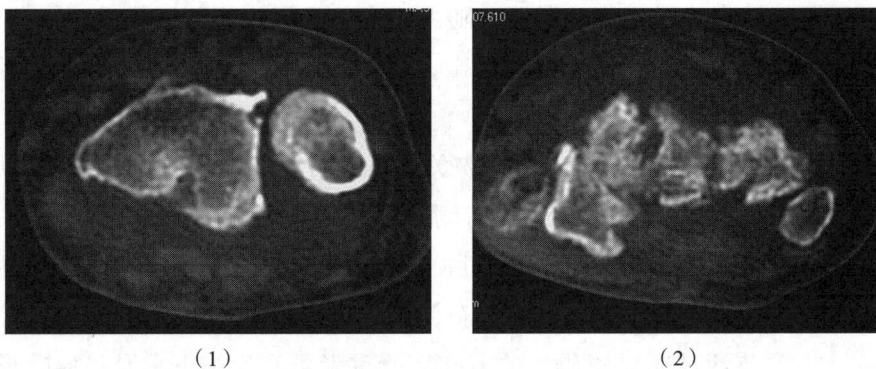

（1）   （2）

图 8-4-17 腕关节结核 CT

（1）腕关节滑膜结核；（2）腕全关节结核

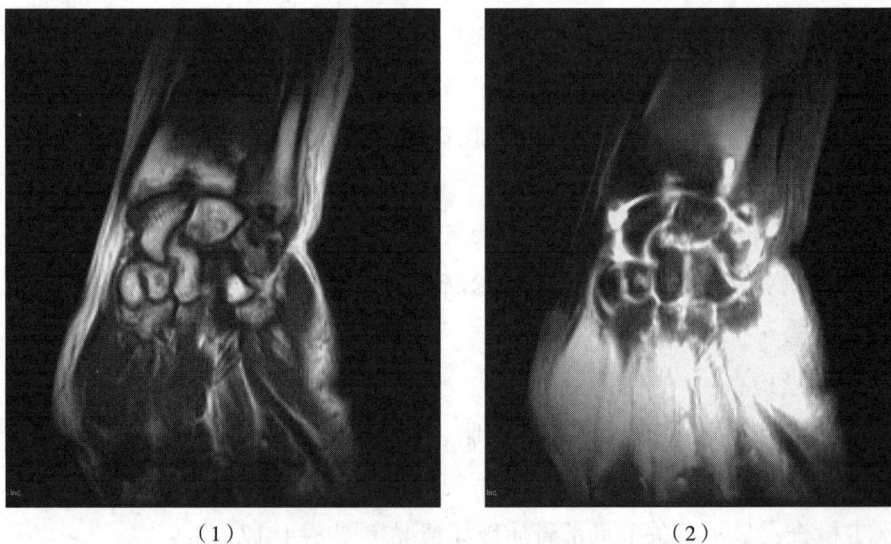

（1）   （2）

图 8-4-18 腕关节结核 MRI

（1）T1 加权；（2）T2 加权

（2）检验学检查：活动期可见轻度贫血、C反应蛋白升高及血沉加快，白细胞正常或稍多。混合感染时，则白细胞明显增多。

（3）病理学检查：病理学检查具有明确诊断和鉴别诊断的重要价值。

【辨证诊断及鉴别诊断】

1. 辨证诊断

辨证施治见总论部分，分期辨证见上述"症状"部分。

2. 鉴别诊断

（1）类风湿关节炎：类风湿关节炎常累及手足小关节，多呈双侧对称性发病。X线片显示腕部骨质无明显破坏，血清类风湿因子常呈阳性。

（2）月骨无菌性坏死：月骨无菌性坏死是由于某种原因导致月骨骨组织坏死的一种病理过程，多由骨质血供障碍引起，腕关节疼痛部位多位于月骨局部。X线片显示月骨局部囊性缺血样改变，实验室检查多无其他明显异常。

【治疗思路】

腕关节结核抗结核治疗多起效慢，局部治疗是最重要的手段，病灶清除术是首选方法。

【治疗方法】

1. 一般治疗

营养与支持治疗及局部制动对于腕关节结核来说很重要，具体情况见总论部分。

2. 中医治疗

药物治疗：中医药分型治疗应谨守病机，据证立法，依法遣药，药证相合，内外应用。辨证施治参考总论部分，分期辨证施治参考脊柱结核部分。

3. 物理治疗

物理治疗对腕关节结核治疗有效，如冷疗及光电治疗均可有效缓解局部肿胀及疼痛情况。

4. 西医治疗

（1）药物治疗：抗结核药物治疗是常规治疗之一，一般口服时间为1年左右。

（2）介入治疗：腕关节关节镜下病灶清除或窦道造影引流。

（3）手术治疗：

①腕关节结核病灶清除术

［适应证］保守治疗无效的单纯滑膜结核及桡骨远端骨结核；早期全腕关节结核；

小儿晚期全腕关节结核。

　　［手术方法］患者取仰卧位，患肢外展放在手术侧台上，应用气囊止血带。以腕关节为中心，在背侧做"S"形切口。切开皮下组织后向两侧稍做游离，显露腕背侧韧带并纵向切开。分别将桡侧腕伸肌腱和拇长伸肌腱牵向桡侧，伸指总肌腱牵向尺侧，显露腕关节。横形切开关节囊，显露病灶。滑膜结核者将背侧滑膜切除，如系桡骨下端局限性结核病灶，则在桡骨下端背侧纵向切开，骨膜下剥离，显露病灶后予以清除。全腕关节结核病灶多已穿破软骨或骨质，此时，用蛾眉凿将破口扩大，清除骨腔内的结核病灶，切除已经破坏的软骨，同时应清除关节腔内的脓液、肉芽组织、干酪样坏死物。腕关节结构复杂，某些小的病灶比较隐蔽，应仔细认真检查，将这些病灶清除。用生理盐水反复冲洗创口，然后放入链霉素 1g、异烟肼 200mg，逐层缝合伤口。术后石膏托固定腕关节于功能位，3 周拆除固定，进行功能练习。

　　②腕关节结核病灶清除关节融合术

　　［适应证］成人的晚期全腕关节结核。

　　［手术方法］体位、切口显露同腕关节结核病灶清除术，于桡骨远端横向切开关节囊，显露腕骨和桡骨远端，吸出关节内的脓液后，切除桡骨远端关节面软骨及增厚的滑膜，并彻底清除腕关节病灶，对破坏严重的腕骨予以切除。之后向远端显露腕骨及第 3 掌骨基底部，采用桡骨背侧滑移骨板或切取髂骨瓣移植进行关节融合。用生理盐水冲洗伤口，止血，放入链霉素 1g、异烟肼 200mg，分层缝合切口。术后用长臂管形石膏固定屈肘 90°、腕关节背伸 20°，前臂中立位和拇指对掌位 6 ～ 8 周。（图 8-4-19）

　　5. 功能锻炼

　　视病情指导患者进行适当肢体的功能活动。关节功能差，肌肉僵硬，可适当予以被动活动，局部按摩。拆除石膏后注意腕关节的功能恢复。

　　手腕部被动活动顺序：按照远指间关节、近指间关节、掌指关节、腕关节依次进行，循序渐进式活动关节，忌暴力活动关节。每天 2 ～ 3 次，一次 10 ～ 20 分钟。活动上个关节时，须制动下个关节，上个关节在一定阻力下进行屈伸活动，使关节产生有效的活动。一次屈伸使其达到最大限度，并做对掌运动、拇指外展和内收运动。按以上程序循环练习，每天 3 ～ 4 次，一次 10 ～ 20 分钟，直到感到关节部有轻微的酸痛为止。后期功能锻炼常配合中药熏洗、理疗及按摩，以促进局部的血液循环，促进消肿，软化瘢痕组织，提高康复效果。各期活动，动作应轻柔缓和，忌暴力，注意循序渐进、劳逸结合，以轻度疲劳为度，以免引起新的损伤。

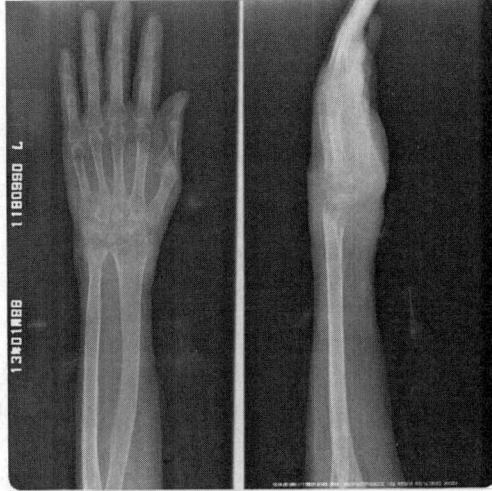

（1）

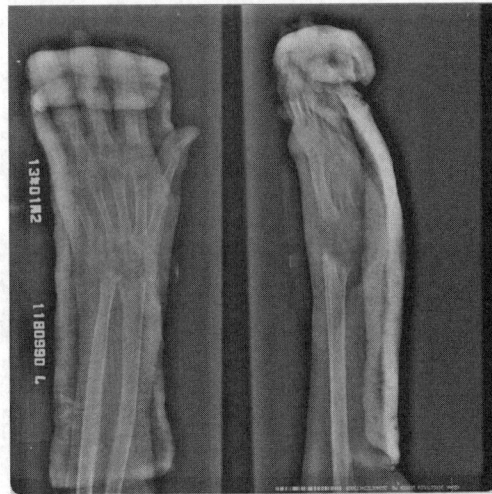

（2）

图 8-4-19　左腕关节结核 X 线

（1）术前；（2）术后

6. 膳食与起居

（1）辨证施膳：早期给患者通络理气、清淡通便、易消化、富营养的食物，如稀米粥、面条、蛋类、瘦肉及新鲜蔬菜及水果等，可添加牛奶、香蕉、蜂蜜水等，忌食燥烈、煎炸食物。中晚期给患者滋补肝肾、强筋壮骨食物，如牛奶、瘦肉、黑木耳、菠菜、动物肝脏、排骨汤等。具体辨证施膳参考本章第一节概述部分。

（2）起居：日常生活起居应有张有弛，合理饮食，加强营养，多食滋补肝肾之品。功能锻炼活动范围由小到大，次数由少到多，循序渐进，不可急于求成，力量不可过大过猛，以免发生意外。定期复查，不适随诊。注意休息，劳逸结合，保持积极心态，养成良好的生活习惯，戒烟戒酒。其他参考本章第一节概述部分。

【按语】

腕关节结核多为全关节结核，应全身及局部结合治疗。

【病案举例】

霍某，男，38岁，因"左腕关节肿疼、活动受限半年"入院。

患者于半年前左腕关节外伤致腕关节反复肿胀、疼痛，功能受限。3个月后左腕关节肿胀、疼痛剧烈，背侧局部出现一肿块，活动明显受限。入院检查：患者精神好，无消瘦、低热、夜间盗汗病史。左腕关节明显肿胀，局部皮肤温度稍高，背侧有两个肿块，按之柔软，皮肤发红，即将破溃。腕关节尺偏畸形，内外侧压痛明显。腕关节背伸、屈曲、内旋、外旋功能丧失，腕关节强直于背伸5°、内旋100°位，手指活动受限。X线片提示：左腕近排腕骨及尺桡骨远端骨质破坏明显，关节面模糊，腕骨诸关节间隙均明显变窄，尺桡骨下段背侧可见一球形高密度影（图8-4-20）。CT提示：左腕腕骨骨质破坏明显，部分吸收碎裂，关节间隙不规则变窄，周围可见脓肿形成（图8-4-21）。

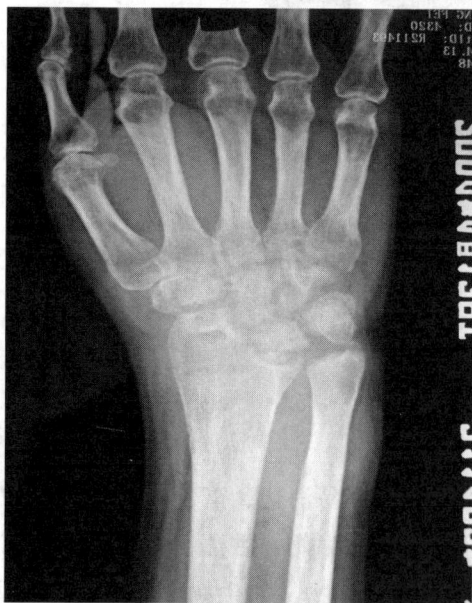
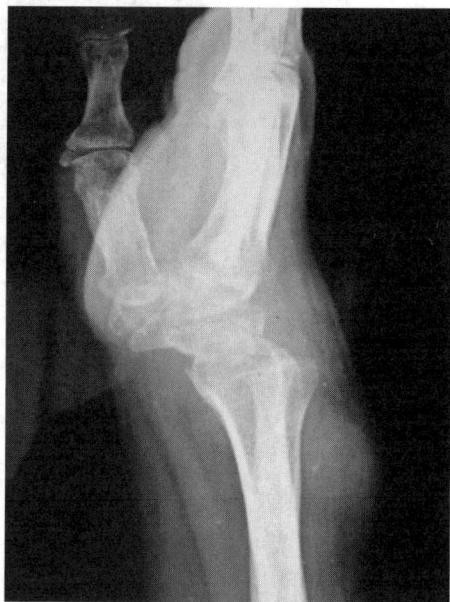

（1）   （2）

图 8-4-20   左腕关节结核术前 X 线

（1）正位片；（2）侧位片

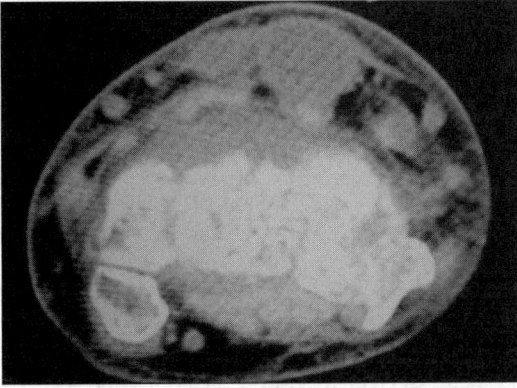

图 8-4-21 左腕关节结核术前 CT

西医诊断：左腕关节结核；中医诊断：左腕关节骨痨，属痰瘀互结证。

治疗经过：入院后给予异烟肼、利福平、吡嗪酰胺三联抗结核并院内制剂抗骨痨系列骨痨丸（痰瘀互结证协同方药，一次 6g，每日 3 次，温开水送服），治疗 1 个月左右，行臂丛神经麻醉下左腕关节结核病灶清除近排腕骨切除术。取左腕关节背侧"S"形切口，切开皮肤后有白色黏稠的脓液流出，吸净脓液后切开腕横韧带，显露腕关节背伸肌腱，见指伸肌腱、小指伸肌腱、尺桡骨远端及近排腕骨周围有大量脓液和干酪样组织，尺桡骨远端关节软骨面完全剥离，骨质破坏凸凹不平，近排腕骨骨质破坏明显，碎裂，软骨面剥离，将破坏的关节软骨面、近排腕骨彻底切除，彻底清除周围的脓液、干酪样组织，清理干净后，生理盐水冲洗，将异烟肼 0.3、链霉素 1g，放入病灶内，逐层缝合，关闭伤口，前后石膏托固定左腕关节于背伸 30°功能位（图 8-4-22）。术后继续给予系统抗结核药物治疗，伤口拆线后行腕关节功能位管型石膏固定。3 个月后复查左侧腕关节强直于功能位，继续抗结核及中药抗骨痨治疗一年，复查无复发。

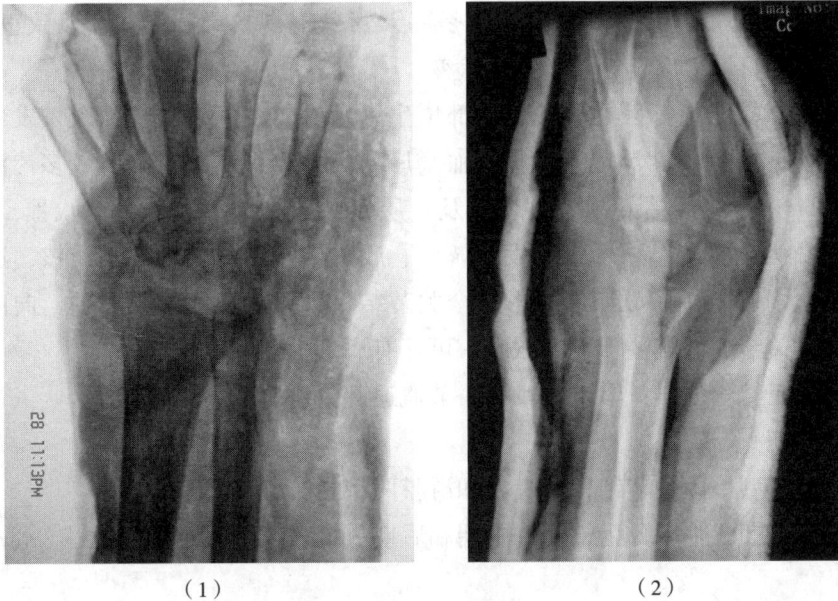

（1）

（2）

图 8-4-22 左腕关节结核术后 X 线

（1）正位片；（2）侧位片

第五节　下肢骨关节结核

一、髋关节结核

【概述】

　　下肢骨关节结核包括髋关节结核、大粗隆结核、膝关节结核、踝关节结核、足骨结核及股骨干、胫腓骨干结核。临床以髋、膝关节结核最为多见，足骨结核次之，踝关节结核较少。其总的发病率高于上肢。髋关节结核发病率在下肢骨关节结核中居首位，在全身骨关节结核病中，仅次于脊柱结核而居第二位。患者多为 10 岁以下的儿童，且在 4～7 岁时其发病曲线为最高。男性多见，男女之比为 2.5∶1，一般为单侧，个别的为双侧同时发病。

【病因病机与分型分期】

1. 病因病机

　　（1）中医学：髋关节结核的发生仍不外乎髋部伤损及病邪侵入。儿童骨骼柔嫩，关节筋骨松弛，活泼好动易形成积累性损伤，局部抗病能力下降；成人多因跌仆闪挫，关节气血凝滞，或风寒客于关节，经络不舒，气血不畅，是易感结核杆菌并留聚繁殖的内在基础。无论是先天禀赋不足，还是后天营养不良、局部劳损，以致正气虚弱，正不胜邪，邪聚日盛而腐筋蚀骨，产生病变。

　　（2）西医学：结核杆菌在髋关节局部增生繁殖，初发病灶可在滑膜，发生单纯性滑膜结核，引起滑膜炎性反应，滑膜充血增厚、肉芽组织增生，产生较多渗液，但很少形成脓肿，未治或经治效果不良，渐及骨质，少数可扩散破坏关节软骨、股骨头、颈和髋臼，成为全关节结核；或始发于髋臼、股骨近端形成单纯的骨结核，逐渐侵入骨质、软骨、滑膜及周围软组织，形成全关节结核，可形成明显的脓肿，向内穿破骨盆内壁，向外关节内外流注形成冷脓肿，可伴有病理性关节脱位。

　　（3）平乐正骨骨病学：参考本章第一节概述部分。

2. 分型分期

　　（1）病理分型：髋关节结核有骨型和滑膜两型之分。

　　（2）临床分期：临床分为初期、中期和后期 3 期，详述见下述"症状"部分。

【临床表现】

1. 病史

　　髋关节结核早期多隐秘，病程长，发病以后进展较快，可破坏髋关节，从而导致严重的后遗症。

2. 症状

患者常有低热、盗汗、体重日渐消瘦、手足心发热、失眠、乏力、食欲不振、性情急躁、哭闹、精神不佳等全身中毒的不适表现。临床分为初期、中期和后期 3 期。

（1）初期：早期无明显症状，关节肿胀不明显，局部不红不热，微痛不适，仅在活动后感到局部酸痛不适，关节伸屈受限，活动后加重，偶尔出现跛行，休息后好转，甚至因闭孔神经的刺激出现膝部疼痛。

（2）中期：由于髋关节积脓积液增加，关节肿胀明显，穿刺可抽到黄色混浊的液体，局部压痛逐渐显著，活动后更甚，髋关节外展、后伸及旋转活动受限明显，跛行加重，肢体往往外旋、外展，显得患肢长于健肢，关节上下肌肉开始萎缩，关节屈曲畸形出现。

（3）后期：髋关节屈曲挛缩畸形，伸屈功能丧失，关节周围冷脓肿破溃，窦道形成，并容易合并感染。患肢及臀部肌肉萎缩，患肢内旋、内收、缩短，严重者可合并病理性髋关节脱位。

3. 体征

髋关节结核的临床体征包括腹股沟压痛，关节轴向冲击痛阳性，髋关节屈曲挛缩畸形阳性，严重者还可见髋关节脱位征象。

4. 临床特征

髋关节结核全身情况中毒情况多较为明显，局部以关节疼痛、跛行、屈曲内收畸形和关节活动受限为主要特征。

5. 特殊检查

抗酸结核杆菌阳性具有明确诊断和鉴别诊断的重要价值。活检病理常发现典型朗氏细胞或结核结节病变，可明确诊断。

6. 辅助检查

（1）影像学检查：

①X 线检查：X 线表现随病变不同而不同，早期可发现患侧髋关节囊肿胀，髂骨、股骨上段骨质疏松，骨小梁变细，骨质变薄，关节间隙增宽；中期可见髋臼及股骨头的外上方及临近髋骨破坏；后期可见股骨头、颈、髋臼进一步破坏或伴有半脱位或全脱位，关节间隙变窄，有的股骨头嵌入髋臼之内（图 8-5-1）。

②CT 检查：对髋关节局部病变显示较为清楚，有助于鉴别诊断（图 8-5-2）。

③MRI 检查：对髋关节病变具有重要的诊断价值，临床也是鉴别诊断的重要影像学检查（图 8-5-3）。

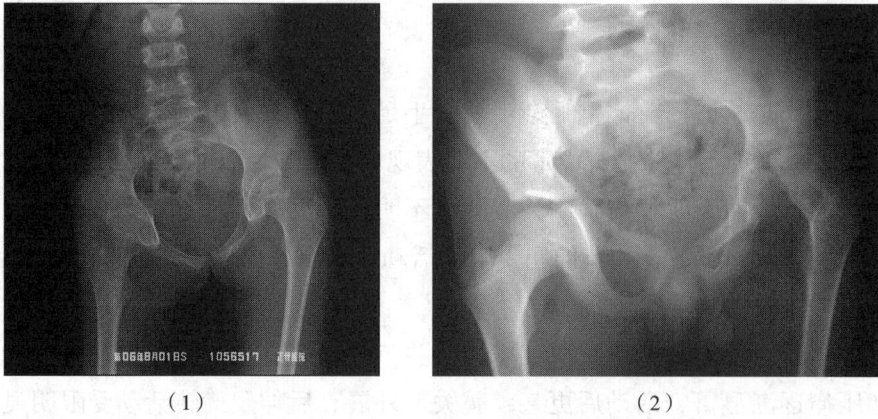

（1） （2）

图 8-5-1　髋关节结核 X 线

（1）髋关节滑膜结核；（2）髋关节结核

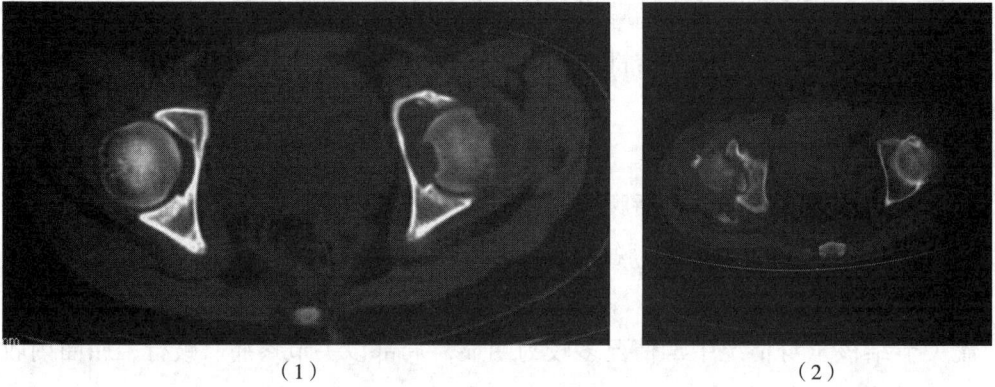

（1） （2）

图 8-5-2　髋关节结核 CT

（1）髋关节滑膜结核；（2）髋关节骨结核

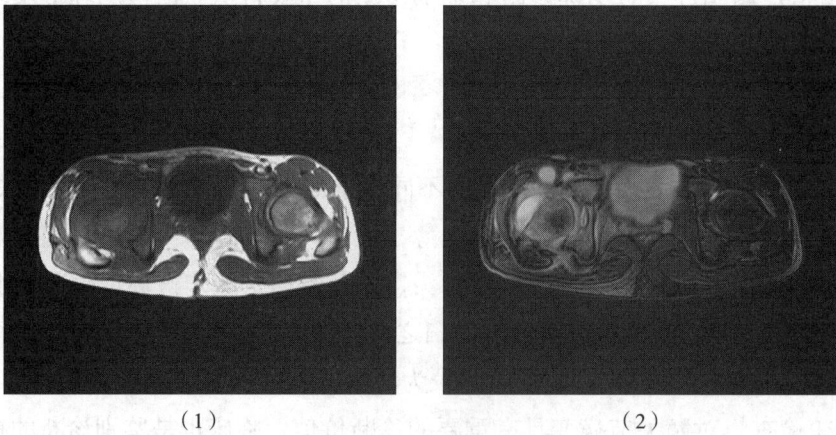

（1） （2）

图 8-5-3　髋关节结核 MRI

（1）T1 加权；（2）T2 加权

④ ECT 检查：是新兴的较为敏感的检查方法之一（图 8-5-4）。

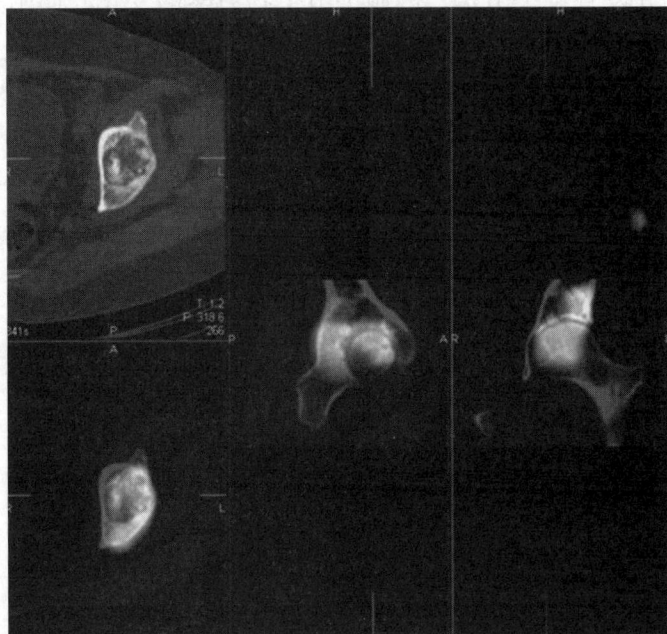

图 8-5-4 髋关节结核 ECT-CT 融合图像

（2）检验学检查：活动期可见轻度贫血、C 反应蛋白升高及血沉加快，白细胞正常或稍多。混合感染时，则白细胞明显增多。血清抗结核抗体阳性则表示已患过结核病。在未经治疗者病灶局部抽取脓液或关节液培养，结核杆菌阳性率为 70% 左右，涂片寻找抗酸结核杆菌，阳性具有明确诊断和鉴别诊断的重要价值。

（3）病理学检查：活检病理常发现典型朗氏细胞或结核结节病变，可明确诊断。

【辨证诊断及鉴别诊断】

1. 辨证诊断

本病辨证参考总论部分，分期辨证参考前述症状部分。

2. 鉴别诊断

（1）髋关节其他类型的滑膜炎：髋关节滑膜炎病因较多，结核是发病类型之一，其他常见类型的滑膜炎有：一过性滑膜炎，为髋部关节囊嵌压而引起，活动后可恢复，病程短，休息后可自愈；化脓性滑膜炎，多因细菌感染引起，需细菌学检查鉴别；创伤性滑膜炎，多有明显的创伤病史或强力积劳性损伤史，滑膜无菌性炎症反应；放射性炎症、血友病性炎症等也需要进行鉴别。当鉴别有困难，休息后不易缓解，病程较长，而且一般抗生素无效时，应注意严密动态观察，争取对髋关节结核早期用药。

（2）股骨头无菌性坏死：股骨头无菌性坏死是股骨头的血供障碍所致，一般有创伤或酗酒、激素应用等病史，拍片可显示股骨头密度不均匀升高，出现囊变或塌陷等特征改变，后期并发骨性关节炎，因髋关节生物力学的变化，偶尔亦并发滑膜炎性反应。

（3）骨关节病：髋关节骨关节病多见于中老年人，体格偏胖者多见，起病缓慢，病程较长，多无明显消瘦、无力、盗汗等病史，X线表现以骨质增生为主，股骨头无塌陷。

（4）髋关节化脓性关节炎：髋关节化脓性关节炎早期可有高热寒战、烦躁不安、患处有跳痛及压痛、口渴、脉数等征象。实验室检查提示白细胞增多，关节液抽刺检查细菌阳性，关节局部红肿热痛多数显著。

【治疗思路】

髋关节结核因极高的致残率，应遵循早诊断、早治疗的治疗原则，临床一旦怀疑结核诊断应尽早应用抗结核药物，保护关节，保守治疗无法控制病情，及时行髋关节病灶清除术，最大限度保留关节功能。

【治疗方法】

1. 一般治疗

营养与支持治疗及局部制动对髋关节结核来说至关重要，多数患者需结合下肢的皮肤牵引或骨牵引进行制动，矫正畸形。髋关节的适当牵引能保护关节，维持关节的正常功能，并能有效缓解临床症状，具体方法见总论部分。

2. 中医治疗

中医药的辨证施治方法及内外药物的选用原则参考总论部分，分期辨证施治参考脊柱结核。

3. 物理治疗

髋关节局部冷疗或光电治疗对控制局部病情的进展具有较好的作用，可积极选用。

4. 西医治疗

（1）药物治疗：抗结核药物治疗的方法及用药见概述部分，一般髋关节结核的用药时间长于一年半，甚至需要2～3年。

（2）介入治疗：由于髋关节位置较深，有些脓肿需借助介入方法行关节内病灶清除活检、闭合穿刺引流冲洗等。

（3）手术治疗：

1）单纯骨结核的手术治疗

［适应证］髋臼和股骨头处的病灶最易侵入关节，而股骨颈基底部病灶很少有机会侵入关节，因而前者宜早期手术，后者保守治疗效果不显著，可行手术刮除。

［手术方法］①前路：手术一般采用前方入路。位于股骨头、颈中和髋臼的病灶，均需切开关节囊才能充分显露，而位于股骨颈基底部位的病灶尚未侵入关节内，可不切开关节囊，而于囊外凿一骨洞清除病灶。病灶清除后，可用生理盐水反复冲洗，放入链霉素及异烟肼后逐层缝合切口。病变范围大，估计术后修复困难或可能发生病理性骨折者，可采用同侧髂骨植骨，或带血管蒂的髂骨块移位植骨。②后路：髋臼后部病变，脓肿可向臀肌下流注，手术采用髋关节后方入路进入病灶。切开寒性脓肿，排除脓汁，彻底刮除脓肿壁上的肉芽组织，沿窦道以适当的刮匙将骨洞内病变组织清除干净，大量生理盐水冲洗。可疑有关节腔受累者，切开关节囊进入关节做相应的处理。在病灶内放入抗结核药物后，缝合切断的肌肉，逐层关闭切口。

术后康复：术后患肢皮肤牵引固定 3 ~ 4 周，然后在床上练习髋关节活动。如髋臼破坏不多，病变已静止，可于术后 4 ~ 6 周下地活动。若髋臼破坏严重，或病变仍属活动期，适当延长卧床时间。

2）单纯滑膜结核的手术治疗（滑膜切除术）

［适应证］经非手术治疗效果不佳的单纯性滑膜结核。

［手术方法］术前需备血 300 ~ 600mL。采用髋关节前外侧入路，术侧臀部垫软枕，十字或 T 字形切开关节囊，可见稀薄的脓汁或混浊的关节液外溢。切除前侧关节囊滑膜组织，自髋臼及股骨头间以弯剪剪断圆韧带，将患肢屈曲、内收并尽量外旋，使股骨头脱出。仔细检查股骨头和髋臼软骨面是否完整，单纯滑膜结核时，软骨面和软骨下骨应无改变。如局部软骨面光泽消失、变薄变软而且压缩，其下方可能有隐藏的骨病灶，可一并清除。外旋患肢，露出关节后部滑膜并切除之。对股骨颈周围的滑膜组织要轻轻拨开，以免损伤股骨头、颈的血运。生理盐水反复冲洗关节腔，成人局部放入链霉素 1.0g、异烟肼 0.2g，将股骨头复位，缝合创口。术后患肢置外展稍内旋位，同时给予皮肤牵引，重量 2 ~ 3kg，需维持 3 ~ 4 周。去除牵引后在床上练习患髋关节活动，6 周扶拐下地行走。术后 3 个月拍片复查，视病变稳定程度和股骨头血供情况，决定是否下地负重行走。

3）早期全髋关节结核的手术治疗

［适应证］对病变尚属活动期的早期全髋关节结核，如无手术禁忌，可在抗结核治疗的配合下，及早手术清除病灶，以降低关节腔内的压力，提高抗结核药物的作用以抢救关节功能。

［手术方法］对于无脓肿或关节前方有脓肿者，均采用前方入路。打开关节腔后，使股骨头脱位，切除全部有病变的滑膜组织，刮除病灶，切除被侵犯的软骨面直到显露正常组织为止；如果脓肿位于关节后方，可采用后侧入路进入关节，切除后部关节囊及滑膜组织。屈曲、内旋患肢使股骨头脱出后，切除病变的软骨，刮除骨病灶，切除前方的滑膜组织。脓肿及病灶清除之后，大量生理盐水冲洗，放入抗结核药物，按

层缝合创口（图 8-5-5）。

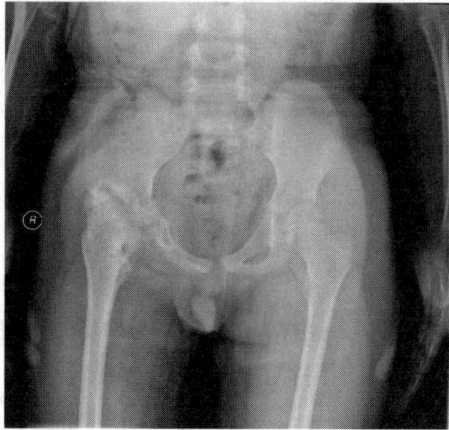

（1）

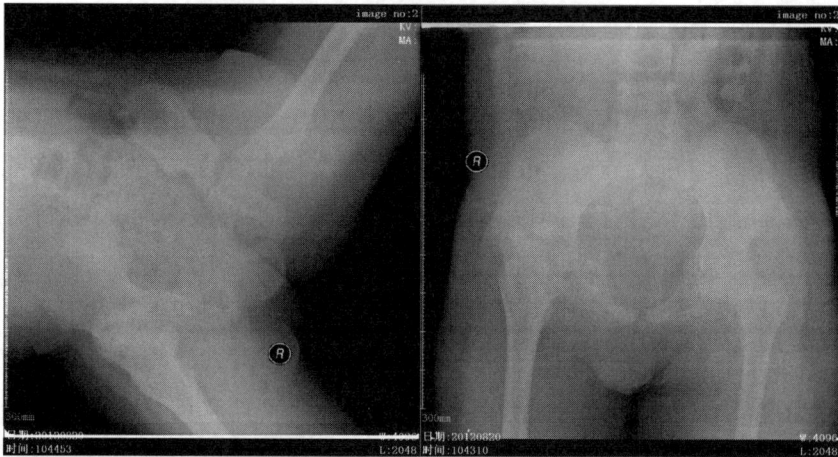

（2）

图 8-5-5　右髋关节结核病灶清除术 X 线

（1）术前；（2）术后

4）静止期全髋关节结核的手术治疗

①髋关节病灶清除及功能重建术

［适应证］伴有严重解剖关系破坏和发生移位及畸形的陈旧性、静止期髋关节结核，需在清除病灶的基础上，进行关节功能重建。如无须长久站立或走路者，青壮年无合并其他感染者，局部皮肤条件好且髋部肌力尚好的严重屈曲、内收及短缩畸形者。

［手术方法］患者取仰卧位，术侧臀下垫高，连续硬膜外麻醉或全身麻醉。采用髋关节外侧切口，长约 12cm。逐层显露髋关节囊。推开关节囊外粘连的组织后，切除前外侧关节囊。屈曲、内收、内旋髋关节使股骨头脱位。若髋关节已骨性强直，可先切断股骨颈取出股骨头。切除髋臼周围的盂唇、关节囊及滑膜，凿除髋臼软骨，髋臼锉

加深髋臼至能容纳人工髋臼为止。冲洗创面，干纱布填塞髋臼。调和适量黏合剂（骨水泥）至不沾手时，迅速将其制成厚度一致的圆饼状并覆盖于加深的髋臼内。此时，必须保持髋臼干燥，将人工髋臼放于髋臼内黏合剂上，调整髋臼帽的位置，使其平面与身体水平面交角成 30°～ 45° 且稍后倾。把持器维持调整后的位置并施以一定的压力，当黏合剂固化后去除把持器，清除髋臼周沿被挤出的黏合剂。自小转子上 1.5cm 处至股骨颈基底上沿垂直于股骨颈的纵轴方向截除股骨头、颈。用髓腔扩大器扩大骨髓腔，试行插入人工股骨头，使股骨颈截骨面的椭圆形长轴与人工股骨头颈部横断面的椭圆形长轴相吻合。拔出人工股骨头，在其柄部及股骨骨髓腔内均匀涂满黏合剂，把持器维持位置徐徐锤入，去除溢出的黏合剂。黏合剂固化后去除把持器，向下牵引患肢并外展、内旋，使人工股骨头还纳于人工髋臼中，活动髋关节见无脱位现象手术即告成功。放置引流管，冲洗伤口，彻底止血，逐层缝合。术后患者仰卧硬板床，保持患肢外展 30° 中立位。（图 8-5-6）

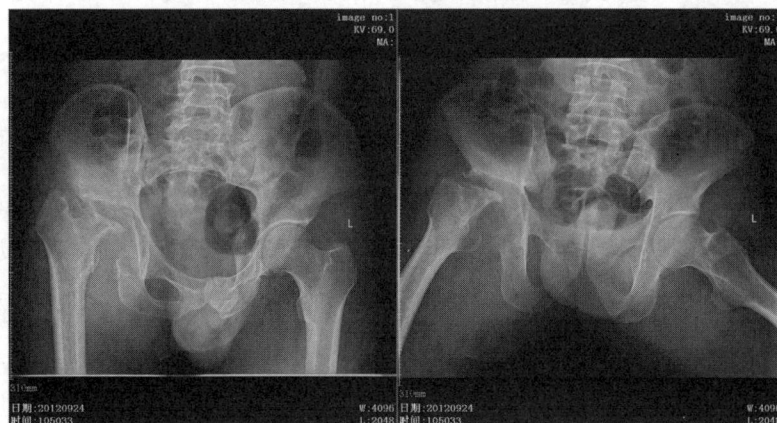

（1）

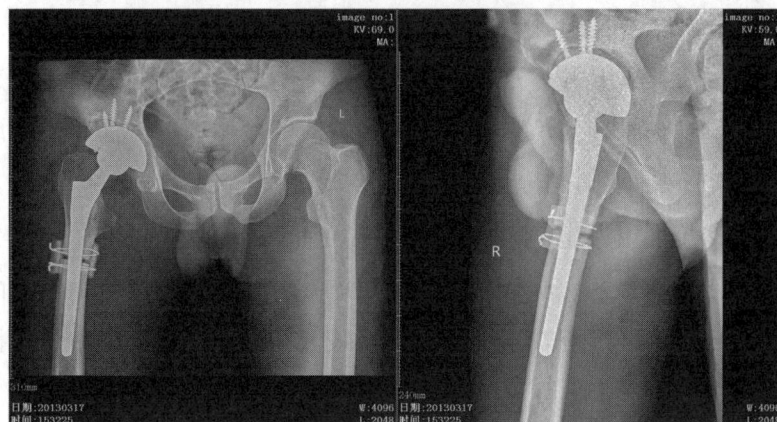

（2）

图 8-5-6　右髋关节结核病灶清除和关节融合术 X 线

（1）术前；（2）术后

②髋关节结核病灶清除和关节融合术

［适应证］年龄 15 岁以上的晚期全髋关节结核，有股骨头、颈缺损或髋关节脱位者；成年人髋关节结核静止期，遗留关节功能障碍或疼痛明显者。

［手术方法］患者取仰卧位，术侧臀下垫高，连续硬膜外麻醉或全身麻醉。采用髋关节外侧切口，长约 12cm，逐层进入显露髋关节囊。推开关节囊外粘连的组织后，切除前外侧关节囊，屈曲、内收、内旋髋关节使股骨头脱位。清理股骨头及髋臼破坏的软骨面，清除到完全有渗血面的松质骨后，股骨头复位。在髋臼外侧缘凿一骨槽，把肢体放在所需要的位置，再在股骨转子窝处凿一骨槽，测定两骨槽的距离。从髂骨取一长方形骨块，其长度等于骨槽间距离，宽度为股骨颈的宽度。将骨块嵌入两骨槽之间，髋关节外展 15°～ 20°，以利骨块嵌入更紧。在骨块和股骨颈间隙中填充小块松质骨。放置引流管，冲洗伤口，彻底止血，逐层缝合。术后处理：把髋关节放在屈曲 20°、外展 15°～ 20°，髋人字石膏外固定。3 个月拆石膏。一般 3 ～ 5 个月可获得结实的骨性连接。

5. 功能锻炼

患者治疗期间多需卧床休息，心理疏导很重要，采用护理和药物等手段，预防各种合并症的发生，亦可进行一些治疗性临床处理，减轻症状，促进功能恢复。视病情指导患者进行适当的肢体功能活动。关节功能差，肌肉僵硬，可适当予以被动活动，局部按摩。下床活动时可配合练习太极拳、气功、八段锦、保健操等，以利治疗及功能恢复。

（1）非手术期：患肢制动或牵引，指导患者适度进行股四头肌、腓肠肌的自主舒缩运动，以及踝关节、趾关节的背伸、跖屈锻炼。推拿、按摩髌骨，预防肌肉萎缩、髌骨粘连。上述锻炼每 2 小时一次，一次 3 ～ 5 分钟。

（2）手术期：术后第 1 ～ 2 天指导患者进行趾关节及踝关节背伸、跖屈活动，正确训练股四头肌、腓肠肌等长收缩训练。具体方法：患者仰卧，伸直双下肢，双足跟用力向下蹬，足尖用背伸，欲用力抬腿，但腿不离开床面，坚持 5 ～ 10 秒，接着放松 5 ～ 10 秒；然后双足尖用力往下踩，保持 5 ～ 10 秒。如此反复交替进行，每 2 小时一次，一次 3 ～ 5 分钟。第 3 ～ 6 天协助患者慢慢弯曲患侧膝部，使脚跟滑向臀部，要始终保持脚平贴床面，再慢慢恢复原位；当脚跟上下滑动过程中，始终保持膝部垂直于床面，不要左右摆动。如此反复，每 2 小时一次，一次 3 ～ 5 分钟。第 7 ～ 10 天指导患者床上起坐，并酌情协助患者扶双拐下床，患肢不负重床边站立，每天 2 次，一次 5 ～ 10 分钟。第 11 ～ 14 天指导患者扶双拐下床不负重行走。姿势要正确：患者先站立好，使双足与双拐头呈等腰三角形，先迈出患肢，注意足尖不超越双拐，待站稳后，双手用力撑拐，同时健肢向前迈移 20 ～ 30cm，站稳后再抬患肢，同时提拐向前移动同等距离，足与拐头同时落地，但足尖仍然落于双拐以内，如此反复逐步前移。

6. 膳食与起居

（1）辨证施膳：参考本章第一节概述部分。

（2）起居：患者应注意起居有常，慎避外邪，戒烟禁酒，以利恢复和保养正气，促进康复。患肢应高于心脏水平，并牵引制动，注意分期功能锻炼是患肢功能恢复的保证，并且可预防多种并发症，以取得患者的理解和配合。床上锻炼时，要注意以主动练习为主、被动练习为辅，活动量由小到大、由轻到重，活动范围逐渐加大，时间逐渐延长，运动量的大小应以轻度疲劳但尚有余力不影响骨折愈合为原则，循序渐进，不能急于求成。下床锻炼时，患肢不得负重，应穿合适的鞋子，最好有人在旁保护，以防跌倒发生意外情况。

【按语】

一般髋关节结核依据病史、症状及体征、影像不难诊断，但髋关节结核致残率高，尤其小儿髋关节结核。成人髋关节结核的 X 线表现与小儿有所不同，髋臼及股骨头关节面普遍模糊不清，显示微小而广泛的破坏，关节间隙明显变窄，有时股骨头完全嵌入髋臼之内。

【病案举例】

张某，男，61 岁，因"右髋关节疼痛并活动受限 1 个月"来诊。

患者于 1 个月前不明原因开始右髋部疼痛，行走跛行，休息后不能缓解，不伴有发热、盗汗。入院检查：骨盆向右侧倾斜，髋关节轻微肿胀，局部压痛明显，以大转子部及腹股沟部压痛为重，髋关节外展及屈伸活动受限，右"4"字试验（+），右下肢较对侧短缩约 3cm。X 线提示：右侧髋臼及股骨头骨质明显破坏，关节面不光整，股骨头明显外上移位，申通线不连续（图 8-5-7）。CT 提示：右侧髋臼及股骨头骨质明显破坏，关节面模糊、毛糙，右侧股骨头向外后方移位，右髋关节周围软组织肿胀（图 8-5-8）。MRI 提示：右髋关节结构紊乱，股骨头骨质破坏、吸收，残余股骨颈向外上脱位，残端变扁平，髋臼底变薄，关节面不光整，关节腔内混杂长 T1、长 T2 信号，关节周围软组织呈弥漫性不均匀略长 T1、长 T2 信号（图 8-5-9）。

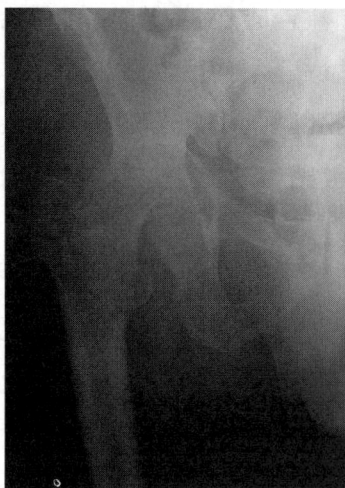

图 8-5-7　髋关节结核术前 X 线

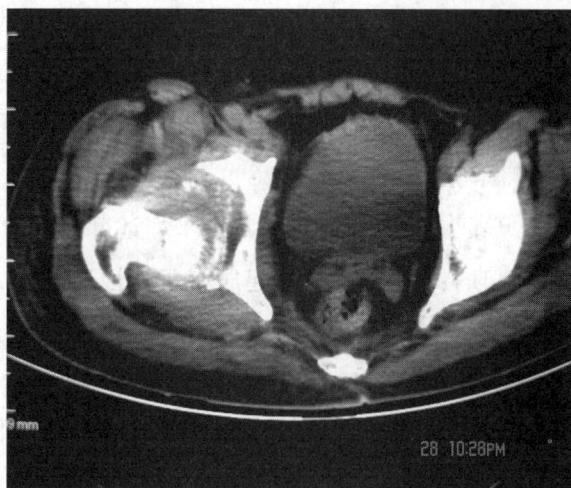

图 8-5-8　髋关节结核术前 CT

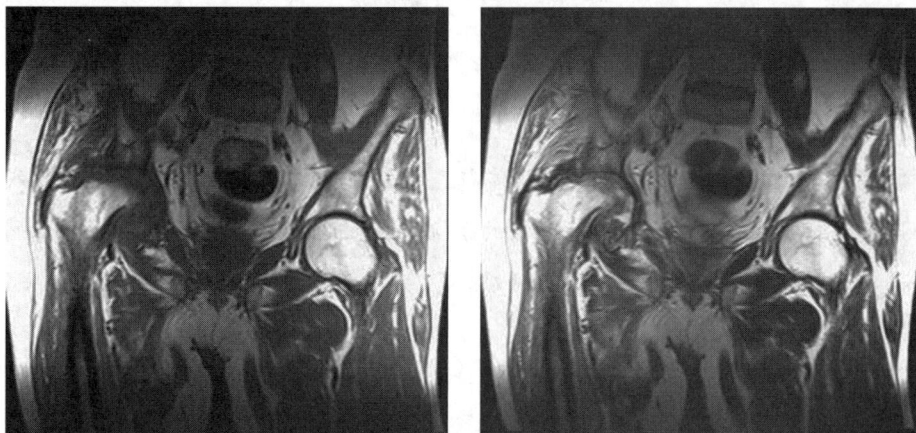

（1）

（2）

图 8-5-9　髋关节结核术前 MRI

（1）T1 加权；（2）T2 加权

　　西医诊断：右髋关节结核合并半脱位；中医诊断：右髋关节骨痨并脱位，属肝肾亏虚、痰瘀互结证。

　　治疗经过：入院后给予皮牵引患肢制动，异烟肼、利福平、吡嗪酰胺抗结核治疗，同时给予骨痨丸口服，1 个月后行右髋关节病灶清除术。取右侧髋关节 S-P 切口，切断缝匠肌起点，翻向下方，显露右侧髋关节，见关节囊增厚，关节腔内有大量的炎性肉芽组织，股骨头脱位，股骨头软骨面已完全破坏，股骨头骨质破坏，凸凹不平。髋臼软骨面已完全破坏，髋臼变浅、变大，其内有大量的炎性肉芽组织。将关节囊内炎性肉芽组织、坏死组织彻底清理干净，股骨头复位，用两根克氏针临时固定（图 8-5-10）。术后继续给予抗结核药物治疗，伤口一期愈合。髋人字石膏外固定 6 周后拔出克氏针，去除石膏，患者髋关节僵硬，活动功能丧失。1 年后给予全髋关节置换。

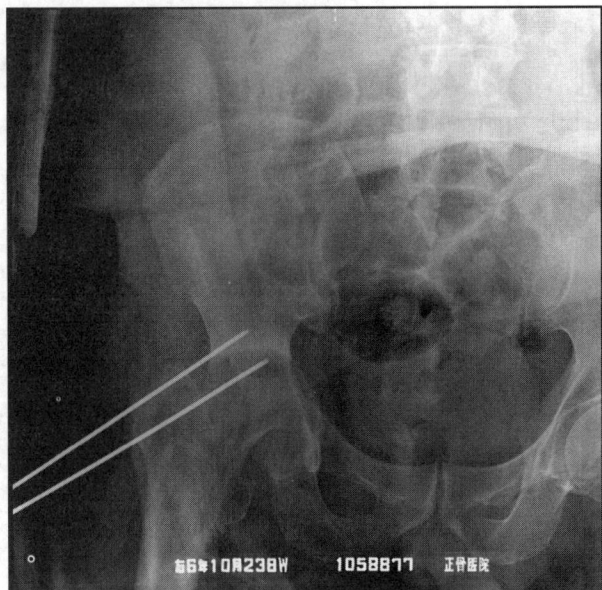

图 8-5-10　右髋关节结核术后 X 线

二、膝关节结核

【概述】

膝关节结核患病率较高，在全身骨关节结核中仅次于脊柱结核、髋关节结核而居第三位，占骨关节结核的 6% ～ 15%。多数是单发疾病，常见于儿童和青壮年，于 5 ～ 15 岁多见，男性明显高于女性。

【病因病机与分型分期】

1. 病因病机

（1）中医学：膝关节结核发病基础为局部劳损和病邪侵入。膝关节承重大、劳损多，风、寒、湿邪容易侵袭，局部正气不足，腐筋蚀骨而成病。

（2）西医学：临床可分为滑膜型及骨型两种。因膝关节滑膜丰富而广泛，结核杆菌随血液流注于膝部繁衍增殖后，多积聚在滑膜部位，形成单纯的滑膜结核，膝关节结核 80% 以上为滑膜型，当滑膜结核的肉芽组织发展到一定程度时，首先在关节边缘的滑膜肉芽组织接触部分开始破坏，并逐渐侵蚀关节软骨及其覆盖的骨性关节面。或病变开始于十字韧带（即所谓非持重部位）的滑膜组织，继之破坏关节软骨下的骨质。少数积聚在股骨下端和胫骨上段，很少积聚在髌骨、腓骨头或胫骨结节者，发生单纯性骨结核，即为骨型。随着疾病进展，病灶侵犯整个关节，形成全关节结核，随后发生关节脱位、窦道形成或合并感染，严重者可造成关节强直，大多为纤维性强直。

（3）平乐正骨骨病学：参考本章第一节概述部分。

2. 分型分期

（1）病理分型：临床可分为滑膜型及骨型两种。

（2）临床分期：临床上将膝关节结核分为3期，即初期、中期和后期，详见"症状"部分。

【临床表现】

1. 病史

一般发展缓慢，可以长时间（数月至数年）局限于关节的软组织内，病变过程较长时方出现全身及关节破坏症状，故膝关节结核病程多较长。

2. 症状

（1）全身症状：当病程较长时可有低热、食欲不振、日渐消瘦、潮热、盗汗、面黄、颧红、身倦无力、舌质淡红、苔薄白或无苔、脉沉细或细数等全身症状。

（2）局部症状：临床上将膝关节结核分为3期，即初期、中期和后期。

①初期：膝关节结核如不合并其他活动性结核病，早期则全身症状比较轻微，仅表现为膝关节关节肿胀，不红不热，皮色如常，微痛不适，伸屈受限，活动后加重，休息后则减轻。

②中期：单纯滑膜结核患膝弥漫性肿胀，活动后更甚，穿刺可抽到黄色混浊的液体，疼痛及压痛逐渐加重，出现跛行，或不能负重，关节上下肌肉萎缩，关节屈曲而呈梭形肿胀为"鹤膝"。单纯骨结核局限肿胀，压痛、疼痛逐渐明显，膝关节伸屈活动障碍，甚至关节强直或屈曲畸形。

③后期：关节骨质破坏，软组织破溃，经常流出清稀的脓液，久不收口，形成瘘管。患侧膝关节屈曲挛缩，最后可形成膝关节内翻或外翻畸形，甚至关节半脱位畸形，伸屈功能丧失，患膝周围冷脓肿破溃，窦道形成，并容易合并感染。

3. 体征

膝关节除局部疼痛、压痛及皮温升高外，常伴有膝关节弥漫性肿胀，浮髌试验阳性，关节上下肌肉萎缩，关节屈曲而呈梭形肿胀为"鹤膝"，后期有膝关节内翻或外翻畸形，甚至关节半脱位畸形。

4. 临床特征

膝关节结核全身中毒症状多在中后期出现，局部症状也不易早期诊断，但结核一旦在关节内扩散，多引发全关节结核并导致关节畸形等严重后遗症。

5. 特殊检查

局部抽取脓液或关节液细菌培养及活检病理是明确诊断和鉴别诊断的依据。

6. 辅助检查

（1）影像学检查：

①X线检查：早期膝关节结核无特殊表现，中期"鹤膝"期仅见滑膜肿胀、骨质疏松、关节间隙及髌下脂肪垫模糊；当单纯骨结核影响关节功能时，可见病灶中心呈磨砂玻璃样改变，后可成空洞，边缘型局部多呈溶骨性破坏（图 8-5-11）。

②CT 检查：对明确诊断非常重要（图 8-5-12）。

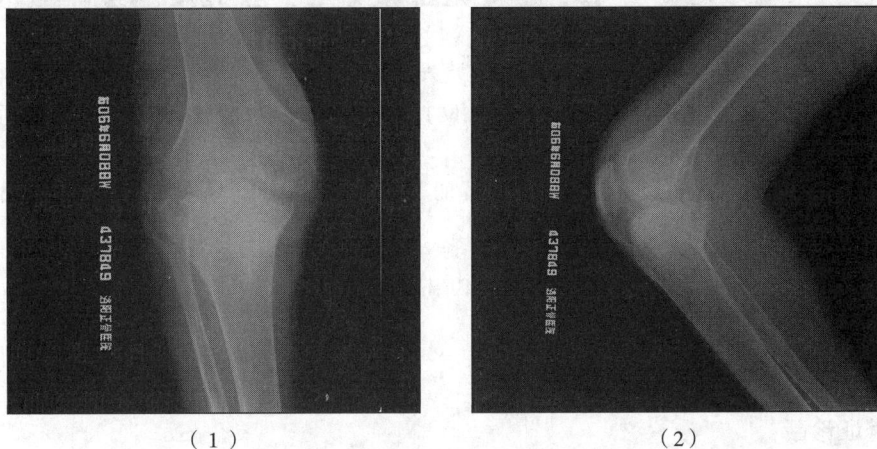

（1）　　　　　　　　　　　　　　　（2）

图 8-5-11　膝关节结核 X 线

（1）正位片；（2）侧位片

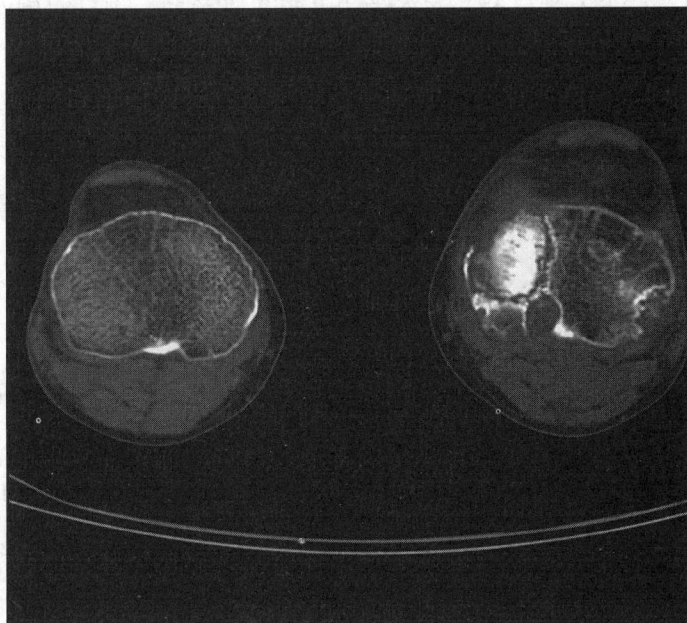

图 8-5-12　膝关节结核 CT

③MRI 检查：对局部病变组织性质具有较好的分辨率（图 8-5-13）。

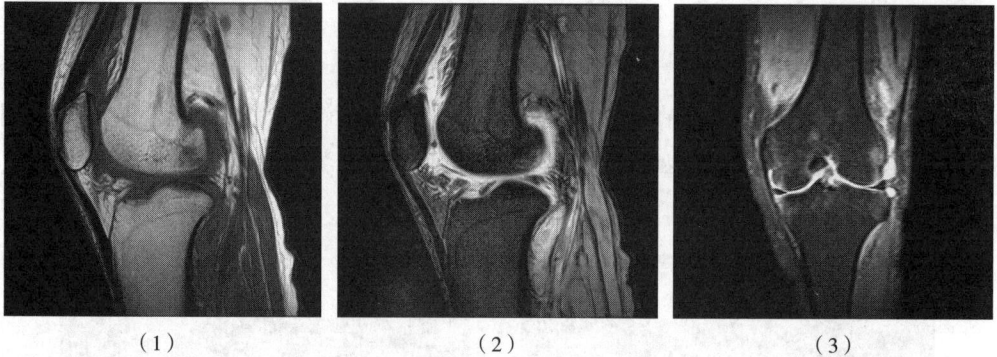

（1）　　　　　　　　（2）　　　　　　　　（3）

图 8-5-13　膝关节结核 MRI

（1）侧位 T1 加权；（2）侧位 T2 加权；（3）正位 T2 加权

（2）检验学检查：活动期可见轻度贫血、C 反应蛋白升高及血沉加快，白细胞正常或稍多。混合感染时，则白细胞明显增多。

（3）病理学检查：活检病理是明确诊断的重要依据。

【辨证诊断及鉴别诊断】

1. 辨证诊断

临床辨证施治参考总论部分，也可分期施治，参考前述。

2. 鉴别诊断

（1）类风湿关节炎：类风湿关节炎常累及手足小关节，多呈双侧对称性发病。拍片膝关节多无明显骨质破坏，后期可有关节变形，无寒性脓肿或窦道，血清类风湿因子常呈阳性。

（2）膝关节化脓性关节炎：化脓性关节炎早期可有高热寒战、烦躁不安、患处跳痛及压痛、口渴、脉数等征象。实验室检查提示白细胞增多，关节液穿刺检查细菌阳性。

【治疗思路】

膝关节结核是致残率较高的骨结核病之一，治疗上以早期诊断、早期治疗为主，并重点保护膝关节，预防关节畸形，减缓关节破坏的程度，局部病灶清除是必要的，且越早越好。对于早期膝关节结核采用全身及局部合用抗结核药治疗，有 70% ～ 80% 的病例可获得永久性治愈，而且能保留正常或接近正常的关节功能。但对于非手术治疗无效的病例和全膝关节结核在抗结核全身治疗后采用手术治疗是完全必要的。

【治疗方法】

1. 一般治疗

营养与支持治疗及局部牵引制动对膝关节结核非常重要。为防止膝关节的屈曲挛缩畸形，为日后功能恢复打下基础，多给予下肢皮肤牵引或骨牵引等，或石膏托、支具、夹板等固定。

2. 中医治疗

中医辨证治疗参考概论及脊柱结核部分。

3. 物理治疗

膝关节结核在治疗过程中配合冷疗、光电治疗及药物离子渗入等方法可有效控制局部症状及缓解病情进展。

4. 西医治疗

（1）药物治疗：抗结核药物治疗具体用药及原则见概述部分，膝关节结核的抗结核治疗多在1年以上。

（2）介入治疗：是配合药物及物理治疗的一种有效治疗方法。

（3）手术治疗：早期主要手术方法有滑膜切除术、病灶清除术两种。后期膝关节结核病灶稳定后，膝关节可给予融合或重建手术，以恢复关节功能。

①膝关节滑膜切除术

［适应证］经抗结核药物正规治疗无效，其他部位无活动性结核者可采用本手术。患者首次就诊时，病程较长，估计滑膜已经很肥厚，用非手术疗法不易奏效时，如无手术禁忌证，也应采用滑膜切除术治疗。

［手术方法］可根据患者年龄及其他条件选用硬膜外麻醉或全身麻醉。取仰卧位、用气囊止血带止血，手术采用膝前内侧切口，自髌骨上缘约6cm处开始，沿股四头肌腱内侧向下，绕过髌骨内缘至胫骨粗隆内侧，长约14cm。切开皮肤、皮下组织后，沿切口方向纵向切开深筋膜，于股直肌腱与股骨内侧肌连接处沿股直肌的腱性部分纵向切开。向下沿髌骨内缘切开髌内侧支持带及关节纤维囊，即可显露病变滑膜。沿切口方向切开滑膜组织，向外侧推开髌骨，并稍屈曲膝关节，即可充分显露关节腔。切除滑膜，先处理髌上滑膜囊，将纤维囊和病变滑膜之间的粘连用钝性或锐性分离，向外牵开髌骨，同时屈曲膝关节至80°～90°，使髌骨卡在外侧髁上。再剥开髌上囊的其余部分，切除已剥下的滑膜，继而依次切除关节内、外侧的滑膜和髌下脂肪垫，清除关节内所有的干酪坏死组织和脓液。仔细检查股骨、胫骨和髌骨的关节软骨面及半月板，如半月板已有病变，应予以切除。若关节软骨已有部分剥脱或浮动也应一并切除。如累及交叉韧带，可将其上的炎性肉芽组织清除干净。放松止血带，患肢伸直，彻底止血。用生理盐水冲洗切口，放入链霉素1g、异烟肼300mg，然后逐层缝合切口。

②膝关节结核病灶清除术

［适应证］膝关节单纯骨结核；膝关节早期全关节结核；儿童时期全关节结核。

［手术方法］在硬膜外麻醉或全身麻醉下手术。患者取仰卧位，患侧大腿上部用气囊止血带止血。采用膝关节前内侧切口，手术入路及病灶显露同膝关节滑膜切除术。

关节腔显露后，清除关节腔内脓性物质及干酪样坏死物，对病变的滑膜也一并切除。股骨、胫骨髁、髌骨软骨面及其边缘有片状侵蚀破坏时，可用锐刀切除，并刮除软骨下骨内病变。如关节面软骨呈局限性光泽消失，变软、变薄，且压之有弹性感觉时，为骨内有潜在结核病灶的特征标志，应切除该外软骨，刮除其病灶。对变性或破裂的半月板软骨亦应切除。待病灶清除干净后，放松止血带，用温热盐水纱布压迫止血，生理盐水冲洗关节腔，将链霉素 1g、异烟肼 300mg 放入关节腔，伸直膝关节，分层缝合切口（图 8-5-14）。

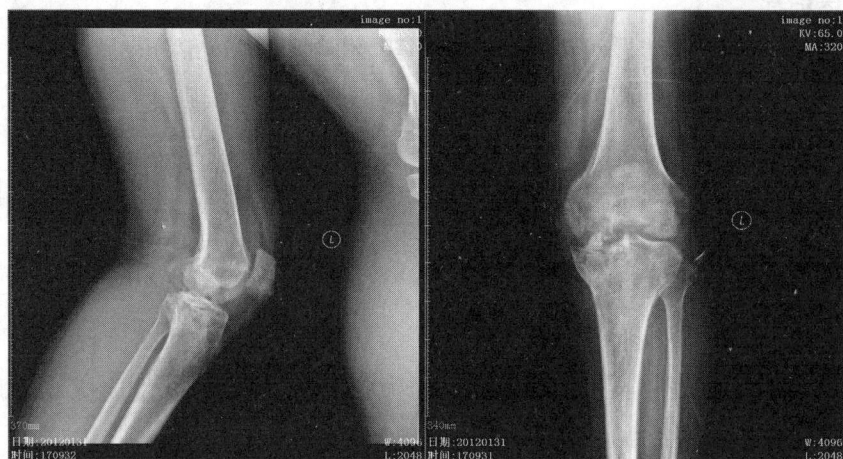

（1）

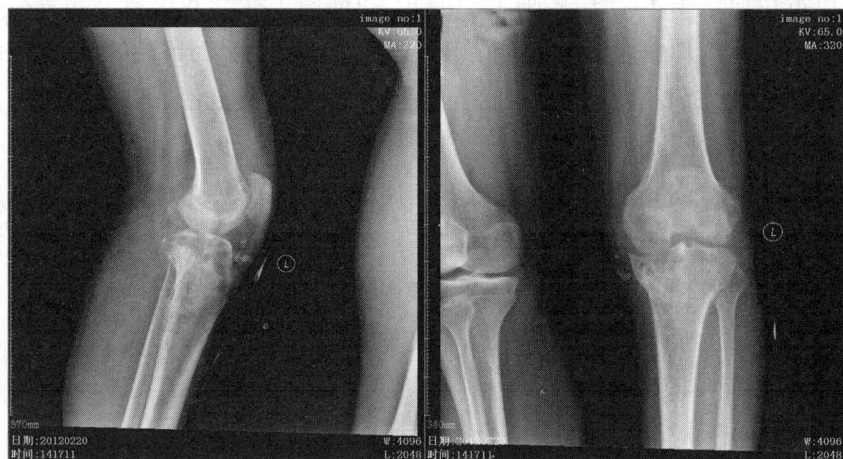

（2）

图 8-5-14 左膝关节结核病灶清理术 X 线

（1）术前；（2）术后

③膝关节结核行膝关节融合术

［适应证］膝关节结核经规范治疗稳定半年以上，关节遗留明显的畸形，并严重影响生活质量者。

［手术方法］在硬膜外麻醉或全身麻醉下手术，仰卧位，患侧大腿上部用气囊止血带。采用膝关节前内侧切口，手术入路同膝关节病灶清除术。关节腔显露后，清除关节腔内增生纤维组织骨质组织，股骨及胫骨骨端切除至正常组织，切取髂骨填塞融合，给予克氏针或钢板固定，放松止血带，充分止血，分层缝合切口，术后膝关节石膏固定在功能位（图 8-5-15）。

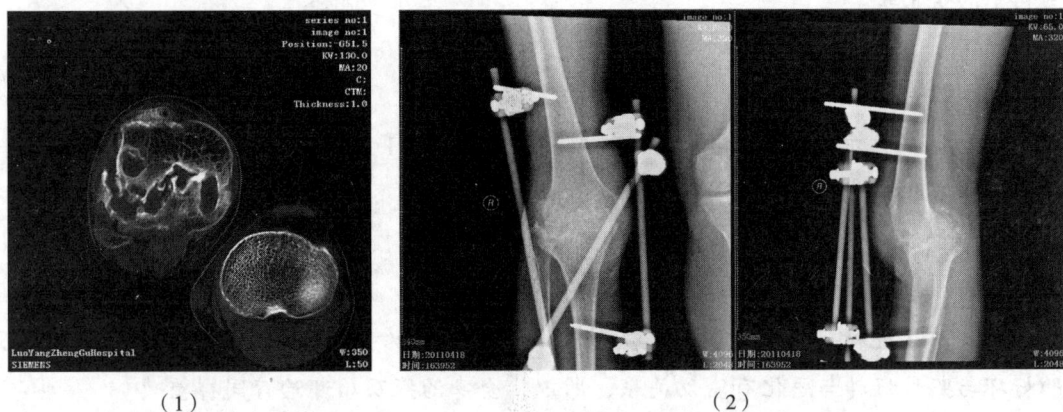

（1）   （2）

图 8-5-15 膝关节融合术

（1）术前；（2）术后

5. 功能锻炼

膝关节结核患者应强调早期主动锻炼股四头肌功能和足踝关节活动。具体分期功能锻炼建议如下。①初期：患者应卧床休息，尽可能保持关节的功能位制动，建议尽早指导踝关节的跖屈背伸活动。②中期：膝关节稳定期需注意病灶清除及维持关节活动度锻炼，指导患者行下肢关节的主动非负荷性屈伸、旋转功能锻炼，每日 2～3 次，一次 10～15 分钟。滑膜切除或全关节病灶清除者，早期可用肢体功能锻炼机进行锻炼。2 周后开始练习膝关节伸屈活动，并下床扶拐负重行走。③后期：病灶基本控制，需增强膝关节周围肌力的锻炼。

股四头肌锻炼：床上直腿抬高锻炼，高度约30°，维持 5 秒，每日 2～3 次，一次 5～10 分钟，锻炼时慢抬慢放。

腘绳肌锻炼：患者平坐于床上，伸直膝关节，并用力下压膝关节。一次维持 5 秒，每日 2～3 次，一次 5～10 分钟肌肉收缩时，动作宜慢。

6. 膳食与起居

（1）辨证施膳：饮食主要涉及两个方面。是增强温阳之气以化痰瘀、通经络，可以吃一些增强身体热量的食物，如羊肉、狗肉、红枣、人参等；二是营养饮食，宜多食含钙、蛋白质的食物，忌食辛辣、油腻之品。肥胖患者应减肥；多食藕、大蒜、西兰花、山楂、猕猴桃、草莓、橙子等抗氧化能力强的食物。禁服含铁食物、高甜食物、肥腻食物、海产品等。具体辨证施膳参考本章第一节概述部分。

（2）起居：生活起居方面应避免房间过于阴暗潮湿，不要把床摆在通风处。注意保暖，预防创伤性及退变性膝关节炎的发生。要进行适量的运动锻炼，这样可以促进骨骼更好地吸收营养物质，延缓骨骼的老化，避免关节受损。最好不要爬楼梯、登山，以免造成关节软组织损伤。可以每天坚持泡脚并按摩脚部，长期坚持可以避免或有效改善下肢关节炎。

【按语】

在实际工作中注意以下两方面可以降低误诊率：①在患者就诊后密切注意病情变化，2～3周内重复实验室检查及影像学检查，动态观察病情变化。②诊断性治疗：对怀疑本病的患者，使用四联抗结核药，分别在用药后1、2、3周观察其用药效果，如果用药后，患者精神状态好转，食欲增加；午后低热、盗汗情况改善；膝部体征好转；血沉下降。上述情况表明抗结核治疗有效，支持本病诊断。骨关节结核患者全身状况的好坏与病灶好转与恶化有密切关系，所以，全身治疗及局部治疗同样重要。

【病案举例】

刘某，男，38岁，因"右膝部肿胀、疼痛40天"来诊。

患者于40天前无明显诱因出现低热，右膝部肿胀、疼痛。当地医院怀疑"风湿性关节炎"，给予口服药物治疗（具体用药不详），效果不佳。而后按右膝关节滑膜炎治疗，效果亦不佳。入院情况：患者形体消瘦，体质差。右膝关节肿胀，局部皮温高，关节间隙压痛明显，右大腿肌肉轻度萎缩，膝关节活动受限，浮髌试验（+），感觉、运动、血液循环正常。X线提示：右膝关节间隙两侧不等宽，外侧间隙增宽，滑膜肥厚且髌上囊肿胀（图8-5-16）。MRI提示：右膝关节囊肿胀，关节腔内可见长T1、长T2信号影，关节面稍显不光滑（图8-5-17）。实验室检查：抗"O"、类风湿因子阴性，血沉85mm/h。

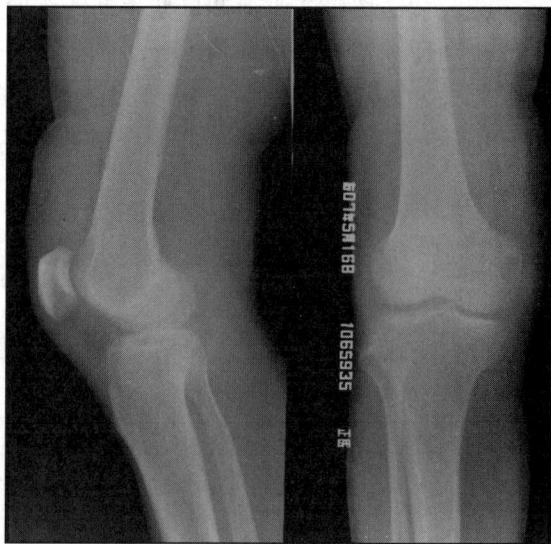

图 8-5-16 右膝关节结核术前 X 线

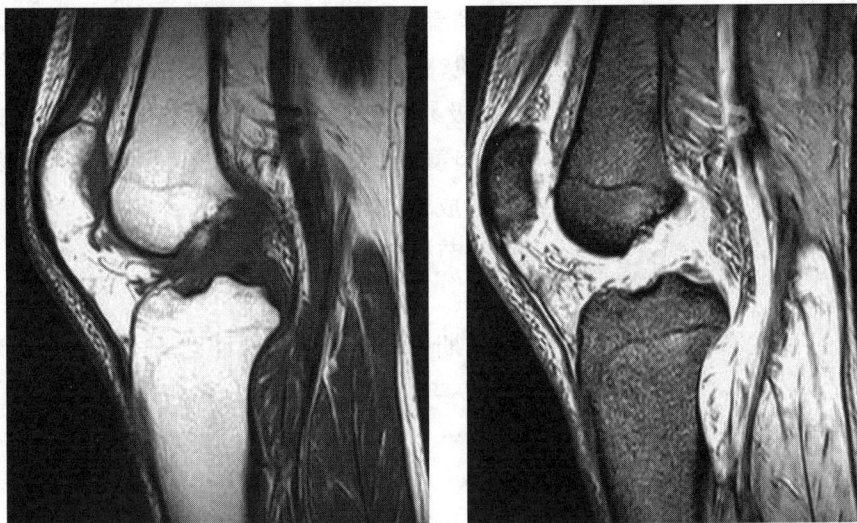

（1）　　　　　　　　　　　　　　　　　（2）

图 8-5-17　右膝关节结核术前 MRI

（1）T1 加权；（2）T2 加权

西医诊断：右膝关节滑膜结核；中医诊断：右膝关节骨痨，属痰瘀化热证。

治疗经过：患肢给予皮牵引制动，异烟肼 0.5g 加 5% 葡萄糖 250mL 静脉输入，利福平 0.45g 早上顿服，链霉素 0.75g 肌注，另加强营养，给予高热能、高蛋白、高维生素饮食，同时给予院内制剂抗骨痨系列（清热解毒协同药物）。抗结核治疗 4 周后，在硬外麻醉下行右膝关节滑膜切除。术后病理进一步证实为滑膜结核。术后给予抗结核药物治疗，皮牵引制动，2 周后开始膝关节伸屈功能锻炼。3 个月后膝关节伸屈活动基本正常，继续口服抗结核中西药物治疗。1 年后复查，病变未复发，膝关节功能正常。

三、踝关节结核

【概述】

踝关节结核在下肢三大关节中发病率最低，约为髋关节的 1/3、膝关节的 1/4，占全身骨关节结核的 3% 左右。本病多见于青少年，10 岁以下的儿童发病率最高，男性患者略多于女性。

【病因病机与分型分期】

1. 病因病机

（1）中医学：踝关节结核发病以踝部损伤及结核杆菌侵入为基础。

（2）西医学：本病多数有踝部扭伤史或反复踝部损伤史。初发病灶有滑膜及骨端两种，少数起源于滑膜，约 75% 起病于骨骼，胫骨下端、距骨或内外踝多见。最多发生在胫距关节，多伴距骨广泛侵犯，压溃，缺血坏死。起源于滑膜、胫骨下端和距骨的病灶，因在关节囊内或邻近关节囊，极易形成全关节结核；发生于内外踝的病灶，多在关节囊外，位置表浅，因无丰富肌肉覆盖，病变向外发展，穿破皮肤容易形成窦道，向内发展穿破关节囊进入关节内，形成全关节结核。

（3）平乐正骨骨病学：参考本章第一节概述部分。

2. 分型分期

临床上将踝关节结核分为 3 期，即初期、中期和后期，详见下述"症状"部分。

【临床表现】

1. 病史

发病缓慢，症状隐渐，病程多长。

2. 症状

本病多数无明显全身不适症状，病程较长时可伴有全身不适、潮热、盗汗、食少肌瘦、无力、失眠、舌质淡红、苔薄白或厚腻或无苔、脉沉细或细数无力等症状。

（1）初期：踝部不适，不红不热，肿痛不明显，伸屈受限，劳累后加重，休息后减轻。

（2）中期：患部肿胀、疼痛及跛行，关节上下肌肉萎缩，关节呈梭形肿大；关节内积液增多，有溃破趋势。

（3）后期：当踝关节脓液形成后，向关节的前后方和外侧穿溃，形成窦道，时流清稀脓水，或夹有败絮状物，局部皮肤萎缩，色素沉着，踝关节背伸、跖屈活动受限严重，甚至足下垂和内翻畸形。

3. 体征

踝关节肿胀疼痛，局部色素沉着，关节活动受限，足下垂和内翻畸形。

4. 临床特征

多数踝关节结核患者有踝部扭伤史，或反复踝部损伤史，多为局部症状，全身症状少见。

5. 特殊检查

局部抽取脓液或关节液细菌培养及活检病理是明确诊断和鉴别诊断的依据。

6. 辅助检查

（1）影像学检查：

①X 线检查：全关节结核的典型 X 线征象为关节周围软组织肿胀，关节间隙狭窄，胫腓骨及距骨关节面模糊，附近骨质疏松（图 8-5-18）。

②CT 检查：了解局部病变解剖学关系（图 8-5-19）。

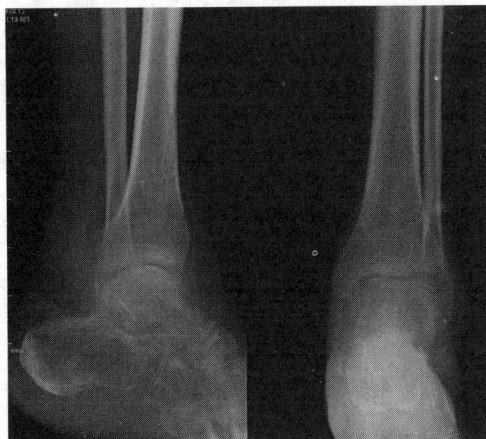

图 8-5-18　踝关节结核 X 线

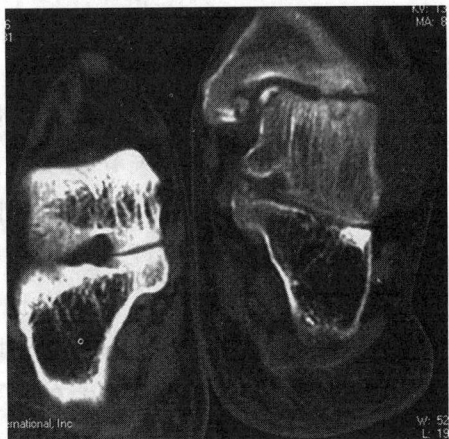

图 8-5-19　踝关节结核 CT

③ MRI 检查：了解病变性质，对明确诊断及鉴别诊断有重要意义（图 8-5-20）。

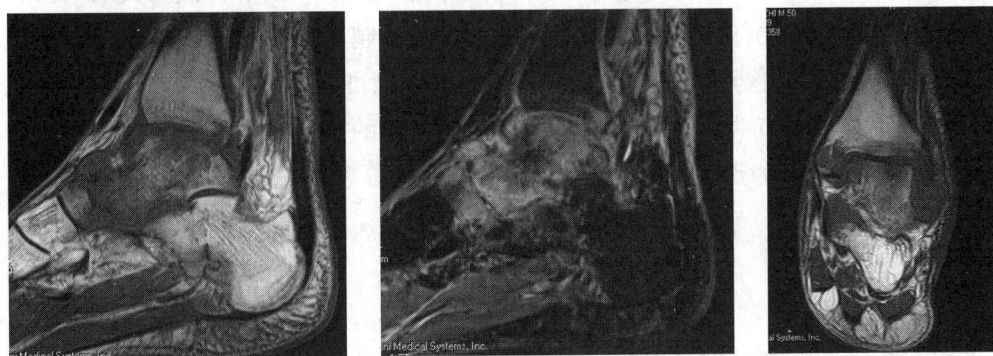

（1）　　　　　　　　　　（2）　　　　　　　　　　（3）

图 8-5-20　踝关节结核 MRI

（1）T2 加权；（2）脂肪抑制；（3）正位 T1 加权

（2）检验学检查：活动期可见轻度贫血、C 反应蛋白升高及血沉加快，白细胞正常或稍多。混合感染时，则白细胞明显增多。

（3）病理学检查：活检病理是明确诊断和鉴别诊断的依据。

【辨证诊断及鉴别诊断】

1. 辨证诊断

辨证施治参考总论部分，分期辨证参考上述"症状"部分。

2. 鉴别诊断

（1）踝关节扭伤：有明显的外伤史，踝关节内外侧可有青紫瘀斑，压痛明显，活动受限。X 线片见踝关节无明显骨质异常或有骨折。

（2）类风湿关节炎：类风湿关节炎常累及手足小关节，多呈双侧对称性发病。X

线片显示踝关节多无明显骨质破坏，后期可有关节变形，无寒性脓肿或窦道，血清类风湿因子常呈阳性。

（3）单纯性踝关节滑膜炎：踝关节滑膜炎常因长期慢性损伤或严重创伤等引起。X线片显示无明显骨质破坏，关节可有少量积液，无寒性脓肿或窦道形成。

（4）踝关节滑膜软骨瘤病：病程较隐渐，多无明显局部及全身症状，因局部变形或轻微疼痛、畸形检查而发现病变。X线片提示关节内多个游离体。

（5）踝关节骨性关节炎：多发生于中老年患者，体型偏胖者多见，压痛在踝关节内外或足背中间。X线片可见关节内有少量积液、骨质增生、关节唇钙化等。

（6）距骨缺血性坏死：多发生在反复损伤或骨性关节炎之后，压痛点在距骨部位。X线片可见距骨密度升高，无骨质破坏。

【治疗思路】

踝关节结核以早期诊断、早期治疗为主，并重点保护踝关节，预防关节畸形，延缓关节破坏的程度，局部病灶清除是必要的，且越早越好。对于早期踝关节结核采用全身及局部合用抗结核药治疗，有 70%～80% 的病例可获得永久性治愈，而且能保留正常或接近正常的关节功能。但对于非手术治疗无效的病例和全踝关节结核在抗结核全身治疗后采用手术治疗是完全必要的。

【治疗方法】

1. 一般治疗

营养与支持治疗及局部牵引制动对踝关节结核非常重要。为防止踝关节的屈曲挛缩畸形，为日后功能恢复打下基础，多给予下肢皮肤牵引或骨牵引等，或石膏托、支具、夹板等固定。

2. 中医治疗

中医药辨证分型分期治疗参考骨结核总论部分及脊柱结核部分。

3. 物理治疗

踝关节结核在治疗过程中配合冷疗、光电治疗及药物离子渗入等方法可有效控制局部症状及缓解病情进展。

4. 西医治疗

（1）药物治疗：抗结核药物治疗具体用药及原则见概述部分，踝关节结核的抗结核治疗多在 1 年左右。

（2）介入治疗：配合药物及物理治疗的一种有效治疗方法。

（3）手术治疗：

①单纯滑膜结核的手术治疗（踝关节滑膜切除术）

［适应证］经保守治疗 1～2 个疗程不见效，或滑膜已明显肥厚的应采用滑膜切除

术治疗。

　　[手术方法] 选用硬膜外麻醉或全身麻醉。患者侧卧，患侧在上，术中用气囊止血带。切口起自跟腱外侧缘，相当于外踝上方三横指处，向前下绕过外踝下方后再转向前上止于舟骨外侧缘，成人切口长 10 ～ 12cm。沿切口方向切开浅、深筋膜，将小隐静脉和腓肠神经游离后向后牵开，在外踝后下缘切开腓骨长、短肌腱鞘，并将该二肌腱自腱鞘内提出。在外踝上方不同水平将此二肌腱切断，切断前先用 4 号丝线将肌腱近端缝合固定，以免缩回鞘内。在距外踝约 1cm 处切断三束外侧副韧带，将伸趾肌腱向前方牵开，将小隐静脉、腓肠神经和跟腱向后方牵开，即可显露踝关节囊的前外侧、外侧和后外侧部分。切开关节囊的纤维层和滑膜，则有稀薄脓液或混浊的关节液流出，使患足逐渐内翻到 90°以上就能显露胫骨下端和距骨滑车关节面及前方和后方的滑膜组织。距骨体骨面和内踝的关节面很小，周围滑膜不多，使患足进一步内翻即能暴露出来。将水肿、肥厚的滑膜组织彻底剪除，再检查各个软骨关节面，如有隐蔽的骨病灶应将其刮净，并将破坏的软骨切除至健康骨质。将创口用生理盐水冲洗干净，并放入链霉素 1g、异烟肼 200mg，然后使距骨复位。缝合切断的外侧副韧带，腓长、短肌腱，并分层缝合创口。用短腿石膏托固定。术后 3 周解除固定做踝关节功能锻炼。术后继续用抗结核药物 6 ～ 12 个月（图 8-5-21）。

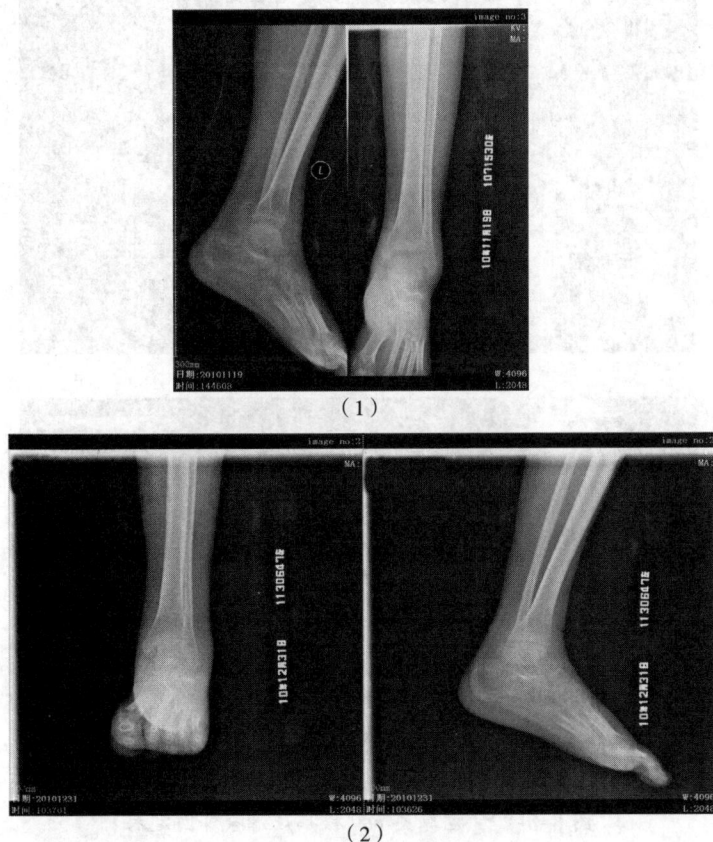

（1）

（2）

图 8-5-21　踝关节结核病灶清除术

（1）术前；（2）术后

②单纯骨结核的手术治疗（病灶清除术）

[适应证] 病灶有侵犯关节可能者应及早时采用手术治疗。

[手术方法] 手术可根据病灶部位不同采用不同的切口，暴露病灶后予以彻底清除，并放入抗结核药物。因病变尚未侵入关节，故病灶清除时应避免进入关节。距骨体病灶可采用踝关节外侧或前方切口，病灶清除后，如骨空洞较大，且无混合感染，可用松质骨碎块与链霉素 1g、异烟肼 200mg，充填骨空洞。

③早期全踝关节结核的治疗（病灶清除术）

[适应证] 对诊断为早期全踝关节结核的患者，术前应用抗结核药物治疗 2～3 周后可施行结核病灶清除术，以达到阻止病变进展、抢救关节功能的目的。

[手术方法] 来自滑膜结核的早期全关节结核其手术入路和暴露方向都和滑膜切除术相同。暴露关节后先切除肥厚的滑膜组织，再彻底清除关节腔内的脓液、干酪样坏死组织、肉芽组织，同时刮除骨病灶，切除破坏的软骨面至健康骨质为止。关节腔用生理盐水反复冲洗后放入链霉素 1g、异烟肼 200mg。来自骨质的早期全关节结核，可采用踝关节前侧入路，显露关节后先清除骨病灶，然后切除已纤维化而增厚的滑膜组织。彻底清除关节腔内的肉芽组织、干酪样坏死物。术后处理和滑膜切除术相同（图 8-5-22）。

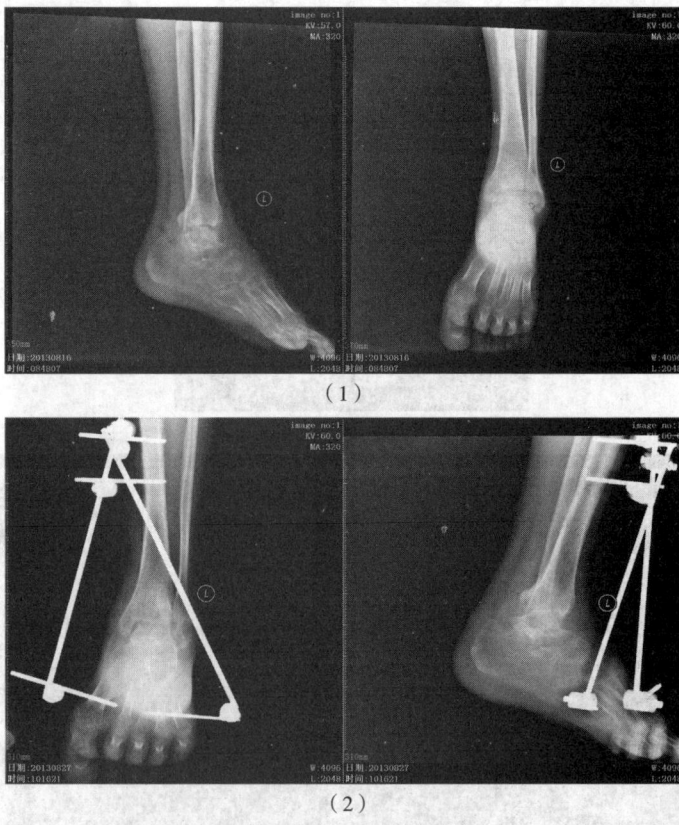

（1）

（2）

图 8-5-22　左踝关节结核病灶清除外固定术

（1）术前；（2）术后

④晚期全关节结核的治疗（病灶清除和关节融合术）

［适应证］对于病变仍属活动晚期的全关节结核或复发病例，因不存在挽救关节功能的问题，采用抗结核治疗之后，在病灶清除的同时做关节融合术。此方法适用于14岁以上的患者。

［手术方法］手术麻醉、体位、入路参考早期全踝关节病灶清除术，在病灶彻底清除的基础上，采取植骨或钢板固定等方法融合踝关节于功能位。

5. 功能锻炼

强调早期主动锻炼股四头肌和足踝关节，膝关节屈曲、踝关节跖屈位时禁止踝关节背伸活动，可进行足趾关节的跖屈、背伸活动，每日2次，一次10～15分钟；踝关节中立位时进行小腿三头肌的收缩功能锻炼，每日2次，一次10～15分钟。中后期或行滑膜切除或病灶清除者，2周后开始练习踝关节伸屈活动，并下床扶拐负重行走。早期可用肢体功能锻炼机进行锻炼。踝关节僵硬者可行按摩活筋并配合外揉七珠展筋散，同时进行踝关节自主伸屈锻炼。

6. 膳食与起居

（1）辨证施膳：

①非手术治疗患者：因踝关节肿胀疼痛多需采用石膏或支具外固定，根据患者体质和舌苔、舌质变化，判断寒热虚实，有针对性地指导患者饮食，以清淡、易消化、富营养的普食为主。

②手术治疗患者：手术当日依据麻醉方式进行饮食指导。手术当日因患者疼痛、创伤刺激，精神较差，胃肠蠕动功能减弱，饮食以清谈、易消化半流质食物为主；术后1～3日疼痛减轻，可进食蛋花粥、菜泥、新鲜水果等。术后4～10日患者病情稳定，可逐渐过渡到普食；忌食辛辣、油腻、煎炸、腥发之品。中后期进调和气血、补肝益肾之品，如骨头汤、豆制品、动物肝肾、山萸肉、肉桂炖甲鱼等。合并高血压、糖尿病、心脏病患者，做好针对性饮食护理。

具体辨证施膳参考本章第一节概述部分。

（2）起居：踝关节是负重并容易发生创伤的重要关节，患者应保持积极心态，养成良好的生活习惯，功能锻炼时注意保护好患侧关节预防扭伤、跟腱撕裂等意外发生。坚持服用抗结核药物，合理饮食，加强营养，提高机体免疫力。坚持适量功能锻炼，定期随访，如有不适，及时随诊。

【按语】

本病因全身症状不明显，早期诊断不易，怀疑是结核时应早期治疗，局部制动及抗结核药物是基本治疗方案。当保守治疗无效时，应及时给予手术治疗。

【病案举例】

杨某，男，57岁，因"右足疼痛1年伴肿胀、加重2个月"入院。

　　患者 1 年前无明显诱因发现右脚疼痛，遂到当地医院就诊，诊断为滑膜炎、关节炎，对症治疗后未见明显好转。近 2 个月患者诉疼痛加重，以夜间为甚，伴肿胀，口服氨酚曲马多片及罗红霉素片等药物治疗，1 个月前在外院行踝关节清理术，术后当地病理考虑踝关节炎症，病检结果考虑结核。术后踝关节继续肿胀，局部皮温高，精神可，纳眠差。既往体健。入院情况：全身情况无殊，右踝足部肿胀、皮肤颜色较暗，皮肤温度较高，外踝处有一柔软的肿块，伤口已结痂，按压时有渗出液，局部压痛明显，远端血液循环差，踝关节背伸、跖屈、内外翻活动时疼痛。足背动脉可触及。X线示：右侧踝关节内多发骨质破坏，可见周围软组织肿胀，距骨、跟骨为重，跟距关节间隙消失（图 8-5-23）。CT 示：右侧距骨、跟骨、胫骨及腓骨下端多发骨质破坏，间隙变窄，边界不清；右侧跟骨、距骨局部缺损，边缘不规则；右侧踝关节、跟距关节及右足周围软组织肿胀，边界不清（图 8-5-24）。

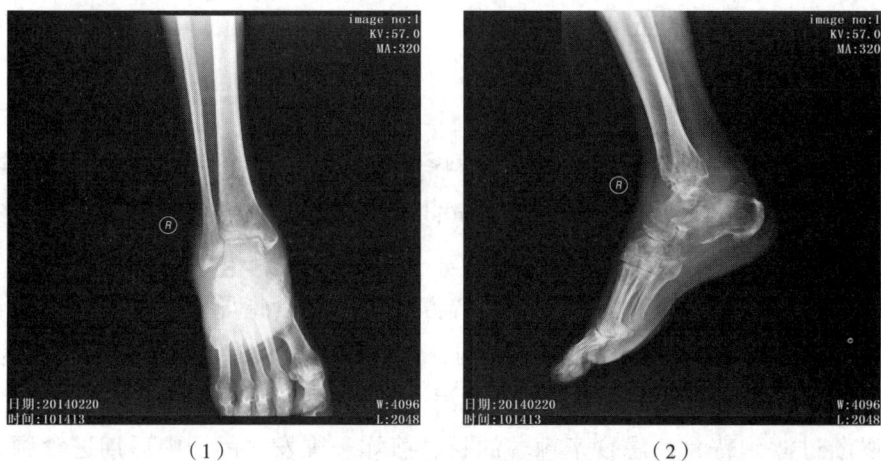

（1）　　　　　　　　　　　　　　　　（2）

图 8-5-23　右踝关节结核 X 线

（1）正位片；（2）侧位片

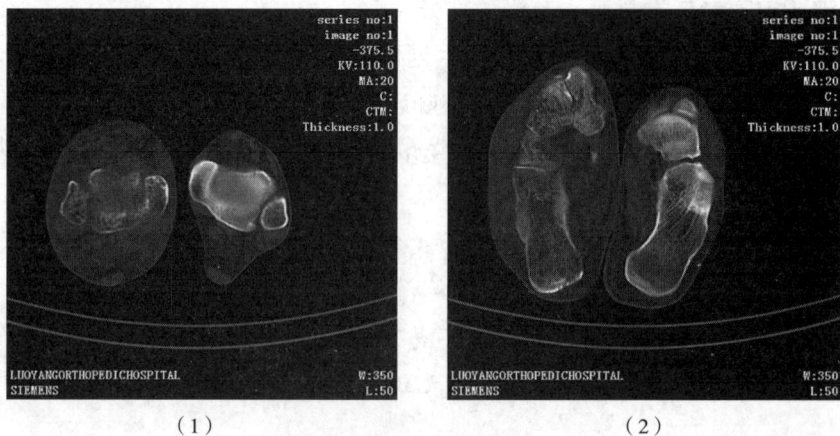

（1）　　　　　　　　　　　　　　　　（2）

图 8-5-24　右踝关节结核 CT

（1）冠状面；（2）轴状面

　　西医诊断：右踝关节结核；中医诊断：右踝关节骨痨，属痰瘀互结证。

　　治疗经过：入院后经病理会诊，病理诊断为结核。同时给予异烟肼、利福平、链霉素三联抗结核药物及院内制剂抗骨痨系列用药（痰瘀互结证），卧床制动。病情稳定1周后，右下肢给予石膏外固定并挂拐下地，2个月后拆除石膏行膝关节、踝关节锻炼，异烟肼、利福平、链霉素抗结核治疗1年后复查结核无复发。

第六节　骨干结核

一、长骨结核

【概述】

　　单纯骨结核较少见，可发生在长骨的干骺端、颅面骨、肋骨、胸骨、骨盆、股骨大转子及跗骨和短状骨。长骨结核多数为儿童和青少年，10岁以下的儿童最多，30岁以上的很少见，常为多发。其发病顺序为股骨、胫骨、桡尺、肱骨和腓骨，但腓骨干结核很少见。

【病因病机与分型分期】

1. 病因病机

（1）中医学：参考前述。

（2）西医学：长骨结核是一种局限性的骨感染。病灶破坏始于松质骨，继而侵犯骨皮质，并可引起骨膜增生。一般发病隐渐，进展缓慢，以增生硬化为主，破坏相对较少。体虚正气不足者，局部病变发展较快，以骨质破坏为主，结核菌破坏骨组织，髓腔内脓液形成，骨内压力增大，最后脓液经髓腔管外溢，形成软组织脓肿，并刺激骨膜产生骨膜新生骨。

（3）平乐正骨骨病学：参考前述。

2. 分型分期

临床上将骨干结核也可分为3期，即初期、中期和后期，详见下述"症状"部分。

【临床表现】

1. 病史

骨干结核少见，多发病隐秘，病程长。

2. 症状

儿童病变多波及几个长骨干，常并发肺结核或其他骨结核。患者可有明显的全身症状，如经常低热、食欲不振、体重日渐消瘦、眠差、盗汗、脉象细数等。但单发病例的全身症状不明显，局部症状也轻微。

（1）初期：局部疼痛和肿胀都不明显，软组织肿胀轻微，但有局部压痛，不红不热，仔细触摸可发现骨干变粗。

（2）中期：局部压痛明显，病骨增粗，活动可有受限，脓液流到软组织内，软组织内积液增多，形成寒性脓肿，但很少有窦道形成。多数关节保持良好的功能，下肢骨干结核患者，跛行也不明显。

（3）后期：软组织肿胀，局部脓肿显著，压痛明显，但穿溃皮肤形成窦道者较少，但也有穿破皮肤形成窦道者。

3. 体征

依据发病部位可发生不同的体征表现。

4. 临床特征

骨干结核以患处隐痛不适、压痛、病骨增粗、少有窦道形成为特点。

5. 特殊检查

局部抽取脓液或关节液细菌培养及活检病理是明确诊断和鉴别诊断的依据。

6. 辅助检查

（1）影像学检查：

①X线检查：早、中期为髓腔内有溶骨性破坏，为圆形或椭圆形囊状透亮区，后期可见病骨稍膨大，周围骨膜增生，其范围大致与骨破坏区相一致，较大病灶周围的骨膜反应为"葱皮"状，发展缓慢的骨干结核表现为病变的髓腔增密，中间夹杂骨质破坏的密度减低区（图8-6-1）。

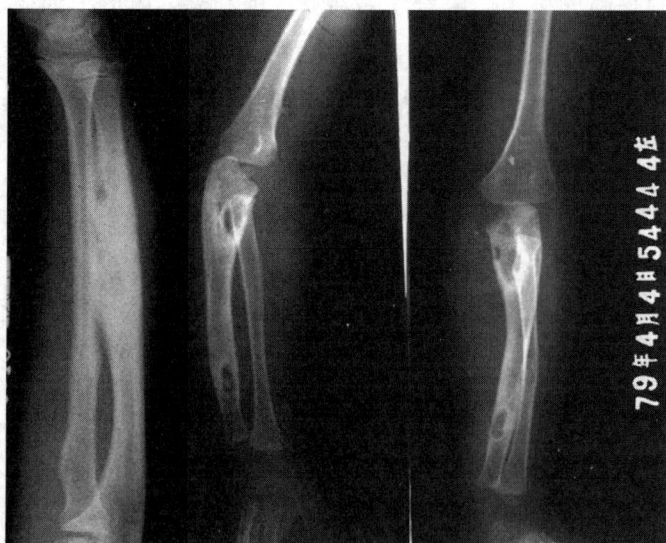

图 8-6-1　长骨干结核（桡尺骨结核）X线

②CT 检查：可见局部骨质破坏与增生共存，髓腔升高，周围骨膜增生，详细显示局部解剖学结构，具有明确诊断及鉴别诊断的重要价值（图 8-6-2），多伴有肺部结核感染病灶（图 8-6-3）。

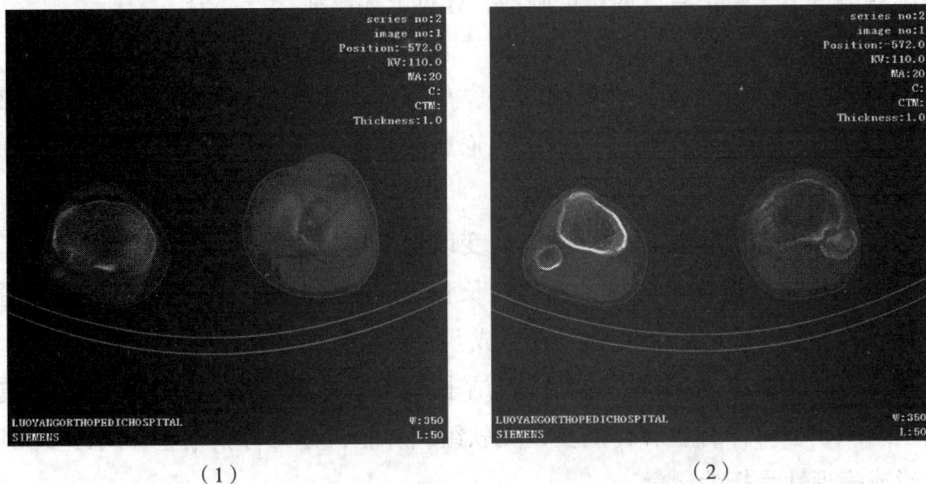

（1）　　　　　　　　　　　　　　　　（2）

图 8-6-2　长骨干结核 CT

（1）胫腓骨骨干;（2）胫腓关节

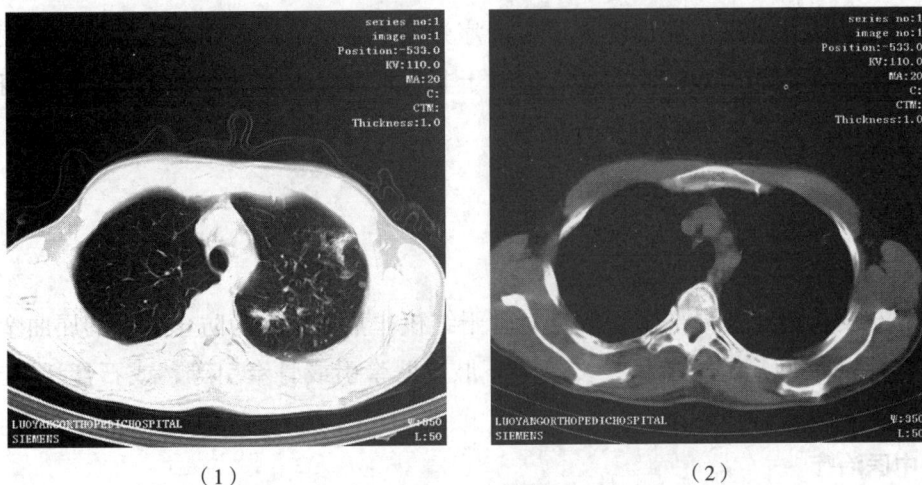

（1）　　　　　　　　　　　　　　　　（2）

图 8-6-3　肺部结核感染 CT

（1）肺窗;（2）胸肋窗

③MRI 检查：信息敏感，病变组织分辨高，具有早期诊断的价值，也是鉴别诊断重要的手段。

（2）检验学检查：活动期可见轻度贫血、C 反应蛋白升高及血沉加快，白细胞正常或稍多。混合感染时，则白细胞明显增多。

（3）病理学检查：同前述。

【辨证诊断及鉴别诊断】

1. 辨证诊断

临床一般按早、中、后三期辨证施治，详见上述"症状"部分。

2. 鉴别诊断

（1）局限性骨脓肿：骨脓肿发病缓慢，局部症状不明显。X线片表现为局部骨质破坏并有硬化环，很少见脓液流至软组织形成寒性脓肿者。实验室检查可见白细胞计数升高或正常。

（2）硬化性骨髓炎：硬化性骨髓炎病变以骨干增生为主，与长骨结核相似。其发病缓慢，全身及局部症状不明显，表现为长骨骨质密度升高，骨髓腔变窄或不通，一般没有骨或骨髓腔的化脓、坏死和死骨形成。实验室检查可有白细胞增多或正常。

（3）骨质纤维异常增殖症：本病发生在长骨干，骨质增粗，其内可为磨砂玻璃样纤维增生组织，也可伴有囊肿样病变，无软组织肿胀，亦无骨膜增生，局部多无症状，常因畸形或病理性骨折就诊。

【治疗思路】

骨干结核治疗上以早期诊断、早期治疗为主，对于早期采用全身及局部合用抗结核药治疗，大多数能有效控制疾病，但对于非手术治疗无效的病例在抗结核全身治疗后采用手术治疗是完全必要的。

【治疗方法】

1. 一般治疗

营养与支持治疗及局部牵引制动对骨干结核非常重要。为防止骨干的屈曲挛缩畸形，为日后功能恢复打下基础，多给予下肢皮肤牵引或骨牵引等，或石膏托、支具、夹板等固定。

2. 中医治疗

中医药辨证分型分期治疗可参考骨结核总论部分及脊柱结核部分。

3. 物理治疗

在治疗过程中配合冷疗、光电治疗及药物离子渗入等方法可有效控制局部症状及缓解病情进展。

4. 西医治疗

（1）药物治疗：抗结核药物治疗具体用药及原则见总论部分，骨干结核的抗结核治疗多在1年左右。

（2）介入治疗：配合药物及物理治疗的一种有效治疗方法。

（3）手术治疗：病灶局限与周围界限清晰，中间有明显死骨、估计不能吸收者，行手术病灶清除（图8-6-4）。

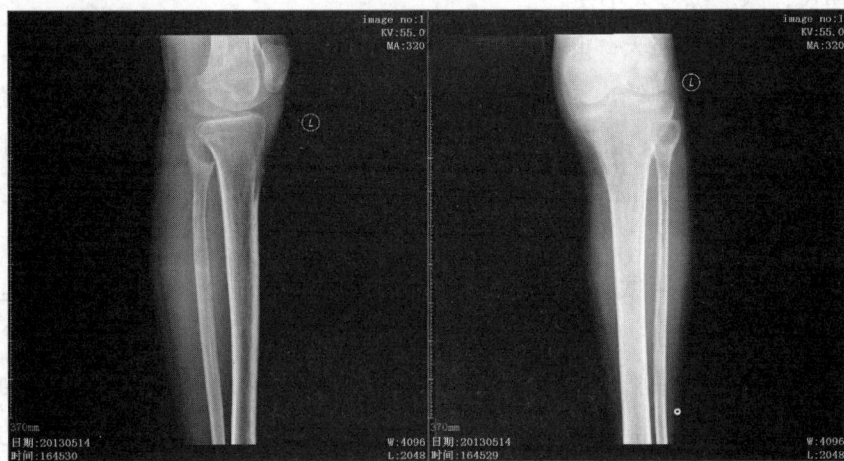

（1）

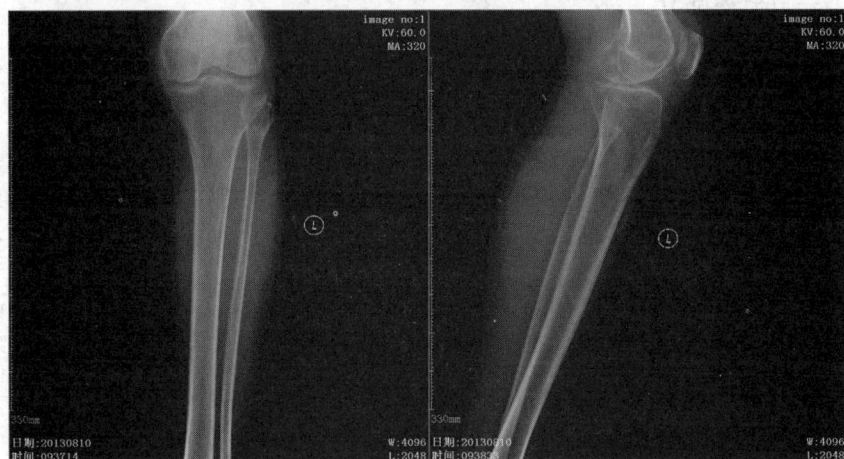

（2）

图 8-6-4　左胫腓骨结核

（1）术前；（2）术后

5. 功能锻炼

视病情指导患者进行适当肢体的功能活动。关节功能差，肌肉僵硬，可适当予以被动活动，局部按摩。长骨结核按部位功能锻炼的方法建议如下。

（1）上肢骨结核

①非手术及术前锻炼：屈肘耸肩；抓空增力，握拳训练；腕关节屈伸训练；手指爬墙训练。

②术后锻炼：手术当天，麻醉消失后，进行握拳、腕关节的屈伸训练。第 1～3天，增加抓空增力训练。第 4～14 天，增加屈肘耸肩、屈肘展肩训练。

（2）下肢骨结核

①非手术患者及术前锻炼：股四头肌的等长收缩训练；深呼吸及有效咳嗽训练；正确使用拐杖，床上练习大小便。

②术后锻炼：手术当天，麻醉消失后，即可进行股四头肌等长收缩训练，踝关节背伸、跖曲，髌骨推移训练。第 1～3 天，锻炼方法同上，增加活动时间及强度。第 4～14 天，增加下肢关节功能康复器（CPM 机）被动活动膝关节。慎于直腿抬高训练，避免折断出现剪切力，影响骨折愈合。

6. 膳食与起居

（1）辨证施膳：早期饮食宜清淡、薄素、温热、易消化，中后期宜食健脾和胃、滋补肝肾、强筋壮骨之品。忌烟酒、辛辣食物。

日常生活中注意合理膳食，均衡营养，增强机体抵抗力，促进疾病愈合，预防感冒等并发症。加强患肢功能锻炼，禁止患肢做旋转性活动。遵医嘱严格佩戴支具，按时服用药物，多晒太阳，适当增加含钙食物的摄入，定期复查，功能锻炼，不适随诊。参考本章第一节概述部分。

（2）起居：参考本章第一节概述部分。

【按语】

骨干结核在骨关节结核中发病率低，诊断极为困难，X 线征象及临床表现无特殊性，大多数易误诊、误治。骨干结核 X 线特征：①死骨少，脓肿少见。②大多数以溶骨型为主，表现为单个圆形或椭圆形骨质破坏区，无硬化边缘，离干骺端有一定距离。儿童或机体抵抗力强时，表现为硬化型，髓腔密度升高，局部骨干变粗，病变进展缓慢，骨膜增生明显，骨质硬化。③骨膜反应多轻微，且平滑规则，范围大致与骨破坏区一致，较大病灶周围骨膜反应可为葱皮状。

【病案举例】

谭某，男，21 岁，因"右小腿上段酸困不适 1 个半月"来诊。

患者于 1 个半月前自觉右小腿局部疼痛，而后出现行走跛行，曾在当地医院诊断为骨髓炎。入院检查：患者神志清，无午后低热、盗汗病史。右小腿中上段局部明显压痛，局部皮温不高，表面无静脉曲张。双下肢等长等粗，右侧膝踝关节活动均正常，足背动脉、胫后动脉搏动良好。膝腱反射、跟腱反射正常，Babinski 征（−）。X 线提示：右胫骨中上段内侧显示一梭形病变区，其内骨密度不均匀，周围无骨膜反应（图 8-6-5）。

西医诊断：右胫骨上段骨干结核；中医诊断：右胫骨上段骨痨，属痰瘀互结证。

治疗经过：入院后给予穿刺活检，病理诊断为结核。给予院内制剂抗骨痨系列中药内外应用（痰瘀互结证），同时给予异烟肼、利福平、链霉素抗结核治疗 4 周后，在硬外麻醉下行胫骨干结核病灶清除术。根据患者病变大小在病变区设计一长 7cm、宽 1.5cm 的骨槽，彻底清除髓腔内的脓液及干酪样组织。病灶清除干净后，髓腔内放链霉素 1g，取小腿外侧肌肉瓣植于髓腔内。术后继续系统抗结核中西药物治疗，下肢给予石膏外固定，伤口一期愈合（图 8-6-6）。1 个月后拆除石膏行膝关节、踝关节锻炼，1 年后复查结核无复发。

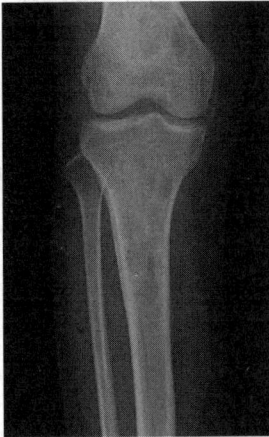

图 8-6-5　右胫骨结核术前 X 线　　　　图 8-6-6　右胫骨结核术后 X 线

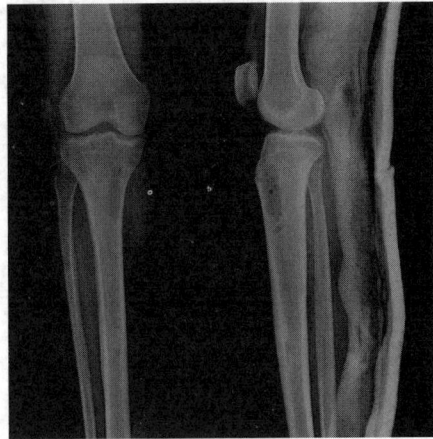

二、短骨结核

【概述】

短骨结核是指手足短骨结核，包括掌指骨、跖趾骨等。手足短骨骨干结核较为常见，患者多为 10 岁以下儿童，成年人和老年人少见，病变常为双侧多发。

【病因病机与分型分期】

1. 病因病机

（1）中医学：参考前述。

（2）西医学：短骨结核病灶多发生在骨干或临近干骺端处，但末节指（趾）骨多不受侵袭。病变形式有两种：一种以肉芽组织增生为主，从髓腔内开始向外发展，逐渐侵袭骨皮质和骨膜，引起皮质增厚，骨膜增生，松质骨破坏，病骨内有干酪样坏死病灶，外有骨膜新生骨质，形成梭形膨胀，中空壁薄，似吹起的气球状；另一种以骨坏死为主，可有小的死骨形成，破坏物可穿透骨皮质，穿溃皮肤形成窦道。

（3）平乐正骨骨病学：参考本章第一节概述部分。

2. 分型分期

临床可以早、中、后期三期辨证，参考前述。

【临床表现】

1. 病史

短骨发病多因局部症状进展较快而能早期发现，病程多不长，病史短。

2. 症状

早期全身症状不明显，有时可有手足心发热。局部轻度疼痛或自觉隐痛，多在碰撞、挤压、行走或跳跃过程中产生或加重，肿胀不明显，但有局部压痛，触摸病骨增粗，呈梭形肿胀，皮色多正常，关节活动正常。病变进一步发展，则有明显的午后潮热、盗汗、食欲不振、全身乏力、五心烦热等全身不适症状，局部关节疼痛、活动受限，皮肤肿胀加重，可破溃穿破向外形成窦道，经常流出稀薄如痰样脓液或小死骨块，甚至瘘管形成，经久不愈。

3. 体征

局部压痛，触摸病骨增粗，呈梭形肿胀，邻近关节疼痛、活动受限，皮肤肿胀加重，形成气鼓征。

4. 临床特征

短骨结核病灶多发生在骨干或干骺端处，可见全身中毒症状，局部症状以肿胀、疼痛、临近关节功能受限及气鼓征为特点。

5. 特殊检查

局部抽取脓液或关节液细菌培养及活检病理是明确诊断和鉴别诊断的依据。

6. 辅助检查

（1）影像学检查：

①X线检查：病骨髓腔内有骨质破坏，病骨稍膨大，皮质变薄，骨膜增生，使病骨增粗，形如纺锤。周围软组织肿胀，囊状透亮区内有时有零星的死骨。如病变为多发性，X线征象出现在多块病骨上，但不易累及末节指（趾）骨（图8-6-7）。

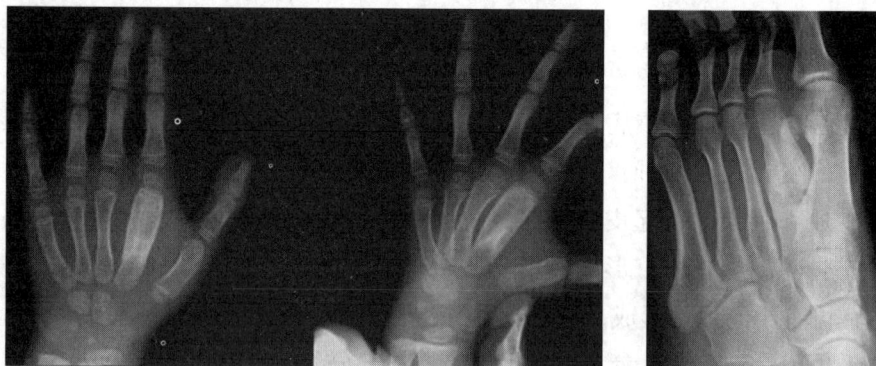

（1）　　　　　　　　　　　　　　　（2）

图 8-6-7　短骨结核 X 线

（1）掌骨结核；（2）跖骨结核

② CT 及 MRI 检查：更好地显示病变部位（图 8-6-8）。

（2）检验学检查：活动期可见轻度贫血、C反应蛋白升高及血沉加快，白细胞正常或稍多。混合感染时，则白细胞明显增多。

（3）病理学检查：活检病理是明确诊断和鉴别诊断的依据。

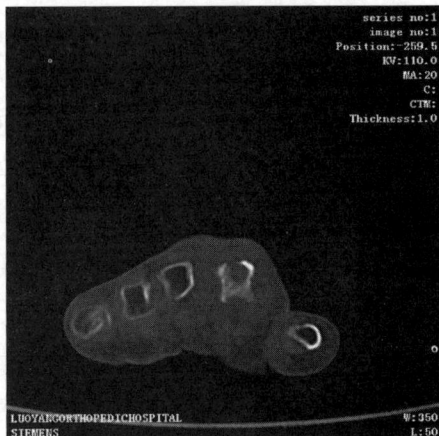

图 8-6-8　掌骨结核 CT

【辨证诊断及鉴别诊断】

1. 辨证诊断

本病的辨证诊断可参考前述。

2. 鉴别诊断

（1）局限性骨脓肿：发生于短骨的局限性骨脓肿多发病缓慢，局部症状不明显。X线片表现为局部骨质破坏并有硬化环，很少见脓液流至软组织形成寒性脓肿者，实验室检查可见白细胞计数升高。

（2）慢性骨髓炎：发病于短骨的慢性骨髓炎起病可隐渐，多因骨质破坏增生而导致骨内压升高出现胀痛、酸痛等，局部压痛明显，甚至 X 线片内可见死骨。急性发作时可有高热寒战、烦躁不安、患处跳痛及压痛、口渴、脉数等征象，局部伴有红肿热痛，压痛多局限于干骺端。实验室检查多提示白细胞增多、中性粒细胞比例升高等。

【治疗思路】

短骨骨干结核治疗以局部病变控制为主，多行手术治疗。

【治疗方法】

1. 一般治疗

营养与支持治疗、局部制动同前述。

2. 中医治疗

本病的中医治疗参考前述。

3. 西医治疗

（1）药物治疗：抗结核药物治疗参考前述，用药一般为半年以上。

（2）介入治疗：参考前述。

（3）手术治疗：有手术指征者行手术治疗，手术方法选择见骨结核（图 8-6-9）。

4. 功能锻炼

视病情指导患者进行适当肢体的功能活动。关节功能差，肌肉僵硬，可适当予以被动活动，局部按摩。依据各部位不同实施个体化功能锻炼，具体参考前述。

5. 膳食与起居

（1）辨证施膳：短骨结核全身症状多不明显，以局部为主，故饮食应以营养丰富、易消化或结合体质或个体差异，做好饮食指导，注意营养均衡、荤素合理搭配，宜高蛋白、高钙及高维生素饮食，多食新鲜蔬菜、水果，以促进疾病痊愈。早期应进清淡、易消化、富含优质蛋白的食物，多食新鲜的蔬菜、水果等，忌辛辣刺激性食物。中后期，指导患者进高蛋白、高维生素、粗纤维及含钙量高的食物，如瘦肉、鸡蛋、豆制品、牛奶、虾米、新鲜的水果及蔬菜等。辨证施膳参考本章第一节概述部分。

（2）起居：生活起居方面应鼓励患者消除焦虑情绪，乐观面对疾病。生活节制有规律，多做户外有氧运动，减少劳累、劳损或房劳等刺激，定期服用药物，合理安排饮食，避风寒，预防感冒等不适，定期复查，不适随诊。

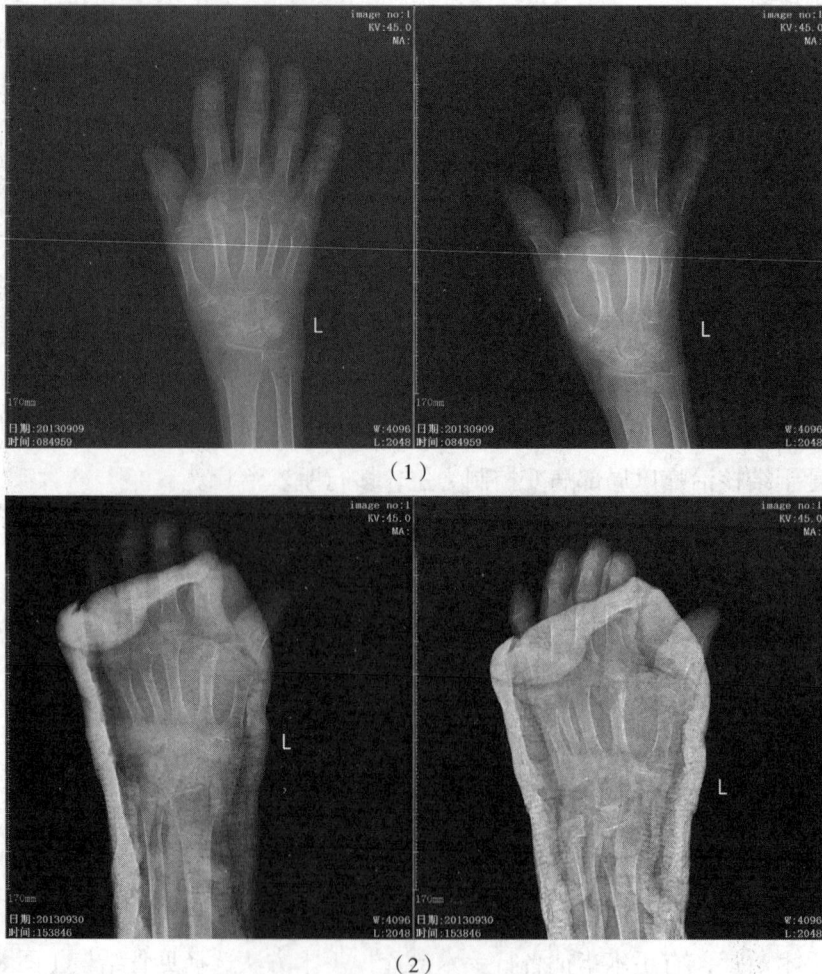

（1）

（2）

图 8-6-9　左手第 2 掌骨结核

（1）术前；（2）术后

【按语】

短骨骨干结核临床少见，其特点为局部压痛，触摸病骨增粗，呈梭形肿胀，邻近关节疼痛、活动受限，皮肤肿胀加重，形成气鼓征。临床上多以手术治疗。

【病案举例】

王某，女，58岁，因"右足背部肿胀疼痛、跛行3年余，加重2个月"来诊。

患者3年多前无明显原因出现右足背部间断性肿胀疼痛、跛行，穿鞋时右足背部局部紧困不适，休息后自行好转，未重视，也未系统治疗。2个月前上述症状加重，疾病控制中心做结核PPD试验结果强阳性，有右腋窝部淋巴结结核切除术及高血压、心肌缺血、脂肪肝病史多年。入院检查：右足背内侧明显红肿，局部皮温稍高，局部压痛明显，右髋、膝及踝关节及足趾各关节活动无明显异常，患肢末梢血循感觉及运动好。X线提示：右足第1楔骨、舟骨及第1跖骨基底部骨质破坏，其内骨密度不均匀，周围无骨膜反应（图8-6-10）。CT提示：右足明显骨质疏松改变，第1楔骨、舟骨及第1跖骨基底部骨质破坏，边界欠清楚，皮质断裂，邻近第2楔骨及第2跖骨基底部亦可见骨质侵蚀，第1跖骨可见条形骨膜增生，周围软组织明显肿胀，其内可见斑点状高密度影（图8-6-11）。MRI提示：右足舟骨、第1跖骨及内侧楔骨骨质可见破坏，呈长T1信号影，于脂肪抑制序列上呈弥漫性高信号，关节间隙变窄，跖骨周围可见骨膜反应，关节周围可见长T1、长T2信号肿块影，周围软组织增厚，其内可见长T1、长T2信号影（图8-6-12）。

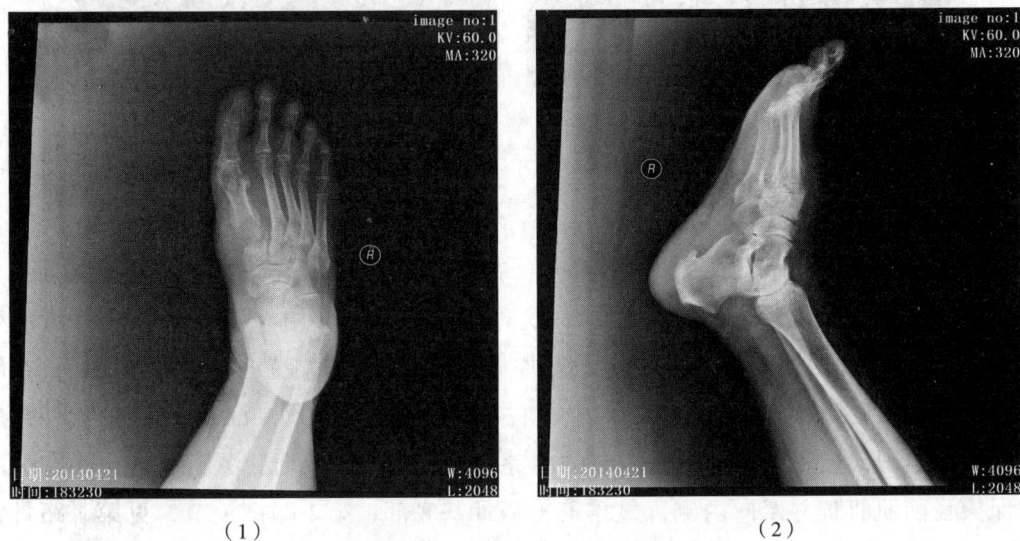

图8-6-10　右足结核术前X线
（1）正位片；（2）侧位片

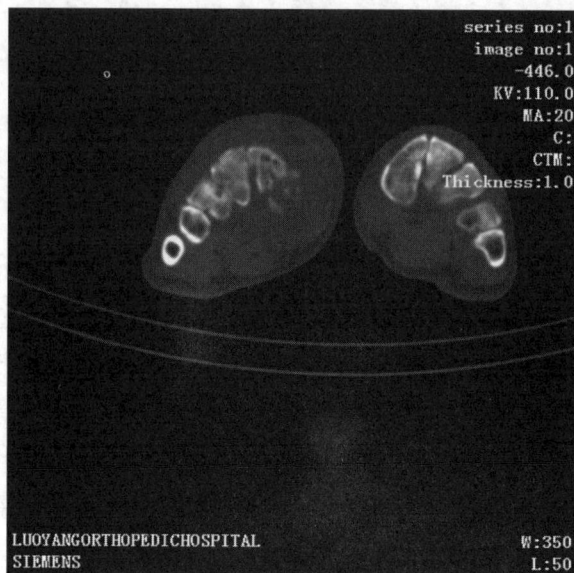

图 8-6-11　右足结核术前 CT

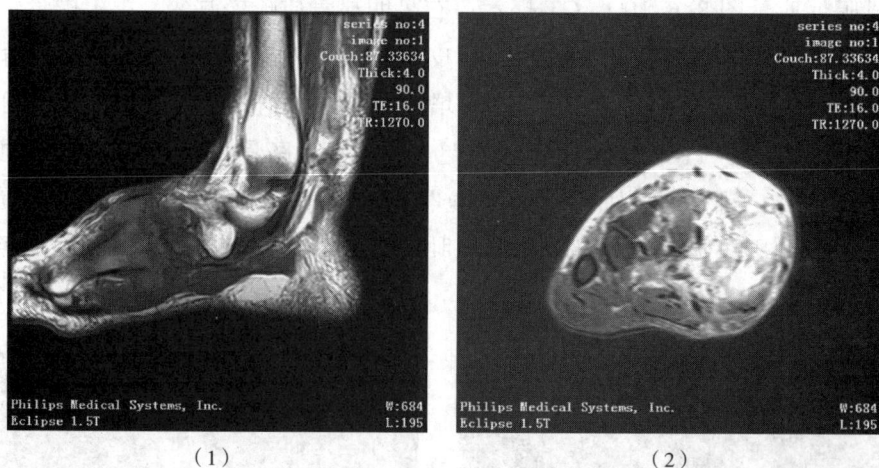

（1）　　　　　　　　　　　　　　　　　　　　　（2）

图 8-6-12　右足结核术前 MRI

（1）矢状位 T1 加权；（2）冠状位 T2 加权

西医诊断：右足骨干结核；中医诊断：右足骨骨痨，属肝肾亏虚、痰瘀化热证。

治疗经过：入院后给予穿刺活检，病理诊断为结核。给予院内制剂抗骨痨系列（痰瘀互结证系列内外药物应用）及异烟肼、利福平、链霉素抗结核治疗 4 周后，在硬外麻醉下行右足病灶清除活检术。术中在右足背内侧做一长约 7 cm 切口，依次切开皮肤、皮下组织，见皮下充满腐烂坏死的肉芽组织，与胫前肌肌腱紧密相连，小心分离并保护胫前肌肌腱并牵向内侧，显露第 1 跖骨基底部、第 1 跖楔关节，见第 1 跖骨骨质疏松、基底部骨质破坏，第 1 跖楔关节囊及关节均被破坏，关节面破坏严重，关节软骨面剥离、脱落，其内充满腐烂坏死的肉芽组织、干酪样物质，彻底清除其内病变组织，刮除全部关节面直到对侧，留标本病检，大量生理盐水冲洗伤口，将异烟肼 6 mL 放入伤口内。术后继续系统抗结核药物治疗，下肢给予石膏外固定，伤口一期愈合（图 8-6-13）。1 个月后拆除石膏，行膝关节、踝关节锻炼，1 年后复查结核无复发。

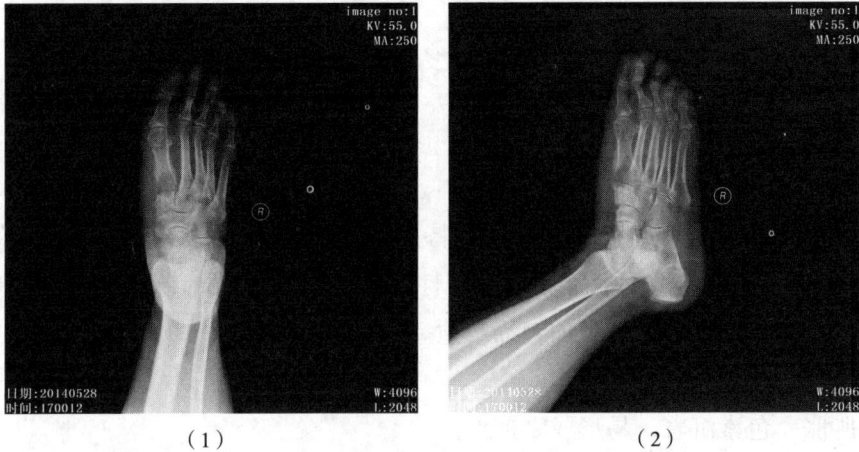

（1）　　　　　　　　　　　　　　　　（2）

图 8-6-13　右足结核术后 X 线

（1）正位片；（2）侧位片

第七节　特殊部位结核

一、跟骨结核

【概述】

跟骨结核临床较为常见，在足部骨关节结核中占首位，多为青少年。

【病因病机与分型分期】

1. 病因病机

（1）中医学：跟骨结核的发生多与跟骨劳损及病邪侵入有关。

（2）西医学：依据结核病灶发生的部位不同分为中心型结核和边缘型结核，前者多发生在跟骨体的中心部，有时偏前偏后，病变多以骨坏死为主，多形成死骨，病变向周围发展时，可破坏骨皮质，甚至穿破皮肤形成窦道；后者发生在跟骨结节后侧，骨质破坏多侵犯跟距关节面，形成关节结核，坏死组织增多引起皮肤破溃也能形成窦道。

（3）平乐正骨骨病学：参考本章第一节概述部分。

2. 分型分期

（1）病理分型：依据结核病灶发生的部位不同分为中心型结核和边缘型结核。

（2）临床分期：临床可按早、中、后三期辨证，参考前述。

【临床表现】

1. 病史

病史长，多缠绵难愈。

2. 症状

跟骨结核以跟骨肿胀、疼痛及跛行为特点。初期症状不明显，自觉局部隐痛，负重活动后加重，休息减轻，之后症状进行性加重，局部肿胀，色素沉着，皮肤溃破，经久不愈，或合并混合感染，更加缠绵难愈。

3. 体征

局部肿胀，色素沉着，易形成窦道。

4. 临床特征

全身症状多不明显，局部以跟骨肿胀、疼痛及跛行为特点。

5. 特殊检查

局部抽取脓液或关节液细菌培养及活检病理是明确诊断和鉴别诊断的依据。

6. 辅助检查

（1）影像学检查：

①X线检查：早中期为髓腔内有溶骨性破坏，为圆形或椭圆形囊状透亮区，后期可见病骨稍膨大，周围骨膜增生，其范围大致与骨破坏区相一致，较大病灶周围的骨膜反应为"葱皮"状，发展缓慢的骨干结核表现为病变的髓腔增密，中间夹杂骨质破坏的密度减低区（图8-7-1）。

②CT检查：可见局部骨质破坏与增生共存，髓腔升高，周围骨膜增生，详细显示局部解剖学结构，具有明确诊断及鉴别诊断的重要价值（图8-7-2）。

③MRI检查：信息敏感，病变组织分辨高，具有早期诊断的价值，也是鉴别诊断重要的手段（图8-7-3）。

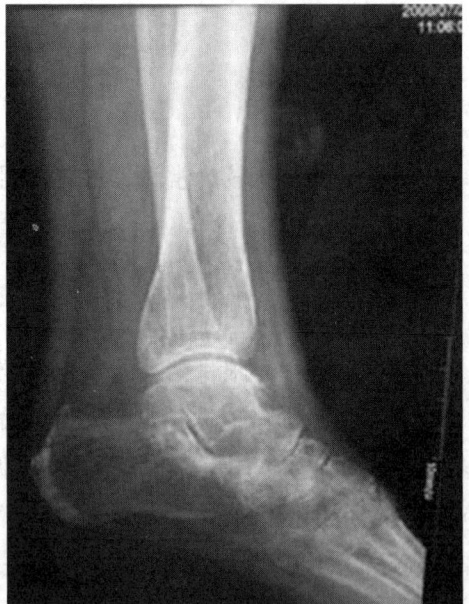

图8-7-1　跟骨结核X线

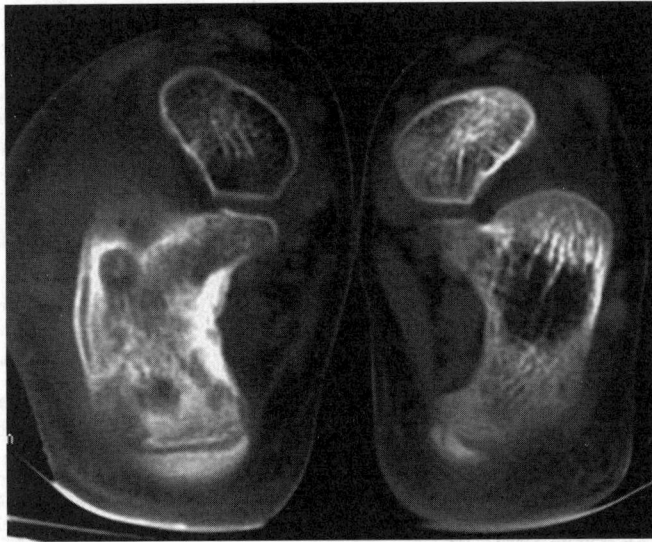

图 8-7-2　跟骨结核 CT

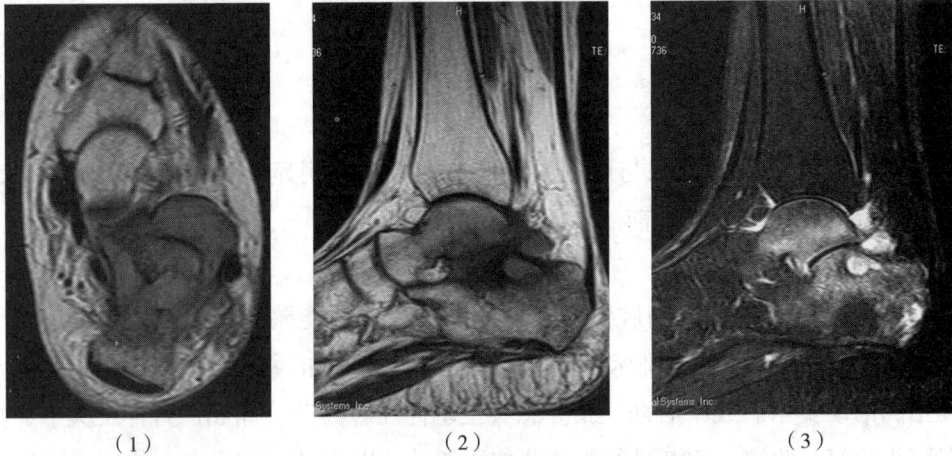

（1）　　　　　　　　　　（2）　　　　　　　　　　（3）

图 8-7-3　跟骨结核 MRI

（1）轴位 T1 加权；（2）侧位 T1 加权；（3）侧位 T2 加权脂肪抑制

（2）检验学检查：实验室检查依据不多，局部抽取脓液或关节液细菌培养可找出结核感染的相关证据。

（3）病理学检查：活检病理是明确诊断和鉴别诊断的依据。

【辨证诊断及鉴别诊断】

1. 辨证诊断

本病的辨证诊断可参考前述。

2. 鉴别诊断

（1）跟骨化脓性骨髓炎：在 X 线上两者很相似，主要结合病史和临床表现判断。

化脓性骨髓炎起病多急骤，可有高热及局部红肿热痛表现。实验室检查多提示白细胞计数升高，有时破坏的跟骨周围有明显的骨膜增生现象。

（2）跟骨肿瘤：跟骨是骨巨细胞瘤、骨囊肿及软骨母细胞瘤等多种肿瘤的好发部位。一般局部疼痛、压痛比较明显，肿胀不明显，拍片提示骨质破坏，但增生反应多不见，如果为恶性肿瘤，有时可见明显骨膜反应，疾病进展多比较快，可伴有皮温升高，静脉曲张等表现。

【治疗思路】

跟骨结核治疗以局部病变控制为主，多行手术治疗。

【治疗方法】

1. 一般治疗及中医药辨证治疗

一般治疗及中医药辨证治疗参考前述。

2. 西医治疗

（1）药物治疗：参考前述。

（2）介入治疗：参考前述。

（3）手术治疗：病灶局限与周围界限清晰，中间有明显死骨估计不能吸收者，行手术病灶清除术，手术方式同前。

3. 功能锻炼

视病情指导患者进行适当肢体的功能活动。关节功能差，肌肉僵硬，可适当予以被动活动，局部按摩。早期或制动期，指导患者自行进行抬臀、下肢肌肉等长收缩及患肢直腿抬高活动。术后或中后期，指导患者主动伸屈膝关节，跖屈、背伸趾关节，推髌骨，股四头肌等长收缩，逐渐进行踝关节伸屈活动，以主动锻炼为主，被动锻炼为辅。

4. 膳食与起居

（1）辨证施膳：早期饮食应以活血化瘀、利水消肿、清淡易消化为宜，可进食新鲜蔬菜、水果、瘦肉、鸡蛋、赤小豆等。便秘者应进香蕉、菠菜、韭菜、芹菜、蜂蜜水等。忌生冷辛辣、油腻、煎炸食物。中后期应注意加强营养，提高机体抗病能力。可吃一些新鲜河鱼和海产品，如河鳗、黄鳝、甲鱼等，适时按食欲需求配以新鲜蔬菜及具有补肾填髓功效的食物，如猪骨、羊骨、牛骨、鹿骨、鹿筋、鹿肉、猪肾、胡桃肉、黑芝麻、枸杞子等。参考本章第一节概述部分。

（2）起居：生活起居方面，患者应保持愉快心情，禁烟酒，合理调节饮食，增加营养，多进富含营养、高蛋白、高热量、富含维生素、含钙高的食品，多晒太阳，增强机体抵抗力，适量进行功能锻炼，多参加户外有氧活动，定期复查。如有下列情况，患肢体出现胀痛，局部出现红、肿、热、痛或其他不适，应及时复诊。

【按语】

跟骨结核临床少见，临床特点为局部压痛，关节疼痛、活动受限，皮肤肿胀。治疗上多以保守为主。

二、股骨大转子结核

【概述】

局限在股骨大转子的结核临床较为少见，多为青少年，20～40岁成人多见。

【病因病机与分型分期】

1. 病因病机

（1）中医学：股骨大转子结核的发生多与局部虚损及病邪侵入有关。

（2）西医学：开始发病灶多数在大转子的外侧，有时也可在大转子附近的滑膜囊，之后蔓延到骨内，或向内穿入髋关节，形成髋关节结核。因其周围肌肉丰富，容易在臀部或大转子外下方形成寒性脓肿，甚至流注到膝关节附近或进入关节内，也可穿破皮肤形成窦道，经久不愈。

（3）平乐正骨骨病学：参考前述。

2. 分型分期

临床多以早、中、后三期辨证，参考前述。

【临床表现】

1. 病史

发病多隐匿，早期不易明确诊断，病程多长。

2. 症状

股骨大转子结核以大转子肿胀、疼痛，形成寒性脓肿及窦道为特点。初期全身及局部症状均不明显，局部肿胀较为明显，疼痛位置较为明确，之后症状进行性加重，皮肤溃破，经久不愈。

3. 体征

股骨大转子结核以大转子肿胀、疼痛，形成寒性脓肿及窦道为特点。

4. 临床特征

局部症状明确，全身症状多不明显，以局部肿胀、疼痛及脓肿窦道为特点。

5. 特殊检查

局部抽取脓液或关节液细菌培养及活检病理是明确诊断和鉴别诊断的依据。

6. 辅助检查

（1）影像学检查：

① X 线检查：早、中期为大转子局部毛糙破坏，后期为骨质破坏甚至髋关节骨质破坏（图 8-7-4）。

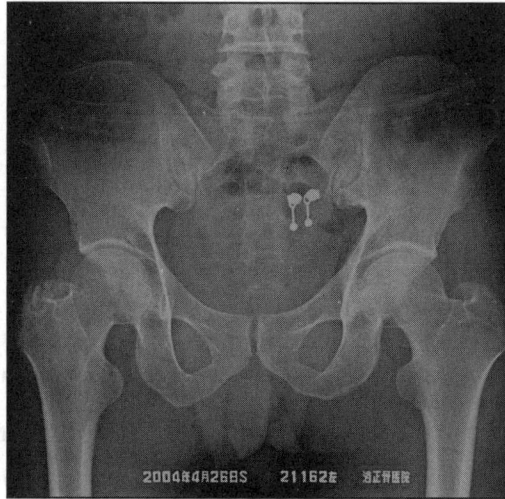

图 8-7-4　股骨大转子结核 X 线

② CT 检查：可见局部骨质破坏与增生共存，髓腔升高，周围骨膜增生，详细显示局部解剖学结构，具有明确诊断及鉴别诊断的重要价值（图 8-7-5）。

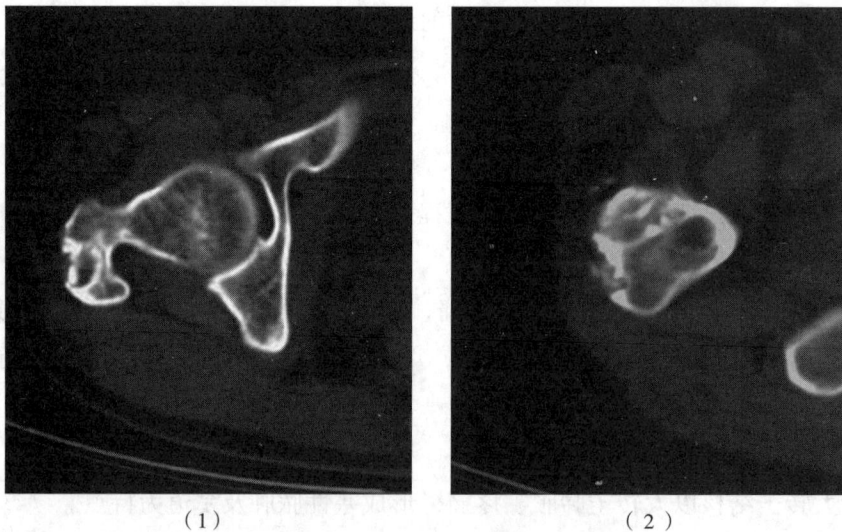

（1）　　　　　　　　　　　　　　　　　　　（2）

图 8-7-5　股骨大转子结核 CT

③ MRI 检查：信息敏感，病变组织分辨率高，具有早期诊断的价值，也是鉴别诊断重要的手段（图 8-7-6）。

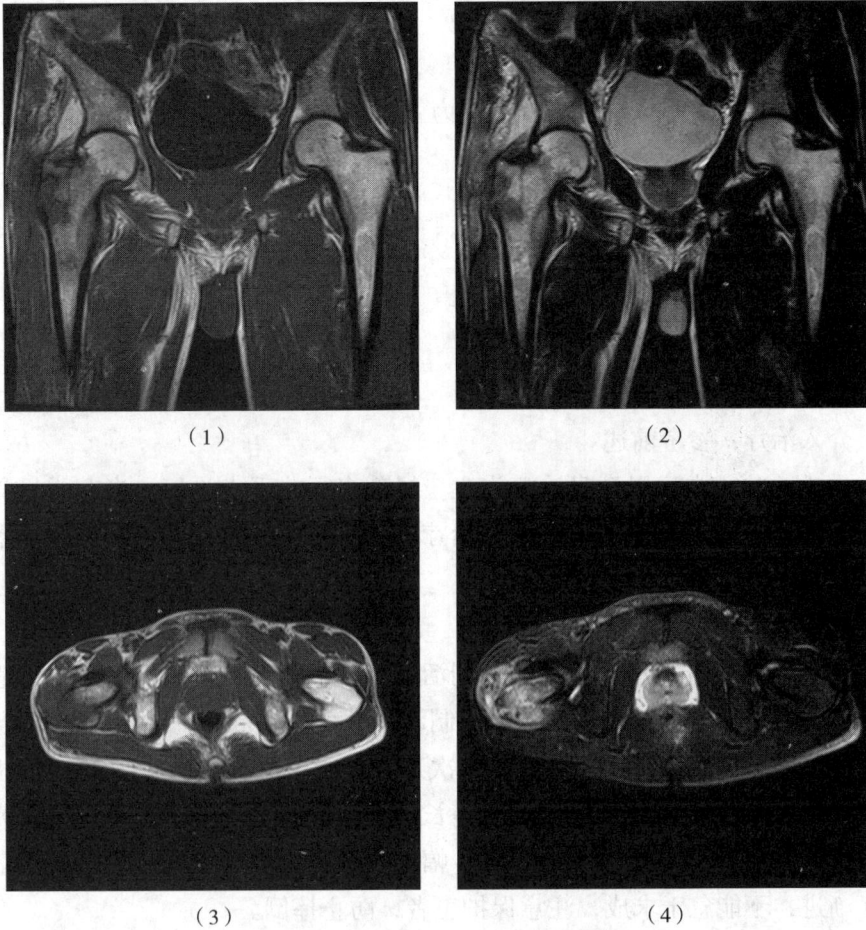

图 8-7-6　股骨大转子结核 MRI

（1）正位 T1 加权；（2）正位 T2 加权；（3）冠状位 T1 加权；（4）冠状位 T2 加权

（2）检验学检查：实验室检查不多，局部抽取脓液或关节液细菌培养可提供依据。

（3）病理学检查：活检病理是明确诊断和鉴别诊断的依据。

【辨证诊断及鉴别诊断】

1. 辨证诊断

本病的辨证诊断可参考前述。

2. 鉴别诊断

（1）股骨大转子滑囊炎：起病多隐渐，以局部疼痛、轻微肿胀为特征。X 线片无明显骨质破坏，MRI 检查可见大转子滑囊处积液。

（2）髋关节结核：股骨大转子结核可发展为髋关节结核，但髋关节结核的发病进展与之不同，通过病史可鉴别。

【治疗思路】

股骨大转子结核治疗以局部病变控制为主，多保守治疗。

【治疗方法】

1. 一般治疗及中医药辨证治疗

一般治疗及中医药辨证治疗参考前述。

2. 西医治疗

（1）药物治疗：参考前述。

（2）介入治疗：参考前述。

（3）手术治疗：本病以全身治疗为主，局部多行非手术治疗。当有明显骨质破坏伴有死骨、较大寒性脓肿或窦道，保守治疗效果不好时，可行手术治疗，手术方式为病灶清除术。

3. 功能锻炼

视病情指导患者进行适当的肢体功能活动。关节功能差，肌肉僵硬，可适当予以被动活动，局部按摩。早期患病局部给予制动，减少负重行走，指导患者行足趾活动，踝关节的跖屈背伸锻炼，推髌骨，每日2次，一次5～10分钟。疾病稳定后指导患者行足趾及踝关节活动，并进行股四头肌等长收缩锻炼，适当给予负重行走，为预防活动刺激可给予拄拐非负重活动。锻炼时步幅不宜过大，速度不宜过快，活动量由小到大，循序渐进，不能急于求成，注意保护患者，防止摔倒。

4. 膳食与起居

（1）辨证施膳：早期饮食以通络理气、清淡通便、易消化、营养丰富为原则，以低脂、高铁、高维生素、清淡可口、含水分多及胶原纤维丰富的半流质饮食或普食为主，如稀米粥、面条、蔬菜、蛋类、豆制品、水果、瘦肉等，忌辛辣、肥肉、厚腻、生冷之食。中后期饮食由清淡转为高营养，以满足疾病消耗的需要，应以和胃健脾、增加营养、祛瘀生新为原则，可在初期的食谱上加骨头汤、田七煲鸡、鱼类及动物肝脏，多食青椒、西红柿、青菜等新鲜蔬菜及水果；或以补气养血、调养肝肾为原则，以富含优质蛋白和矿物质食物为主，如人参豆腐汤、牛奶、鱼、虾、动物内脏等。

（2）起居：日常生活方面注意保暖，预防感冒。注意个人卫生，保持皮肤清洁，防止形成窦道或感染扩散，术后复发。按时服药，保持情志舒畅，合理安排生活起居，劳逸结合，定期复查，了解疾病情况，不适随诊。

三、其他部位结核

临床常见的其他部位结核包括髂骨结核、耻骨结核、坐骨结核、肋骨结核、胸骨结核、锁骨结核等，因临床常能见到，需要临床医生进一步掌握，做好诊断及鉴别诊断。治疗类似其他结核，需提供常见部位结核影像学检查（图 8-7-8）以参考。

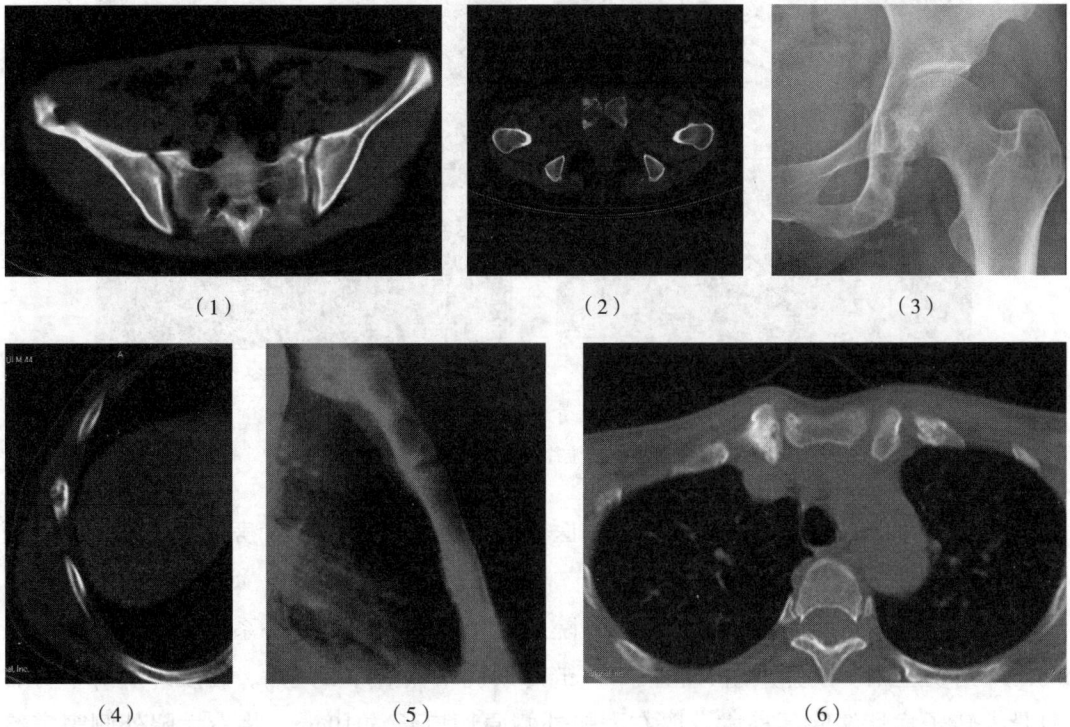

（1）　　　　　　　　　　　　（2）　　　　　　　　　　　　（3）

（4）　　　　　　　　（5）　　　　　　　　　　　（6）

图 8-7-7　其他部位结核

（1）髂骨结核 CT；（2）耻骨结核 CT；（3）坐骨结核 X 线；（4）肋骨结核 CT；

（5）胸骨结核 X 线；（6）锁骨结核 CT

【按语】

特殊部位结核临床少见，临床特点为局部压痛，触摸病骨增粗，呈梭形肿胀，邻近关节疼痛、活动受限，皮肤肿胀加重，形成气鼓征。临床上多以手术治疗。

【病案举例】

李某，女，41 岁，因"右侧大转子破坏术后 1 年，复发 1 个月"来诊。

患者于 1 年前无明显原因出现右侧髋部疼痛，在当地医院给予手术病灶清除术。术后右侧髋关节继续疼痛不适，于半年前来诊，经阅片及检查诊断为右侧大转子结核，给予抗结核药物治疗。1 个月前右侧髋部出现一肿块，有少量黏性液体流出。入院检查：患者神志清、精神好，饮食睡眠可，大小便正常，体重无明显变化。右髋部外侧有一长约 14cm 的手术切口瘢痕，刀口处可触及一大小 4cm×4cm 的肿块，质硬，有压痛，无活动，局部皮肤颜色及温度无明显异常，局部皮肤破溃有少量液体流出。右侧髋关节"4"字试验阳性体征，右膝、踝关节活动无明显异常。右下肢血循、感觉无明显异常，肌力正常。X 线提示：右股骨大转子可见骨质破坏区，局部骨质呈虫蚀样破坏，代之以软组织影，其内夹杂点片状骨块影（图 8-7-8）。

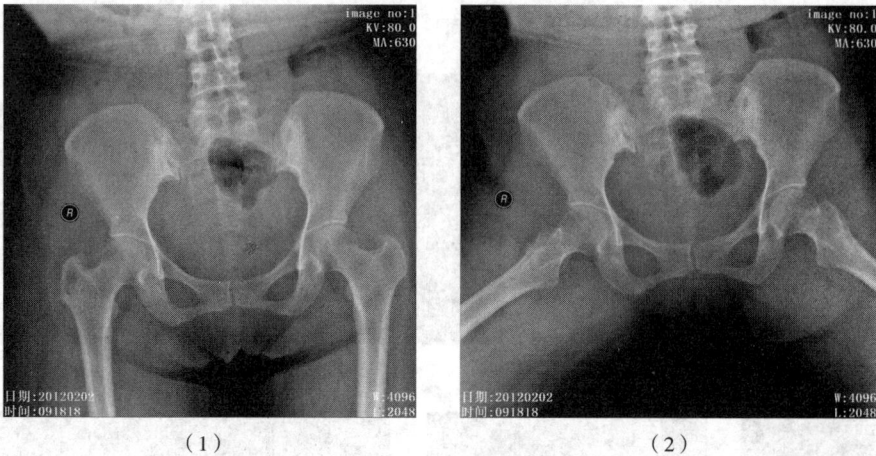

（1） （2）

图 8-7-8　右股骨大转子结核术前 X 线

（1）正位片；（2）轴位片

西医诊断：右股骨大转子结核；中医诊断：右股骨大转子骨痨，属肝肾亏虚、痰瘀化热证。

治疗经过：已病理诊断为结核。入院后给予院内制剂抗骨痨系列（痰瘀互结证系列内外药物应用）及异烟肼、利福平、链霉素抗结核治疗 2 周后，在硬外麻醉下行右股骨大转子病灶清除活检术。取右大腿外侧原切口长约 10cm，将右大腿外侧窦道给予梭形切除，依次切开皮肤、皮下组织及深筋膜，自大转子后缘切开阔筋膜张肌，将其牵向前侧，显露股骨大转子，见皮肤窦道口与股骨大转子相通，将窦道病变组织给予切除后，见股骨大转子外侧骨质破坏，其内充满少量脓液、灰白色干酪样病变组织及死骨，彻底清除其内病变组织，留做病检，生理盐水冲洗伤口，放置异烟肼注射液10mL、链霉素 1g 于伤口内。术后继续系统抗结核中西药物治疗，伤口一期愈合（图8-7-9）。1 年后复查结核无复发。

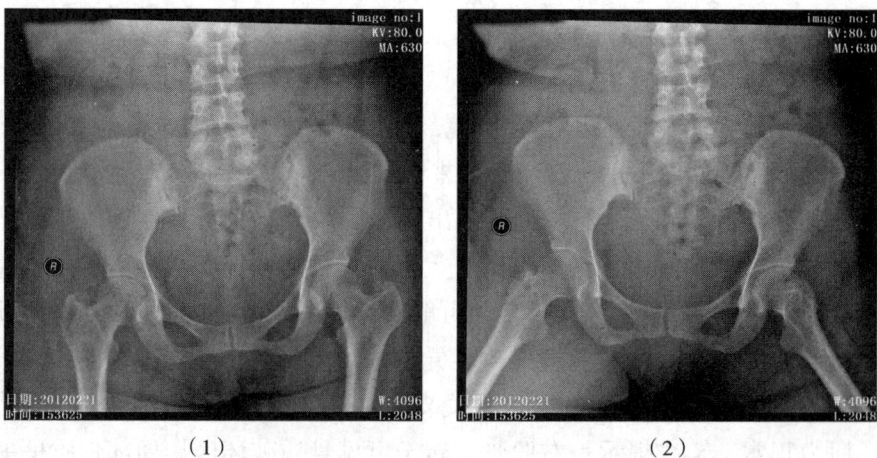

（1） （2）

图 8-7-9　右股骨大转子结核术后 X 线

（1）正位片；（2）侧位片

第九章　骨与关节常见非化脓性关节炎症

第一节　概论

【概述】

关节炎的分类非常复杂，目前多参考1993年美国风湿病学会对关节炎和风湿病性疾病的命名和分类方法。非化脓性关节炎是相对于化脓性关节炎而言的临床分类，是类风湿关节炎、强直性脊柱炎、未分化脊柱关节病、骨性关节炎、痛风性关节炎、反应性关节炎、血友病性关节炎、神经病变性关节炎等一系列特殊关节炎的总称。这类关节炎临床非常多见，病因复杂，部分有明确病因，还有些病因不明。非化脓性关节炎属中医学痹证范畴，是指人体正虚，风寒湿邪杂至，痹阻骨节、经脉，出现以骨节疼痛、重着、肿胀、屈伸不利，甚至畸形、失用为主要表现的一类疾病，包括行痹、痛痹、着痹、热痹、骨痹、尪痹、大偻、历节病等。

【病因病机】

1. 中医学

中医学认为，骨关节痹证的发生为风、寒、湿、热之邪，乘虚侵袭人骨节引起气血运行不畅，瘀痰阻滞经络，聚于关节、肌肉、经脉而发病。它与机体正气的盛衰及气候条件、生活环境有密切关系，主要体现在"虚、邪、瘀、痰"四个方面。

（1）风寒湿邪侵袭：由于患者禀赋虚弱，或年老、大病后、产后，精血不足，腠理空疏，骨节失密，加之久居严寒之地，又缺乏防寒措施，或野外、雪天露宿，或居处潮湿，或睡卧当风，或涉水冒寒、水中作业，或劳动、浴后、汗出入水、受风等，导致风寒湿邪杂至；或既病之后无力祛邪外出，邪困骨节、经脉，而成骨关节痹证。

（2）郁邪从化：素体阳虚者，多从寒化，证为风寒湿痹；阴虚者，阳气相对偏盛，被邪所伤，多从热化，证为风湿热痹；或邪留骨节日久不愈，郁而化热，以致关节红肿，发热而形成热痹。

（3）邪郁日久生变：风寒湿痹或热痹日久不愈，气血运行不畅日甚，瘀痰阻滞经络，出现皮肤瘀斑、结节，关节肿大、屈伸不利等症；病久气血耗伤，引起不同程度的气血亏虚、肝肾不足等；痹证日久不愈，病邪由浅入深、由经络及脏腑，导致脏腑痹证，使病情更为复杂而成顽疾沉疴。

2. 西医学

此类疾病病因复杂，有来自关节病本身者，有伴有全身性疾病者，有继发关节周围组织疾病者，主要病因病理分类有以下几种。

（1）关节创伤：关节创伤后引起滑膜、韧带、半月板等软组织的慢性病理改变引起的关节炎症。

（2）代谢和内分泌性疾病：如痛风、甲状旁腺功能亢进、褐黄病、肢端肥大症、坏血病、血清丙种球蛋白缺乏、甲状腺功能减退等引起的关节疾病。

（3）退行性关节病：如老年性变化及继发于创伤、感染或其他疾病之后引起的关节软骨退行性改变。

（4）神经性关节病：由脊髓空洞症、脊髓结核、糖尿病、周围神经炎、麻风病等引起的神经病变导致关节出现一系列病理改变。

（5）过敏性关节炎：如药物性关节炎、血清病、过敏性紫癜等引起的关节病理改变。

（6）出血性关节炎：如直接创伤、血友病等引起的出血性关节炎。

（7）肿瘤性和肿瘤样病变：如白血病、骨髓瘤、转移瘤、色素绒毛结节性滑膜炎等引起的关节病变。

（8）继发于关节周围组织疾病和骨疾病的变化：如肌腱炎、滑囊炎、肌炎、剥脱性骨软骨炎、骨骺缺血坏死等。

（9）原因不明的关节炎：结缔组织疾病，如风湿热、类风湿关节炎、全身性红斑狼疮、全身性硬皮病、皮肌炎；肉芽肿性疾病，如结节病；血清阴性关节炎，如强直性脊柱炎、牛皮癣性关节炎、反应性关节炎、肠病性关节炎等。

（10）地方病及其他疾病：如大骨节病、氟骨病、淀粉样变、网状组织细胞增多症、软骨炎等。

3. 平乐正骨骨病学

痹证的发生可由风、寒、湿等外邪侵袭，破坏机体内部脏腑经络的阴阳平衡而发病，也可以先有脏腑内伤、阴阳失调，后风、寒、湿邪乘虚内侵而致病。正气不足是发病根本，邪气入侵是发病条件，风寒湿邪是主要致病因素。本病的发生主要是由禀赋不足、正气虚损，又感外邪而引起脏腑功能失调、经络气血运行不畅的全身性综合病症。疾病多属本虚标实、虚实夹杂之证，虚乃气血脏腑亏虚，实则风、湿、痰、瘀为患。

【临床表现】

1. 症状及体征

这类关节炎发病一般呈渐进性加重或不规则发作，症状多以疼痛、肿胀、活动受限，甚则畸形、失用等为主。部分患者开始可能有发热、汗出、口渴、咽痛等全身不适症状，继之出现骨关节症状。疼痛呈游走性或长期固定在一处，或刺痛、酸痛、热痛、凉痛，或麻木或肿胀。急性发作期间，部分患者可见瘾疹或皮下结节。关节炎由于病因复杂，临床症状复杂多样，详细表现见后续各章节。

2. 辅助检查

（1）实验室检查：包括血常规、类风湿因子及免疫学等检查，如血沉，C反应蛋白、HLA-B27、CCP、AKA、APF、PGM等各种特异抗体，血尿酸及24小时尿酸定量检查，关节液细菌及生化检查等。

（2）X线检查：可以帮助某些关节炎的诊断，如类风湿关节炎患者的手部X线片、强直性脊柱炎患者的骨盆正位X线片、痛风性关节炎患者的跖趾关节X线片等。

（3）关节镜检查：关节镜是用于关节腔内部检查的一种内窥镜，借助它可以直视关节腔内部结构如滑膜、软骨、半月板与韧带，并可切取滑膜组织行病理学检查。

（4）病理学检查：关节穿刺术是一种基本的检查手段，显微镜下可显示病变关节的组织特性，帮助诊断。

【鉴别诊断】

1. 类风湿关节炎的鉴别

类风湿关节炎与强直性脊柱炎、反应性关节炎、银屑病关节炎、骨性关节炎、系统性红斑狼疮相鉴别。

（1）强直性脊柱炎：是一种以侵犯骶髂及脊柱关节为特点的全身性慢性炎症疾病，也可伴有髋、膝、踝等外周关节炎。与类风湿关节炎相比，强直性脊柱炎有以下主要特点：①青年男性多发，起病缓慢；②以中轴关节如骶髂关节及脊柱关节受累为主；③常有肌腱端病的表现；④关节外表现多为虹膜睫状体炎、心脏传导阻滞等，而不是类风湿关节炎常见的皮下结节及皮肤血管炎；⑤X线片可见骶髂关节侵蚀、破坏或融合，而类风湿关节炎则无此种病变；⑥90%以上的患者HLA-B27阳性，而类风湿关节炎则与HLA-DR4相关；⑦类风湿因子阴性；⑧强直性脊柱炎有更为明显的家族聚集倾向。以上数点可与类风湿关节炎相鉴别。

（2）反应性关节炎：为急性发病的结膜炎、尿道炎和关节炎三联症。反应性关节炎与类风湿关节炎的鉴别点如下：①青年男性多见；②起病急，发病前常有肠道或泌尿道感染史；③以外周大关节（尤其下肢关节）非对称性受累为主，可伴有骶髂关节受损；④关节外表现为眼炎（30%）、尿道炎（46%）、龟头炎（26%）、溢脓性皮肤角化病（23%）及发热（＞90%）等；⑤反应性关节炎有81%的患者HLA-B27阳性；⑥类风湿因子阴性；⑦可有骶髂关节的X线改变，常为非对称性。

（3）银屑病关节炎：具有与类风湿关节炎相似的部分特点。通常在临床上，根据银屑病关节炎的特点将其分为5型，其中如多关节对称性分布型与类风湿关节炎很相似。但是本病的关节受累比类风湿关节炎少，关节损伤程度一般比类风湿关节炎轻，以及有特征性银屑疹或指甲病变，有助于和类风湿关节炎相鉴别。

（4）骨性关节炎：常有双手及双膝关节的疼痛和肿胀甚至变形。因此，常与类风湿关节炎相互混淆。骨性关节炎不同于类风湿关节炎的特点如下：①多见于中老年人，起病过程大多缓慢；②手、膝、髋及脊柱关节易受累，而掌指、腕和其他关节极少受累；③疼痛常随活动加重及随休息减轻；④晨僵小于半小时；⑤手部可见Heberden和Bouchard结节，膝关节有摩擦感；⑥无皮下结节及血管炎等关节外表现；⑦类风湿因子阴性，极少数患者可有低滴度IgM类风湿因子，但无IgA或IgG类风湿因子。本病患者抗核周因子及抗角蛋白抗体阴性。

（5）系统性红斑狼疮：有少数患者以双手或腕关节的关节炎为首发症状，并可表现为近端指间关节肿胀和晨僵等，临床上酷似类风湿关节炎。但是，这些患者表现的发热、疲乏、皮疹、血细胞减少、蛋白尿或ANA阳性等都有助于和类风湿关节炎进行鉴别。

2. 强直性脊柱炎的鉴别

强直性脊柱炎应与反应性关节炎、银屑病关节炎、类风湿关节炎等相鉴别。

（1）反应性关节炎：为急性发病的结膜炎、尿道炎和关节炎三联症。反应性关节炎与强直性脊柱炎的鉴别点：①任何年龄均可发病；②起病急，发病前常有肠道或泌尿道感染史；③以外周大关节（尤其下肢关节）非对称性受累为主，可伴有骶髂关节受损；④关节外表现为眼炎（30%）、尿道炎（46%）、龟头炎（26%）、溢脓性皮肤角化病（23%）及发热（＞90%）等；⑤可有骶髂关节的X线改变，常为非对称性。

（2）银屑病关节炎：具有与强直性脊柱炎相似的部分特点。但是本病以女性多发，而强直性脊柱炎以男性多发；本病上肢受累比下肢常见，而强直性脊柱炎多以下肢关节受累为主；有特征性银屑疹或指甲病变有助于和强直性脊柱炎相鉴别。

（3）类风湿关节炎：当强直性脊柱炎以外周关节为首发表现时，易误诊为类风湿关节炎。两者的主要区别如下：①强直性脊柱炎在男性多发，而类风湿关节炎以女性居多；②强直性脊柱炎以下肢大关节、少数关节和非对称性关节炎为特征；而类风湿关节炎为四肢小关节、多个关节的对称性关节炎；③强直性脊柱炎无一例外均有骶髂关节炎，而类风湿关节炎则无；④关节外表现多为皮下结节及皮肤血管炎，而不是强直性脊柱炎常见的虹膜睫状体炎、心脏传导阻滞等；⑤强直性脊柱炎X线片可见骶髂关节侵蚀、破坏或融合，而类风湿关节炎则无此种病变；⑥强直性脊柱炎 90% 以上的患者 HLA–B27 阳性而类风湿关节炎则与 HLA–DR4 相关；⑦类风湿关节炎检测类风湿因子阳性；⑧强直性脊柱炎有更为明显的家族聚集倾向。

3. 痛风性关节炎的鉴别

痛风性关节炎应与蜂窝织炎或丹毒、其他结晶性关节炎（假性痛风、磷灰石沉积症、类固醇结晶性关节炎）、银屑病关节炎相鉴别。蜂窝织炎或丹毒主要表现为感染症状，如畏寒、发热及白细胞计数升高等全身症状较为突出，局部皮下软组织肿胀明显而关节无疼痛、肿胀和触痛，不经治疗症状不会自行消失。痛风性关节炎主要累及第 1 跖趾关节，滑液检查为尿酸盐结晶，病程短，发病急，有间歇期，疼痛剧烈，X 线表现骨呈穿凿样，血尿酸升高。其他结晶性关节炎系结晶所致的一组关节病变，多见于老年人，不引起血尿酸升高，X 线表现为软骨钙化。假性痛风主要累及膝、髋、椎间关节，滑液检查为焦磷酸钙结晶。磷灰石沉积症主要累及膝、髋、肩关节，滑液检查为磷灰石结晶，病程较长。类固醇结晶性关节炎主要累及封闭关节，滑液检查为类固醇结晶，病程较长。银屑病关节炎为慢性经过，受累关节及关节周围无大范围发红和发热区，无剧痛及无症状间歇期，有特征性银屑疹，故较易鉴别。

【治疗思路】

本病的治疗应从整体观念出发，局部与全身兼顾，标本同治，内外结合，祛邪与扶正兼施。急性期，多为邪实正盛，治疗以祛邪为主；慢性期，局部症状突出，但整体病机是虚中夹实，以虚为本，治疗当以扶正祛邪为主。总之，应根据湿热、瘀血、寒湿及气血的盛衰，采取相应的措施。

西医治疗本类疾病，可采用非甾体抗炎药、抗风湿慢作用药物、降尿酸药物或生物制剂等。强直性脊柱炎、类风湿关节炎等伴有严重关节畸形或功能障碍者，需要外科手术治疗。

【治疗方法】

本病主要为对症用药，消除病因，综合处理，矫正畸形。关节局部病变较为明确者，早期可考虑行滑膜切除术，减少关节液渗出，预防性保护关节软骨和软骨下骨组织，改善关节功能；晚期关节病变已静止半年以上，可根据情况做各种肌腱和骨关节手术，矫正畸形。

1. 一般治疗

（1）一般支持治疗：

①运动：通过被动运动和主动运动，增加或保持关节活动，满足各项功能需要，加强受累关节稳定性，增加骨密度，减轻疼痛和僵硬。改善日常生活活动能力，促进

健康，增强社会交往能力。

②防止畸形：急性期患者应注意防止畸形，可用石膏托固定肢体于功能位，每天都要除去石膏托一次，使关节在不痛的范围内活动，否则会发生关节强直，以后可随症状的缓解逐渐增加运动次数，但须避免疲劳。

（2）局部治疗——矫形：畸形初形成时，可视其轻重做相应处理，轻者可持续皮牵引，重者可在麻醉下试行手法矫正或按摩，改善肢体功能，但应谨慎从事，勿用暴力，以免撕裂已挛缩的肌腱或发生骨折。

2. 中医治疗

（1）药物治疗：

1）内治法：骨关节痹证是由于感受风、寒、湿、热邪所致，因此应遵循祛风、散寒、除湿、清热、通络等治疗原则，后期还应适当配伍补益正气及滋养肝肾之品。但由于各种痹证感邪偏盛及病理特点不同，辨证施治时要灵活应用。

①风寒湿痹：骨节疼痛、重着或肿胀、屈伸不利，局部不红不肿，或有凉感，加温缓解，脉紧或迟，舌淡苔白。根据风寒湿邪偏盛偏衰还可分为行痹、痛痹、着痹。

行痹：肢体关节疼痛，痛无定处，关节屈伸不利，或有恶寒发热，舌苔薄腻，脉浮。此为风邪偏盛。

治法：祛风通络，散寒除湿。

方药：防风汤加减（防风15g，当归9g，赤芍9g，杏仁9g，黄芩6g，秦艽9g，葛根9g，麻黄6g，甘草9g）。酸痛以上肢关节为主者，可加羌活、白芷、威灵仙、姜黄、川芎等；以下肢关节为主者可加杜仲、独活、牛膝等；如以腰背关节为主者，可加杜仲、桑寄生、淫羊藿、巴戟天、续断等。若见关节肿大，苔薄黄，是邪郁化热之象，宜寒热并用，以桂枝芍药知母汤（桂枝9g，白芍9g，甘草6g，麻黄9g，生姜3片，白术9g，知母9g，防风9g，附子6g）加减。

痛痹：肢体疼痛较剧，痛有定处，得热痛减，遇寒加重，局部皮肤不匀，触之不热，舌苔白，脉多弦紧。此为寒邪偏盛。

治法：温经散寒，祛风除湿。

方药：乌头汤加减（川乌9g，麻黄9s，芍药9g，黄芪12g，甘草6g）。全身怕冷等阳虚者，加淫羊藿、附子。

着痹：肌肤麻木，肢体关节酸楚，痛处固定不移，舌苔白，脉浮缓。此为湿邪偏盛。

治法：除湿通络，祛风散寒。

方药：薏苡仁汤加减（薏苡仁20g，川芎9g，当归9g，麻黄6g，桂枝9g，羌活9g，独活9g，川乌9g，苍术9g，甘草6g，生姜3片）。如风寒偏盛不明显者，可以蠲痹汤（羌活9g，姜黄9g，当归9g，赤芍9g，黄芪9g，防风9g，炙甘草6g，生姜3

片）加减施治；如关节肿痛明显者，可加萆薢、木通、姜黄；如肌肤麻木不仁，可酌加海桐皮。

河南省洛阳正骨医院治疗风湿寒痹用顽痹通丸（桂枝、独活、羌活、防风、白术、青风藤、苍术、细辛等）祛风散寒、除湿通络，用于风湿及类风湿关节炎、强直性脊柱炎、骨性关节炎、牛皮癣性关节炎、痛风性关节炎等。

②风湿热痹：局部皮肤发红，有热感甚则灼手，身热口渴，舌红苔黄，脉数等。

治法：清热除湿，祛风通络。

方药：清痹汤加减（忍冬藤 15g，败酱草 15g，络石藤 15g，青风藤 15g，土茯苓 12g，老鹳草 15g，丹参 10g，香附 10g，赤芍 12g，牛膝 10g，防风 9g，苍术 12g，甘草 6g）。发热、口渴、咽痛、游走痛者，加葛根、连翘、生甘草；有阳明四症者，加生石膏、知母；下肢肿甚，苔黄腻者，加汉防己、木通；结节红斑者，加生地黄、丹皮；阳虚者，去青风藤加石斛；寒热错杂者，加桂枝、白芍等。

河南省洛阳正骨医院治疗风湿热痹用顽痹清丸（忍冬藤、络石藤、桑枝、薏苡仁、黄芩、益母草、乳香、紫草、川牛膝等）清热除湿、祛风通络，用于风湿性及类风湿关节炎、强直性脊柱炎、骨性关节炎、银屑病性关节炎、痛风性关节炎等具有热证者。

③气血亏虚：骨关节痹证日久，反复发作，或产后、年老患者，骨节酸痛，时轻时重，屈伸不利，稍劳或遇寒则重，或见骨节畸形，伴有面黄少华、心悸乏力，自汗畏风，肌肉瘦削或肢麻，舌淡嫩，苔白或无苔，脉弱。

治法：益气养血，蠲痹通络。

方药：黄芪桂枝五物汤加减（黄芪 12g，芍药 9g，桂枝 9g，通草 6g，炙甘草 6g，细辛 6g，大枣 3 枚）。若血虚明显，加当归，或以四物汤（熟地黄 9g，归身 9g，白芍 6g，川芎 6g）为基础方；若有肝肾亏虚者，可用独活寄生汤（独活 9g，防风 9g，川芎 9g，牛膝 9g，桑寄生 9g，秦艽 6g，杜仲 9g，当归 9g，茯苓 9g，党参 12g，熟地黄 9g，白芍 9g，细辛 6g，甘草 6g，肉桂 3g）加减；瘀血明显者，加丹参、鸡血藤。

河南省洛阳正骨医院治疗气血不足型痹证常用养血止痛丸（黄芪、当归、丹参、鸡血藤、秦艽等）合并加味益气丸（黄芪、党参、柴胡、升麻、当归、山药、陈皮、黄芩等）益气养血、行气止痛、温通经络，为损伤或疾病后期补益气血、补肝肾的有效方剂。

④脾肾阳虚：骨关节痹证日久不愈，骨节疼痛，关节僵硬或畸形，冷感明显，骨重不举，肌肉萎缩，伴面色无华，肢寒体冷，腰膝酸软，纳少便溏，夜尿多或五更泄，舌淡白，脉沉弱。

治法：温阳健脾，益肾通脉。

方药：真武汤加味（茯苓 9g，芍药 9g，生姜 2 片，白术 12g，附子 9g）。若脾气虚者，去生姜，加黄芪、党参；肾阳虚者，加桂枝、干姜；痹痛甚者，可配合小金丹

（白胶香 45g，草乌头 45g，五灵脂 45g，地龙 45g，制马钱子 45g，去油乳香 22.5g，去油没药 22.5g，归身 22.5g，麝香 9g，墨炭 3.6g）等。

⑤肝肾阴虚：骨节疼痛日久不愈，筋脉拘紧，屈伸不利，不耐疲劳，甚则骨节畸形，伴有烦躁，盗汗，头晕耳鸣，面部时有烘热，或持续低热，五心烦热，关节热痛，喜凉不耐凉，腰膝酸软，骨重不举，舌红少苔，脉弦细数。

治法：滋养肝肾，舒筋壮骨。

方药：六味地黄汤加减（熟地黄 120g，山萸肉、干山药各 120g，丹皮、白茯苓、泽泻各 90g，制作蜜丸，分次服）。若腰膝酸软明显，加当归、白芍、石斛、木瓜、桑寄生、制首乌、怀牛膝等。若气阴两虚，加黄芪、薏苡仁；骨节畸形者，加穿山甲、地龙、蜈蚣；潮热盗汗者，加龟甲、白薇、煅龙骨、煅牡蛎。

河南省洛阳正骨医院治疗肝肾不足、阴精亏虚的关节痹证用顽痹康丸（熟地黄、白芍、牛膝、桑寄生、鹿角胶、骨碎补、知母、杜仲、续断、威灵仙等）滋补肝肾、祛除风湿、清退虚热，用于类风湿关节炎、强直性脊柱炎、骨性关节炎等有阴虚内热者。

⑥瘀血留滞：局部有外伤史，或骨关节痹证日久不愈，关节刺痛或肿胀固定不移，屈伸不利，局部或有硬结、瘀斑，皮色暗、干燥、无光泽，口干不欲饮，月经不调，舌紫暗或有瘀斑，苔白或黄，脉涩。

治法：活血化瘀，通络止痛。

方药：化瘀通痹汤加减（当归 15g，桃仁 10g，红花 10g，鸡血藤 20g，桑枝 10g，桂枝 15g，灵仙 10g，防风 10g，全虫 6g，蜈蚣 3 条，赤芍 10g，千年健 10g，黄芪 30g，白术 10g，制香附 6g，甘草 6g）。气血虚者，加白芍、首乌；寒凝者，加制川乌、制草乌、细辛等；痰浊者，加半夏、白芥子。

⑦瘀痰凝结：骨关节痹证日久，骨节刺痛，痛处不移，强直、畸形，肌萎筋缩，骨节肿大，肤色紫暗，有痰核或瘀斑，伴有面色晦暗，眼睑浮肿，或胸闷痰多，舌暗有瘀斑，苔白腻，脉弦涩。

治法：活血化瘀，祛痰通络。

方药：化瘀通痹汤加全虫、制马钱子。此方伐正，不可久服，要配伍扶正药物。

河南省洛阳正骨医院治疗骨关节痹证之关节僵直，用平乐展筋酊外揉，渗透关节，以通利关节、舒筋活络；关节肿痛明显，外用七珠展筋散（血竭、人工麝香、人工牛黄、珍珠、乳香、没药等），以活血消肿止痛、舒筋通利长肉。

2）外治法：

①中药熏洗：中药熏洗具有活血化瘀、舒筋通络及加强关节局部血液循环的作用，疗效显著。本病临床可根据不同证型选择合适的熏洗药物。

②中药离子导入：中药离子导入是将中频药物导入和中频按摩融为一体，调制中

频电流能使皮肤电阻下降，扩张小动脉和毛细血管，改善局部血液循环，具有消肿止痛、疏通经络、松解粘连等作用。

③拔罐疗法：适用于肩背部、下腰部、阿是穴等部位。该法具有温经通络、祛湿逐寒、行气活血及消肿止痛的作用。一般每个部位留罐 10 ～ 15 分钟。凡皮肤有水肿、溃疡、肿瘤及大血管处均不宜拔罐。

④针灸治疗：根据病情，以循经取穴为主，可辨证选取肾俞、腰阳关、至阳、身柱、三焦俞、气海、关元等穴位。针刺时根据寒热虚实的不同配合针刺泻法、补法，或点刺放血、穴位注射。对于寒湿型可配合艾灸或隔姜灸以祛寒。

（2）物理治疗：包括烫熨、中药热奄包、中药蒸气加手法按摩、红外线治疗加中药蒸气、中药湿包裹、中药涂擦、膏摩、定向透药治疗、足浴等外治方法，并根据患者的病情进行辨证施治。

3. 西医治疗

（1）药物治疗：

①非甾体抗炎药：如双氯芬酸钠、塞来昔布、吲哚美辛、萘丁美酮、美洛昔康、尼美舒利等。

②糖皮质激素：可的松、氢化可的松、醋酸泼尼松、地塞米松等。

③改善病情抗风湿药：如甲氨蝶呤、来氟米特、雷公藤多甙片、硫唑嘌呤、环磷酰胺等。

（2）介入治疗：主要为灌洗治疗。使用关节镜，在检查关节病变的同时，可用大量生理盐水（2000 ～ 3000mL）反复加压灌洗关节腔，以清除关节内的病变组织，或切除部分病变滑膜组织，从而使关节症状缓解和改善。

（3）手术治疗：

①滑膜切除术：适用于经有效药物治疗后急性炎症已基本控制，患者全身情况比较稳定；亚急性炎症反复发作，病情持续 1 年以上，经多种非手术疗法，效果不显著；关节内有大量渗出液，保守治疗 3 个月后，仍有骨质破坏，关节活动受限。

②关节清理术：多用于慢性滑膜炎，除有滑膜组织炎症外，同时有软骨及骨组织改变。

③截骨术：适用于有成角畸形但病变已稳定，以矫正畸形、改变关节负重力线为主要目的。

④关节融合术：关节严重破坏，从事体力劳动的青壮年患者，为保持肢体稳定，可行关节融合术。肩、腕关节患者为减轻疼痛也可行关节融合术。

⑤关节成形术：适用于关节强直，不但能切除病变骨组织，还能恢复关节活动。

⑥人工假体置换术：适用于疾病晚期，关节功能严重受限。

4. 功能锻炼

（1）病情活动期：患者应以卧床休息为主，每天 1～2 次轻柔地按摩肌肉，主动或被动活动指关节、掌指关节、腕关节、肩关节、肘关节、足趾关节、踝关节、膝关节、髋关节，每日 1～2 次，一次 5～10 分钟，保持关节灵活。

（2）病情稳定期：应以动静结合为原则，加强治疗性锻炼。

第一节，颈部运动：放松颈部，头向上下运动；慢慢向左右转动；头向两侧屈，耳朵尽量贴向肩部。

第二节，肩部运动：向前后、上下各方向活动肩关节，做圆形运动；双手握在一起放在头后，双肘尽量向后拉。内收探肩；手向前上方抬起，双手交替搭对侧肩膀。后伸探背，手向后上方抬起，双手交替探摸对侧肩膀。

第三节，肘部运动：肘部屈伸、前臂旋前旋后运动。

第四节，腕掌部运动：手掌背伸，对掌背掌，抓空增力。手滚双球。

第五节，手指运动：手指分开、并拢，手指屈曲、伸直；拇指与其他手指一一对指。

第六节，髋部运动：依次做内收、外展、内旋、外旋、前屈、后伸活动。

第七节，膝部运动：依次做前屈、后伸、拇食两指推移髌骨活动。

第八节，足部运动：依次进行踝部前屈、后伸、内外旋转活动；足趾屈伸、分开、并拢。每日 2 次，一次 1～2 遍。

5. 膳食与起居

（1）辨证施膳：非化脓性关节炎患者在配制药膳时，应遵循中医辨证论治的基本原则，采用虚者补之、实者泻之、寒者热之、热者寒之等法则。配膳时要根据“证”的阴阳、虚实、寒热，分别给予不同的药膳原料。一般而言，风（行）痹患者宜用葱、姜等辛温发散之品；寒（痛）痹患者宜用胡椒、干姜等温热之品，湿（着）痹患者宜用茯苓、薏苡仁等健脾祛湿之品；热痹患者一般有湿热之邪交织的病机，药膳宜采用黄豆芽、绿豆芽、丝瓜、冬瓜等食物，不宜吃羊肉及辛辣刺激性食物。

平乐正骨骨病学根据骨关节痹证的不同证型，选择相应的药膳治疗。但由于各种痹证感邪偏盛及病理特点不同，辨证药膳时还要灵活运用。

①行痹：

木瓜汤：木瓜 4 个，白蜜 1kg。木瓜蒸熟去皮、研烂如泥，白蜜炼净。将两物调匀，放入净瓷器内盛之，每日晨起用开水冲调 1～2 匙饮用。

狗脊酒：狗脊 20g，马鞭草 12g，杜仲 15g，威灵仙 10g，牛膝 6g，通草 12g，川断 15g，白酒 1000mL。诸药入白酒中浸泡 7 天即可服用。

②寒痹：

川乌粥：生川乌头 3～5g，粳米 30g，姜汁 10 滴。将乌头捣碎研为极细末，粳米煮粥，沸后加入川乌头末，改文火慢煎，熟后加入生姜汁及蜂蜜搅匀，稍煮一二沸即可，一次冲调 1～2 匙。

肉苁蓉炖羊排：羊排骨 250～500g，肉苁蓉 30g，白果 30g 粒（去壳心），栗子 15 粒（去壳），薏苡仁 15g，姜少许，葱少许。羊排骨洗净，切成块状，同葱、姜一起用油起锅，炒到变色为止。加入四大杯清水，烧滚后除去泡沫及浮油，加入切成块状的肉苁蓉，依次再加入栗子、白果和泡软的薏苡仁，煮半熟后放入少许酱油。待水快收干时，经常用锅铲搅动，收汤后即可食用。

狗肉附子汤：鲜狗肉 150g，熟附子 10g，桂枝 9g，生姜 15g，红枣 6 个。先将鲜狗肉洗净血污，斩块状备用；生姜洗净沙泥，去皮切成片状；桂枝、熟附子洗净；红枣洗净去核。然后用铁锅放油烧滚，下姜片和鲜狗肉，将狗肉炒至微黄赤、干水，再将狗肉、生姜片铲起放进砂锅内，加进洗净的熟附子、桂枝、红枣肉和适量清水，先用武火煮开，再用文火煮两个半小时，至狗肉熟烂，以口尝其汤无麻辣感为度。加食盐调味，待温随量饮汤吃肉。

③湿痹：

参枣薏米粥：人参（党参）3g，粳米 50g，薏米 15g，大枣 15g。人参（党参）碎成细粉，米、枣洗净后入锅，加水适量，武火煮沸，文火熬成粥，再调入人参（党参）粉。

薏米赤小豆陈皮汤：薏米、赤小豆各 50g，山药 15g，梨 200g（去皮），陈皮 20g。原料洗净，加水适量，武火煮沸后文火煎，加冰糖适量即可。

白花蛇酒：白花蛇 1 条，白酒 500mL。将白花蛇浸入白酒内浸泡 7 天即成。一次服 1 小杯，每日 2 次。

④风湿热痹：

淡竹叶酒：淡竹叶 30g，白酒 500g。将淡竹叶剪碎，装入纱布袋中，浸泡白酒中，3 日后即可饮用。

木瓜粥：木瓜 10g，薏米 30g，粳米 30g。木瓜与薏米、粳米一起放入锅内，加冷水适量，武火煲沸后文火炖薏米酥烂，即可食用。

⑤肝肾亏虚型痹证

狗骨芍药酒：狗骨 1 具，黄羊角屑 30g，芍药 60g，白酒 1000g。将狗胫骨炙酥，与黄羊角屑、芍药浸泡于白酒中，封固 7 日（秋冬季 14 日）即可饮用。

胡椒根煲老母鸡汤：胡椒根 60g（鲜品 90g），老母鸡 1 只（500～750g），红枣 6 个。先将老母鸡剖杀，去毛及内脏，洗净血污，斩成粗块备用；胡椒根洗净沙泥，斩成小段备用；红枣洗净去核。将老母鸡肉、胡椒根、红枣肉同放进砂锅内，加适量清水，用武火煮开后，再用中火煲一个半小时，然后用食盐调味，分次饮汤吃鸡肉、红枣。

⑥痰瘀痹阻型痹证

羊骨木瓜酒：羊骨10g（油炙酥），木瓜9g，白术根30g，桑枝12g，五加皮3g，当归3g，天麻3g，川牛膝3g，红花3g，川芎3g，秦艽2g，防风2g，冰糖100g（捣碎），白酒1000g。将上药同浸酒，密封浸泡3～4个月，即可服用。

活血祛风酒：黄芪120g，当归30g，白僵蚕20g，川芎、红花、地龙、全蝎各15g，蜈蚣3条，白酒2500mL。将上药分别研为粗末，混匀后装入盛有白酒的玻璃瓶中，密闭浸泡2周，滤去药渣，取上清液即可。一次10～30mL，每日3次，分早、中、晚饮用。

（2）起居：尽量选择向阳居室，保持室内清洁干燥，避免潮湿、阴暗的环境；常开窗通风，但避免直接吹风；关节处要注意保暖，局部可用护膝、护腕、长袜或手套等，鞋袜潮湿应及时更换；避免直接接触冷藏品或冰品。平时洗手洗脸宜用温水，晚间用热水烫脚或药浴，不但可以促使下肢血流通畅，还可以消肿痛、除风湿。

关节炎患者应密切关注天气变化，尤其应注意关节保暖，防止感冒，注意个人卫生，养成良好的作息规律与习惯，定时起居，出汗后不要立即用凉水冲洗，也不要吹电扇和空调。

关节炎患者要注意劳逸适度，过劳会加重关节损害，过于安逸则容易造成关节僵硬，功能受损，甚至失用。

【按语】

正气不足是痹证发病的根本，邪气入侵是发病条件，风寒湿邪是主要致病因素。通过调整机体阴阳平衡，可提高临床疗效。在具体治疗过程中，对失调的阴阳进行有效调节，即扶助正气、祛除邪气，使机体达到新的平衡，恢复健康，达到治愈疾病的目的。

第二节　强直性脊柱炎

【概述】

强直性脊柱炎（ankylosing spondylitis，AS）是一种慢性炎症性疾病，主要侵犯骶髂关节、脊柱骨突、脊柱旁软组织及外周关节，并伴发关节外表现，严重者可发生脊柱畸形和强直。AS的患病率在我国初步调查为0.3%左右。本病男女之比为2∶1～3∶1，女性发病较缓慢且病情较轻。发病年龄通常在13～31岁，高峰为20～30岁，40岁以后及8岁以前发病者少见。

【病因病机】

1. 中医学

中医学早在两千年前就对强直性脊柱炎的内因、外因有所认识，将其列入痹证的范畴。《素问·痹论》曰："风寒湿三气杂至，合而为痹也……以冬遇此者为痛痹……痹在于骨则重……内痹不已复感于邪，内舍于肾……肾痹者，善胀，尻以代踵，脊以代头。"《素问·逆调论》指出："肾者水也，而生于骨；肾不生则髓不能满，故寒甚至骨也……病名曰骨痹，是人当挛节也。"《素问·刺节论》曰："病在骨，骨重不可举，骨髓酸痛，寒气至，名曰骨痹。"这些都形象地阐述了强直性脊柱炎的临床表现及病因病机，是中医认识本病的基础。

2. 西医学

西医学大多认为本病与遗传、感染、免疫、内分泌失调及其他环境因素有关。

3. 平乐正骨骨病学

强直性脊柱炎发病部位多起于腰骶部、脊背部，肾虚为致病之本，寒湿、湿热、瘀血夹杂为标。肾为先天之本，藏精、主骨、生髓，肾气充实，化生有源，骨壮髓坚。督脉挟脊抵腰中，行于背正中，总督一身之阳经。若邪气客于督脉，肾精不化，则脊强反折，不能屈伸。风、寒、湿气客于皮，入于络，注入经，舍于脏腑，邪侵入机体，合而为痹。病邪客于骨骱，胶着不去，导致关节肿痛，骨质破坏，腰脊疼痛、僵硬，翻转不利，出现"尻以代踵，脊以代头"之象。

【临床表现】

1. 病史

本病发病多为男性，以青年为主，常无明显诱因隐袭出现慢性下腰部疼痛。

2. 症状

本病起病缓慢，全身症状轻微，可有倦怠乏力、消瘦、长期或间断低热、厌食、轻度贫血等。最常见的症状为逐渐出现的腰背部或骶髂部疼痛和（或）晨僵，半夜痛醒，翻身困难，晨起或久坐后站起时腰部僵硬明显，但活动后减轻，症状从骶髂部逐渐向腰椎、胸椎及颈椎发展，出现相应部位疼痛、活动受限或脊柱畸形，最终部分患者出现全脊柱僵硬。炎性腰背痛为本病特征性表现之一，部分患者以髋关节及外周关节病变为首发症状，髋关节受累表现为局部疼痛、活动受限、屈曲挛缩及关节强直，其中大多数为双侧，外周关节多呈非对称性分布，大关节多于小关节，下肢关节多于上肢关节，其中膝、踝和肩关节居多，肘及手、足小关节偶有受累。肌腱、韧带的骨附着点炎症引起的疼痛如足跟、足底、胫骨结节痛为本病特征之一。部分患者可伴有关节外表现，以眼色素膜炎最常见。此外，还可出现 IgA 肾病和淀粉样变性、肺上叶纤维化、主动脉瓣闭锁不全等。

3. 体征

早期患者常有骶髂关节、椎旁肌肉、肌腱附着点处及外周关节压痛。脊柱各个方向活动受限，胸廓扩展范围缩小，腰椎活动度减小，受累关节活动受累。晚期患者脊柱强直在畸形位，颈腰部不能旋转，侧视时必须转动全身，可出现严重的驼背畸形、腰部变平等。累及髋关节时，出现屈曲挛缩畸形，呈摇摆步态等。

4. 临床特征

强直性脊柱炎多在 40 岁以前发病，男性多见，初起隐痛，下腰部疼痛，夜间明显，休息后疼痛不缓解，活动后疼痛稍减轻，以及非对称性以下肢大关节为主的滑膜炎，为本病的特征性表现。

5. 特殊检查

（1）枕壁试验：健康人在立正姿势双足跟紧贴墙根时，后枕部应贴近墙壁而无间隙。而颈项强直和（或）胸椎段畸形后凸者该间隙增大至几厘米或以上，致使枕部不能贴壁。

（2）胸廓扩展度：在第 4 肋间隙水平测量深吸气和深呼气时胸廓扩展范围，两者之差的正常值不小于 2.5cm，而有肋骨和脊柱广泛受累者则胸廓扩展度缩小。

（3）Schober 试验：于双侧髂后上棘连线中点上方垂直距离 10cm 及下方 5cm 处做标记，然后嘱患者弯腰（保持双膝直立位），测量脊柱最大前屈度。正常移动增加距离在 5cm 以上，脊柱受累者则增加距离＜ 4cm。

（4）骨盆按压试验：患者侧卧，从另一侧按压骨盆可引起骶髂关节疼痛。

（5）Patrick 试验（下肢"4"字试验）：患者仰卧，一侧膝屈曲并将足跟放到对侧伸直的膝上。检查者用一只手下压屈曲的膝（此时髋关节在屈曲、外展和外旋位），并用另一只手压对侧骨盆，引出对侧骶髂关节疼痛则为阳性。有膝或髋关节病变者也不能完成"4"字试验。

（6）影像学检查：

① X 线检查：X 线片显示骶髂关节软骨下骨缘模糊，骨质糜烂，关节间隙模糊，骨密度升高及关节融合。

通常按 X 线片骶髂关节炎的病变程度分为 5 级。0 级：正常的骶髂关节。Ⅰ级：可疑或较为轻微的骶髂关节炎。Ⅱ级：有轻度骶髂关节炎，局限性侵蚀、硬化，关节边缘模糊，但关节间隙无变窄。Ⅲ级：有中度骶髂关节炎，伴有以下 1 项或以上变化，如近关节区硬化、关节间隙变窄或增宽、骨质破坏或部分强直。Ⅳ级：关节融合强直。

脊柱的 X 线片表现为椎体骨质疏松和方形变，椎小关节模糊，椎旁韧带钙化及骨桥形成。晚期广泛而严重的骨化性骨桥表现称为"竹节样脊柱"。

累及髋关节时表现为髋臼及股骨头关节面下骨有多个大小不等的囊性变，关节面虫蚀状破坏，关节间隙一致性狭窄或消失，关节边缘常见明显的骨赘形成，继而可出现股骨颈环形骨赘形成，关节面硬化，关节周围骨质疏松，晚期出现髋关节骨性强直。

此外，X线片可显示耻骨联合、坐骨结节和肌腱附着点（如跟骨）的骨质糜烂，伴邻近骨质的反应性硬化及绒毛状改变，可出现新骨形成。

②CT及MRI检查：可进一步明确诊断，X线片未见明显变化者，可行CT或MRI检查。CT可更直观地观察骶髂骨关节变化，MRI可显示早期骶髂关节面下骨髓水肿信号。

③超声检查：超声可早期发现软骨及骨糜烂，关节腔积液、滑膜增生及关节周围骨质结构的变化。

（7）检验学检查：活动期患者常见红细胞沉降率（ESR）加快、C反应蛋白（CRP）升高、轻度贫血和免疫球蛋白轻度升高。90%～95%以上的患者HLA-B27阳性，类风湿因子一般为阴性。

【鉴别诊断】

AS需和类风湿关节炎、结核性关节炎、感染性关节炎、腰椎间盘突出症、髂骨致密性骨炎及其他脊柱关节病（如赖特综合征、银屑病关节炎、肠病性关节炎）相鉴别。

1. 类风湿关节炎

本病多侵犯手足小关节，常为对称性关节炎，类风湿因子多为阳性，累及脊柱时仅出现颈椎受累，无X线证实的骶髂关节炎。

2. 结核性关节炎

本病侵犯骶髂关节时，多侵犯单侧关节，常伴有全身中毒症状，如低热、盗汗、形体消瘦等。

3. 感染性关节炎

本病侵犯骶髂关节时，多侵犯单侧关节，常伴有高热，检查白细胞计数明显升高。

4. 椎间盘突出症

本病是引起腰背痛的常见原因之一。该病限于脊柱，无疲劳感、消瘦、发热等全身表现，常为急性发病，多只限于腰部疼痛。活动后加重，休息缓解；站立时常有侧屈。触诊在脊柱骨突有1～2个触痛扳机点。所有实验室检查均正常。本病与AS的主要区别是通过CT、MRI或椎管造影检查而确诊。

5. 髂骨致密性骨炎

本病患者临床检查除腰部肌肉紧张外，无其他异常。X线典型表现为在髂骨沿骶髂关节之中下2/3部位有明显骨硬化区，呈三角形者尖端向上，密度均匀，不侵犯骶髂关节面，无关节狭窄或糜烂，因此临床上易于鉴别。

6. 其他脊柱关节病

如赖特综合征、银屑病关节炎、肠病性关节炎皆可出现 X 线证实的骶髂关节炎，但赖特综合征发病突然，有眼炎、尿道炎、关节炎、皮肤及黏膜改变，如一过性皮疹、龟头炎等表现；银屑病关节炎：多发生于有牛皮癣的患者，常侵犯手足关节，特别是手指关节 X 线呈"笔套"状改变；肠病性关节炎，通常出现于肠道感染后 1 ～ 4 周。

【治疗思路】

强直性脊柱炎病因病机复杂，病势缠绵，病程冗长，青少年发病，进展快；中医药治疗的优势在于整体调节，其方法多种多样，内治及外治相结合，辨病及辨证结合，能取得稳定长远的效果。而中药及西药合用可提高疗效而减少毒副作用，提高患者生活质量。强直性脊柱炎患者多为脊柱及髋关节受累，预后差，采用中西医结合治疗能更好地控制病情，减少骨质破坏。

【治疗方法】

1. 一般治疗

（1）对患者及其家属进行疾病知识的教育是整个治疗计划中不可缺少的一部分，有助于患者主动参与治疗并与医生合作。长期计划还应包括患者的社会心理和康复的需求。

（2）建议吸烟者戒烟，患者吸烟是功能预后不良的危险因素之一。

2. 中医治疗

（1）内治法

①肾虚督寒：腰、臀、髋部疼痛，僵硬不舒，牵及膝腿痛或酸软无力，畏寒喜暖，得热则舒，俯仰受限，活动不利，甚则腰脊僵直或后凸变形，行走坐卧不能，或见男子阴囊寒冷、女子白带寒滑，舌暗红，苔薄白或白厚，脉多沉弦或沉弦细。

治法：补肾强督，祛寒除湿，散风活络，强壮筋骨。

方药：补肾强督祛寒汤加减。狗脊 20g，熟地黄 15g，制附片 9g，鹿角霜 12g，骨碎补 15g，杜仲 15g，桂枝 9g，白芍 12g，知母 9g，独活 12g，羌活 15g，续断 15g，防风 9g，威灵仙 15g，川牛膝 15g，炙山甲 6g 等。

中成药：顽痹乐、顽痹通（院内制剂）、金匮肾气丸、帕夫林胶囊、血塞通胶囊等。

②肾虚湿热：腰臀髋部酸痛、沉重、僵硬不适，身热不扬、绵绵不解，汗出心烦，口苦黏腻或口干不欲饮，或见脘闷纳呆，大便溏软或黏滞不爽，小便黄赤，或伴见关节红肿灼热掀痛或有积液、屈伸活动受限，舌质偏红，苔腻或黄腻或垢腻，脉沉滑、弦滑或弦细数。

治法：补肾强督，清热除湿，祛风通络。

方药：补肾强督清化汤加减。狗脊 20g，苍术 12g，炒黄柏 9g，牛膝 15g，薏苡仁 30g，忍冬藤 20g，桑枝 20g，络石藤 15g，白蔻仁 6g，藿香 9g，防风 9g，防己 9g，萆薢 12g，泽泻 15g，桑寄生 15g，炙山甲 6g 等。

中成药：顽痹清、顽痹康（院内制剂）、四妙丸、知柏地黄丸、帕夫林胶囊、血塞通胶囊等。

（2）外治法

①中药熏洗：中药熏洗具有活血化瘀、舒筋通络及加强关节局部血液循环的作用，疗效显著。临床可辨证选择药物进行熏洗。

②拔罐疗法：适用于肩背部、下腰部、阿是穴等部位。该法具有温经通络、祛湿逐寒、行气活血及消肿止痛的作用。一般每个部位留罐 10 ～ 15 分钟。凡皮肤有水肿、溃疡、肿瘤及大血管处均不宜拔罐。

③针灸治疗：根据病情，以循经取穴为主，可辨证选取肾俞、腰阳关、至阳、身柱、三焦俞、气海、关元等穴位。针刺时根据寒热虚实不同配合针刺泻法、补法，或点刺放血、穴位注射。对于寒湿型可配合艾灸或隔姜灸以祛寒。

3. 物理治疗

（1）中药离子导入：中药离子导入是将中频药物导入和中频按摩融为一体，调制中频电流能促进皮肤电阻下降，扩张小动脉和毛细血管，改善局部血液循环，具有消炎、消肿、镇痛、疏通经络、松解粘连，调节和改善局部血液循环的作用。

②其他：对疼痛或炎性关节或软组织给予必要的物理治疗，包括烫熨、中药热奄包、中药蒸气加手法按摩、红外线治疗加中药蒸气、中药湿包裹、中药涂擦、膏摩、定向透药治疗、足浴等方法，并根据患者的病情进行辨证施治，可取得令人满意的疗效。

4. 西医治疗

（1）药物治疗：

①非甾体抗炎药（NSAIDs）：可迅速改善患者腰背部疼痛和晨僵，减轻关节肿胀和疼痛及扩大活动范围，对早期或晚期 AS 患者的症状治疗都是首选。其种类繁多，对 As 的疗效大致相当。NSAIDs 不良反应中较多见的是胃肠不适，少数可引起溃疡；其他较少见的有心血管疾病如高血压等，可伴头痛、头晕，肝、肾损伤，血细胞减少、水肿及过敏反应等。医生应针对每例患者的具体情况选用一种 NSAIDs 药物。同时使用两种或两种以上的 NSAIDs 不仅不会增加疗效，反而会增加药物不良反应，甚至带来严重后果。不管使用何种 NSAIDs，都是为了改善症状，同时希望延缓或控制病情进展，通常建议较长时间持续用药。要评估某个特定 NSAIDs 是否有效，应持续规则使用同样剂量至少 2 周。如一种药物治疗 2 ～ 4 周疗效不明显，应改用其他不同类别的

NSAIDs。在用药过程中应监测药物不良反应并及时调整。

②改善病情抗风湿药（DMARDs）：该类药物较NSAIDs发挥作用慢，故又称慢作用抗风湿药（SAARDs）。这些药物不具备明显的止痛和抗炎作用，但可延缓或控制病情的进展。

柳氮磺吡啶：可改善AS的关节疼痛、肿胀和发僵，降低血清IgA水平及其他实验室活动性指标，特别适用于改善AS患者的外周关节炎。但是至今本品对AS中轴关节病变的治疗作用及改善疾病预后的作用均缺乏证据。通常推荐用量为每日2.0g，分2～3次口服。剂量增至3.0g/d，疗效虽可增加，但不良反应也明显增多。本品起效较慢，通常在用药后4～6周起效。为了增加患者的耐受性，一般以0.25g，每日3次开始，以后每周递增0.25g，直至1.0g，每日2次，也可根据病情或患者对治疗的反应调整剂量和疗程，维持1～3年。为了弥补柳氮磺吡啶起效较慢及抗炎作用欠强的缺点，通常选用一种起效快的NSAIDs与其并用。本品的不良反应包括消化系统症状、皮疹、血细胞减少、头痛、头晕，以及男性精子减少及形态异常（停药可恢复）。磺胺过敏者禁用。

沙利度胺：部分难治性患者应用后临床症状、ESR及CRP均明显改善。初始剂量每晚50mg，每10～14天递增50mg，至150～200mg每晚维持。用量不足则疗效不佳，停药后症状易迅速复发。本品的不良反应有嗜睡、口渴、红细胞减少、肝酶升高、镜下血尿及指端麻刺感等。因此，在用药初期应定期查血常规、尿常规和肝功能、肾功能。对长期用药者应定期做神经系统检查，以便及时发现可能出现的外周神经炎。

对上述疗效不佳的患者，AS外周关节受累者可使用甲氨蝶呤和抗风湿植物药（参见RA诊疗规范）等，但其对中轴关节病变的疗效不确定，还需进一步研究。

③生物制剂：抗肿瘤坏死因子（TNF）-α拮抗剂包括依那西普（国产包括益赛普、强克）、英夫利西单抗和阿达木单抗。应用方法参考RA诊疗规范，但英夫利西单抗的剂量通常比治疗RA用量大。TNF-α拮抗剂治疗6～12周有效者建议可继续使用。一种TNF-α拮抗剂疗效不满意或不能耐受的患者使用另一种制剂可能有较好的疗效。但其长期疗效及对AS中轴关节X线病变的影响，尚待继续研究。使用TNF-α拮抗剂也可以降低葡萄膜炎的复发频率。虽然建议TNF-α拮抗剂仅应用于按分类标准"诊断明确"的AS患者，有研究提示对于临床缺乏放射学典型改变，符合AS分类标准中"可能"或SpA标准的患者，下列情况也可选用：已应用NSAIDs治疗，但仍有中重度的活动性脊柱病变；尽管使用NSAIDs和一种其他病情控制药仍有中重度的活动性外周关节炎。TNF-α拮抗剂最主要的不良反应为输液反应或注射点反应，从恶心、头痛、瘙痒、眩晕，到低血压、呼吸困难、胸痛均可见。其他的不良反应有感染机会增加，包括常见的呼吸道感染和机会感染（如结核），因此，治疗前应常规筛查结核。也可能发生脱髓鞘病变、狼疮样综合征及充血性心力衰竭的加重。用药期间要定期复查血常规、尿常规、肝功能、肾功能等。

④糖皮质激素：一般不主张口服或静脉全身应用皮质激素治疗 AS。因其不良反应大，且不能阻止 AS 的病程。顽固性肌腱端病和持续性滑膜炎可能对局部皮质激素治疗反应好。眼前色素膜炎可以通过扩瞳和激素点眼得到较好控制。对难治性虹膜炎可能需要全身用激素或免疫抑制剂治疗。对全身用药效果不好的顽固性外周关节炎（如膝）积液可行关节腔内注射糖皮质激素治疗，重复注射应间隔 3 ～ 4 周，一般不超过 2 ～ 3次 / 年。同样对顽固性的骶髂关节痛患者，可选择 CT 引导下的骶髂关节内注射糖皮质激素。类似足跟痛样的肌腱端病也可局部注射糖皮质激素。

（2）手术治疗：外科手术主要包括关节置换术及脊柱截骨矫形术。①关节置换术适用于晚期髋关节出现关节间隙明显狭窄、疼痛、活动受限，或关节强直、融合并失去功能或功能障碍，置换术后绝大多数患者预后良好。②脊柱截骨矫形术适用于 AS 后期出现严重的脊柱在矢状面屈曲畸形导致的后凸畸形，严重影响患者的平卧、平视、行走等功能和生活质量，通过脊柱截骨矫形术以纠正其畸形，提高生活质量。

5. 功能锻炼

（1）急性期：卧床休息，疼痛缓解后，床上、床下锻炼交替进行。

①呼吸运动锻炼：取立正位，双手叉腰，挺胸收腹同时深吸气，复原同时深呼气，胸式呼吸和腹式呼吸交替进行。

②腰背肌锻炼：练习五点式、三点式、小燕飞、大雁飞，持续 30 秒～ 1 分钟。直立位时双手叉腰，腰部向右缓慢旋转，然后屈髋屈膝并下蹲。每个动作每日 2 次，一次 5 ～ 10 分钟。每日需要有 1 ～ 2 次达到关节最大活动范围的锻炼。

（2）慢性期：

①低强度有氧运动：如散步、俯卧撑、太极拳、游泳等。其中游泳是最好的全身运动。

②生活自理能力训练：髋关节功能障碍者可进行穿脱鞋袜、裤子、起立及下蹲等训练。

③风湿操锻炼：每日 1 ～ 2 次，每节做 2 遍，共 8 节。

第一节，颈部运动：前俯后仰，两侧摆动，左顾右盼，双手抱颈，颈部后伸。

第二节，扩胸运动：两上肢屈曲，胸部向两侧扩展 2 次，两上肢外展翻腕并向后扩展 2 次，同时腿呈弓状，左右交替。

第三节，旋体运动：两上肢平举，胸部向一侧连转 3 下（一次比一次幅度大），同时腿向侧方跨半步，另一侧相同。

第四节，侧体运动：一手叉腰，另一手举过头。先向左侧弯两下，同时左腿向左跨半步，另一侧相同。

第五节，转体运动：双上肢向两侧平举，同时下肢向左跨半步，先向左转身绷腿弯腰，右手指左脚尖，起身。然后再转向另一侧。

第六节，伸展运动：两上肢向两侧平举外展，左腿向外跨半步，双上肢向上高举，同时腰扭向左侧，另一侧相同。第二遍时，下肢向后跷起。

第七节，屈曲运动：上肢向外展，再向下屈曲，握拳平头，然后双手叉腰，双腿下蹲。

第八节，抬腿运动：双上肢轻松外展，同时交替抬高双腿。

6. 膳食与起居

（1）辨证施膳：风、寒、湿痹患者应多选用一些温热性的食物，如牛、羊骨头汤，以及姜、桂皮、木瓜等。热痹患者应多选用寒凉的食物，如薏苡仁、绿豆、梨、菊花菜、芦根等。肝肾两虚型患者可多食一些补益的食品，如甲鱼肉、鸡肉、鸭肉。注意补充钙、铁等微量元素。多饮水、牛奶，多吃青菜、水果、瘦肉、骨头汤等。少食辛辣刺激、生冷之品。禁烟、酒。胃肠道及泌尿系感染常诱发病情或使病情加重，应注意预防。注意饮食卫生，做到饮食有节。平乐正骨骨病学根据强直性脊柱炎的临床分型给予辨证施膳，随证灵活选用。

①肾虚督寒

狗脊酒：狗脊 20g，马鞭草 12g，杜仲 15g，威灵仙 10g，牛膝 6g，通草 12g，川断 15g，白酒 1000mL。诸药放入白酒中浸泡 7 天即可服用。

天麻猪髓桂枝汤：天麻 10g，猪脑 1 个，桂枝 10g。原料洗净，天麻、桂枝切碎，与猪脑一并放入炖盅内，加水、盐适量，隔水炖熟。每日吃 1 次，连服 3～4 次。

当归生姜羊肉汤：羊肉 250g，当归、生姜各 15g，桂枝 10g。原料洗净，羊肉切成片，当归、生姜、料酒、花生油各适量，炒炙羊肉，放入砂锅内，放入余料，加水、盐适量，武火煮沸后，文火煎半个小时即可食用。

独活黑豆汤：独活 12g，黑豆 60g，米酒少许。独活、黑豆洗干净后放入清水中浸泡 30 分钟，放入砂锅中，用中火煮 2 小时，取汁，兑入米酒。1 日内分次温服。

良姜猪脊骨粥：高良姜 10g，薏米 30g，杜仲 10g，寄生 20g，猪脊骨 250g，大米 120g。薏米较难煮熟，在煮之前需以温水浸泡 2～3 小时，将高良姜、杜仲、寄生及薏米洗干净后加入适量清水，放入砂锅内文火煮，待水开后再煮半个小时，去渣，加入猪脊骨及大米煮粥，调味温服。

②肾虚湿热

薏米赤小豆陈皮汤：薏米、赤小豆各 50g，山药 15g，梨 200g（去皮），陈皮 20g。原料洗净，加水适量，武火煮沸后文火煎，加冰糖适量即可。

黄芩山栀饮：车前子、木通、龙胆草、山栀、黄芩各 5g，甘草、柴胡各 6g，当归、生地黄各 15g，泽泻 10g，白糖 30g。以上药物炮制好后洗净，放到瓦锅内，加水 500mL，置武火上烧沸，再用文火煎煮 40 分钟，停火，过滤，去渣，留药液，加入白糖搅匀即成，代茶饮用，每日 2 次，一次 1 小杯。

（2）起居：①保持良好的居住环境，避免寒冷、潮湿。②睡硬板床，低枕或不用枕头。每日早晚各坚持30分钟仰卧位或俯卧位，保持脊柱生理曲度，防止畸形。③日常生活中保持正确的坐、立、行、卧姿势，避免长时间固定同样的姿势，必要时每30分钟起来活动10分钟。④坚持做康复体操，即使不能坚持，每日也要做深呼吸、脊柱及肢体运动，保持胸廓的活动度，防止骨质疏松和肌肉萎缩。⑤注意饮食卫生，加强营养，增强机体抵抗力。⑥遵医嘱坚持长期用药，不能随意停药或减量。⑦定期门诊复查，如有用药不良反应及时复诊。

【按语】

强直性脊柱炎多引起脊柱及髋关节病变，导致关节强直、畸形及功能障碍，甚至生活不能自理。因此，明确预后因素、及早发现可能提示预后不佳的因素、早期积极治疗，有可能改善预后。

【病案举例】

徐某，男，24岁，因"腰背及双髋间断性疼痛8年，加重半个月"入院。

患者8年前无明显诱因出现左膝关节、腰背部疼痛不适，后逐渐出现胸锁关节、颈部及髋关节疼痛，在当地医院就诊，具体治疗过程不详。治疗后，关节疼痛减轻，期间腰背部及髋关节偶有疼痛不适，一直未治疗。2013年6月，再次出现左髋关节、胸肋部、颈部明显疼痛，在河南洛阳正骨医院治疗，给予口服药物"草乌甲素胶丸、肿节风分散片、养血止痛丸及口服中药汤剂"，服用至今，服药期间关节疼痛时轻时重；半个月前出现双髋关节疼痛较前加重，双膝关节偶有疼痛不适，为求进一步治疗，门诊按"强直性脊柱炎急性期"收入院。现患者双髋关节疼痛伴行走跛行，双膝关节活动痛，咽干咽痛，咳嗽痰黄，下午低热（最高38℃），近期消瘦20斤，饮食差，睡眠及二便正常。入院后辅助检查：①血常规：WBC 4.97×10^9/L，L 31.6%，N 54.7%，RBC 4.31×10^{12}/L，HGB 114g/L，PLT 330×10^9/L。②CRP 71.2mg/L，ESR 25mm/h。③肝肾功能：ALT 19.8U/L，AST 13.3U/L，BUN 5.56mmol/L，CR 66.2μmol/L。

西医诊断：强直性脊柱炎急性期；中医诊断：大偻，属肾虚湿热证。

治疗经过：中西医结合治疗。口服非甾体抗炎药、抗风湿中成药、抗风湿慢作用药等，静点抗炎药物、清热解毒药物，配合中药熏洗、牵引等治疗。

出院情况：关节疼痛减轻，关节活动改善。检查：①血常规：WBC 4.68×10^9/L，L 30.1%，N 55.6%，RBC 4.34×10^{12}/L，HGB 120g/L，PLT 184×10^9/L。②CRP 4mg/L，ESR 8mm/h。③肝肾功能：ALT 37.8U/L，AST 16.1U/L，BUN 4.01mmol/L，CR 68.8μmol/L。④尿常规：正常。

第三节　类风湿关节炎

【概述】

类风湿关节炎（rheumatoid arthritis，RA）是一种以侵蚀性关节炎为主要表现的全身性自身免疫病。我国的患病率为 0.32% ~ 0.36%。本病可发生于任何年龄，多见于中年女性，男女患病比例约为 1∶3。本病表现为以双手和腕关节等小关节受累为主的对称性、持续性多关节炎。病理表现为关节滑膜的慢性炎症、血管翳形成，并出现关节软骨和骨破坏，最终可导致关节畸形和功能丧失。

【病因病机】

1. 中医学

早在《素问·痹论》中就有"风寒湿三气杂至，合而为痹""所谓痹者，各以其时重感于风寒湿之气"的说法，同时还指出"不与风寒湿气合，故不为痹"。认为痹证是由于人体同时感受外界的风、寒、湿邪所致。《诸病源候论·风湿痹候》认为风湿痹病"由血气虚，则受风湿，而成此病"。该篇又说："痹者，风寒湿三气杂至，合而成痹，其状肌肉顽厚，或疼痛，由人体虚，腠理开，故受风邪也。"可见，痹证发生的原因与正气虚衰、外邪入侵、痰浊、瘀血关系密切。除此之外，痹证也可单独由内伤七情、饮食不节或其他原因直接导致。

2. 西医学

RA 的病因虽经多年广泛的研究，但至今仍无定论，目前认为其发病可能与以下因素有关：遗传因素、感染因素、内分泌因素、免疫因素及其他因素（如寒冷、潮湿、疲劳、外伤、营养不良、精神刺激、吸烟等诱其发病）。

3. 平乐正骨骨病学

类风湿关节炎为风、寒、湿、热之邪，乘虚侵袭人体骨节，引起气血运行不畅，瘀痰阻滞经络所致，临床表现为肌肉、筋骨、关节疼痛，屈伸不利，肿大变形。痹病之所发，内有脾肾亏虚、气血不足，外有风、寒、湿、热之邪痹阻。平乐正骨骨病学特别强调风、寒、湿外邪侵袭，破坏机体内部脏腑、经络的阴阳平衡状态而发病，也可以先有脏腑内伤、阴阳失调，后因风、寒、湿邪乘虚内侵而致病。通过调整机体阴阳平衡，可提高临床疗效。

【临床表现】

1. 病史

本病多慢性起病，常伴有乏力、低热、食欲减退、体重降低等前驱症状。

2. 症状

本病可发生于任何年龄，常见于 30 ～ 50 岁女性。临床表现为对称性、持续性关节肿胀和疼痛，常伴有晨僵。受累关节以近端指间关节、掌指关节、腕关节、肘关节、膝关节、踝关节和足趾关节较为常见；同时，颈椎、颞颌关节、胸锁关节和肩锁关节也可受累。关节外表现为胸膜炎、肺间质病变、巩膜炎、周围神经炎、类风湿血管炎、心脏病变（心包炎、心肌炎及心瓣膜病）等。20% ～ 40% 的患者可继发干燥综合征。

3. 体征

早期患者可出现双侧腕关节、双手掌指关节、近端指间关节的肿胀，中、晚期患者可出现手指"天鹅颈"及"纽扣花"样畸形，关节强直和掌指关节半脱位，表现为掌指关节向尺侧偏斜。部分患者还可出现皮下结节，称为类风湿结节。

4. 临床特征

幼儿、成人及老人均可发病，但多发于老年人。由小关节起病，多为对称性关节炎，病程时间长，易导致关节畸形。

5. 特殊检查

（1）血常规可有轻至中度正细胞正色素性贫血、血小板计数升高、白细胞计数正常或升高。

（2）红细胞沉降率（ESR）加快、C 反应蛋白（CRP）和血清免疫球蛋白（IgG、IgM、IgA）升高。

（3）多数患者血清中可出现类风湿因子（RF）阳性，见于 70% ～ 80% 的患者。

（4）关节滑液检查呈混浊草黄色浆液，白细胞计数（2 ～ 7.5）×10^9/L，中性粒细胞比例 70% ～ 90%，黏蛋白凝固试验差，补体水平多降低，类风湿因子多为阳性。

（5）其他检查：如抗环瓜氨酸多肽（CCP）抗体、抗角蛋白抗体（AKA）、抗修饰型瓜氨酸化波形蛋白（MCV）抗体、抗 P68 抗体、抗瓜氨酸化纤维蛋白原（ACF）抗体、抗核周因子（APF）或葡萄糖 –6– 磷酸异构酶（GPI）等，以上多种自身抗体对 RA 有较高的诊断敏感性和特异性。

6. 辅助检查

（1）X 线检查：双手腕关节及其他受累关节的 X 线片表现为关节周围软组织肿胀及关节附近骨质疏松；随病情进展可出现关节间隙狭窄，关节边缘骨质破坏或囊状透亮区；晚期出现关节面破坏、关节融合或脱位。

（2）磁共振成像（MRI）检查：MRI 可以显示关节炎性反应初期出现的滑膜增厚、骨髓水肿和轻度关节面侵蚀，有益于 RA 的早期诊断。

（3）超声检查：高频超声能清晰显示关节腔、关节滑膜、滑囊、关节腔积液、关节软骨厚度及形态等。

【鉴别诊断】

在 RA 的诊断中，应注意与骨关节炎、痛风性关节炎、血清阴性脊柱关节病（uSpA）、系统性红斑狼疮（SLE）、干燥综合征（SS）及硬皮病等其他结缔组织病所致的关节炎相鉴别。

1. 骨关节炎

骨关节炎中老年人多发，主要累及膝、髋等负重关节。活动时关节痛加重，可有关节肿胀和积液。部分患者的远端指间关节出现特征性赫伯登（Heberden）结节，而在近端指间关节可出现布夏尔（Bouchard）结节。骨关节炎患者很少出现对称性近端指间关节、腕关节受累，无类风湿结节，晨僵时间短或无晨僵。此外，骨关节炎患者的 ESR 多为轻度加快，而 RF 阴性。X 线显示关节边缘增生或骨赘形成，晚期可由于软骨破坏出现关节间隙狭窄。

2. 痛风性关节炎

痛风性关节炎多见于中年男性，常表现为关节炎反复急性发作。好发部位为第 1 跖趾关节或跗关节，也可侵犯膝、踝、肘、腕及手部关节。本病患者血清自身抗体阴性，而血尿酸水平大多升高。慢性重症者可在关节周围和耳廓等部位出现痛风石。

3. 银屑病关节炎

银屑病关节炎以手指或足趾远端关节受累更为常见，发病前或病程中出现银屑病的皮肤或指甲病变，可有关节畸形，但对称性指间关节炎较少，RF 阴性。

4. 强直性脊柱炎（AS）

AS 以青年男性多发，主要侵犯骶髂关节及脊柱，部分患者可出现以膝、踝、髋关节为主的非对称性下肢大关节肿痛。该病常伴有肌腱端炎，HLA-B27 阳性而 RF 阴性。骶髂关节炎及脊柱的 X 线改变对诊断有重要意义。

5. 其他疾病所致的关节炎

SS 及 SLE 等其他风湿病均可有关节受累。但是这些疾病多有相应的临床表现和特征性自身抗体，一般无骨侵蚀。不典型 RA 还需要与感染性关节炎、反应性关节炎和风湿热等进行鉴别。

【治疗思路】

类风湿关节炎病因病机复杂，病势缠绵，病程冗长，多老年起病，进展快。中医药治疗的优势在于整体调节，其方法多种多样，内治与外治相结合，辨病与辨证结合，能取得稳定长远的效果。用西医的诊断方法，中药辨证用药；借用西医的客观指标，判断中医治疗效果。中药及西药合用可增强疗效而减少毒副作用，提高患者生活质量。

1. 中医治疗

（1）急性期：以清热解毒、活血化瘀、通络止痛为主。

（2）稳定期：以补益肝肾、气血，通络止痛为主。

2. 西医治疗

早期诊断，积极治疗，阻断疾病进展；稳定期加强体质锻炼。

【**治疗方法**】

1. 一般治疗

强调患者教育及整体和规范治疗的理念；强调早期治疗、联合用药和个体化治疗的原则；适当休息、理疗、体疗、外用药、正确的关节活动和肌肉锻炼等对于缓解症状、改善关节功能具有重要作用。

2. 中医治疗

（1）内治法

①风湿痹阻：肢体关节疼痛、重着，或有肿胀，痛处游走不定，关节屈伸不利，舌质淡红，苔白腻，脉濡或滑。

治法：祛风除湿，通络止痛。

方药：羌活胜湿汤加减。羌活10g，独活10g，防风10g，白芷10g，川芎15g，秦艽15g，桂枝10g，青风藤15g。

中成药：顽痹清丸（院内制剂）、肿节风分散片等。

②寒湿痹阻：肢体关节冷痛，局部肿胀，屈伸不利，关节拘急，局部畏寒，得寒痛剧，得热痛减，皮色不红，舌胖，舌质淡暗，苔白腻或白滑，脉弦缓或沉紧。

治法：温经散寒，祛湿通络。

方药：乌头汤合防己黄芪汤加减。制川乌3g（或制附片10g），桂枝10g，赤芍10g，生黄芪15g，白术10g，当归10g，生苡仁15g，羌活10g，防己10g，生甘草10g。

中成药：顽痹通丸、顽痹乐丸（院内制剂）、风湿骨痛丸等。

③湿热瘀阻：关节肿痛，触之灼热或有热感，口渴不欲饮，烦闷不安，或有发热，舌质红，苔黄腻，脉濡数或滑数。

治法：清热除湿，活血通络。

方药：宣痹汤合三妙散加减。生苡仁15g，防己10g，滑石粉15g，连翘12g，苍术15g，黄柏10g，金银花15g，萆薢10g，羌活10g，赤芍15g，青风藤15g。

中成药：顽痹清（院内制剂）、四妙丸等。

④痰瘀痹阻：关节肿痛日久不消，晨僵，屈伸不利，关节周围或皮下结节，舌暗紫，苔白厚或厚腻，脉沉细涩或沉滑。

治法：活血行瘀，化痰通络。

方药：小活络丹加减。炙乳香 6g，炙没药 6g，地龙 15g，制南星 9g，白芥子 9g，当归 15g，赤芍 15g，川芎 15g。

中成药：桃仁膝康丸（院内制剂）、祖师麻片等。

⑤气阴两虚：关节肿大，口眼干燥，口干，倦怠无力，气短，舌红少津有裂纹，或舌胖大，有齿痕，苔白薄，脉沉细弱或沉细。

治法：益气养阴，活血通络。

方药：四神煎加味。生黄芪 30g，石斛 30g，金银花 30g，远志 15g，川牛膝 15g，秦艽 15g，生地黄 15g，赤芍 15g，川芎 15g，僵蚕 9g。

中成药：顽痹康丸（院内制剂）、滋阴壮骨丸等。

⑥肝肾不足：关节肌肉疼痛，肿大或僵硬变形，屈伸不利，腰膝酸软无力，关节发凉，畏寒喜暖，舌红，苔白薄，脉沉弱。

治法：补益肝肾，蠲痹通络。

方药：独活寄生汤加减。独活 15g，桑寄生 15g，炒杜仲 10g，怀牛膝 15g，细辛 3g，茯苓 15g，当归 15g，川芎 15g，白芍 15g，生地黄、熟地黄各 15g，补骨脂 10g，鸡血藤 15g，乌梢蛇 10g，蜈蚣 2 条，地龙 10g，生甘草 6g。

中成药：顽痹康（院内制剂）、益肾蠲痹丸、尪痹颗粒等。

（2）其他药物治疗

①雷公藤多苷片：对缓解关节肿痛有效，是否减缓关节破坏尚缺乏研究。一般给予雷公藤多苷 30～60mg/d，分 3 次饭后服用。主要不良反应是性腺抑制，导致男性不育和女性闭经。一般不用于生育期患者。其他不良反应包括皮疹、色素沉着、指甲变软、脱发、头痛、纳差、恶心、呕吐、腹痛、腹泻、骨髓抑制、血肌酐升高等。

②白芍总苷胶囊：常用剂量为 600mg，每日 2～3 次。对减轻关节肿痛有效。其不良反应较少，主要有腹痛、腹泻、纳差等。

③正清风痛宁缓释片：一次 60～120mg，饭前口服，每日 2 次，可减轻关节肿痛。主要不良反应有皮肤瘙痒、皮疹和白细胞减少等。

（3）外治法

①中药熏洗：舒筋通络、消肿利水、祛风除湿。适用于膝、踝、肩关节等部位的肿胀疼痛及颈腰背疼痛僵硬，活动不利。若兼见肢体关节畏风、怕凉，偏寒湿痹阻者，可选用平乐正骨羌透方（羌活、独活、葛根、透骨草等）以祛风散寒除湿、温经通络。水煎熏洗患部，一次 30 分钟，每日 2 次。若兼见肢体关节肿胀热甚，偏湿热痹阻者，可选用平乐正骨雷乌方（雷公藤、乌头、露蜂房、透骨草等）以清热除湿、宣痹通络止痛。水煎熏洗患部，一次 30 分钟，每日 2 次。

②拔罐疗法：适用于肩背部、下腰部、阿是穴等部位。该法具有温经通络、祛湿逐寒、行气活血及消肿止痛的作用。一般每个部位留罐 10～15 分钟。凡皮肤有水肿、

溃疡、肿瘤、大血管处均不宜拔罐。

③针灸治疗：根据病情，以循经取穴为主，可辨证上肢选取肩髃、肩髎、曲池、尺泽、手三里、外关、合谷，下肢选取环跳、阳陵泉、昆仑、太溪、解溪等穴位，或根据疼痛肿胀部位取阿是穴。针刺时根据寒热虚实不同配合针刺泻法、补法，或点刺放血、穴位注射。对于寒湿型可配合艾灸或隔姜灸以祛寒。

④其他：也可给予局部中药外敷、局部穴位药物注射、皮牵引及手法按摩等治疗。

3. 物理治疗

中药离子导入适用于周身各关节部位的肿胀疼痛及颈腰背疼痛僵硬，活动不利，尤其适用于小关节病变，舒筋通络、消肿利水、祛风除湿。若兼见关节冷痛不红、触之不热，恶寒、临床热象不甚者，可选用温经散寒、通络止痛之平乐正骨羌透方（羌活、独活、葛根、透骨草等），水煎100mL，一次50mL导入患部，一次30分钟，每日2次。若兼见肢体关节肿胀热甚，临床热象甚者，可选用清热解毒、通络止痛之平乐正骨中药雷乌方（雷公藤、乌头、露蜂房、透骨草等），水煎100mL，一次50mL导入患部，一次30分钟，每日2次。

4. 西医治疗

（1）非甾体抗炎药（NSAIDs）：这类药物主要通过抑制环氧化酶（COX）活性，减少前列腺素合成而具有抗炎、止痛、退热及减轻关节肿胀的作用，是临床最常用的RA治疗药物。其主要不良反应包括胃肠道症状、肝肾功能损害及可能增加的心血管不良事件。NSAIDs使用中应注意种类、剂量和剂型的个体化；只有在一种NSAIDs足量应用1～2周无明显疗效时才换用另一种，避免同时服用两种或两种以上NSAIDs；对有消化性溃疡病史者，宜用选择性COX-2抑制剂或其他NSAIDs加质子泵抑制剂；老年人可选用半衰期短或较小剂量的NSAIDs；心血管高危人群应谨慎选用NSAIDs，如需使用，建议选用对乙酰氨基酚或萘普生；肾功能不全者应慎用NSAIDs；注意定期监测血常规和肝肾功能。

（2）改善病情抗风湿药（DMARDs）：该类药物较NSAIDs发挥作用慢，需1～6个月，故又称慢作用抗风湿药（SAARDs）。这些药物不具备明显的止痛和抗炎作用，但可延缓或控制病情的进展。

①甲氨蝶呤（methotrexate，MTX）：口服、肌内注射、关节腔内或静脉注射均有效，每周给药一次。必要时可与其他DMARDs联用。常用剂量为每周7.5～20mg。常见的不良反应有恶心、口腔炎、腹泻、脱发、皮疹及肝损害，少数出现骨髓抑制。偶见肺间质病变。是否引起流产、畸胎和影响生育能力尚无定论。服药期间应适当补充叶酸，定期查血常规和肝功能。

②柳氮磺吡啶（salicylazosulfapyriding，SASP）：可单用于病程较短及轻症RA，或与其他DMARDs联合治疗病程较长和中度及重症患者。一般服用4～8周后起效。

从小剂量逐渐加量有助于减少不良反应。可从一次口服 250 ～ 500mg 开始，每日 3 次，之后渐增至 750mg，每日 3 次。如疗效不明显可增至每日 3g。主要不良反应有恶心、呕吐、腹痛、腹泻、皮疹、转氨酶升高，偶有白细胞、血小板减少，对磺胺过敏者慎用。服药期间应定期查血常规和肝肾功能。

③来氟米特（leftunomide，LEF）：剂量为 10 ～ 20mg/d，口服。主要用于病程较长、病情重及有预后不良因素的患者。主要不良反应有腹泻、瘙痒、高血压、转氨酶升高、皮疹、脱发和白细胞计数下降等。因有致畸作用，故孕妇禁服。服药期间应定期查血常规和肝功能。

④羟氯喹（hydroxy chloroquine）：可单用于病程较短、病情较轻的患者。对于重症或有预后不良因素者应与其他 DMARDs 合用。该类药起效缓慢，服用后 2 ～ 3 个月见效。用法为一次 200mg，每天 2 次。不良反应较少，但用药前和治疗期间应每年检查一次眼底，以监测该药可能导致的视网膜损害；有心脏传导阻滞者禁用。

临床上对于 RA 患者应强调早期应用 DMARDs，首选推荐 MTX，视病情可考虑两种或两种以上 DMARDs 的联合应用。主要联合用药方法包括 MTX、LEF、HCQ 及 SASP、艾拉莫德中任意两种或三种联合，但应根据患者的病情及个体情况选择不同的联合用药方法。此外，亦可考虑选用硫唑嘌呤、环磷酰胺、环孢素 A、青霉胺等其他抗风湿慢作用药。

（3）生物制剂：主要有肿瘤坏死因子 TNF-α 拮抗剂，包括依那西普（国产益赛普、强克）、英夫利西单抗和阿达木单抗。与传统 DMARDs 相比，TNF-α 拮抗剂的主要特点是起效快、抑制骨破坏的作用明显、患者总体耐受性好。依那西普的推荐剂量和用法是皮下注射，一次 25mg，每周 2 次；或一次 50mg，每周 1 次。英夫利西单抗治疗 RA 的推荐剂量为 3mg/kg，第 0、2、6 周各一次，之后每 4 ～ 8 周一次。阿达木单抗治疗 RA 的剂量是皮下注射，一次 40mg，每两周一次。此外，还包括新型生物制剂托珠单抗等。这类制剂可有注射部位反应或输液反应，可能有增加感染和肿瘤的风险，偶有药物诱导的狼疮样综合征及脱髓鞘病变等。用药前应进行结核筛查，除外活动性感染和肿瘤。

（4）糖皮质激素：糖皮质激素能迅速改善关节肿痛和全身症状。重症 RA 伴有心、肺或神经系统等受累的患者，可给予短效激素，其剂量依病情严重程度而定。针对关节病变，如需使用，通常为小剂量激素（泼尼松 ≤ 7.5mg/d）。

激素可用于以下几种情况：①伴有血管炎等关节外表现的重症 RA。②不能耐受 NSAIDs 的 RA 患者作为"桥梁"治疗。③其他治疗方法效果不佳的 RA 患者。④伴局部激素治疗指征（如关节腔内注射）。激素治疗 RA 的原则是小剂量、短疗程。使用激素必须同时应用 DMARDs。在激素治疗过程中，应补充钙剂和维生素 D。关节腔注射激素有利于减轻关节炎症状，但过频的关节腔穿刺可能增加感染风险，并可发生类固醇晶体性关节炎。

（5）手术治疗：RA 早期一般不需手术治疗，但若经过积极内科正规治疗，病情仍不能控制，为纠正畸形、改善生活质量，可考虑手术治疗。常用的手术主要有滑膜切除术、人工关节置换术、关节融合术及软组织修复术。但手术并不能根治 RA，故术后仍需药物治疗。

①滑膜切除术：对于经积极正规的内科治疗仍有明显关节肿胀及滑膜增厚，X 线显示关节间隙未消失或无明显狭窄者，为防止关节软骨进一步破坏，可考虑行滑膜切除术，但术后仍需正规的内科治疗。

②人工关节置换术：对于关节畸形明显，影响功能，经内科治疗无效，X 线显示关节间隙消失或明显狭窄者，可考虑行人工关节置换术。该手术可改善患者的日常生活能力，但术前、术后均应进行规范的药物治疗以避免复发。

③关节融合术：随着人工关节置换术的成功应用，近年来关节融合术已很少使用，但对于晚期关节炎患者、关节破坏严重及关节不稳者可行关节融合术。此外，关节融合术还可作为关节置换术失败的挽救手术。

④软组织手术：RA 患者除关节畸形外，关节囊和周围肌肉、肌腱的萎缩也是造成关节畸形的原因。因此，可通过关节囊剥离术、关节囊切开术、肌腱松解或延长术等改善关节功能。腕管综合征可采用腕横韧带切开减压术。肩、髋关节等处的滑囊炎，如经保守治疗无效，需手术切除。腘窝囊肿偶需手术治疗。类风湿结节较大，有疼痛症状，影响生活时可考虑手术切除。

5. 功能锻炼

（1）病情活动期：患者应以卧床休息为主，可轻柔按摩肌肉，每日 1 ～ 2 次。主动或被动活动指关节、掌指关节、腕关节、肩关节、肘关节、足趾关节、踝关节、膝关节、髋关节，每日 1 ～ 2 次，一次 5 ～ 10 分钟，保持关节灵活度。

（2）病情稳定期：应以动静结合为原则，加强治疗性锻炼。具体做法如下：

第一节，颈部运动：放松颈部，头向上下运动；慢慢向左右转动；头向两侧屈，耳朵尽量贴向肩部。

第二节，肩部运动：向前后、上下各方向活动肩关节，做圆形运动；双手握在一起放在头后，双肘尽量向后拉。内收探肩；手向前上方抬起，双手交替搭对侧肩膀。后伸探背，手向后上方抬起，双手交替探摸对侧肩膀。

第三节，肘部运动：肘部屈伸，前臂旋前、旋后。

第四节，腕掌部运动：手掌背伸，对掌背掌，抓空增力。手滚双球。

第五节，手指运动：手指分开、并拢，手指屈曲、伸直；拇指与其他手指一一对指。

第六节，髋部运动：依次进行髋关节内收、外展、内旋、外旋、前屈、后伸活动。

第七节，膝部运动：依次进行膝关节前屈、后伸，以及用拇食两指推移髌骨活动。

第八节，足部运动：依次进行踝部前屈、后伸、内外旋转活动，足趾屈伸、分开、并拢。每日 2 次，一次 1 ～ 2 遍。

5. 膳食与起居

（1）辨证施膳：

①一般饮食：选用高蛋白、高维生素、易消化及富含钙锌的食物，如奶类、葡萄干、芝麻、松子、核桃、猪肝、排骨、新鲜蔬菜、水果等，少食糖类及脂肪含量高的食物。食盐用量也应比正常人少，盐摄入过多会造成钠盐潴留。肥胖者应控制体重。风、寒、湿痹患者应多选用一些温热性的食物，如猪、牛、羊骨头煮汤，以及姜、桂皮、木瓜等。热痹患者应多选用寒凉的饮食，如米仁粥、绿豆、生梨、豆卷、菊花菜、芦根等，有助于清除内热；而不应食用温热性的食物，如辣椒、芥末、姜、桂皮等，以免伤阴助火，加重症状。肝肾两虚型患者可多食一些补益之品，如甲鱼肉、鸡肉、鸭肉。

②辨证饮食：可参考本章第一节概述部分。

（2）起居：①克服恐惧心理，了解疾病发生发展的规律，树立信心，积极治疗，保持良好心态，做到有病早治，正规、按疗程服药。②注意防寒保暖，避免涉水冒雨，预防感冒，保持居住环境及衣被干燥，勿接触冷水，阴雨天及气候变化时应注意局部保暖。③急性发作期，关节肿痛剧烈，应注意休息，不宜剧烈活动；疼痛缓解，病情稳定后，宜适当锻炼，增强体质，提高机体对气候、环境变化的适应能力，同时维护关节功能。

【按语】

积极、正确的综合治疗可使 80% 以上的 RA 患者病情缓解，只有少数患者出现最终残疾，过度关节运动、长期关节失用等不良刺激，均可加重病情。一般来说，RA 本身不会导致死亡，极少数患者由于感染、血管炎及肺间质纤维化而死亡。

【病案举例】

于某，男，53 岁，因"多关节间断性肿痛 7 年，加重 1 月余"入院。

患者 7 年前出现双手近端指间关节疼痛，后逐渐出现双腕、双肘、双肩、双膝及双踝关节疼痛，在某医院治疗，诊断为"类风湿关节炎"，住院治疗半月余，关节疼痛减轻后出院，出院后口服"甲氨蝶呤、芬乐、羟氯喹、阿发骨化醇软胶囊及强的松"，断续服药半年余，病情时轻时重，后自行停用上述药物。关节疼痛时在家自行服用"雷公藤及强的松"，服药减轻，停用复发。近 1 个月来出现左膝关节肿痛明显，右膝、双腕及双肘关节疼痛，为求进一步治疗，门诊按"类风湿关节炎急性期"收入院。现患者左膝关节肿痛明显，右膝、双腕及双肘关节疼痛，双踝关节疼痛，咽干咽痛，咳嗽痰黄，饮食及睡眠正常，二便正常。入院后辅助检查：①血常规：WBC 6.06×10^9/L，L 26.9%，N 67.1%，RBC 3.79×10^{12}/L，HGB 103g/L，PLT 312×10^9/L。② CRP 81.6mg/L，RF 159.4IU/mL，ESR 114mm/h。③肝肾功能：ALT 58.4U/L，AST 34.5U/L，BUN 4.24mmol/L，GLU 4.19mmol/L。

西医诊断：类风湿关节炎急性期；中医诊断：尪痹病，属湿热痹阻证。

治疗经过：中西医结合治疗。口服非甾体抗炎药、抗风湿中成药、抗风湿慢作用药等，静点抗炎药物、清热解毒药物，配合中药熏洗、直流电等治疗。

出院情况：关节疼痛减轻，关节活动改善。检查：①血常规：WBC 4.60×10^9/L，RBC 4.06×10^{12}/L，HGB 111g/L，PLT 218×10^9/L。② CRP 41.1mg/L，RF 135.3IU/mL，ESR 72mm/h。③肝肾功能：ALT 8.1U/L，AST 14.3U/L，BUN 3.53mmol/L，CR 62.5μmol/L。④尿常规：WBC（+++），余正常。

第四节　痛风性关节炎

【概述】

痛风性关节炎简称痛风（gout），是由于嘌呤代谢紊乱和（或）尿酸排泄减少引起尿酸盐结晶在关节腔沉积造成关节炎等的一组疾病，主要见于中老年男性和少数绝经后的妇女。其临床特点为高尿酸血症、特征性急性关节炎发作、痛风石沉积、痛风石性慢性关节炎和关节畸形，并易累及肾脏。患者多同时伴有腹型肥胖、高脂血症、高血压、糖尿病、动脉硬化及冠心病等。

【病因病机与分型分期】

1. 病因病机

（1）中医学：痛风性关节炎属中医学痹证范畴。饮食不节、形体肥胖、起居不慎为基本病因，脾肾亏虚、清浊不分、热毒为患是病机关键，热毒、痰浊、瘀血交相为患是主要病理产物。无论是六淫诸邪，还是痰浊、瘀血，对本病而言，最终均可归结为"毒"。其邪毒的来源主要有三：一是饮食偏嗜致毒，二是"六淫之毒"，三是七情化毒。

（2）西医学：本病有原发性和继发性两类。原发性与家族遗传有关；继发者则常因其他疾病引起，如血液病、肾病、肿瘤等。

体内尿酸积聚的原因：①体内嘌呤物质和核酸物质分解的尿酸过多。②含嘌呤的食物如动物的肝、肾、脑，以及鱼子、豆腐等摄入过多。③肾脏排泄的功能降低，结果使体内尿酸积聚。

（3）平乐正骨骨病学：痛风性关节炎是由素体阳盛，脏腑积热蕴毒，外感风寒湿邪，郁而化热，攻于骨节，留滞筋脉而成。湿热之形成，主要责之于脾胃。若素日过食醇酒厚味、辛辣肥甘，湿热内生，复感外邪，内外相引，湿热壅闭经络，留滞经脉，流注骨节，久则可致气血亏损，血热致瘀，络道阻塞，引起关节肿大、畸形及僵硬。故本病脾虚为本，湿浊为标。

2. 分型分期

（1）急性痛风期：关节炎急性发作，一天内达到高峰，受累关节红肿热痛，伴有乏力、发热等全身症状。

（2）间歇期痛风：此期为反复急性发作之间的缓解状态，通常无任何不适或仅有轻微的关节症状，因此，此期诊断必须依赖过去急性痛风性关节炎发作的病史及高尿酸血症。

（3）慢性期痛风：皮下痛风石多在首次发作 10 年以上出现，是慢性期标志。反复急性发作多年，受累关节肿痛等症状持续不能缓解，结合骨关节 X 线检查及在痛风石抽吸物中发现尿酸盐晶体，可以确诊。此期应与类风湿关节炎、银屑病关节炎、骨肿瘤等相鉴别。

（4）肾脏病变：尿酸盐肾病患者最初表现为夜尿增加，继之尿比重降低，出现血尿，轻、中度蛋白尿，甚至肾功能不全。此时，应与肾脏疾病引起的继发性痛风相鉴别。尿酸性尿路结石则以肾绞痛和血尿为主要临床表现，X 线平片大多不显影，而 B 超检查则可发现。肿瘤广泛播散或接受放化疗的患者突发急性肾功能衰竭，应考虑急性尿酸性肾病，其特点是尿酸急剧升高。

【临床表现】

1. 病史

本病常有家族遗传史；发病前往往有多走路、饮酒、进食高嘌呤食物、过度疲劳、感受寒湿之邪、感染及外科手术等诱因。

2. 症状

（1）突发关节红肿、疼痛剧烈，累及肢体远端单关节，特别是第 1 跖趾关节多见，常于 24 小时左右达到高峰，数天至数周内自行缓解。

（2）早期试用秋水仙碱可迅速缓解症状。

（3）饱餐、饮酒、过劳、局部创伤等为常见诱因。

（4）上述症状可反复发作，间歇期无明显症状。

（5）皮下可出现痛风石结节。

（6）随病程迁延，受累关节可持续肿痛，活动受限。

（7）可有肾绞痛、血尿、尿排结石史或腰痛、夜尿增多等症状。

3. 体征

（1）急性单关节炎表现，如受累关节局部皮肤紧张、红肿、灼热，触痛明显。

（2）部分患者体温升高。

（3）间歇期无体征或仅有局部皮肤色素沉着、脱屑等。

（4）耳廓、关节周围偏心性结节，破溃时有白色粉末状或糊状物溢出，经久不愈。

（5）慢性期受累关节持续肿胀、压痛、畸形，甚至骨折。

（6）可伴水肿、高血压、肾区叩痛等。

4. 临床特征

本病多发生于 40 岁左右的男性，常在饮食、饮酒、劳累及受凉后突然出现单关节红肿热痛，多累及第 1 跖趾关节，也可累及膝、踝关节等，时间久者可在耳轮、关节附近发现痛风石。

5. 特殊检查

滑液及痛风石检查：急性关节炎期行关节穿刺抽取滑液，在偏振光显微镜下可见滑液中或白细胞内有负性双折光针状尿酸盐结晶，阳性率约为 90%。穿刺或活检痛风石内容物，亦可发现同样形态的尿酸盐结晶。此项检查具有确诊意义，应视为痛风诊断的"金标准"。

6. 辅助检查

（1）影像学检查

①X 线检查：急性关节炎期可见关节周围软组织肿胀；慢性关节炎期可见关节间隙狭窄、关节面不规则、痛风石沉积，典型者骨质呈虫噬样或穿凿样缺损、边缘呈尖锐的增生硬化，常可见骨皮质翘样突出，严重者出现脱位、骨折。

②超声检查：受累关节的超声检查可发现关节积液，滑膜增生，关节软骨及骨质破坏，关节内或周围软组织的痛风石、钙质沉积等；超声下出现肾髓质特别是锥体乳头部散在强回声光点，则提示尿酸盐肾病；超声也可发现 X 线下不显影的尿酸性尿路结石；超声检查还可诊断痛风患者经常伴发的脂肪肝。

（2）检验学检查

①血常规检查：急性发作时白细胞及中性白细胞相应增多，红细胞沉降率（ESR）加快、C 反应蛋白（CRP）升高。

②尿常规检查：病程早期一般无改变，累及肾脏者可有蛋白尿、血尿、脓尿，偶见管型尿；并发肾结石者，可见明显血尿，亦可见尿酸晶体排出。

③血尿酸测定：采用尿酸氧化酶法检测。我国正常男性为 210 ～ 416μmol/L（35 ～ 70mg/L）；女性为 150 ～ 357μmol/L（25 ～ 60mg/L），绝经期后接近男性。痛风

患者血尿酸水平多高于正常。

④尿中尿酸的测定：在低嘌呤饮食 5 天后留取 24 小时尿，采用尿酸氧化酶法检测，正常水平 24 小时尿中尿酸为 1.2～2.4mmol（200～400mg）。大于 3.6mmol（600mg）为尿酸生成过多型，仅占少数；多数小于 3.6mmol（600mg），为尿酸排泄减少型。通过尿中尿酸测定，可初步判定高尿酸血症的分型，有助于降尿酸药物的选择及鉴别尿路结石的性质。

【鉴别诊断】

本病应与蜂窝织炎或丹毒、其他结晶性关节炎（假性痛风、磷灰石沉积症、类固醇结晶性关节炎）、银屑病关节炎鉴别。

1. 蜂窝织炎或丹毒

蜂窝织炎或丹毒主要表现为感染症状，如畏寒、发热及白细胞计数升高等全身症状较为突出，局部皮下软组织肿胀明显而关节无疼痛、肿胀和触痛，不经治疗症状不会自行消失。痛风性关节炎主要累及第 1 跖趾关节，滑液检查为尿酸盐结晶，病程短，发病急，有间歇期，疼痛剧烈，X 线片骨呈穿凿样表现，血尿酸升高。

2. 其他结晶性关节炎

其他结晶性关节炎系由结晶所致的一组关节病变，多见于老年人，不引起血尿酸升高，X 线表现为软骨钙化。假性痛风主要累及膝、髋、椎间关节，滑液检查为焦磷酸钙结晶；磷灰石沉积症主要累及膝、髋、肩关节，滑液检查为磷灰石结晶，病程较长；类固醇结晶性关节炎主要累及封闭关节，滑液检查为类固醇结晶，病程较长；银屑病关节炎为慢性经过，受累关节及关节周围无大范围发红和发热区，无剧痛及无症状间歇期，有银屑病疹，故较易鉴别。

【治疗方法】

1. 一般治疗

（1）饮食控制：①避免高嘌呤饮食：动物内脏（尤其是脑、肝、肾）、海产品（尤其是海鱼、贝壳等软体动物）和浓肉汤含嘌呤较高；鱼虾、肉类、豆类也含有一定量的嘌呤；各种谷类、蔬菜、水果、牛奶、鸡蛋等含嘌呤较少，而且蔬菜、水果等属于碱性食物，应多进食。②肥胖者建议采用低热量、平衡膳食，增加运动量，以保持理想体重。③严格戒饮各种酒类，尤其是啤酒。④每日饮水应在 2000mL 以上，以维持尿量。

（2）避免诱因：避免暴食、酗酒、湿冷、过度疲劳、精神紧张、鞋号不合适、行走过多及关节损伤等；尽量避免使用影响尿酸排泄的药物，如呋塞米、阿司匹林、B 族维生素等。

（3）治疗相关疾病：如高脂血症、高血压、冠心病、脑血管疾病和糖尿病等，防止肥胖和体重超重。

2. 中医治疗

（1）内治法

①湿热蕴结：局部关节红肿热痛，发病急骤，常累及一个或多个关节，多兼有发热、恶风、口渴、烦闷不安或头痛汗出，小便短黄，舌红苔黄或黄腻，脉弦滑数。

治法：清热利湿，通络止痛。

方药：三妙散合当归拈痛汤加减。炒苍术15g，川黄柏10g，川牛膝15g，茵陈20g，羌活15g，独活15g，当归15g，川芎10g，虎杖15g，防风10g，土茯苓20g，萆薢15g，泽泻15g，甘草6g。

中成药：顽痹清丸（院内制剂）、痛风定胶囊、四妙丸等。

②脾虚湿阻：无症状或仅有轻微关节症状，或高尿酸血症，或见身困乏怠，头昏头晕，腰膝酸痛，纳食减少，脘腹胀闷，舌质淡胖或舌尖红，苔白或黄厚腻，脉细或弦滑等。

治法：健脾利湿，益气通络。

方药：黄芪防己汤加减。黄芪30g，防己10g，桂枝10g，细辛3g，当归10g，独活15g，羌活15g，白术12g，防风10g，淫羊藿15g，薏苡仁30g，土茯苓20g，萆薢15g，甘草6g。

中成药：桃仁膝康丸（院内制剂）、参苓白术丸等。

③寒湿痹阻：关节疼痛，肿胀不甚，局部不热，痛有定处，屈伸不利，或见皮下结节或痛风石，肌肤麻木不仁，舌苔薄白或白腻，脉弦或濡缓。

治法：温经散寒，除湿通络。

方药：乌头汤加减。制川乌6g，生麻黄5g，生黄芪15g，生白芍20g，苍术15g，生白术10g，羌活15g，姜黄15g，当归12g，土茯苓20g，萆薢15g，甘草6g。

中成药：顽痹通丸（院内制剂）、寒湿痹片等。

④痰瘀痹阻：关节疼痛反复发作，日久不愈，时轻时重，或呈刺痛，固定不移，关节肿大，甚至强直畸形，屈伸不利，皮下结节，或皮色紫暗，脉弦或沉涩。

治法：活血化瘀，化痰散结。

方药：桃红四物汤合当归拈痛汤加减。当归15g，川芎15g，赤芍15g，桃仁12g，茵陈15g，威灵仙20g，海风藤20g，猪苓15g，茯苓20g，金钱草15g，土茯苓20g，萆薢15g，甘草6g。

中成药：桃仁膝康丸（院内制剂）、瘀血痹片等。

（2）外治法

①外敷疗法：对于关节红肿疼痛，可局部外敷骨炎膏，以清热消肿、舒筋通络。

②针灸治疗：针灸可在痛区周围取穴及循经取穴，耳针取压痛点。

3. 物理治疗

中药离子导入疗法：可用自拟清热解毒、通络止痛之中药雷乌方（雷公藤、乌头、露蜂房、透骨草等），水煎 100mL，一次 50mL 导入患部，一次 30 分钟，每日 2 次，在痛区进行离子导入。

4. 西医治疗

（1）药物治疗：

1）急性期：卧床休息，抬高患肢，避免负重。暂缓使用降尿酸药物，以免引起血尿酸波动、延长发作时间或引起转移性痛风，但如果已经使用抗炎药物则可以开始降尿酸治疗。

①秋水仙碱：是有效治疗急性发作的传统药物。一般首次剂量 1mg，以后每 1～2 小时给予 0.5mg，至有恶心、腹泻时停药，24 小时总量不超过 6mg，注意其不良反应，同时加用非甾体抗炎药，可减少秋水仙碱剂量。

②非甾类抗炎药：比秋水仙碱更多用于急性发作。通常开始使用足量，症状缓解后减量。最常见的副作用是胃肠道症状，也可能加重肾功能不全、影响血小板功能等。活动性消化道溃疡者禁用。具体用药如依托考昔每日 1 次，一次 120mg，口服；萘丁美酮每日 2 次，一次 1g，口服；双氯芬酸钠每日 2 次，一次 75mg，口服；美洛昔康每日 2 次，一次 7.5mg，口服。其他如洛索洛芬钠、醋氯芬酸、布洛芬等均可应用。在应用时注意，根据病情选用一种非甾体抗炎药，应用过程监测药物不良反应并及时调整。

③糖皮质激素：通常用于秋水仙碱和非甾类抗炎药无效或不能耐受者。激素关节腔局部注射或肌内注射；或口服泼尼松每日 20～30mg，3～4 天后逐渐减量停服。

（2）间歇期和慢性期：旨在控制血尿酸维持正常水平。降尿酸药物分为两类，即促尿酸排泄药及抑制尿酸生成药，二者均有肯定的疗效。为防止用药后血尿酸迅速降低诱发急性关节炎，应从小剂量开始，逐渐加至治疗量，生效后改为维持量，长期服用，使血尿酸维持在 327μmol/L（55mg/L）以下。此外，为防止急性发作，也可在开始使用降尿酸药物的同时，预防性服用秋水仙碱 0.5mg，每日 1～2 次，或使用非甾类抗炎药。

①抑制尿酸生成药：黄嘌呤氧化酶抑制剂别嘌醇和非布司他（非布索坦）是首选的降尿酸药物。降尿酸治疗应使症状、体征得到有效、持续改善，所有痛风患者降尿酸的目标是血尿酸＜ 357μmol/L（60mg/L），但对于有痛风石的患者应该降至 297μmol/L（50mg/L）以下。

别嘌醇的起始剂量不应超过 100mg/d，中、重度慢性肾功能不全的患者应该从更小的剂量（50mg/d）开始，然后逐渐增加剂量，找到适合的维持剂量。应注意肠道症状、皮疹、药物热、转氨酶升高、骨髓抑制等不良反应。

非布司他的推荐用法是起始剂量为 40mg，每日 1 次，持续两周后，对血清尿酸水平仍高于 60mg/L 的患者，推荐给药剂量 80mg。轻、中度肝功能损伤患者服用本品无须调整剂量。目前对严重肝功能损伤患者使用本品尚无研究，因此给药时应谨慎。

②促尿酸排泄药：丙磺舒 0.25g，每日 2 次，渐增至 0.5g，每日 3 次，每日最大剂量 2g；主要副作用为胃肠道反应、皮疹、过敏反应、骨髓抑制等。对磺胺过敏者禁用。苯磺唑酮 50mg，每日 2 次，渐增至 100mg，每日 3 次，每日最大剂量 600mg；主要副作用为胃肠道反应、皮疹、骨髓抑制等，偶见肾毒性反应。本药有轻度水钠潴留作用，慢性心功能不全者慎用。苯溴马隆是新型促尿酸排泄药，50mg，每日 1 次，渐增至 100mg，每日 1 次；主要副作用为胃肠道反应如腹泻，偶见皮疹、过敏性结膜炎及粒细胞减少等。

（3）肾脏病变：除积极控制血尿酸水平外，碱化尿液、多饮多尿亦十分重要。对于痛风性肾病，在使用利尿剂时应避免使用影响尿酸排泄的噻嗪类利尿剂、速尿、利尿酸等，可选择螺内酯（安体舒通）等。碳酸酐酶抑制剂乙酰唑胺兼有利尿和碱化尿液作用，亦可选用。其他治疗同各种原因引起的慢性肾损害。对于尿酸性尿路结石，大部分可溶解、自行排出，体积大且固定者可进行体外碎石或手术治疗。对于急性尿酸性肾病，除使用别嘌呤醇积极降低血尿酸外，应按急性肾功能衰竭进行处理。对于慢性肾功能不全可行透析治疗，必要时可做肾移植。

（2）手术治疗：本病一般无须手术治疗，但对于多关节晚期痛风石或巨大痛风石，严重影响患者关节功能及日常生活时，则需行痛风石切除术，以利关节功能的恢复或者消除溃疡面促使创面愈合。其手术适应证包括以下情况：痛风石严重影响关节功能；痛风结节破溃、伤口经久不愈，或痛风石内容物质即将突破皮肤流出；神经、肌腱受压；痛风石诊断依据不足，需病理活检者；需降低身体尿酸总量，控制痛风发作；痛风石影响美观。手术过程可根据患者痛风石部位选择适合的麻醉方式，彻底清除痛风石，同时修复被痛风石浸润的肌腱，以矫正畸形，改善关节功能及外观。但术前及术后应注意血尿酸水平的控制。

5. 功能锻炼

痛风患者不宜剧烈活动，但可以选择一些简单运动，如散步、匀速步行、打太极拳、练气功、骑车及游泳等，其中以打太极拳、步行、骑车及游泳最为适宜。这些运动的活动量较为适中，时间较易把握，只要合理分配体力，既可以达到锻炼身体之目的，又能防止高尿酸血症。患者在运动过程中，要做到从小运动量开始，循序渐进，关键在于坚持不懈。运动时间不宜过长，运动过程中要注意休息、调整体力，同时要多喝水以补充体内水分。

6. 膳食与起居

（1）辨证施膳

1）痛风患者饮食原则："一限三低"，即限制嘌呤、低热量、低脂肪、低蛋白质饮食。在急性发作期，禁用含嘌呤高的食物，应选用基本不含嘌呤或含嘌呤很少的食物。在痛风缓解期，可食用含少量或中等量嘌呤的食物。另外，严格戒饮各种酒类，每日饮水量应在 2000 ～ 3000mL，使尿量每天在 2000mL 以上。补充维生素，饮食有规律，避免暴饮暴食，辛辣刺激性食品应限量。

低嘌呤食物：①谷类及杂粮制品：玉米粥、面条、面包、麦面食和葛粉等。②乳制品：各种乳类和乳酪类等。③蔬菜、水果类：白菜、萝卜、芹菜等，各种坚果及各种果汁制品。④饮料：茶、咖啡、果汁、汽水、巧克力和可可等。⑤脂类：各种脂肪（中等量摄入）、奶油制品和黄油等。⑥蛋类。⑦其他：鱼子酱、糖、蜜汁及浓缩维生素制品等。

中等量嘌呤食物：①鸡肉、兔肉、猪肉、鸭肉、虾、脑、内脏（胃和肠）、牡蛎肉、火腿等。②其他：酸苹果、小扁豆或菌类食品、青豆、豌豆及豆制品、菠菜、花生等。

高嘌呤食物：①动物内脏：肝、肾、胰、心、脑等。②肉类：鹅肉、牛肉、鸽肉、野鸡、扇贝肉、肉馅、肉汤。③鱼虾类：如鲤鱼、鱼卵、小虾。④酵母。

极高嘌呤食物：胰、羊心、肉脯、浓肉汤、沙丁鱼等。

2）平乐正骨骨病学根据痛风不同时期，给予适当的药膳。

①急性期：关节红肿热痛，当以清热利湿、化痰泄浊、活血通络为主，可选以下药膳。

土茯苓粥：土茯苓 10 ～ 30g，生米仁 50g，粳米 50g。先用粳米、生米仁煮粥，再加入土茯苓（碾粉），混匀煮沸食用。

白茅根饮：茅根 30g（去心），飞滑石 30g。将鲜茅根洗净后，用刀背轻轻敲扁，去除硬心；滑石用布包。两者一起放入保温杯中，以沸水冲泡 30 分钟，代茶饮。

②慢性期：病久发作频繁，肿痛不消，结节较多，关节破坏，关节周围有瘀斑，长期不能活动、体质较差者，以健脾利湿、燥湿化痰、活血化瘀、补肾壮骨为主，可选以下药膳。

南瓜粥：取南瓜适量，去瓤洗净，切成薄片，放锅内加水煮沸，调入玉米粉适量，煮成稀糊状。南瓜属低能量、碱性蔬菜，尿酸易溶解于碱性食物。将含嘌呤甚少的玉米和南瓜一起煮成糊，更适合肥胖的痛风患者长期食用。

薏仁粥：取适量的薏苡仁和白米，两者的比例约为 3∶1。薏苡仁先用水浸泡 4 ～ 5 小时，白米浸泡 30 分钟，然后两者混合，加水一起熬煮成粥。

冬瓜汤：冬瓜 300g（不连皮），红枣五六颗，姜丝少许。先用油将姜丝爆香，然后连同冬瓜（切片）和红枣一起放入锅中，加水及适量的调味料煮成汤。

玉米须饮：鲜玉米须 100g。鲜玉米须加水适量，煎煮 1 小时滤出药汁，小火浓缩至 100mL，停火待冷，加白糖搅拌吸尽药汁，冷却后晒干压粉装瓶。每日 3 次，每次 10g，用开水冲服。

（2）起居：①保持良好的居住环境，避免寒冷、潮湿。②间歇期尽量穿柔软舒适的鞋子，避免足部磨损造成感染。③坚持康复锻炼，防止骨质疏松和肌肉萎缩。④低嘌呤饮食，多饮水。避免暴饮暴食。禁烟酒。⑤定期检测血尿酸值，1～3个月检测一次。⑥遵医嘱合理用药，不能随意停药或减量。

【按语】

痛风性关节炎是人体内嘌呤代谢障碍，血尿酸升高（超过390μmol\L），尿酸盐沉积于关节、软骨和软组织等处所致反复发作的关节炎症。本病有原发性和继发性两类。急性发作时常见于夜间，首次发作多为足部踇趾至第1跖趾关节红肿、热、剧痛，压痛明显。急性发作常于数天至数周后自行消失，但间隔数月甚至数年后可反复发作，日久可于受损关节皮下出现痛风石，痛风石溃破流出石灰样物，为尿酸盐结晶。痛风石溃破后易形成难以愈合之窦道。反复发作后，关节可发生脱位或病理性骨折等畸形。患者应及时就医。尤其应值得注意的是，患者应控制饮食，忌暴饮暴食。戒酒，尤其戒啤酒，不食含嘌呤量高的食物，如肝、肾、脑等，禁用肝浸膏、维生素B_{12}和磺胺药。应多饮水，以利尿酸盐排出。

【病案举例】

周某，男，32岁，因"左足间断性肿痛1年，右足肿痛1周"来诊。

患者1年前出现左脚面肿痛，在河南洛阳正骨医院足踝科治疗，诊断为韧带损伤，给予外用膏药，口服活血止痛药，服药减轻；半个月前再次出现左脚肿痛，诊断为痛风性关节炎，给予口服药物有"肿节风分散片、二氟尼柳片、肌苷片、复方甘草酸苷片及苯溴马隆片"，服药稍减轻，7天前出现右足肿痛，左足外侧轻微疼痛不适，为求进一步治疗，门诊按"痛风性关节炎急性期"收入院。现患者右足肿痛，左足外侧轻微疼痛不适，咽干咽痛，咳嗽黄痰，饮食及睡眠正常，二便正常。入院后辅助检查：①血常规：WBC $10.04×10^9$/L↑，RBC $5.66×10^{12}$/L，HGB 163g/L，N 67.2%，L 23.9%，PLT $232×10^9$/L。②ESR 11mm/h，RF 0.5IU/mL，CRP 10mg/L↑。③肝肾功能：ALT 81.7U/L↑，AST 40.2U/L，BUN 3.33mmol/L，CREA 96.9mmol/L。④血尿酸：608.6mmol/L。

西医诊断：痛风性关节炎急性期；中医诊断；痛风，属湿热痹阻证。

治疗经过：中西医结合治疗。口服非甾体抗炎药、抗风湿中成药、降尿酸药物等，静点抗炎药物、清热解毒药物，配合中药涂擦等治疗。

出院情况：关节疼痛减轻，关节活动改善。检查：①血常规：WBC $8.31×10^9$/L，L 31.3%，N 61.7%，RBC $5.53×10^{12}$/L，HGB 157g/L，PLT $330×10^9$/L。②CRP 0.3mg/L，ESR 6mm/h。③肝肾功能：ALT 29.2U/L，AST 35.8U/L，BUN 2.45mmol/L，CR 94.7μmol/L。④血尿酸：467.0μmol/L。

第五节　反应性关节炎

【概述】

反应性关节炎（reactive arthritis，ReA）是指继发于身体其他部位感染而出现的无菌性关节病。病情轻重不一，除关节表现外通常还伴有一种或多种关节外表现，也可累及内脏。肠道或泌尿生殖道感染后的 ReA 最为常见。

近年来发现，绝大多数微生物感染后，均可引起 ReA，主要分为三类：①非淋病性尿道炎后发病型：主要为衣原体。②细菌性腹泻后发病型：主要为沙门菌、志贺菌、耶尔森菌、弯曲菌、弧菌。③链球菌感染后发病型：主要为链球菌；扁桃体炎（扁桃体隐窝脓肿）引起的还包括其他许多细菌。反应性关节炎的发病机制可能是病原体感染，然后通过血液和细胞途径，活动度低的（即培养阴性）病原体或其菌体成分被运输到关节，在 HLA-B27 或与其有交叉反应的其他 HLA（如 HLA-B39）存在下，发生交叉反应，形成对病原体和 HLA 的免疫复合物，从而引起关节炎症。因此，广义的 ReA 范围很大，是临床常见的关节炎之一；但经典的 ReA 仅指某些特定的、肠道或泌尿生殖道感染后短期内发生的一类外周关节炎。

【病因病机】

1. 中医学

反应性关节炎在中医学文献中无相似病名记载，根据其临床表现应归属痹证、肠痹的范畴。清·林珮琴《类证治裁·痹证》说："诸痹……良由营卫先虚，腠理不密，风寒湿乘虚内袭，正气为邪所阻，不能宣行，因而留滞。气血凝涩，久而成痹。"这是对其病因及发病学的具体概括。肠痹可参考肠病性关节炎辨证论治。

2. 西医学

西医病因病机研究发现，许多反应性关节炎患者的滑膜和滑膜白细胞内可检测到沙眼衣原体的 DNA 和 RNA，以及志贺杆菌的抗原成分。而衣原体热休克蛋白（HSP）、耶尔森菌 HSP60 及其多肽片段均可诱导反应性关节炎患者 T 细胞增殖。这些发现提示，患者外周血中的 T 细胞可能受到上述细菌抗原成分的诱导。最近，有研究认为，骨骼上的肌腱附着点可能是反应性关节炎最初的免疫及病理反应发生的部位之一，并且是肌腱端炎发生的病理基础。

3. 平乐正骨骨病学

反应性关节炎起因多为寒湿，尤以感染、身体过劳或妇女产后体虚后，继受寒湿而致病者居多。但感邪后或脏腑内热可从热化，或素体阳气偏盛，内有蕴热，邪可从阳化热，或感邪经久不去，郁而化热。因而反应性关节炎活动期以热痹较为多见。但是，反应性关节炎大多为慢性过程，疾病经久不愈，气血周流不畅，瘀血内生。因此，瘀血既是机体在病邪作用下的病理产物，又可作为病因作用于人体。此病以正气亏虚为内因、风寒湿热之邪为外因，扶正祛邪为基本大法。

【临床表现】

1. 病史

本病起病较急，常有咽喉疼痛、腹泻等前驱症状。

2. 症状

（1）一般症状：常见的全身症状有疲乏、全身不适、肌痛及低热。少数患者可有中度发热。

（2）关节症状：反应性关节炎的主要表现为关节受累，其程度轻重不一。

（3）肌腱端炎：肌腱端炎是反应性关节炎的常见症状之一，表现为肌腱在骨骼附着点局部的疼痛及压痛，以跟腱、足底肌腱、髌腱附着点及脊柱旁最易受累。重症患者可因局部疼痛使活动受限或出现肌肉失用性萎缩。

（4）皮肤黏膜：皮肤黏膜病变在反应性关节炎比较常见，最具特征性的表现为手掌及足底的皮肤溢脓性角化症。

（5）肠道病变：肠道感染为反应性关节炎的诱发因素之一。患者于发病前数天至数周可有腹泻史，部分病例在出现关节炎时仍有肠道症状。

（6）泌尿道表现：患者可有尿频、尿急、尿痛等泌尿系感染的症状，且多发生于关节炎之前。但是，许多患者可无明显自觉症状。

（7）眼损害：眼损害在反应性关节炎中常见，而且可以是本病的首发症状。

3. 体征

肠镜检查可见肠黏膜充血、糜烂或类似溃疡性结肠炎及克罗恩病样外观。此期患者的便培养多无细菌生长。患者可出现结膜炎、巩膜炎、角膜炎，甚至角膜溃疡。此外，可有内眼炎如虹膜炎及虹膜睫状体炎。反应性关节炎偶可引起心脏传导阻滞、主动脉关闭不全、中枢神经系统受累及渗出性胸膜炎。曾有反应性关节炎患者出现心脏传导阻滞，并安装心脏起搏器的个案报道。个别患者可在病程中出现蛋白尿及镜下血尿。但一般无严重肾损害。

4. 临床特征

前驱感染的证据及非对称性以下肢为主的滑膜炎为本病的特征性表现。

5. 特殊检查

（1）急性期可见白细胞计数升高，多数病例尿蛋白在 1g/d 以下。血沉（ESR）加快及 C 反应蛋白（CRP）升高。血清类风湿因子和抗核抗体阴性，有些病例咽拭子培养常可见链球菌生长，ASO 阳性。急性期患者的尿、大便或其他排泄物衣原体培养可为阳性。

（2）关节液培养：阴性。但其沉淀物或滑膜可检出活动度极低的衣原体或其菌体成分 DNA 或其抗原；衣原体抗体滴度升高。

（3）HLA-B27 检测：常呈阳性。

6. 辅助检查

（1）X 线检查：早期可无异常，症状出现数月后才发现异常。最独特的放射学表现为骨膜反应，可见骨皮质糜烂、骨膜炎和新生骨形成。长期跟腱、足底部腱膜钙化，非对称性骶髂关节炎，以及关节破坏、关节腔狭窄等，脊柱可见非对称性骨化性韧带（韧带骨赘）。

（2）MRI 检查：可显示较早期的损害，皮质下骨可见炎症性改变，易发生在小关节和骶髂关节。

【鉴别诊断】

在反应性关节炎的诊断中，应注意与骨关节炎、痛风性关节炎、血清阴性脊柱关节病（uSpA）、系统性红斑狼疮（SLE）、干燥综合征（SS）等其他结缔组织病所致的关节炎鉴别。

1. 骨关节炎

该病在中老年人中多发，主要累及膝、髋等负重关节。活动时关节疼痛加重，可有关节肿胀和积液。部分患者的远端指间关节出现特征性赫伯登（Heberden）结节，而在近端指间关节可出现布夏尔（Bouchard）结节。骨关节炎患者很少出现对称性近端指间关节、腕关节受累，无类风湿结节，晨僵时间短或无晨僵。此外，骨关节炎患者的 ESR 多为轻度加快，而 RF 阴性。X 线显示关节边缘增生或骨赘形成，晚期可由于软骨破坏出现关节间隙狭窄。

2. 痛风性关节炎

该病多见于中年男性，常表现为关节炎反复急性发作。好发部位为第 1 跖趾关节或跗关节，也可侵犯膝、踝、肘、腕及手关节。本病患者血清自身抗体阴性，而血尿酸水平大多升高。慢性重症者可在关节周围和耳廓等部位出现痛风石。

3. 银屑病关节炎

该病以手指或足趾远端关节受累较为常见，发病前或病程中出现银屑病的皮肤或指甲病变，可有关节畸形，但对称性指间关节炎较少，RF 阴性。

4. 强直性脊柱炎（AS）

本病以青年男性多发，主要侵犯骶髂关节及脊柱，部分患者可出现以膝、踝、髋关节为主的非对称性下肢大关节肿痛。该病常伴有肌腱端炎，HLA-B27 阳性而 RF 阴性。骶髂关节炎及脊柱的 X 线改变对诊断有重要意义。

5. 其他疾病所致的关节炎

SS 及 SLE 等其他风湿病均可有关节受累。但是这些疾病多有相应的临床表现和特征性自身抗体，一般无骨侵蚀。不典型反应性关节炎还需要与感染性关节炎、类风湿关节炎和风湿热等鉴别。

【治疗思路】

反应性关节炎病因病机复杂，病势缠绵，病程反复，多突然起病，进展快；中医药治疗的优势在于整体调节，其方法多种多样，内治及外治相结合，辨病及辨证结合，能取得稳定长远的效果。用西医的诊断方法，中药辨证用药；借用西医的客观指标，判断中医治疗效果。而中药及西药合用可增加疗效而减少毒副作用，提高患者生活质量。

1. 中医治疗

（1）急性期：以清热解毒、凉血化瘀、消肿止痛为主。

（2）稳定期：以补益肝肾、气血，祛风通络止痛为主。

2. 西医治疗

早期诊断，积极治疗，阻断感染因素，控制疾病进展；稳定期加强体质，进行适度功能锻炼。

【治疗方法】

1. 一般治疗

反应性关节炎患者应适当休息，减少受累关节的活动，但又不应当完全制动，以避免失用性肌肉萎缩。外用消炎镇痛乳剂及溶液等对缓解关节肿痛有一定作用。

2. 中医治疗

（1）内治法

①湿热蕴结：可见于咽、泌尿系或胃肠道热病之后，膝、肩、肘、腕、踝关节红肿热痛，不可屈伸，活动障碍，伴有发热烦渴、小便黄、大便秘结，舌红苔黄腻，脉弦数。

治法：清热利湿，疏经通络。

方药：白虎桂枝汤合四妙散。生石膏 30g（先煎），知母 10g，桂枝 15g，黄柏 12g，苍术 12g，薏苡仁 30g，牛膝 15g。咽喉肿痛者，加桔梗 10g，板蓝根 15g；尿频、尿急、尿痛者，加萹蓄 15g，滑石 10g，甘草 6g；目赤肿痛者，加菊花、龙胆草各 10g；大便秘结者，加大黄 6g；关节疼痛较重者，加海桐皮、海风藤、防己、秦艽各 10g。

中成药：顽痹清丸等。

②寒湿痹阻：关节肿胀疼痛，皮肤不红，痛有定处，昼轻夜重，畏寒喜暖，面色苍白或萎黄，舌质淡胖，舌苔白腻，脉弦紧或弦缓。

治法：温经散寒，祛湿通络。

方药：甘草附子汤加味。制附子15g，黄芪15g，桂枝10g，白术15g，茯苓15g，海桐皮10g，海风藤10g，羌活10g，独活10g，炙甘草10g。痛甚者，加川乌（先煎）6g；湿气胜者，加薏苡仁、苍术各15g；痛在上肢者，加羌活、防风各10g；痛在下肢者，加独活15g，怀牛膝12g。

中成药：顽痹通丸等。

③痰瘀互结：关节肿胀日久，活动受限，疼痛固定，痛如锥刺，昼轻夜重，口干不欲饮，舌质紫黯，或有瘀斑、瘀点，苔白腻或黄腻，脉细涩或细滑。

治法：化瘀除痰，通络止痛。

方药：身痛逐瘀汤合二陈汤。秦艽10g，川芎10g，桃仁10g，红花10g，甘草6g，羌活10g，没药10g，当归10g，五灵脂10g，香附10g，牛膝12g，地龙10g，陈皮10g，法半夏10g，茯苓15g。兼气虚者，加黄芪、党参各15g；兼湿热者，加苍术、黄柏各10g；兼血虚者，加阿胶（烊化）、鸡血藤各10g；关节冷痛者，加附子、桂枝各10g；关节灼痛者，加玄参12g，牡丹皮10g；血瘀郁热者，加忍冬藤12g，蒲公英15g。

④肝肾阴虚：关节疼痛微热，腰膝酸软，头晕耳鸣，咽干痛喜冷饮，大便干结，小便黄短，舌红少苔，脉细数。

治法：滋补肝肾，强筋健骨。

方药：知柏地黄汤加减。知母10g，黄柏10g，熟地黄15g，山药15g，山茱萸12g，牡丹皮10g，牛膝15g，菟丝子12g，桑寄生15g，龟甲15g(先煎)。腰痛明显者，加续断、杜仲各10g；大便干燥者，加生地黄30g，黑芝麻15g；关节痛甚者，加独活、羌活、乳香、没药各10g，鸡血藤、络石藤各12g。

中成药：顽痹乐丸等。

⑤气血亏虚：关节疼痛，肿胀麻木，行动不便，面色苍白，心悸气短自汗，神疲乏力，舌淡苔薄白，脉细弱。

治法：补益气血，通络止痛。

方药：八珍汤合桂枝汤加味。党参10g，黄芪15g，当归10g，白术12g，桂枝10g，白芍10g，川芎10g，熟地黄12g，茯苓15g，羌活10g，独活10g，海桐皮10g，淫羊藿15g，生姜6g，大枣12g，甘草6g。偏气虚者，重用黄芪30g；偏血虚者，重用当归15g，加阿胶10g（烊化）；上肢关节疼痛者，加秦艽、防风各10g；下肢关节疼痛者，加牛膝、桑寄生各12g。

（2）其他中药治疗

①桑枝膏（《景岳全书》）：由桑枝组成，具有舒筋活络、祛风除湿作用。

②三妙散（《医学正传》）：苍术、黄柏、牛膝以 3：2：1 比例研末，面糊为丸，开水送服，具有清热燥湿之功。

③雷公藤多苷片：一次 10 ～ 20mg，每日 2 ～ 3 次，3 个月为 1 个疗程。

（3）外治法

①中药外敷：辨证选用中药外敷法。湿热蕴结证酌情选用清热除湿、宣痹通络之品，如骨炎膏或如意金黄膏；寒湿痹阻证酌情选用祛风散寒除湿、温经通络药物，如乌头汤制成散剂，黄酒调匀外敷，每隔 6 ～ 12 小时换药一次。

②其他：也可给予局部穴位药物注射、皮牵引及手法按摩等治疗。

3. 物理治疗

辨证选用中药熏洗或离子导入法。湿热蕴结证，酌情选用清热利湿、通络止痛药物；脾虚湿阻证，酌情选用健脾利湿、益气通络药物；寒湿痹阻证，酌情选用温经散寒、除湿通络药物；痰瘀痹阻证，酌情选用活血化瘀、化痰散结药物。一次 30 分钟，每日 1 ～ 2 次。另外，可配合腿浴治疗器、智能型中药熏蒸汽自控治疗仪、电脑中频离子导入治疗仪进行治疗。

4. 西医治疗

（1）一般治疗：反应性关节炎患者应适当休息，减少受累关节的活动，但又不应当完全制动，以避免失用性肌肉萎缩。外用消炎镇痛乳剂及溶液等对缓解关节肿痛有一定作用。

（2）非类固醇抗炎药：非类固醇抗炎药（NSAIDs）为反应性关节炎的首选药物。根据关节炎的程度，可选择性给予双氯芬酸、萘丁美酮、罗非昔布、塞来昔布。其他NSAIDs如美洛昔康、舒林酸、布洛芬等也可选用。但是，用药过程中应定期复查血常规及肝转氨酶，避免药物引起的不良反应。

（3）糖皮质激素：一般不主张全身应用糖皮质激素（简称激素）治疗反应性关节炎。国外应用激素的适应证相对较松，但是，国内掌握较严的倾向可能更为恰当。关节炎本身不是应用激素的指征。对应用 NSAIDs 无明显效果，而且症状严重的关节炎患者，可给予小剂量泼尼松，短期应用，症状缓解后尽快减量。在泼尼松减量过程中加用 NSAIDs，有利于症状的控制。

关节腔穿刺抽取关节液后，腔内注射倍他米松或醋酸去炎松，对缓解关节肿痛十分有效。但注射间隔不应少于 3 个月。

合并虹膜炎或虹膜睫状体炎的反应性关节炎患者应及时口服泼尼松，并给予盐酸环丙沙星滴眼液（悉复明）、可的松眼液滴眼。必要时球后或结膜下注射倍他米松等。同时，应进行眼科检查，以得到及时的专科治疗。

（4）改善病情抗风湿药及免疫抑制剂：近几年的研究表明，改善病情抗风湿药（SAARDs）对反应性关节炎有较好的治疗作用。柳氮磺吡啶，分 3 次服用，对慢性关节炎或伴有肠道症状者均有较好的疗效。羟氯喹、沙利度胺等对本病的治疗尚无成熟经验。

对于柳氮磺吡啶治疗无明显疗效及慢性期的患者，可给予甲氨蝶呤，每周一次。有研究发现，甲氨蝶呤对黏膜损害尤为有效，但应避免用于 HIV 感染后反应性关节炎患者。

（5）抗生素：对于从尿、便及生殖道分离或培养出细菌的患者，应给予对革兰阴性菌敏感的抗生素或根据药敏试验进行治疗。最近的一项多中心、随机、双盲对照研究发现，环丙沙星对衣原体诱导的反应性关节炎有较好的治疗作用。对溶血性链球菌感染引起的反应性关节炎则采用青霉素或红霉素治疗。但是，反应性关节炎患者是否应长期应用抗生素尚无定论。

5. 功能锻炼

反应性关节炎患者通过及时恰当的关节功能锻炼，可避免关节僵硬，防止肌肉萎缩，恢复关节功能，促进机体血液循环，改善局部营养状态，振奋精神，保持体质。锻炼必须循序渐进、持之以恒，方能产生效力。

6. 膳食与起居

（1）辨证施膳：饮食有节制，反应性关节炎多与前驱感染因素有关，因此发作期宜清淡饮食，忌食肥甘厚腻、辛辣刺激之品。

具体辨证施膳参考本章第一节概述部分。

（2）起居：

①发病前后多有肠道感染、泌尿生殖系感染、结核杆菌感染或链球菌感染、扁桃体炎等病史，故首先应积极彻底治疗原发疾病。如反复扁桃体炎造成扁桃体隐窝脓肿，致使疾病反复发作者，应行扁桃体切除术等。

②本病的发生多与气候和生活环境有关，平素应注意防风、防寒、防潮，注意保持室内的温度和湿度，避免风寒湿邪及热毒之邪的侵袭。

③本病的发生与饮食不当有关，避免误食馊腐不洁之物，避免饮食过量或恣食肥甘、辛辣、生冷等，宜进高营养、高维生素、清淡可口、易于消化的食物。另外，应避免不洁性交，预防性病。

【按语】

本病为自限性疾病，虽然发病有轻重缓急的不同，但大多数关节炎一般在 3 ～ 5 个月内可缓解或痊愈，不遗留关节破坏和功能障碍，预后良好。个别病例反复发作，可长达 1 年，甚至 10 年，并发心、肺、肾疾病者，预后欠佳。

第六节　色素沉着绒毛结节性滑膜炎

【概述】

色素沉着绒毛结节性滑膜炎（PVNS）是发生于关节、腱鞘或滑囊的一种慢性滑膜疾病。本病多发于青壮年，80% 以上的病例发生在 20 ～ 40 岁。男性多于女性。发病缓慢，病程较长，最长可达 10 余年。膝关节为多发部位，髋关节可被累及。

【病因病机与分型分期】

1. 病因病机

（1）中医学：中医古籍中未有相关名称记载，根据其病变特点属于痹证范畴。

（2）西医学：病因不明，临床上根据发病部位及病变范围的不同，可将本病分为弥漫型和局限型两种。局限型病变多位于腱鞘滑膜，以结节状或绒毛结节状改变为主，其结节多数有蒂相连，所以常使关节活动受限，甚至出现交锁或弹响；弥漫型病变多位于关节滑膜，骨质改变多见于踝关节、肘关节，增生的滑膜绒毛因相互摩擦挤压，容易形成结节，使关节软骨面上覆盖一层充血、肿胀、增厚的黄褐色滑膜组织，可使软骨破坏，软骨下骨质坏死，因而关节面呈锯齿状缺损，关节间隙狭窄。

（3）平乐正骨骨病学：色素沉着绒毛结节性滑膜炎的发生为素体脾虚加之饮食不节，损伤脾胃，运化失调，酿生湿浊，外注皮肉关节，内留脏腑。外邪留滞肌肉关节致气血不畅，经络不通，不通则痛，久则可致气血亏损，血热致瘀，络道阻塞，引起关节肿大、畸形及僵硬。故本病脾虚为本，湿浊、血瘀为标。

2. 分型分期

色素沉着绒毛结节性滑膜炎有两种表现形式：弥漫型和局限型。局限型最常见于手部，弥漫型最常见于膝关节。色素沉着绒毛结节性滑膜炎也可见于髋关节、踝关节和肘关节等部位。由于本病受累部位不一，因而发病部位及临床表现也各异。

（1）弥漫型：病变可以表现为活跃或不活跃；在 X 线上可以见到关节周围骨侵袭；体检可以发现弥漫性肿块。

（2）局限型：比弥漫型少见；无弥漫型中出现的骨破坏；可以引起反复关节出血，但关节抽吸液可以呈正常颜色（即不呈典型的棕褐色）。

局限的结节性滑膜炎应该与弥漫的色素沉着绒毛结节性滑膜炎区别开来。后者通常累及较大的关节，尤其好发于膝关节。

【临床表现】

本病病因不明，临床上由于发病部位及病变范围的不同，可分为弥漫型和局限型两种。

1. 病史

本病发病病因不明确，病史亦不明。

2. 症状

临床上由于发病部位及病变范围的不同，可分为弥漫型和局限型两种。局限型病变多位于腱鞘滑膜，以结节状或绒毛结节状改变为主，其结节多数有蒂相连，所以常使关节活动受限，甚至出现交锁或弹响；弥漫型病变多位于关节滑膜，骨质改变多见于膝关节、踝关节、肘关节，增生的滑膜绒毛因相互摩擦挤压，容易形成结节，使关节软骨面上覆盖一层充血、肿胀、增厚的黄褐色滑膜组织，可使软骨破坏，软骨下骨质坏死，因而关节面呈锯齿状缺损，关节间隙狭窄。

3. 临床特征

本病临床常表现为关节无痛肿胀或轻度疼痛伴肿胀，偶尔可以出现急性关节疼痛和肿胀。患者还可能出现关节交锁等症状。

4. 辅助检查

（1）影像学检查

①X线检查：关节周围有软组织结节状阴影，多见于膝关节，尤其是膝关节的侧位片上显示更清楚。表现在髌上囊、髌下囊区或腘窝部可见圆形、分叶状、椭圆形密度升高的阴影。

骨关节的改变：病变关节的关节面呈现锯齿状缺损，关节间隙狭窄。病变附近的骨质疏松出现大小不等的囊状透明区，其周围有硬化缘，界限清楚。当本病发生于手足腱鞘时，病变附近的骨质呈骨质疏松和压迫性侵蚀表现。

②关节腔空气造影检查：在正位片上，关节腔显示清楚，髌上下囊腔明显扩大，其囊壁不光滑，呈凸凹不平或波浪状影像，并可见大小不等、密度升高的结节状阴影突向囊腔内；侧位片显示髌上囊正常，而髌下囊壁不光滑，其囊腔内可见结节状密度升高阴影。

③CT检查：可以显示含铁血黄素、滑膜病变的范围及骨的囊变和被侵袭的情况。如果有广泛的含铁血黄素沉积，则在CT上显示为密度升高。

④MRI检查：在T1和T2加权像上，含铁血黄素都表现为低信号或无信号。PVNS最典型的MRI特点是在T1、T2及质子像上均表现为关节内低信号的结节性肿块。病变滑膜和灶性肿块在T2加权像上显示最好，表现为低信号区。这是含铁血黄素沉积造成的。在T1加权像上病变呈低信号。出血性滑膜炎可能会与PVNS混淆。

⑤血管造影：显示病变血供丰富。但在病变的晚期或病变明显纤维化时，则血管造影显示病变血运少。

（2）病理学检查

①肉眼所见：大多数患者的关节液为血性、咖啡色。病变是由绒毛和滑膜皱襞构成的团块，呈棕褐色。病变可能固着无蒂或由数个带蒂的结节构成。病变穿过关节囊使骨受侵袭。局限型的 PVNS 表现为带蒂的质硬结节。

②镜下所见：PVNS 的特点是滑膜表面和滑膜下都有滑膜细胞增生。低倍镜下可见明显的绒毛和结节。高倍镜下可见弥漫的细胞（基质）增殖，同时伴有成纤维组织、多核巨细胞、黄瘤细胞、淋巴细胞及不等量的含铁血黄素沉积。由于组织学特点的多样性，故此症有多种名称，如腱鞘巨细胞瘤、腱鞘纤维瘤、腱鞘纤维黄素瘤、腱鞘黄素瘤等。病理学鉴别应包括含铁血黄素滑膜炎、类风湿关节炎和滑膜软骨瘤病。

（3）实验室检查：关节抽出液多呈黄褐色或暗红色，稀薄而有黏性，含红细胞、结核杆菌及细菌培养阴性。关节液的色泽与滑膜的病理类型及病变发展阶段有关，如滑膜病变为局限型结节状，其关节液颜色可正常或呈淡黄色。

血常规、血沉、类风湿因子及 C 反应蛋白检查，无明显改变。

【鉴别诊断】

1. 半月板损伤

半月板损伤有慢性或急性膝关节外伤病史，经过 MRI、关节镜等检查可证实有半月板损伤并存在相应症状。

2. 膝关节游离体

膝关节游离体是骨性关节炎常伴发的一种疾病，游离体在关节内可以移动，故主要症状为交锁样活动受限，但转换体位或缓慢调整关节位置可以缓解症状，X 线提示膝关节腔内有明显游离物。

3. 髌骨软化症

髌骨软化症多表现为髌骨周围疼痛，活动加重，上下楼梯更加明显，屈膝一段时间可发生隐约膝痛。X 线检查髌骨关节面硬化，关节面下囊性改变。

4. 创伤性滑膜炎

创伤性滑膜炎的诱因是创伤或关节多次反复劳损积累，其主要病理改变为滑膜充血、肿胀、肥厚或纤维化粘连，关节积液为深黄色的黏稠絮状物。

【治疗思路】

将病变滑膜彻底切除是治疗本病的有效方法。但由于病变部位及病变范围不同，故对手术的要求和方法也不完全一样。

1. 中医治疗

（1）急性期：以清热燥湿、活血化瘀、通络止痛为主。

（2）稳定期：以补益肝脾为主。

2. 西医治疗

早期诊断，积极治疗，阻断疾病进展；稳定期加强体质锻炼。

【治疗方法】

1. 局限型 PVNS 的治疗

如局限性结节样滑膜炎和局限性结节性腱鞘炎，以局部切除为主。但手术务必彻底，因为任何残留均可引起病变复发，复发病例仍可再手术。如果附近骨骼受累，切除病变滑膜时，需辅以受累骨质的搔刮术，必要时术后辅以放射治疗。

2. 弥漫型 PVNS 的治疗

（1）如膝关节，由于病变广泛，常常累及膝关节内的某些结构，如十字韧带、半月板、髌上囊等。手术治疗存在两个问题：一是滑膜切除难以彻底；二是广泛滑膜切除后，膝关节的屈伸功能会严重障碍。

（2）对合并骨质损害者，需采用搔刮及植骨术，放疗应于植骨成活后进行。但应注意放疗后有少数病例有发生恶变的可能。如病变广泛、骨质破坏严重、滑膜切除及放疗难以达到治疗目的者，可以考虑行人工关节置换术或广泛切除后行关节融合术。

3. 膳食与起居

（1）辨证施膳：注意减少饮食中的肥甘厚味，宜清淡饮食，多吃蔬菜及水果，适度多饮水。平乐正骨骨病学根据病变的临床分期，给予适当的辨证施膳。

①急性期：以活血化瘀、通络止痛为主，适当选用以下药膳。

三七炖田鸡：田鸡 2 只（约 200g），三七 15g，大枣 4 个。田鸡去皮、头、内脏，三七打碎，大枣去核，同入炖盅，加适量水，大火煮沸后改小火炖 1～2 小时。饮汤吃肉，1 剂 / 日。

三七地黄瘦肉汤：生地黄 30g，三七 12g，瘦猪肉 300g，大枣 4 个。瘦肉洗净入砂锅，将三七打碎和生地黄、大枣一起下锅，加适量水，大火煮沸后改小火煮 1 小时至瘦肉熟烂，放适量盐。饮汤吃肉，隔日 1 剂。

②稳定期：以补益肝脾为主，适当选用以下药膳。

三七猪脚筋汤：猪脚筋 200g，精瘦肉 50g，三七 15g，大枣 4 个。猪脚筋、精瘦肉洗净，捞入砂锅，将三七打碎和大枣一起下锅，共煎沸后改小火煮 1～2 小时。饮汤吃肉，1 剂 / 日。

当归牛尾汤：当归 30g，杜仲 12g，首乌 15g，牛尾巴 1 条。将牛尾巴去毛洗净，切成小段，和上述药物加水适量，煲熟透，调味，饮汤吃牛尾。

牛膝黄精猪肾汤：牛膝 20g，黄精 15g，川断 10g，杜仲 10g，猪肾 1 对。洗干净诸药，清水浸泡 30 分钟后，与猪肾水煎调味，吃肾喝汤。每日 1 次，连服 30 天。

（2）起居：居处不能潮湿，劳作汗出以后，要及时更换内衣，夏季不可进凉食，冬季注意保暖，勤锻炼，避免劳累。

【按语】

本病为属于类肿瘤疾病，滑膜结节切除术后复发几率较大，应以中医药辅助治疗，手术切除滑膜不彻底者建议术后配合放疗。

第七节　夏科关节炎

【概述】

1868 年，Charcot 首先描述神经性关节病，故也称为 Charcot 关节病。此类疾病为无痛觉所引起，又有无痛性关节病之称。常见于 40 ～ 60 岁，男女比例为 3∶1。神经性关节炎是一种继发于神经感觉和神经营养障碍的破坏性关节疾病，系 Charcot 首先在神经性梅毒、脊髓梅毒病例中发现，故又称 Charcot 关节病、夏科关节炎或夏科关节病（Charcot joint），亦有称为神经性病理性关节炎者。

【病因病机与分型分期】

1. 病因病机

由于支配关节的感觉神经，尤其是痛觉和位置觉的功能丧失，使正常关节的保护性反射消失，加上局部软组织和骨的营养障碍，使骨质代谢紊乱，关节囊和韧带松弛。患者失去自觉调理肢体位置的本能后，使关节遭受更多的冲击、震荡和扭转性损伤，关节软骨遭受反复的机械性损伤后，很快发生退行性病变，软骨被破坏，软骨下骨质硬化和碎裂，破坏的软骨在尚未修复时因无感觉而再次损伤，软骨自骨面上剥离，又因关节囊和韧带松弛，继发关节半脱位或完全脱位，甚至发生关节内骨折，关节面迅速崩解，骨端碎裂或吸收，新骨形成但杂乱无章，整个关节支离破碎，功能完全丧失。

2. 分型分期

（1）分型：

①脊髓空洞症：约 25% 的患者出现关节疾患，常见于肩关节、肘关节和颈椎，偶见于腕关节和手部。除关节病变外，尚可查出一侧或双侧上肢温度觉丧失，因此上肢皮肤常见烫伤瘢痕，常合并脊柱侧弯。

②脊髓梅毒：系先天或后天梅毒引起，病变可发生于身体的承重关节，如髋关节、膝关节、踝关节和下腰椎。患者膝腱和跟腱反射消失，运动性共济失调，下肢深部感

觉障碍。

③脊髓脊膜膨出：常累及踝和足部多数小关节，本病常与足底部无痛性溃疡同时存在，腰骶部有软组织肿块，局部皮肤凹陷或多毛。X 线片可见腰椎明显脊柱裂。患者下肢常见肌肉萎缩，感觉减退，腱反射消失，马蹄足。

④先天性痛觉缺如：患者痛觉减退或消失，常合并其他神经系统的先天性缺陷如无汗、智力低下等，常为膝关节、踝关节及跗间关节受累，有时合并无痛性溃疡。

⑤糖尿病性神节炎：长期患糖尿病而足部感觉障碍的患者可继发足部多数小关节无痛性肿胀，局部不红不热，后期患足可出现溃疡。

（2）分期：根据 X 线表现和生理过程，夏科关节病可分为三期，即发生期、骨融合期和骨重建期。发生期（Ⅰ期）特点为骨吸收、骨折、骨碎片形成、软骨碎裂、关节脱位、关节肿胀、红斑及发热持续存在；X 线提示关节边缘存在碎骨、骨碎片及关节紊乱。骨融合期（Ⅱ期）特点包括骨破坏后出现骨整合、骨硬化及骨融合，也可见小碎骨片的吸收、关节融合及骨硬化、软组织肿胀、骨痂形成及骨质合并。重建期（Ⅲ期）特点包括骨性强直，成骨、骨硬化减少，进行性关节融合，可见融合及新骨形成；骨硬化减少或骨重建提示永久性骨关节畸形的形成。

最近在发生期（Ⅰ期）之前增加了炎症期（0 期），其临床特点是关节红肿、发热及红斑，但无关节损害的表现。若关节稳定性下降，负重和炎症持续存在，则夏科关节病将从 0 期进展至Ⅰ期。若对 0 期病变采取及时合理的诊疗，则可预防骨和关节严重破坏。MRI 和 ^{99}锝（^{99}Tc）的三相扫描能评估是否存在骨活性增加，对缺乏开放性伤口的 0 期夏科关节病患者应进行早期诊断。

【临床表现】

1. 病史

本病可发生于中枢神经系统梅毒、脊髓空洞症、糖尿病性神经病、脊髓膜膨出、先天性痛觉缺如等，肩、肘、颈椎、髋、膝、踝、趾关节等由于没有痛觉的保护机制导致关节过度使用、撞击而发生破坏。此外，长期应用皮质类固醇（如类风湿关节炎、系统性红斑狼疮的治疗和器官移植术后时）、止痛药（保太松、消炎痛）也会导致医源性关节破坏。

2. 症状

神经性关节病关节逐渐肿大、不稳、积液，关节穿刺可见血样液体。肿胀关节多无疼痛或仅轻微胀痛，关节功能受限不明显。关节疼痛和功能受限与关节肿胀破坏不一致为本病之特点。晚期关节破坏进一步发展，可导致病理性骨折或病理性关节脱位。

3. 体征

颈髓的脊髓空洞症是累及上肢关节常见的神经性疾患。肩关节、肘关节、颈椎和腕关节为受累的多发部位。脊髓空洞症伴发上肢关节破坏者约占 25%，除关节病变外尚有单侧或双侧温度觉丧失，因此上肢皮肤可见烫伤瘢痕。脊髓梅毒，也叫脊髓痨，常累及膝关节、髋关节、踝关节和腰椎，除骨、关节改变之外，还可见运动性共济失调、下肢深感觉障碍，Arggll-Robertson 瞳孔、血清康氏反应阳性。脊髓膨出，踝关节和足小关节受累多见。足底有无痛性溃疡，腰骶部见软组织肿块、皮肤凹陷或多毛、下肢肌萎缩感觉消失及括约肌功能障碍。糖尿病性神经病可发生足小关节（跗跖、跖趾、趾间等）无痛性肿胀等。

4. 临床特征

本病发病隐渐，多有外伤诱因，常由一个大关节或多数小关节开始；关节肿胀、无力、畸形、动摇不稳定；往往有关节积液，穿刺可得血性液体；局部温度常升高；关节内有时可触到许多碎骨块，但无疼痛；关节活动功能受限不显著，有时还存在异常的关节活动，如肘或膝关节过伸和侧向活动；有时可见半脱位或全脱位。本病的特点是疼痛、功能障碍与关节破坏程度不成正比，关节可以有严重破坏，而疼痛及功能障碍并不显著。不同的神经疾病可使不同的关节受累，其临床表现亦可有差异。

5. 特殊检查

（1）影像学检查：

① X 线检查：

关节破坏：表现为关节间隙狭窄、骨端致密，若发生病理性骨折，骨折块常较小，在关节内形成游离碎块，常见病理性半脱位或全脱位，此种改变常见于膝、肘等关节。

骨质吸收：在肩关节、髋关节、足部比较常见。肩关节常见肱骨头吸收，髋关节常见股骨头吸收，足部常见跖骨头吸收。跖骨头吸收后，跖骨远端变细，出现如铅笔尖样外观。

不规则新骨增生：骨质增生可表现为骨端及邻近骨干的磨砂玻璃样致密、巨大骨刺形成和不规则新骨形成。累及脊柱可见椎体骨质破坏，并有大量新骨形成，骨质硬化和有明显的边缘骨赘，出现骨旁和关节旁碎片，椎间关节面硬化，有骨赘形成和碎裂，椎间隙呈不对称性狭窄，椎体可有半脱位并产生明显的序列异常。

② CT 检查：CT 具有高分辨率的优点，能更好地显示病灶的结构、骨质破坏和临近软组织的情况，区分 X 线所显示的游离体是位于关节腔还是软组织内。对于平片不能诊断或难于确定病变范围的病例，CT 可作为重要的检查手段加以利用。

③ MRI 检查：骨骼肌肉系统的 MRI 图像具有良好的天然对比性，MRI 能清晰显示解剖形态和提供生化、病理等方面的信息。骨组织于 MRI 上呈极低信号，但在骨髓组织和骨外软组织的衬托下仍可清晰显示其形态和结构。MRI 对骨和软组织的钙化和骨化不敏感，难于显示较细小或淡薄的钙化和骨化，有时要参考 X 线片和 CT。对于神经性关节病的诊断，MRI 检查有助于确定病变的范围和程度，是对 X 线和 CT 检查的

必要补充。

（2）检验学检查：主要是原发神经系统疾患的实验室表现，如糖尿病性神经炎可见尿糖阳性、空腹血糖升高、蛋白尿、高比重尿等；脊髓梅毒可见血清康氏、华氏反应阳性，脑脊液华氏反应阳性及白细胞或蛋白质增多等。

【鉴别诊断】

本病需与以下疾病进行鉴别。

1. 膝关节骨内囊肿

膝关节骨内囊肿以 X 线检查软骨下透亮区出现骨内囊腔变为特征，好发于中年人，临床症状轻微，无损伤病史。X 线往往在关节软骨面下区域出现囊腔变，往往呈孤立性，囊腔边缘清晰，病损边缘有硬化骨，特别是在关节非负重区更为明显。病理特征表现为单房性或多房性囊腔结构，腔内含有白色或黄色胶状物质，边缘有纤维组织衬垫包裹。骨内囊肿的特点包括囊腔好发在关节的非负重区，囊腔往往单发，病灶范围较大，相对症状较轻，具有较正常的关节活动等。

2. 类风湿关节炎

类风湿关节炎的特征性表现为病损关节周围骨质稀疏，关节间隙弥漫狭窄，软骨下散在性、多发性的小囊腔透亮阴影，以关节滑膜受侵犯为主。

3. 强直性脊柱炎、牛皮癣关节炎、血清阴性脊柱关节病

强直性脊柱炎、牛皮癣关节炎、血清阴性脊柱关节病可见到骨质增生，但在关节边缘往往不清晰，常常表现为关节内骨性连接、骨强直。这些病种早期阶段，病损往往侵蚀关节边缘，关节间隙狭窄往往均匀，而且以韧带钙化、骨化为其特征。

4. 痛风性关节炎

痛风性关节炎是由于尿酸盐沉积在关节囊、滑囊、软骨、骨质和其他组织中而引起病损及炎性反应。本病多有遗传因素和家族因素；好发于 40 岁以上的男性；多见于踇趾的跖趾关节，也可发生于其他较大关节，尤其是踝部与足部关节；主要表现为关节剧痛，常常为单侧性突然发生；关节周围组织有明显肿胀、发热、发红和压痛；血尿酸检查可以确诊；应用药物治疗有较好的疗效。

5. 骨坏死

由于骨细胞、骨质细胞、髓质细胞（血管和神经）发生坏死，导致骨组织营养中断或恢复严重不足，骨代谢障碍，局部骨组织失去营养，常发生于股骨头、肱骨头（肩关节）、股骨内外髁、胫骨平台及髌骨（膝关节）、肱骨小头、肱骨外上髁、肱骨内上髁、肱骨滑车（肘关节）、舟骨（腕关节）、距骨（踝关节）等。

【治疗方法】

1. 一般治疗

积极治疗原发疾病，如脊髓梅毒、脊髓空洞症等；保护受累关节，如上肢病变应尽量少用患肢工作，下肢病变应尽量少站立，少行走，行走时可使用拐杖；明显不稳定的关节，可用支架保护，以防止畸形和骨破坏发展；关节积液过多者，可行关节穿刺，抽出积液。

2. 中医治疗

中医治疗是积极治疗原发疾病的一种辅助手段。

（1）气血两虚：关节酸软乏力，全身倦怠，头晕目眩，少气懒言，自汗，活动时诸症加剧，舌质淡，脉虚无力。

治法：补益元气，固摄荣卫。

方药：八珍汤加减。

（2）脾胃气虚：肢体倦怠，关节肿胀，形体渐瘦，面色萎黄，食少纳呆，脘腹胀满，少气懒言，舌淡苔白，脉缓弱。

治法：益气健脾，养胃渗湿。

方药：六君子汤加减。

（3）肾阴虚：关节肿胀，肌肤粗糙，尿频，腰酸膝软，口干舌红，脉沉细而数。

治法：滋补肾阴，养精益髓。

方药：六味地黄汤加杜仲、枸杞、川牛膝等。

（4）肾阳虚：关节肿痛，肌肉消瘦，面色黧黑或苍白，尿频而清长，可能伴有浮肿腹胀、阳痿、畏寒等，舌红苔白，脉沉细无力。

治法：益肾固摄，壮阳补骨。

方药：金匮肾气丸加黄柏、仙灵脾、菟丝子等。

3. 西医治疗

（1）无特效药，对症用药，参考概论部分。

（2）手术治疗：某些必须使用患肢工作或行走的青壮年患者可考虑行关节融合术，因受累关节神经控制差，一般的融合方法不易获得成功，应尽量采用加压融合术，同时严格掌握手术适应证。对于某些足部病变严重、溃疡经久不愈的病例，可考虑截肢。

4. 功能锻炼

急性期应休息，避免关节创伤和震荡，尽早使用支架以稳定和保护关节，以防畸形和骨端破坏的发展，应避免过多站立、行走、跳跃和负重。特别要注意预防和控制感染，因其感染很难控制，不少患者会因此而遭受截肢的痛苦。根据病情可以采用热敷、理疗、中药熏洗、针灸及中药内服等方法，有一定的疗效。对于无痛性骨折的患者，早期诊断并固定无痛性骨折（用夹板，特制的长筒靴或双脚规）可阻止发生神经源性关节病。对结构显著破坏的关节，采用关节内固定术、加压技术和适宜的骨移植手术治疗可能成功。

5. 膳食与起居

（1）辨证施膳：饮食有节制，宜清淡饮食，忌食肥甘厚腻、辛辣刺激之品。辨证施膳参考本章第一节概述部分。

（2）起居：①积极治疗原发疾病如脊髓痨、脊髓空洞症等。②保护受累关节，防止畸形和骨破坏发展。③关节积液过多者，可行关节穿刺，抽出积液。④对各种关节疼痛的治疗，应严格掌握关节内注射氢化可的松的指征，以免发生神经性关节炎。

【按语】

夏科关节病的误诊率较高，延迟诊断时间较长。对于大多数糖尿病患者，夏科关节病的误诊或延迟诊断均可导致足部发生难治性溃疡，增加出现致残性关节结构畸形的可能，从而增大截肢风险。若出现无痛性关节肿胀、关节活动不受限制或活动超常、足底神经性溃疡形成等，均应考虑可能存在夏科关节病，并与痛风性关节炎、深静脉血栓形成、软组织损伤、类风湿关节炎和骨髓炎等相鉴别。诊断 I 至 III 期夏科关节病相对容易，提高认识是关键，而早期诊断（0 期）夏科关节病较困难。对于疑似夏科关节病的糖尿病患者，尤其当缺乏开放性伤口时，MRI 和 ^{99} 锝（^{99}Tc）的三相扫描有助于评价是否存在骨活性增加，从而对 0 期夏科关节病进行早期诊断，进而有助于预防难治性溃疡和截肢的发生。所以，临床一定要重视早期识别夏科关节病。

第八节　血友病性关节炎

【概述】

血友病是由于遗传性凝血因子缺乏而引起的疾病，因凝血时间延长，无原因或轻微损伤即可出血。关节内出血是血友病的常见现象，关节内反复出血后，导致关节退行性变，称血友病性关节炎。此病多发生于男性，膝关节为多发部位，有时也可累及踝关节、肘关节、肩关节和髋关节，8 岁以后发病率升高。

【病因病机与分型分期】

1. 病因病机

（1）中医学：中医学中虽无血友病之称，但根据证候当属血证范畴。从《内经》开始，历代医家对血证的证候、病因病机、治疗原则及方药都有较详尽的阐述。

明·张介宾《景岳全书》对血证论述甚详，曰："论治血证，须知其要，而血动之由唯火、唯气。察火者，但察其有火无火。察气者，但察其气虚气实。"明·赵献可《医贯》认为，如肾中真水干涸，则真火势必上炎，血亦随火而沸腾；如肾中真火衰竭，则真水反盛，血亦失所依附而上泛。这是血证的两种病变。明·缪仲淳《先醒斋医学广笔记》提出了治吐血三要法："宜行血不宜止血，宜补肝不宜伐肝，宜降气不宜降火。"清·唐容川《血证论》提出了治血四法，以止血为第一法、消瘀为第二法、宁血为第三法、补虚为收功之法。

（2）西医学：血友病是由于缺乏 F Ⅷ∶C、F Ⅸ或 F Ⅺ所致，可分为三类。①血友病 A：缺乏 F Ⅷ∶C，即缺乏抗血友病因子（AHF）或抗血友病球蛋白（AHG）所致。②血友病 B：是由于缺乏 F Ⅸ，即缺乏血浆凝血激酶（PTC）所致。③血友病 C：这是轻型血友病，属常染色体不完全隐性遗传病，无性别差异，是由于缺乏 F Ⅺ，即凝血活酶前质（PIA）所致。

关节内出血可刺激滑膜，引起炎症反应，发生充血、渗出、滑膜细胞增生、绒毛形成、淋巴细胞和浆细胞浸润，吞噬细胞吞噬分解红细胞，形成含铁血黄素，沉积于胞浆滑膜表面和深层组织内。关节内反复出血使关节囊和滑膜增厚及纤维化，关节面软骨边缘部分被腐蚀，炎性肉芽组织覆盖软骨面，阻碍软骨摄取来自滑液的营养，再加上软骨下出血，使软骨坏死脱落，在中心部分可发生地图状破坏区，软骨破坏后，由于关节活动的摩擦作用，使软骨下骨质硬化，又因出血而形成多发性囊肿样变性、骨质疏松和边缘性骨赘形成，出血引起的炎症反应可使骨骺增大、生长不规则或骺板提前融合，产生骨骺生长畸形。

（3）平乐正骨骨病学：血友病性关节炎属于中医学血证、痹证范畴，其发病原因以内因为主，素体脾虚，脾不统血，或肾阴不足，无以制火，真火上炎，血逸脉外，注入关节，发生关节痹证。

2. 分型分期

血友病性关节炎因其部位不同而有 4 种类型：①单纯性囊肿：位于筋膜包膜内，可波及骨、关节。②肌肉内血肿：位于肌肉内，可广泛黏附于骨膜，压迫骨皮质，使骨皮质变薄。③真性假瘤：起于骨膜下血肿，外有包膜并钙化。④骨内假瘤：起于骨内出血，多见于髂骨和指骨，表现为广泛性骨破坏。这些血友病性囊肿可以破裂，导致大量出血而引起死亡，也可以压迫主要神经或血管。

【临床表现】

1. 病史

本病多发生于男性，好发于膝关节，有时也可累及踝关节、肘关节、肩关节和髋关节，8 岁以后发病率升高。

2. 症状

患者在出现明显的关节内出血以前，往往感到关节内不适，然后关节迅速肿大并伴有胀痛和功能障碍，有波动感，随后因积血吸收可有微热，休息数日后，症状亦消退，多次发作后，即可引起关节病变、骨骺端肿大、肌肉失用性萎缩、关节囊增厚，关节活动时可触及捻发音，关节功能受限，关节粗大或屈曲挛缩畸形。血友病患者的筋膜下、肌肉内、骨膜下及骨内都可出血，形成血友病囊肿。

3. 体征

本病主要体征为关节囊迅速膨胀，由于皮下瘀血呈紫蓝色。肌肉痉挛，引起关节功能障碍。关节内出血可反复发作，日久导致严重的骨关节改变。后期受累关节可出现不同程度的挛缩和功能障碍，骨骺端可肿大，肌肉可出现失用性萎缩。最常见的是膝关节屈曲、向后半脱位、外翻和外旋畸形、活动受限，极少有关节的骨性强直。髌骨畸形多见关节内摩擦音，关节破坏严重，疼痛很轻。髋关节可因髋臼的破坏使股骨头脱位，亦可因股骨颈出血而产生与骨骺骨软骨病相似的症状。除关节内出血外，在肌肉或筋膜下可因出血而形成所谓的假性肿瘤，或称血友病性囊肿，外有包膜，内有骨化。

4. 临床特征

此病多发生于男性，好发于膝关节，8 岁以后发病率升高。

5. 特殊检查

（1）影像学检查：根据 X 线表现可以分成 5 期。

第一期：X 线片上没有骨骼改变，只有因出血造成的软组织肿胀阴影，髌上滑囊因积血而密度升高。

第二期：骨骺区因失用和充血出现骨质疏松，骨骺生长迅速。关节间隙不狭窄，亦无软骨下囊肿形成。

第三期：有软骨下囊肿形成、大小不等，偶与关节腔相通。关节间隙不狭窄。滑膜上有含铁血黄素沉着而透亮度下降。本期的特点是关节软骨面仍保持正常，是血友病性关节炎的最后可逆阶段。

第四期：软骨破坏，关节间隙变得狭窄。在膝部表现为髁间切迹增宽和不规则，髌骨下极成方形。髋部变化有些类似股骨头缺血性坏死。

第五期：为最终末期变化。没有关节间隙，关节结构极度紊乱，有屈曲挛缩或半脱位，骨关节炎变化十分明显。

（2）检验学检查：本病的特点是凝血时间（CT）延长，最长可达 1 ～ 12 小时（少数轻型病例凝血时间可能正常），部分激活的凝血活酶时间（APTT）延长，F Ⅷ：C 水平明显下降。

【鉴别诊断】

1. 急性风湿性关节炎

本病常继发于咽部炎症，以急性发热和游走性大关节痛为特点，抗"O"升高、血沉加快、C 反应蛋白升高，以往无出血倾向及部分激活的凝血活酶时间正常。

2. 类风湿关节炎

本病表现为慢性对称性关节破坏，并以四肢小关节受累、血清类风湿因子阳性及无出血倾向为特点。

3. 感染性关节炎

本病多为单关节发病伴全身中毒症状，白细胞计数升高，血培养和关节滑膜培养阳性，抗感染治疗有效。

【治疗思路】

本病治疗的要点是全身治疗，可配合输血、凝血因子、止血药应用。受累关节早期应压迫止血、限制活动、抬高患肢等。如若关节内出血严重，药物无法控制，则可在补充凝血因子的情况下穿刺减压，必要时手术治疗。

1. 中医治疗

补气健脾，固摄止血；清热泻火，凉血止血；补益心肾，滋阴止血；补肾壮阳，养血止血。

2. 西医治疗

早期诊断，积极治疗，阻断疾病进展；稳定期加强体质锻炼。

【治疗方法】

1. 一般治疗

治疗原则为止血、止痛、恢复关节功能和预防慢性关节损伤。

（1）补充治疗：补充 F Ⅷ：C 是治疗血友病 A 关节出血最有效的措施。出血后应迅速补充 F Ⅷ：C，使患者血浆 F Ⅷ：C 水平至少达到 5% 才能防止自发性关节出血。若有关节外伤或手术时，F Ⅷ：C 的水平还应提高。临床常用含 F Ⅷ：C 的制剂有新鲜血液、新鲜血浆、新鲜冰冻血浆、冷沉淀物及 F Ⅷ：C 浓缩剂等。轻度关节出血可输新鲜血浆，一次最大安全量为 10～15mL/kg，输注后数小时出血停止。中度关节出血可输注冷沉淀物，其中 F Ⅷ：C 活性较新鲜血浆高 5～10 倍，且容量小，不增加血液循环负担。重度关节出血可用 F Ⅷ：C 浓缩剂，每日用量为 20～30U/kg，持续 2～3 天；若有严重创伤或进行手术时，每日用量为 50～100U/kg，分 2～3 次使用，持续时间为 7～14 天，经补充治疗后关节出血停止，疼痛减轻，从而有助于关节功能恢复。但在长期应用补充治疗后，约有 10% 的患者可产生抗 F Ⅷ：C 抗体，使补充治疗失效。此外，口服炔羟雄烯唑，每日 600mg，分 3 次服，可提高 F Ⅷ：C 水平，减轻出血和减少 F Ⅷ：C 的输注量。

（2）肾上腺皮质激素和抗纤溶药物：肾上腺皮质激素可减轻出血、加速出血吸收和减轻关节内出血后的炎症反应，同时抑制 F Ⅷ：C 抗体的产生。常用泼尼松每日 1 ～ 2mg/kg，疗程不宜过长。抗纤溶药物能保护已形成的凝血块不被溶解，可加强止血，减少 F Ⅷ：C 的用量。常用药物有 6- 氨基己酸，口服一次 2g，每日 3 ～ 4 次；止血芳酸 250 ～ 500mg，每日 1 ～ 2 次，溶于 5% 葡萄糖液中静脉注射或稀释后静脉点滴。

（3）止痛药物：除输注 F Ⅷ：C 能减轻关节疼痛外，也可用扑热息痛、布洛芬等，但禁用阿司匹林及消炎痛（可抑制血小板聚集）等。剧痛时可用哌替啶止痛，但不宜多用。

（4）关节穿刺抽血：在关节积血过多、疼痛剧烈时，可进行关节穿刺抽血，术后应立即补充 F Ⅷ：C，并加压包扎。

2. 中医治疗

（1）气不摄血：面色萎黄，四肢倦怠，纳少脘胀，大便溏薄，舌质淡嫩，苔薄白或白滑，脉细缓弱。

治法：补气健脾，固摄止血。

方药：归脾汤加棕榈炭、仙鹤草。止血加阿胶、白及。

（2）火盛动血：平素多有耳鸣、目眩、口苦咽干，胁肋灼痛，目睛干涩，夜寐多梦，筋脉拘急，舌体红瘦，舌苔薄微黄，脉弦细数。少数早期患者出现肺火伤络（咳喘、咯血等）及胃热迫血（胃痛、呕血等）的症状。

治法：清热泻火，凉血止血。

方药：肝火动血者可用龙胆泻肝汤或茜根散加减；肺火伤络者可用泻白散加减；胃火迫血者可用玉女煎加减。

（3）心肾阴虚：形体消瘦，腰膝酸软，眩晕耳鸣，健忘，少寐，咽干舌燥，五心烦热，舌质红，苔少而干，脉细数。

治法：补益心肾，滋阴止血。

方药：左归丸加茯神、北沙参、白茅根、旱莲草、仙鹤草、紫珠草。

（4）肾阳虚衰：面色苍白，萎靡不振，畏寒，四肢及腰膝常有冷感，腰酸腿软较甚，或见阳痿、不孕，舌质淡，苔白，脉沉细无力，两尺尤甚。

治法：补肾壮阳，养血止血。

方药：金匮肾气丸加棕榈炭、侧柏炭、阿胶珠、紫珠草。

（5）气血两虚：面色苍白，神疲乏力，头晕，耳鸣，心悸，夜寐不宁，舌质淡，苔少，脉细弱无力。

治法：补气养血，和营止血。

方药：圣愈汤加仙鹤草、藕节、薄荷。后期可服用八珍汤或十全大补丸增强体质。

3. 西医治疗

西医治疗以手术为主。本病屈曲挛缩畸形的处理原则与其他常见病所致挛缩畸形基本相同，所不同者应注意本病的特殊基本病理改变，并在抗血友病因子控制下手术。

（1）滑膜切除术：由于凝血因子的缺乏，使滑膜及关节囊的助凝血作用降低，血管内血浆的凝血激酶形成不足，从而促使关节内反复出血。如果关节内反复积血，即使及时给予有效的治疗，也很难防止关节病的发展，最终将发展为关节僵直。在血友病性关节病与色素绒毛结节性滑膜之间，其临床与组织学上的表现有相似之处，试行滑膜切除术可能控制出血，并有利于关节功能的恢复。

总之，滑膜切除术被认为是保留功能及防止关节面破坏的一种有力措施。

在具备充分充分止血条件的医院，并具备必要的血液病检验设备与技术能力，可在凝血因子控制下施行滑膜切除术，以及肌腱延长术、关节畸形矫治术和关节融合术等。但手术中应避免使用止血带，对麻醉方法的选择也应慎重。

有时由于伤口愈合迟缓或不良而形成肉芽组织时，不一定都需要用抗血友病药物支持，因为肉芽组织能防止再度严重出血。Ewald 对 10 名反复出血的血友病患者进行 18 次滑膜切除术，最长随访时间 4 年，除 2 例术后发生 2 次以上关节积血外，其余 8 例均于一次滑膜切除术后治愈。Ewald 等指出，术中要特别注意髌骨窝及邻近内外侧副韧带的滑膜。术后 2 ～ 3 周恢复运动。

（2）骨赘、滑膜切除术：患者的关节常有骨赘形成，并刺激滑膜出血，因此，骨赘与滑膜一并切除已成为治疗本病的主要目标。

（3）股骨髁上截骨术：适用于膝关节屈曲挛缩畸形超过 25°、活动范围约为 80° 的患者。选择股骨髁上 V 形截骨矫正屈膝畸形。当屈膝挛缩成 90° 时，应行第 2 次截骨矫正或同时适当缩短股骨长度后矫正之。术中要防止腘窝血管和神经的牵拉损伤。Ahlberg 报道对 12 例患者施行本手术，取得了良好效果。

（4）关节融合术：是为患者提供一个不痛、不出血、能承重关节的重要方法，适于血友病第四期及第五期。加压固定法是膝关节固定的最常用方法，但抗血友病因子的治疗应持续到拔针时。

（5）人工膝关节置换术：适用于屈膝畸形严重的年龄较大而又要求有一个活动无痛关节的患者。对于膝关节强直合并股四头肌和腘绳肌挛缩或纤维化的患者，则不宜施行本手术。

Marmor 报道本手术 4 例，随访 2 年，3 例效果良好，尚无并发症，1 例关节内偶有出血，但疼痛消失，关节可以活动。

（6）跟腱延长术：适用于常见的小腿三头肌出血挛缩而致足下畸形者。对于挛缩过久，导致踝关节囊挛缩者，应合并施行后踝关节囊切开术。

由于出血进入骨关节和肌肉内，可产生假性肿瘤、异位骨化、神经功能麻痹、骨折和局部缺血性挛缩等，对造成持续性功能障碍的患者，亦可施行相应的手术矫正或切除。

由于长期应用抗血友病凝血因子等治疗，或施行外科手术，可导致某些并发症，如抑制因子产生（2%～20%患者）、发热或过敏反应、溶血性贫血、传染性肝炎和弥散性血管内凝血等。若静脉内给药太快时，还可致头痛和腹痛；外伤、穿刺、出血后，均可引起感染，并有因此导致截肢者。

4. 膳食与起居

（1）辨证施膳：注意减少饮食中的肥甘厚味，宜清淡饮食。蔬菜及水果当多吃，适度多饮水，保持小便通畅。平乐正骨骨病学根据血友病关节炎的发病在脾、在肾，给予适当的辨证施膳。

①气不摄血

参枣薏米粥：人参（党参）3g，粳米50g，薏苡仁15g，大枣15g。人参粉碎成细粉，米、枣洗净后入锅，加水适量，武火煮沸，文火熬成粥，再调入人参（党参）粉。

归参鳝鱼汤：鳝鱼250g，党参25g，当归10g，羊腰1对，料酒5g，大葱5g，姜5g，植物油10g，盐3g。将羊腰入放温水浸泡，然后除去筋膜；将党参、当归洗净切片，装入纱布袋扎口；鳝鱼肉切成条，入油锅中炸至金黄色捞出。锅中注入适量肉汤，放入羊腰、精盐、药包、料酒、葱姜，煮至肉熟，拣去药包、葱姜即成。

②心肾阴虚

当归牛尾地黄汤：当归30g，干地黄30g，牛尾巴1条。将牛尾去毛切成数段，煮汤，加食盐调味，饮汤，吃牛尾巴。

当归牛尾汤：当归30g，杜仲12g，首乌15g，牛尾巴1条。将牛尾巴去毛洗净，切成小段，和上述药物加水适量，煲透熟，调味，饮汤吃牛尾。

牛膝黄精猪肾汤：牛膝20g，黄精15g，川断10g，杜仲10g，猪肾1对。洗干净诸药，清水浸泡30分钟后，与猪肾水煎调味，饮汤吃肾。每日1次，连服30天。

（2）起居：居处不能潮湿，劳作汗出以后，要及时更换内衣，夏季不可吃凉食，冬季注意保暖，勤锻炼，避免劳累。

【按语】

总之，治疗血友病性关节炎应以预防为主，避免关节外伤，不宜参加剧烈活动，切不可轻易手术。一切药物都应尽量口服，避免注射。避免使用刺激胃肠黏膜、损害肝功能或抑制凝血作用的药物，如阿司匹林、消炎痛或保太松等，以免引起消化道大

出现相应症状。胸椎退行性变较少发生。病变在腰椎，主要症状为腰痛伴坐骨神经痛，体检局部有压痛，直腿抬高试验阳性，可有感觉、肌力和腱反射的改变。

（4）髋关节：髋关节的原发性骨关节炎在我国较为少见，多继发于股骨头及股骨颈骨折后缺血性坏死，或先天性髋脱位、类风湿关节炎等疾病。临床主要以髋部疼痛为主要表现，如疼痛呈持续性可出现走路跛行；病情严重时，髋关节屈曲内收，代偿性腰椎前凸，检查髋关节局部压痛，活动受限，"4"字试验阳性。

（5）足部：跖趾关节常受累，除了出现局部的疼痛、压痛和骨性肥大外，还可出现踇外翻等畸形。

（6）其他：原发性全身性骨关节炎常发生于绝经期妇女，累及多个关节，一般均有急性疼痛阶段，急性症状缓解后，关节功能不受损。弥漫性特发性骨质增生症多见于老年男性，骨赘大量增生，患者有轻度疼痛和关节强硬感，尚能够保持较好的活动。

【临床表现】

1. 病史

骨关节炎是常见的风湿性疾病之一。流行病学调查显示，女性发病率高于男性，尤其是绝经后妇女更多见。年龄越高，发病率越高，60 岁以上的人口中，50% 的人群在 X 线上有骨关节炎表现，其中 35% ~ 50% 有临床表现。该病的致残率可高达 3%，病因及发病机制至今未明，一般认为与遗传、年龄、肥胖、职业、体力劳动、外伤及雌激素水平下降等因素有关。

2. 症状

（1）关节疼痛：是本病最常见的临床表现，负重关节及双手最易受累。一般早期为轻度或中度间断性隐痛，休息时好转，活动后加重，随病情进展可出现持续性疼痛，甚至睡眠中痛醒，或导致活动受限。

（2）关节僵硬：①晨僵：患者可出现晨起时关节僵硬及黏着感，活动后可缓解。本病的晨僵时间较短，一般数分钟至十几分钟，很少超过半小时。②坐位一段时间后，站起时困难，且不能立即行走，需活动几下关节后才能较方便行走，尤其见于老年人下肢关节病变。若继续进行较多的关节活动，则疼痛加重。

（3）其他症状：随着病情的进展，可出现关节挛缩、不稳定，休息痛，负重时加重，并可发生功能障碍。在整个病程中，多数患者存在局部畏寒凉、喜温热，遇阴雨天或气候变化时病情加重。

3. 体征

（1）压痛：受累关节局部可有压痛，在伴有关节肿胀时尤为明显。

（2）关节肿胀：早期为关节周围的局限性肿胀，随病情进展可有关节弥漫性肿胀、增厚或伴关节积液。后期可在关节周围触及骨赘。

（3）关节摩擦音：主要见于膝关节的骨关节炎。由于软骨破坏、关节表面粗糙，出现关节活动时骨摩擦音（感）、捻发感或咔嗒声，或伴有关节局部疼痛。

（4）滑膜炎：局部发热、渗出、滑膜增厚，还可伴有关节压痛、肌无力、肌萎缩等。

（5）关节畸形和半脱位：疾病后期，由于软骨丧失、软骨下骨板塌陷、骨囊变和骨增生，可出现受累关节畸形和半脱位。

（6）活动受限：出现伴有疼痛或不伴有疼痛的关节活动减少。

4. 临床特征

本病多为隐匿起病，呈慢性迁延过程，只有少数病例呈急性炎症过程。临床特征为逐渐加重的关节疼痛、关节僵硬感和活动受限。数个关节可以同时受累，但不像类风湿关节炎那样有全身性、对称性、多关节病变的特点。

5. 特殊检查

大多数患者的实验室检查一般无异常。部分伴有滑膜炎者可出现血沉轻度加快和 C 反应蛋白轻度升高。滑膜液检查为透明、淡黄色、黏稠度正常或略降低，黏蛋白凝块试验阴性，白细胞计数为（0.2 ~ 2.0）×10^9/L。镜检无细菌或结晶，可见软骨碎片和纤维，从碎片的数目可粗略估计软骨退化程度。

6. 辅助检查

（1）X 线检查：一般有典型表现，主要为关节间隙狭窄，软骨下骨质硬化，边缘唇样变及骨赘形成，关节周围骨内囊状改变等。脊柱除上述改变外，还可能出现髓核突出至上下椎体内形成软骨下结节，即所谓许莫结节（Schmorl snodes），有时须与脊柱占位性病变相鉴别。

（2）CT 和 MRI 检查：能清晰显示关节病变、椎间盘突出，MRI 还可发现软骨破坏、韧带病变、滑囊炎、滑膜病变等，大大提高了骨关节炎的早期诊断率。

【辨证诊断及鉴别诊断】

1. 辨证诊断

辨证首当明虚实之主次：属劳损为主者，以虚证突出，尤以肝肾亏虚为本；属外伤等引起者，以瘀滞为主要表现，到后期病证复杂，虚实共见，缠绵难愈。其次，尚须辨清病位，即在颈、在腰、在上肢或在下肢。

2. 鉴别诊断

骨关节炎需和类风湿关节炎、强直性脊柱炎、结核性关节炎、感染性关节炎、腰椎间盘突出症相鉴别。

（1）类风湿关节炎：常侵犯手足小关节，多为对称性关节炎，类风湿因子常呈阳性，累及脊柱时仅出现颈椎受累，无 X 线证实的骶髂关节炎。

（2）强直性脊柱炎：多发生于15～30岁的男性青壮年。发病缓慢，间歇疼痛，多关节受累。脊柱活动受限，关节畸形，有晨僵。X线检查骶髂关节间隙狭窄模糊，脊柱韧带钙化，呈竹节状改变。实验室检查血沉加快或正常，HLA-B27为阳性。类风湿因子多呈阴性。

（3）结核性关节炎：侵犯骶髂关节时，常侵犯单侧关节，多伴有全身中毒症状，如低热、盗汗、形体消瘦等。

（4）感染性关节炎：侵犯骶髂关节时，常侵犯单侧关节，多伴有高热。实验室检查白细胞计数明显升高。

（5）腰椎间盘突出症：是引起腰背痛的常见原因之一。该病限于脊柱，无疲劳感、消瘦、发热等全身表现，常为急性发病，多只限于腰部疼痛，活动后加重，休息缓解，站立时常有侧屈姿势。触诊在脊柱骨突有1～2个触痛扳机点。所有实验室检查均正常，可通过CT、MRI或椎管造影检查得到确诊。

【治疗思路】

1. 中医治疗

中医学认为"风寒湿邪，痹阻经脉，致使经脉不通，不通则痛"，所以中药治疗当以祛风散寒、解痉通络、活血化瘀为目的，同时亦须温肾助阳、扶正固本，以达强筋壮骨、根除关节炎症之功效。

2. 西医治疗

目的在于缓解症状，改善关节功能，延缓病情进展，减少关节畸形，提高生活质量。应在患者出现症状，而关节软骨尚未发生明显病变，关节间隙尚未狭窄及骨赘尚未达到显而易见的程度即开始综合性治疗。

【治疗方法】

1. 一般治疗

（1）健康教育：使患者了解本病的治疗原则、锻炼方法，以及药物的用法和不良反应等。患者应学会自我关注、照顾和管理。

（2）减轻关节负荷，保护关节功能：包括移动范围训练、肌肉加强训练和行走的辅助设备等。受累关节应避免过度负荷，膝或髋关节受累患者应避免长久站立、跪和蹲。如果身体肥胖，需要减肥。肌肉的协调运动和肌力的增强可减轻关节的疼痛症状。

2. 物理治疗

物理治疗包括电疗、磁疗、醋疗、蜡疗、水疗、光疗等，这些方法既可改善局部的血液循环，促进滑膜炎症吸收、消散，缓解肌肉痉挛，降低骨内高压，又可加快关节软骨的新陈代谢。

3. 中医治疗

（1）内治法

①肾虚髓亏：腰腿酸软，关节疼痛无力，活动不灵活，不能久立远行，遇劳则腰脊、颈项或四肢关节疼痛更剧，舌淡红，苔薄白，脉细。

治法：补肾益精。

方药：六味地黄丸加味。熟地黄30g，山茱萸12g，山药15g，茯苓10g，泽泻10g，牡丹皮10g，白芍15g，木瓜10g，鸡血藤30g。颈项疼痛者，加葛根20g，羌活15g；肢体麻木者，加鸡血藤、黄芪、桑枝各30g；跟骨疼痛者，加牛膝20g；上肢疼痛者，加海风藤、伸筋草各30g；腰痛甚者，加杜仲、川续断各15g，狗脊、巴戟天各12g。

中成药：金乌骨通胶囊，一次3粒，每日3次，口服；益肾蠲痹丸，一次6～10g，每日2次，口服。

临床体会：肾虚为本病的最基本病机，补肾则为最基本大法，临床上常根据偏阴虚、偏阳虚及患病部位的不同而随症加减。

②肝血不足，肾阳亏虚：关节僵硬冷痛，屈伸不利，甚则关节变形，腰膝酸软，下肢无力，足跟疼痛，形寒肢冷，口淡不渴，尿频便溏，男子阳痿，女子经期延后，舌淡胖嫩，苔白滑，脉沉弦无力。

治法：调补肝肾，养血和营。

方药：壮骨蠲痹汤。熟地黄15g，肉苁蓉10g，骨碎补15g，淫羊藿15g，当归10g，白芍20g，生黄芪15g，甘草6g，牛膝10g，三七粉6g（冲服）。湿重者，去熟地黄，加薏苡仁30g；有热者，加黄柏6g；有寒者，加鹿角胶10g（烊化）。

中成药：金匮肾气丸，一次8g，每日2次，口服；健骨丸，一次6～10g，每日2次，口服。

临床体会：肝主筋，肾主骨，肝肾同源。肾虚髓亏，肝血亦不足，故须肝肾同治，强筋壮骨，才能相得益彰。

③寒凝瘀阻：骨节冷痛，疼痛剧烈，得寒加重，得热则减，夜间痛甚，伴关节冷感或麻木，功能活动受限，全身畏冷，四肢不温，舌淡黯，苔白，脉沉迟弦。

治法：散寒活血，祛瘀散结。

方药：阳和汤加味。熟地黄15g，白芥子10g，麻黄9g，肉桂3g（冲服），炮姜炭6g，鹿角胶9g（烊化），制附子9g，鸡血藤15g，蜈蚣2条，细辛3g，穿山甲10g，威灵仙15g，制乳香、没药各10g，甘草5g。痛在上肢者，加姜黄10g，青风藤、透骨草各15g；痛在腰背者，加地龙、胡芦巴各10g，补骨脂15g；痛在下肢者，加汉防己、独活、木瓜各15g。

中成药：寒湿痹冲剂，一次 10g，每日 3 次，口服；小活络丸（丹），一次 6～10g 或 1～2 丸，每日 2 次，口服。

临床体会：肝肾亏虚之体，寒邪最易侵入，阴寒凝滞，瘀阻经脉而发痹痛。故调补肝肾以治本，祛风散寒、化瘀通络以治标。

④气血两虚：关节酸痛无力，时轻时重，活动后更明显，肢体麻木，面色少华，心悸气短，自汗乏力，食少便溏，舌淡，苔白或薄少，脉细弱无力。

治法：补益气血。

方药：八珍汤加味。党参 30g，黄芪 15g，茯苓 15g，白术 10g，熟地黄 20g，白芍 10g，当归 10g，川芎 10g，甘草 5g，川续断 15g，杜仲 15g，怀牛膝 15g，五加皮 15g，独活 15g，细辛 5g。头颈部疼痛者，加葛根 15g，羌活 10g；上肢痛者，加桑枝 15g，桂枝 5g，姜黄 10g；指端关节疼痛者，加豨莶草、透骨草各 15g；腰痛者，加狗脊 6g。

中成药：十补丸，一次 6～10g，每日 2 次，口服；独活寄生口服液，一次 10mL，每日 2～3 次，口服。

临床体会：本证气血两虚，非十全大补汤不能胜任。老龄阶段，虽为气血两虚证，肾气也不足，可再加淫羊藿、巴戟天等，共奏益气养血、通经活络、补肾壮阳之功。

⑤肾虚血瘀：腰脊或颈项四肢关节疼痛如锥刺，痛有定处而拒按，俯仰转侧不利，形寒肢冷，小便清长，病情反复不愈，舌质紫黯，或有瘀斑，脉弦涩。

治法：补肾活血化瘀。

方药：青娥丸合活络效灵丹。杜仲 15g，补骨脂 10g，肉苁蓉 15g，熟地黄 15g，当归 10g，川芎 10g，丹参 30g，乳香 5g，没药 5g，鸡血藤 30g。痛在腰腿者，加乌梢蛇、独活各 15g；痛在腰以上者，去牛膝，加姜黄 10g；血瘀明显者，加三七片、血竭、苏木各 10g。

中成药：壮骨伸筋胶囊，一次 6 粒，每日 3 次，口服；抗骨质增生丸，一次 6～10g，每日 2 次，口服。

（2）外治法

①药浴疗法：炒艾、生川乌、木瓜、防风、五加皮、地龙、当归、羌活、伸筋草各 30g，用纱布包裹后入水煎煮，沸腾 5 分钟左右，趁热熏蒸洗浴患处，并轻轻按揉。每日 1～2 次，一次约 1 小时，每剂连用 5～7 天。2 个月为 1 个疗程。或艾叶 9g，透骨草 30g，花椒 6g，水煎，利用其热气熏洗患处，每日 1～2 次。或进行矿泉浴。

②拔罐疗法：适用于肩背部、下腰部、阿是穴等部位。该法具有温经通络、祛湿逐寒、行气活血及消肿止痛的作用。一般每个部位留罐 10～15 分钟。凡皮肤有水肿、溃疡、肿瘤、大血管处均不宜拔罐。

③膏药外贴：狗皮王药膏、麝香止痛膏、追风膏等贴患处。

④乳剂或擦剂：双柏散乳剂、辣椒膏、骨质宁擦剂、麝香风湿油等，外擦患处。

⑤针灸疗法：

体针：肘部取曲池、手三里、天井、合谷，腕部取外关、阳池、阳溪、合谷，指掌部取中渚、合谷，髋部取环跳、秩边、髀关，膝部取血海、伏兔、阳陵泉、梁丘、内膝眼、犊鼻，踝部取中封、昆仑、解溪、三阴交，项背部取风池、风门、大椎、肾俞或华佗夹脊穴。根据疼痛部位选穴，采用平补平泻法，留针 15～20 分钟，每日或隔日 1 次，15 次为 1 个疗程。若寒湿明显者，用温针法留针 10 分钟，加艾条灸，每日或隔日 1 次，15 次为 1 个疗程。

电针：主穴取内膝眼、犊鼻、血海、梁丘、鹤顶，配穴取足三里、委中、阳陵泉、阿是穴。用平补平泻法，留针后接电针仪，脉冲频率为每分钟 30 次，一次治疗 20 分钟，15 次为 1 个疗程，每疗程间休息 2 周，可进行下一个疗程。

4. 西医治疗

（1）药物治疗：

①对于控制轻、中度的疼痛和症状，应该给予一般镇痛剂，如对乙酰氨基酚。

②对于中、重度的疼痛和关节肿胀，应考虑应用非甾体抗炎药或特异性 COX-2 抑制剂。非甾体抗炎药应从小剂量开始，视病情而逐渐加大用量，并酌用胃黏膜保护剂。

③对于中、重度疼痛，同时患有特异性 COX-2 抑制剂和非甾体抗炎药禁忌证的患者，可以应用麻醉止痛药，如曲马朵等。

④改善病情药物及软骨保护剂：此类药物具有降低基质金属蛋白酶、胶原酶等活性的作用，既可抗炎、止痛，又可保护关节软骨，有延缓骨关节发展的作用。主要的药物包括硫酸氨基葡萄糖、葡糖胺聚糖、s- 腺苷蛋氨酸、多西环素及双醋瑞因等。

⑤局部治疗：

外用 NSAIDs 或关节腔内注射药物：糖皮质激素可做关节腔局部注射，不宜全身用药。指征：关节大量积液抽液后。两次间隔应在 2 个月以上，同一关节用药每年不超过 4 次。

关节腔内注射透明质酸钠：黏弹性补充剂，2～4mL 进行关节腔内注射，每 1～2 周一次，共 3～5 次。注射前应抽吸关节液，负重关节注射后前 2 天宜控制活动，减少负重，以免药物渗出、肿胀。

（2）手术治疗：对于经内科保守治疗未能控制症状，有关节软骨明显破坏，关节狭窄强直、半脱位、脱位，有手术适应证者，可以考虑外科手术治疗。根据病情选择关节镜手术或人工关节置换术。

5. 功能锻炼

（1）劝导患者要合理和坚持进行体育锻炼，以取得和维持关节的最好位置，增强关节旁肌肉和增加韧带的力量。

（2）注意以下三方面的内容：体育锻炼、止痛和体重控制。患者通常为减轻疼痛而减少活动，此时应肯定地告知患者活动时所带来的疼痛并不导致病情加重。疼痛是由于缺乏运动，僵硬的肌肉和关节出现的一种自然反应，一旦机体适应了这种锻炼，疼痛感就会减轻。任何一种锻炼都需要循序渐进，可将一次不能完成的目标分为两个阶段完成。通过变换体位、轻度伸展运动，使全身关节得到活动，即可达到缓解肢体和关节僵硬的目的。体重超重患者通常感到在身体承重部位疼痛更加剧烈，特别是膝关节和腰背部。因此，通过尽可能多的运动以减轻体重是很重要的。同时，可使用柔软的鞋垫和特殊的训练器械以减轻膝关节的压力。

6. 中西医结合治疗思路与方法

整体观和辨证论治是中医的精髓，对本病早期治疗具有一定效果，患者易于接受，但晚期疗效不理想。西医多采取止痛的对症治疗，效果较好，但需较长期服药，副作用较多。对于顽固性疼痛患者西医主张手术，但年老体弱者，手术后并发症多，功能恢复缓慢，故远期效果不理想。两种治法各有千秋，若二者结合，以中医辨证论治为主，配合西药、理疗、外治及手术治疗，是治疗本病的有效途径，能够缓解病情，提高疗效。

（1）西药止痛，中药治本：骨关节炎最主要的临床表现是疼痛，患者最痛苦的也是关节疼痛，因此采用西药进行对症止痛治疗很有必要。在止痛的同时，配合中药辨证论治，一方面有助于止痛的效果，另一方面可以缩短止痛药应用时间，减少副作用。另外，中药补肾活血祛风湿等治疗，可以显著延缓病变的进展。

（2）中医外治法配合西医激素封闭：目前临床上常用的是西药局部痛点封闭治疗骨性关节炎，但激素会促进老年人的骨质疏松，且这种疗法 7～10 天就必须注射一次，故副作用较大。中医外治法方法多样，特别是熏洗、敷药及针灸推拿等方法也都会有较理想的疗效。二者配合，效果更佳，副作用更小。

（3）西医手术配合中医推拿按摩：对于经中西医保守治疗无效的患者，严重疼痛、功能障碍者，可选用西医手术治疗。年老体弱者若于手术前给予补气血益肝肾的方药，术后再予以舒经络强筋骨之品，配合推拿按摩、活络关节，并积极进行功能锻炼，可望减少并发症，早期恢复功能。

7. 膳食与起居

（1）辨证施膳：骨性关节炎应多食五谷类食物、新鲜蔬菜、水果、鱼类、蛋、奶类，少食糖类、脂肪，禁忌肥腻、煎炸食品。平乐正骨骨病学根据病变早、中、晚期给予辨证施膳。

①早期：主要证型为气滞血瘀，饮食宜活血通络，如香蕉、萝卜、芹菜等新鲜蔬

果及蜂蜜，可适当选择以下药膳。

三七炖田鸡：田鸡2只（约200g），三七15g，大枣4个。田鸡去皮、头、内脏，三七打碎，大枣去核，同入炖盅，加适量水，大火煮沸后改小火炖1～2小时。饮汤吃肉，1剂/日。

三七地黄瘦肉汤：生地黄30g，三七12g，瘦猪肉300g，大枣4个。瘦肉洗净入砂锅，将三七打碎和生地黄、大枣一起下锅，加适量水，大火煮沸后改小火煮1小时至瘦肉熟烂，放盐适量，饮汤吃肉，隔日1剂。

痛灵酒：生川乌、生草乌各50g，田三七、马钱子各25g。将川乌、草乌洗净切片晒干，用蜂蜜250g煎煮；马钱子去毛，用植物油炸；田三七捣碎。混合前药加水煎煮两次，第1次加水1000mL，浓缩到300mL；第2次加水1000mL，浓缩到200mL。两次取液500mL，加白酒500mL即成。每天3次，一次10mL，10天为1个疗程。

②中期：主要证型为脾虚湿滞、气滞血瘀，饮食宜健脾除湿、舒筋活络，如山药、薏米等，可适当选择以下药膳。

金银花莲米粥：金银花15g，莲米30g，白糖少许。将金银花洗净，水煎煮沸5分钟后，去渣取汁，加莲米煮至米熟，加白糖调匀服食，每日2剂。

二豆薏米粥：绿豆、赤小豆、薏米各25g。将二豆及薏米淘洗干净，先取二豆煮开花后，下薏米煮为稀粥，待熟后调入白糖服食，每日2剂。

丝瓜藤酒：1截连根的丝瓜藤，黄酒适量。将丝瓜藤研成末，与黄酒混合。每天2次，一次3g，用黄酒送服。

③晚期：主要证型为肝脾肾亏虚、经络阻滞，饮食宜补益肝肾、舒筋通络，可食瘦肉、蛋类等，适当选择以下药膳。

杜仲骨碎瘦肉汤：猪瘦肉200g，骨碎补15g，杜仲15g，云耳50g，米酒50g。将瘦肉洗净，切块；云耳用清水浸透、洗净；杜仲、骨碎补分别用清水洗净。将上料一起放入砂锅内，加清水适量，武火煮沸后，改用文火煲2～3小时，调味服用。每周食用2～3次。

猪腰煲杜仲：杜仲15～30g，猪腰1个。杜仲先置锅里，微火小炒，并洒上盐水炒至微黄，然后与洗干净的猪腰一起放进砂锅内，加入清水1000mL，先武火煲沸后，改用文火煲一个半小时，调入适量食盐便可。每周食用2～3次。

肉鳝羹：黄鳝250g，猪肉100g，杜仲15g，葱、姜、料酒、醋、胡椒粉各适量。杜仲水煎去渣，取汁备用；将黄鳝宰杀，去肠肚，用开水略烫，刮去外皮上的黏物，切段。将猪肉剁成末，放油锅内煸炒，加水及杜仲汁，放入鳝鱼段、葱、姜、料酒，烧沸后改文火煮至鱼酥，加醋、胡椒粉，起锅，撒上香菜，配餐食用。

（2）起居：①天气寒冷时注意保暖，外戴护膝可保护膝关节。②控制体重，适当减肥，保持标准体重。③适当休息，防止外邪侵袭。④勿长期登山、远足等。

【按语】

　　骨关节炎患者一般不引起功能残废，有少数患者终身无症状。大多数患者症状局限于关节。极少数患者因压迫神经根，引起相应的肢体神经根痛或传导感觉异常。有神经症状者，多数经过休息或治疗可恢复，仅个别遗留神经源性瘫痪。还有极个别患者因椎动脉受压，可出现脑缺血症状。如处理及时、有效，这些症状可得到控制。个别骨关节炎患者也可以出现关节局部破坏，并导致功能障碍和畸形。强直性脊柱炎多引起脊柱及髋关节病变，导致关节强直、畸形及功能障碍，甚至生活不能自理，因此，明确预后因素、及早发现可能提示预后不佳的因素、早期积极治疗，可能改善预后。

第十章 地方病和职业性骨关节病

第一节 概论

【概述】

地方病和职业性骨关节病是与地域分布、外界环境及劳动职业密切相关的疾病，可能造成残疾或危及生命，应该引起重视。

【病因病机与分型分期】

1. 病因病机

（1）中医学：中医学认为，本病的病因主要为外邪乘虚而入，循经入里，客于筋骨之间，使气血阴阳失调，津液不能正常输布，凝聚为痰而致病。本病病机是寒、热、痰、瘀、虚、实交杂：既有全身气血不和，肾亏髓空，骨髓空虚，筋骨松软之虚；又有局部痰浊凝聚，气滞血瘀之实。

（2）西医学：①地方因素：某些地方病是因水土中某些矿物质含量过高或过少，引起人体代谢异常而生病，如高氟、高钙、高锶、高钡等。②饮食因素：因食物被霉菌或毒物污染，引起骨骼及软组织等代谢异常，如大骨节病。③职业性因素：在生产劳动中，因防护不当，经常与有害因素接触而产生危害健康的骨骼系统变化，常见的生产性有害因素有物理性因素如噪声、震动、高温或高气压、低气压、电离辐射（X线、中子等）、电磁辐射（高频及微波、紫外线）等，化学性因素如生产性铅、汞、砷、氯乙烯等和粉尘（矽尘、煤尘、石棉尘、金属粉尘）等。

（3）平乐正骨骨病学：骨病是骨科疾病中最常见的疾病，主要分为先天性骨病、代谢性骨病、骨坏死、职业性骨病、地方性骨病、关节退行性骨病、骨肿瘤、骨痈疽、骨结核、骨关节痹证、痿证、筋挛等内容。职业性骨病和地方性骨病是临床比较少见的一类骨病，根据中医学肾藏精、主骨、生髓的理论及长期临床实践，本病属本虚标实，肾气亏虚是本，外感风寒湿、瘀血阻络是标。

2. 分型分期

（1）辨证分型：包括湿注关节、肝肾不足、气滞血瘀、筋骨痿用等证。

（2）临床分期：临床以发病过程分为潜伏期、发病早期、发病中期、发病后期。

【临床表现】

1. 病史

（1）地方病：发病缓慢，病程迁延，多为区域性多个患者同时发病。

（2）职业性疾病：发病多急骤，病程短，多与职业相关，工龄越久发病率越高，起病多急骤，病程多反复，致残或后遗症严重。

2. 症状

（1）地方病：早期为牙齿或身体其他部位不适，之后四肢或全身骨关节疼痛，活动受限，后期则几乎都出现肢体及脊柱畸形。

（2）职业性疾病：以全身症状为主，或以某个系统、器官为症状发病。如铅、砷、锰、甲烷、汽油等以神经系统为主要症状；生产性粉尘和刺激性气体则以呼吸系统症状为主；苯、镭中毒以血液系统受损而发病；铅、汞、四氯化碳中毒则多表现为泌尿系统症状；磷、氟、镉、氯乙烯等骨骼系统损害更为明显。

3. 体征

本病体征各异，详见各节。

4. 临床特征

地方病和职业性骨关节病的诊断多以个人史（籍贯、居住地、旅游区等）、职业史、现场调查及临床表现（病史、症状、体征、实验室及影像学检查）等多方面内容综合判定，具有地域性和职业相关性。

5. 特殊检查

各疾病特殊检查各异，可鉴别及明确诊断。如氟骨病血中及尿中氟均高于界线值，具有特殊诊断价值。

6. 辅助检查

（1）影像学检查：

① X 线检查：多数无明显特异性，且多数为多处甚至全身骨骼病变，多表现为骨质疏松、骨质硬化、囊性变、骨质增生、骨关节变形、坏死等（彩图 10-1-1）。

②神经系统检查：如肌电图、颅脑 CT 等。

③循环系统检查：如心脏彩超等。

（2）检验学检查：分为一般检查和特殊检查。一般检查包括血、尿、大便及肝肾功能等；特殊检查是对血、尿、大便、呕吐物及毛发等组织进行微量元素、毒物或其代谢物的检查。有时尚需结合组织病理、分子遗传病学、染色体等相关检查。

（3）病理学检查：多不需病理学检查而明确诊断。个别病例可能需细胞学支持检查。

【辨证诊断及鉴别诊断】

1. 辨证诊断

本病包括湿注关节、肝肾不足、气滞血瘀、筋骨痿用等证。

2. 鉴别诊断

因地方病和职业性骨关节病全身及局部、影像学检查等无特异性改变，需与骨关节病的其他疾病相鉴别。主要鉴别点是有无地方区域性发病特点、职业的特殊性及家族性等特殊病史。

【治疗思路】

本类疾病以预防为主，应去除病因、树立患者信心、综合规范长期治疗，主要原则如下。

1. 消除致病因素

改良水质，防止食物污染，改善工作环境，做好职业防护。

2. 针对病原治疗

中毒者则祛毒解毒，减压病给予加压，氟骨病给予补钙、氢氧化铝凝胶等抑制氟的吸收。

3. 针对症状治疗

贫血者补血、疼痛者止痛、神经损伤者营养神经、血管，痉挛者给予血管扩张药物、脊柱椎管狭窄者进行椎管减压、膝关节畸形者可行矫形手术、截瘫者进行理疗及康复锻炼等。

4. 中西医综合治疗

中医药、针灸推拿、气功、理疗、康复锻炼等能有效延缓骨骼疾病的进展和畸形的发生。

【治疗方法】

1. 一般治疗

适当休息，加强营养；调整饮食结构，改善生活环境；积极对症处理，预防畸形；适当支具保护，患肢制动控制疾病进展。

2. 中医治疗

（1）药物治疗

①内治法：中医药治疗的主要原则为扶正祛邪。临床依据患者年龄、体质及疾病发展的不同阶段辨证施治。

②外治法：为达到良好的治疗效果，地方病和职业性骨关节病的治疗多内外同治，辨证同法。

对病变关节可应用针刺、艾灸及火罐等疗法，取穴以病变部位为主，选环跳、秩边、风市、委中、足三里、三阴交等。另外，早期可选用镇痛或舒筋手法；中晚期关节活动功能障碍者，可选用活节展筋手法，如摇法、抖法等。

（2）物理治疗：如冷疗、药物离子渗入等方法均可改善临床症状。

3. 西医治疗

（1）药物治疗：可给予保护关节软骨、解毒剂等药物应用。

（2）手术治疗：有关节内游离体影响功能者，可手术摘除；有严重关节畸形者，可行截骨矫正术；疼痛严重者，可行神经关节支切断术；关节功能严重障碍且疼痛剧烈者，可行关节表面置换术、关节融合术或关节清理术；畸形严重者给予矫形术，短缩者可给予骨搬移或延长术等。

4. 康复疗法

康复疗法是疾病康复过程中重要的辅助治疗手段，视病情指导患者进行适当肢体的功能活动。全身情况较好者可行八段锦、太极拳、吐纳气功等锻炼；全身情况较差，需卧床者注意四肢功能的锻炼，并行深吸气、腰背部肌力锻炼等，预防肺炎、泌尿系感染、褥疮等并发症；对于关节功能差，肌肉僵硬者，可适当予以被动活动，配合局部按摩、针灸等方法。

本章所涉及功能锻炼以预防骨与关节畸形、尽量保持最好功能状态为主，治疗过程中应鼓励患者进行功能锻炼，防止肌肉萎缩、关节僵直、静脉血栓。必要时可利用辅助器械或在他人帮助下下地活动，需每日坚持活动，以劳而不累为度。

5. 膳食与起居

地方病及职业性骨关节病多数与饮食及居住工作环境有关，故改变膳食及起居环境是治疗的根本所在。

（1）辨证施膳：要注意平衡膳食，即尽可能丰富食物品种，不断更换制作方法，满足患者对食物的"色""香""味"要求和羹、汤、粥等多种形式，避免患者厌食、偏食。饮食是非常好的调养之品，要充分认识饮食的重要性，坚持少食多餐、少烫多温、少硬多软、少盐多淡、少陈多鲜、少肉多素、少炸多炖、少熏多炒，忌烟酒、忌霉变食物、忌偏食、忌暴饮暴食等科学膳食。

职业性骨关节病是中医骨病里较为特殊的病种，一般与饮食、地域及生活工作环境密切相关，胃肠道及泌尿系感染常诱发病情或使病情加重。注意饮食卫生，做到饮食有节。注意补充钙、铁等微量元素。多饮水、牛奶，多吃青菜、水果、瘦肉、骨头汤等。少食辛辣刺激、生冷之品。禁烟、酒。

风、寒、湿痹患者应多选用一些温热性的食物，如牛、羊骨头汤，以及姜、桂皮、木瓜等；热痹患者应多选用寒凉的食物，如薏苡仁、绿豆、梨、菊花、芦根等；肝肾两虚型患者可多食一些补益的食品，如甲鱼肉、鸡肉、鸭肉。

（2）起居：依据中医理论，人的机体与大自然是一个整体，本类疾病在改善起居规律时，应做到适时、动静结合、休眠安稳，健康有氧的生活状态能起到事半功倍的作用。

【按语】

地方病亦称生物地球化学性疾病，是指在自然环境中由于地壳元素分布不均匀，个别微量元素的含量低于或高于正常含量，直接或间接地引起生物体内微量元素平衡严重失调时产生的特殊性疾病。我国是一个地方病多发的国家，居住在地方病病区的人口约占总人口的1/3。我国一直开展地方病病因调查和防治研究。目前已发现某些地方病病因与某种微量元素缺乏或者过量的相关性，如克山病与缺乏硒（Se）有关、地方性甲状腺肿及克汀病与缺碘（I）有关、大骨节病与缺乏硒及钼（Mo）有关、地方性砷（As）中毒与高硒有关等。中华人民共和国成立后，我国各级政府通过对地方性水土监测对，多种地方性疾病已有较好的公共防御体系。

我国的职业病防御工作亦取得令人瞩目的成果。2002年《中华人民共和国职业病防治法》（以下简称《职业病防治法》）和《职业病诊断与鉴定管理办法》（以下简称《管理办法》）的颁布实施，以及2011年新修订的《职业病防治法》和2013年新修订的《管理办法》使我国职业病诊断工作步入了法制化、规范化的管理轨道。但是，由于我国企业所有制多样化、劳动用工制复杂化，劳动者就业流动性大，职业病诊断与鉴定工作面临着极大的挑战，在近年职业病诊断与鉴定的实践中经常遇到一些难以处理的问题，国内不少学者对其进行了研究探讨，希望为有关法律、法规的进一步完善和修订提供依据。

第二节　大骨节病

【概述】

大骨节病又称Kaschin-Beck病，俗称矮人症、算盘珠病或柳拐子病，是由于矿物代谢异常或食用被霉菌污染的谷物引起的一种地方性软骨骨关节畸形病，以患者身材矮小、关节畸形为特征。本病在各个年龄组都有发生，但多发于儿童和青少年，以7～16岁青少年多见，成人很少发病，无明显的性别差异。

【病因病机与分型分期】

1.病因病机

（1）中医学：中医学认为，该病的发生与地域有关。清·张璐《张氏医通》指出：

山岚瘴气，天雨湿蒸，久卧湿地可引起关节疼痛、四肢倦怠、腿膝肿痛等症状。

（2）西医学：

①病因：本病多发生在山岳、丘陵和山谷潮湿的地方，在平原则比较少见。1849年俄国人尤伦斯基在乌罗河流域发现大骨节病。我国张凤书在东北发现此病并最先报道，之后在内蒙古、宁夏、河北等流域相继有报道。这些流域水土中锶和钡含量过高但钙缺乏，影响骨骼矿物质代谢而发病。还有一种霉菌中毒学说，认为用毒性镰刀状菌污染的谷物喂养动物可发生类似大骨节病的病理变化。

②诱因：多数有明显诱因，如急性传染病、外伤、消化不良等。

③病机：主要侵犯软骨，以骨骺板的破坏最明显，骨端松质骨内骨小梁排列紊乱，骨髓内可出现坏死灶和空泡。主要病理变化为骨纵向生长受阻，骨端变粗，骨骺早期骨化，患骨变形、短缩；关节面软骨发生软化和溃疡，滑膜呈绒毛状增生，绒毛脱落，部分软骨脱落形成游离体。上述各种改变在各关节差异颇大，在下肢以距骨、跟骨和胫腓骨下端最突出，在上肢以桡尺骨下端、腕骨和指骨最明显。

（3）平乐正骨骨病学：大骨节病的发生首先是先天禀赋不足或后天失养致使机体正气亏虚，因虚伤肾，肾主骨生髓，肾气亏耗，因虚损脾，气血生化无源。《内经》说"正气存内，邪不可干"，"邪之所凑，其气必虚"。说明正气亏虚是疾病发生的内在因素，也是其他致病因素致疾病发生的基础条件。由于山岚瘴气、天雨湿蒸、久卧湿地等，外邪积聚于筋骨，造成局部气血运行障碍、痰湿凝聚或毒聚体内，蕴于骨骼，伏骨而生，正邪抗争，导致机体平衡失调而发病，属于本虚标实之病。

2. 分期

（1）临床分期：分为早发型及晚发型两类，早发型又分为前驱期、早期、中期及晚期四期。

（2）影像分期：根据骺软骨和干骺端的改变过程可分为三期。

第一期：干骺端骺线呈波浪状或锯齿状，凹凸不平，骨端边缘常破碎呈屑状，这种改变属临床前驱期。

第二期：骨骺与骨干开始融合，骺线消失钙化，自骺软骨中心部开始，向边缘发展，最后骺干相连，属于临床早、中期。

第三期：干骺完全融合，骨的纵向发育停止，病骨变短变粗，关节面破坏，属于临床晚期。

【临床表现】

1. 病史

病程缓慢，各关节逐渐发病，病程长。

2. 症状

（1）早发型：少年时期发病，发病年龄愈轻，畸形愈重。病变以踝关节发病最早，其后发病顺序为手指关节、膝关节、肘关节、腕关节、足趾关节和髋部，可影响全身骨骼发育，一般分为四期。

①前驱期：四肢关节疼痛，压痛明显，活动不灵活，握拳酸痛不便，活动时偶有捻发样摩擦音，早晨尤甚，活动后稍好，关节的外观尚无改变。

②早期：四肢关节疼痛加重，活动更不灵活，膝关节、踝关节、手指关节增粗，肌肉轻度萎缩，关节活动时有粗糙的摩擦音。

③中期：关节疼痛、功能受限更明显，握拳时指尖不能接触掌心，手指呈对称性增粗畸形，关节部较粗大，肌肉明显萎缩，可产生关节内游离体。由于经常摩擦损伤，引起局部剧痛及粗糙摩擦音。因足踝关节受累严重，关节活动时有明显破碎性摩擦音。

④晚期：出现身材矮小，四肢、手指明显短缩，关节粗大，常有挛缩畸形，关节功能严重障碍，肌肉消瘦，两髋屈曲，腰椎前屈增加，走路时出现"鸭步"。因骺板融合速度不一致，四肢出现手指短粗小、足部扁平、膝内翻、膝外翻或髋内翻等畸形。

（2）晚发型：青春后期发病，主要表现为关节肿胀，有少量积液，活动时有摩擦感，并伴有交锁、关节内游离体等骨关节炎症状，畸形不明显。成人以踝、膝关节发病多见。

3. 体征

本病多伴有肌肉萎缩、关节功能受限及继发四肢、关节畸形等。

4. 临床特征

本病为一种地方性骨病，具有地域性和多发性，主要特征为四肢关节软骨破坏导致患者身材矮小，关节畸形。

5. 特殊检查

现场水质及患者毛发、血等微量元素检查提示锶和钡含量过高，钙缺乏可有倾向诊断。

6. 辅助检查

（1）影像学检查：主要是 X 线检查，表现为四肢管状骨骨骺和干骺端早期融合及骨端变形，两侧对称，尤以指骨的改变最为明显。亦伴有关节间隙狭窄，关节面不整齐，软骨下硬化、关节内游离体等骨性关节炎表现（图 10-2-1，图 10-2-2）。

（2）检验学检查：需给予血、尿等常规检查，而现场水质及患者毛发、血等微量元素检查可提示诊断倾向。

（3）病理学检查：活体组织及细胞学检查多无特异性。一般不做相关检查，但病史不明确时可有很好的鉴别价值。

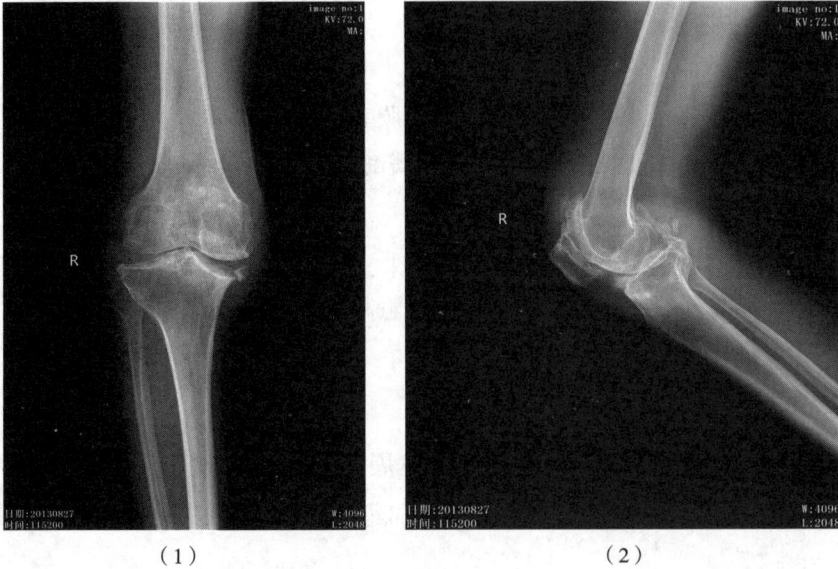

（1）　　　　　　　　　　　　　　　（2）

图 10-2-1　大骨节病（膝关节）

（1）膝关节正位;（2）膝关节侧位

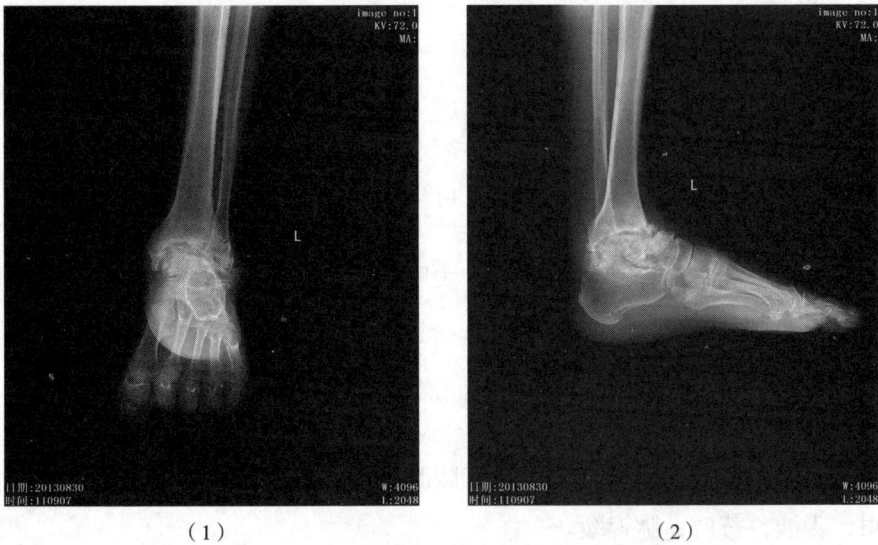

（1）　　　　　　　　　　　　　　　（2）

图 10-2-2　大骨节病（踝关节）

（1）踝关节正位;（2）踝关节侧位

【鉴别诊断】

1. 类风湿关节炎

本病可发生于任何年龄，身材正常，四肢与躯干比例正常，后期可发生关节强直与畸形，血沉加快，类风湿因子阳性。

2. 退行性关节病

本病多见于中老年患者，关节出现肿胀疼痛、关节间隙狭窄、游离体等症状，无身材矮小、短骨畸形等。

3. 脆骨病

本病发生于幼儿，容易发生骨折，眼巩膜蓝色，听力差，无肌肉萎缩。X线检查见骨质疏松，骨皮质菲薄。实验室检查碱性磷酸酶升高。

4. 佝偻病

本病发育延迟，出现方颅、鸡胸、肋串珠、腕呈手镯样等典型表现，无肌肉萎缩，重症出现"O"形或"X"形腿。实验室检查碱性磷酸酶升高。

【治疗思路】

大骨节病无法根治，亦不能抑制病变发展。本病重在预防，要早发现、早治疗，以对症治疗为主。在治疗中不但要重视手术和药物，也应考虑其他综合治疗措施。

【治疗方法】

1. 一般治疗

（1）调整饮食及生活环境。

（2）积极对症处理，预防畸形发生。

（3）适当支具保护。

2. 中医药治疗

（1）内治法

①湿流关节：关节疼痛，头重体痛，腹胀烦闷，昏不知人，四肢倦怠，腿膝浮肿，大便泄泻，小便黄赤。

治法：温中健脾，除湿通络。

方药：加味术附汤或渗湿汤加减。

②风寒入络：肢节疼痛，活动不灵，腰膝酸冷，遇寒加重，得暖痛减，肌肉消瘦，步履维艰，舌淡，苔白，脉迟缓。

方药：风胜者宜防风汤，寒胜者用五积散，兼夹风寒湿痹者用独活寄生汤。

③肝肾不足：病程缠绵，身材矮小，关节粗大，挛缩畸形，活动障碍，肌肉消瘦，神疲乏力，腰膝酸冷，行走困难，夜尿颇多或遗尿失禁，舌淡苔白，脉沉细无力。

治法：补益肝肾，强筋壮骨。

方药：补肾丸或虎潜丸加减。

（2）外治法

①药物外敷：可应用卤碱软膏外敷，取过筛后的卤碱粉30g，加液体石蜡适量调匀，然后用熔化的凡士林加至1000g，调匀即成。

②中药熏洗：海桐皮汤或八仙逍遥汤熏洗患肢。

③针灸治疗：对病变关节应用针刺、艾灸等疗法，取穴以病变部位为主，加环跳、秩边、风市、委中、足三里、三阴交等。

④其他：早期可选用镇痛或舒筋手法。中晚期关节活动功能障碍者，可选用活节展筋手法，如摇法、抖法等。

3. 西医治疗

（1）药物治疗：给予补钙、利尿等药物促进排泄有毒微量元素，并同时给予保护关节软骨等药物。

（2）手术治疗：有关节内游离体影响功能者，可手术摘除；有严重关节畸形者，可行截骨矫正术；疼痛严重者，可行神经关节支切断术；关节功能严重障碍且疼痛剧烈者，可行关节表面置换术、关节融合术或关节清理术。

4. 功能锻炼

早、中期宜卧床休息，患肢制动，抬高患肢，保持功能位，避免关节负重，关节疼痛缓解后，适当下床活动。病灶稳定后非负重关节活动，促进功能恢复。视病情指导患者进行适当的肢体功能活动。关节功能差，肌肉僵硬，可适当予以被动活动，按摩局部。

5. 膳食与起居

（1）辨证施膳：根据患者体质和舌苔、舌质变化，判断寒热虚实，有针对性地指导患者饮食。大骨节病多为邪聚正亏，除改善高氟及食材安全等地域饮食环境外，宜食清淡、薄素、温热、易消化之品。肝肾亏虚多食用滋肝补肾、强筋壮骨之品；气滞血瘀者多食行气活血之品；合并骨质疏松患者，注意多食牛奶、豆制品等。平乐正骨骨病学根据大骨节病的临床特点，给予辨证施膳。

①湿流关节：以温中健脾、除湿通络为主，可适当参考以下药膳。

金银花莲米粥：金银花 15g，莲米 30g，白糖少许。将金银花洗净，水煎煮沸 5 分钟后，去渣取汁，加莲米，煮至莲米熟透，加白糖调匀服食，每日 2 剂。

二豆薏米粥：绿豆、赤小豆、薏米各 25g。将二豆及薏米淘洗，先取二豆煮开花后，下薏米煮为稀粥，待熟后调入白糖服食，每日 2 剂。

薏米粥：薏米 30g，木瓜 10g，粳米 60g，白糖 2 匙。将薏米、木瓜洗净后，倒入小锅内，加粳米及冷水两大碗，先浸泡片刻，再用小火慢炖至薏米酥烂，加白糖，稍炖即可，每日食用，不拘量。

②风寒入络：以疏散风寒、温中除痹为主，可适当参考以下药膳。

川乌粥：生川乌头 3～5g，粳米 30g，姜汁 10 滴。将乌头捣碎研为极细末，粳米煮粥，沸后加入川乌头末，改文火慢煎，熟后加入生姜汁及蜂蜜搅匀，稍煮一二沸即可，加适量蜂蜜，一次冲调 1～2 匙。

肉苁蓉炖羊排：羊排骨 250～500g，肉苁蓉 30g，白果 30g 粒（去壳心），栗子 15 粒（去壳），薏苡仁 15g，姜少许，葱少许。羊排骨洗净，切成块状，同葱、姜一起用油起锅，炒到变色为止。加入四大杯清水，烧滚后除去泡沫及浮油，加入切成块状的肉苁蓉，依次再加入栗子、白果和泡软的薏苡仁，煮半熟后放入少许酱油。待水快收干时，经常用锅铲搅动，收汤后即可食用。

狗肉附子汤：鲜狗肉 150g，熟附子 10g，桂枝 9g，生姜 15g，红枣 6 个。先将鲜狗肉洗净血污，斩块状备用；生姜洗净沙泥，去皮切成片状；桂枝、熟附子洗净；红枣洗净去核。然后用铁锅放油烧滚，下姜片和鲜狗肉，将狗肉炒至微黄赤，再将狗肉、生姜片铲起放进砂锅内，加进洗净的熟附子、桂枝、红枣肉和适量清水，先用武火煮开，再用文火煮两个半小时，至狗肉熟烂，以口尝其汤无麻辣感为度，加食盐调味，待温随量饮汤吃肉。

③肝肾不足：以补益肝肾、活血通络为主，可适当参考以下药膳。

杜仲骨碎瘦肉汤：猪瘦肉 200g，骨碎补 15g，杜仲 15g，云耳 50g，米酒 50g。将瘦肉洗净，切块；云耳用清水浸透、洗净；杜仲、骨碎补分别用清水洗净。将上料一起放入砂锅内，加清水适量，武火煮沸后，改用文火煲 2～3 小时，调味食用。每周 2～3 次。

猪腰煲杜仲：杜仲 15～30g，猪腰 1 个。杜仲先置锅里，微火小炒，并洒上盐水炒至微黄，然后与洗干净的猪腰一起放进砂锅内，加入清水 1000mL，先武火煲沸后，改用文火煲一个半小时，调入适量食盐便可。每周食用 2～3 次。

肉鳝羹：黄鳝 250g，猪肉 100g，杜仲 15g，葱、姜、料酒、醋、胡椒粉各适量。杜仲水煎去渣，取汁备用；将黄鳝宰杀，去肠肚洗净，用开水略烫，刮去外皮上的黏物，切段。将猪肉剁成末，放油锅内煸炒，加水及杜仲汁，放入鳝鱼段、葱、姜、料酒，烧沸后改文火煮至鱼酥，加醋、胡椒粉，起锅，撒上香菜。配餐食用。

（2）起居：生活起居方面除安排合理饮食，加强营养，进滋补肝肾饮食，如动物肝肾、桂圆、核桃等外，还要保持积极心态，养成良好的生活习惯，注意保暖，防止风寒湿邪侵袭，戒烟戒酒。提倡卧硬板床，教会患者正确的卧姿、坐姿，注意关节保护及预防畸形。需要佩戴支具时注意避免压伤，需要服用药物时按时服药，如有不适，及时随诊。

【按语】

大骨节病是由于矿物代谢异常或食用被霉菌污染的谷物引起的一种地方性软骨骨关节畸形病，以患者身材矮小、关节畸形为特征。具有地域性群体发病特点，除积极普查预防本病外，既病应要防变，积极预防畸形为防治重点。

第三节　氟骨病

【概述】

氟骨病又称氟中毒，是一种由于慢性氟中毒，引起骨质异常致密、硬化，并出现斑釉牙，四肢或脊柱疼痛、变形的慢性骨骼疾患。本病没有年龄与性别差异。

【病因病机与分型分期】

1. 病因病机

（1）中医学：中医学认为，本病的发生与氟中毒有关。

（2）西医学：本病在饮水与大气污染的高氟区流行。氟骨病在 10 万年以前的山西丁村人已有发现。1932 年，丹麦学者摩勒发现斑釉牙工人有骨骼硬化现象，并正式命名为氟骨病。本病根据氟的来源可分为地方性氟中毒和工业性氟中毒。

①病因：

地域性因素：致病物质为天然氟化物，以氟化钙为主。我国分布较为广泛，淮河、秦岭、昆仑山一线以北地区，以及南方的云南、贵州、四川、湖南、湖北等地区都有不同程度的存在。氟骨病常见的发病原因是饮用高氟水或饮用含氟极高的茶叶，长期食用经氟化物杀虫剂处理的蔬菜、氟污染的食物，以及其他含氟的药物、洗涤剂、清洁剂使用不当。

工业性因素：致病物质为人工氟化物，以氟化钠为主。近代工业中，以氟化物为原料的工业如农药厂、铝厂、水晶石矿等发展迅速，如不注意防护，或长期接触过多的氟，则会发生工业性氟中毒。此外，骨髓瘤及骨质疏松症的氟治疗中如氟化物过量应用亦可引起氟骨病。

②病机：氟化物可以结合骨骼的羟磷灰石结晶，并替代结晶中的羟基，从而使骨结晶不易溶解。此外，氟可以引起骨样组织增多及大量新骨形成，造成骨密度升高，骨骼外形增粗，以骨盆、脊柱和肋骨尤为明显。诸关节常呈骨性融合状态，以骶髂关节、肋胸及肋椎关节尤为明显。在肌腱和韧带附着处有不同程度的骨增生，关节边缘可出现疣状突出物，骨间膜发生钙化、骨化，尤多见于尺桡骨、胫腓骨和闭孔等处。椎管内钙化，可使椎间孔变窄，压迫神经根，这是造成肢体瘫痪的病理基础。

（3）平乐正骨骨病学：正虚邪实为本病特点。

2. 分型分期

（1）X 线分型：①硬化型：骨密度升高，骨小梁增粗、融合，骨皮质增厚，髓腔变窄或消失，骨间膜或周围韧带钙化。②疏松型：骨密度降底，骨小梁疏松，骨皮质变薄，骨髓变形，骨间膜及周围韧带骨化。③混合型：骨质增生及吸收同时存在，松质骨呈网状或囊状结构，皮质骨结构松散，单位面积内骨小梁明显减少。

（2）临床分期：本病的临床分期常采用上官存民等的分期方法，根据患者功能，将本病分为三期。Ⅰ期，无临床病象的氟骨症患者；Ⅱ期，尚能参加轻体力劳动的患者；Ⅲ期，丧失劳动能力的患者。

本病根据临床表现则分为急性氟中毒和慢性氟中毒两类，后者更为多见，对骨关节影响最显著。

【临床表现】

1. 病史

急性氟中毒对骨关节影响较小，起病急，进展快，病程短。慢性氟中毒更为常见，起病隐秘，病程长，对骨关节影响大。

2. 症状

（1）急性氟中毒：氟或氟化物可刺激鼻、咽及气管黏膜而引起咳嗽、咳血和胸骨后疼痛，也可刺激眼结膜造成眼部红肿，刺痛、流泪，吸入量过多可因呼吸衰竭而死亡。氟氢酸可腐蚀皮肤造成皮炎或溃疡。短期内吞咽大量氟化物的粉尘，可刺激胃黏膜而引起恶心、呕吐。

（2）慢性氟中毒：多为区域性发病，多数患者同时出现斑釉牙，门齿明显，牙釉质粗糙，无光泽，呈黄褐色。骨骼最早累及的是脊柱及骨盆，其次是胸廓及颅骨，四肢骨改变较晚，手足很少累及。临床症状轻重不一，轻者仅表现为四肢软弱无力、食欲不振、贫血、骨痛及腰腿痛；中度者疼痛加重，肢体麻木，影响劳动；严重者四肢变形，运动受限，脊柱骨性强直，或驼背畸形，可有神经根压迫及刺激症状，或椎管狭窄压迫脊髓引起肢体瘫痪。具体表现如下。

①牙齿方面：斑釉牙多见于6～12岁的儿童，常发生在门齿。根据病变轻重，可分为Ⅰ至Ⅲ度：Ⅰ度为牙齿表面局限性晦暗，失去光泽，呈白垩状；Ⅱ度为牙齿表面变色，部分微黄，以后逐渐加深至黄褐色或黑褐色；Ⅲ度为牙釉质缺损，缺损最初为浅窝状，甚至造成齿冠缺损。

②脊柱和四肢关节疼痛：患者最早感到腰痛，多为局部酸痛，时轻时重。疼痛可从腰部向上发展，最后可累及颈部；局部压痛多不明显。脊柱疼痛在中期最重，晚期可逐渐减轻或消失。在四肢关节中，以膝关节和肘关节疼痛最常见，疼痛性质同上。除膝、肘关节外，手足小关节也可发生疼痛，但比较少见。

③脊柱和四肢关节功能限制和畸形：在本病早期，脊柱活动尚好，四肢大小关节多无红肿或积液，中期可见轻度受限，晚期可发生强直和驼背。可见轻度挛缩畸形。

④神经根症状：沿神经走行的神经痛、感觉迟钝、感觉异常、肌肉无力、肌肉萎

缩等多因神经根在椎间孔受增生骨质压迫所致。可是，慢性氟中毒也可使神经组织本身发生退行性改变。

⑤脊柱压迫征：颈椎和胸椎椎管骨质增生致密，使椎管及椎间孔狭窄，可压迫脊髓或神经根而产生相应的神经症状。颈椎受累后常发生上、下肢的感觉和运动功能障碍，甚至四肢瘫痪；胸椎受累后可发生下肢感觉和运动障碍。二便功能障碍一般出现较晚。腰椎椎管内为马尾神经，该神经很细，而腰椎椎管又很宽敞，因而受压机会较少。

3. 体征

氟骨病的主要体征为斑釉牙、脊柱及骨盆疼痛僵硬、四肢畸形及脊髓神经压迫症状。

4. 临床特征

本病在饮水与大气污染的高氟区流行，主要表现为斑釉牙及四肢脊柱的硬化性改变，伴有畸形及压迫症状。

5. 特殊检查

尿氟的测定非常重要，具有重要诊断及鉴别诊断的价值。一般认为，血清氟超过6.48μmol/L，尿氟检查高于3mg/L（正常尿氟为1～2mg/L），即可考虑本病。

6. 辅助检查

（1）影像学检查

X线检查（图10-3-1）

骨质密度升高：骨密度升高最早出现在肋骨、脊柱和骨盆等躯干部位的松质骨。除骨密度升高外，尚可见骨纹理粗糙、骨小梁模糊。四肢长骨的近端受累也较早，主要表现为骨皮质增厚、骨髓腔变窄。颅骨和手足骨一般受累较轻，出现较晚。

骨质疏松：在氟骨症患者中，单纯骨质疏松比较少见。骨质疏松的表现如指骨骨膜下骨质吸收、干骺部骨皮质变薄、骨小梁粗糙或形成囊肿。

骨间膜骨刺形成：胫腓骨骨间膜和前臂骨间膜骨刺形成也是本病的特点之一，在早期即可出现。骨刺最初为粟粒样或结节状，以后则逐渐发展为刺状，最后可呈棒状。胫腓骨骨间膜的骨刺常发生在上、中段。骨刺常为多发，呈玫瑰刺样，偶见条样或鱼鳍状骨刺。

肌腱和韧带附着处钙化：常见于肋骨下缘肋间肌附着处，多呈玫瑰刺状增生。除肋骨外，闭孔筋膜、髂腰韧带等处也常见条索样钙化。椎间盘纤维环和椎旁韧带全部钙化后，整个脊柱也可呈竹节样外观。

骨干和骨端的改变：除致密和疏松外，尚可见骨干增粗、骨端增大。因肋骨增宽且致密，可将大部分肺组织掩盖。

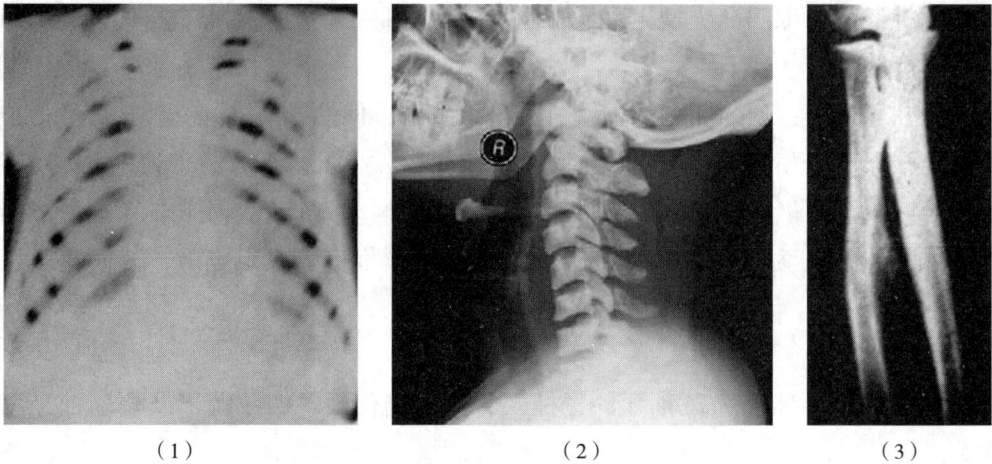

（1）   （2）   （3）

图 10-3-1　氟骨病

（1）胸肋；（2）颈椎；（3）尺桡骨

（2）检验学检查：除一般的化验检查外，血清及尿中氟的检查最有价值。血清氟超过 6.48μmol/L，尿氟检查高于 3mg/L 可明确诊断。

（3）病理学检查：无特异性，多不查。

【鉴别诊断】

1. 强直性脊柱炎

本病好发于 16 ~ 30 岁的青壮年男性，病变多起自骶髂关节和腰椎，晚期多发生驼背畸形及强直。除脊柱外，本病也常侵犯髋、膝、踝等关节。患者血沉多加快，骨与关节病变以疏松为主，两侧骶髂关节炎是本病特点。

2. 大骨节病

本病系地方性疾病，受累者多为儿童，病变主要侵犯四肢关节，而以手、足最明显。严重者病儿身材矮小、手指短粗、骨节粗大，两腿弯曲。X 线片示病变主要发生在关节，早期可见骨骺不整齐或碎裂，晚期可见畸形及增生性改变。

3. 石骨病

本病很少见，常有家族性。病儿发育正常或较迟缓。X 线片见骨骼普遍致密，手足骨与躯干骨相同。氟骨症则以躯干骨及四肢长骨近端较重，手足较轻。本病无韧带或骨间膜钙化；椎体可见上、下端致密，中间正常的带状影像；髂骨可见弧形致密与疏松相间的影像。

4. 成骨性转移癌

前列腺癌骨转移多为成骨性，瘤组织常引起广泛的骨质致密。某些乳腺癌骨转移也可为成骨性，转移部位也以脊柱、骨盆及四肢长骨近端较多见。患者多为老年，常可发现原发癌，一般情况较差。X 线片不见韧带或骨间膜钙化。

【治疗思路】

无论是工业性氟中毒还是地方性氟中毒，都应强调以预防为主。高氟区给予除氟措施，工厂做好劳动防护，日常高氟药物及制剂等做好健康宣教。轻症患者应改换饮水水源，避免接触氟化物。重症患者除改善饮食与居住条件外，应予以按摩理筋，并配合主动功能锻炼，改善肢体的活动能力。

【治疗方法】

1. 一般治疗

脱离高氟环境，或改变饮食环境等，给予高营养饮食及清新有氧环境，注意休养，保护四肢及脊柱的正常生理功能。

2. 中医治疗

（1）内治法

①气血两虚：病程较长，少气懒言，四肢软弱，乏力自汗，纳差，面色苍白或萎黄，心悸失眠，舌淡而嫩，脉细弱。

治法：补气养血。

方药：八珍汤或十全大补汤加减。

②肾阴虚：骨伤内动肾阴，眩晕耳鸣，健忘少寐，腰膝酸软，五心烦热，盗汗无力，遗精、崩漏，舌红少苔，脉细数。

治法：滋补肾阴。

方药：六味地黄丸或知柏地黄丸加减。

③肾阳虚：面色㿠白，肌肉消瘦，神疲乏力，腰膝酸冷，行走困难，夜尿颇多，或形寒肢冷，关节变形、屈伸不利，阳痿，遗尿失禁，宫寒不孕，舌淡苔白，脉沉细无力。

治法：温补肾阳。

方药：金匮肾气丸加减。

（2）外治法

①中药外用：可用八仙逍遥汤或海桐皮汤熏洗，外擦活络水或藿香正骨水等。

②针灸治疗：依据临床不同表现辨证选穴，脊柱取大椎、命门、膀胱俞、华佗夹脊等穴；上肢选肩井、曲池、合谷、内关、外关等穴；下肢选环跳、秩边、足三里、三阴交等穴。穴位采取补泻针法，或灸法、罐法等。

③按摩治疗：按摩点穴、震颤、抖法等舒筋手法对缓解关节畸形，促进功能恢复有良好的治疗作用。

3. 物理治疗

依据临床证型，辨证施用温水浴、热气浴、日光浴、热敷、泥疗、射频疗法、电针疗法、红外线疗法等，疗效亦可。

4. 西医治疗

（1）药物治疗：①为了治疗骨质疏松和减少对氟化物的吸收，可给予钙片和维生素 D。钙片可每日给 0.9g，分 3 次口服。或每周肌内注射骨化醇 400000IU，连用 6 个月。②每日口服氢氧化铝凝胶 12mg。③每日口服蛇纹石粉末 50mg，2 次 / 日，可连服数月。④有学者报道，采用钙片、维生素 D 和中药苁蓉丸治疗本病疗效较好。苁蓉丸组成：熟地黄 60g，生姜 40g，鸡血藤 40g，肉苁蓉 30g，海桐皮 30g，川芎 30g，鹿衔草 30g，莱菔子 15g。制成蜜丸，每丸 10g，每日 3 丸，可连服 3 ～ 6 个月。

（2）手术治疗：一般不需手术治疗，当脊柱病变合并脊髓、神经压迫症状时可行椎板切除减压术。

5. 功能锻炼

视病情指导患者进行适当肢体的功能活动。关节功能差，肌肉僵硬，可适当予以被动活动，局部按摩。拆除石膏后注意四肢各关节的功能恢复。病情稳定后开始残肢功能锻炼，以增强肌力。①鼓励患者勤翻身，每天俯卧 2 次以上，一次 30 分钟。②俯卧时在腹部及大腿下放置一枕，用力下压软枕，以增强伸肌肌力。③在两腿间放置一软枕（膝上截肢术后例外），残肢用力向内挤压，以增强内收肌肌力，防止外展挛缩。上肢术后 1 ～ 2 天可离床活动。下肢术后 2 ～ 3 天练习坐起，若全身情况好，术后 5 ～ 6 天可开始扶拐离床活动。对已出现的轻、中度关节挛缩，可通过强化肌肉力量运动、增加关节的伸屈和平衡运动获得改善。

6. 膳食与起居

（1）辨证施膳：饮食方面应注意食品卫生及饮水安全，加强营养，嘱患者多食高热量、高蛋白、高维生素、易消化食物。忌食辛辣刺激及油腻之品。根据患者体质，做好中医辨证施膳。

①气血两虚：以补气养血为主，适当选择以下药膳。

田七煲去皮鸡汤：田七 20g，鸡 1 只（去皮），猪瘦肉 100g，生姜 3 片。先将田七置锅中用少许油慢火稍炒至微黄，压碎；鸡去尾部，洗净，切块；猪瘦肉洗净切块。上料与生姜一起放入砂锅中，加水 2500mL，武火煲沸后改文火煲两小时，调入适量食盐便可。每周食用 2 ～ 3 次。

云耳瘦肉粥：云耳（木耳）50g，瘦肉 100g，粳米 50g。先将云耳剪去蒂脚，用清水浸软，切丝备用；猪瘦肉洗净，切丝，腌制备用；粳米洗净；把粳米、云耳一起放入锅内，加清水适量，文火煮成稀粥，再加入猪瘦肉煮熟，调味即可。每日 1 次。

②肾阴虚：以滋补肾阴为主，适当选择以下药膳。

归芪杞子炖鸡：母鸡 1 只，当归 15g，黄芪 30g，枸杞子 15g，生姜 6 片，大葱

3g，黄酒、盐各适量。将母鸡宰杀后，去毛及内脏，洗净。将当归、黄芪、枸杞子、生姜片、大葱、黄酒、盐放入母鸡腹腔内，再放入锅内，隔水炖 1～2 小时。食肉，饮汤。每日 1 次。

当归牛尾汤：当归 30g，杜仲 12g，首乌 15g，牛尾巴 1 条。将牛尾巴去毛洗净，切成小段，和上述药物加水适量，煲透熟，调味，饮汤吃牛尾。

牛膝黄精猪肾汤：牛膝 20g，黄精 15g，川断 10g，杜仲 10g，猪肾 1 对。洗干净诸药，清水浸泡 30 分钟后，与猪肾水煎调味，吃肾喝汤。每日 1 次，连服 30 天。

③肾阳虚：以滋补肾阴为主，适当选择以下药膳。

红枣煲乌鸡：乌骨鸡 1000g，枣（干）20g，龙眼肉 10g，山药（干）25g，枸杞子 25g，陈皮 2g，姜 5g，盐 2g。乌鸡处理干净，放入滚水内煮 5 分钟，取出洗干净；红枣、龙眼肉、山药、枸杞子洗干净；红枣去核；加适量水煮沸，放入乌鸡、红枣、龙眼肉、山药、枸杞子、陈皮、姜，煮沸后改文火煲 3 小时，加盐调味。

芝麻核桃仁粉：黑芝麻 250g，核桃仁 250g，白砂糖 50g。将黑芝麻拣去杂质，晒干，炒熟，与核桃仁同研为细末，加入白糖，拌匀后瓶装备用。每日 2 次，一次 25g，温开水调服。

（2）起居：日常生活起居应注意控制污染、隔离，并及时监测做好污物及工业等废弃物处理。

【按语】

氟骨病为地方性骨病或工业性氟中毒引起骨质的异常变化，其治疗原则为：控制饮食，减少氟摄入；增强代谢，促进氟排泄；缓解临床症状及体征；抢救神经及脊髓压迫；增强体质，适当生产劳作。

第四节　振动病

【概述】

振动病亦称为气锤病、职业性雷诺症、振动综合征等，是长期接触生产性振动而引起的职业病，临床以肢端血管痉挛、上肢骨关节病变及周围神经末梢感觉障碍为主要表现。生产中接触振动的工人为好发人群，发病率随工龄增长而增加，发病年龄以工种不同而异。

【病因病机】

1. 中医学

中医学认为，本病振动为外因，正气不足为内因，痰瘀互结为基本病机，筋骨痿废为最终后果。

2. 西医学

（1）病因：振动是本病发病的根本病因。生产中风动工具、电动工具及发动机运转等将振动传导给人体，危害健康。这种振动有局部振动危害和全身振动危害两种，前者多见。

（2）损害因素：振动的频率、振幅和加速度是对人体产生损害的主要因素。高频振动，往往引起骨和关节的病理改变；高频振动可引起肌肉萎缩、疼痛、工作能力低下；大振幅主要作用于前庭器官，并使内脏产生移位；低频振动主要对组织内神经末梢发生作用；加速度大的振动危害大，可引起体重的周期性变化，以及前庭器官反应。其他损害因素还包括气温（大多数职业性振动病来源天气寒冷的地区）、受振时间（时间越长影响越大）、体位、姿势（立位时对垂直振动敏感，卧位时对水平振动敏感）、冲击力（冲击力越强损害越大）及被加工部件的硬度（硬度大时振动损害加重）均有一定的关系。

（3）病变：引起骨与关节的病理改变，常见骨质疏松、囊性变、局限性骨质增生、骨岛形成、关节变形和无菌性坏死等。其中月骨无菌性坏死最为常见，又称风镐手。本病可引起中枢及周围神经系统改变如条件反射减弱或消失、肌电图异常、感觉异常、肌肉退变、植物神经紊乱（如面色苍白、恶性呕吐、出冷汗等）、听觉损伤等，也可引起心血管系统异常、周围血管痉挛（脚踝疼痛、低温、感觉减退、足背动脉搏动减弱）、血管的反射性反应。

【临床表现】

1. 病史

工龄越长，发病率越高，症状越重，病程越长，预后越差。

2. 症状

本病以手部与神经衰弱为主要症状，以雷诺现象及手套、袜套样改变为特征。

（1）手部症状：手部麻木、疼痛、多汗、发僵、无力及关节痛，以手麻最为多见，寒冷可加重发作，加温可以缓解。

（2）神经衰弱：头晕、头痛、失眠、心悸、易疲劳、记忆力减退等。

3. 体征

本病有以下两个病理特征。

（1）雷诺现象：多在冬季和寒冷的条件下出现，表现为患指突然麻木冰冷、苍白，形同白蜡，界线分明，称为白指。一般从中指开始，之后是无名指、食指和小指，拇指很少累及，病变从指尖开始，严重时出现白手，加温后逐渐紫绀并有刺激性疼痛，约20分钟后逐渐恢复正常，严重者可出现肢端血管结构的异常改变。

（2）手套、袜套样改变：患者常见手指皮肤变厚，指纹不清，指关节变形，手指肿胀，指甲松脆变形。末梢神经障碍表现为握力降低，肢端振动觉及痛觉减退，深浅感觉障碍如手套、袜套样分布，部分患者鱼际肌萎缩，腱反射减弱。

4. 临床特征

本病有长期振动刺激病史，以手部与神经衰弱为主要症状，以雷诺现象及手套、袜套样改变为特征。

5. 辅助检查

（1）影像学检查：患者的指骨、掌骨及腕关节、肘关节的 X 线检查常见下列病变。

①骨质疏松：骨质密度降低，骨小梁纤细或粗糙，数目减少，小梁间隙加宽，骨皮质变薄，一般不发生自发性骨折。

②囊样变：好发于手腕部，1～5mm 大小，发生率可高达 80%～85%。

③骨质增生：表现为骨皮质增厚，骨质密度升高，指甲粗隆肥厚，骨刺生长或骨赘形成，指骨基底增宽，桡骨茎突稍上方外缘扁平状骨质肥厚等。

④骨岛形成：为卵圆形密度升高影，1～10mm 大小。

⑤骨关节变形：腕或指关节骨端变形，关节面不整，关节间隙变窄，后期形成骨性强直。

⑥无菌性坏死：多发生于月骨。早期骨小梁影像消失，骨内出现斑点状或线状透明灶。后期月骨被压缩变扁，呈浓淡交错的碎裂影，表面骨皮质不规则。

⑦脊柱退变：部分患者胸腰椎骨轻度楔形变、前下角唇样增生、骨刺形成及生理曲线消失，有的肩关节出现韧带钙化。

（2）检验学检查：多无明显特异性变化，时伴有凝血五项的异常。

（3）病理学检查：多无特异性改变。一般不检查。

【鉴别诊断】

1. 雷诺病

本病多见于年轻妇女，遇冷后出现手指发白，多对称累及两侧手指和足趾。而振动病患者手指发作雷诺现象多不对称，且有振动作业的职业史。

2. 血栓闭塞性脉管炎

本病多侵犯下肢，早期出现间歇性跛行，后期出现肢端坏疽。而振动病有明确职业史，好发于手部，极少发生手指末端坏疽。

3. 脊髓空洞症

本病感觉障碍呈节段性分布，出现感觉分离现象，无振动职业史。

4. 胸廓出口综合征

本病出现感觉障碍及上肢供血不足的现象，但临床主要表现为尺神经分布区域（手臂尺侧）疼痛、麻木或感觉异常。X 线片可能发现颈肋，无振动职业史。

【治疗思路】

振动病以预防为主，改善工作环境，一般先行保守治疗，重症患者经保守治疗无效时可考虑手术治疗。

【治疗方法】

1. 一般治疗

改善工艺过程与生产设备，实现自动化及半自动化生产流线；建立合理的劳动保护制度，缩短或间歇使用振动工具，必须使用时应戴保护性多层手套；作业场所温度应在 16℃以上，工具柄处于 40℃以上，并用热水洗手，减少雷诺现象；定期体检，防患未然。

2. 中医治疗

（1）内治法

①血瘀型：以手指发紫、疼痛为主要表现。

治法：活血化瘀，通络止痛。

方药：桃红四物汤加减。活血可加丹参、桂枝、苏木、鸡血藤、三七；痛甚加穿山龙、地龙、乳香、没药。

②寒湿型：以手麻、手胀、手白为主要表现，遇冷症状加剧。

治法：温阳通脉，祛寒化湿。

方药：阳和汤或独活寄生汤，选加黄芪、鸡血藤、赤芍、红花、地龙、木瓜等。

③热毒型：手麻、胀痛、多汗、指甲易碎、双手震颤，指端坏疽。

治法：清热解毒，活血止痛。

方药：四妙勇安汤加减，痛剧加丹参、延胡、乳香、没药。

（2）外治法

①中药外洗熏蒸：是对血瘀型及寒湿型振动病较好的治疗手段，热毒型则适宜冷药外敷。

②针灸治疗：可针刺合谷、曲池、神门等穴。或用毛冬青、淫羊藿在曲池、手三里等进行穴位注射。

③按摩疗法：患肢用摩、捋、搓等轻手法改善局部血液循环。

3. 物理治疗

本病亦可用温水浴、局部蜡疗、透热疗法、紫外线疗法及超短波疗法等理疗方法。

4. 西医治疗

（1）药物治疗

常用末梢血管扩张药物：①妥拉苏林（盐酸苄唑啉）25mg，饭后服，每日 3 次。或 25mg 肌内注射，每日 1 次。②胍乙啶 10mg，每日 1 次，逐渐增至每日 40mg。口服 2～3 日达最大效应，对控制雷诺现象效果良好，但副作用较大。③利血平 0.25mg，每日 3～4 次，口服 3～6 天后始见效，经 3～4 周达最大作用。④烟酸 50mg，每日 3 次，饭后服。或皮下注射 1% 烟酸 1mL，每日 1 次。⑤地巴唑 10mg，每日 3 次。⑥ 2% 普鲁卡因 5mL，C3～T3 脊柱旁封闭，隔日 1 次。或 0.5% 普鲁卡因 10mL 静脉注射，每日 1 次，10 天为 1 个疗程。

其他辅助用药：①疼痛严重时可口服罂粟碱 30～60mg，每日 3 次，短期应用。②睡眠欠佳时，可选用安定 5mg、利眠宁 10mg 或安宁 0.4g，睡前服。

（2）手术治疗：重症患者经保守治疗无效时，可考虑施行交感神经节切除和肾上腺髓质切除术。对骨关节明显变形并影响功能者可做矫形手术。

5. 功能锻炼

本病可在医生指导下做患肢功能锻炼，或练习体操、练功十八式、八段锦及手滚圆球等活动。建议勤练正骨操以增强骨骼健康，预防骨骼疾病。

6. 膳食与起居

根据患者体质和舌苔、舌质变化，判断寒热虚实，有针对性地指导患者饮食。振动病饮食宜清淡、薄素、温热、易消化。肝肾亏虚者多食用滋肝补肾、强筋壮骨之品；气滞血瘀者多食行气活血之品；合并骨质疏松患者，注意多食牛奶、豆制品等。

生活起居方面除安排合理饮食，加强营养，进滋补肝肾饮食，如动物肝肾、桂圆、核桃等外，还应保持积极心态，养成良好的生活习惯，注意保暖，防止风寒湿邪侵袭，戒烟戒酒。

本病是一种职业性疾病，日常生活起居中应减少四肢振动以免造成身体损害，不可避免接触振动后应给予活血化瘀、保暖或降温等对症处理，并注意及时变换环境，避免造成不可逆损伤。

【按语】

振动病是职业性疾病，疾病特征明确，诊断不难；但因神经损伤而治疗不易，治疗周期较长。故本病以预防为主，应充分给予药物内外应用，充分配合理疗、康复等手段，以期达到良好的治疗目的。

第五节　减压病

【概述】

减压病又称潜水员病、沉箱病、气压障碍症等，是指机体在高气压环境下工作一段时间后转向正常气压时，因减压速度过快，幅度过大，机体组织和血液中原来溶解的气体释出，形成气泡，导致血液循环障碍和组织损害而引起的一种全身性疾病，可表现为骨骼肌肉系统的异常，形成骨关节病。

【病因病机与分型分期】

1. 病因病机

（1）中医学：活动性压力变化是本病的发病原因。本病主要因压力的急骤变化引起机体气血代谢紊乱出现气滞血瘀及气损血脱等表现。

（2）西医学：

①病因：在高气压环境停留如潜水、沉箱、隧道、潜艇、高压舱等作业而发病。

②损害因素：减压速度过快，体内氮气在体液组织中形成气泡。

③病变：气泡在血管外产生压迫症状，在血管内形成栓塞。大脑底大血管气泡可引起急性死亡，脊髓白质气泡可发生慢性死亡，迁延多年的患者多可见脊髓变性和骨骼无菌性坏死。

（3）平乐正骨骨病学：减压病病因明确，病机为气滞血瘀，继之气亏血虚，最后出现气随血脱危症。

2. 分型分期

（1）临床可按病情轻重分为三型：①轻型：皮肤发痒、大理石斑块，以及肌肉、骨骼、关节轻微疼痛。②中型：肌肉、骨骼、关节剧痛，同时有部分神经及胃肠道症状。③重型：出现中枢神经、循环系统、呼吸系统功能障碍。

（2）依据病理经过，分为急性、慢性两型：①急性减压病：减压过程或减压后数小时内发病（6 小时之内占 99%），一般不超过 36 小时。②慢性减压病：体液及组织内气泡迁延过久、病程较长，以骨无菌性坏死、骨关节变形、中枢系统局灶样损害为主。多以气泡探测及鉴别性加压进一步明确诊断，给予积极治疗。

【临床表现】

1. 病史

本病多在减压后 1 ～ 2 小时产生症状，严重者在减压过程即可发生。

2. 症状

减压病是以皮肤、骨骼肌肉系统、神经系统、循环系统、呼吸系统等多方面症状的全身疾病。

（1）皮肤：皮肤大理石或地图样斑块，皮肤发痒，有灼热感、蚁爬感和出汗等异常表现。

（2）肌肉骨骼系统：四肢肌肉、韧带、骨骼、关节疼痛，轻者劳累后酸疼，重者有针刺样、跳动样、撕裂样、刀割样、钻凿样剧痛，难以忍受。肢体活动受限，关节被动屈曲位。骨骼远期损害为无菌性坏死，好发于股骨及肱骨上端。

（3）神经系统：脊髓损伤多见，发生截瘫。脑部损害较少见，可产生中枢神经受损的头疼、呕恶、运动失调、震颤等。视觉器官亦可受到损害，出现斜视、视神经炎、失明。听觉器官受损表现为突发性耳聋、眩晕及平衡失调等。

（4）循环系统：心血管损伤表现为脉搏细速、血压下降、心前区紧压感、发绀、四肢发凉、组织浮肿等。

（5）呼吸系统：肺栓塞、肺水肿，如剧烈咳嗽、发热、呼吸困难、发绀、胸骨后疼痛等。

（6）其他：胃、大网膜、肠系膜症状，如恶心呕吐、腹痛等。病变累及肾可见血尿、体温升高、全身乏力等。

3. 体征

本病体征包括生命体征、脊髓损伤引起的生理反射减弱，出现病理反射阳性等。

4. 临床特征

本病特点是在减压过程出现皮肤、骨骼肌肉系统、神经系统、循环系统、呼吸系统等多方面不适症状，轻者仅有皮肤表现，重者出现全身疾病，甚至全身衰竭而死亡。

5. 特殊检查

本病主要表现为血液循环系统障碍，如心激酶相关指征异常、脑脊液异常等。

6. 辅助检查

（1）影像学检查：股骨头、颈、中段、下端，胫骨上端，肱骨头、颈等部位发病，常双侧多发，有以下典型表现（图10-5-1）。

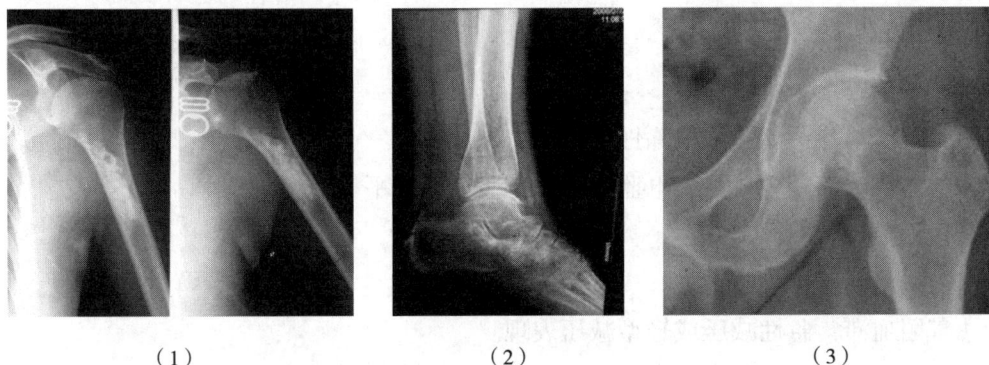

|（1）|（2）|（3）|

图 10-5-1 减压病
（1）肱骨病变；（2）踝关节病变；（3）髋关节病变

①松质骨：局部不透明、密度增加的线条状或斑块样阴影。

②长骨：长骨内形成卵圆形疏松区，周边可见硬化，形成无菌性坏死。有时也可见骨萎缩、硬化、空洞及自发性或病理性骨折。

③关节面粗糙、不整齐、边缘损坏，关节间隙变窄。严重者关节变形，被动位强直。

（2）检验学检查：临床损伤系统不同检查也各异，如尿蛋白、血尿、心肌酶异常、脑脊液异常、凝血异常、脂肪代谢异常等。

（3）病理学检查：无特异性。

【鉴别诊断】

1. 骨关节及肌肉损伤

本病有外伤史，局部损伤特征明显，多无皮肤、心血管等其他系统不适症状。

2. 股骨头无菌性坏死

病史不同，以外伤史或激素应用及饮酒史为主要鉴别点。

3. 其他潜水疾病

其他潜水疾病如缺氧、氧中毒、氮麻醉、二氧化碳中毒等，主要以有无体液组织气泡为鉴别点。

【治疗思路】

本病以预防为主，高压作业执行《工伤保险条例》，遵守减压操作规则，尽量缩短工作时间，延长减压时间，并定期严格体检，加强安全教育，养成良好的卫生习惯，增加营养，禁止饮酒，注意保暖，防寒防潮。一般先行保守治疗，重症患者经保守治疗无效时可考虑手术治疗。

【治疗方法】

1. 一般治疗

（1）加压治疗：如气泡根除性治疗等。

（2）监测治疗：吸氧并心电监护，保持生命体征平稳。

2. 中医治疗

（1）内治法

①气阻血滞：急性减压或轻型减压表现。

治法：行气活血，疏滞止痛。

方药：活血止痛汤。

②气随血脱：急性减压及重型减压表现。

治法：开胸顺气，补血生脉。

方药：独参汤合生脉散。

③肝肾亏虚：骨关节后期损害。

治法：补益肝肾，壮骨养营。

方药：金匮肾气丸。

（2）外治法

①急救：可采取鼻吸、舌下含化、保暖等外用办法急救。

②中药外用：亦可采用活血化瘀、补气活血及舒筋强骨等药物外用熏洗、药膏外贴等方法缓施。

③针灸治疗：肢体骨关节及肌肉疼痛可给予针刺合谷、曲池、神门等穴，或用毛冬青、淫羊藿在曲池、手三里等穴位注射。

④按摩疗法：按摩、推拿、揉按、摩、捋、搓等手法可改善局部血循环。

3. 物理治疗

本病亦可用温水浴疗法、局部蜡疗法、透热疗法、紫外线疗法及超短波疗法等。

4. 西医治疗

（1）药物治疗：①中枢兴奋剂：咖啡因、樟脑、尼可刹米等改善神经症状及呼吸功能。②血管扩张剂：氨茶碱、烟酸、罂粟碱等可扩张毛细血管等，缓解小血管栓塞症状。③扩容抗凝药物。

（2）手术治疗：①气胸可做胸腔穿刺排气、血胸闭式胸腔引流、气管切开抢救等。②骨关节明显变形并影响功能者可做矫形手术、人工关节置换术等。

5. 功能锻炼

减压病可引起运动系统的症状，可在配合温水浴、康复理疗手段的基础上进行功能锻炼。

6. 膳食与起居

根据患者体质和舌苔、舌质变化，判断寒热虚实，有针对性地指导患者饮食，应给予优良膳食结构以恢复机体正常状态，饮食宜清淡、薄素、温热、易消化。肝肾亏虚者多食用滋肝补肾、强筋壮骨之品；气滞血瘀者多食行气活血之品。

生活起居方面除安排合理饮食、加强营养、进滋补肝肾饮食（如动物肝肾、桂圆、核桃）等外，还应保持积极心态，养成良好的生活习惯，注意保暖，防止风寒湿邪侵袭，戒烟戒酒。

本病是一种职业性疾病，日常生活起居中应避免急剧减压状态造成身体伤害，不可避免发生减压刺激时给予活血化瘀、保暖或降温等对症处理，并注意及时变换环境，避免造成不可逆损伤。

【按语】

减压病多是职业性疾病，高压作业时做好职业防护是根本大法。

第六节　放射性骨病

【概述】

放射性骨病是机体或局部器官因受到一定剂量的射线作用，从而产生一系列的病理变化，其中以骨髓造血功能受损或受照后生殖细胞的突变而引起后代骨关节先天畸形者常见。

【病因病机与分型分期】

1. 病因病机

（1）中医学：中医学认为，本病为放射性损伤耗气伤血而引起的一系列气血紊乱证候。

（2）西医学：

①病因：射线对机体产生直接作用或间接作用，从而引起细胞损伤。

②病变：包括直接及间接作用两方面的损伤机制。

直接作用：射线直接对细胞中的蛋白质、酶等有机化合物发生作用，使其变性，化学结构遭到破坏。细胞中的 DNA 对射线尤为敏感，很小剂量就能使化学链断裂，称为射线作用的"生物学靶子"。

间接作用：组织细胞的变性和破坏而产生一系列变化：一种为细胞内有机化合物相互作用而变性的原发反应；一种是继发的组织细胞破坏，细胞通透性改变，代谢紊乱，产生大量毒素，以及神经内分泌功能失调等一系列变化，称为继发反应。

③病理变化：主要损害表现是骨髓造血功能障碍（贫血）、生殖细胞变化（睾丸和卵巢受照后引起生殖细胞消失、变性）、出血（急性照射引起血小板形成抑制、凝血酶原破坏、凝血因子减少、血管内皮细胞受损、毛细血管壁通透性和脆性增加等原因引起）、感染（因造血功能损害、免疫机制抑制或破坏、组织受损、细菌侵袭）及对遗传影响（辐射的电离作用引起遗传效果，分为基因突变和染色体畸变）等特征。

（3）平乐正骨骨病学：详见前述。

2. 分型分期

本病临床分为急性放射病和慢性放射病两类。前者又分为初期、假愈期、极期和恢复期四期，后者依据损伤程度分为轻、中、重三度（或Ⅰ、Ⅱ、Ⅲ期）。

【临床表现】

1. 病史

本病急性发作者少见，多为慢性隐性出现，病程依据所摄入放射量的多少而不同。

2. 症状

（1）急性放射病：有明显的阶段性，临床分为四期。

①初期：表现为神经系统与消化系统的反应，如头晕、疲乏、恶心呕吐等，一般在伤后数小时出现，持续 2～3 天。

②假愈期：主要表现为骨髓造血功能的障碍，如白细胞、红细胞、血小板均减少，初期症状基本缓解，持续 2～3 周，并开始脱发。

③极期：在造血功能障碍的基础上，发生出血倾向（瘀斑、鼻衄、咳血、尿血、便血等），恶心、呕吐、头晕等症状又加重，且因抵抗力抑制，机体遭受细菌感染，容易发生感冒、感染，出现败血症。一般经 3～5 周。

④恢复期：一般在受照后 5～8 周进入恢复期，尚有乏力、神经衰弱、贫血等症状，再经 2～4 周基本恢复。

（2）慢性放射病：多因机体反复多次超剂量的电离辐射引起长期慢性的机体病变。起初多为功能性改变，之后发展为器质性病变。临床分为三期（度）。

Ⅰ期：症状轻而不稳定，病变属功能性和可逆性。表现为神经衰弱、植物神经功能失调，或轻微骨髓抑制等。

Ⅱ期：大多数为可逆性症状，小部分器质性病变遗留下来。患者出现更多器官和系统的症状，植物神经功能体征更为显著，内分泌和代谢功能障碍出现并逐渐加重，甚至出现感染。

Ⅲ期：大部分不可逆症状，骨髓造血功能障碍更加严重，出血、感染更加频繁，全身情况恶化。

3. 体征

本病多伴有贫血貌，亦可伴有植物神经紊乱、恶病质等体征。

4. 临床特征

本病病因明确，因机体突然大量或反复多次超剂量的电离辐射而导致骨髓抑制、内分泌及代谢紊乱等全身失调症状及体征。

5. 辅助检查

（1）影像学检查：除肺部拍片外，因放射性病变引起骨骼广泛骨质疏松、关节炎性改变、关节变形、放射性骨髓炎、致密性骨炎等也需影像学检查（图 10-6-1）。

（1）

（2）

（3）

（4）

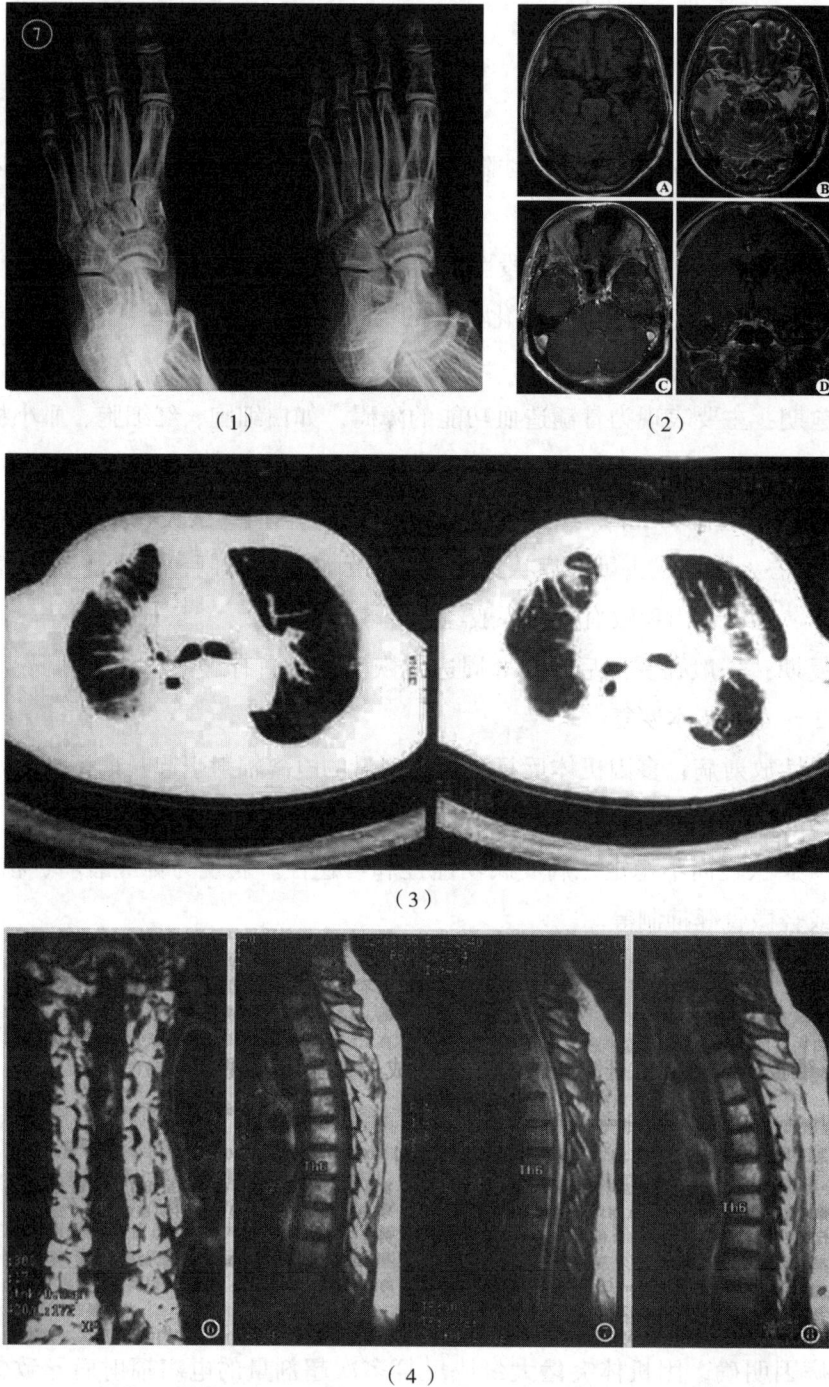

图 10-6-1 放射性骨病

（1）放射性骨病关节改变；（2）放射性脑损伤；（3）放射性肺损伤；（4）放射性脊髓损伤

（2）检验学检查：血细胞及骨髓象检查是了解骨髓抑制的重要依据。另外，内分泌、代谢、遗传病学等方面的实验室检查也很重要。

（3）病理学检查：多无特异性。

【鉴别诊断】

1. 肺结核

本病有肺部炎性改变，多发生在中上肺野区，后期钙化，伴有全身中毒症状如低热、乏力、消瘦、盗汗等。

2. 神经衰弱

本病偏向交感神经功能亢进，无射线接触史，多与情绪及压力有关。

3. 粒细胞减少症

抗癌药、解热镇痛药、抗生素及苯中毒均能引起血象变化。急性慢性白血病亦可引起粒细胞减少，需依据职业、用药及病史等鉴别。

【治疗思路】

本病主要以职业防护为主，做好安全生产，专业训练，遵守操作规程，建立保健制度，佩戴个人剂量计，定期体格检查。基本防护原则如下：①急性照射者，应立即撤离现场，送医疗单位急救，运输过程则减少其他不良刺激。②病房应清洁，定期消毒，预防交叉感染。③患者应保持情绪稳定，修身养性，避风寒，预防感冒等。④注意保护患者，预防因损伤皮肤或意外伤害导致出血或感染。⑤营养合理，减少胃肠负担，少吃多餐，改善营养，增强抵抗力。

【治疗方法】

本病治疗以急性放射病和慢性反射病分而治之。

1. 急性放射病

（1）初期

1）一般治疗：脱离放射现场，停止放射治疗，加强营养，给予保护措施，预防不良并发症。

2）中医治疗：

①药物治疗：采用清热解毒中药，如五味解毒饮加减。

②其他治疗：针刺内关、中脘、足三里等穴位缓解临床不适症状，提高机体免疫力；按摩舒筋活血，疏通经络，调节机体阴阳气血失衡。

3）西医治疗：

药物治疗选抗组胺、镇痛、解毒和维生素类药物，可选用苯海拉明、扑尔敏、右旋糖酐、溴剂、安宁、安定、氯丙嗪、B族维生素等。

4）物理治疗：给予电疗、红外线疗法等辅助治疗。

5）功能锻炼：本病应多做户外锻炼，预防功能受限。

6）膳食与起居：本病应给予优良膳食，以恢复机体正常状态，详见前述。

（2）假愈期

1）一般治疗：仍给予严密保护，防止碰伤导致意外出血，防止感染或贫血等不良并发症。

2）中医治疗：

①药物治疗：阴虚火旺给予益气养阴、凉血止血中药，如当归补血汤、生脉饮、小蓟饮子等，预防出血。热毒炽盛给予清热解毒中药，如黄连解毒，预防感染。气阴两虚给予甘寒养阴之药以清热，补气血之药以扶正。气血虚弱给予八珍汤或十全大补汤，或口服生血补髓汤、理气补血汤等改善骨髓造血功能。

②其他治疗：针刺内关、中脘、足三里等穴，缓解临床不适症状，提高机体免疫力；按摩舒筋活血，疏通经络，调节机体阴阳气血失衡。

3）西医治疗：

①药物治疗：除同时给予初期维生素等药物外，可输入新鲜血液，升白补血等药物综合治疗。

②其他治疗：做好隔离，避风寒，加强营养，预防出血、感染等并发症。

4）功能锻炼：适当做户外锻炼，提高机体抗病能力。

5）膳食与起居：应给予优良膳食，以恢复机体正常状态，详见前述。

（3）极期：除上述治疗方法外还需注意以下两个方面。

①抗出血：继续应用凉血止血及清热解毒药物等。胃肠道出血可用赤石脂止血，便血可用苦参止血，上消化道出血用三七粉、白及粉和云南白药止血。也可应用止血、促进凝血或改善血小板功能等药物。

②抗感染：继续应用抗生素治疗，应依据细菌培养等进行针对性治疗。

（4）恢复期：注重体质的恢复，可选用当归补血汤、生脉饮、六味地黄丸等中药，尽快恢复体质。

2. 慢性放射病

（1）Ⅰ期：在上述治疗方法外，还可应用以下方法。

①西药治疗：可溴剂、谷维素、谷氨酸等治疗神经衰弱；水合氯醛、安宁、安定、眠尔通、利眠宁等镇静、安眠；B 族维生素、肌苷、核苷酸、辅酶 A、ATP 等改善白细胞和血小板减少等症状。

②中药治疗：养血宁神，如天王补心丹、归脾汤；养血生脉、补中益气，如生脉饮、理气补血汤等；中成药如六味地黄丸、十全大补丸或人参养荣丸等。

③其他治疗：选用针刺、艾灸、耳针等方法，或补泻兼施或药物腧穴注射或全息生物学调整综合治疗。

（2）Ⅱ期：在Ⅰ期治疗的基础上，加用化痰除湿、补血活血、健脾补肾等药物，辨证中药治疗或针灸、西药等综合调养。还应鼓励患者多做户外活动，呼吸新鲜空气和接受阳光，进行气功、太极拳、八段锦、练功十八式、练功三十六法等活动，以增强体质，扶正祛邪。若正气盛，使病情好转。若正气愈虚，则病情继续加重，转向危症。

（3）Ⅲ期：病情危重，应给予床旁或重症监护，改善造血功能，止血凝血，提高免疫功能，改善全身症状。出血倾向者可用牛皮胶止血，胃肠道出血可用赤石脂止血，便血可用苦参止血，上消化道出血用三七粉、白及粉和云南白药止血。有感染者给予抗生素治疗。有亡阳亡阴者急补气血阴阳。

【按语】

放射性骨病是机体或局部器官的一系列病症，治疗以预防为主，急性者急治，慢性者分期治，中西医结合，综合处理，防止病情变化。建议多行正骨操锻炼骨骼，减少骨骼损害。

第七节　工业性骨中毒

【概述】

工业生产过程使用或产生各种有毒物质，进入人体，蓄积于骨，造成骨的形态、体能的损害，称为工业性骨中毒。

【病因病机与分型分期】

1. 病因病机

（1）中医学：主要为外因，邪气积聚不去，产生中毒。

（2）西医学：

①蓄积作用：产生慢性中毒，如铅在进入人体后，90%～95%会进入骨骼内，尤其发育期儿童骨骺沉积最多，影响骨骼发育。

②抑制骨髓造血：苯代谢产物（酚）可抑制骨髓的造血功能，形成再生障碍性贫血。

③骨骼损害：铍、镉进入人体，转至骨，引起骨质疏松。铬盐对鼻黏膜刺激明显，可产生鼻中隔穿孔。磷还能引起齿龈胀痛和脓肿，下颌骨坏死。氟中毒引起骨皮质增生、骨密度升高，以及韧带钙化、骨关节疼痛、运动障碍等。

④肢端溶骨：氯乙烯可引起肢端动脉痉挛，指动脉管腔狭小可产生闭塞，引起末节指骨粗隆缺损，手指外形如杵状，称为"肢端溶骨症"。

2. 分型分期

本病可分为急性中毒、慢性中毒和亚急性中毒。

【临床表现】

1. 病史

因中毒元素的种类、剂量及时间长短等不同而病史不同。

2. 症状

铅、铍、镉、磷、氟、苯、氯乙烯等中毒表现各异。

3. 体征

体征无殊，详见后述。

4. 临床特征

本病有毒物接触史，通过职业史、现场调查及临床表现不难明确诊断。

5. 特殊检查

微量元素的检查是明确诊断的主要依据。

6. 辅助检查

（1）影像学检查：磷引起下颌骨坏死，氯乙烯引起肢端溶骨症，氟中毒及镉、铍引起骨质疏松等均可通过影像学检查明确诊断（图 10-7-1）。

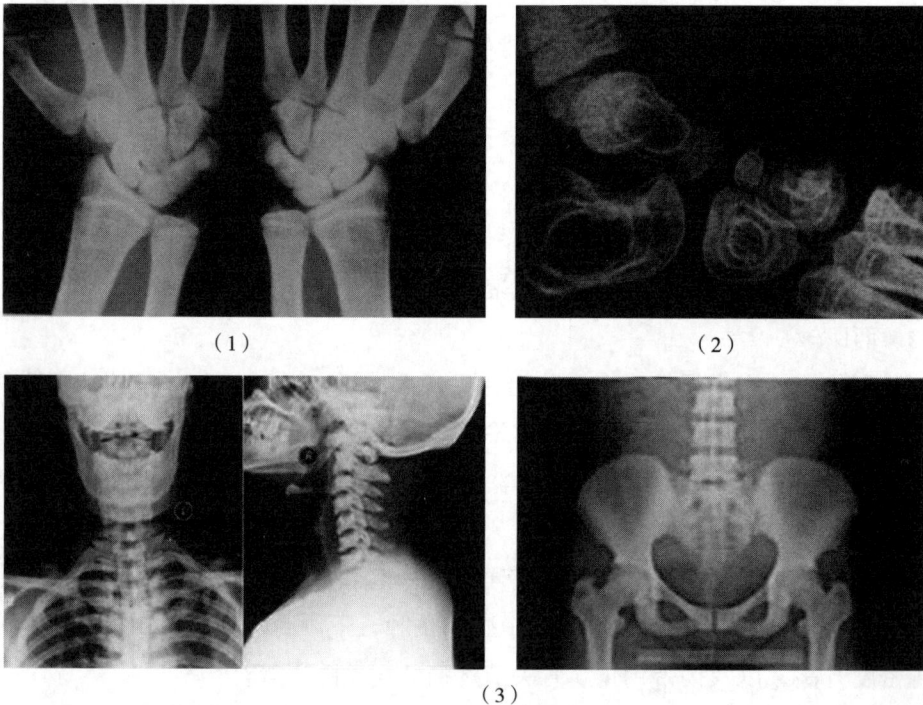

（1）

（2）

（3）

图 10-7-1　工业性骨中毒

（1）铅中毒；（2）磷中毒；（3）氟中毒

（2）检验学检查：实验室检查测定血、尿、粪、呕吐物、毛发等组织毒物及其代谢，有很高的诊断价值。生化、染色体等检查亦能帮助临床鉴别诊断。

（3）病理学检查：多无殊。

【鉴别诊断】

临床以急、慢性辨证分治。职业史及实验室检查是本病诊断的主要依据，主要通过检验学检查鉴别诊断。

【治疗思路】

本病主要以职业防护为主，做好安全生产，遵守操作规程，建立保健制度，定期体格检查，开展预防性卫生监督。工业性骨中毒时应防止毒物继续侵入，以解毒、排毒及对症治疗为主。

【治疗方法】

1. 一般治疗

（1）急性中毒：应卧床，监测生命体征，保持呼吸道通畅，镇静，按摩翻身，预防其他并发症。

（2）慢性中毒：若伴有骨关节疼痛可适当固定、制动，防止畸形；可用温水浴、热气浴、日光浴等疗法，恢复肢体功能；关节活动障碍需理筋按摩、进行气功等功能锻炼。

2. 中医治疗

（1）药物治疗：

①经验方：以解毒利尿为主，适用于铅、铍、镉等金属或类金属中毒。《中医骨病学》记载解毒方：贯众9g，土茯苓15g，甘草6g，凤尾草15g，金钱草30g，金丝草30g，海金沙15g，车前草15g。

②辨证用药：常用于肝、肾、血液系统损害，给予疏肝理气、解毒利尿、清热凉血、健脾养血、镇静安神、息风解痉等方法，辨证用药。

（2）其他治疗：采取针灸、安抚、音乐等方法稳定患者情绪，以辅助物理疗法加速毒物代谢。

3. 西医治疗

（1）药物治疗

1）解毒排毒

①金属解毒剂：多属氨酸络合剂，能和多种金属离子结合称为稳定的无毒络合物，

并能从肾排泄而出。如依地酸二钠钙或二乙烯三胺五乙酸可以解铅毒，二硫基丙醇或二硫基丙磺酸钠用于治疗急慢性砷、汞中毒，也可用于治疗锑、金、镉、铋等金属中毒。青霉胺可治疗铜、汞、铅、铍中毒。

②其他解毒剂：高铁血红蛋白解毒剂亚甲蓝，治疗亚硝酸盐中毒及苯氨基和硝基化合物中毒引起的高铁血红蛋白症。氰化物解毒剂，多采用亚硝酸盐 – 硫代硫酸钠疗法。其他化学拮抗剂，如可溶性氟化物中毒用钙剂对抗，口服黄磷用 1∶1000 硫酸铜洗胃。

③其他排毒方法：透析、输液、利尿、给氧等。

2）对症治疗

①脑水肿：给氧、降温、脱水剂、肾上腺皮质激素，并用促进神经细胞恢复的三磷酸腺苷等，针灸百会、阳陵泉等缓解症状，或应用耳针治疗。

②肺水肿：给氧，保持呼吸道通畅，使用脱水剂或利尿剂，降低毛细血管通透性药物如肾上腺皮质激素、维生素 C。此外，还应注意预防感染、躁动、心衰、休克、酸中毒、水及电解质平衡失调等。

③急性肾功能衰竭：分为早期、少尿期、多尿期，按各期综合治疗。

④脏器损害：分脏治之。

维生素类药物：多用 B 族维生素、维生素 C 等，加强机体代谢活动。

核酸类药物：核糖核酸等以促进细胞的新生及活动，尤其当肝及骨髓受损时更有必要使用。

能量合剂：辅酶 A 等促进机体代谢。

激素：严重脏器损害时需用大量肾上腺皮质激素，造血组织功能障碍时用如丙酸睾丸酮、康力龙等。

急性肝损害：给予左旋多巴、谷氨酸或精氨酸，以防肝昏迷。

⑤其他症状：镇静及止痛药物缓解抽搐、烦躁，应用碳酸氢钠等纠正酸碱、水、电解质失调及继发感染的治疗。

（2）其他治疗：必要时结合手术治疗。

4. 功能锻炼

工业性骨中毒可引起运动系统的症状，可在温水浴、康复理疗的基础上进行功能恢复锻炼。预防骨骼伤害建议每天行正骨操锻炼。

5. 膳食与起居

根据患者体质和舌苔、舌质变化，判断寒热虚实，有针对性地指导患者饮食。应给予优良膳食结构，以恢复机体正常状态。环境安静祥和，生活起居规律。工业性骨中毒饮食宜清淡、薄素、温热、易消化。肝肾亏虚者多食用滋肝补肾、强筋壮骨之品；

气滞血瘀者多食行气活血之品。

除安排合理饮食、加强营养、进滋补肝肾饮食（如动物肝肾、桂圆、核桃等）外，还应保持积极心态，养成良好的生活习惯，注意保暖，防止风寒湿邪侵袭，戒烟戒酒。

本病是一种职业性接触过多重金属或其他有毒化学物引起的疾病，日常生活起居中应避免长期或大量接触过多重金属或其他有毒化学物，日常树立预防和自我保护意识。当发生急慢性骨中毒时应及时脱离中毒环境，给予解毒药物，并同时给予活血化瘀、保暖或降温、补气血等对症处理，注意及时变换环境，避免损害进一步加重。

第十一章　骨坏死

第一节　成人股骨头缺血性坏死

【概述】

成人股骨头缺血性坏死是股骨头血供中断或受损，引起骨细胞及骨髓成分死亡及随后的修复，继而导致股骨头结构改变、股骨头塌陷、关节功能障碍的疾病。成人股骨头缺血性坏死（avascularnecrosis，AVN）又称股骨头坏死（osteonecrosis of the femoral head，ONFH），是骨科领域常见的难治性疾病。ONFH 为渐进性疾病，未经有效治疗，约 80% 的患者会在发病后 1 ～ 4 年内进展至股骨头塌陷。

【病因病机与分型分期】

1. 病因病机

（1）中医学：本病属于中医学骨蚀范畴。中医文献认为"肢体损于外，则气血伤于内，营卫有所不贯，脏腑由之不和"，股骨头坏死的发生发展是内因和外因互相作用、局部和整体相互影响的结果。

"邪之所凑，其气必虚"，先天不足，卫外不固，极易受各种外因的作用而发生本病。肝肾虚衰，肝藏血、主筋，肾藏精、主骨，筋骨的强弱与肝肾精血是否亏虚密切相关。因此，先天不足，肝肾虚衰，筋骨失养，不耐强力，既易于损伤，久之亦会发生骨质疏松。筋骨、关节的功能活动有赖于气血的温煦濡养。所以后天失养，气血不足，抗病能力低下，不能抵御外邪的侵入和劳损的伤害，股骨头骨骺得不到充分的血供而痿软疏松，即使轻微的损伤亦可使股骨头缺血坏死，且恢复十分缓慢。

"久立伤骨，久行伤筋"，创伤损络致使血溢脉外，或内脏损伤导致气血不畅，均可引起血瘀的病理改变；创伤同时亦可直接引起股骨头供血不足而致本病的发生。临床上一侧股骨头坏死而健侧负重增加，引起健侧股骨头坏死的病例屡见不鲜，说明慢性劳损也是引起本病的原因之一。髋部损伤日久，久病伤阳，寒湿之邪乘虚内侵，留滞关节，或汗出冒雨涉水、坐卧湿地致使卫阳不固，寒湿内侵，寒湿凝结为痰，痰湿阻滞筋膜，经络气血阻滞不通，致使股骨头失养而为本病。长期使用肾上腺皮质激素引起湿热壅结为病，致使阴血被劫，气耗血凝，骨失血供，枯萎坏死。

由上可知，中医学将其发病病机归为创伤致瘀、血供不足、慢性劳伤、筋骨受损；或寒湿凝结，气血闭阻，不通则痛；或热劫血瘀，骨骼失养，坏死塌陷；或肝肾亏虚，气血不足，筋骨失养。以上病机以血瘀、肝肾亏虚最为关键。

（2）西医学：西医学认为，成人股骨头缺血性坏死可分为创伤性和非创伤性两大类。前者主要是由股骨颈骨折、髋关节脱位等髋部外伤引起；后者在我国的主要原因为皮质类固醇和乙醇摄入过多，占临床非创伤性股骨头坏死的90%以上。目前非创伤性股骨头坏死的确切机制不清楚，主要理论有细胞学说、骨外机制及骨内机制学说。无论是创伤性还是非创伤性，其病理形态改变相似，基本改变为坏死、修复，部分股骨头最终出现塌陷。

（3）平乐正骨骨病学：股骨头坏死属中医学骨痹、骨蚀、骨痿等范畴，对其病机众医家认识不同，但多集中于肝肾亏虚、气滞血瘀。治疗多以补益肝肾、强壮筋骨、行气活血、化瘀止痛等为主，各有侧重。平乐正骨骨病学认为，股骨头坏死的实质是"本虚标实"。脾肾亏虚、气血不足为本，瘀血、痰湿为标；二者可互为因果，互相转化。临床上过度使用激素，饮食肥甘辛辣，伤及脾胃，水湿运化失职，痰湿瘀结，脉络受阻，气血瘀滞。激素、酒精等其性辛窜，久服易伤脾肾，耗精伤髓，精伤髓枯，髓不养骨，骨失濡养而发病。治疗当以扶正祛邪固本、补肾生髓、健脾化湿、活血祛瘀为法，平衡阴阳，虚则补之，实则泻之，根据不同的病期病证进行辨证用药。

2. 分型分期

根据成人股骨头坏死的分期，可较准确地判断预后，也使治疗结果具有可比性。目前国际上公认的有 Ficat 分期、ARCO 分期及 Steinberg 分期方法。ARCO 的Ⅲ期包括 Steinberg 的Ⅲ、Ⅳ期，ARCO 的Ⅳ期包括 Steinberg 的Ⅴ、Ⅵ期。最近 ARCO 分期做出修正，将Ⅲ期分为早期和晚期，并将软骨下骨折累及关节面范围和股骨头变扁的程度放在一起标示，成为ⅢAA、ⅢAB、ⅢAC，从而更能反映坏死的股骨头情况。

（1）Ficat 分期：见表 11-1-1。

表 11-1-1　Ficat 分期

分期	临床症状	X线表现	同位素	MRI
前临床期	−	−	摄入↓	+
Ⅰ（前反射线期）	+	偶有骨质疏松	摄入↑	+
ⅡA（坏死形成期）	++	广泛骨质疏松、硬化或囊性变，关节间隙及股骨头外形正常	摄入↑	++

分期	临床症状	X线表现	同位素	MRI
ⅡB（移行期）	++	头变扁，半月征（+）	摄入↑	++
Ⅲ（塌陷期）	++	头外形中断，头变扁，关节间隙正常	正常	++
Ⅳ（骨性关节炎期）	+++	头塌陷，关节间隙 变窄或消失，骨增生	-	++

（2）ARCO 分期：

0 期：活检结果符合坏死，其余检查正常。

Ⅰ 期：骨扫描和（或）MRI 阳性，病变分为内侧、中央及外侧股骨头受累。Ⅰ A 为股骨头受累＜ 15%；Ⅰ B 为股骨头受累 15% ～ 30%；Ⅰ C 为股骨头受累＞ 30%。

Ⅱ 期：X 线片显示硬化、囊变，局部疏松，无新月征，X 线片及 CT 片无股骨头塌陷，MRI 与骨扫描阳性，髋臼无变化，病变分为内侧、中央及外侧。Ⅱ A 为股骨头受累＜ 15%；Ⅱ B 为股骨头受累 15% ～ 30%；Ⅱ C 为股骨头受累＞ 30%。

Ⅲ 期：X 线片显示股骨头软骨面变扁，新月征。Ⅲ A 为新月征长度＜ 15% 关节面，或塌陷小于＜ 2mm；Ⅲ B 为新月征长度 - 占关节面长度为 15% ～ 30%，或塌陷 2 ～ 4mm；Ⅲ C 为新月征长度＞ 30% 关节面长度，或塌陷＞ 4mm。

Ⅳ 期：股骨头关节面变扁，关节间隙变窄，髋臼出现硬化、囊性变及边缘骨赘。

（3）Steinberg 分期：即宾夕法尼亚大学分期。

0 期：正常或不能诊断。

Ⅰ 期：正常 X 线片，异常骨扫描和（或）MRI。Ⅰ A 为轻度（股骨头病变范围＜ 15%）；Ⅰ B 为中度（15% ～ 30%）；Ⅰ C 为重度（＞ 30%）。

Ⅱ 期：X 线片显示囊性变和硬化。Ⅱ A 为轻度（股骨头病变范围＜ 15%）；Ⅱ B 为中度（15% ～ 30%）；Ⅱ C 为重度（＞ 30%）。

Ⅲ 期：软骨下塌陷（新月征），无股骨头变扁。Ⅲ A 为轻度（＜ 15% 关节面）；Ⅲ B 为中度（15% ～ 30%）；Ⅲ C 为重度（＞ 30%）。

Ⅳ 期：股骨头变扁。Ⅳ A 为轻度（＜ 15% 关节面和下沉＜ 2mm）；Ⅳ B 为中度（15% ～ 30% 关节面和下沉 2 ～ 4mm）；Ⅳ C 为重度（＞ 30% 关节面和下沉＞ 4mm）。

Ⅴ 期：关节间隙变窄或髋臼改变。

Ⅵ 期：晚期发生退行性改变。

【临床表现】

1. 病史

本病有大量应用糖皮质激素史、长期大量饮酒史及髋部外伤等致病史。

2. 症状

（1）疼痛：股骨头缺血性坏死早期可以没有任何症状，在体检拍摄 X 线片时才被发现。其最早出现的症状为髋关节或膝关节疼痛，以腹股沟最常见且典型，其次为臀部、大腿外侧，强力内旋活动时疼痛加重。疼痛可为持续性或间歇性。疼痛性质在早期多不严重，但逐渐加重，也可受到外伤后突然加重。

（2）活动受限：早期患者髋关节活动正常或轻微丧失，表现为某一方向的活动障碍，特别是内旋活动受限，这是一个重要体征。晚期由于关节囊肥厚挛缩，髋关节向各方向活动均严重受限，出现髋关节僵直。

（3）跛行：病变早期由于股骨头内压升高，可有间歇性跛行，休息后好转。病变晚期由于股骨头塌陷、骨性关节炎及髋关节半脱位等，可有持续性跛行。

3. 体征

本病大转子叩击痛、局部深压痛、内收肌止点压痛明显。早期由于髋关节疼痛，托马斯征、"4"字试验阳性。晚期由于股骨头塌陷，髋关节脱位，可出现 Allis 征及 Trendelenburg 征阳性。

4. 临床特征

髋关节疼痛，可累及膝关节，内旋活动受限、跛行。

5. 特殊检查

（1）托马斯征（Thomas 征）：患者仰卧于板床上，尽量屈曲健侧髋、膝关节，双手抱紧膝部，使腰椎前凸消失而平贴于床面上。正常时，对侧下肢不离床面。如对侧髋关节有屈曲畸形存在，该侧下肢即不能与床面接触，则为阳性。

（2）"4"字试验（又称 Fabere 征、Patrick 征）：患者仰卧，患肢屈髋屈膝并外展外旋，外踝置于对侧大腿上，两腿相交成"4"字，检查者一手固定骨盆，一手于膝内侧向下压，若髋关节活动受限或疼痛，则为阳性。

（3）Trendelenburg 征（单髋负重实验）：正常单侧肢体站立时，对侧臀皱襞向上倾斜。当健肢站立时，对侧臀皱襞向上倾斜；当患肢站立时，对侧臀皱襞并不向上倾斜，反而呈下降现象。说明股骨头不在原位，不能有效地抵住骨盆，臀肌稳定髋关节的功能降低或消失，则为阳性。

（4）Allis 征：双髋屈曲90°，双膝充分屈曲时，因髋关节脱位使大腿短缩，所以一侧膝关节低于对侧膝关节，称 Allis 征阳性。此征只适用于单侧发病者。

6. 辅助检查

（1）影像学检查：

① X 线检查：X 线片对早期（ARCO 分期0、Ⅰ期，分期方法见前）ONFH 诊断困难，对Ⅱ期以上的病变则可显示阳性改变，如硬化带、囊性变、斑点状硬化、软骨下骨折及股骨头塌陷等。X 线片为骨盆正位和蛙式位片，蛙式位片可更清楚显示股骨头坏死区的改变（图 11-1-1）。

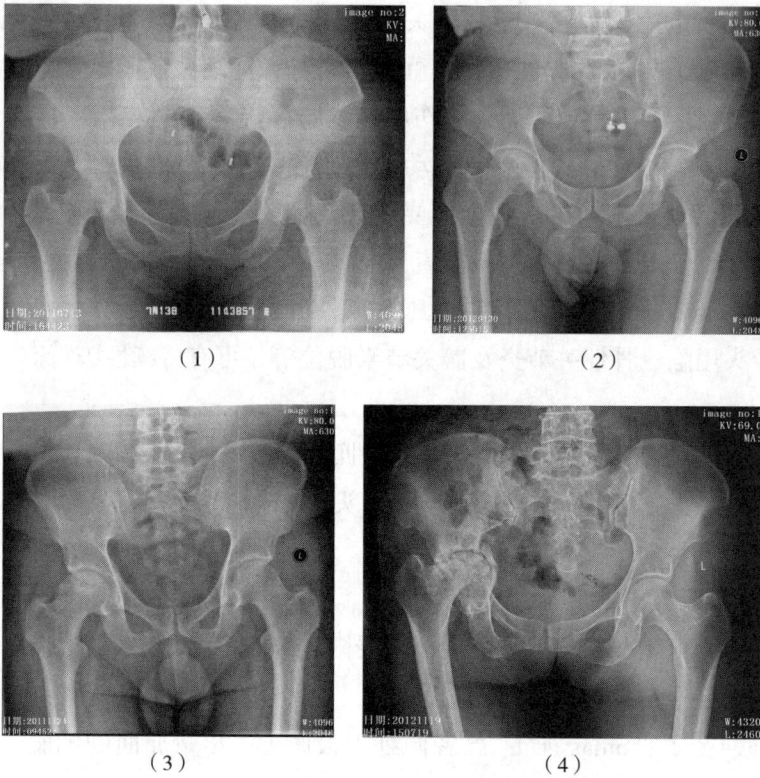

图 11-1-1 成人股骨头缺血坏死 X 线 Ficat 分期

（1）ⅡA 期;（2）ⅡB 期——半月征;（3）Ⅲ期;（4）Ⅳ期

② CT 检查：CT 检查对Ⅰ期股骨头坏死的诊断无帮助，但对Ⅱ、Ⅲ期病变可更清晰显示坏死灶的边界、面积、硬化带情况，病灶的自行修复及软骨下骨折情况（图 11-1-2）。

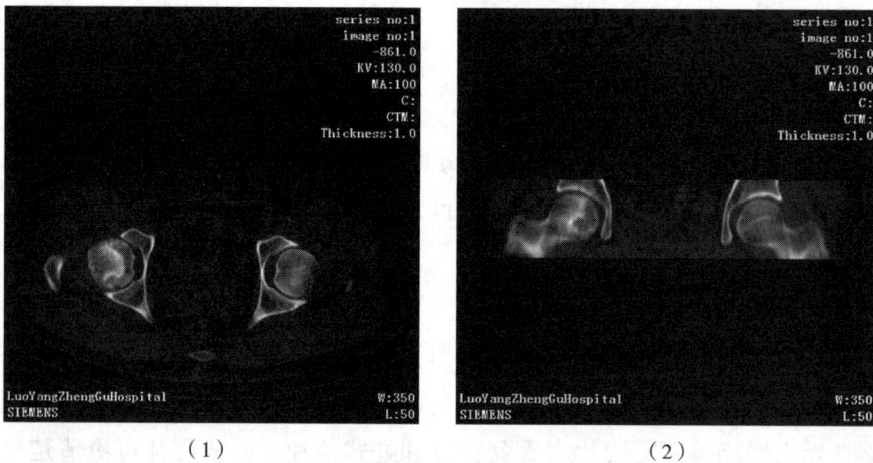

图 11-1-2 成人股骨头缺血坏死

（1）CT;（2）X 线

③ MRI 检查：对股骨头坏死的敏感性和准确性极高，为早期诊断最敏感且最可靠的方法。典型股骨头坏死的 MRI 改变为 T1WI 显示股骨头残存骨骺线近端或穿越骨骺线的蜿蜒状带状低信号，低信号带包绕高信号或混合信号区；T2WI 像显示双线征（图11-1-3）。

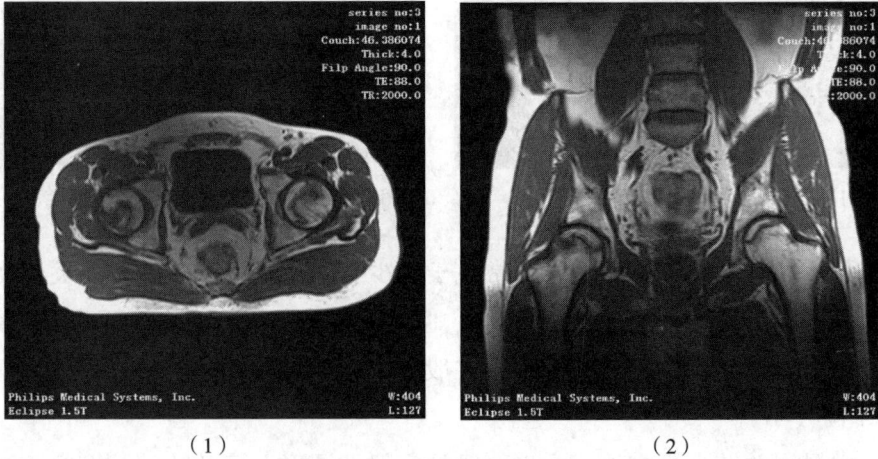

图 11-1-3　成人股骨头缺血坏死 MRI
（1）冠状位；（2）矢状位

④放射核素骨扫描：核素骨扫描可用于诊断早期股骨头坏死，但其敏感度高而特异性低。采用 ^{99m}Tc 扫描，若出现热区中有冷区即可确诊，但单纯核素浓集（热区）应与其他髋关节疾病鉴别。单光子发射体层成像（SPECT）可增强敏感性，但特异性仍不高。

（2）病理学检查：成人股骨头坏死无论是创伤性还是非创伤性，基本改变为坏死、修复，部分股骨头最终出现塌陷，包括关节软骨下骨小梁变细、坏死、断裂，坏死骨陷窝中骨细胞消失，骨髓细胞坏死，有时可见散在的钙化灶。

【鉴别诊断】

本病有多种髋部疾病类似成人股骨头坏死。

1. 与成人股骨头坏死 X 线改变类似的疾病鉴别

（1）中、晚期骨关节炎：当关节间隙轻度变窄，出现软骨下囊性变时可能会混淆，但其 CT 表现为硬化并有囊变，MRI 改变以低信号为主，可据此鉴别（图 11-1-4）。

（2）髋臼发育不良继发骨关节炎：CE 角小于 30°，Shenton 线连续性中断，股骨头包裹不全，髋臼线在股骨头外上部，关节间隙变窄、消失，骨硬化、囊变，髋臼对应区出现类似改变（图 11-1-5）。

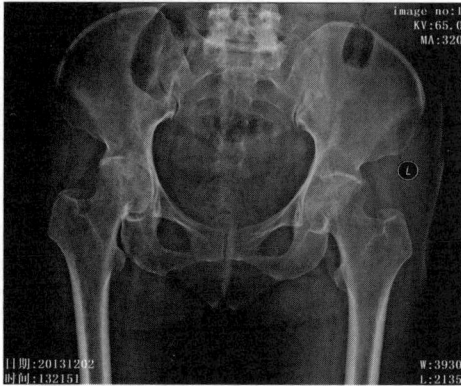

图 11-1-4　中、晚期骨关节炎 X 线　　　　图 11-1-5　髋臼发育不良继发骨关节炎 X 线

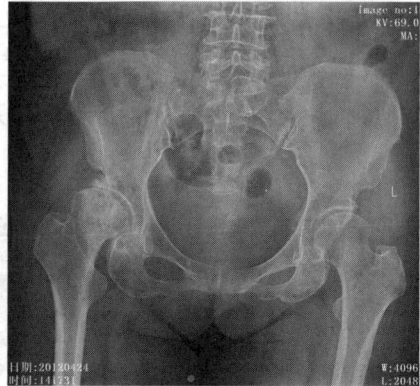

（3）强直性脊柱炎累及髋关节：常见于青少年男性，多为双侧骶髂关节受累，其特点为 HLA-B27 阳性，股骨头保持圆形，但关节间隙变窄、消失甚至融合，故不难鉴别。部分患者长期应用皮质类固醇可合并股骨头坏死，股骨头可出现塌陷，但往往不严重（图 11-1-6）。

（4）类风湿关节炎：多见于女性，股骨头保持圆形，但关节间隙变窄、消失，常见股骨头关节面及髋臼骨侵蚀，鉴别不难（图 11-1-7）。

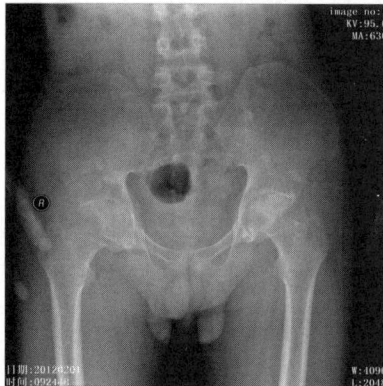

图 11-1-6　强直性脊柱炎累及髋关节 X 线　　　　图 11-1-7　类风湿关节炎 X 线

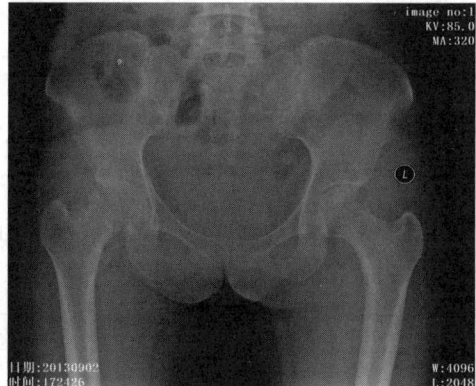

（5）各种原因引起的滑膜炎：包括色素沉着绒毛结节性滑膜炎、非特异性滑膜炎等，在 X 线上可见髋臼及股骨头边缘骨侵蚀，MRI 示广泛病变有关节积液等，应予以鉴别。

2. 与成人股骨头坏死 MRI 改变类似的疾病鉴别

典型股骨头坏死的 MRI 改变 T1 像显示蜿蜒带状低信号，包绕各种信号（高、低、混合）病灶，位于残存的骨骺线近端或跨过此线，病灶呈豆形或长方形，离开关节面。部分患者 T2 像有双线征，即紧贴低信号带近端高信号带。很多疾病可引起股骨头骨髓水肿，原因复杂，包括骨关节炎、缺血坏死、应力骨折、感染、炎性关节炎病、良恶性肿瘤，以及单独存在的骨髓水肿综合征等，必须根据病史、临床症状、体征、X 线检查、CT 检查、MRI 检查及病理学检查等，认真仔细鉴别。早期 MRI 改变必须与一些骨髓疾病作鉴别。

（1）暂时性骨质疏松症（transientosteoporosis，ITOH）：此病特点是中年男性自发病髋关节痛，MRI 图像改变为 T1 低信号、T2 高信号，范围包括整个股骨头、颈，部分尚可涉及转子部，无带状信号区。X 线片可显示股骨头、颈骨量减少。此病为自限性疾病，一般自发病至消散为 3 ～ 6 个月。

（2）软骨下不全骨折（subchondral insufficiency fracture，SIF）：多见于 60 岁以上超重的女性患者，由于股骨头外上区骨量减少，在应力下骨折。患者多无明显外伤史，表现为突然发作的髋部疼痛，不能行走，关节活动受限。X 线片示股骨头外上部稍变扁，MRI 的 T1 及 T2 加权像显示软骨下低信号线，周围骨髓水肿，T2 压脂像显示片状高信号。

（3）色素沉着绒毛结节性滑膜炎：多发于膝关节，髋关节受累少见。累及髋关节的特点为：青少年发病，髋部轻、中度痛伴有跛行，早、中期关节活动轻度受限。CT 及 X 线检查可显示股骨头、股骨颈或髋臼皮质骨侵蚀，关节间隙轻、中度变窄。MRI 检查示广泛滑膜肥厚，低或中度信号均匀分布（图 11-1-8）。

（4）股骨头挫伤：多见于中年有髋关节外伤史者，表现为髋部痛及跛行。MRI 示位于股骨头内的 T1 加权像中等强度信号、T2 加权像高信号，内侧较多（图 11-1-9）。

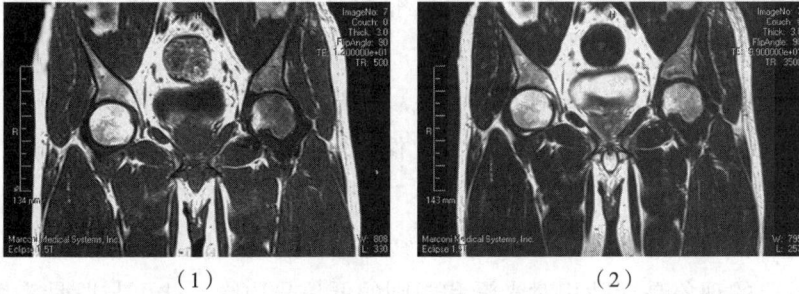

（1）　　　　　　　　　　　　　　　（2）

图 11-1-8　色素沉着绒毛结节性滑膜炎 MRI

（1）T1WI；（2）T2W2

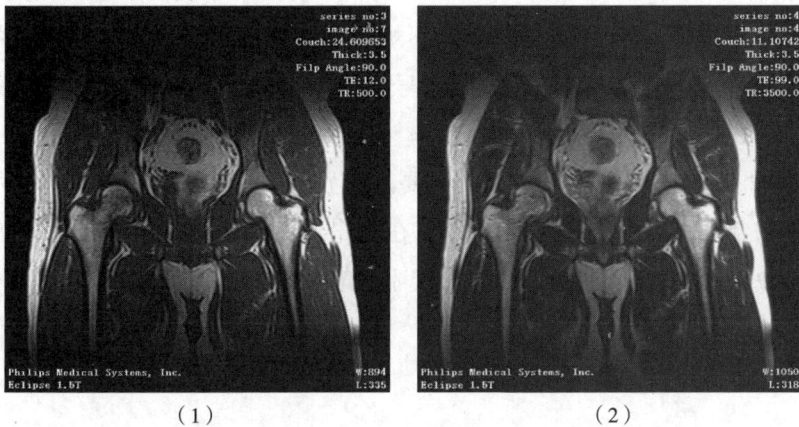

（1）　　　　　　　　　　　　　　　（2）

图 11-1-9　股骨头挫伤 MRI

（1）T1WI；（2）T2W2

（5）滑膜疝凹（synovial herniation pit）：此为滑膜组织增生侵入股骨颈部皮质的良性病变，MRI 显示在股骨头、颈部皮质部出现边缘不规整的 T1 低信号、T2 高信号改变，多侵蚀股骨颈上部皮质，通常无症状。此为关节滑膜侵蚀皮质所致，通常无症状，均为对髋部做常规 MRI 检查时发现，无须特殊治疗（图 11-1-10）。

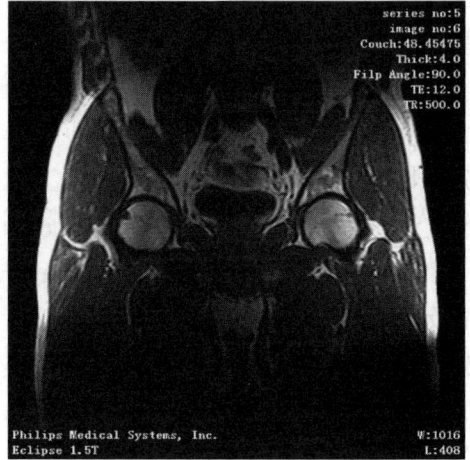

图 11-1-10 滑膜疝凹 MRI

（6）早期骨关节炎：在我国，髋关节骨关节炎多继发于髋臼发育不良，早期做MRI 检查显示股骨头软骨下 T1 低信号、T2 高信号病灶。这些病例做 CT 扫描则较易鉴别。股骨头坏死的 CT 改变为星状症消失，病灶分界清晰，但病灶内有散在的高密度影，此为坏死骨修复，而骨关节炎呈软骨下多囊改变，分隔清楚囊变区无骨修复，仅有硬化性分隔区。

（7）股骨头内残存红骨髓：股骨头内 MRI 图像呈非同质性，误诊为股骨头坏死者不少，但此图像无带状低信号改变，且 T1 信号强度高于邻近肌肉，而股骨头坏死等病灶均低于周围肌肉。

（8）中心化圆韧带窝：若偏上，增大，在矢状面扫描尤易混淆。与股骨头坏死病灶不同的此系低信号区无软骨面边界，T2 像无双线征，病灶形状呈三角形，而股骨头坏死病灶常呈豆状矩形，可资鉴别。

（9）关节软骨退行性改变、软骨下骨囊肿：此多见于中老年患者。与股骨头坏死区别点最重要的现象是囊肿相对光滑和规则的低信号边缘，此可与股骨头坏死较婉蜒的边缘相鉴别。

（10）软骨母细胞瘤（Chondroblastoma）：X 线片表现为溶骨与硬化混合型改变，边界不清。CT 扫描显示分界清楚、形状不规则的溶骨性改变，此为特征性图像。骨扫描可见核素的浓集。MRI 检查 T1 为低信号，T2 为混合信号。T1 与 T2 边缘均为低信号（图 11-1-11）。

（11）股骨头骨髓水肿综合征：最重要的鉴别为 T2WI 压脂或 STIR 序列上，股骨头骨髓水肿综合征呈现的高信号均匀分布在整个股骨头，包括软骨下区，而股骨头坏死的骨髓水肿呈现的高信号绝不会出现在坏死的软骨下区，软骨下坏死区为低信号强度（图 11-1-12）。

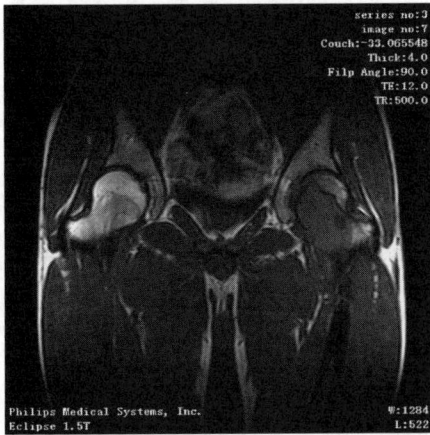
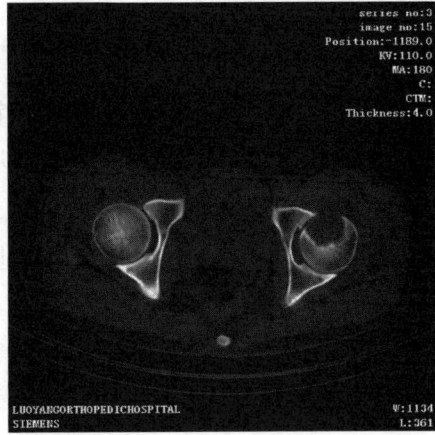

（1）

（2）

图 11-1-11　软骨母细胞瘤

（1）MRI；（2）CT

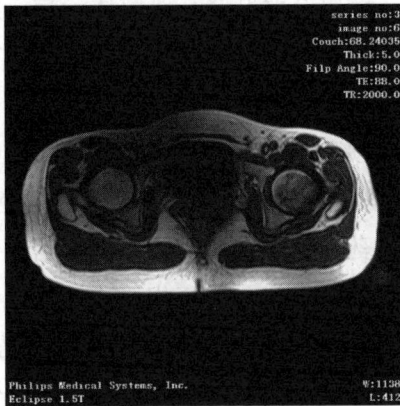
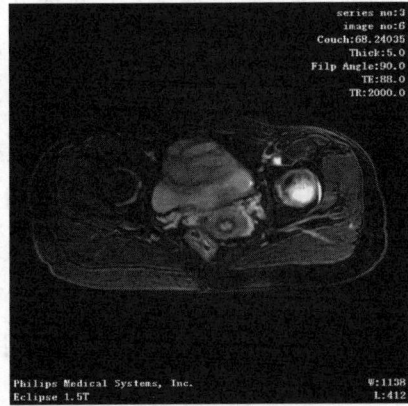

（1）

（2）

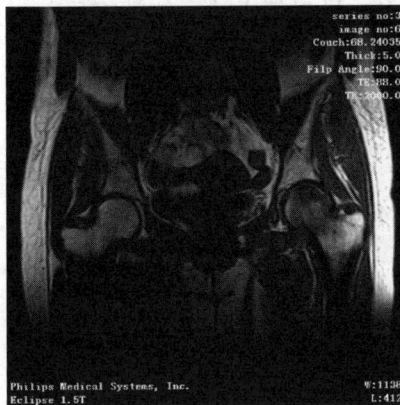
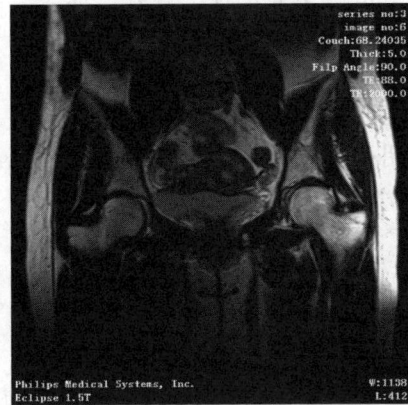

（3）

（4）

图 11-1-12　股骨头骨髓水肿综合征 MRI

（1）冠状位 T1WI；（2）T2 压脂像；（3）矢状位 T1WI；（4）矢状位 T2WI

【治疗思路】

成人股骨头缺血性坏死发病率高，治疗方法多种多样。治疗原则：早期解决血液循环障碍，促进骨坏死修复；中期防止股骨头塌陷，保留髋关节功能；晚期纠正塌陷和增生变形。治疗方法的选择要考虑以下因素：①病因；②年龄；③全身状况；④病变的程度；⑤症状存在的时间；⑥是否合并有其他病症；⑦单侧发病还是双侧同时受累。

【治疗方法】

1. 一般治疗

保护性负重能否减轻股骨头塌陷仍存在争论，建议使用双拐以减轻疼痛，不提倡使用轮椅。

2. 中医治疗

通过中药调节全身气血运行、疏通经络，辅以补益肝肾药等整体治疗，从而达到缓解疼痛、改善功能、加速康复、促进坏死修复的目的，选择合适病例及正确把握治疗时机是影响疗效的关键。

中医药治疗股骨头坏死最理想的时机在于预防，对可能发生股骨头坏死的高危人群，如股骨颈骨折、长期酗酒、大剂量应用激素人群，有条件可早期给予中医药干预。对已发生股骨头缺血性坏死可根据情况通过中药内服、中药外用熏洗敷贴、针灸、小针刀、手法等方法，从而调节全身气血运行、疏通经络、祛痰化湿、补益肝肾等，达到缓解疼痛、改善功能、促进坏死修复的目的。病情进展到将要塌陷或已经塌陷阶段，单纯中医药治疗难以预防与纠正塌陷，需及时配合保髋手术。中医药治疗股骨头坏死主要适用于 Ficat 0 期、Ⅰ期、Ⅱ期的治疗或Ⅲ期、Ⅳ期的辅助治疗。除内服中药外，还有中药敷贴、中药熏洗、针灸、按摩、牵引、导引等方法，能减轻局部疼痛，改善患髋功能，可联合使用，提高疗效。

（1）内治法：根据其病理变化，分为三期辨证论治。

①早期：以气滞血瘀为主。患髋疼痛，关节不利，跛行，舌紫暗，脉沉涩。

治法：活血化瘀，通络止痛。

方药：桃红四物汤加减。

②中期：以肝肾亏虚为主。患髋疼痛，功能障碍，下肢乏力，舌淡苔白，脉沉细。

治法：补益肝肾，养血充髓。

方药：偏阳虚者用右归丸加减，偏阴虚者用六味地黄丸加减。

③晚期：以气血两虚为主。患髋疼痛，时隐时现，或彻夜疼痛，下肢痿软无力，神疲气短，舌质淡红，脉沉细。

治法：气血双补，固本培元。

方药：十全大补汤加减。

（2）外治法

①中药熏洗：成人股骨头坏死可采用中药熏洗，以活血化瘀、通络止痛。基本方药为伸筋草 30g，红花 6g，花椒 6g，当归 10g，羌活 10g，丹参 15g，局部先熏后洗，每日 1～2 次。借助药力和热力，通过皮肤、黏膜作用于机体，促使腠理疏通、脉络调和、气血流畅，缓解临床症状。

②针灸治疗：取局部穴位秩边、环跳、环中等针刺，全身穴位取府舍、冲门、居髎等，配合阳陵泉、足三里及三阴交等穴，穴位交替使用，可改善局部血液循环，通络血脉，调理气血，平衡阴阳，从而达到治疗目的。

③按摩治疗：早期可施用轻柔手法以舒筋、理筋，增加局部血运，达到止痛、活血通络之功，缓解临床症状。晚期关节功能障碍者，可施用舒筋活节手法以促进关节功能的恢复。

3. 物理治疗

本病的物理治疗包括体外震波、高频磁场疗法等。这些治疗对缓解关节疼痛、促进坏死骨修复有帮助。

4. 西医治疗

（1）药物治疗：药物治疗对 ONFH 的早期（0、Ⅰ、Ⅱ期）适用，包括非甾体消炎止痛剂、低分子肝素改善高凝低纤溶状态、阿仑磷酸钠等防止股骨头塌陷，以及扩血管药物及消除骨髓水肿药物等。

（2）介入治疗：通过股动脉穿刺插管至旋骨内外侧动脉及闭孔动脉，直接将溶栓药物及扩张血管药物在介入治疗系统监视引导下注入股骨头供血动脉，使血管内形成的脂肪栓子集小血栓溶解，骨内微小血管再通，微循环缺血改善，增加髋关节附近侧支循环，改善股骨头营养，促进坏死骨质的吸收、新骨形成，修复股骨头骨质。目前股骨头坏死介入治疗的效果存在一定争议。

（3）手术治疗：

①髓芯减压骨移植术

［适应证］Ⅰ期、Ⅱ期的股骨头缺血性坏死，头的外形完整，无"新月征"改变。

［手术方法］患者取仰卧位，连续硬膜外麻醉或腰麻。手术在 X 线机引导下进行。以大转子顶点下 2cm 为中心做一长约 6cm 的切口，并从该点向股骨头中心钻入一导针，深达股骨头前、上、外侧区，再用带环锯头的活检器沿导针插入达股骨头软骨下坏死区，取出髓芯活检的骨柱。此时股骨颈髓芯被取出，通过髓洞用长柄刮匙将股骨头软骨下骨病变组织彻底刮除。透视下清除满意后，从同侧髂骨处取出适量松质骨剪成骨条，经髓洞植于股骨头下，充填坚实后冲洗伤口，逐层缝合。术后患者卧床，当天即可进行患髋功能锻炼，术后 3 个月扶双拐患肢无负重行走，6 个月后负重行走（图

11-1-13）。

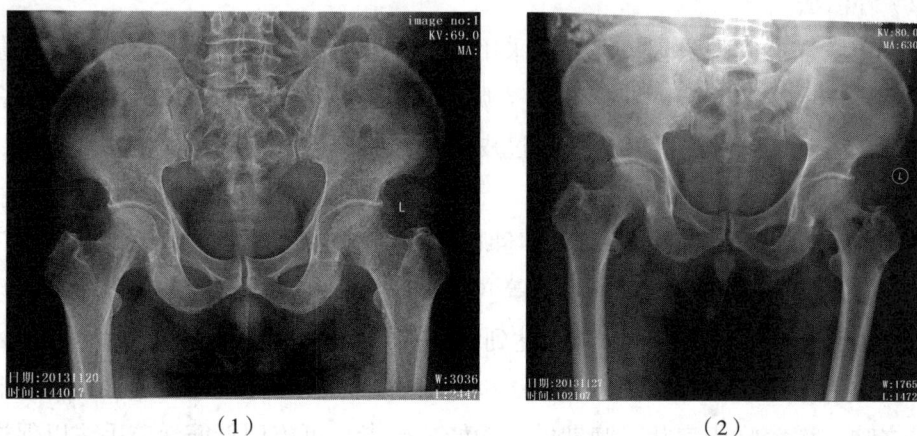

（1）　　　　　　　　　　　（2）

图 11-1-13　髓芯减压骨移植术

（1）术前；（2）术后

②病灶清除、钽棒植入术：钽是一种灰色，光亮坚硬的金属，抗磨损并耐多种酸性腐蚀，与体液无反应，对机体组织无刺激，为外科植入物的理想材料。实验表明，多孔钽金属材料在结构和力学特性上都十分接近天然骨组织，多孔钽金属植入物植入活体骨组织后出现迅速的骨长入和固定力。钽棒使用蒸汽沉积技术以成型，从而得到与松质骨类似的蜂窝状立体结构，这种含有互联微孔的生物材料，孔隙率高达 75% ～ 80%，从而为骨生长提供了畅通的通道，其骨向内生长的能力高出传统多孔涂覆材料 2 ～ 3 倍。除此之外还有以下物理性质：多孔钽与骨的弹性模量相当，故在股骨头内有相同的应力和应变模式；多孔钽最主要承受的是压力，而非弯曲及张力；多孔钽植入的最佳位置在股骨颈上外侧，以便其接触并支持软骨下骨板。

［适应证］Ⅱ期塌陷前。若发生股骨头塌陷或坏死面积很大并伴有较多囊性变则不适合用钽棒治疗。

［手术方法］取大转子下方 4cm 直切口，逐层切开皮肤、皮下组织，在 X 光透视下沿股骨颈外上方钻入 1 枚克氏针，达股骨头关节面下 5mm。透视满意后，用空心钻依次扩大，并用刮匙顺隧道将坏死骨及部分硬化骨清除，用自体松质骨植入股骨头内并用植骨棒逐层打压夯实，选择合适钽棒顺隧道拧入股骨头内，依次关闭切口。术后 3 天开始应用 CPM 机行髋关节功能锻炼，术后 3 个月患肢不负重，3 ～ 6 个月扶双拐，6 个月以上可离拐正常活动，但应避免剧烈活动。（图 11-1-14）

③经股骨头颈开窗病灶清除、打压植骨术

［适应证］各种原因引起的Ⅱ期、Ⅲ期股骨头缺血性坏死。

［手术方法］患者取平卧位，臀部垫高，手术入路有两种方法。方法一是采取取患髋前方切口，起自髂前上棘下方 4cm、内侧 1cm，纵向向下，长约 5cm，逐层切开皮

肤、皮下组织，自阔筋膜张肌和缝匠肌肌间隙进入，显露髋关节前侧关节囊，纵向切开关节囊，显露股骨头颈交界。方法二是采取髋关节前外侧切口，长约6cm，依次切开皮肤、皮下组织、深筋膜，从阔筋膜张肌、臀中肌肌间隙进入右髋关节前面，纵向切开关节囊，显露股骨头颈交界。在股骨头颈交界处开一1cm×1.5cm骨窗，深度达0.5～1cm。用各种角度的刮匙交替自开窗处向坏死区将坏死骨及部分硬化骨清除，直至有新鲜渗血的骨质为止，范围达软骨下骨，彻底清理后，并用直径2mm克氏针在硬化壁上多方向钻孔，充分疏通硬化带，用环锯切取髂骨内外板间的松质骨少量修剪成颗粒状，与人工骨或异体骨1：1混合后，植入股骨头内并植骨棒逐层打压夯实，依次关闭切口。术后3天开始应用CPM机行髋关节功能锻炼，术后3个月患肢不负重，3～6个月挂双拐，6个月以上可离拐正常活动，但应避免剧烈活动。（图11-1-15）

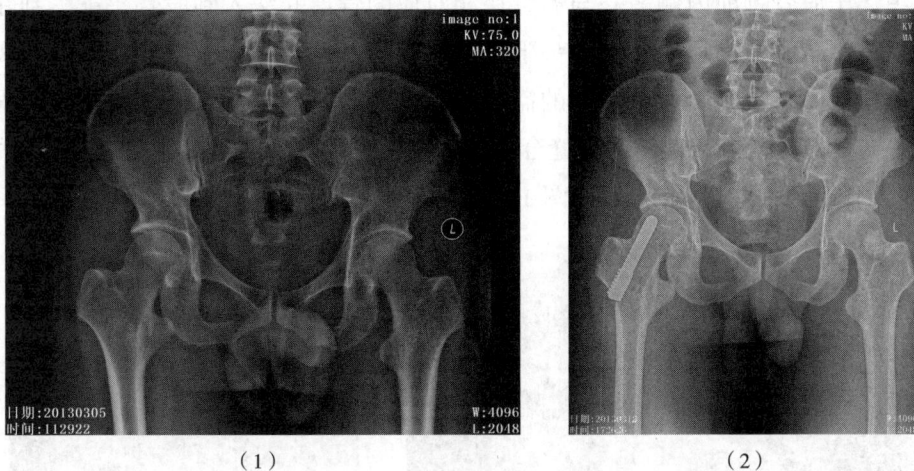

（1）　　　　　　　　　　　（2）

图 11-1-14　病灶清除、钽棒植入术

（1）术前；（2）术后

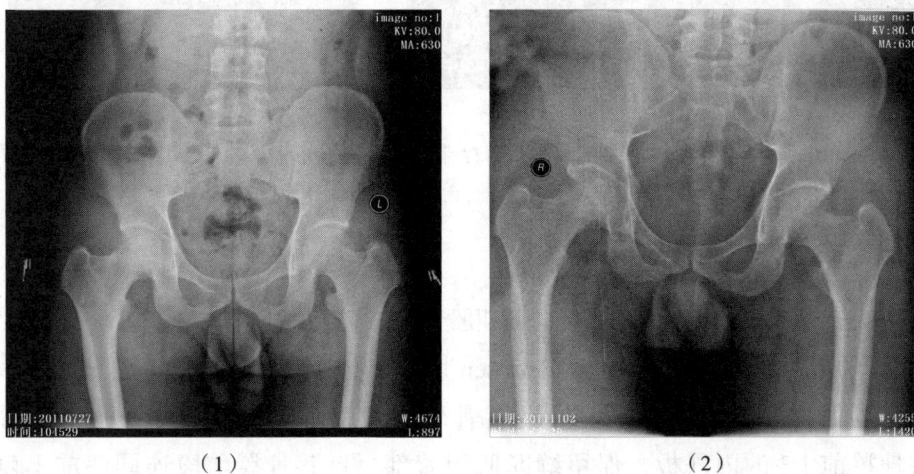

（1）　　　　　　　　　　　（2）

图 11-1-15　经股骨头颈开窗病灶清除、打压植骨术

（1）术前；（2）术后

④病灶清除带血管髂骨瓣移植术

[适应证] 各种原因引起的Ⅰ期、Ⅱ期、Ⅲ期股骨头缺血性坏死。

[手术方法] 患者取仰卧位，术侧臀下垫高。连续硬膜外麻醉或全身麻醉。改良 Smith-Petersen 切口，注意保护股外侧皮神经。先切开切口的上部分，显露并切断腹股沟韧带的外半部分，将腹肌距髂骨起点 1cm 处切断并牵向内侧，即可看到沿髂嵴内缘下走行的旋髂深动、静脉，小心游离到股动脉或髂外动脉的起点，远端到距髂前上棘以上 2cm 处，向后上游离髂骨约 4cm，并在此点截断髂骨内、外板，再在旋髂深血管下方距髂骨嵴约 2.5cm 处横形截断髂骨板，这样带有旋髂深动、静脉的 4cm×2cm×2.5cm 髂骨块切取完毕。将髂骨块放回原处加以保护，向下延长切口，显露髋关节囊的前外侧，"＋"字切开关节囊，切除增厚的滑膜组织和部分关节囊及增生的骨组织，于股骨颈前内侧凿一与髂骨块相对应的骨窗并深入到股骨头下，刮除死骨及肉芽组织，若关节面塌陷时，经头下将其顶起，恢复股骨头形态。取适量游离髂骨充填骨缺损区，将带旋髂深血管蒂的髂骨块经髂腰肌或缝匠肌下植入骨窗内，固定牢固，冲洗伤口，放置引流管，逐层缝合伤口。术后 3 个月患肢不负重，3～6 个月挂双拐，6 个月以上可离拐正常活动。（图 11-1-16）

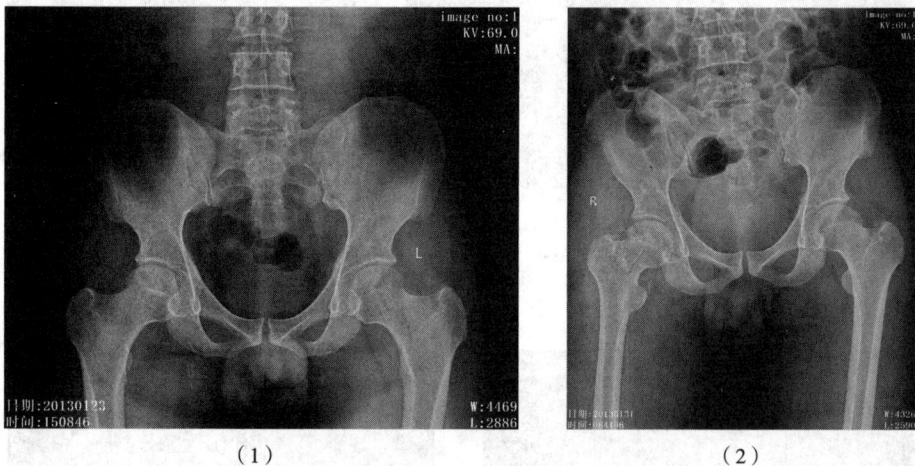

（1）　　　　　　　　　　　　　　（2）

图 11-1-16　病灶清除带血管髂骨瓣移植术

（1）术前；（2）术后

⑤病灶清理、缝匠肌骨瓣植入术

[适应证] 各种原因引起的Ⅱ期、Ⅲ期股骨头缺血性坏死。

[手术方法] 取髋关节 Smith-Petersen 切口，逐层切开皮肤、皮下组织、浅深筋膜，分离保护股外侧皮神经。推剥髂骨外侧骨膜，干纱布填塞止血。于骨膜下剥离髂骨翼前 1/3 的内外板，保留缝匠肌附着部，自髂骨翼前段连同髂前上棘凿取 4cm×2cm×1cm 骨块，将骨凿切下的缝匠肌髂骨块，用盐水纱布包裹保护，切取少量

髂骨并修剪成颗粒状备用。分离并牵开扩筋膜张肌、缝匠肌及股直肌，显露关节囊。注意游离牵开保护股外侧皮神经，在阔筋膜张肌和缝匠肌、股直肌之间切开深筋膜，剥离关节囊表面的髂腰肌纤维并向内牵开，彻底显露髋关节囊。纵向切开关节囊，显露股骨颈，在右股骨颈前方，头颈交界处开槽，用环锯进入股骨颈，到达坏死区，将股骨头坏死区以刮匙刮除、清理干净，彻底刮除坏死骨及增生组织，直到骨质弥漫性渗血为止，再用克氏针在股骨头内部钻孔穿过骨质硬化区。取少量自体髂骨骨粒置入右侧股骨头内，用植骨棒打压、夯实，修剪缝匠肌骨瓣，将缝匠肌髂骨块嵌入头颈处槽内，并用锤轻轻打击嵌紧，用骨钻在髂骨块钻孔并选择 1 枚合适长度可吸收螺钉固定，依次关闭切口。术后 3 天开始应用 CPM 机行髋关节功能锻炼，术后 3 个月患肢不负重，3～6 个月拄双拐，6 个月以上可离拐正常活动，但应避免剧烈活动。（图 11-1-17）

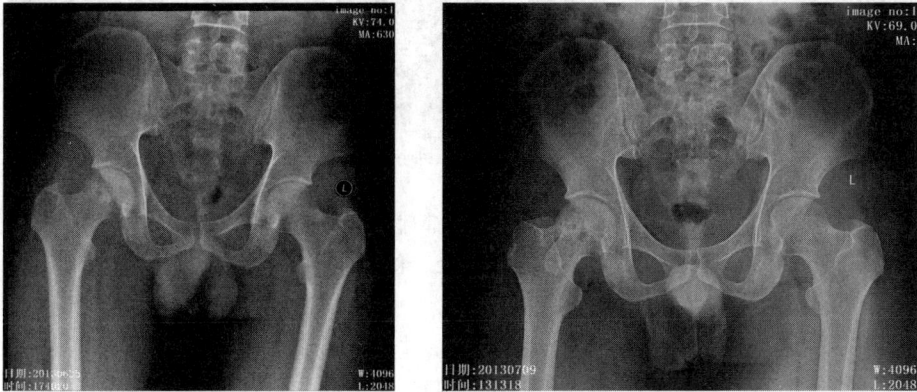

图 11-1-17 病灶清理、缝匠肌骨瓣移植术
（1）术前；（2）术后

⑥吻合带血管腓骨游离移植术

[适应证] 各种原因引起的 I 期、II 期、III 期股骨头缺血性坏死。

[手术方法] 患者取仰卧位，术侧臀下垫高。连续硬膜外麻醉或全身麻醉，手术分两组同时进行。取小腿上中段外侧切口，从腓骨头后侧起向前至腓骨颈，再沿腓骨外侧向下延伸至所需长度，切开皮肤、皮下筋膜，在股二头肌后缘找到腓总神经并予以保护，在比目鱼肌和腓骨长肌间隙分开此二肌，在腓骨小头及腓骨后面切断比目鱼肌的起点，在腱弓处即可找到胫后动脉及其伴行静脉。沿腓血管向下分离，根据术后所需腓骨长度截断腓骨，然后再将腓骨翻向前方，切断腓骨内侧的肌肉和骨间膜。为保证移植腓骨的血液供应，游离腓骨时将胫后肌及屈踇长肌在腓骨止点保留 1cm 左右，用血管夹夹住腓动、静脉远端，松止血带，检查足趾血液循环良好后，结扎腓动、静脉远端，切断血管，带血管腓骨备用。取髋部 Smith-Petersen 切口，游离旋股外动静

脉，保留升支，切断横支，并将近端向上翻转至股骨颈部，在手术显微镜下用 9-0 无损伤线将旋股外动静脉与腓动静脉端端吻合或端侧吻合。充分游离髋关节周围肌肉，在髋关节的前上方纵向切开关节囊，充分显露出股骨颈部，在股骨头部凿一与腓骨远端适应的骨洞，深达 2 ～ 3cm，在股骨颈部凿一与移植腓骨相适应的骨槽，修整备用的腓骨嵌在股骨头颈部修的骨洞内。术后 3 个月患肢不负重，3 ～ 6 个月挂双拐，6 个月以上可离拐正常活动。（图 11-1-18）

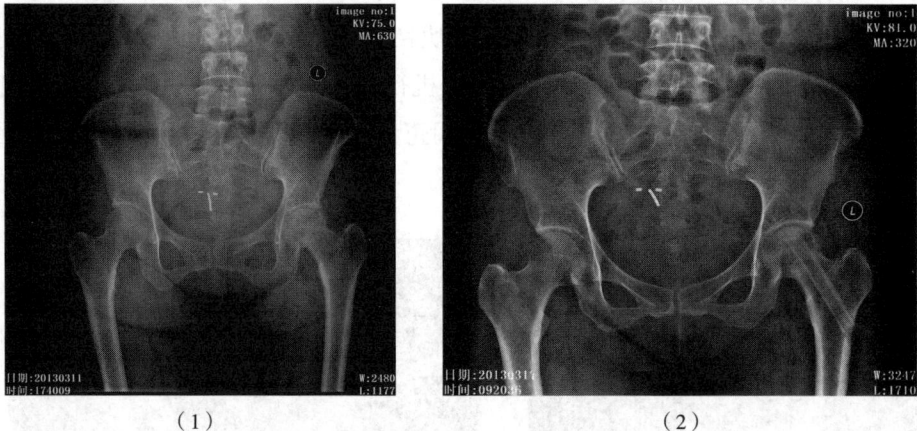

（1）   （2）

图 11-1-18　吻合带血管腓骨游离移植术

（1）术前；（2）术后

⑦股骨转子间旋转截骨术

［适应证］Ⅱ期、Ⅲ期，股骨头坏死范围较小，不超过股骨头总面积的 2/3。**随着人工关节置换术的开展及普及，现已很少采用。**

⑧人工关节置换术

［适应证］Ⅲ期、Ⅳ期股骨头缺血性坏死，面积较大且累及髋臼；髋关节疼痛严重、活动明显受限；年龄大于 50 岁，且全身状况能耐受长时间、较大手术；中青年患者，髋关节破坏严重，疼痛明显严重影响生活，强烈要求全髋关节置换。

［手术方法］患者取仰卧位，术侧臀下垫高。连续硬膜外麻醉或全身麻醉。取左髋后外侧切口，切开皮肤、皮下、深筋膜，上部沿臀大肌纤维方向将其分离为前后两部分，下部将臀肌自止点部分切下，屈曲内旋患髋，将外旋肌群和纤维组织自止点切下并牵向后方，充分显露，切开并切除部分关节囊，显露股骨近端，保留小转子上方 1cm 的股骨距进行股骨颈截骨，松解前侧关节囊；切除髋臼盂唇以及部分关节囊，显露骨性臼缘，准确定向，结合术前测定，用髋臼锉顺序扩挫、修整髋臼，骨床满意后，准确定位定向，保持 45° 外展角、15° 前倾角，置入生物型或水泥型髋臼假体，压配紧密，覆盖完全，生物型配合使用两枚螺钉固定，安放聚乙烯衬垫，内旋、屈曲患髋，

以矩形凿向股骨髓腔开孔，保留所得松质骨，髓腔锉顺序扩挫髓腔，及时吸除髓内外溢脂肪，满意后，结合术前计划，选用合适的股骨柄和头颈假体试模最为合适，试复位髋关节活动满意而稳定，特别是屈曲内旋、伸直外旋稳定而无脱位，生理盐水冲洗切口后，依次安装生物型或股水泥型股骨柄和头颈假体，复位关节，再次检查关节活动情况满意，伸直外旋，屈髋90°、内旋40°，关节稳定，无脱位，张力合适，冲洗切口，仔细止血，置负压引流管，逐层缝合，重建短外旋肌起点，无菌敷料包扎。术后3天开始应用CPM机行髋关节功能锻炼，术后3～5天患肢不负重下床活动，2个月后可离拐正常活动。（图11-1-19）

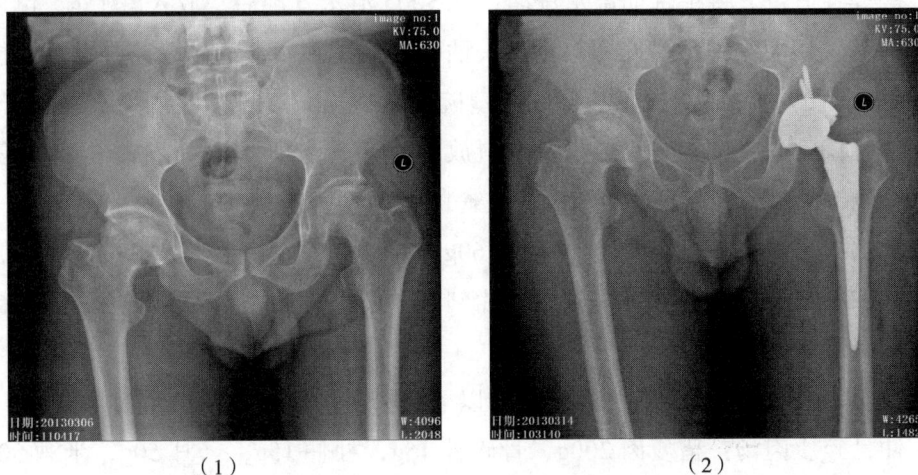

图 11-1-19　双侧股骨头坏死左侧全髋关节置换术
（1）术前；（2）术后

⑨髋关节融合术

［适应证］对于不宜做以上手术的患者，髋关节疼痛剧烈，严重影响日常生活，可做髋关节融合术。随着人工关节置换术的开展及普及，现已很少采用。

5. 功能锻炼

在患肢非负重状态下积极行臀部肌肉及股四头肌收缩功能活动，以调畅气机，改善局部血液循环，促进康复。手术患者术后可立即行股四头肌收缩功能锻炼，3天后开始行CPM功能锻炼及髋膝关节主被动功能锻炼，术后1周患者床边坐起行股四头肌、小腿三头肌肌力训练，术后12周骑车锻炼，术后3个月可逐渐弃拐行走。

6. 膳食与起居

（1）辨证施膳：根据患者食欲及习惯进食高蛋白及富含维生素食品，如新鲜蔬菜、香蕉、米粥、牛奶、鸡蛋、排骨汤、瘦肉、水果，注意饮食节制。忌生冷辛辣、油腻、煎炸食物。平乐正骨骨病学将股骨头坏死分为三期辨证施膳。

①早期：以气滞血瘀为主，适当选择以下药膳。

四物腰骨汤：猪腰骨 150g，桃仁 10g，红花 9g，枳实 12g，当归 10g，柴胡 10g，牛膝 10g，川芎 6g，赤芍、白芍各 10g。各药煎取药液 500mL，与洗净、砍块的腰骨一起下锅，文火炖 1 小时，肉烂汤浓，加油、盐调料，即可食用。

加味桃仁粥：桃仁 10g，生地黄 30g，肉桂末 3g，粳米 100g。桃仁去皮尖，桂心研末。用地黄、桃仁、生姜及适量酒浸泡后，绞取汁。锅先加水煮粳米成粥，下桃仁等汁，再煮沸，调入肉桂末即成。每日 1 次，空腹食用。

丹参牛筋汤：牛蹄筋 100g，当归、丹参、香菇、火腿各 15g，生姜、葱白、绍酒、味精、盐等各适量。将牛蹄筋温水洗净，加 500g 清水煮沸后，放入碱 15g，倒入牛蹄筋，盖上锅盖焖两分钟，捞出用热水洗去油污；反复多次，待牛蹄筋胀发后才能进行加工。发胀后的牛蹄筋切成段状，放入蒸碗中，将当归、丹参装入纱布袋放于周边，香菇、火腿摆于其上，生姜、葱白及调料放入后，上笼蒸 3 小时左右，待牛蹄筋熟烂后即可出笼，挑出药袋、葱、姜即可。佐餐食用。

薏米粥：薏米 30g，木瓜 10g，粳米 60g，白糖 2 匙。将薏米、木瓜洗净后，倒入小锅内，加粳米及冷水两大碗，先浸泡片刻，再用小火慢炖至薏米酥烂，加白糖，稍炖即可，每日食用，不拘量。

②中期：以肝肾亏虚为主，适当选择以下药膳。

杜仲骨碎瘦肉汤：猪瘦肉 200g，骨碎补 15g，杜仲 15g，云耳 50g，米酒 50g。将瘦肉洗净，切块；云耳用清水浸透、洗净；杜仲、骨碎补分别用清水洗净。将上料一起放入砂锅内，加清水适量，武火煮沸后，改用文火煲 2 ～ 3 小时，调味食用。每周 2 ～ 3 次。

猪腰煲杜仲：杜仲 15 ～ 30g，猪腰 1 个。杜仲先置锅里，微火小炒，并洒上盐水炒至微黄，然后与洗干净的猪腰一起放进砂锅内，加入清水 1000mL，先武火煲沸后，改用文火煲一个半小时，调入适量食盐便可。每周食用 2 ～ 3 次。

肉鳝羹：黄鳝 250g，猪肉 100g，杜仲 15g，葱、姜、料酒、醋、胡椒粉各适量。杜仲水煎去渣，取汁备用；将黄鳝宰杀，去肠肚洗干净，用开水略烫，刮去外皮上的黏物，切段。将猪肉剁成末，放油锅内煸炒，加水及杜仲汁，放入鳝鱼段、葱、姜、料酒，烧沸后改文火煮至鱼酥，加醋、胡椒粉，起锅，撒上香菜。配餐食用。

③晚期：以气血两虚为主，适当选择以下药膳。

田七煲鸡汤：田七 20g，鸡 1 只（去皮），猪瘦肉 100g，生姜 3 片。先将田七置锅中，加少许油慢火稍炒至微黄，压碎；鸡去尾部，洗净，切块；猪瘦肉洗净切块；上料与生姜一起放入砂锅中，加水 2500mL，武火煲沸后改文火煲两小时，调入适量食盐便可。每周食用 2 ～ 3 次。

云耳瘦肉粥：云耳（木耳）50g，瘦肉100g，粳米50g。先将云耳剪去蒂脚，用清水浸软，切丝备用；猪瘦肉洗净，切丝，腌制备用；粳米洗净；把粳米、云耳一起放入锅内加清水适量，文火煮成稀粥，再加入猪瘦肉煮熟，调味即可。每日1次。

（2）起居：合理安排起居休息，妥善处理生活细节，保持良好习惯，建立符合自身生物节律的活动规律，做到起居有常、安卧有安、谨防劳作、居处适宜、衣着合适，对疾病治疗及康复有重要意义。

【按语】

股骨头坏死的实质是本虚标实，脾肾两虚、气血亏虚为本，瘀血、痰湿为标。"瘀"贯穿于病变各个时期，早期气滞血瘀为主，气血运行受阻，"不通则痛"；股骨头得不到濡养，"不荣则痛"。治宜行气活血，通络止痛。中期以脾肾亏虚为主，治宜补益脾肾、养血活血。后期以气血两虚为主，治宜补气养血，佐以活血化瘀。三期辨证，用药重在活血，又因其早、中、后期各有侧重，活血亦有所侧重。早期重在活血行气；中期则培补脾肾兼活血；病至后期，固本培元，补气血兼活血。

【病案举例】

任某，男，39岁，农民，因"左髋部疼痛、活动受限8个月"入院。

患者于8个月前感冒后出现左侧髋部疼痛，疼痛呈钝痛，髋关节活动受限，未做特殊治疗。2011年4月在当地医院拍X线片诊断为"左股骨头坏死"，未做特殊治疗，为求进一步诊治来院就诊。体格及专科检查：神志清楚，精神尚好，营养中等，发育正常，形体适中，跛行步入病房，查体合作。无异常声息气味。舌紫暗，苔少，脉沉涩。骨盆部对称，双髋部局部无红肿，皮温不高，左侧腹股沟中点压痛，大粗隆叩击痛，Allis征阴性，左髋"4"字试验阳性。双髋关节活动范围：左侧髋关节伸0°、屈120°、外展20°、内收10°、内旋10°、外旋20°；右侧髋关节伸10°、屈120°、内收10°、外展30°、内旋30°、外旋30°。双下肢末梢血循、感觉、运动可。四肢肌力、肌张力未见明显异常。X线检查：左股骨头内密度升高且不均匀，并有囊性改变，骨小梁结构紊乱，关节间隙变窄，左股骨头外形良好。双髋关节CT扫描片示：双髋关节对应关系良好，左侧股骨头关节面局限性塌陷不整，左侧股骨头骨质密度升高不均并可见斑片状囊样密度减低影混杂；右侧股骨头骨质形态及骨质密度未见明显异常。MRI检查：左侧股骨头内可见斑片状稍长T1，于脂肪抑制T2WI呈明显高信号（图11-1-20）。

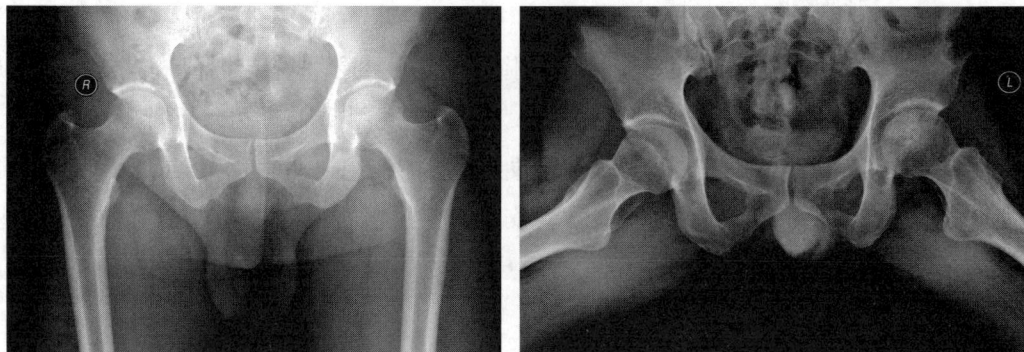

（1）

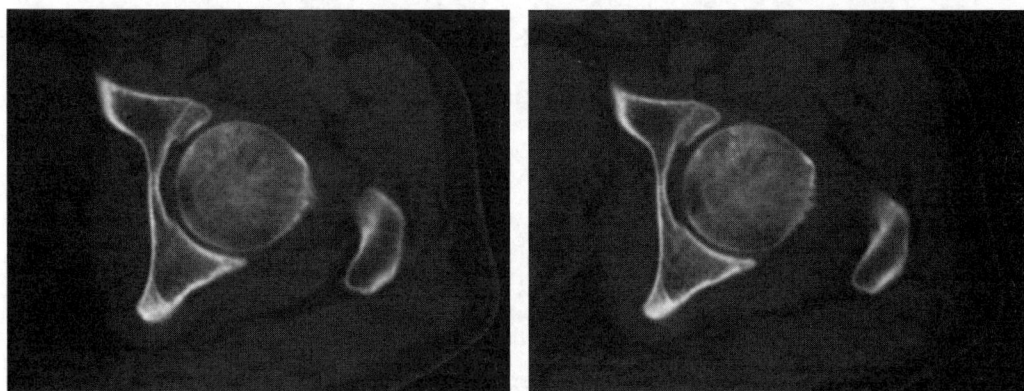

（2）

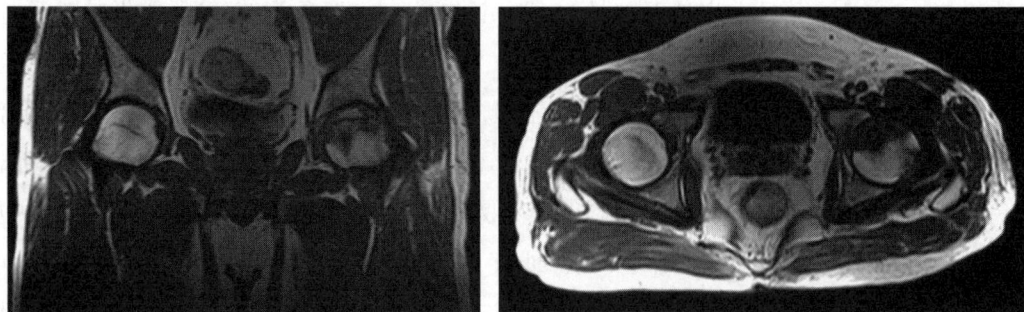

（3）

图 11-1-20　左侧股骨头坏死术前

（1）骨盆正位蛙式位 X 线；（2）CT；（3）双髋 MRI

临床诊断：左侧股骨头缺血性坏死。

治疗经过：

①手法及冲击波治疗：患者取仰卧位，医生双手保持清洁、温暖。先行手法治疗，再行冲击波治疗。

手法治疗：每日 1 次，一次 30 分钟。推拿手法以"揉""点""按""推""旋"为主，要注意顺序，循经循筋，舒筋通络，用力由轻到重，再逐渐减轻而结束。手法力量以"柔中带刚、附筋着骨而不伤筋"为度，能够促进局部炎症产物的分解吸收，降低血中致炎、致痛物质的含量，升高镇痛物质的浓度，起到镇痛的作用。通过手法可直接帮助改善肢体功能，使患肢得到有效的最大限度的运动，同时，手法保持组织的伸展性，改变关节的活动度，增强本体反馈，增加位置觉和运动觉，从而改善患者步态等，提高生活质量。

冲击波治疗：以股骨头坏死区域及其周围骨质为靶点进行冲击波治疗，一次冲击3000 次，10 次一个疗程，隔日一次，能流密度为 9kV（0.16mJ/mm^2）。利用冲击波发生器产生的冲击波能量，经聚集后进入人体特定的部位，对人体内部组织产生物理及生理作用，可改善骨及其周围组织的血液循环，促进骨组织损伤再修复，从而达到治疗目的，安全可靠。

②辨证用药：气滞血瘀型股骨头缺血性坏死常见于青壮年及病变早期，由于青壮年自身的正气较盛，脏腑功能尚能维持平衡，正气未虚，但气滞血瘀不通，则临床以疼痛为主。久坐久卧后气血运行不畅，故疼痛加重，伤处离经之血未消，故痛处固定不移，刺痛为血瘀，胀痛则为气滞，经适当活动后，有利于气血运行，故疼痛减轻。由于疼痛而产生功能障碍，做幅度较大的活动时可引起疼痛。舌紫暗，苔少，脉沉涩为气滞血瘀之征。综上所述，患者证属气滞血瘀。治则活血化瘀，通络止痛。处方：熟地黄 9g，当归 9g，白芍 6g，川芎 6g，桃仁 9g，红花 9g。每日 1 剂，水煎服，3 个月为一疗程。

③术后处理：给予下肢间断皮牵引，重量 3kg，每日 2 次，一次 30 分钟，治疗周期 2 周。牵引将髋关节间隙拉开，使髋臼的软骨面与股骨头的软骨面相互分开，使坏死炎症的软骨面得到休息，同时也降低关节腔的压力，为股骨头创造一个良好的修复环境。牵引可缓解髋关节四周肌肉、软组织挛缩，尤其是夜间静息情况，最好让肌肉处于牵伸状态。对于已经出现挛缩现象的患者，牵引可起到松解作用。

④膳食调养：根据患者食欲及习惯进食高蛋白及富含维生素食品，如牛奶、鸡蛋、排骨汤、瘦肉、水果、新鲜蔬菜等，注意饮食节制。

⑤功能锻炼：通过主被动肢体功能锻炼，既改善血液循环，又可预防并发症的发生，有利于股骨头的修复。但功能活动时注意应在不负重的前提下进行，幅度不宜过大，用力不可过猛，每个动作达到轻痛，才能起到事半功倍的效果。

治疗效果：患者治疗 1 个月，患侧髋部疼痛完全消失，关节功能恢复正常，影像学短期无明显变化（图 11-1-21）。通过上述综合治疗，可以缓解早期骨坏死的自发疼痛、短期改善临床症状。促进骨细胞再生疗法可清理死骨、改善血供、保持稳定、预防塌陷。多种方法同用，以去陈生新，达到重建股骨头内骨质的目的，同时应注意治疗后对病侧的不负重功能锻炼，体现动静结合、筋骨并重的原则。

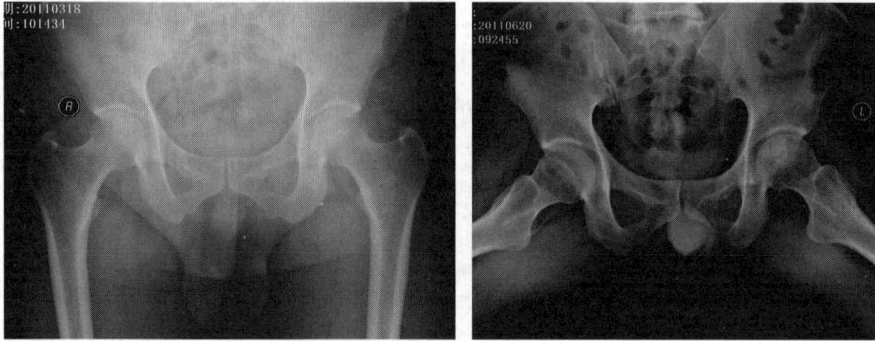

（1）

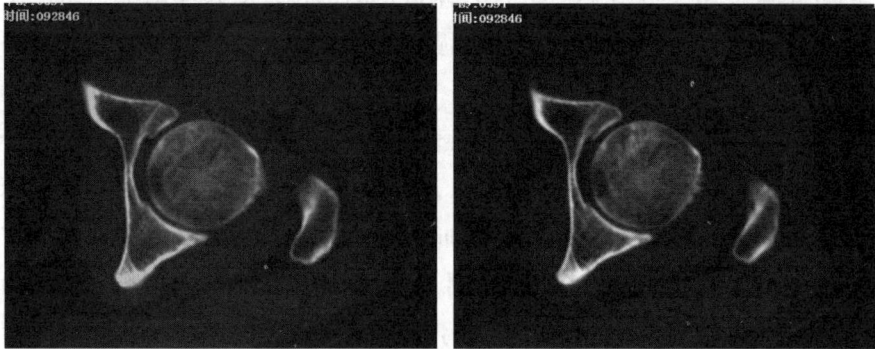

（2）

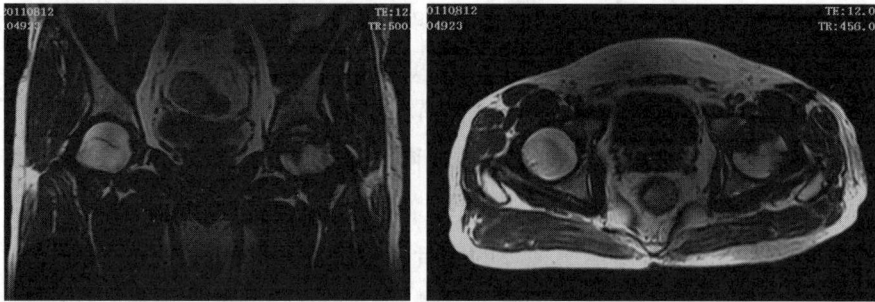

（3）

图 11-1-21　左侧股骨头坏死术后

（1）骨盆正位蛙式位 X 线；（2）CT；（3）双髋 MRI

第二节　月骨缺血性坏死

【概述】

月骨缺血性坏死又称 Kienböck 病，是以月骨渐进性缺血坏死为主要病理变化的疾病。本病好发于 20 ～ 30 岁的青年体力劳动者，男性多于女性，且以右侧多见。

【病因病机与分型分期】

1. 病因病机

本病发病原因尚不十分明了，存在多种学说。多数学者认为引起月骨缺血性坏死的主要病理机制在于多种应力作用，导致月骨骨内压升高、静脉淤滞、静脉窦扩张、间质水肿、营养性毛细血管血流减少、骨代谢障碍、骨小梁坏死而引发本病。

2. 分型分期

Lichtman 根据 X 线表现将月骨缺血性坏死分为四期，对临床诊断与治疗具有一定的指导意义（图 11-2-1，图 11-2-2）。

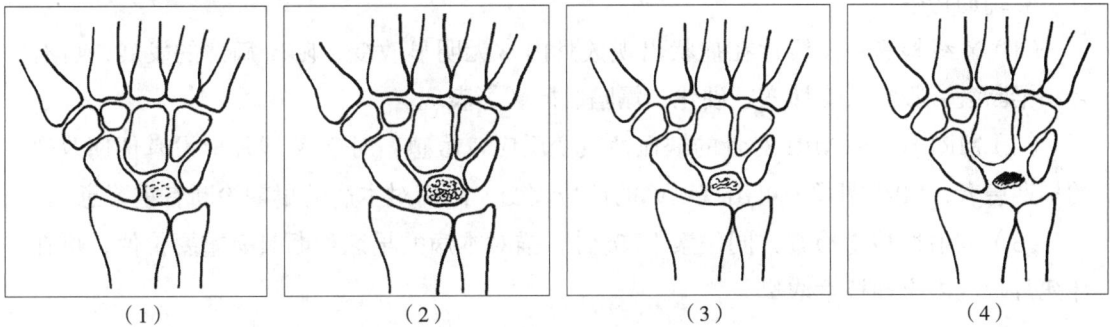

图 11-2-1　月骨坏死分期

（1）Ⅰ期；（2）Ⅱ期；（3）Ⅲ期；（4）Ⅳ期

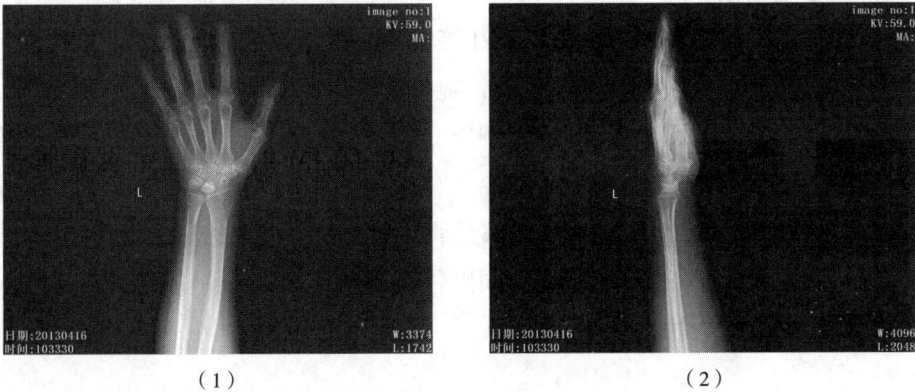

图 11-2-2　月骨坏死 X 线

（1）正位片；（2）侧位片

Ⅰ期：月骨形态正常，但月骨内骨折，骨小梁断裂。

Ⅱ期：可见到月骨的硬化性改变。

Ⅲ期：月骨除有硬化、破碎、塌陷，头状骨向近侧移位。ⅢA 期正位片舟骨无环形征。ⅢB 期正位片有舟骨环形征。

Ⅳ期：显示月骨硬化、塌陷、碎裂和广泛的创伤性关节炎。

【临床表现】

1. 病史

本病常有外伤和劳损病史。

2. 症状及体征

早期症状不典型，仅有轻度腕痛和腕背月骨区压痛，腕关节功能障碍不明显。随着骨质坏死程度的增加，腕背月骨区逐渐出现轻度肿胀，明显压痛，腕关节持续性疼痛，运动时加剧。常向前臂放射。第 3 掌骨纵向挤压痛（又称 Finsterer 征）阳性，腕关节活动受限尤以背伸最为明显，手部握力明显降低。

3. 辅助检查

（1）X 线检查：X 线片在症状出现数月内常无明显改变，随着病情的发展，可有骨小梁断裂、吸收、囊性变、硬化、塌陷、碎裂等表现。

（2）MRI 检查：MRI 对骨的缺血性改变反应较敏感，对于 X 线片上没有任何改变的早期患者，MRI 图像上可出现明确的信号改变，因而对本病的早期诊断有重要意义。

（3）放射性核素检查：同位素 ^{99m}Tc 骨扫描对本病的早期诊断具有重要价值，可在坏死月骨区内出现核素浓集。

【鉴别诊断】

1. 月骨中心型结核

该病临床少见，常伴有午后低热、盗汗等全身症状，兼见身体其他部位结核灶，腕背月骨区疼痛症状无月骨缺血性坏死明显，腕关节障碍或轻度障碍。X 线片显示，骨质破坏区周围无硬化影，破坏区内可有死骨阴影，月骨穿刺病理学检查可得到明确诊断。

2. 月骨中心型骨囊肿

该病临床亦少见，一般不伴有腕背部月骨区肿胀、疼痛，腕关节活动障碍等临床体征，仅在拍摄 X 线片时被发现，囊肿周围往往有硬化环，多呈规则的单囊型。而月骨缺血性坏死所形成的囊性变多呈多囊型。

【治疗思路】

早期发现，治疗原发病，对于出现月骨坏死症状者应积极给予手术对症治疗。

【治疗方法】

1. 一般治疗

查找发病原因，针对病因治疗，患肢制动，给予石膏外固定限制腕关节活动，以缓解软组织痉挛，减轻月骨压应力。理疗有助于病变恢复，必要时可采用，如缺血性坏死的早期即 Lichtman Ⅰ期。此时，临床症状轻微，月骨坏死有望恢复。

2. 中医治疗

根据其病理变化，分为两型辨证论治。

（1）内治法

①气滞血瘀：腕部疼痛，活动不利，舌紫暗，脉沉涩。

治法：活血化瘀，通络止痛。

方药：桃红饮加减。

②肝肾亏虚：发病日久，腕部疼痛，功能障碍，全身乏力，舌淡苔白，脉沉细。

治法：补益肝肾，益气养血。

方药：补阳还五汤加减。

（2）外治法

①中药熏洗：多用活血化瘀、通络止痛中药缓解症状，局部先熏后洗，每日1～2次。

②中药敷贴：多用活血化瘀、消肿止痛、舒筋活络类药物。

③针灸、按摩：通过特定穴位针灸，用点按、弹拨等手法能疏通经络、减轻疼痛，改善关节活动。

3. 西医治疗

月骨坏死继续发展，保守治疗无效时，则需改用手术治疗，常用术式有以下几种。

（1）带掌背血管蒂的掌骨骨瓣月骨植入术

［适应证］月骨缺血性坏死的Ⅰ期、Ⅱ期，月骨形态正常。

［手术方法］患者取仰卧位，上肢外展90°置于侧台上。臂丛神经阻滞麻醉。从第2掌骨背侧起向尺侧延伸跨越桡腕关节间隙，达尺骨头近侧1～2cm做一"S"形切口，长约10cm。沿切口将两侧皮肤做深筋膜下游离，在第2掌骨基底部将指总伸肌和食指固有伸肌向尺侧牵开，将拇长伸肌和拇短伸肌向桡侧牵开显露腕背动脉弓，寻找由此发出的第2掌背血管束，并向远端游离，接近掌指关节面时，仔细寻找进入第2掌骨头附近的营养动脉，切取包含血管周围组织、骨膜、骨皮质和骨松质约0.5cm×0.5cm×1cm，放松止血带，观察骨瓣出血良好后，纱布包裹保护备用。于腕背侧将指总伸肌腱向两侧牵开，切开关节囊找出月骨，在月骨上开窗约0.5cm×0.5cm，软骨下刮除坏死骨质，刮除彻底后，将带血管蒂掌骨瓣植入月骨内，根据牢固程度决定是否选用克氏针内固定，逐层缝合伤口。术后石膏托固定腕关节功能位，4周后去除石膏，进行腕关节功能锻炼。3个月内患手不持重物，6个月后恢复正常工作。（图11-2-3）

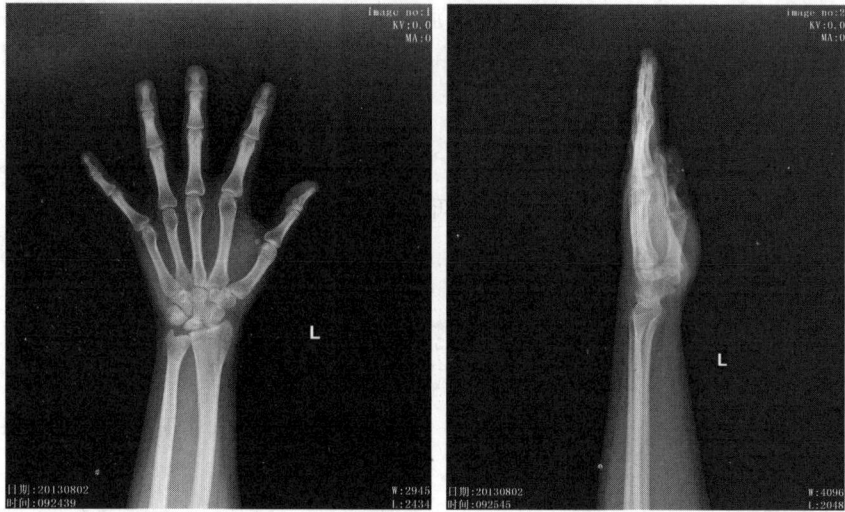

（1）

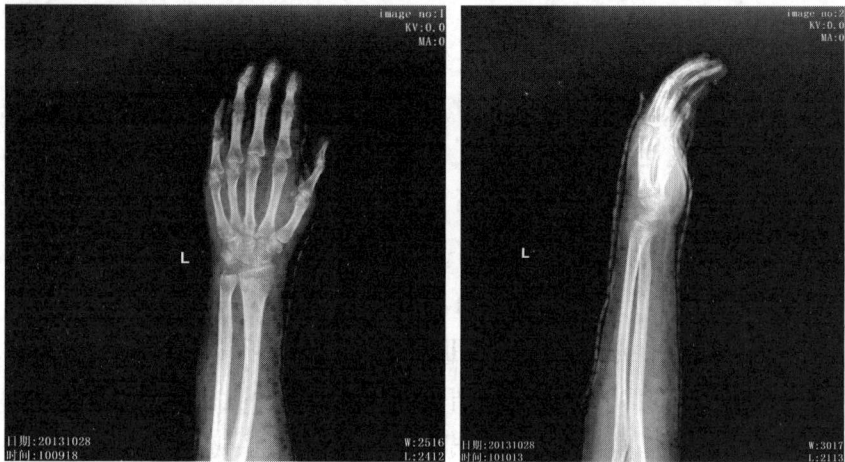

（2）

图 11-2-3　月骨坏死掌骨骨瓣植入术

（1）术前；（2）术后

（2）桡骨短缩或楔状切骨术

［适应证］月骨缺血性坏死的Ⅰ期、Ⅱ期。

［手术方法］体位及麻醉方式同上术。切口于桡骨茎突部背侧 1cm 处开始向近端做纵向切口，长约 8cm，显露桡骨。纵向切开桡骨骨膜，骨膜下游离，从距离桡腕关节面约 4cm 处垂直于桡骨纵轴截断桡骨，并截除 3～4mm 或截除底在桡侧、尖朝尺侧的楔形骨块，使之对合后向桡侧偏 10°～15°，将远近截骨面对合完好后，用短 4 孔钢板内固定。术后管型石膏固定肘关节、前臂及腕掌部功能位 6 周，待骨折愈合后进行腕肘关节功能锻炼。（图 11-2-4，图 11-2-5）

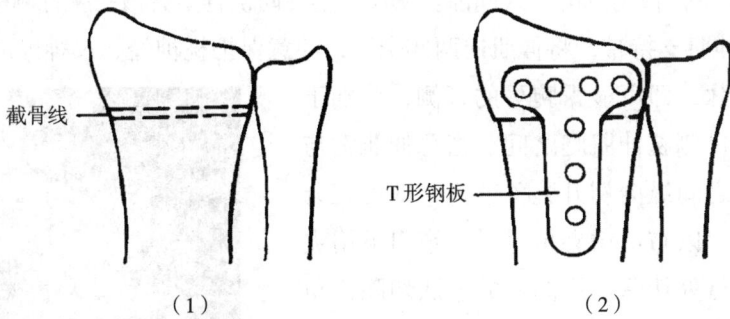

图 11-2-4 月骨坏死桡骨短缩术

（1）截断桡骨；（2）钢板固定

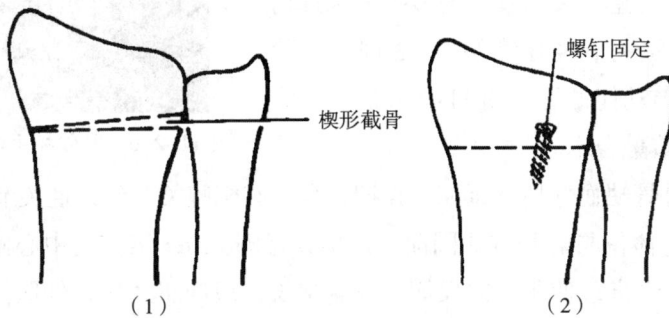

图 11-2-5 月骨坏死桡骨楔状切骨术

（1）楔开截骨；（2）螺旋固定

（3）带血管蒂的豌豆骨移位术

［适应证］月骨缺血性坏死Ⅲ期，月骨塌陷，腕骨不稳。

［手术方法］体位及麻醉方式同前。在腕掌部做"⌒"形切口并延伸到尺侧前臂，长约 10cm。先解剖出尺侧腕屈肌腱、尺神经、尺动脉和豌豆骨、三角骨关节，沿尺动脉主干向远侧追寻，注意保护由尺动脉掌深支发出的豌豆骨营养血管，切断附着在豌豆骨上的小指外展肌、小指短屈肌及其周围韧带，保留尺侧腕屈肌的附着，从桡侧切开豌豆骨、三角骨关节囊，这样豌豆骨即成为以尺侧腕屈肌腱、营养血管为蒂的岛状骨瓣，纱布包裹保护。"U"形切开腕掌侧关节囊，显露塌陷坏死的月骨并切除之，将带有营养血管和尺侧腕屈肌腱的豌豆骨向桡侧旋转 90°，移位于月骨切除后的间隙内，注意不要使营养血管蒂扭转及张力过大，以免影响豌豆骨血循，将豌豆骨上韧带与周边韧带缝合，克氏针固定豌豆骨。术后石膏托固定腕关节背伸 20°位，3 周后去除石膏，拔除内固定钢针，开始主动的腕关节功能锻炼。

（4）近排腕骨切除术

［适应证］月骨缺血性坏死Ⅲ期、Ⅳ期，伴有舟状骨、三角骨吸收破坏，患者劳动强度不大且工作需要腕关节有一定活动度。

［手术方法］体位与麻醉方式同前。从尺骨茎突向桡骨茎突做一腕背侧横形切口，长约 8cm，切开伸肌支持带，将伸肌向两侧牵开，注意保护桡神经、尺神经的感觉支，分离并结扎浅静脉，即可显露腕弓的背侧，分别于指总伸肌腱及尺侧腕伸肌腱之间、指总伸肌腱与桡侧腕伸肌腱之间纵向切开腕关节囊，即可充分显露近排腕骨。以布巾钳夹持月骨，牵引下用尖刀从关节囊止点处切除。用同样的方法切除三角骨、舟骨，切除时要紧贴骨质，以免损伤周围的血管、神经。豌豆骨系一籽骨，且有尺侧腕屈肌附着，可不摘除。缝合关节囊，逐层缝合切口。术后石膏托固定腕关节轻度背伸位，3 周后去除石膏，开始腕关节功能锻炼（图 11-2-6）。

（5）桡腕关节融合术

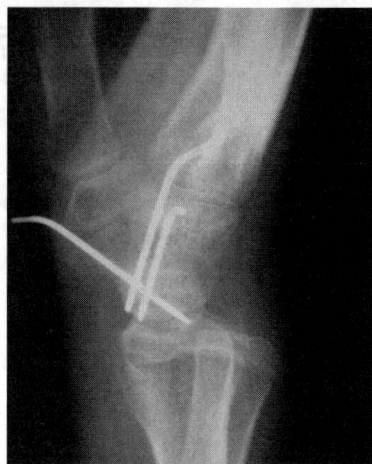

图 11-2-6　月骨坏死近排腕骨切除术后

［适应证］月骨缺血性坏死Ⅲ期、Ⅳ期，合并有桡腕关节创伤性关节炎。

［手术方法］体位与麻醉方式同前。以桡骨背侧 Lister 结节为中心做一"⌒"形切口，长约 12cm。将指总伸肌拉向尺侧，桡侧腕长、短伸肌及拇长伸肌拉向桡侧。显露桡骨远端及近排腕骨的背面，纵向切开腕关节囊，横向切断桡腕韧带，即可显露桡骨远端及近排腕骨。切除近排腕骨背面的纤维组织及骨皮质，彻底切除桡骨远端及对应的近排腕骨关节软骨面，于桡骨远端背侧面的冠状位切一骨片，将该骨片向远端滑行，使其桥架于近排腕弓与桡骨远端之间，螺丝钉或交叉钢针固定桡骨远端与近排腕骨，使之紧密接触，牢固缝合关节囊，逐层缝合伤口。术后前臂及手部长臂石膏托固定肘、腕、掌指关节于功能位，拆除缝线后改为长臂管型石膏，12 周后去除石膏，行前臂各关节功能锻炼。复查 X 线片见桡腕关节融合后去除内固定物（图 11-2-7）。

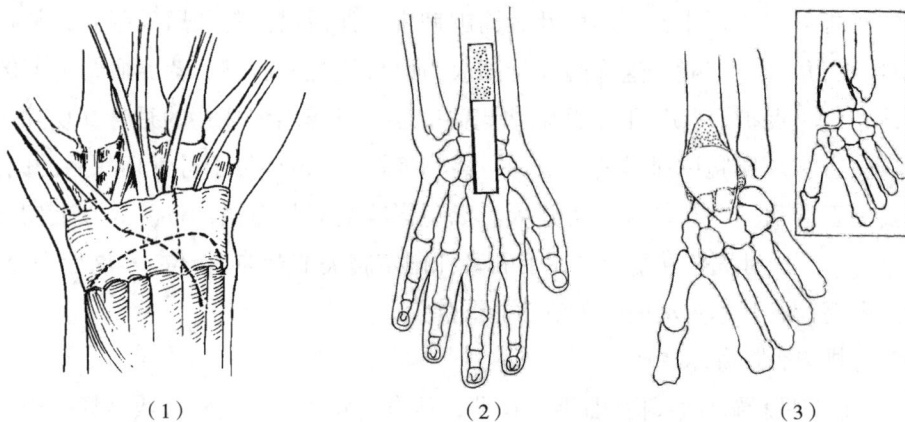

（1）　　　　　　　（2）　　　　　　　（3）

图 11-2-7　月骨坏死桡腕关节融合术

（1）皮肤切口；（2）滑行植骨法关节外植骨；（3）Gill 法关节外植骨

4. 功能锻炼

术后指导患者进行手指、肩关节的锻炼，如握拳、伸指，五指尽量伸开再用力握拳，反复交替进行，屈肘耸肩，每日 2 次，一次 5～10 分钟。随着肿痛减轻及个人耐受力的增加，每日 3 次，一次 5～10 分钟，每个动作坚持 5～10 秒钟。

5. 膳食与起居

（1）辨证施膳：根据患者体质和舌苔、舌质变化，判断寒热虚实，有针对性地指导患者饮食。

术后早期给患者通络理气、清淡通便、易消化、富营养食物，如稀米粥、面条、蛋类、瘦肉及新鲜蔬菜、水果等，可添加牛奶、香蕉、蜂蜜水等，忌食燥烈、煎炸食物。中晚期给患者滋补肝肾、强筋壮骨食物，如牛奶、瘦肉、黑木耳、菠菜、动物肝脏、排骨汤等。

①气滞血瘀

加味桃仁粥：桃仁 10g，生地黄 30g，肉桂末 3g，粳米 100g。桃仁去皮尖，桂心研末。地黄、桃仁、生姜用适量酒浸泡后，绞取汁。锅先加水煮粳米成粥，下桃仁等汁，再煮沸，调入肉桂末即成。每日 1 次，空腹食用。

丹参牛筋汤：牛蹄筋 100g，当归、丹参、香菇、火腿各 15g，生姜、葱白、绍酒、味精、盐等各适量。将牛蹄筋温水洗净，把 500g 清水煮沸后，放入碱 15g，加入牛蹄筋，盖上锅盖焖两分钟，捞出用热水洗去油污；反复多次，待牛蹄筋胀发后才能进行加工。发胀后的牛蹄筋切成段状，放入蒸碗中，将当归、丹参入纱布袋放于周边，香菇、火腿摆于其上，放入生姜、葱白及调料后，上笼蒸 3 小时左右，待牛蹄筋熟烂后即可出笼，挑出药袋、葱、姜即可，佐餐食用。

②肝肾亏虚

杜仲骨碎瘦肉汤：猪瘦肉 200g，骨碎补 15g，杜仲 15g，云耳 50g，米酒 50g。将瘦肉洗净，切块；云耳用清水浸透、洗净；杜仲、骨碎补分别用清水洗净。将上料一起放入砂锅内，加清水适量，武火煮沸后，改用文火煲 2～3 小时，调味食用。每周 2～3 次。

猪腰煲杜仲：杜仲 15～30g，猪腰 1 个。杜仲先置锅里，微火小炒，并洒上盐水炒至微黄，然后与洗干净的猪腰一起放进砂锅内，加入清水 1000mL，先武火煲沸后，改用文火煲一个半小时，调入适量食盐便可。每周食用 2～3 次。

（2）起居：①饮食有节：饮食应有节制，不要过饥过饱，不要常吃过冷过热或不干净的食物，粗细粮食要合理搭配，多吃五谷杂粮、蔬菜瓜果，少食过于油腻及辛辣之物。②劳逸结合：生活作息应有规律，应劳逸结合，保持充足的睡眠时间。不宜食后即睡。

第三节　腕舟骨缺血性坏死

【概述】

腕舟骨缺血性坏死又称 Preiser 病，是因创伤骨折或慢性劳损引起腕舟骨局部缺血而引起坏死的疾病，多见于年轻患者，男性多于女性。

【病因病机】

腕舟骨缺血性坏死的原因主要是创伤，多数是舟骨骨折后的并发症，且与骨折类型关系密切，以腰部骨折后发生率最高，尤其是骨折不稳定者易发生舟骨骨内压升高、静脉淤滞、静脉窦扩张、间质水肿、营养性毛细血管血流减少，从而导致骨小梁坏死。

【临床表现】

1. 病史

本病有明显的外伤骨折病史。

2. 症状及体征

腕部疼痛，活动后加剧，有时活动受限，鼻烟壶饱满压痛，腕无力，活动受限。患者握拳桡偏腕关节，纵轴叩击第 2～3 掌骨头部，可引起腕部剧痛。晚期由于舟骨缺血性坏死，可造成长桡月韧带及舟月骨间韧带在月骨上止点的破坏，失去其限制舟骨近极向背侧移位的作用，出现舟骨近极向背侧移位，即舟骨出现旋转半脱位。

3. 辅助检查

X 线检查：一般早期见舟骨密度升高，晚期则外形不规则、碎裂、囊性变和骨小梁结构消失，舟骨出现旋转半脱位，在 X 线片上表现为舟骨环形征（图 11-3-1）。

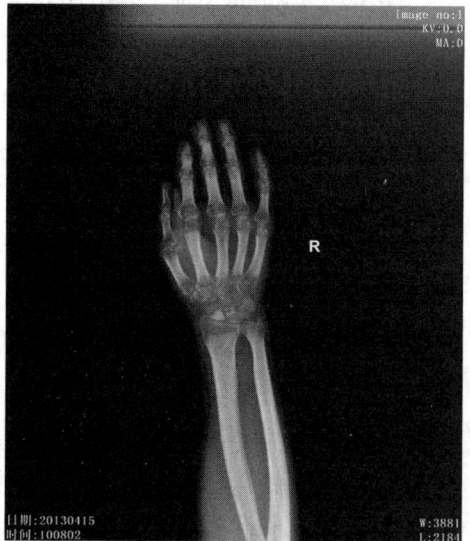

图 11-3-1　腕舟骨坏死 X 线

【治疗思路】

早期发现，治疗原发病，对于出现舟骨坏死症状者应积极给予手术对症治疗。

【治疗方法】

1. 一般治疗

查找发病原因，针对病因治疗，患肢制动，给予石膏外固定，限制腕关节活动，以缓解软组织痉挛，减轻舟骨压应力。理疗有助于病变恢复，必要时可采用。

2. 中医治疗

同月骨缺血性坏死。

3. 西医治疗

手术治疗：保守治疗无效者可做手术，包括死骨刮除加自体骨移植术、血管束植入术、带血管蒂骨瓣骨膜植入术及桡腕关节融合术、近排腕骨切除术和腕舟骨切除术等。

①髂骨植骨血管束植入术

[适应证] 舟骨坏死早期。

[手术方法] 从第 2 掌骨背侧起，向尺侧延伸跨过桡腕关节，达尺骨头近侧 1～2cm，做一"S"形切口。分离头静脉及其伴行的小动脉 3～5 支，组成一束，长 3～5cm，备用。将指总肌腱向两侧分开，显露舟骨背侧，以刮匙刮除坏死骨，根据刮除后空腔的大小，在髂骨处取一块含内外板的圆柱状骨块，做一骨隧道，将血管束植于髂骨骨隧道内，然后把骨块嵌入舟骨空腔内，缝合伤口。术后腕功能位石膏固定 6～8 周，去除石膏后练习活动。（图 11-3-2）

②带掌背血管蒂的掌骨骨瓣植入术

[适应证] 舟骨坏死。

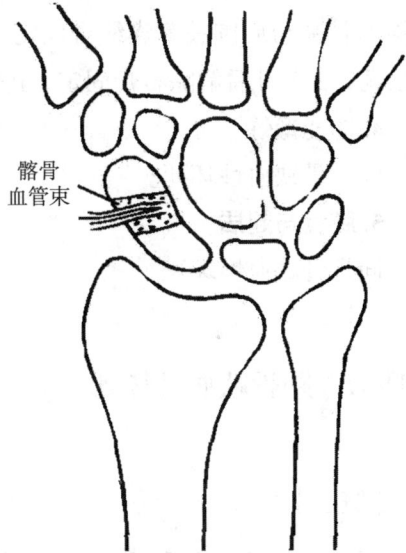

图 11-3-2 腕舟骨坏死髂骨植骨血管束植入术

[手术方法] 患者取仰卧位，上肢外展 90°置于侧台上，臂丛神经阻滞麻醉。从第 2 掌骨背侧起向尺侧延伸跨越桡腕关节间隙，达尺骨头近侧 1～2cm 做一"S"形切口，长约 10cm。沿切口将两侧皮肤做深筋膜下游离，在第 2 掌骨基底部将指总伸肌和食指固有伸肌向尺侧牵开，将拇长伸肌和拇短伸肌向桡侧牵开，显露腕背动脉弓，寻找由此发出的第 2 掌背血管束，并向远端游离，接近掌指关节面时，仔细寻找进入第 2 掌骨头附近的营养动脉，切取包含血管周围组织、骨膜、骨皮质和骨松质约 0.5cm×0.5cm×1cm，放松止血带，观察骨瓣出血良好后，纱布包裹保护备用。于腕背

侧将指总伸肌腱向两侧牵开，切开关节囊寻找舟骨，在舟骨上开窗约 0.5cm×0.5cm，软骨下刮除坏死骨质，刮除彻底后，将带血管蒂骨瓣植入舟骨内，根据牢固程度决定是否选用克氏针内固定，逐层缝合伤口。术后石膏托固定腕关节功能位，4 周后去除石膏，进行腕关节功能锻炼。3 个月内患手不持重物，6 个月后恢复正常工作。

③带血管筋膜蒂的桡骨瓣植入术

［适应证］舟骨坏死。

［手术方法］取腕背外侧直切口，切开皮肤、皮下组织，显露桡动脉、静脉及其腕背茎突上的返支，顺返支血管方向游离，保留血管周围约 1cm 宽的筋膜蒂，按桡骨茎突截骨面与桡骨干轴线 80°～ 90°切取范围超过舟骨腰部骨折线的桡骨茎突骨瓣。将切取下的带血管筋膜蒂的桡骨茎突修剪成长条状骨瓣，注意保护骨膜及筋膜蒂血运，切勿损伤。清理舟骨骨折端的软组织及硬化的骨断端。骨折复位后于骨折远近端纵向做一骨槽，将修整好的带血管筋膜蒂的桡骨茎突骨瓣嵌入骨槽内，并用克氏针交叉固定。骨瓣的骨膜与周围关节囊缝合固定。术毕，前臂管型石膏固定，切口及引流管口处开窗换药，3 个月后解除石膏固定，进行功能锻炼。

4. 功能锻炼

同月骨缺血性坏死。

5. 膳食与起居

同月骨缺血性坏死。

第四节　距骨缺血性坏死

【概述】

距骨缺血坏死是距骨颈骨折合并距骨半脱位或全脱位的主要并发症，距骨骨折仅占全身骨折的 1%，但缺血坏死率高达 50% 以上。本病多见于年轻患者，男性多于女性。

【病因病机与分型分期】

距骨无肌肉附着，全部骨质几乎被软骨关节面包裹，血供主要来自距骨颈前外侧进入的足背动脉关节支。但某些致病因素可使距骨血供及营养发生障碍，如创伤、慢性重复性损伤、长期或大量应用激素、代谢障碍、某些内分泌疾病及脉管炎等，均可诱发距骨缺血性坏死，而以创伤最常见。

其坏死经历三期：Ⅰ期除距骨周围或距骨本身密度降低外，无其他变化；Ⅱ期距骨密度不断升高，但其形态正常，并未出现塌陷；Ⅲ期出现密度不均匀，囊性变，甚至顶部塌陷，骨小梁结构消失，关节间隙狭窄。

【临床表现】

1. 病史

本病有距骨骨折或距骨脱位的病史。

2. 症状及体征

本病早期表现为踝部酸痛不适，易疲劳，行走能力减弱，休息后缓解。继而关节僵硬，疼痛，跛行明显，晚期与距骨关节创伤性关节炎表现相似，关节僵硬，踝关节活动时有粗糙的摩擦音。

3. 辅助检查

（1）X线检查：距骨体外形变扁，密度不均匀升高，内有囊变区及斑片状密度升高影，体积变小，距骨关节面塌陷、变形、脱位，踝关节间隙变窄，踝关节出现骨质增生、硬化，继发退行性骨关节病（图11-4-1）。

（2）CT检查：距骨骨质密度升高，其内可见单个或多个小囊状密度影，边缘硬化（图11-4-2）。

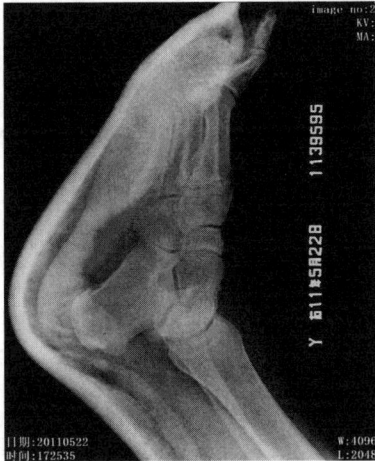

图11-4-1　成人距骨坏死X线

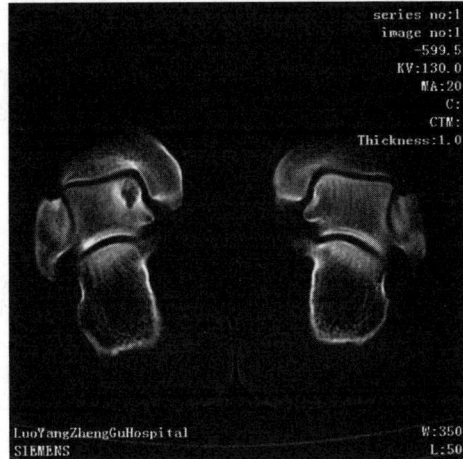

图11-4-2　成人距骨坏死CT

【治疗思路】

对于距骨新鲜骨折、脱位，除了应及时进行解剖复位外，还可进行带血管骨膜、骨瓣移植，对于中期、后期距骨缺血性坏死行关节融合术。

【治疗方法】

1. 一般治疗

本病一般治疗包括患肢不负重，中药内服、外用，理疗，石膏固定等，治疗时间一般需要 1 年以上。

2. 中医治疗

本病的中医治疗可参考月骨缺血性坏死。

3. 西医治疗

手术治疗：经非手术治疗无效者，可酌情施行三关节融合术、胫距关节融合术、血管束植入术等，人工距骨假体置换术多数远期效果不好。

①带跗外血管束骰骨骨膜植入术

［适应证］早期、中期距骨坏死。

［手术方法］采用硬膜外麻醉。该手术切口是以距舟关节为中心的足背正中切口，上起踝横纹，沿足背动脉方向向下，经过舟骨后斜向第 5 跖骨，长约 12cm，依次切开皮肤、筋膜，显露踝关节、足背动脉及距骨坏死区，游离足背动脉跗外血管束，连同骰骨骨膜将其切下，备用。继而显露跗骨窦，于该部上方用 4mm 钻头，向距骨内后方钻孔，直达对侧骨皮质下，将切取带跗外血管束骰骨骨膜植入骨孔内，与孔周边软组织缝合。术后用石膏将踝关节固定于屈曲 90°位（图 11-4-3）。

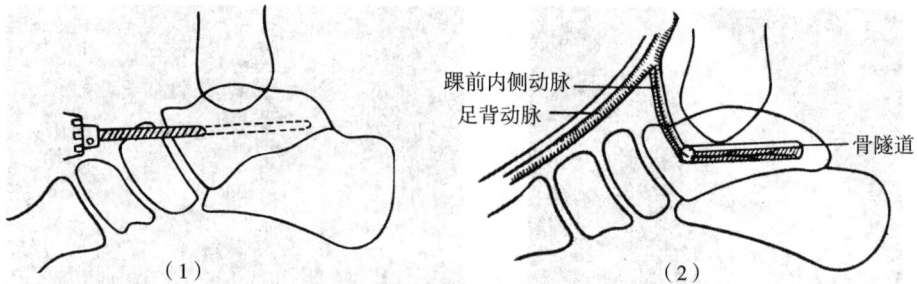

图 11-4-3　带跗外血管束骰骨骨膜植入术

（1）钻骨隧道；（2）植入血管束

②胫距关节融合术

［适应证］距骨坏死，距骨体已塌陷致滑车轮廓失常，或出现骨性关节者。

［手术方法］取踝关节前侧切口，在姆长伸肌和趾长伸肌之间进入，将血管神经束牵向内侧，显露踝关节，去除缺血坏死的距骨体及其碎骨片，从胫骨远端前面切取一块长约 5cm、宽 2.5cm 的移植骨片，并切除胫距关节的软骨，在距骨颈做一个深约 1.8cm 的骨槽，将移植骨块一端插入距骨骨槽内，置踝关节于跖屈 10°位，用螺丝钉将移植的骨片近端固定在胫骨上，再取髂骨松质骨填塞移植骨片上端空腔内，或取踝关节外侧入路，沿腓骨下段下缘弧形切开，起自踝上 8cm，绕过外踝至骰骨前缘，骨膜下剥离腓骨，在踝上 6～7cm 处锯断腓骨，将之下翻，显露踝关节外侧及胫骨外侧，切开胫骨骨膜，骨膜下剥离外侧面，用骨凿将其凿一浅槽备用，切除关节软骨面，凿毛软骨下骨面，修整关节面，切除多余的骨质，踝关节置于功能位，将翻开的腓骨下

段的胫侧面凿毛，切除胫腓软骨面，将腓骨嵌入骨槽，用 12 枚螺钉将腓骨下段内固定于胫骨槽，一枚固定腓骨下段于距骨，植骨周围用松质骨填充。术后用石膏将踝关节固定于跖屈 10°位 3 ～ 4 个月（图 11-4-4 ～图 11-4-6）。

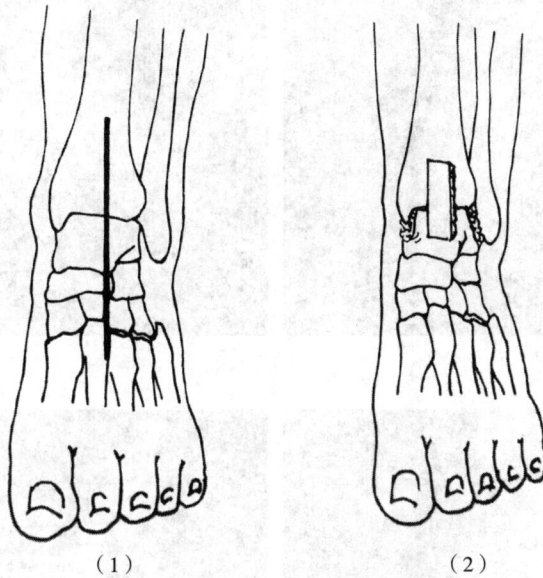

（1）　　　　　　　　　　　　　（2）

图 11-4-4　距骨坏死胫距关节前路融合
（1）切口；（2）胫骨片滑行移植，关节内植骨

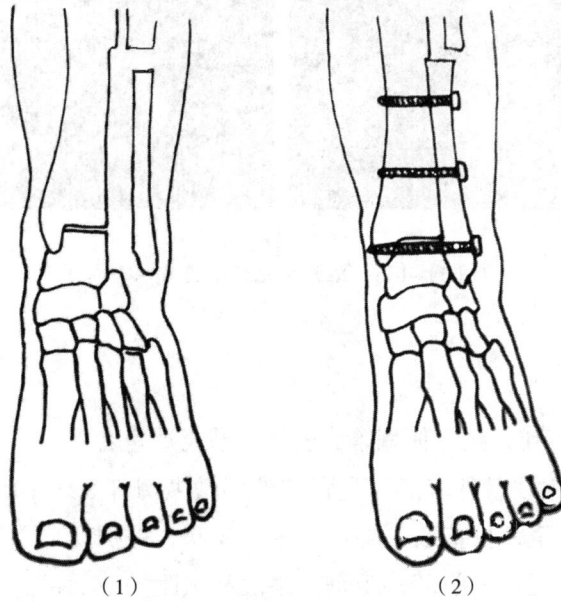

（1）　　　　　　　　　　　　　（2）

图 11-4-5　距骨坏死胫距关节外侧路融合术
（1）切除踝关节，在胫骨远侧准备好留置腓骨部位；
（2）取下腓骨段，移植胫骨外侧，用螺丝钉加强固定

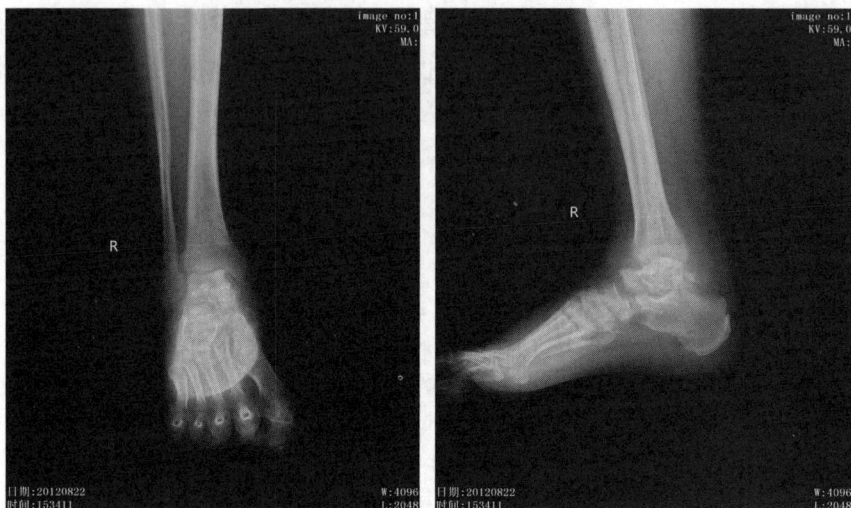

（1）

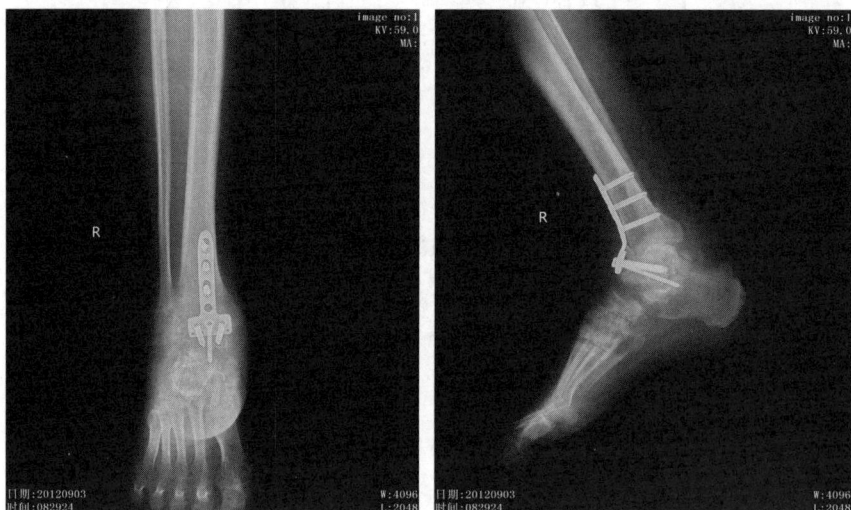

（2）

图 11-4-6　距骨坏死胫距关节融合术

（1）术前；（2）术后

③三关节融合术

［适应证］距骨坏死，距骨体塌陷，骨性关节炎严重者。

［手术方法］采用硬膜外麻醉。足背前外侧做纵切口 8 ～ 10cm，切口经过距骨体前外侧和跟骰关节，至跖骨基底，游离并牵开皮肤，保护切口下部的腓肠神经和腓浅神经，并依次显露跟距关节前部，距舟、跟骰和跟距关节后部，切除关节面，用克氏针固定，依次缝合伤口。术后用石膏将踝关节固定于屈曲 90°位。术后 6 周拔克氏针并拆除石膏，然后继续用短腿行走石膏固定 4 周（图 11-4-7，图 11-4-8）。

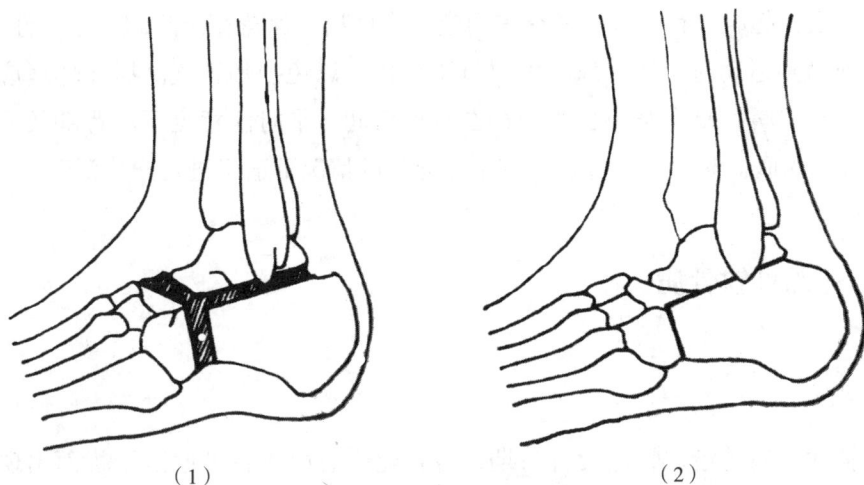

图 11-4-7 距骨坏死三关节融合

（1）切口设计；（2）切除范围；（3）固定情况

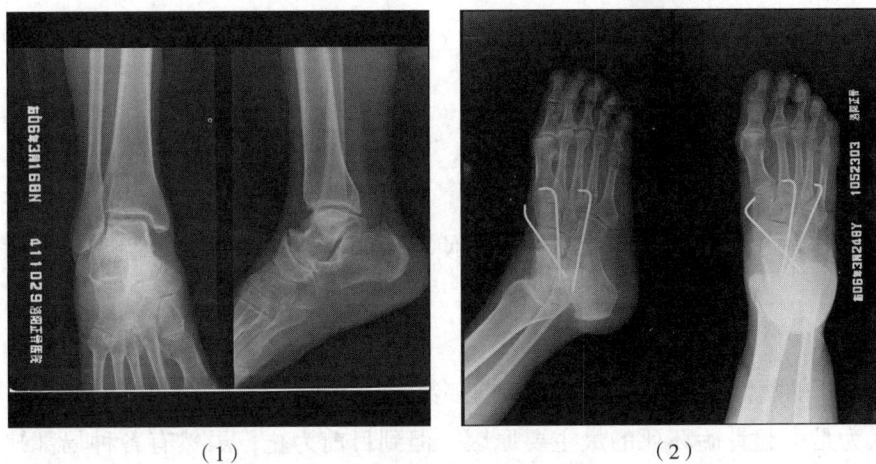

图 11-4-8 距骨坏死三关节融合术

（1）术前；（2）术后

4. 功能锻炼

术后指导患者进行主被动锻炼，如背伸、跖屈各趾关节，以及膝关节伸屈、直腿抬高等活动，每日 2 次，一次 5 ～ 10 分钟。

5. 膳食与起居

（1）辨证施膳：必须加强营养支持，增强机体抵抗力，以促进伤口的愈合，尽早康复。早期应进清淡、易消化、富含优质蛋白的食物，多食新鲜的蔬菜、水果等，忌辛辣刺激性食物。中后期指导患者进高蛋白、高维生素、含粗纤维及含钙量高的食物，如瘦肉、鸡蛋、豆制品、牛奶、虾米、新鲜的水果及蔬菜等。

具体辨证施膳可参考月骨坏死。

（2）起居：起居宜有规律，夏季午间应适当休息，保持充足睡眠。平时注意保暖，避免劳动或激烈运动时出汗受风。不要过于劳作，以免损伤正气。居住环境应空气流通，秋冬注意保暖，夏季避免长时间待在空调房间，平时注意足下、背部及下腹部丹田部位的防寒保暖。防止出汗过多，在阳光充足的情况下适当进行户外活动。

第五节　骨骺骨软骨病

【概述】

骨骺骨软骨病是指在骨骼发育时期，各骨化中心由于各种原因干扰而出现的软骨内化骨的紊乱。病变发生在骨骺，所以也有人称之为骨骺炎或骨软骨病。理论上全身各部位骨骺都可能发病，但在临床上本病有特定的好发部位。

【病因病机】

1. 中医学

本病属于中医学骨蚀范畴。先天不足，肝肾虚衰，筋骨失养，不耐强力，易于损伤，后天失养，气血不足，抗病能力低下，不能抵御外邪的侵入和劳损的伤害，股骨头骨骺得不到充分的血供而痿软疏松，即使轻微的损伤亦可导致骨骺骨软骨病，且恢复十分缓慢。

2. 西医学

骨骺坏死的病因至今仍不清楚。目前多数人认可的病因主要有以下几点：①缺血：多数人认为是引起骨骺坏死的最主要原因。但到目前为止，虽然有各种局部缺血、血管堵塞、血管异常等引起血液循环障碍的假想，但均未得到证实。②创伤：某些骨骺坏死，如胫骨结节骨骺骨软骨病可以发现比较明确的急性损伤或慢性损伤病史，但有很多骨骺坏死并无外伤史。③感染：有些骨骺坏死在感染或败血症的高热后发病，故认为系感染所致，但多数并无感染发热史。④遗传因素：有人发现同一家族中有多数人患有不同部位的骨骺坏死，因而认为与遗传有关。另外，内分泌失调、过敏反应、维生素缺乏、减压病、肾上腺皮质激素类药物应用、结缔组织疾病等也被认为与骨骺坏死有关。

骨骺发生坏死后，坏死的骨骺立即被肉芽组织侵袭。当坏死部分较少时，骨骺尚能承受正常的外力，保持其正常的外形。随着坏死部分的增加，坏死区骨小梁断裂、塌陷，使整个骨骺呈碎裂状。如在此时受到外力，软化的骨骺发生骨折、塌陷，使骨骺呈现扁平、不规则的外形。恢复期，坏死的骨组织被破骨细胞清除，死骨逐渐被新生的骨组织爬行替代，重新形成新的骨小梁，骨的结构逐渐恢复正常，但其外形将不能完全恢复。此时，临床症状也往往随之消失，遗留不同程度的畸形。整个病理过程需 2 年左右，甚至更长。

3. 平乐正骨骨病学

骨骺骨软骨病患者素有先天发育不足，肾气失充，不耐劳力，急慢性劳损，或剧烈运动如跳跃、奔跑、球类运动时，造成的局部骨骺缺血坏死及导致骨骺板过早闭合，造成局部疼痛，甚至患处骨发育异常。

【临床表现】

1. 病史

骨骺坏死的特点是病变初起患者往往无自觉症状。

2. 症状

本病多数患者就诊时，疾病已发展了相当长时间，此时骨骺已发生明显坏死，更有患者在成年后发现畸形时才知道幼年患过骨骺骨软骨病，如椎体骨软骨炎等。病变累及四肢关节时，早期患者自觉关节轻微疼痛，体检时有轻度的关节肿胀，局部压痛。随着病情的发展，疼痛加重，出现下肢跛行。发生在骨凸时，初起肌腱附着处出现疼痛，抗阻力收缩时疼痛加重。随着病情的发展出现局部隆起，并逐渐加大且压痛明显。骨骺闭合后疼痛消失，但畸形存在。

3. 辅助检查

X 线检查：早期表现为关节间隙稍增宽，病变部出现斑点状密度升高区。随着病程的发展，密度逐渐升高并出现一些不规则的透亮区，整个骨骺成碎裂状，周界模糊、骺板增宽，骨骺可呈扁平或不规则状。晚期密度逐渐恢复正常，出现正常骨小梁结构，变形的骨骺随着发育其外形可有所改善。发生在骨凸部骨骺时，骨骺周围软组织有肿胀影，骨骺密度升高边缘不规则，继而出现碎裂骨块并形成游离骨块。晚期形成一不规则骨性隆起。

【治疗思路】

本病治疗的关键是改善症状，防止骨骺变形，减少畸形的发生。早期疼痛症状明显者可给予水杨酸类药物如阿司匹林等来消除疼痛，同时配以活血通络之中药内服，以期改善循环，减轻症状。中、后期以减轻骨骺压力、预防骨骺塌陷变形为主，定期拍摄 X 线片，观察病程发展情况，随时调整治疗方案。

【治疗方法】

1. 一般治疗

由于骨骺疾病临床症状轻微，又是一种自限性疾病，多数病变部位表浅，保守治疗多可取得满意效果。

2. 中医治疗

（1）内治法

①湿痹型：骨关节部位轻度肿胀，疼痛或压痛较轻，关节活动受限，肌肉轻度萎缩，舌质淡，苔白或白腻，脉弦、细、滑。

治法：化湿健脾，通络止痛。

方药：用桂枝芍药知母汤加减。

②血瘀型：患部僵硬疼痛，压痛拒按，痛有定处，跛行，舌质紫暗或舌有瘀斑，脉弦涩。

治法：活血化瘀，强筋壮骨。

方药；身痛逐瘀汤加减。

③肾虚型：发病隐袭，四肢酸软，疼痛绵绵，神疲乏力，舌淡，苔白，脉沉细、无力。

治法：补肾壮骨，温经通络。

方药：健步虎潜丸加减。

④劳损型：患部疼痛、肿胀、压痛明显，活动受限，有劳损病史，舌质白或暗，苔白，脉弦紧。

治法：行气活血，补肾健脾。

方药；顺气活血汤加减。

（2）外治法

①中药外洗及外敷：对于表浅部位的骨骺疾病，如胫骨结节、足舟骨等采用舒筋活血剂外洗、正骨水等外擦，消瘀止痛药膏或活血止痛膏药外敷，可减轻疼痛症状。

②针灸治疗：根据发病部位循经取穴或取阿是穴，以减轻疼痛、缓解痉挛。

③手法治疗：早期可施用轻柔手法以舒筋、理筋，增加局部血运，缓解临床症状，但应注意避免骨骺损伤。晚期关节功能障碍者，可施用舒筋活节手法以促进关节功能的恢复。

3. 西医治疗

（1）药物治疗：阿司匹林片，一次 0.3g，每日 3 次，口服；或双氯灭痛片，一次 25mg，每日 3 次，口服。疼痛消失后及时停药。

（2）石膏固定及支具疗法：对于疾病进行中的患者可用该疗法，以防止畸形的发生和发展并减轻症状，如椎体骨软骨炎的石膏背心疗法。

（3）局部封闭疗法：表浅部位的骨骺疾病，可采用当归注射液或丹参注射液 2～4mL 局部注射，也可用 1% 的利多卡因 5mL 加强的松龙 25mg 局部封闭以消除疼痛。

（4）手术治疗：对于保守治疗无效、疼痛症状严重者；关节功能明显障碍者；遗留明显畸形，给工作、生活造成影响者应采用手术治疗。手术方式很多，常见的有滑膜切除术、各种血循重建术、各种截骨术、钻孔术、切骨矫形术等。

4. 功能锻炼

功能锻炼应根据病变位置选择合适的方法，主要以四肢主被动活动为主。功能锻炼能加速气血流通，祛瘀生新，改善血液与淋巴循环，促进瘀肿消散、吸收，使关节、筋络得到濡养，防止筋肉萎缩、关节僵硬等，有利于损伤肢体功能的恢复。

5. 膳食与起居

（1）辨证施膳：选择清淡可口、易消化食物，如新鲜蔬菜、香蕉、米粥、面条等，忌生冷、辛辣、油腻、煎炸食物。平乐正骨骨病学根据临床分型，对其进行辨证施膳。

①湿痹型：以化湿健脾、通络止痛为主，可参考以下药膳。

薏米粥：薏米 30g，木瓜 10g，粳米 60g，白糖 2 匙。将薏米、木瓜洗净后，倒入小锅内，加粳米及冷水两大碗，先浸泡片刻，再用小火慢炖至薏米酥烂，加白糖，稍炖即可，每日食用，不拘量。

二豆薏米粥：绿豆、赤小豆、薏米各 25g。将上述原料淘洗干净，先取二豆煮开花后，下薏米煮为稀粥，待熟后调入白糖服食，每日 2 剂。

②血瘀型：以活血化瘀、强筋壮骨为主，可参考以下药膳。

归参牛膝猪腰方：当归 10g，党参 10g，牛膝 10g，猪腰 500g，酱油、醋、蒜末、香油各适量。将猪腰切开，除去筋膜、肾盂，洗净，余药装入纱袋，扎紧口，均放入锅中，加清水适量，炖至熟透，捞出猪腰，待冷后，切成薄片，拌入酱油、醋、蒜末、香油，酌量食用。

老母鸡三七汤：老母鸡 1 只（约 1000g），三七 9g，葱、姜、盐各适量。将鸡活杀去毛及内脏，洗净，三七放入鸡肚内，小火炖至肉烂，加葱、姜、盐调味，分餐酌量食用。

③肾虚型：以补肾壮骨、温经通络为主，可参考以下药膳。

杜仲当归鸡汤：母鸡 1 只（约 1000g），杜仲 60g，当归 20g，桂枝 15g，生姜适量。将当归、杜仲、桂枝用装入纱袋，扎紧袋口，与鸡肉、生姜同炖至肉熟烂，去纱袋，调味，食肉饮汤，可分 4～5 次饮用，连服 10～15 日。

牛膝炖猪肉方：土牛膝 100g，猪瘦肉 200g，冰糖 50g。锅中加适量水，煎煮土牛膝 30 分钟，过滤取汁 500mL，药汁与猪瘦肉炖至肉烂熟，入冰糖 50g，佐餐食用。

④劳损型：以行气活血、补肾健脾为主，可参考以下药膳。

当归生姜狗肉汤：当归 9g，生姜 15g，狗肉 250g，三七 9g。先将狗肉洗净入锅，加入其余药材，再加适量水煎煮，至狗肉熟烂，稍加黄酒、味精、盐等调料，食之即可。

牛肉荔枝羹：牛肉 50g，荔枝（鲜）50g。牛肉煮熟后切成块，鲜荔枝去核，共置锅中，加清水 200mL，急火煮开 2 分钟，文火煲成羹，分次食用。

（2）起居：居住环境宜干燥而不宜潮湿，平时多进行户外活动。衣着应透气散湿，经常晒太阳或进行日光浴。在湿冷的气候条件下，应减少户外活动，避免受寒淋雨，不要过于安逸。应根据自己的具体情况循序渐进，长期坚持锻炼。

【按语】

骨软骨病的治疗以缓解局部疼痛、避免骨骺损伤为原则。

一、股骨头骨骺骨软骨病

【概述】

股骨头骨骺骨软骨病是由股骨头血运障碍所致的股骨头骨骺部分或全部坏死，是一种自限性、自愈性疾病，称 Legg-Calve-Perthes 病，简称 Perthes 病。2～12 岁儿童均可发病，以 4～8 岁为多见。男女发病比例为 4：1～5：1。多为单侧发病，双侧发病率占 10%～12%。

【病因病机与分型分期】

1. 病因病机

本病发病原因尚不明确，外伤可能是该病的主要原因。多数学者认为，本病的发生与股骨头骨骺血液供应关系密切。3 岁以前，儿童股骨头的血供来自干骺动脉及外骺动脉，主要是干骺动脉。3～8 岁时，由于骺板的阻挡，干骺动脉的血运很少能通过干骺端继续上升，因而，股骨头近端骨骺的血液供应主要依赖外骺动脉这唯一血供。当某种原因引起关节内压力升高时，外骺动脉受压痉挛而导致股骨头缺血坏死。8 岁以后，股骨头由圆韧带动脉和外骺动脉两条血管供血，因而发病率明显下降。当骨骺闭合后，干骺端血管进入股骨头，血运明显增加，故不再患此病。

2. 分型分期

（1）该病的发生与静脉回流障碍和骨内压升高密切相关，而动脉缺血可能为继发因素。其病理改变按软组织反应→骨坏死→骨吸收→骨修复的总趋势进行，但在坏死区局部，这些过程是交替进行的，整个病理过程需 2～4 年，大致分为以下 4 期。

①初期或滑膜炎期：病变仅限于髋关节的软组织。关节囊肿胀、滑膜充血水肿、关节液渗出增多，但滑液中不含炎症细胞，此期可持续 1～3 周。

②缺血性坏死期：根据缺血程度的不同，股骨头可出现部分或全部坏死，导致骨骺的骨化中心软骨内化骨受到抑制，但关节面深层软骨由滑液营养可继续生长。因而，

股骨头的形态基本正常，临床上一般无症状，有人称之为潜在的股骨头骨骺缺血坏死，可长达数月到一年。此时若能及时恢复血供，病变可完全恢复，不遗留任何畸形。

③碎裂或再生期：随着骨坏死的进行，死骨的刺激，毛细血管"爬行"侵入坏死区，吸收坏死的骨小梁碎片并在髓内形成纤维组织，同时破骨细胞进入逐步清除坏死组织，成骨细胞活动的加强为新骨的形成创造了条件。此时，坏死区周围软骨仍可无明显变化，新生的骨质强度较低，可根据应力状况而改变形态。此期历时 2～3 年。

④晚期或愈合期：在破骨细胞吸收死骨的同时，成骨细胞产生新骨，在坏死的骨小梁之间和其表面沉积、塑形而成为新的骨小梁。此时的骨小梁是一种不成熟的板层骨，易与尚未吸收的坏死骨小梁压缩在一起，压缩区多局限在部分股骨头，若整个骺核压缩则出现不同程度的变形，导致股骨头明显增宽，最终形成扁平状股骨头。若骨小梁生成良好，股骨头得以良好包容，可得到良好恢复。

（2）Catterall 于 1971 年根据本病的病理改变、X 线表现提出新的 4 级分类法，对股骨头的坏死程度做了详尽、标准的描述，对临床选择治疗和判断预后具有一定的指导意义（图 11-5-1）。

Ⅰ级：骨骺外形正常，坏死区局限在股骨头的前方，无死骨形成。骨骺板和干骺端不出现病变。愈合后不遗留明显的畸形。

Ⅱ级：股骨头骨骺部分坏死，坏死病变超过骨骺前部，在正常 X 线片上可见坏死部分升高，呈一致密的椭圆块状，坏死部分的内外侧有存活的骨组织，能够防止坏死骨的塌陷。特别是侧位片上股骨头的外侧存活的正常骨组织，可以维持骨骺的高度。此型愈合后股骨头高度无明显降低。

Ⅲ级：股骨头骨骺大部分坏死，骨骺外侧正常骨组织亦遭破坏。干骺端受累出现囊性变，骨骺板也遭到坏死性改变。X 线片显示股骨头严重塌陷。此型愈合后骨骺高度有不同程度的降低。

Ⅳ级：整个股骨头骨骺均受累坏死，骨骺严重塌陷成一致密线状阴影，其结局形成扁平髋，或更严重的蘑菇样头畸形。此型预后差，然而经过适当的治疗，可以减轻股骨头的畸形程度。

【临床表现】

1. 病史

本病起病隐匿。

2. 症状及体征

跛行和疼痛是本病的主要体征。跛行为典型的疼痛保护性步态，但无疼痛时亦可出现跛行，劳累后加重，休息后减轻或消失。疼痛一般很轻微，极少有剧痛，多局限在腹股沟部、大腿内侧和膝关节。查体可见患侧髋关节各个方向活动均有不同程度的受限，尤其是外展和内旋活动受限明显。大腿和臀部肌肉萎缩。早期髋关节周围肌肉可出现轻度痉挛。

3. 辅助检查

（1）X线检查：早期主要表现为髋关节周围软组织肿胀，股骨头向外侧移位，但不超过 2～3mm。坏死前期表现为股骨头骨化中心明显变小，随后出现部分骨骺或整个骨骺密度增加。坏死期表现为股骨头呈现不均匀的密度升高影，致密区多位于股骨头的前外侧。碎裂期表现为致密区和稀疏区相间分布，股骨颈变短并增宽，坏死股骨头相对应的干骺端呈现囊性改变。愈合期表现为整个骨骺呈现一种"碎裂"状，股骨头呈卵圆形、扁平状或蘑菇形，股骨颈变短、颈干角变小。同时髋臼亦出现相应的改变。

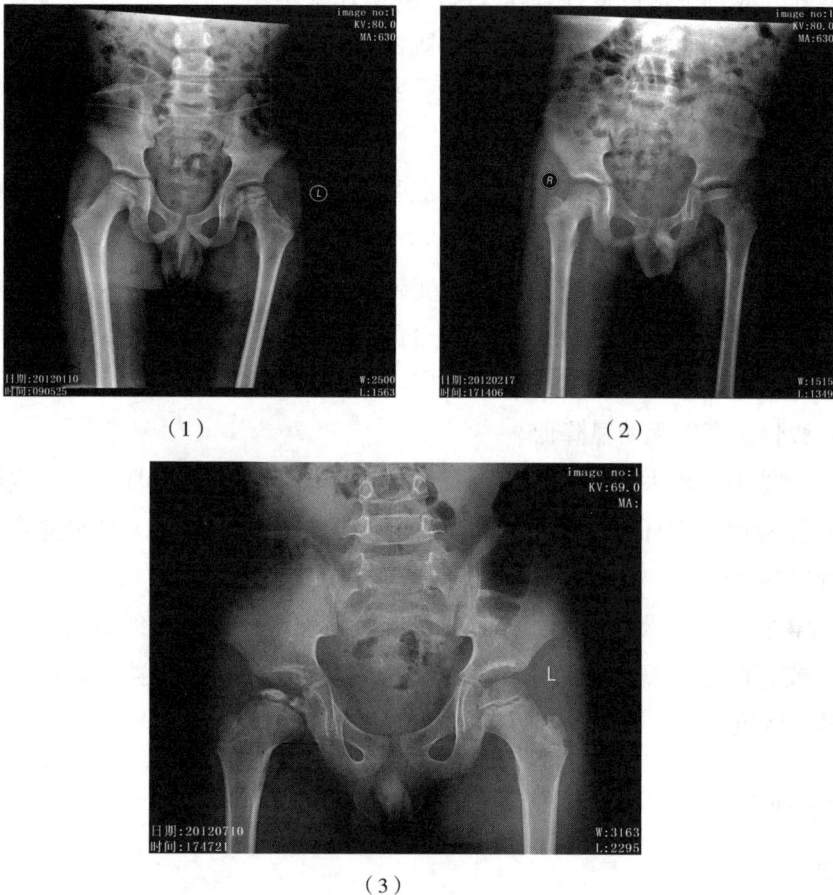

（1）

（2）

（3）

图 11-5-1　股骨头骨骺坏死 X 线分级

（1）Ⅱ级；（2）Ⅲ级；（3）Ⅳ级

（2）CT 检查：可见原股骨头内呈放射状排列的骨小梁失去原有的均匀排列结构，融合成不规则、不均匀、粗大的丛状或簇状，星芒征消失，并可见囊状低密度区及点状或斑片状死骨；关节面下可见斑片状高密度病灶及不规则透亮区，边缘模糊；邻近关节面欠光滑，骨质硬化，密度升高。严重者髋关节间隙变窄。（图 11-5-2）

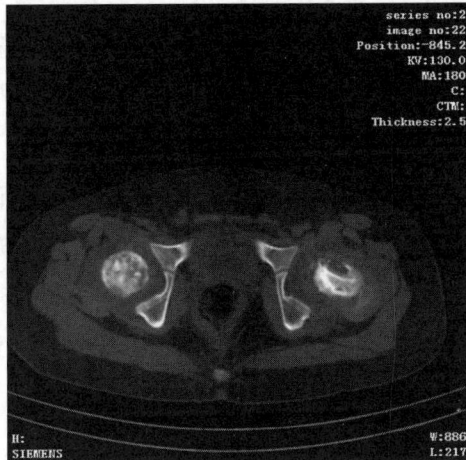

图 11-5-2　股骨头骨骺坏死 CT 表现

（3）MRI 检查：MRI 较 CT 更为敏感、准确。其最早出现的征象是 T1 加权像呈一线样低信号改变，T2 加权像可见在第一条线样改变内出现第二条高信号线，呈双线征（图 11-5-3）。

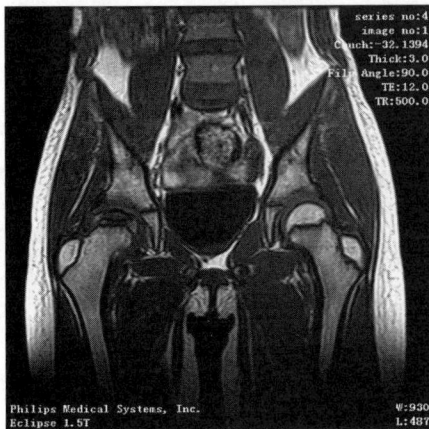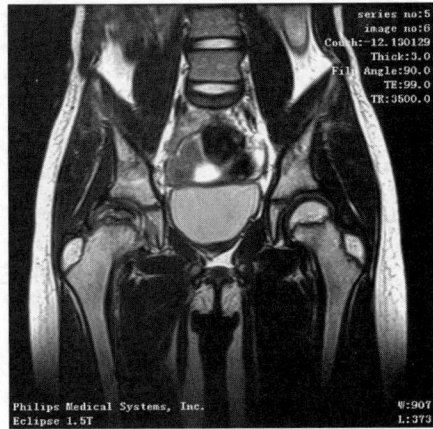

（1）　　　　　　　　　　　　（2）

图 11-5-3　股骨头骨骺坏死 MRI
（1）T1 加权像；（2）T2 加权像

【鉴别诊断】

1. 髋关节一过性滑膜炎

本病发病年龄及髋关节疼痛、跛行等临床症状与早期的股骨头缺血性坏死相似，X

线检查也难以区别。一过性滑膜炎持续时间短，数周后可自己痊愈，股骨头骨骺不发生任何改变。一过性滑膜炎反复发作也可发展为股骨头缺血性坏死。

2. 股骨头骨骺滑脱症

本病发病年龄较大，多见于 10 ～ 17 岁的男孩，常有明显的外伤史。病变发生在干骺端的骺板软骨，骨骺密度和外形完全正常。

3. 骨骺发育不良

本病临床表现为髋部、膝部疼痛及僵硬，行走不便。髋部 X 线表现也类似股骨头缺血性坏死。但骨骺发育不良是一种遗传性疾病，除有家族史外，比较明显的区别是骨骺发育不良为多发性，四肢骨骺均可受累，肢体发育受限，手指短粗，握拳无力。

4. 中毒性滑膜炎、感染性关节炎、髋关节结核、股骨颈骨髓炎等感染性疾病

以上疾病实验室检查可见白细胞计数升高、血沉加快等。全身症状和局部体征也比股骨头缺血性坏死明显。特别是髋关节结核，还伴有低热、盗汗等症状。股骨头缺血性坏死各项化验检查均正常。诊断确有困难时可行关节穿刺，进行关节液化验检查，可进一步明确诊断。

【治疗思路】

本病应避免患髋负重，防止股骨头塌陷。增加髋臼的包容面积，尽量将股骨头完全包容在髋臼中，依靠髋臼的应力塑形和抑制作用防止或减少股骨头继发畸形。增加坏死股骨头的血运，促进坏死股骨头的血管再生，使疾病早日康复。

【治疗方法】

1. 一般治疗

避免负重，防止或减轻股骨头的继发畸形。

2. 中医治疗

参见概述部分。

3. 西医治疗

（1）非手术治疗：适用于 Catterall Ⅰ级和Ⅱ级的病变。本病为自限性疾病，自然病程 2 ～ 3 年。它既有血液循环重建后病变的可复性，又有股骨头血循环重建后较强的可塑性，待股骨头血液循环重建后病变可以自愈。非手术治疗以避免负重、改善髋关节活动、增加股骨头包容为目的。

①卧床和牵引：是一种传统的治疗方法。患儿仰卧硬板床，使患肢处于外展内旋位牵引或制动 3 ～ 4 周，可减轻股骨头的局限性压力。对疑为本病而不能确诊者采用此方法，既能观察病情变化，又是较佳的治疗方式。

②矫形支具和石膏固定：主要目的是使股骨头在髋臼内获得有效的包容。

临床上常用的包容标准：股骨头对准髋臼；髋臼覆盖整个骨骺，骺板外侧处于髋臼缘或髋臼缘之内。只有当髋关节外展40°～45°、内旋10°～15°时，股骨头才得以获得最佳覆盖。矫形支具和石膏固定就是根据这种原理而有效固定患髋的。临床上常用的有 Petrie 石膏管型、Newington 支具、Toront 支具、Roberts 支具等。这些支具虽然结构不同、材料各异，但基本原理都是一样的。另外，还有各种动态外展支具，如 Scottish 支具等。固定期间，需定期拍摄 X 线片，当股骨头骨骺坏死完全恢复后方可解除固定。此病程需 1 ～ 1.5 年。

（2）手术治疗：目的是保持股骨头的形态、增加股骨头包容面积、改善股骨头血运、促进坏死股骨头的血管再生、防止股骨头畸形的发生。适用于 Catterall Ⅲ级和Ⅳ级患者，非手术治疗失败及股骨头坏死危象者。

股骨头坏死危象包括临床危象和 X 线危象。临床危象：患髋有进行性、持久性关节活动范围丧失，髋内收挛缩加重，患儿肥胖。X 线危象：出现 Gage 征（股骨头的外侧柱及其邻接的干骺端外侧骨质稀疏），股骨头骨骺外侧出现钙化，干骺端广泛骨质稀疏，部分股骨头超越臼外及股骨上端骺板有生长障碍。

①滑膜切除术

［适应证］Catterall Ⅱ级和Ⅲ级及早期的Ⅳ级病变，股骨头骨骺虽有坏死，但尚无明显塌陷；12 岁以下患儿。

［手术方法］患儿取仰卧位，全麻或连续硬膜外麻醉。采用 Smith-Petersen 切口，上端起自髂骨嵴的中 1/3 和前 1/3 交界处，下端止于股骨的上、中 1/3 交界处，长 15 ～ 20cm。切开皮肤及皮下组织后，在髂前上棘下方约一横指处的深筋膜内找出股外侧皮神经，将其向内侧拉开。从缝匠肌和阔筋膜张肌间隙进入，并分别将其拉向内、外侧。显露股直肌，将股直肌完整地从肌肤下提起并向近端游离至起点，将其从距起点约 0.5cm 处切断并向下翻转。注意保护从肌肤下进入其中的神经支。分离肌腹下横行穿过的旋股外动、静脉的上行支和横支，结扎并切断之。将髂肌和脂肪层剥离后即显出关节囊。T 形切开关节囊，切除增厚的滑膜，根据滑膜的病理变化选择次全切或全切除，并将髋臼内增生的纤维组织一并清除。冲洗伤口，逐层缝合。术后单髋人字石膏固定患肢外展、内旋位。3 个月后拆除石膏，进行膝、髋关节功能锻炼。

②带血管蒂髂骨膜植入术

［适应证］Catterall Ⅱ级和Ⅲ级及早期的Ⅳ级病变，股骨头骨骺虽有坏死，但尚无明显塌陷。

［手术方法］在全麻下，患侧臀部垫高。取 Smith-Petersen 切口，将切口皮肤适当向两侧游离，保护好股外侧皮神经，经缝匠肌与阔筋膜张肌之间进入，于髂前下棘切

断股直肌并向下翻转，筋膜下可见旋股外侧血管束，沿升支向上游离可显示进入该肌的血管分支和末端的髂嵴支。切开阔筋膜张肌，将臀中肌中连同升支肌支一并带上。取 3cm×4cm 髂骨外板骨膜并带有少许骨皮质，骨膜向外翻转缝合做成蘑菇状保护。十字切开髋关节囊，切除肥厚滑膜。在头颈交界处开 2cm×1cm 骨槽，刮除头内死骨直至露出正常骨为止，以血管蒂为轴将骨膜瓣填入开窗头颈部骨槽内，于骨槽处处缝合固定骨膜尾端。术后皮牵引，拆线后单髋石膏固定 8 周，3 个月内不负重。

③带旋髂深血管骨膜瓣移植术

［适应证］Catterall Ⅱ级和Ⅲ级及早期的Ⅳ级病变，股骨头骨骺虽有坏死，但尚无明显塌陷。

［手术方法］在全麻下，患侧臀部垫高。取改良 Smith–Petersen 切口，显露并切断腹股沟韧带的外半部分，将腹肌距髂骨起点 1cm 处切断并牵向内侧，即可看到沿髂嵴内缘下走行的旋髂深动、静脉，小心游离到股动脉或髂外动脉的起点，结扎切断旋髂深血管的远端。用骨膜剥离器推开髂肌，显露髂骨内板，以旋髂深血管到髂嵴分支这一段为蒂部，切取髂骨内板骨膜约 4cm×6cm 大小。部分切除髋关节滑膜组织，探查股骨头软骨有无破坏和塌陷。在股骨头外下方开窗，约 1cm×1cm 大小，紧贴股骨头软骨面下清除股骨头坏死骨骺，用小刮匙逐步清除干净，注意不要损伤骺板。将已游离带血管蒂骨膜从髂嵴上切下，骨膜的生发层向外，用丝线或可吸收缝线间断缝合 3 ～ 4 针，使骨膜瓣成 "烟蒂状"。如果股骨头软骨面塌陷明显，在切取骨膜瓣时切取部分髂骨内板，或从髂骨上取少量松质骨，植入股骨头骨骺内，并用刮匙背面将软骨面顶起，使股骨头隆起。在髂腰肌和缝匠肌下方用大号血管钳穿一隧道，该隧道能容下术者拇指通过，将带旋髂深血管蒂骨膜瓣从该隧道引至股骨头开窗处并植入骨骺内。术后患侧髋上石膏外固定，下肢伸直，外展 30°，内旋 15°，或皮牵引至拆线，后再行上述石膏固定 3 个月。石膏拆除后，嘱患儿在床上进行髋膝关节功能锻炼 2 ～ 3 个月，然后逐步下床进行功能锻炼，1 年内禁止剧烈运动。

④骨盆截骨术

［适应证］骨骺全部破坏的 6 岁以上儿童，髋关节向外侧半脱位，股骨头畸形严重而无法置入髋臼但髋关节活动尚可者。

［手术方法］体位、麻醉方式及手术入路同滑膜切除术。骨膜下剥离髂骨内外板直达坐骨切迹。用线锯在髂前下棘水平截断髂骨，用大布巾钳分别夹持截骨远、近端。近端起固定作用，远端向外、向前下牵拉。于同侧髂骨翼上切取 2cm×3cm×1cm 大小的楔形全厚骨块，嵌入张开的截骨断端，两枚克氏针经皮内固定。冲洗伤口，逐层缝合。术后单髋人字石膏固定患肢于外展、内旋位 6 周。X 线片证实骨折愈合后拆除石膏、拔除克氏针，进行功能锻炼（图 11-5-4）。

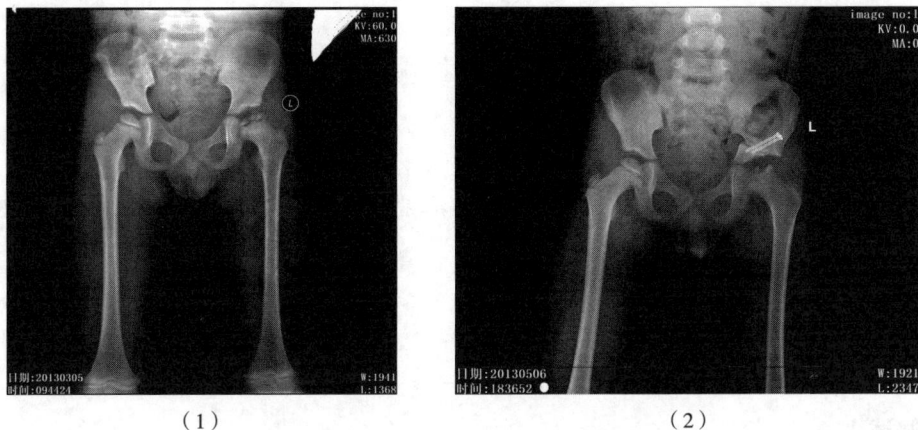

图 11-5-4　股骨头骨骺坏死骨盆截骨术
（1）术前；（2）术后

⑤髋臼外侧造盖术

[适应证] 骨骺全部破坏的 6 岁以上儿童；股骨头畸形严重而无法置入髋臼但髋关节活动尚可者；髋关节向外侧半脱位者。

[手术方法] 在髂嵴下做弧形切口，经过髂前上棘下 1.5cm 处时要防止损伤股外侧皮神经。自髂骨外板骨膜下剥离臀肌至关节囊附着处，移动并切断股直肌斜头。紧靠关节囊附着部上方做一骨槽，从髂骨外侧皮质上向下掀起一个宽 3cm、长 3.5cm 的骨瓣。在骨瓣上方切取髂骨松质骨条，并将其插入骨槽内，在关节上方形成一个顶盖。在骨瓣和骨条之间的空隙内植入松质骨，在新造的臼盖上修复股直肌斜头，常规方式关闭创口。术后单髋人字石膏固定患肢于外展、内旋位 6 周。X 线片证实骨折愈合后拆除石膏，进行功能锻炼。

⑥内翻去旋转截骨术

[适应证] 因心理或其他原因而不能靠支具获得股骨头包容者；年龄 8 ～ 10 岁且下肢等长，影像学证实大部分股骨头无覆盖且 Wiberg 角减小、股骨前倾角增大者。

[手术方法] 患儿取仰卧位，由大粗隆向远端做长 8 ～ 12cm 的外侧切口，牵开股外侧肌，显露股骨外侧面。确认臀大肌在股骨的止点，以骨刀在股骨皮质做一横线，标记出位于小粗隆或略远的截骨线。然后在股骨皮质做纵向标记线以确定矫正旋转的角度，然后按设计的矫正角度横向或斜向在皮质骨横线进行截骨。如果矫正成角的同时需行旋转，则完全截断内侧骨皮质。以先前股骨皮质所做的纵向标记线为导向，根据需要旋转股骨以纠正其前倾角（通常为 30°～ 45°）。为获得内翻角，在内侧楔形截除适当骨块，使颈干角在 120°～ 135°之间，然后给予侧方钢板固定。术后髋人字石膏固定 8 ～ 12 周至截骨部愈合。可在术后 12 ～ 24 个月内取出内固定。

4. 膳食与起居

辨证施膳与起居请参考本节概述部分。

【按语】

股骨头骨骺骨软骨病的治疗以缓解局部疼痛、避免骨骺损伤为原则，尽量避免负重是治疗关键。

二、胫骨结节骨骺骨软骨病

【概述】

胫骨结节骨骺骨软骨病又称胫骨结节骨骺炎、胫骨结节骨骺坏死症。发生于骨骺未闭合期，病程常持续 2～3 年，甚至更长，待骨骺完全骨化后才停止发展。多见于 10～15 岁的少年，男性多于女性。单侧发病者多见，双侧发病约占 30%。

【病因病机】

胫骨结节骨骺是牵拉骨骺，有髌韧带附着，呈舌状与胫骨上段骨骺相连。当股四头肌长期、反复、猛烈收缩时，牵拉暴力通过髌骨、髌韧带传导至胫骨结节，致使胫骨结节骨骺发生慢性损伤。同时来自髌韧带的血液供应被阻断和减少，从而导致胫骨结节缺血坏死。缺血后，由于骨质的反应性增生，成骨细胞的活动加强，坏死与新生骨交替形成，导致胫骨结节明显增大，形状不规则。

【临床表现】

1. 病史

本病常有近期参加剧烈运动如踢足球、跳高或跳远的历史。

2. 症状及体征

本病常主诉膝前方髌韧带附着处疼痛，剧烈活动或劳累后加重，休息后缓解。查体可见一侧或双侧胫骨结节上端前方局限性肿胀，压痛明显，股四头肌抗阻力运动时可引起局部疼痛加重。晚期胫骨结节肥大突起。

3. 辅助检查

X 线检查：胫骨结节骨骺呈舌状，骨质致密；或边缘不规则，附近软组织肥厚；或见碎裂与骨干分离。晚期骨骺不规则增大、隆起（图 11-5-5）。

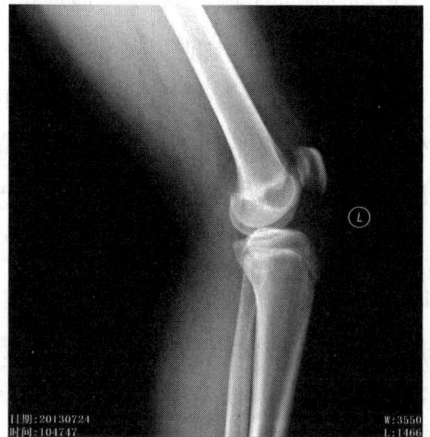

图 11-5-5　胫骨结节骨骺坏死 X 线

【鉴别诊断】

1. 膝关节感染

膝关节内感染性疾病往往波及胫骨结节及髌韧带，导致胫骨结节上端肿胀、压痛、股四头肌抗阻力实验阳性，有与胫骨结节骨骺炎相类似的临床症状。但膝关节内感染的肿胀压痛波及整个膝关节周围，严重时出现整个膝关节红、肿、热、痛等感染征象，往往伴有全身症状及实验室检查异常。

2. 胫骨结节部结核或骨髓炎

胫骨结节部结核或骨髓炎临床甚为罕见，发生后，局部软组织肿胀明显。由于部位表浅，在很短时间内形成脓肿及窦道。常伴有全身症状及实验室检查异常。局部病灶穿刺可明确诊断。

【治疗思路】

由于本病到一定年龄可以自愈，因而治疗仅以消除疼痛为目的，保守治疗多能达到此目的。对保守治疗无效或骨骺闭合后遗留明显畸形者需手术治疗。

【治疗方法】

1. 一般治疗

避免剧烈运动是该病治疗的关键。根据临床症状轻重，采用制动或不制动疗法。急性疼痛期用石膏托固定膝关节于伸直位，患儿可继续行走。疼痛严重时则卧床休息，至疼痛消失为止。固定时间一般为 4～6 周，同时可应用正骨水、正红花油等外擦。症状缓解后，去除石膏托，逐渐恢复膝关节活动。

2. 中医治疗

请参考概述部分。慢性疼痛持续期可用活血止痛膏药外贴。

3. 西医治疗

（1）封闭疗法：疼痛特别严重时可用 1% 利多卡因 10mL 混以 25mg 强的松龙局部封闭，每周 1 次，2～3 次即可。同时可配合局部热敷及按摩以消除肿胀。

（2）手术治疗：疼痛严重，反复发作，压痛明显，功能障碍，经多种非手术疗法治疗无效者；骨骺闭合后，遗留胫骨结节增大、髌骨上移等畸形者均需手术治疗。

①胫骨结节经皮钻孔术

［适应证］疼痛严重、反复发作，不愿接受切开手术者。

［手术方法］患者取仰卧位，局部浸润麻醉。用直径 2～3mm 的克氏针经皮分两次钻孔，第 1 次钻孔在胫骨结节外上方和内下方做向心性斜穿直达髓腔内。1 周后进行第 2 次钻孔，于胫骨结节内上方和外下方做向心性斜穿。一般两次钻孔后疼痛即可消失。

特别顽固者，可在第 3 周后再穿第 3 个部位。钻孔部
位尽量偏内侧或外侧，若在髌韧带与骨交界部钻孔，
可使该部位新骨增生肥大、硬化而加重疼痛。术后卧
床休息，最后一次钻孔 3 周后下地行走（图 11-5-6）。

②胫骨结节骨钉植入术

[适应证]疼痛严重、反复发作，仍有部分骨骺
未与胫骨结节愈合。

[手术方法]在髌腱远端 1/3 开始做 7.5cm 长的正
中纵切口，向远端越过胫骨结节至胫骨干，纵向切开
胫骨结节远端的骨膜。以电锯在胫骨上切出两个 4cm
长的火柴杆样骨钉，使底部大于尖部。然后穿过胫骨
结节处钻两个孔：一个靠近但不要接触胫骨近端骨

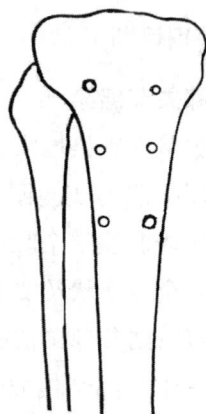

图 11-5-6　胫骨结节经皮钻孔术

骺，向近端外侧倾斜；另一个在骺远端，向近端内侧倾斜。向孔中插入骨钉并切除突
出部分。术后管型石膏固定 6 周（图 11-5-7）。

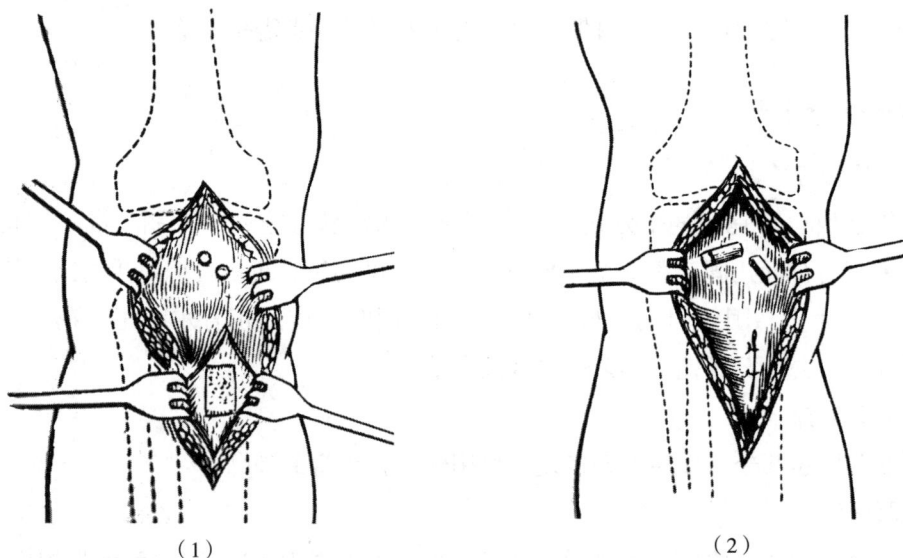

（1）　　　　　　　　　　　　　　　　　　　（2）

图 11-5-7　胫骨结节骨钉植入术

（1）胫骨结节钻孔，取小块骨皮质做骨钉；（2）将骨钉插入骨孔内

③不连接的胫骨结节切除术

[适应证]成年后仍有部分骨骺未与胫骨结节愈合，长期疼痛，有明显增大畸形。

[手术方法]患者取仰卧位，连续硬膜外麻醉或腰麻。以胫骨结节为中心做纵向
切口，长约 8cm，显露髌腱及胫骨结节。将髌腱分成两等份，从中央劈开并牵向两侧
即可显露远端多余的骨质及松动骨块，彻底切除多余的骨质、骨性突起及松动的骨块，
不可干扰髌腱止点，彻底止血后缝合髌腱及切口。术后长腿石膏托固定膝关节于功能

位，3周后去除石膏托，进行膝关节功能锻炼及下地行走（图 11-5-8）。

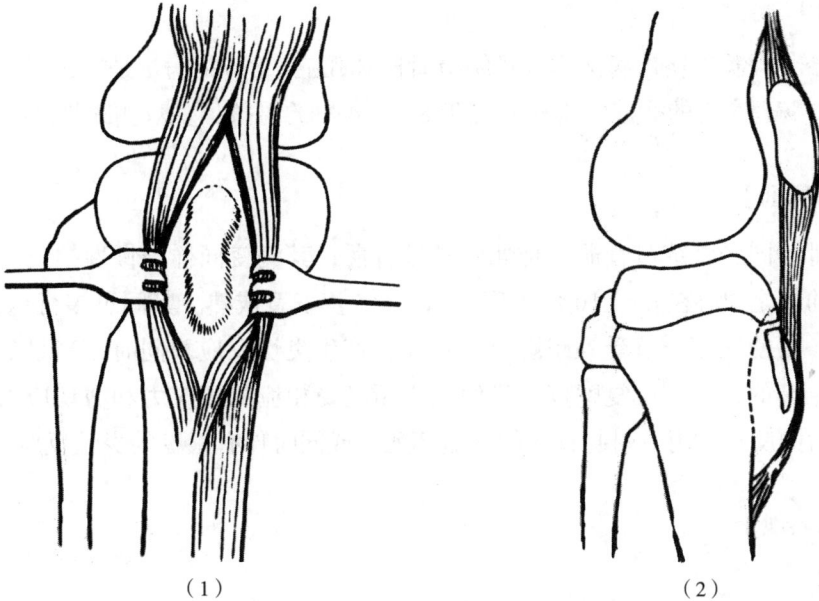

图 11-5-8　不连接的胫骨结节切除术
（1）纵向劈开髌骨下韧带，显露胫骨结节；（2）切除多余骨质

④胫骨结节移位术

［适应证］成年后骨骺已闭合但仍有疼痛，胫骨结节显著增大导致股四头肌挛缩，髌骨上移。

［手术方法］体位及麻醉方法同胫骨结节切除术。在膝前下方由上向中线内下绕过胫骨结节做弧形切口，长约 8cm，显露胫骨结节。切开髌韧带两侧筋膜，在其深面将其游离，勿切开关节腔，保护髌韧带在胫骨结节上的止点。提起髌韧带在其止点处凿取长约 3cm、宽约 1.5cm、厚约 1.2cm 的胫骨结节骨瓣，并将其连同髌韧带翻向上方，即可充分显露胫骨结节上方的多余骨突及游离骨块，并彻底清除之。在原切骨部以远约 1cm 并稍偏向腓侧处切取与骨瓣类似但略小的骨槽，将胫骨结节骨块平置于骨槽中，嵌合良好后，用一枚螺丝钉内固定，缝合伤口。术后长腿石膏托固定膝关节于功能位 4 ～ 6 周，胫骨结节骨瓣骨性愈合后去除石膏托，进行膝关节功能锻炼。

4. 膳食与起居

辨证施膳与起居请参考本节概述部分。

【按语】

胫骨结节骨骺骨软骨病的治疗以缓解局部疼痛、避免骨骺损伤为原则；尽量避免剧烈活动，特别是踢球等股四头肌牵拉剧烈的运动。

三、跟骨结节骨骺骨软骨病

【概述】

跟骨结节骨骺骨软骨病又称跟骨结节骨骺坏死症、Sever 病，是以跟骨结节缺血性坏死为主要病理表现的病症。本病好发于 8 ～ 14 岁的男孩，多双侧跟骨同时发病。

【病因病机】

跟骨骨骺同胫骨结节骨骺一样属牵拉性骨骺，其病变同样与慢性损伤有关。跟骨结节骨骺的骨化中心在 6 ～ 10 岁出现，14 ～ 15 岁发育成熟。其间过多行走或剧烈跑、跳等运动，易使跟骨结节受到跟腱过度牵拉，产生炎性反应。同时，当足负重时，鞋跟对跟骨结节的过度、反复摩擦，又使其不断经受相应的压应力和剪切应力，在多种不平衡外力的反复作用下引起骨骺的缺血坏死，或同时伴有跟腱的炎性反应。

【临床表现】

1. 病史

本病常有外伤和劳损病史。

2. 症状及体征

本病主诉足跟后方疼痛，常向小腿部放射，上下楼梯或运动时加重，休息后减轻。行走时跛行，足跟后部轻度肿胀、压痛明显，甚则不能穿鞋，常呈双侧对称性。

3. 辅助检查

X 线检查可见跟骨结节骨骺密度明显升高，形态不规则，边缘毛糙，有时可见碎裂块。正常儿童的跟骨结节骨骺也可能有数个各自分离的骨化中心，形态也不规则，同本病 X 线表现较为相似，要结合临床症状加以区别（图 11-5-9）。

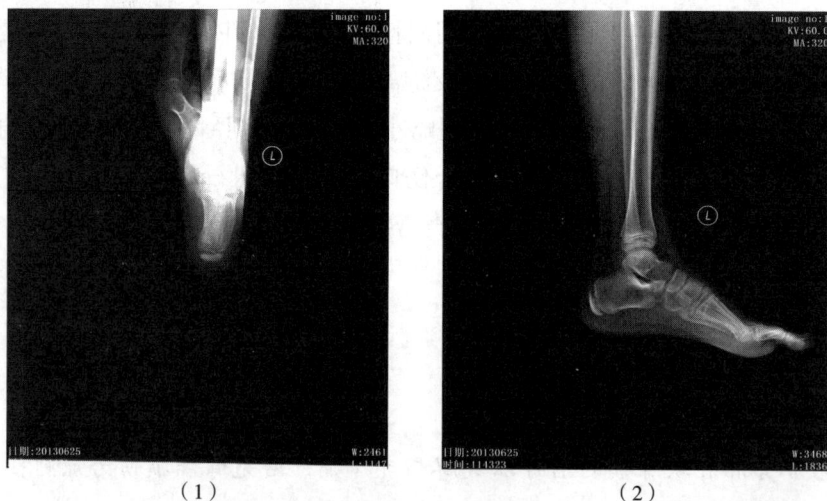

（1）　　　　　　　　　　（2）

图 11-5-9　跟骨结节骨骺坏死 X 线片

（1）正位片；（2）侧位片

【鉴别诊断】

1. 跟后滑囊炎

本病运动员多见，各种年龄均可发病，以 15 ～ 19 岁男性最常见。肿痛部位在足跟稍偏外，常伴有皮肤潮红、肤温升高等炎性症状，局部肿胀明显。X 线片早期无变化，晚期可见跟骨结节脱钙、囊性变，有时可见骨质增生。

2. 跟腱炎

各种年龄均可发病，运动员及舞蹈演员多见。主要表现为跟腱部疼痛，足尖着地起立或穿平底鞋时疼痛加剧。局部肿胀不明显，可触及肥厚的肌腱。跟腱压痛明显，可沿其上下放射。X 线片可见跟腱肥厚增粗，跟骨结节骨质无改变。

【治疗思路】

本病多数患者无须特殊治疗，仅注意休息和减少活动即可，约在一年内症状会逐渐消失而痊愈。一般不需要手术治疗。

【治疗方法】

1. 一般治疗

疼痛症状明显者，可将鞋后跟垫高 1 ～ 2cm，使患足负重点前移以减轻跟腱对跟骨骨骺的牵拉即可解除疼痛。或者换穿软鞋，后跟部用海绵保护避免足跟部受压。

2. 中医治疗

请参考本节概述部分，可用正骨水、展筋酊局部擦敷。

3. 西医治疗

（1）封闭治疗：疼痛症状严重者，可用 1% 的利多卡因 5mL 加强地松龙 25mg 足后跟部封闭，一周一次，连续 3 次可起到明显的消炎、止痛作用。

（2）石膏固定：用石膏靴固定患足轻度跖屈位 4 ～ 6 周，即可使症状缓解。

（3）理疗、按摩：行局部理疗、按摩以达到舒筋、活络、止痛之目的。

本病经以上方法治疗多可达到满意的治疗效果，无须手术治疗。

4. 膳食与起居

辨证施膳与起居请参考本节概述部分。

【按语】

跟骨结节骨骺骨软骨病的治疗以缓解局部疼痛、避免骨骺损伤为原则，尽量避免剧烈活动，特别是蹦跳等小腿三头肌剧烈牵拉的运动。

四、跖骨骨骺骨软骨病

【概述】

跖骨骨骺骨软骨病又称跖骨头骨骺坏死症、青年性跖骨头缺血性坏死、Freiberg 病，是以跖骨头骨骺坏死为主要病理表现的疾病。好发于 14～18 岁的青少年女性，男女之比为 1∶3～1∶3.5。好发部位是第 2 跖骨头，其次是第 3 跖骨头，其他跖骨头极少累及，可有双侧同时发病者。

【病因病机与分型分期】

1. 病因病机

本病真正的病因至今尚不明确，一般认为同其他骨骺骨软骨炎发病机制相同，但目前多数人认为本病是由于积累性劳损所致。特别是第 2 跖骨较长，在行走、活动时承受的压力较大，受伤的机会也较多，反复挤压损伤使从韧带进入跖骨头的营养血管受损，导致跖骨头骨骺缺血性坏死。早期坏死区位于跖骨头的背侧，以后范围逐渐扩大引起关节面塌陷，最后可形成碎裂骨片，游离到关节内。本病常与跖骨干疲劳骨折同时发生。

2. 分型

本病根据病变部位分和 X 线表现可分为：①前缘型：病变只限于跖骨头前上方，不超过前上缘的 1/3。②全骨骺型：病变广泛，跖骨头全部破坏。③中间型：病变超过前缘型，但不及全骨骺型。

【临床表现】

1. 病史

本病常有劳损病史。

2. 症状及体征

本病行走时前足时有发作性剧痛。查体见前足受累关节处肿胀、压痛明显，尤以跖侧为重，跖趾关节活动受限。后期疼痛症状可消失，但受累跖骨头增大，跖趾关节活动明显受限，以后逐渐出现骨性关节炎的症状。少数合并有跖骨干疲劳骨折的症状。

3. 辅助检查

X 线检查：可见受累跖骨头骨骺致密、碎裂，关节间隙增宽，跖骨远端增粗。后期跖骨头变扁，关节内有时可见游离体。晚期跖趾关节出现退行性改变。有时合并跖骨干骨折。

【鉴别诊断】

1. 儿童型类风湿跖趾关节炎

本病发病年龄和局部症状与跖骨骨骺骨软骨病相似。但儿童型类风湿跖趾关节炎临床少见，呈双侧对称性发病，多伴有皮疹及血沉加快、类风湿因子阳性等实验室检查异常。X线片早期表现为骨质疏松，晚期表现为跖骨头腐蚀破坏。

2. 跖趾关节结核及化脓性关节炎

跖趾关节结核及化脓性关节炎局部症状与跖骨骨骺骨软骨病相似，但肿胀更为明显，常伴有发热等全身症状，以及白细胞计数升高、血沉加快等实验室检查异常。X线检查骨骺无明显变化，关节间隙早期增宽、晚期变窄，跖骨头无明显增大。

【治疗思路】

急性期可行保守治疗，多能达到减轻疼痛、缓解症状之目的。保守治疗无效者可行手术治疗。

【治疗方法】

1. 一般治疗

急性期疼痛症状明显时，嘱患者卧床休息 1 ～ 2 周，避免负重和行走。

2. 中医治疗

请参考本节概述部分。

3. 西医治疗

（1）石膏固定：短腿石膏靴固定 6 ～ 8 周，疼痛可得到缓解。疼痛症状缓解后，改穿海绵底鞋，用足垫将足心垫高以减轻对受累跖骨头的压力。2 ～ 3 年内避免远距离行走和剧烈的跑、跳活动。

（2）手术治疗：主要选择跖骨头切除术（以第 2 跖骨头为例）。

［适应证］持续性疼痛不减，保守治疗无效，跖趾关节严重退变，活动明显受限。

［手术方法］患者取仰卧位，采用股神经加坐骨神经阻滞麻醉或连续硬膜外麻醉。在足背侧以第 2 跖骨头为中心做长约 4cm 的纵向切口，切开足背腱膜，将第 2 趾长伸肌腱牵向一侧显露跖趾关节囊。切开关节囊充分显露第 2 跖骨头直到颈部，从跖侧穿过线锯，将第 2 跖骨头自颈部锯断，磨平跖骨近端。若第 2 趾骨近节基底部有明显骨性关节炎变化，则需同时切除近节趾骨近端的 1/4 ～ 1/2，逐层缝合伤口。术后石膏托固定 3 周，去处石膏后穿健身鞋即可下床行走。

4. 膳食与起居

辨证施膳与起居请参考本节概述部分。

【按语】

跖骨骨骺骨软骨病的治疗以缓解局部疼痛、避免骨骺损伤为原则，尽量避免剧烈活动，特别是跑、跳等运动。

五、脊柱骨骺骨软骨病

【概述】

脊柱骨骺骨软骨病又称脊柱骨骺骨软骨炎、青年圆背、Scheuermann 病，是以青少年期胸椎的正常后凸变大形成"圆背"畸形为主要特征的病变。好发于 12 ～ 18 岁的青少年，男性多于女性。好发部位为胸椎中段，多累及 3 ～ 5 个椎体，也可见于胸腰段。

【病因病机】

本病病因至今尚不明确。有人认为与儿童股骨头缺血性坏死病理机制相同。一般认为是由于脊柱的负载能力与承受负荷的平衡失调而引起，一些因素如血供紊乱使骺板的血液供应减少，椎间盘的过早退变降低了自身的缓冲能力等均可减少脊柱的负载能力，还有一些因素如体重增加过快、过多的负重性劳动、多次轻微外伤等均可使椎体的负荷过度增大。在这些不平衡因素作用下，椎体的第 2 骨化中心即椎体上、下面的骺板出现碎裂，髓核在破裂处突入椎体内形成 Schmorl 结节。由于脊柱胸段有一向后的生理弯曲，在丧失髓核的缓冲作用下，椎体前方承受的压力大于后方，骨骺碎裂坏死也更加严重，随着年龄的增加和机体的生长，后半椎体的高度越来越大于前半部的高度，椎体成楔形，数个楔形椎体使胸椎的后凸加大，形成圆背。

【临床表现】

1. 病史

本病起病隐匿。

2. 症状及体征

早期背部酸痛不适，僵硬感明显。疼痛位于脊柱背部，比较轻微，很少有剧痛，有时放射到两侧腰部，劳累后加重，休息后缓解。数月后背痛逐渐减轻，背部胸段出现后凸畸形，并逐渐加大。查体可见背部呈圆弧状向后隆起，被动及主动活动均不能改变后凸畸形。晚期疼痛症状消失，胸椎的后凸畸形永远存在。

3. 辅助检查

X 线检查：早期椎体楔形变，前低后高，上下骺环出现斑点状改变，椎体的上、下缘毛糙不平，椎间隙稍变窄。中期骨骺出现碎裂，椎体前方上、下角的正常形态消失。后期骨骺恢复正常密度或略升高，椎体楔形变固定。晚期椎体前缘出现退行性改变，赘生骨形成。（图 11-5-10）

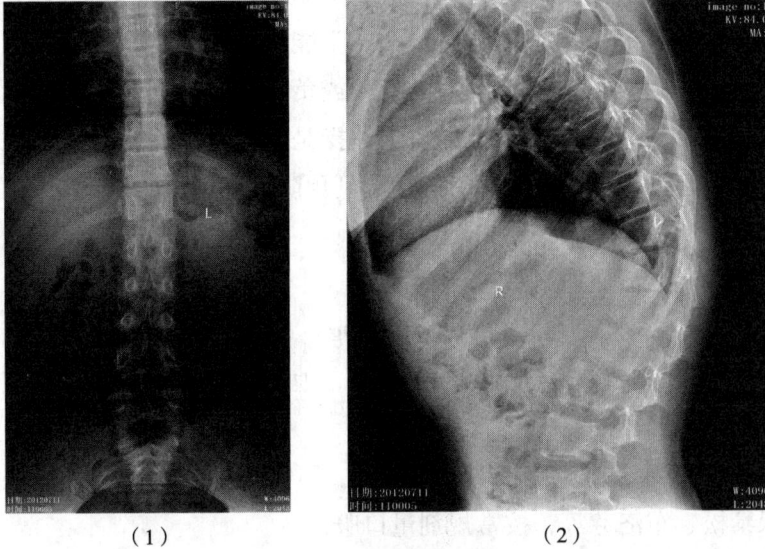

（1） （2）

图 11-5-10 脊柱骨骺骨软骨病 X 线
（1）正位片；（2）侧位片

【鉴别诊断】

1. 强直性脊柱炎

本病强直和后凸畸形不仅出现在胸椎，整个脊柱的各个关节，甚至骶髂关节均可受累，临床疼痛症状较椎体骨软骨炎严重而持久，伴有 ESR 加快、HLA-B27 阳性等实验室检查改变。X 线片显示几乎所有椎体的任何部分均可见炎性改变，晚期椎体间形成骨桥，呈竹节样改变。

2. 活动性驼背

活动性驼背包括姿势不良引起的姿势性驼背、躯干肌无力引起的麻痹性驼背、腰椎的过度前凸引起的代偿性驼背等。这些驼背的特点是背部酸痛不适、无僵硬感或极轻微，背部柔软，通过被动或主动活动畸形可纠正。X 线片显示椎体接近正常，无骨骺改变。

3. 脊柱结核或椎体肿瘤破坏

背部后凸畸形呈角状而不呈圆弧状，高突部压痛症状明显，常伴有其他组织、器官同时发病及全身症状。X 线片显示一个或多个椎体遭到破坏，楔形变明显。脊柱结核可见不同类型的椎旁脓肿阴影，严重时可见膨大的腰大肌影。

【治疗思路】

本病治疗主要以减轻症状、防止并发症为目的，因而主要以保守治疗为主。

【治疗方法】

1. 一般治疗

本病一旦确诊，在疾病的活动期，应嘱患者仰卧硬板床休息，仰卧时尽量不用枕，卧床时间以症状消失为止，一般需数月之久。不能坚持卧床者，在站立和端坐时应尽量伸展胸背，保持良好姿势。避免过多的弯腰或负重活动，同时加强腰背肌锻炼，限制后凸畸形的发生及加重。有针对性的矫形体操是预防脊柱后凸畸形的主动措施，如深呼吸运动和扩胸运动等。扩张胸廓可间接起到预防驼背畸形的作用。

2. 中医治疗

治法：解痉止痛，活血通络。

方药：身痛逐瘀汤加减。秦艽 9g，川芎 9g，黄芪 15g，桃仁 6g，羌活 9g，乳香 12g，没药 12g，当归 15g，五灵脂 9g，香附 9g，地龙 9g。每日 1 剂，水煎服。

3. 西医治疗

（1）药物治疗：对于疼痛比较明显的患者，可给予消炎镇痛的水杨酸类药物，如阿司匹林、保泰松、布洛芬等，按常规剂量口服。

（2）支具治疗：可用 Milwaukee 三点矩形支架、改良 Risser 石膏背心保持脊柱过伸位，以防后凸畸形的发生和纠正畸形，固定时间不能少于一年。固定期间应密切注意预防合并症，如软组织损伤、矫正过度、脊柱侧弯等。

（3）手术治疗：对于后凸畸形存在并已固定的患者，若后凸较轻，对生活、工作及心肺功能影响不大，可不必治疗，反之则行手术治疗。

①前路截骨融合术

［适应证］极少数后凸大于 55°，对工作、生活及心肺功能有影响。

［手术方法］通过适当的前路入路显露脊柱，经周缘显露直到对侧椎间孔后开始截骨。看到残余的椎间盘后，用椎板撑开器撑开，而后切除椎间盘直至后纵韧带。安放椎体钢板螺栓，上位椎体螺栓的进入点为上位椎体后上缘下 8mm 与后缘前 8mm 相交点，下位椎体螺栓的进入点为下位椎体后下缘上 8mm 与后缘前 8mm 相交点。方向与终板平行，前倾 5°～ 10°，钉长以钉尖刚突破对侧骨皮质 1 ～ 2mm 为宜。用椎体撑开器通过上、下椎体螺栓撑开复位，矫正后凸、侧凸与旋转移位，测量上、下相邻椎体间高度，取合适大小肋骨、髂骨块或腓骨紧密嵌入椎体间植骨，放上椎体钢板，以螺帽锁紧螺栓，固定钢板，通过钢板滑槽，再拧入相应螺钉各 1 枚以辅助固定，支撑的髂骨植骨块前方填碎骨块。术后密切观察生命体征变化，做针对性处理。拆除缝线后行石膏背心外固定，3 ～ 6 个月后拍 X 线片复查，见融合满意后去除石膏，进行功能锻炼。

②前路脊髓减压融合术

［适应证］极少数后凸大于 55°，伴神经症状、胸背痛等，对工作、生活及心肺功

能有影响。

[手术方法] 通过适当的前路入路显露脊柱。确定顶点椎体和压迫的部位，在椎体两侧彻底去除椎间盘，用刮匙、咬骨钳或高速磨钻从侧方去除后凸顶点的椎体。从一侧椎弓根至另一侧椎弓根去除椎体的松质骨直到后部骨皮质，去除楔形区域内的骨质。给予脊髓减压后，进行前路支撑植骨融合术，并在同一切口给予椎体侧方钢板固定，避免误伤脊髓。常规关闭切口，放置引流装置。术后密切观察生命体征变化，做针对性处理。拆除缝线后行石膏背心外固定，3～6个月后拍X线片复查，见融合满意后去除石膏，进行功能锻炼。

4. 膳食与起居

辨证施膳与起居请参考本节概述部分。

【按语】

脊柱骨骺骨软骨病的治疗以缓解局部疼痛、避免骨骺损伤为原则，尽量避免弯腰负重、蹦跳等动作。

第十二章 骨 痿

第一节 维生素 D 缺乏性佝偻病

【概述】

维生素 D 缺乏性佝偻病，简称佝偻病，是由于维生素 D 缺乏引起体内钙、磷代谢紊乱，从而使骨骼钙化不良的一种疾病，在婴儿期较为常见。

【病因病机】

1. 中医学

佝偻病与中医学中五迟、五软、鸡胸、背偻等描述相似，属于骨痿范畴。中医学认为，本病因先天禀赋不足，后天喂养失宜，又久居室内，少见阳光，先后天不足，脾肾亏损所致。本病病机为脾肾虚亏。肾为先天之本，脾为后天之本、气血生化之源，肾主骨髓，脾主肌肉，当先天虚亏、后天喂养失宜，不能以母乳喂养，加上日照不足，均可引起气血虚弱，影响脾肾功能，以致骨髓不充，骨质疏松，成骨迟缓，甚至骨骼畸形。

2. 西医学

西医学认为，当维生素 D 缺乏时，即可引起本病。维生素 D 缺乏的常见原因：①阳光照射不足，人体皮肤中的脱氢胆固醇经日光中紫外线照射后可转变为维生素 D，因此缺乏室外活动，接触阳光少，易患本病。②食物中含维生素 D 不足，乳类中含维生素很少，如单纯乳类喂养，不另加维生素 D 制剂或少晒太阳，可发生维生素 D 缺乏。③某些婴幼儿生长发育过快，维生素 D 供不应求。④胃肠、肝胆疾病可影响维生素 D 和钙、磷的吸收和利用。当维生素 D 缺乏时，血钙、血磷下降，甲状旁腺功能代偿亢进，碱性磷酸酶分泌增加，致骨骼矿化过程发生障碍，骨样组织在骨骼干骺端增生，从而引起本病。

3. 平乐正骨骨病学

先天禀赋不足，精血亏虚，骨髓失充则骨骼生长发育障碍；后天喂养失当，脾失健运，气血生化乏源则肢体失于濡养，脾肾两虚是导致本病的主要病机。平乐正骨骨病学根据中医学理论，同时吸收西医学关于维生素 D 缺乏和钙磷代谢障碍理论，认为营养物质的消化吸收为脾胃所主，而骨骼、牙齿、头发等的发育和功能为肾所主，此二者为本病之关键，其他如惊啼、抽搐、多汗、气虚等皆脾肾之病涉及肝、肺所致，以此把握脾肾即执病机之牛耳。针对本病临床特点，着眼于脾肾双补，以益气健脾补肾为治疗原则。

【临床表现】

1. 病史

本病无特殊病史。

2. 症状

早期多表现为非特异性的精神神经症状，以后逐步出现骨骼表现。非特异性症状多发生在 1 岁以内的小儿。但生后 1 个月患佝偻病即可出现精神神经症状，主要是兴奋亢进，这是组织及血清钙降低所致。早期多表现为夜惊、夜啼、不安、烦躁、精神萎靡、哭闹、睡眠不宁、出汗（可能为植物神经功能紊乱）、枕部脱发形成枕秃（出汗多、发痒、枕部摩擦枕头所致）。活动期佝偻病患儿多表现迟钝，智力语言一般落后于正常儿童（病情好转后可恢复）。病情进展后出现肌肉松弛，肌张力低下，致起坐延迟、站立步行迟缓。腹大，肝、脾大，贫血，常有腹泻和便秘，或腹泻、便秘交替进行，易患肺炎。

骨骼改变是本病的主要症状，变化的程度和发生的部位随年龄而异，一般生长比较迅速的骨骼部位病变比较显著。6 个月以内婴儿颅骨软化部位用手指按后可稍凹陷，松手又能复原（乒乓球感）。额骨和顶骨中心部分常逐渐增厚，7～8 个月时形成方颅。前囟大，闭合延迟。胸廓肋骨与肋软骨交接处有骨样组织堆积而膨出，呈半球形，称为串珠，第 7～10 肋明显。肋骨软化后不耐膈肌的收缩力，膈肌附着处的肋骨被牵拉而内陷，形成郝氏沟（Harrison 沟）；长期严重的佝偻病使肋骨变形，出现鸡胸、漏斗胸，影响呼吸。四肢、腕、踝部的长骨骺端软骨增生膨大，连成环状隆起，称为手镯、脚镯，6 个月以上的患儿多见。下肢长骨钙化不足，可因负重而出现股骨、胫骨、腓骨弯曲，形成 "O" 形腿或 "X" 形腿。背肌松弛可引起脊柱畸形。

3. 辅助检查

（1）实验室检查：早期血钙正常或稍低，血磷降低，碱性磷酸酶正常或升高，血清 25-OH-D 为最可靠的诊断指标，早期明显下降。激期（活动期）血钙、血磷均下降，血磷降低尤明显。恢复期血钙、血磷及碱性磷酸酶逐渐恢复正常。

（2）X 线检查：佝偻病的特殊 X 线表现为位于生长期骨组织形成最活跃的干骺端，最常见的检查部位为尺、桡骨远端，常规摄腕部正位片。①病变部位的软骨按一定程序形成骨样组织，但因缺乏充分的钙化，骨化进行延滞且不规则，致先期钙化带模糊乃至消失。②干骺端向外展开而增宽，或形成侧刺。③干骺端中央呈杯口样凹陷，边缘往往形成已钙化的模糊刺状骨影，呈毛刷状。④同时骺软骨板增厚，骨骺较小，使骨骺与干骺端距离明显加大。⑤全身骨骼呈普遍性骨质疏松。长骨骨小梁粗疏而模糊，皮质薄而成层，亦可见层状骨膜增生。骨密度可明显降低，有时甚至与周围软组织相差无几。⑥骨质的软化可使下肢长骨弯曲呈膝内翻或膝外翻畸形。长骨的弯曲畸形在佝偻病痊愈后仍可长期存在（图12-1-1）。

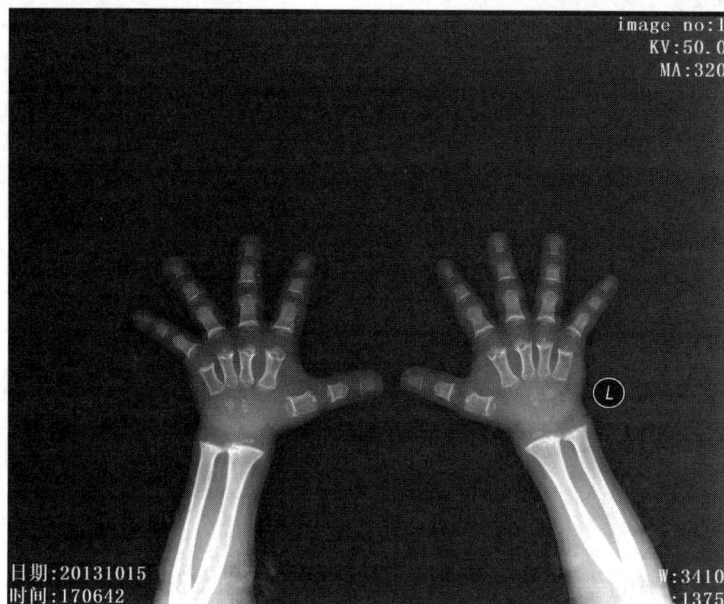

图 12-1-1　维生素 D 缺乏性佝偻病

【鉴别诊断】

1. 坏血病

本病表现为生长迟缓、肋骨有串珠样改变，但其肿大不如佝偻病圆钝，凸起的内侧有凹陷，有典型的下肢肿痛及出血倾向为其特点。

2. 成骨不全

本病可有前囟增大、颅骨软化、四肢弯曲畸形等改变，骨质脆弱，巩膜蓝色，多次骨折可致四肢弯曲畸形。X 线片示骨质菲薄并有骨折和畸形。

3. 黏多糖病

本病外观似重症佝偻病，但智力低下，手呈爪状，躯干短、四肢长，关节较大。X线及血生化检查可鉴别。

4. 软骨营养障碍

本病可有方颅、串珠、脊柱畸形，但此病长骨只能加厚，不能增长，以致四肢短粗。X 线片示长骨两端膨大而短。

【治疗思路】

维生素 D 缺乏性佝偻病以预防为主，早期发现，早期治疗，控制活动期，预防骨与关节畸形的发生。

【治疗方法】

1. 一般治疗

孕妇及乳母多晒太阳，多吃含维生素 D 较多的肝、蛋等，鼓励母乳喂养。小儿常到户外活动，自生后 2 周起口服维生素 D 预防量。

2. 中医治疗

（1）脾胃虚弱：形体虚胖，精神疲惫，面色苍白，多汗无力，易惊易惕，夜寐不宁，肌肉松弛，头颅骨软，囟开而大，发稀色黄，枕后发秃，大便时溏，烦躁不安，夜寐不宁，舌质淡，苔薄白，脉缓无力，指纹淡红。

治法：益脾补肾。

方药：扶元散加减。汗多者，加煅牡蛎、煅龙骨，或醋调五倍子于睡前敷脐，次晨取下；夜惊者，加蝉蜕、酸枣仁、夜交藤、钩藤；便溏不化者，加怀山药、炒神曲。

（2）肾气亏虚：形体瘦弱，面色不华，出牙、坐立、行走等均发育迟缓，骨畸形明显，头颅方大，鸡胸，驼背，腹大如蛙，下肢弯曲，舌淡，苔少，脉迟无力，指纹淡。

治法：补肾壮骨。

方药：补益地黄丸或河车大造丸加减。偏肾阴虚者，用六味地黄丸或知柏地黄丸；纳差者，加砂仁、茯苓；行迟者，加五加皮、杜仲；语迟者，加石菖蒲、远志；发迟者，加龟板、何首乌；立迟者，加鹿茸；齿迟者，加骨碎补、补骨脂。

3. 西医治疗

（1）药物治疗：主要治疗是补充维生素 D，以口服为主，一般剂量为每日 50 ~ 100μg（2000 ~ 4000IU），或 1, 25-（OH）$_2$D$_3$ 0.5 ~ 2.0μg，连服 1 个月后改用预防量每日 400IU，大剂量维生素 D 与治疗效果无正比关系，不缩短疗程，与临床分期无关。对重症或不能口服的患儿可肌内注射维生素 D 20 万 ~ 30 万 U，2 ~ 4 周后可重复注射一次，一般仅需 1 ~ 2 次，注射后 2 ~ 3 个月内不再口服各种维生素 D 制剂，3 个月后再口服预防量。②如饮食中含钙量不足，可适当口服活性钙。注意不要长期过量服用维生素 D，以免中毒，但可服预防量至 2 ~ 3 岁，2 ~ 3 岁后佝偻病已静止，无须再预防。每日用维生素 D 治疗量较大者，不宜用鱼肝油（鱼肝油中含维生素 A 与 D）而用单纯维生素 D 制剂，以免发生维生素 A 中毒。

（2）骨与关节畸形的矫正：出现骨与关节畸形可先行支具、手法等进行矫正，避免畸形进一步加重。

（3）手术治疗：支具、手法矫正骨与关节畸形如效果不佳，可待骨骼发育接近成熟后行矫形手术，一般大于 12 岁。如畸形太重可先行矫形术，待骨骺闭合再次矫形。注意避免因矫形后神经血管受到牵拉而出现神经血管损伤。

①膝内翻畸形的矫正：膝内翻畸形根据弯曲的部位分为小腿内翻、大腿内翻和大小腿均内翻。术前应拍包括股骨和胫骨全长的 X 线片，在股骨和胫骨上精确测量畸形的范围、部位、程度，选择正确的截骨矫形部位，截骨部位一般在股骨或胫骨上下两垂线相交处，此处弯曲最大。膝内翻畸形一般采用胫骨截骨，同时腓骨必须截断。胫骨结节下 U 形截骨断端稳定，接触面大，应用较广泛。以此为例介绍手术方法。

［适应证］膝内翻畸形单膝间距＞5cm、双膝间距＞8cm。

［手术方法］取膝下部前外侧纵向切口，切开皮肤，逐层分离皮下组织，游离髌韧带伞部，环形剥离胫骨骨膜。确定截骨线，使用细克氏针沿骨折线钻孔，钻孔后使用骨凿弧形截骨，胫骨平台下弧形截骨完成后，在外侧沿腓骨纵向切开，逐层切开皮肤、皮下组织，暴露腓骨小头，游离并保护腓总神经，在腓骨小头下方约 6cm 处将腓骨截断，调整骨折远端内移内旋，矫正下肢内翻畸形，检查见髂前上棘，髌骨中点，第 1、2 趾间在一条直线上，分别从内下、外下交叉穿克氏针固定。固定完毕后检查骨折端固定牢固程度（图 12-1-2～图 12-1-4）。放置引流装置，下肢功能位长腿石膏托固定，6 周后拆除石膏行膝关节功能锻炼，1 周后拔除克氏针。

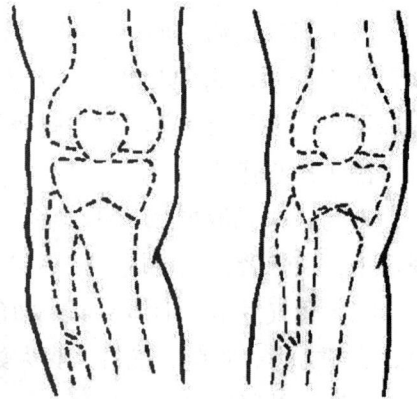

图 12-1-2 维生素 D 缺乏性佝偻病膝内翻畸形胫骨结节下 U 形截骨

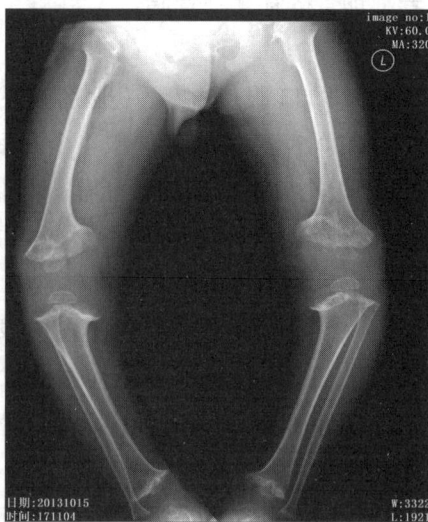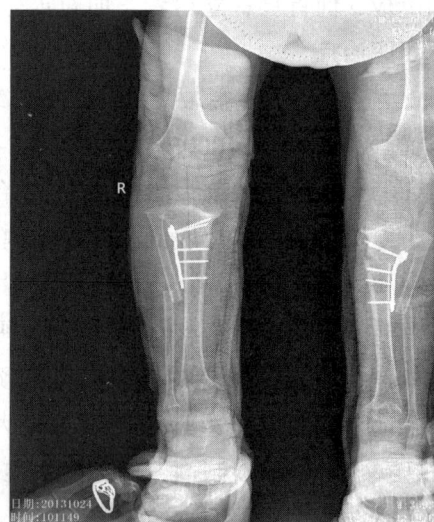

（1）　　　　　　　　　　（2）

图 12-1-3 维生素 D 缺乏性佝偻病膝内翻畸形

（1）术前；（2）胫骨结节下 U 形截骨

②膝外翻畸形的矫正：膝外翻畸形多采用股骨髁上楔形或 V 形截骨，以股骨髁上楔形截骨为例介绍手术方法。

［适应证］膝外翻畸形单踝间距＞5cm、双踝间距＞8cm。

［手术方法］取膝关节内侧纵向切口，切开皮肤，逐层分离皮下组织，自股内侧肌后缘进入，显露股骨内髁膨大部，环形剥离股骨骨膜。根据术前设计的截骨线和角度，确定截骨线远离股骨内髁骨骺线，使用细克氏针沿截骨线钻孔，钻孔后使用骨凿楔形截骨，楔形底在内侧，尖在外侧，截骨完成后，调整骨折远端，矫正下肢外翻畸形，并将患肢远端外旋，检查见下肢力线在髌骨中点。维持截骨远近端良好对位，2～3枚克氏针自远端向近端交叉固定。固定完毕后检查骨折端牢固程度，将术中取出之楔形骨块修剪成细条状，植于截骨处内后侧，术后放置引流装置，下肢功能位长腿石膏托固定 6 周，6 周后拆除石膏行膝关节功能锻炼，1 周后拔除克氏针。（图 12-1-4，图 12-1-5）。

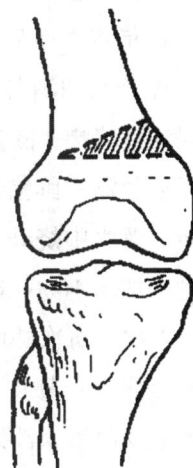

图 12-1-4　维生素 D 缺乏性佝偻病膝外翻畸形股骨髁上楔形截骨

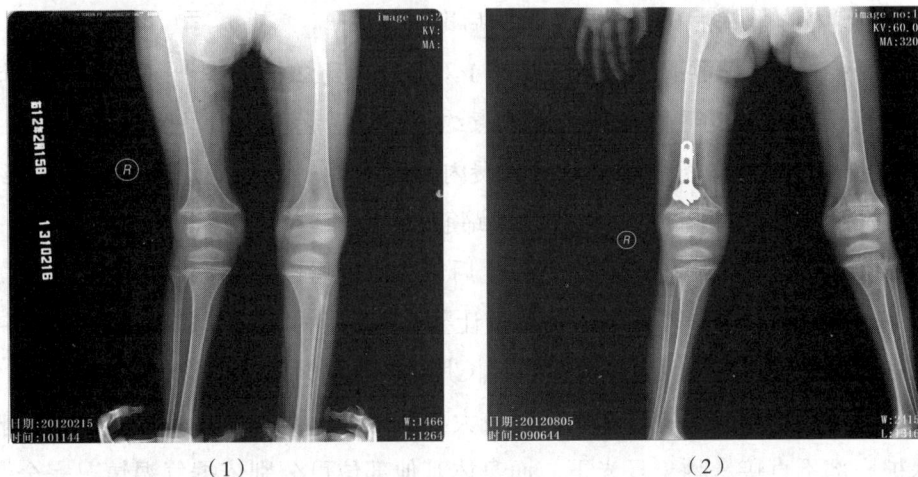

（1）　　　　　　　　　　　　　　　（2）

图 12-1-5　维生素 D 缺乏性佝偻病膝外翻畸形
（1）术前；（2）股骨髁上楔形截骨术后

4. 功能锻炼

患佝偻病的小儿要注意保持功能位，不应久坐、久站（站时成人双手要托住其腋下，以支持身体重量）和过早行走，以免加重骨骼畸形。

5. 膳食与起居

（1）辨证施膳：补充足够的蛋白质，多食富含维生素 D 的食物，如蛋黄、奶油、肝类、谷类及蔬菜等，纠正不良饮食习惯，勿食垃圾食物、汽水等。平乐正骨骨病学根据病证给予辨证施膳。

①脾胃虚弱：以补益脾胃为主，可适当选用以下药膳。

乌豆核桃炖猪腰：猪腰 1 对，青肉乌豆 100g，核桃 100g，红枣 10 枚，姜汁、酒各适量。将猪腰洗净后以姜汁、酒拌过，然后同青肉乌豆、核桃、红枣（去核）放于瓦盅内，加上水和酒各半，量以刚盖过上述食物为宜。封好盖，隔水炖 1 小时，即可食用。喝汤食猪腰，随量服食。

黄豆猪骨汤：鲜猪骨 250g，黄豆 100g。黄豆提前用水泡 6 ～ 8 小时；将鲜猪骨洗净，切断，置水中烧开，去除血污；然后将猪骨放入砂锅内，加生姜 20g，黄酒 200g，食盐适量，加水 1000mL，煮沸后，用文火煮至骨烂，放入黄豆继续煮至豆烂，即可食用。每日 1 次，每次 200mL，每周 1 料。

虾皮豆腐汤：虾皮 50g，嫩豆腐 200g。虾皮洗净后泡发；嫩豆腐切成小方块；加葱花、姜末及料酒，油锅内煸香后加水烧汤即成。

②肾气亏虚：以补肾壮骨为主，可适当选用以下药膳。

桑椹牛骨汤：桑椹 25g，牛骨 250 ～ 500g。将桑椹洗净，加酒、糖少许蒸制。另将牛骨置锅中，加水煮，开锅后撇去浮沫，加姜、葱再煮。见牛骨发白时即捞出，加入已蒸制的桑椹，开锅后再去浮沫，调味后即可饮用。

双蹄汤：马蹄（荸荠）250g，羊蹄筋 1 对，怀山药 20g，枸杞子 15g，龙眼肉 10g。先将羊蹄筋洗净，去皮毛后斩件，用水煮约 1 小时捞起待用。马蹄洗净切细，用油、盐和姜片起锅，炒约 10 分钟，然后转入煲内。将用料一起放入适量清水中，煮约 4 小时，至羊蹄筋软熟，调味即成。饮汤食羊蹄筋。

（2）起居：夏秋季出生的新生儿在生后第 3 周即可以开始户外活动，为保护婴儿免于着凉，可在不直接暴晒太阳的情况下让婴儿露出脸和双手，每次 5 ～ 10 分钟。待婴儿满月逐渐适应外界环境后，可适当延长其在户外的时间，通常每隔 3 ～ 5 天延长 5 分钟，直到每次半小时，每日 2 次。对较大婴儿来说，夏季在户外停留时，一般可戴帽子保护头部不直接暴晒于日光下，而身体其他部位可分别依据气温情况完全暴晒于日光下。这样直接晒太阳的时间不能过长，一般每次 5 ～ 10 分钟，待婴儿适应后，逐渐延长至半小时左右。月龄较小的婴儿也可以在树荫、屋檐下或开窗的室内间接接受阳光的照射。

【按语】

平乐正骨骨病学在佝偻病的治疗中强调补益脾肾的重要性。脾胃功能正常可以使皮肉筋骨得到温养灌注。脾胃是人体后天本源、气血生化之源，脏腑营养由脾胃提供，如化生肝肾精血和肺部津液以濡养筋脉。因此，强脾健胃在痿证治疗中十分重要。肾为先天之本，肾精充盛则体壮，肌肉、筋骨强健；肾精衰则全身筋骨不灵，肌肉萎缩。脾虚、肾虚可相互影响，脾之健运、化生精微需借助肾中元阳的推动；脾阳赖于肾阳的温煦才可正常运化而濡养肌肉、利关节，否则易发为痿证。肾气旺，助脾健运，脾胃纳化有权，四肢肌肉不断得到气血充养，则健壮有力；若肾气亏虚，无力助脾健运，脾胃纳化失职，气血化生乏源，四肢肌肉失养而痿弱无力。脾肾亏虚，纳化失职，精血化生乏源，可出现肌肉痿软无力，甚或肢体关节僵硬、肌肉痉挛等。本病究其根本原因在于脾肾亏虚，临床运用补肾健脾之法补先天之本以壮骨骼、培后天之源而生肌肉。

第二节　骨质疏松症

【概述】

骨质疏松症是一种以单位体积骨量降低和骨组织微结构破坏为特征，导致骨骼脆性增加和易发生骨折的全身性疾病。本病主要发生于老年人，尤其是绝经后妇女。

【病因病机与分型分期】

1. 病因病机

（1）中医学：本病属于中医学骨痿范畴，可分为肾精不足和脾肾气虚两种类型。肾精亏虚是本病的主要病机，中医学认为，肾为先天之本，肾生髓，其充在骨。骨的生长、发育与肾精之盛衰密切相关，肾精充足则骨髓生化有源，骨得到骨髓的充分滋养而坚固有力；反之，凡是引起肾精亏虚的原因，如年迈、天癸已绝、先天禀赋不足、他病日久累肾、房劳过度等，都可使骨髓化源不足，不能濡养骨骼，出现骨骼脆弱乏力，形成骨质疏松症。肾为先天之本，脾为后天之本、气血生化之源。肾精依赖脾精的滋养才能得到补充。如饮食失调、久病等可致脾气受损，运化无力，水谷精微化生不足，不能滋养先天之精，无以充养骨髓，骨枯髓减，发生骨质疏松症。

（2）西医学：西医学将骨质疏松症分为原发性骨质疏松症、继发性骨质疏松症和特发性骨质疏松症。

（3）平乐正骨骨病学：骨质疏松症临床表现以腰背痛、骨折为主，是在先天不足的基础之上，因外邪侵袭、饮食不节及外伤劳损，导致肾虚、脾虚、血瘀等。肾虚为本病的基本证候。根据阴阳盛衰不同，又可分为阴虚、阳虚。平乐正骨骨病学认为，骨质疏松症的发病机制以虚为本、以瘀为标。虚以肾、脾为主，包括肾精、骨髓、气血化生不足；瘀为筋骨失养、气血紊乱。虚、瘀二者相互影响，发为本病。

2. 分型分期

（1）原发性骨质疏松症：由于年龄增加、器官生理功能退行性改变和性激分泌减少引起的骨质疏松症，如绝经后骨质疏松症、老年性骨质疏松症。

（2）继发性骨质疏松症：由于某些疾病或药物等诱因引起的骨质疏松症，根据发病原因可分为以下几种。

①先天性骨质疏松症：如成骨不全、高胱氨酸尿症。

②内分泌性骨质疏松症：如肾上腺皮质引起的库兴病、阿狄森病、非正常绝经、性腺功能减退，垂体病变引起的肢端肥大症、垂体功能减退，糖尿病，甲状腺功能减退，甲状腺功能亢进，甲状旁腺功能亢进等。

③营养缺乏性骨质疏松症：如维生素 D 缺乏、维生素 K 缺乏、长期钙摄入不足、长期蛋白质缺乏，或其他营养素缺乏，如镁、锰、锶、锌等。

④血液系统性骨质疏松症：骨髓疾病、白血病、淋巴病、高原病、贫血（地中海贫血、镰状细胞贫血）、血友病。

⑤药物性骨质疏松症：如长期使用糖皮质激素、抗癫痫药、抗免疫抑制剂。

⑥肾性骨质疏松症：如慢性肾病、肾小管酸中毒。

⑦失重性或失用性骨质疏松症：如长期卧床、宇宙飞行、失重状态。

⑧其他骨质疏松症：如肝功能不全、类风湿关节炎、强直性脊柱炎、呼吸系统疾病、结缔组织疾病、胃切除、卵巢切除等。

（3）特发性骨质疏松症：包括青少年骨质疏松症、青壮年骨质疏松症及妊娠、哺乳期骨质疏松症。

【临床表现】

1. 病史

本病有相关疾病及生理特征的病史。

2. 症状及体征

骨质疏松症一般无明显症状，严重时可见胸段及下腰段疼痛，脊柱屈伸及震动时可使疼痛加重。随着骨质疏松的发展，椎体可发生压缩性骨折，常无明显的外伤史，可发生在咳嗽或打喷嚏后。椎体压缩骨折产生后，可立即出现该部位的局限性锐痛，不做特殊治疗 3～4 周后可逐渐缓解。部分患者症状不明显，往往在做 X 线检查时发现椎体压缩性骨折。椎体压缩骨折引起身高短缩，又可加重胸椎后凸，使肋弓和髂嵴之间的距离短缩。因胸廓畸形和疼痛，呼吸幅度明显减小，肺部气体交换量受限，而使肺部易感染，同时由于胸廓畸形而影响心脏功能。四肢一般无明显症状，有时可有酸痛，但无压痛。

3. 辅助检查

（1）实验室检查：一般血清钙、磷水平均正常，有骨折时血清碱性磷酸酶稍升高。

（2）X线检查：X线片表现为全身骨密度下降，此时骨组织至少已丧失了30%～50%。椎体成双凹状；管状骨皮质变薄，髓腔扩大（图12-2-1）。Singh根据股骨头颈骨小梁改变将骨质疏松分为6级。6级为正常，5级以下为骨质疏松，3级以下为重度骨质疏松（图12-2-2）。脊柱椎体出现压缩性骨折后，可有下列4种表现：①双凹形中央形压缩性骨折；②前缘楔形压缩性骨折；③对称性横形压缩性骨折；④混合型骨折。正常情况下第2掌骨干中段骨皮质的厚度至少应占该处直径的一半，骨质疏松患者骨皮质的厚度减小。

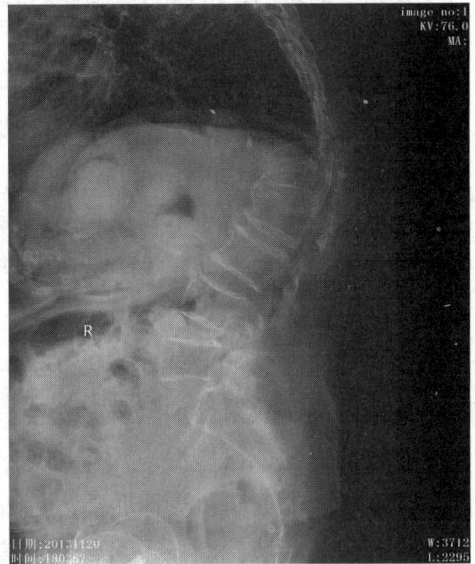

图 12-2-1　腰椎骨质疏松

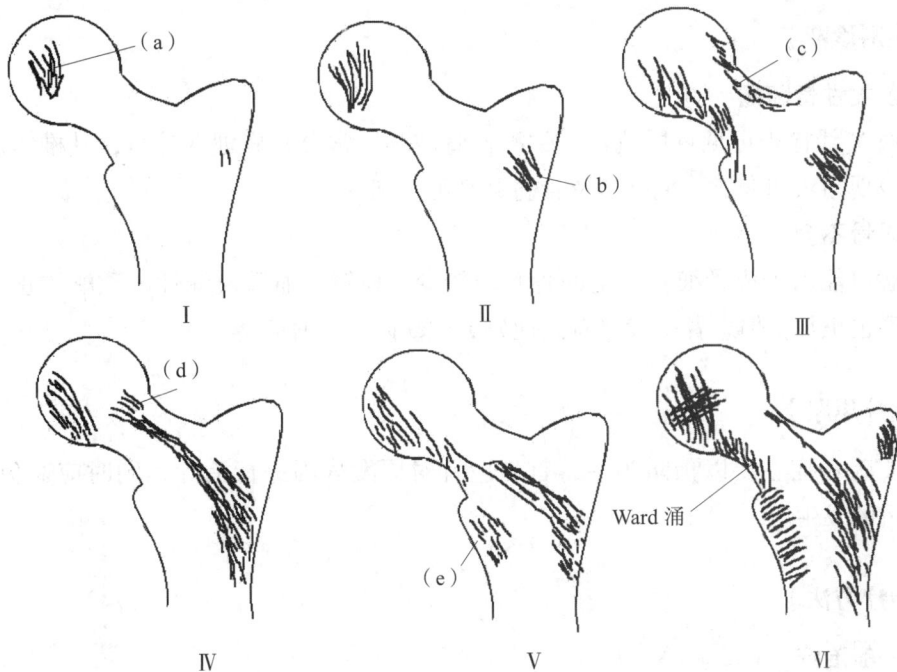

图 12-2-2　骨质疏松股骨头颈的 X 线分度

Ⅰ度只在（a）可见主要骨小梁（严重骨质疏松）；Ⅱ度除（a）外，还可在（b）见骨小梁（重度骨质疏松）；Ⅲ度除（a）（b）外，在（c）可见骨小梁（中度骨质疏松）；Ⅳ度除（a）（b）（c）外，在（d）可见骨小梁（轻度骨质疏松）；Ⅴ度除（a）、（d）外，在（e）可见骨小梁；Ⅵ度无骨质疏松，在 Ward 三角内也可见骨小梁

（3）Nosland–Cameson 单光子吸收仪：以 ^{125}I 作为单能光子来源，根据骨组织和软组织吸收光子的差别，可以测定肢体内骨组织含量。以桡骨为例，正常情况下，桡骨近端干骺端 95% 为皮质骨、5% 为松质骨，而远端干骺端则 75% 为皮质骨、25% 为松质骨。最近还采用了双光子吸收仪，可以区分骨内脂肪组织和软组织成分之间的差别。

（4）双能定量 CT 扫描：定量 CT 扫描可以区别脂肪、软组织和骨组织，而双能定量 CT 扫描还可将骨组织中的软组织成分（骨髓）区分出来。

（5）体内中子活化分析：以高能量中子将体内的钙从 ^{48}Ca 激活成 ^{49}Ca，以 γ – 射线计数器测定衰退 ^{48}Ca，因为体内 99% 的钙贮存在骨骼内，用此法测定骨组织总量是否减少极为正确。

（6）双能 X 线吸收测定：双能 X 射线吸收技术（DEXA）具有扫描速度快、精密度与准确度高、放射性剂量低等优点，是目前各国测定骨密度、预测骨折发生率的精确而有效的方法，已广泛应用于临床。DEXA 可测定脊柱、股骨及全身骨量，标准部位是腰椎、股骨近端和桡骨远端，有较高的准确度和精度。患者接收的辐射剂量很低。该技术可用于一般诊断，也可作为早期诊断、监测病情和药物疗效之用。目前 DEXA 在骨密度测定中已经成为事实上的标准，通常是评价其他骨密度测定方法的基准和参考。一般认为，与骨性别峰值骨量相比，小于 2.5 个标准差即视为骨质疏松。

【鉴别诊断】

1. 多发性骨髓瘤

本病 X 线检查可见骨质疏松、弥漫性骨破坏，常合并病理性骨折，其椎体病理性骨折也表现为双凹变形，免疫学及骨髓穿刺可鉴别。

2. 成骨不全

本病可能由于成骨细胞产生的骨基质较少，血钙、血磷及碱性磷酸酶均正常，尿钙、尿磷也正常，但患者一般伴有其他先天性缺陷，如耳聋等。

【治疗思路】

骨质疏松症主要以预防为主，首先应针对原发病因进行治疗，同时应避免外伤，预防骨折的发生。

【治疗方法】

1. 一般治疗

骨质疏松症患者可根据自身具体情况适当运动，多从事户外活动，增加和保持骨量，增强应变能力，减少骨折意外的发生。不论何种骨质疏松症均应补充钙剂，停用致骨质疏松药物，以及进食富含钙、镁与异黄酮类（如豆制品）食品。

2. 中医治疗

本病在辨证施治原则指导下，可在中药中加入血肉有情之品，如鹿茸、紫河车、鳖甲等。

（1）肾精不足：颈腰背酸痛无力，甚则畸形，举动艰难，头晕耳鸣，健忘，男子阳痿，夜尿频，舌淡或变红，苔少，脉沉迟。

治法：益肾填精，强精壮骨。

方药：左归丸加减。阴虚火旺症状明显者，可与知柏地黄丸合用；肾阳虚症状明显者，加杜仲、狗脊、淫羊藿，或河车大造丸。

（2）脾肾气虚：全身倦怠嗜卧，颈腰背酸痛、痿软、伸举无力，甚或肌肉萎缩，骨骼畸形，纳谷不香，面色萎黄不华，便溏，唇、舌淡，苔薄白，脉弱。

治法：健脾益肾。

方药：参苓白术散合右归丸加减。饮食不佳、胃脘不适者，加焦三仙等。

3. 西医治疗

（1）药物治疗：目前治疗骨质疏松的药物主要可分为三大类。①抑制破骨细胞活性的药物，主要有雌激素、降钙素、双膦酸盐、异丙氧黄酮、选择性雌激素受体调节剂等；②促进成骨细胞生成的药物，主要有氟化物、甲状旁腺激素、蛋白合成激素；③促进骨化的药物，主要有钙剂和维生素 D 及其衍生物等。

目前临床上应用药物治疗较为公认的意见：①伴有低骨量的绝经后骨质疏松妇女，如无禁忌证，仍首先推荐应用雌激素补充疗法；②低骨量或有轻微损伤致骨折病史者应给予干预治疗；③已有骨折史的绝经后骨质疏松妇女，首先推荐阿仑膦酸钠，然后依次为雷诺昔芬或其他双膦酸盐类制剂（如利塞膦酸钠）、维生素 D 类似物（如骨化三醇等）；④伴有性腺功能低下的男性骨质疏松患者，应予雄激素替代疗法，并推荐应用双膦酸盐类制剂及钙剂；⑤长期居住在室内的老年人，应补充适量的维生素 D 制剂。

（2）骨质疏松并发骨折的治疗：骨折后如果长期卧床，会引发一系列生理病理变化，甚至危及生命，所以选择治疗方法应以减少卧床时间为前提。治疗根据不同部位选择合适的固定方案。如对椎体压缩性骨折采用椎体成形骨水泥填充（图 12-2-3）。

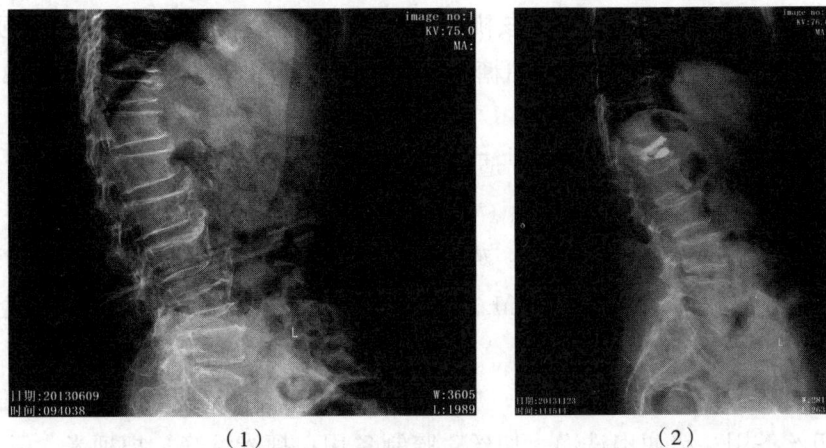

（1）　　　　　　　　　　（2）

图 12-2-3　腰椎骨质疏松椎体压缩骨折椎体成形骨水泥填充

（1）术前；（2）术后

4. 功能锻炼

适当运动对预防骨质疏松是有益处的。每天锻炼半小时或更长时间。对骨质疏松症比较有意义的锻炼方法是散步、打太极拳、做各种运动操，如果条件允许可以游泳锻炼。

5. 膳食与起居

（1）辨证施膳：控制饮食结构，避免酸性物质摄入过量，加剧酸性体质。大多数蔬菜、水果都属于碱性食物，而大多数的肉类、谷物、糖、酒、鱼虾等属于酸性食物。健康人每天的酸性食物和碱性食物的摄入比例应遵守 1∶4 的比例。注意合理膳食，多食用含钙、磷高的食品，如鱼、虾、虾皮、排骨、海带、乳制品、骨头汤、鸡蛋、豆类、杂粮、芝麻、瓜子、核桃仁、绿叶蔬菜等。供给机体充足的维生素 D 及维生素 C，它们在骨骼代谢上起着重要的调节作用。摄取过多的盐会增加钙的流失，故饮食应低盐、清淡，忌辛辣、过咸、过甜等刺激性食品。吸烟会影响骨峰的形成，过量饮酒不利于骨骼的新陈代谢，喝咖啡能增加尿钙排泄、影响身体对钙的吸收，故应禁烟、禁酒，少喝咖啡、浓茶及含碳酸饮料，动物蛋白也不宜过摄入过多。

平乐正骨骨病学在应用药物治疗本病的同时，给予适当的辨证施膳，对疾病康复有十分重要的作用。

①肾精不足：以益肾填精、强精壮骨为主，适当选用以下药膳。

猪皮续断汤：鲜猪皮 200g，续断 50g。鲜猪皮洗净去毛、去脂、切小块，放入蒸锅内，加生姜 15g，黄酒 100g，食盐适量；续断煎浓汁加入锅内，加水适量，文火煮至猪皮烂为度，即可食用。每日 1 次，分 2 次服。

红枣煲乌鸡：乌骨鸡 1000g，枣（干）20g，龙眼肉 10g，山药（干）25g，枸杞子 25g，陈皮 2g，姜 5g，盐 2g。乌鸡处理干净，放入滚水内煮 5 分钟，取出洗干净。红枣、龙眼肉、怀山药、枸杞子洗干净，红枣去核。将乌鸡、红枣、龙眼肉、怀山药、枸杞子、陈皮、姜加入煲内，武火煮沸，改文火煲 3 小时，加盐调味。

芝麻核桃仁粉：黑芝麻 250g，核桃仁 250g，白砂糖 50g。黑芝麻拣去杂质，晒干，炒熟，与核桃仁同研为细末，加入白糖，拌匀后装瓶备用。每日 2 次，每次 25g，温开水调服。

②脾肾气虚：以健脾益肾为主，适当选用以下药膳。

田七煲鸡汤：田七 20g，鸡 1 只（去皮），猪瘦肉 100g，生姜 3 片。先将田七置锅中用少许油慢火稍炒至微黄，压碎；鸡去尾部，洗净，切块；猪瘦肉洗净切块；上料与生姜一起放入砂锅中，加水 2500mL，武火煲沸后改文火煲两小时，调入适量食盐便可。每周食用 2 ～ 3 次。

云耳瘦肉粥：云耳（木耳）50g，瘦肉 100g，粳米 50g。先将云耳剪去蒂脚，用清水浸软，切丝备用；猪瘦肉洗净，切丝，腌制备用；粳米洗净；把粳米、云耳一起放入锅内，加清水适量，文火煮成稀粥，再加入猪瘦肉煮熟，调味即可。每日 1 次。

（2）起居：保持良好的心情，不要有过大的心理压力，压力过重会导致酸性物质的沉积，影响代谢的正常进行。适当调节心情和自身压力可以保持弱碱性体质，从而预防骨质疏松的发生。运动可促进人体的新陈代谢，进行户外运动及接受适量的日光照射，都有利于钙的吸收，运动中肌肉收缩直接对骨骼进行牵拉，有助于增加骨密度。

【按语】

骨质疏松属于中医学骨瘘范畴，平乐正骨骨病学认为，本病的治疗当着重从肾、脾入手，方不失偏颇。肾精充足，则骨髓生化有源，骨骼才能得到骨髓的充分滋养而坚固有力。若肾精虚少，骨髓化源不足，不能濡养骨骼，便会导致骨瘘。补肾当从两方面，一温肾气，一填肾精。故当温阳气补少火，使骨得煦养；滋真阴益精髓，使骨得荣养。脾主肌肉四肢，为后天之本，脾气旺则肢健骨强。脾藏血，生精。肾、脾在生理上有相互资生、相互制约的关系，在病理上也会相互影响、相互转变。脾胃虚弱，水谷精微不能吸收而化源不足，肾精亏损，筋骨肌肉失养。当健脾生精、益肾壮骨治之。另外，脾胃还具有封藏肾气、助肾藏精之用。因此，治疗骨质疏松症必须注意调脾，脾安则肾安，两脏有相互赞助之功。后天养先天，资化源可充肾精、养骨髓；补肾兼以健脾，使补肾之味得以充分运化输布病所。

第三节　成骨不全

【概述】

成骨不全又称脆骨病，是一种多基因组基因异常而影响结缔组织合成的疾病。其特征为骨质脆弱、蓝巩膜、耳聋、关节松弛等。男、女发病基本相等。

【病因病机与分型分期】

1. 病因病机

本病多为先天性发育障碍，具体病因不明。

本病病理改变主要为广泛的间充质缺损，使胶原纤维成熟受抑制，在软骨化骨过程中，骨骺软骨及软骨钙化区均正常，但在干骺端成骨细胞及骨样组织稀少，形成的骨小梁纤细稀疏，呈纵向排列，无交叉的骨小梁可见。膜内化骨过程亦受影响，骨膜增厚但骨皮质菲薄，且缺乏板层状结构，哈佛管腔扩大，骨髓腔内有许多脂肪及纤维组织，骨较正常短，周径变细，两端膨大呈杵状。颅骨甚薄，可见有分散的不规则的钙化灶，严重者像一个膜袋，囟门延迟闭合。皮肤瘢痕宽度增加及巩膜变为半透明等。

2. 分型分期

成骨不全分类应用最广泛的是 Sillence 等提出的分类方法。

Ⅰ型：常染色体显性遗传，发育正常，轻度或无畸形，蓝巩膜，耳聋。

Ⅱ型：常染色体显性遗传，围产期死亡，串珠肋，明显的长骨畸形。

Ⅲ型：常染色体隐性遗传，进行性畸形，身材矮小，牙齿发育障碍，耳聋。

Ⅳ型：常染色体显性遗传，病情中度，可有身材矮小，牙齿发育障碍。

【临床表现】

1. 病史

本病有轻微外伤病史。

2. 症状

（1）骨脆性增加：轻微的损伤即可引起骨折，严重的患者表现为自发性骨折。先天型者在出生时即有多处骨折。骨折大多为青枝型，移位少，疼痛轻，愈合快，依靠骨膜下成骨完成，因而常不被注意而造成畸形连接。长骨及肋骨为好发部位。多次骨折所造成的畸形又进一步减少骨的长度。青春期过后，骨折趋势逐渐减少。

（2）蓝巩膜：约占 90% 以上。这是由于患者的巩膜变为半透明，可以看到其下方的脉络膜颜色。巩膜的厚度及结构并无异常，其半透明是由于胶原纤维组织的性质发生改变所致。

（3）耳聋：常在 11 ～ 40 岁出现，约占 25%，可能因耳道硬化，附着于卵圆窗的镫骨因骨性强直所致，但亦有人认为是听神经出颅底时受压所致。

（4）关节过度松弛：尤其是腕及踝关节，是因肌腱及韧带的胶原组织发育障碍所致。本病还可以有膝外翻、平足、脊柱侧凸或后凸畸形。有时有习惯性肩关节脱位及桡骨小头脱位等。

（5）肌肉薄弱，肌肉张力低下。

（6）头面部畸形：严重的颅骨发育不良者，在出生时头颅有皮囊感。后头颅宽阔，顶骨及枕骨突出，两颞球状膨出，额骨前凸，双耳被推向下方，脸成倒三角形。有的患者伴脑积水。

（7）牙齿发育不良：牙质不能很好发育，乳齿及恒齿均可受累。齿呈黄色或蓝灰色，易患龋齿及早期脱落。

（8）侏儒：由于骨骼发育较正常人稍短，加上脊柱及下肢多发性骨折畸形愈合所致。

（9）皮肤瘢痕宽度增加，这也是胶原组织有缺陷的缘故。

成骨不全严重者在子宫内死亡，或在娩出后 1 周内死亡，大多数由颅内出血，或因继发性感染所致。如能存活 1 个月，就有长期存活的可能性。在婴儿期，多次多处骨折为处理上的主要困难。过了青春期，骨折次数即逐渐减少。妇女在绝经期后骨折又有增加的趋势。骨折虽能正常愈合，但因未及时发现或因处理不当而发生假关节者亦不少。骨盆的畸形可使分娩发生困难。神经系统的并发症，包括脑积水、颅神经受压而产生相应的功能障碍，脊柱畸形可造成截瘫。

3. 辅助检查

（1）实验室检查：一般均正常，有时可以有血碱性磷酸酶升高，这可能是由于外伤骨折后，成骨细胞活动增加所致。极严重者有血清钙及磷降低，但极少见。

（2）X线检查：主要为骨质的缺乏及普遍性骨质稀疏。①在长骨表现为细长，骨小梁稀少，呈半透光状，皮质菲薄，髓腔相对变大，严重时可有囊性变。骨两端膨大呈杵状，可见多处陈旧性或新鲜骨折。有的已经畸形连接，骨干弯曲。有一些畸形是因肌肉附着处牵拉所致，如髋内翻、股骨及胫骨呈弓形。某些患者在骨折后会形成丰富的球状骨痂，其数量之多、范围之广，常使人误诊为骨肉瘤。另有一些患者的骨皮质较厚，称"厚骨型"，少见。②颅骨钙化延迟，骨板变薄，双颞骨隆起，前囟宽大，颅底扁平。乳齿钙化不佳，恒齿发育尚可。③椎体变薄，呈双凹形，骨小梁稀少，椎间盘呈双凸形代偿性膨大，可以有脊柱侧凸或后凸畸形。④肋骨从肋角处向下弯曲，常可见多处骨折。骨盆呈三角形，盆腔变小（图 12-3-1）。

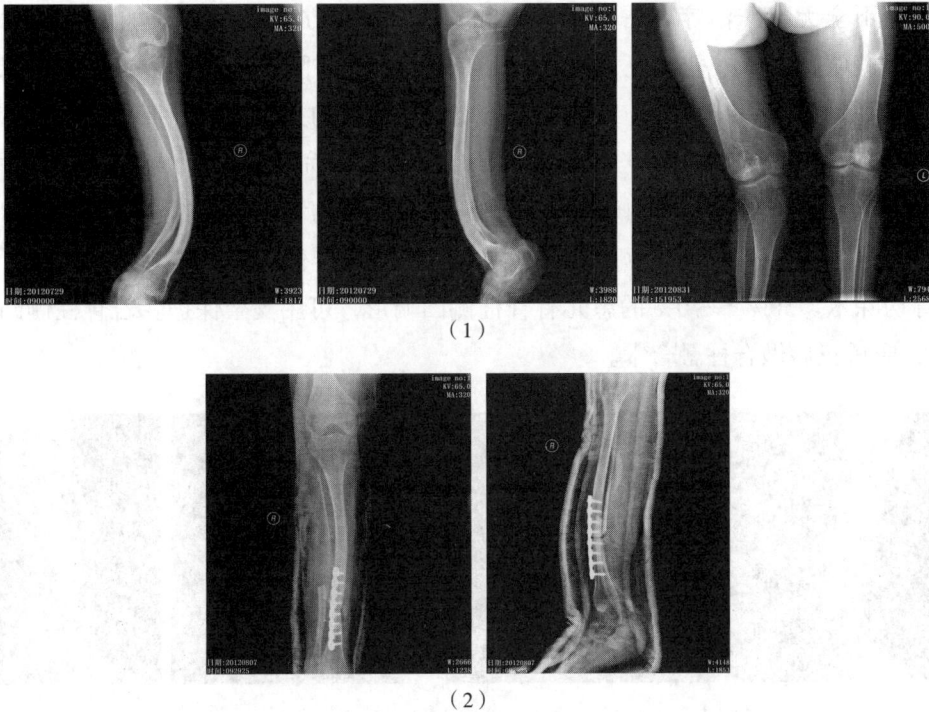

（1）

（2）

图 12-3-1　成骨不全
（1）术前正、侧位片；（2）术后正、侧位片

【鉴别诊断】

1. 佝偻病

佝偻病与成骨不全均可出现密度降低、长骨弯曲变形，但成骨不全更明显。在干

骺端的变化上，佝偻病患者的长骨干骺端增宽，呈杯状凹陷畸形，是其特有的 X 线表现。

2. 软骨发育不全

软骨发育不全的特点是四肢短小，躯干发育尚可，骨密度正常，管状骨变短、增粗，干骺端呈喇叭口状，无多发骨折。

3. 坏血病

坏血病与成骨不全均可出现骨密度降低、皮质变薄及骨质萎缩，但坏血病有黏膜或皮下出血倾向，成骨不全有骨质脆弱、巩膜深蓝、耳聋等表现。

【治疗思路】

本病无特殊对因治疗方法，主要是预防骨折。

【治疗方法】

成骨不全无特殊治疗方法，有学者报道试用降钙方法治疗本病，但疗效不肯定。近来研究表明，二磷酸盐对儿童成骨不全有效。本病主要是预防骨折，要严格保护患儿，一直到骨折趋势减轻为止，但又要防止长期卧床的并发症。骨折时正常治疗，但骨折愈合迅速，固定期可短。如畸形严重，可行截骨矫形术（图 12-3-2）。在矫正畸形方面，近年来有人将畸形的长骨多处截断，穿以长的髓内针，纠正对线，并留在骨内以防止再骨折。如皮质太薄，手术有困难时，可用异体骨移植。对失聪的患者，可做镫骨切除术。50% ～ 70% 的患儿有脊柱侧凸畸形，可用支架保护。若脊柱侧凸超过60°时，应矫正后做脊柱融合术。

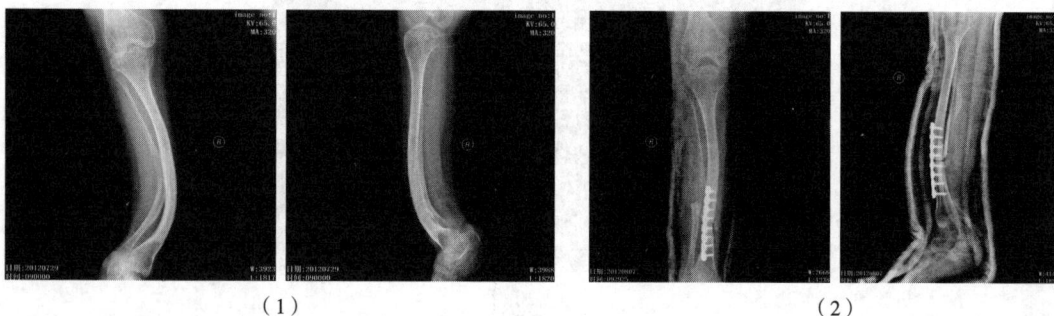

（1）   （2）

图 12-3-2　成骨不全

（1）术前；（2）胫骨截骨术后

第十三章　脊髓灰质炎后遗症

【概述】

脊髓灰质炎是由脊髓灰质炎病毒侵犯脊髓前角细胞，引起以肢体肌肉麻痹为主要特征的疾病。本病好发于 5 岁以下儿童，常流行夏秋季节，后期常发生肢体麻痹和弛缓性瘫痪，称为脊髓灰质炎后遗症。

【病因病机】

1. 中医学

脊髓灰质炎后遗症属于中医学痿证范畴，又有"痿躄"之称。多数医家认为，其主要由先天肾气不足或者受到外来损伤而致。《内经》中认为，痿证主要病理为肺热叶焦。《灵枢·痈疽》记载："肠胃受谷，上焦出气，以温分肉，而养骨节，通腠理。"说明脾胃的功能正常可以使皮肉筋骨得到温养灌注。脾胃是人体后天本源，所有营养都通过脾胃提供给脏腑，脾胃化生提供肝肾精血和肺部津液，濡养筋脉。黄元御《四圣心源》曰："肌肉者，脾土之所生也，脾气盛则肌肉丰满而充实。"《灵枢·经脉》说："足太阴气绝者，则脉不荣肌肉。"《素问·痿论》曰："阳明者，五脏六腑之海，主润宗筋，宗筋主束骨而利机关也……阳明虚，则宗筋纵，带脉不引，故足痿不用也。"该篇提出了"治痿者独取阳明"。

2. 西医学

脊髓灰质炎因脊髓灰质炎病毒侵犯脊髓前角细胞，临床病情轻重不等，瘫痪肌肉功能恢复的早晚与神经病变程度有关，神经细胞已坏死的肌纤维功能不可复原，肌力的恢复须赖未受损肌群代偿。急性期过后 1～2 周瘫痪肢体大多从远端起逐渐恢复，腱反射也逐渐复常。最初 3～6 个月恢复较快，以后仍不断进步，但速度减慢，1～2 年后仍不恢复则成为后遗症。

3. 平乐正骨骨病学

平乐正骨骨病学在对痿证的认识上，同样强调补益脾肾的重要性。肾为先天之本，肾精充盛则体壮，肌肉筋骨强健；肾精衰则全身筋骨不灵，肌肉萎缩。"肾之合骨也，其荣在发也，其主脾也。"可见脾虚、肾虚可相互影响。脾之健运，化生精微需借助肾中元阳的推动。脾阳赖于肾阳的温煦才可正常运化而濡养肌肉、利关节，否则易发为痿证。肾气旺，助脾健运，脾胃纳化有权，四肢肌肉不断得到气血的充养，则健壮有力。若肾气亏虚，无力助脾健运，脾胃纳化失职，气血化生乏源，四肢肌肉失养而痿弱无力。脾肾亏虚，纳化失职，精血化生乏源，可出现肌肉痿软无力，甚或肢体关节僵硬、肌肉痉挛等，究其根本原因在于脾肾亏虚。运用补肾脾健之法补先天之本以壮骨骼、培后天之源而生肌肉。

【临床表现】

1. 病史

本病有脊髓灰质炎病史。

2. 症状及体征

随脊髓灰质炎出现肢体运动功能障碍或丧失，但皮肤感觉及大小便功能正常。麻痹程度逐渐加重，双侧不对称，股四头肌受累最多。急性期过后瘫痪肢体多从远端起逐渐恢复，腱反射也逐渐复常，1～2年后仍不恢复成为后遗症。脊髓受累细胞相应神经支配的肌肉麻痹，可因姿势、负重等不平衡，出现各种畸形及功能障碍，上肢常见的有三角肌麻痹、肩关节不能外展、肱二头肌麻痹、不能主动屈肘、手部内在肌麻痹、掌指关节过伸、指间关节屈曲畸形、拇指无外展及对掌功能。下肢常见的有足下垂、足内外翻、膝反屈畸形、不能站立及行走。由于髋关节与膝关节的屈曲畸形，患者被迫采取爬行或用手带足行走，双下肢不等长等。若不积极治疗，则长期瘫痪的肢体可发生肌肉挛缩、萎缩和变形，由于血液供应不良，局部皮肤可有水肿，骨骼发育受阻，严重影响活动能力。

3. 辅助检查

（1）肌电图检查：急性期可呈静息状态，随着恢复期的来到，可出现动作电位，常为多相电位，提示脊髓前角细胞神经源性损伤。

（2）X线检查：主要表现为继发的骨与关节畸形。

【鉴别诊断】

1. 大脑性瘫痪后遗症

大脑性瘫痪后遗症有孕期疾病史，出生时有严重窒息、难产等，脑部外伤病史，或中毒、感染等病史等。此为硬瘫，肌张力增强，病理反射多为阳性。

2. 感染性多发性神经根炎

感染性多发性神经根炎多见于年长儿，散发起病，无热或低热，伴轻度上呼吸道感染症状，逐渐出现弛缓性瘫痪，呈进行性、对称性，常伴感觉障碍。脑脊液检查蛋白质升高而细胞减少。瘫痪恢复较快而完全，少有后遗症。

3. 家族性周期性瘫痪

家族性周期性瘫痪较少见，无发热，突发瘫痪，呈对称性，进展迅速，可遍及全身。发作时血钾低，补钾后迅速恢复，但可复发。本病常有家族史。

4. 周围神经炎

周围神经炎可由重金属中毒、B族维生素缺乏、带状疱疹感染等引起，呈对称性、肢体远端为著的感觉，运动及自主神经功能障碍，脑脊液无变化。

【 治疗思路 】

本病应在体温恢复正常、瘫痪不再进行时，及早进行治疗。非手术治疗目的在于促进瘫痪肢体康复、锻炼肌力。手术目的是预防或矫正畸形，重建肌力，稳定关节和去除矫形器。

【 治疗方法 】

1. 一般治疗

查找发病原因，针对病因治疗，加强护理，讲究卫生，改善营养。

2. 中医治疗

（1）针灸治疗：适用于年龄小，病程短，肢体萎缩不明显者。可根据瘫痪部位取穴，上肢常取肩髃、大椎、合谷、曲池、阳溪，下肢常选髀关、梁丘、足三里、解溪等。根据瘫痪肢体所涉及的主要肌群，选有关穴位 3 ～ 4 个，可更换轮流进行，每天一次，10 ～ 15 次为一疗程，疗程之间相隔 3 ～ 5 天。开始治疗时用强刺激取得疗效后改中刺激，巩固疗效用弱刺激。可用电针或水针，一次选 1 ～ 2 个穴位，注射维生素 $B_1 \gamma$ – 氨酪酸或活血化瘀中药复方当归液（当归、红花、川芎制剂），每穴 0.5 ～ 1.0mL。

（2）推拿治疗：瘫痪重不能活动的肢体，可先按摩、推拿，促进患肢血液循环，改善肌肉营养及神经调节，增强肌力。在瘫痪肢体上以㨰法来回滚 8 ～ 10 分钟，按揉松弛关节 3 ～ 5 分钟，以搓法搓有关脊柱及肢体 5 ～ 6 遍，并在局部以擦法擦热，每日或隔日一次，可教家属在家进行。患肢能做轻微动作而肌力极差者，可助其做伸屈、外展、内收等被动动作。肢体已能活动而肌力仍差时，鼓励患者做自主运动，或进行体育疗法，借助体疗工具锻炼肌力和矫正畸形。

（3）其他治疗：也可用拔火罐（火罐、水罐、气罐）及中药熏洗、外敷以促进瘫痪肢体恢复。

3. 物理治疗

本病可采用水疗、电疗、蜡疗、光疗等促使病肌松弛，促进局部血液循环和炎症吸收。

4. 西医治疗

因脊髓灰质炎可导致多个肢体不同程度的肌肉瘫痪和畸形，治疗方法也多种多样。

（1）手术治疗：上肢手术进行的顺序是从远向近，即从手部的手术开始，以后再进行肘部手术，最后进行肩部手术。假如手失去功能，又不能通过手术重建和改善功能，则肘和肩部的手术就失去了意义。而对下肢来说，主要治疗目的是尽最大可能恢复正常力线，稳定关节使患者可站立和行走。因此，下肢手术进行的顺序是从近向远，即从髋部手术开始，以后再进行膝部手术，最后进行足部手术。手术一般在发病后2年进行，手术的最小年龄应在5周岁，肌腱移位手术要求在关节畸形矫正后进行。现将几个部位肌肉瘫痪和畸形的常用矫治手术介绍如下。

1）足下垂的手术治疗：下垂足的矫正，在学龄前一般采用跟腱延长术或肌腱移位术，在青少年或成年人可采用关节融合术矫治。

①跟腱延长术

［适应证］跟腱肌力＞4级，跟腱挛缩而背伸肌有一定的肌力。

［手术方法］取踝关节后侧切口，切开皮肤、皮下组织，将跟腱做"Z"形切断，使踝关节背伸，若背伸仍达不到90°，应将跖肌切断或关节囊松解，同时松解胫后神经血管，缝合跟腱。若背伸肌无力，可将胫后肌、腓骨长肌等移于足背。若背伸肌及胫后肌、腓骨长短肌均无力，也可采用半跟腱前移术，切口较跟腱延长，高至小腿下1/3，将跟腱自正中劈开，并向上游离至足够长时从胫腓骨间隙拉向前方，吻合于足伸趾或胫骨前肌上，剩余的半侧跟腱再做延长术。术后石膏固定踝关节于中立位6周。

②关节融合术

［适应证］年龄＞12岁，已形成骨性改变的足下垂。

［手术方法］对下垂程度不重，仅前足下垂者可用跗骨间关节截骨融合术。于足背正中切口，暴露跗间关节，做上宽下窄的"V"形截骨，取出骨片，用手将前半足推向后背侧，使距舟与跟骰之间的截骨面紧密对合，用克氏针贯穿固定，缝合切口。若足踝部肌肉全部麻痹，成连枷踝，或继发踝关节炎，可考虑做四关节融合术。取踝关节前侧切口，显露踝关节前方及胫骨下端，将关节软骨面切除，从胫骨下端切取骨条，并在距骨上打一骨槽，将骨条下滑，插入距骨骨槽内，若骨条不稳，可用克氏针或螺丝钉固定。术后石膏固定或外固定架固定踝关节于中立位3个月（图13-0-1）。

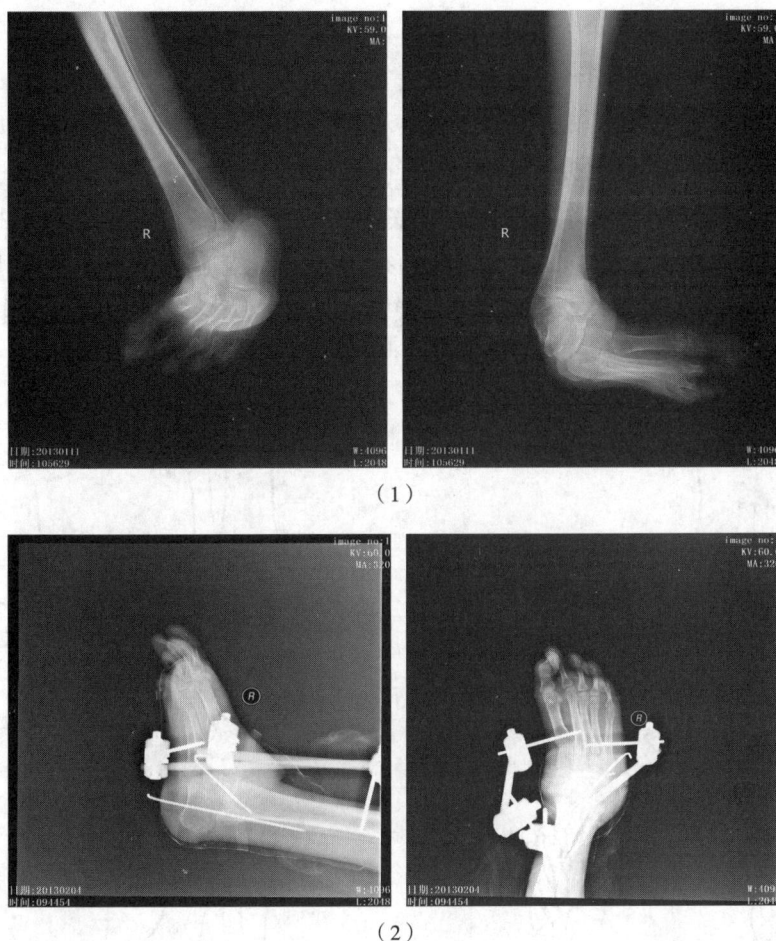

（1）

（2）

图 13-0-1　脊髓灰质炎后遗症马蹄内翻畸形四关节融合术
（1）术前；（2）术后

2）足内翻的手术治疗

①胫骨前肌外移术

［适应证］腓骨长短肌瘫痪而胫骨前肌肌力正常。

［手术方法］在小腿下段前侧做一纵向切口，找到胫骨前肌肌腱，于其第 1 跖骨止点处切断并从小腿切口拖出备用。在足背外侧做一纵向切口，逐层分离，切开并推移骨膜，将胫骨前肌肌腱于伸肌支持带下穿至足背外侧，移植于第 3 楔骨或骰骨，并经骨隧道引于足底，骨膜与肌腱加强缝合，以防滑脱。术后患肢踝关节中立位石膏固定 6 周。

②胫后肌外移术

［适应证］腓骨长短肌瘫痪而胫后肌肌力正常。

［手术方法］取足内侧切口，找出胫后肌止点。该肌腱被移植的途径一是直接从皮下穿过种植于第 3 楔骨或骰骨；二是通过胫腓骨间膜穿于踝前，种植于第 3 楔骨或骰骨内，方法同胫骨前肌肌腱止点前外移植术。术后石膏固定踝关节于中立位 6 周。

③三关节融合术

［适应证］严重马蹄内翻有骨性畸形。

［手术方法］在足背由第 1 跖骨基底至外踝下做斜形切口，按层切开皮肤、皮下组织及深筋膜，将伸肌总腱提起，显露距舟、跟骰、跟距三个关节的关节囊。打开关节囊，充分显露三个关节间隙。清除跗骨窦内的所有软组织，以利截骨。楔形切除跟距关节，将楔形截骨块的底朝向外侧。楔形切除跟骰、距舟关节面，楔形骨块底朝向背外侧，对合截骨面。足畸形矫正后维持踝关节中立位，清除创腔内残留积血和骨屑，分别在外侧及内侧用 2 枚克氏针固定位置。术后石膏固定踝关节于中立位 3 个月（图 13-0-2，图 13-0-3）。

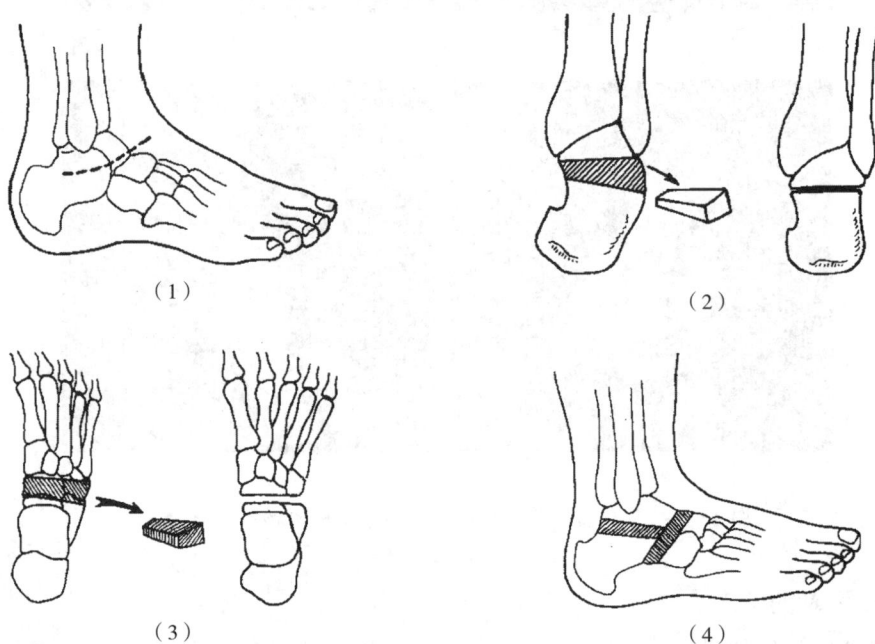

（1）

（2）

（3）

（4）

图 13-0-2　脊髓灰质炎后遗症三关节融合术

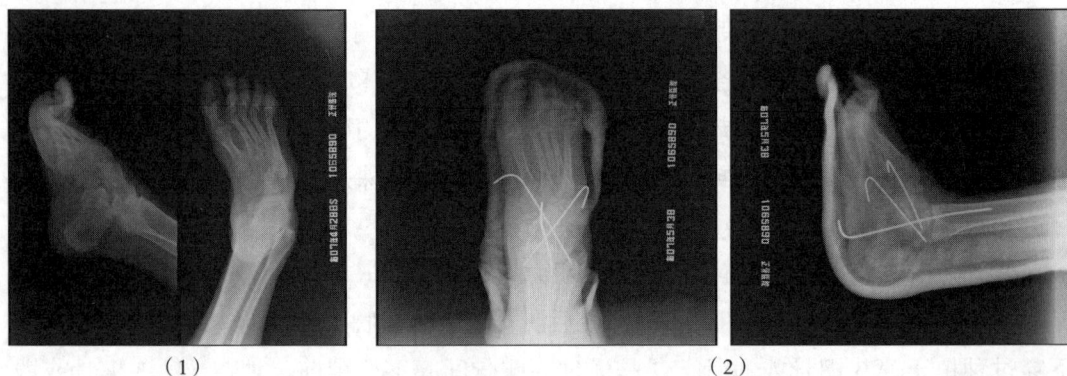

（1）

（2）

图 13-0-3　脊髓灰质炎后遗症三关节融合术 X 线

（1）术前；（2）术后

3）足外翻的手术治疗：胫骨前肌、胫后肌瘫痪，而腓骨长短肌肌力较大，常引起足外翻，常用的手术方法是腓骨长肌改道术。骨性畸形改变可用三关节融合术。

①腓骨长肌改道术

[适应证]胫骨前肌、胫后肌瘫痪，而腓骨长短肌肌力正常。

[手术方法]在小腿中下 1/3 交界处外侧，第 5 跖骨基底部及第 1、2 跖骨间背侧做第 1、第 2、第 3 切口。自第 1 切口处找出腓骨长肌并切断，从第 2 切口中抽出，于第 2 切口把腓骨长肌腱横跨足底部分充分剥离，然后紧贴跖骨底面把整条肌腱的远端从第 3 切口引出，从皮下由第 3 切口拉到第 1 切口，并与腓骨长肌腱近端缝合。术后石膏固定踝关节于中立位 6 周。

②三关节融合术：方法同前。

4）膝关节屈曲畸形的手术治疗

①软组织松解术

[适应证]膝关节软组织挛缩性屈曲。

[手术方法]在膝关节外侧做纵向切口，于髌骨上缘切断髂胫束和外侧肌间隔，挛缩的股二头肌及半腱肌等予以切断或"Z"形延长，将后侧关节囊近侧切开，骨膜下剥离松解，并松解腓肠肌外侧头。在内侧做相对的纵向切口，松解关节囊的后内侧部分和腓肠肌内侧头，最后用纱布条自内向外穿过，将软组织提起，进一步切除关节后的紧张带。术后可用分期石膏矫形，直到软组织挛缩彻底消除。

②股骨髁上截骨术

[适应证]股骨下段前弓所致的屈膝畸形。

[手术方法]取膝内侧切口，显露股骨髁上部位，做"V"形截骨。如有外翻时则内侧多切除一楔形骨块，如屈曲畸形在 30°以上则做双"V"形截骨，截断股骨的 3/4 以上，以手压迫膝关节，造成人工骨折，当从外观上看到膝关节已完全伸直时，即可缝合切口。术后膝关节伸直位石膏固定 8～10 周。拆除石膏后开始功能锻炼（图 13--0-4、图 13-0-5）。

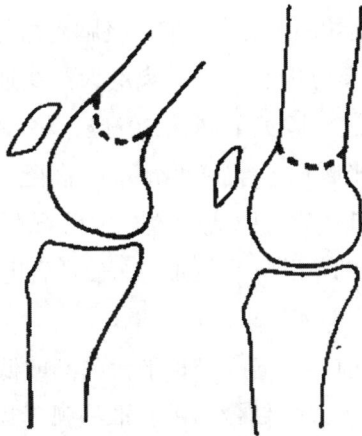

图 13-0-4　脊髓灰质炎后遗症膝关节屈曲畸形股骨髁上截骨术

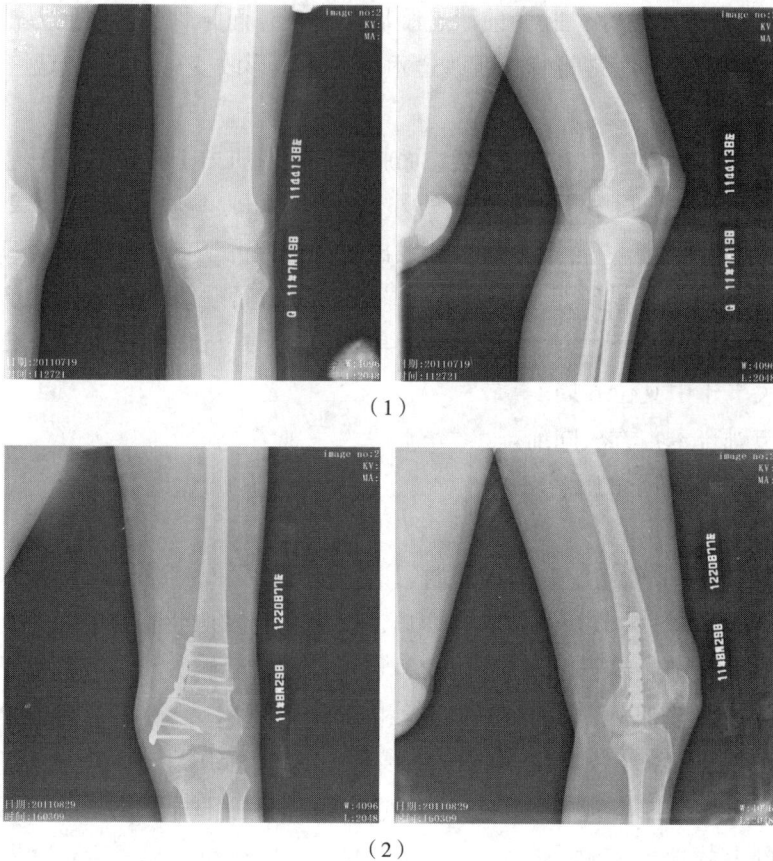

图 13-0-5　脊髓灰质炎后遗症膝关节屈曲畸形股骨髁上截骨术 X 线

（1）术前；（2）术后

5）膝反屈畸形的手术治疗

①膝后关节囊紧缩、腘绳肌腱膝后交叉固定术

［适应证］软组织膝反屈畸形＞30°。

［手术方法］以腘窝为中心做"S"形切口，显露内侧的半腱肌、半膜肌和外侧的股二头肌，在接近肌腱止点处切断。屈膝 40°，将腘后血管、神经拉向外侧，显露关节囊并横向切开，用 10 号丝线紧缩缝合。将游离的股二头肌、半腱肌和半膜肌远端在腘血管神经后关节囊前交叉穿过，膝关节屈曲 30°位，将股二头肌腱缝合固定在缝匠肌腱、股薄肌腱的筋膜止点，半腱肌、半膜肌缝固在髂胫束远段，腘绳肌与膝后关节囊交叉缝合固定。逐层缝合切口，放置引流装置。术后石膏固定膝关节屈膝 20°位，2 个月后拆除石膏佩戴屈膝 15°位的下肢支具行走，6 个月后更换膝关节伸直位支具。

②胫骨平台下截骨抬高术

［适应证］成人胫骨平台前半塌陷或胫骨平台前倾或低平，膝反屈 20°～ 30°。

［手术方法］在胫骨结节上以髌韧带为中心取横弧形切口，在胫骨上端关节面下方

约 1.5cm 处截骨，将胫骨平台前部抬高，并取髂骨植骨。术后石膏固定 6 周，6 周后下床活动（图 13-0-6）。

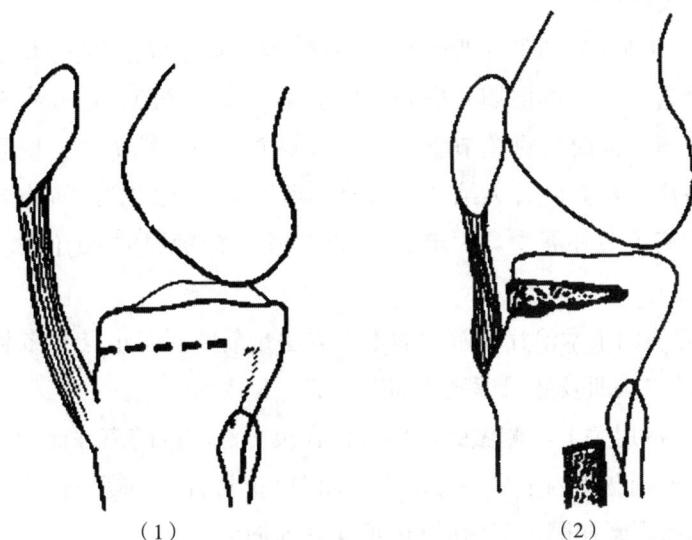

图 13-0-6　脊髓灰质炎后遗症膝关节屈曲畸形胫骨平台下截骨抬高术
（1）截骨；（2）植骨

6）股四头肌麻痹的手术治疗：股四头肌麻痹很常见，常用的手术是股二头肌与半腱肌代股四头肌术。

［适应证］股四头肌瘫痪，股二头肌、半腱肌和半膜肌肌力 4 级以上，下肢持重立线正常。

［手术方法］自膝关节外侧腓骨小头处显露股二头肌的附着部，从腓骨上切下，注意保护腓总神经及腓侧副韧带，向上至髂胫束后方游离股二头肌肌腹直至大腿中部。再于膝关节内侧切口找到半腱肌肌腱，向远端游离，并尽可能长地切断。在髌骨前侧做弧形纵向切口，显露髌骨并于髌骨上钻孔，再自外侧皮下隧道拉出股二头肌，内侧皮下隧道拉出半腱肌，分别自髌骨孔中穿过，并牢固地固定于髌骨上。术后膝关节伸直位石膏固定 4～6 周，拆除石膏后行功能康复训练。

7）臀肌麻痹的手术治疗：常用的手术方法是腹外斜肌代臀肌术。

［适应证］髋关节无畸形，腹外斜肌肌力正常，年龄＞10 岁。

［手术方法］切口自耻骨联合外缘开始，向上外方沿髂骨嵴的后上至第 11 肋骨联合处显露腹外斜肌筋膜后，顺肌纤维切开一条宽 2cm 的筋膜，于耻骨联合处切断，沿腹直肌鞘外缘顺筋膜切开直至第 10 肋骨处转向外侧，松解部分肌腹，再沿髂嵴向后上顺肌纤维方向分离至腋中线平面，将肌肉两边缝合成管状，使大腿外展内旋，显露大粗隆，于股骨大粗隆处前后钻孔，并做皮下隧道至第 11 肋，将腹外斜肌从隧道拉至大粗隆，并穿过骨孔缝合固定。术后单髋人字外展石膏固定 4 周。

8）三角肌瘫痪的手术治疗：常用的手术方法是斜方肌代三角肌术。

［适应证］三角肌瘫痪而斜方肌肌力良好，肘、腕、手功能尚好，或斜方肌移位后手功能可有明显改善。

［手术方法］取肩部"Y"字形切口，自喙突经肩峰至肩胛冈做弧形切口，再由肩峰前侧沿肱骨做直切口，逐层切开皮肤、皮下组织和深筋膜，切开瘫痪的三角肌，显露松弛的肩关节囊。此时可见关节囊松弛。将斜方肌向近端游离，切取斜方肌肌腱并保留足够长度备用。显露肱骨大结节，将上述所取斜方肌肌腱经肩峰下种植固定于肱骨大结节。术后肩关节外展支具固定肩于外展90°、前臂屈曲90°位6周，6周后进行肩关节功能锻炼。

9）屈肘肌瘫痪的手术治疗：常用的手术方法是前臂屈肌止点上移术。

［适应证］肱二头肌及肱肌瘫痪而前臂屈肌力量尚好。

［手术方法］取肘关节内侧做弧形切口，在尺神经沟内游离并保护尺神经，将旋前圆肌和屈肌总腱连同肱骨内上髁一并凿下，屈肘90°将骨块用螺钉固定于髁上4～5cm的肱骨干上。术后石膏托固定于屈肘90°位4～5周。

10）手及腕畸形的手术治疗：脊髓灰质炎后遗症畸形发生在手部者较少，为保证手的灵活性，一般很少采用关节固定术，而多采用肌腱移植术矫正和重建手的功能。常用手术：腕指伸肌瘫痪形成的垂腕垂指畸形多采用桡侧腕屈肌、尺侧腕屈肌、掌长肌等移位至手背替代腕指伸肌，拇对掌肌瘫痪采用掌长肌－拇短伸肌联合重建对掌功能等。

4. 功能锻炼

术后功能锻炼非常重要，应贯穿于治疗的全过程。从发现有肢体瘫痪开始进行功能锻炼，尽可能使未损害的每块肌肉的功能保持良好，发挥最大功能，为日后手术矫正打下基础。手术后即开始进行未固定关节及肌肉的功能锻炼，解除固定后积极进行全方位功能锻炼。对肌腱移位或改道术者，尚有肌力再训练的过程，有相当一部分人难以完成这个过程，个别患者出现思想与行动对抗，以致不能行走，因此必须加强思想与动作的双向训练，才能取得良好效果。

5. 膳食与起居

（1）辨证施膳：根据患者的饮食习惯，宜进高纤维素、清淡可口、易消化之品，如新鲜蔬菜、水果、米粥、面条、酸奶、鸡蛋羹等。同时可根据患者食欲、体质进行饮食调护，如肾阳虚者多食温补之品（羊肉、猪肉、桂圆等），肝肾阳虚者多食清补之品（如山药、鸭肉、牛肉、百合、枸杞等），一般人可食补肝肾、强筋骨之品（如胡桃、瘦肉、骨头汤、山芋肉、黑芝麻等）。平乐正骨骨病学对该病给予辨证施膳。

①脾虚失运，气血不足

归参牛膝猪腰方：当归10g，党参10g，牛膝10g，猪腰500g，酱油、醋、蒜末、香油各适量。将猪腰切开，除去筋膜、肾盂，洗净，余药装入纱袋，扎紧口，均放入锅中，加清水适量，炖至熟透，捞出猪腰，待冷后，切成薄片，拌入酱油、醋、蒜末、香油，酌量食用。

牛肉荔枝羹：牛肉 50g，荔枝（鲜）50g。牛肉煮熟后切成块，鲜荔枝去核，共置锅中，加清水 200mL，急火煮开 2 分钟，文火煲成羹，分次食用。

②脾肾阳虚，筋骨痿废

牛膝炖猪肉：土牛膝 100g，猪瘦肉 200g，冰糖 50g。锅中加适量水煎煮土牛膝 30 分钟，过滤取汁 500mL，药汁与猪瘦肉炖至肉烂熟，入冰糖 50g，佐餐食用。

杜仲当归鸡汤：母鸡 1 只（约 1000g），杜仲 60g，当归 20g，桂枝 15g，生姜适量。将当归、杜仲、桂枝用纱袋装，扎紧袋口，与鸡肉、生姜同炖至肉熟烂，去纱袋，调味，食肉饮汤，可分 4 ～ 5 次饮用，连服 10 ～ 15 日。

（2）起居：居住环境宜干燥而不宜潮湿，平时多进行户外活动。衣着应透气散湿，经常晒太阳或进行日光浴。在湿冷的气候条件下，应减少户外活动，避免受寒淋雨，不要过于安逸。

【按语】

脊髓灰质炎后遗症病在脾肾亏虚，纳化失职，精血化生乏源，可出现肌肉痿软无力，甚或肢体关节僵硬、肌肉痉挛等。本病究其根本原因在于脾肾亏虚，应运用补肾健脾之法补先天之本以壮骨骼、培后天之源而生肌肉。但是，本病需综合治疗，单一的方法很难达到理想的治疗效果。

第十四章 痉挛性病症

第一节 大脑性瘫痪后遗症

【概述】

脑皮质或脑内运动纤维的损伤、疾病或发育不良，导致肌肉功能障碍，经久不能恢复者，称为大脑性瘫痪后遗症。大脑性瘫痪（俗称脑瘫）不是单一疾病，是大脑受到损伤后，失去控制脊髓神经功能的通称，多发生于小儿。

【病因病机与分型分期】

1. 病因病机

（1）中医学：脑瘫属中医学五迟、五软、五硬范畴，均为小儿生长发育障碍病症。大多数医家认为，本病多为先天禀赋不足，也有后天调摄失宜所致。《景岳全书·先天后天论》说："以人禀赋言，则先天强厚者多寿，后天薄弱者多夭。"脑为髓之海、元神之府，脑主生命活动、精神意识、感觉运动等。《医易一理》言："脑气筋入五官脏腑，以司视听言动。人身能知觉运动，及能记忆古今，应对万物者，无非脑之权也。"脑瘫病位在脑，古人有"脑伤则体残，脑康则体安"之说。

（2）西医学：发病原因较复杂，可涉及产前、分娩中及出生后存在或出现的各种因素，有时无明显可以确定的原因，主要有以下几类。①先天性因素：脑发育畸形；脑皮质内有脑质缺失和随后的锥体束发育不全；胎儿在母体内发生感染，母体内氧化障碍及新陈代谢障碍，导致发育不全和脑积水；妊娠中毒及外伤；母体为出血性体质，胎儿脑出血；母体生殖腺长期受放射线照射，细胞发育不全；新生儿溶血病引起脑缺氧缺血，脑膜或脑皮质硬化，囊肿形成或萎缩致瘫。②分娩因素：分娩中严重窒息、难产或产期延长，不恰当使用产钳致神经系统损伤、脑膜内或脑质内出血，或胎位不正、胎盘供血不足等，均可引起缺氧致瘫，较多见。③后天性因素：外伤和疾病，如脑及其血管外伤、脑炎、脑膜炎、肿瘤、麻疹、百日咳、脑膜及脑实质内出血栓塞，一氧化碳、锰中毒等均可引起脑实质部分锥体束和侧束萎缩，形成囊肿或硬化出现脑瘫，也较多见。

（3）平乐正骨骨病学：脑瘫的病机可概括为正虚和邪实两个方面。正虚是肝肾心脾不足，气血虚弱，精髓不充；邪实为痰瘀阻滞心经脑络，心脑神明失主所致。痰瘀是本病重要的病理因素，痰为津凝，瘀为血滞，津血同源，痰瘀相关，二者互为因果，相互转化。痰瘀胶结，痹阻脑络，脑窍不通，气血运行输布失常，乃致脑髓失充，元神失养，影响脑的生理功能。

2. 分型

根据大脑性瘫痪患者的瘫痪类型及性质，将脑瘫分成 7 种类型。

（1）痉挛型：最为多见，约占 60%。病理改变在大脑皮质运动区，该区的一部分组织被神经胶原所代替并有锥体束变性改变，以偏瘫型多见。也可侵犯躯干与面部肌肉。检查时发现：①肌力减弱：由于肌力减弱的肌肉在肢体上分布不均匀，在收缩时就产生肌力平衡失调。②痉挛：肌肉僵硬，关节的被动运动有抵抗感，伴有腱反射亢进。③随意运动失调及失去控制。④畸形：当痉挛与肌力平衡失调显著时，最终将发展成为固定性的畸形，如肘关节屈曲挛缩，前臂旋前，腕关节屈曲，拇指屈曲内收于掌心；髋关节内收，膝关节屈曲与踝关节马蹄畸形，以致行走时呈典型的"剪刀"步态。⑤智力发育异常。

（2）手足徐动症型：表现为肢体或躯干有不自主的蠕动样的肌运动，约占 15%。病变部位在纹状体并可累及尾状核、豆状核及苍白球。这种不自主运动可慢可快，常伴有不同程度的肌张力升高，严重者说话、咀嚼及吞咽等均发生困难。面部肌肉不自主收缩，可产生特征性的"鬼脸"。有些患者的智力发育良好，但由于发音肌肉及表情肌的失控而无法表达。

（3）运动失调型：病理变化在小脑，约占 5%。患者表现为肌肉无力、肌张力降低、运动失调及易疲劳，有时出现震颤，在静止时消失。患者常有辨距不良及协同困难，平衡感觉紊乱。

（4）强直型：约占 5%。是由于中枢神经系统运动区广泛的病变所致。一般常因缺氧及分娩时脑组织内少量而弥漫性出血所致。查体可见肌张力升高，呈强直状，肢体僵直，运动严重障碍，常伴有角弓反张状态，腱反射减弱或不能引出，病理反射也引不出。如果强直为持续性，称为"铅管型"；如果为断续性，称"齿轮型"。本型常伴有智力低下。

（5）震颤型：多为静止性震颤，常见于手指或足趾的伸屈运动，但也可以影响整个肢体甚至躯干。震颤的节律可快可慢，在做随意活动时，震颤频率可以增加。

（6）肌张力弛缓型：少见。患者的肌张力及肌力严重降低，关节活动幅度比正常儿大，抬头无力，坐直或站直困难。患者说话音量极低，常仅见嘴唇的动作。

（7）混合型：过去认为混合型的脑瘫多见，但事实上并不如此，本型约占 5%。患者常兼有痉挛型、手足徐动症型及运动失调型的表现，但一般说来总有一种类型较为突出。

【临床表现】

1. 病史

本病有产前、分娩中及出生后相应病史。

2. 辅助检查

（1）X线检查：多为继发性改变，如骨与关节畸形、脱位等。

（2）CT检查：可见脑萎缩、脑发育畸形、钙化灶或软化灶等。

（3）MRI检查：可见脑萎缩、髓鞘发育延迟、脑先天畸形等。MRI能够比CT更敏感地发现脑部病灶，对CT不易显示的皮层下病灶、大脑矢旁区域的病灶、脑干病灶和白质的髓鞘发育延迟等脑部病变，均有良好显示。

（4）脑电图检查：可见局灶性尖（棘）波、多灶性尖（棘）波、阵发性 α（或 β、γ、δ）样节律性放电。

【鉴别诊断】

本病主要与脊髓灰质炎后遗症进行鉴别。后者有脊髓灰质炎病史，随脊髓灰质炎出现的肢体运动功能障碍或丧失，为软瘫，肌张力降低，病理反射阴性，生理反射减弱。

【治疗思路】

脑瘫后遗症的治疗较为困难、复杂，涉及多学科和多方面，目前尚无满意的治疗方法，少数患者可望获得改善。治疗因人而异，根据不同病例，采用不同方案处理。对无法加以教育者治疗往往无效，有的患者可能需要终生照顾。治疗前应常规进行运动年龄和智力测定，智商低于70者治疗困难。视、听及语言能力均可影响治疗方法的选择与效果。

【治疗方法】

1. 一般治疗

大脑性瘫痪后遗症应加强护理、讲究卫生、改善营养、消除刺激等基础调护。

2. 中医治疗

（1）内治法

①肝风内动：肌张力升高，时发痉挛，舌红而干，脉弦而数。

治法：疏肝息风，养阴解痉。

方药：羚角钩藤汤加减。

②气滞痰郁：肌肉持续不自主收缩，手足徐动，兴奋和主动运动时手足徐动加剧，肢体远端较近端更加明显，睡眠时消失，舌苔白，脉虚而滑。

治法：益气养血，化痰祛风。

方药：十味温胆汤加减。

（2）外治法

①针灸治疗：可取内关、廉泉、大椎、环跳、阳陵泉、三阴交、丘墟等穴。

②推拿治疗：着重取阳明经，具体手法根据病情因人而异，灵活运用。

3. 康复治疗

（1）肌肉训练：肌肉训练的原则是教育患儿使痉挛的肌肉放松，促进某些肌肉的运用及改善共济运动。进行反复而有节律的运动训练是重要的，配合针灸、按摩、温水浴等，逐步训练患儿穿衣、上厕所及走路。

（2）语言训练：耐心教患儿正常发音和说话。

（3）职业训练：当患儿到一定的年龄，经物理治疗后肌肉的痉挛已有所缓解，开始进行职业训练，包括书写、打字及一些简单的手工劳动，使其成为自食其力的劳动者。

4. 西医治疗

（1）药物治疗：药物对大脑性瘫痪并无作用，但甲苯氨脂可能对控制震颤有帮助，镇静药物如冬眠灵等对抑制患者的过度活动有效，也对物理治疗的有帮助。有时抗癫痫药物亦可以减轻抽搐等症状，但要密切注意用药后是否会加重肌肉的不平衡。在神经肌肉连接点用 1% 的普鲁卡因封闭，可以阻滞神经的 γ 传导作用而不影响神经的 α 传导作用，使肌肉的痉挛减轻。肉毒杆菌素肌内注射可降低肌肉张力 3 ～ 6 个月。有时用 3% 的苯酚做神经内注射，使神经遭受永久性的破坏，可使 1/3 患者的痉挛得到缓解，易于训练。

（2）矫形夹板及石膏的应用：为了矫正肌痉挛所引起的畸形，夹板或石膏是经常应用的工具。首先是逐渐伸展短缩的肌肉，尽可能矫正畸形。必要时可在麻醉下进行矫治，用石膏维持肢体在矫枉过正位约 3 个月，以后可长期应用可活动的支架或夹板，以防畸形再发。

（3）手术治疗：手术治疗仅作为脑瘫综合性治疗中的一部分，必须严格选择患者，制订周密的计划。在术前、术后均需进行物理治疗。一般说来，4 岁以下的儿童不宜进行手术治疗，因患儿尚不会合作，检查困难，瘫痪的范围及造成的后果也可能尚未完全反映出来。实施软组织手术的患者，下肢手术以大于 5 岁、上肢手术以大于 7 岁为宜，但年龄不宜过大，年龄过大常因软组织挛缩、踝膝关节固定畸形而不利于术后的功能锻炼。手术目的为解除痉挛，平衡肌力，矫正畸形，稳定关节，改善运动功能。下面介绍一些常见畸形的手术方法。

①髋关节屈曲、内收、内旋畸形：常用的办法是切断内收肌及闭孔神经前支或将内收肌起点转至坐骨结节，改善内收挛缩，切断或延长髂腰肌或松解延长股直肌以纠正屈曲。切断臀中肌前半部分或剥离臀中小肌以纠正内旋。如畸形严重或已发生半脱位，可做股骨上端内翻或旋转截骨或骨盆截骨。

②膝关节屈曲畸形：常用的手术方法是将腘绳肌延长或转移到股骨下端。在腘窝部做"S"形切口，找出半腱肌、半膜肌及股二头肌，分别做"Z"字形延长，以膝关节伸直为度，或将上述诸肌于止点处切断，植于股骨髁部。

③踝及足部畸形：肌肉挛缩可以引起各种畸形，包括马蹄内翻、马蹄外翻、仰趾畸形等，肌力不平衡是畸形的根本原因，在确定手术之前，痉挛肌肉与其拮抗肌肉的状况必须弄清。治疗的目的是矫正畸形，恢复肌力平衡，使行走步态正常。部分患者用特制夹板或支架矫治可以达到目的，但较顽固者尚需手术治疗。畸形多种多样，手术术式也不尽相同，可根据具体情况而定，总的方法是将挛缩的肌肉延长或切断，有骨性畸形者也可做关节融合术。

④前臂旋前畸形：常用的方法是旋前圆肌松解或移位术。取前臂上段掌侧切口，在深层找出旋前圆肌，将其斜形切断，并将前臂旋后位放置固定。或将旋前圆肌绕过尺骨背侧移植于桡骨上，成为旋后肌。

⑤腕指关节屈曲畸形：常用的方法是屈肌腱延长和起点下移术。取腕关节掌侧做"S"形切口，将屈肌腱分别做"Z"形延长，直至腕关节可背伸为止。若手指在腕伸直状态下功能良好，也可做单纯腕关节融合术，将腕关节融合于轻度背伸位。若腕伸肌功能良好，可做屈肌起点下移术，一般可松解 2.5cm 左右，对轻度腕屈曲畸形效果良好。

5. 功能锻炼

大脑性瘫痪后遗症可采取运动（体育）疗法，包括粗大运动、精细运动、平衡能力和协调能力训练，如爬行，有目的地指认鼻、耳等，训练抓物、持物、起坐、摇摆、扶行（背靠墙、面朝墙）、原地运动（弯腰拾物、抬脚训练、单脚独立、原地起跳）、行、跑等；也可以采取物理疗法，包括神经电刺激疗法、温热疗法、水疗法；还有作业疗法即能力训练，经济条件好的家庭可以选择。

6. 膳食与起居

（1）辨证施膳：大脑性瘫痪后遗症患者应选择营养丰富、易于消化的食物，多食瘦肉、肝、蛋、新鲜蔬菜及水果，根据患儿口部功能的发育，由流食、半流食至固体食物，逐渐改变质地，做到合理喂养，定时定量，防止营养不良及消化不良。平乐正骨对脑瘫给予辨证施膳。

①肝肾阴虚：以疏肝息风、养阴解痉为主，选取以下药膳。

平乐五子壮骨汤：猪骨（最好是猪脊骨）200～300g，枸杞子、菟丝子、女贞子、五味子、桑椹各15g，陈皮10g。猪骨洗净，枸杞子、菟丝子、女贞子、五味子、桑椹用纱布包，猪骨斩碎，共入锅内，加水适量，武火煮沸，文火煎40～60分钟，加适量花生油、盐、葱、姜等配料，取汤服用。

平乐追风粥：粳米50g，鲜葛根20g，防风5g，天麻5g，桑枝5g，当归10g，加适量水熬成粥。

②气滞痰郁：以益气养血、化痰祛风为主，选取以下药膳。

参枣薏米粥：人参（党参）3g，粳米50g，薏米15g，大枣15g。人参粉碎成细粉，米、枣洗净后入锅，加水适量，武火煮沸，文火熬成粥，再调入人参（党参）粉。

橘皮山楂粥：橘皮10g，山楂肉（干品）15g，莱菔子12g。上药先分别焙干，共研为细末；另将糯米100g煮粥，粥将成时加入药末再稍煮，入食盐少许调味，候温可随意食用。

（2）起居：注意保暖，衣服应柔软舒适。餐具、奶具按期煮沸消毒。保持房间安静清洁，定时开窗通风，按期进行空气、地面消毒。

脑瘫患者一般病情比较复杂，药物治疗在控制疾病发展和康复中起着主要作用，后遗症期许多是药物无法治疗和代替的，如肌肉萎缩、肺功能降低等只有通过合理的康复理疗措施，指导患者主动活动，促进康复。

针对不同性格、不同疾病及不同疾病的不同阶段患者，以良好的人际关系及高度的同情心、责任心为基础与患者进行交流，影响和改变患者的不良心理状态和行为，促使疾病康复。

【按语】

中西医结合治疗是脑瘫康复治疗的主要手段，以传统的针灸、推拿按摩、中药辨证分型施治为主的中医综合疗法对小儿脑瘫有显著疗效。脑瘫后遗症的康复治疗不应局限于单一方法，临床上应做到早期发现、早期诊断、早期治疗，采取综合措施；同时，对痉挛型大脑性瘫痪患儿应制定个性化综合治疗方案。

第二节 缺血性肌挛缩

【概述】

程度较重的肢体缺血发展成个别肌肉或部分肌肉坏死，恢复血供后，坏死组织将由缺乏弹性的纤维组织修复，从而发生挛缩，称缺血性肌挛缩。本病多发生于前臂、小腿、手等部位。

【病因病机】

严重的移位骨折、大血肿、石膏或夹板过紧，均可引起本病。患肢受伤后由于动脉受到损伤或机械性压迫，动脉及侧支循环发生痉挛，痉挛以下肢体的血液循环严重障碍，导致本病的发生。如果肌间室的容积突然减少（石膏、夹板、止血带等包扎过紧过久）或内容物突然增大（严重的移位骨折、局部软组织损伤等），或大血管损伤，可使室内压急剧上升，压迫肌肉和神经等组织，并压迫毛细血管和动静脉。由于局部循环受到障碍，肌肉因缺血而产生类组织胺物质，使毛细血管床扩大，渗透性大大增加，导致水肿，致室内压更为升高，形成缺血 – 水肿恶性循环。当缺血持续 6～8 小时以上，肌肉即可发生坏死。初期的病理变化为血液渗入肌肉内，白细胞浸润，肌纤维变性，有空泡形成。病变进一步发展，出现纤维细胞增生，产生大量的胶原纤维，变性的肌纤维被胶原纤维代替，新生的胶原纤维收缩使肌肉挛缩，出现屈曲畸形。附近的神经可被纤维组织挤压而失去其传导功能，最终出现退行性病变，患肢遂有麻痹现象。当肢体和骨筋膜室缺血时，如能及时阻断缺血 – 水肿恶性循环，无严重功能障碍后遗症者，称骨筋膜室综合征；如已发展到肌肉坏死，经修复后遗留肌肉挛缩和神经功能缺陷者，称缺血性肌挛缩。

【临床表现】

1. 病史

患者均有不同程度的外伤史。

2. 症状及体征

本病主要为骨筋膜室综合征的延续，如果有早期症状与损伤不符的剧烈疼痛和关节被动伸直时的剧痛应高度怀疑，一般称为"5P"征：①由疼痛转为无痛（painless）；②苍白（pallor）或紫绀、大理石花纹等变色；③感觉异常（paresthesia）；④肌肉瘫痪（paralysis）；⑤无脉（pulsessness）。根据缺血部位及缺血的时间和程度，畸形有轻重之分。晚期由于神经失去功能，受累的肌肉瘫痪、挛缩，手或足严重畸形如"爪状"，运动功能障碍。

3. 辅助检查

（1）X线检查：X线片可见骨折脱位等原始损伤，软组织肿胀。

（2）组织压测定：测量方法较多，测压仪不同，临界压也不同。Whitesides 针刺测压法主要是利用一只三通接头，将发病的骨筋膜室、血压计和一副加压用的注射器直接连接成一个闭合系统。当注射器内的盐水慢慢加压至略超过组织压时，即可见到塑料管内生理盐水的水柱上下升降，血压计上的压力读数即为骨筋膜室的组织压。正常组织压：前臂和小腿分别为 1.2kPa 和 2.0kPa（9mmHg 和 15mmHg），超过 2.6 ～ 4.0kPa（20 ～ 30mmHg）者，须密切观察，反复测压。当组织压升至与舒张血压的压差只有 1.3 ～ 2.6kPa（10 ～ 20mmHg）时，即有紧急切开深筋膜的指征。

【鉴别诊断】

早期缺血性肌挛缩与外伤造成的疼痛及功能障碍较难区别判断，须密切反复观察。晚期缺血性肌挛缩出现的畸形及运动功能障碍根据外伤史较易做出诊断。

【治疗思路】

缺血性肌挛缩早期的治疗目的在于恢复损伤肌肉的血供。晚期的治疗目的在于改善肢体功能和矫正畸形。

【治疗方法】

1. 一般治疗

查找发病原因，针对病因治疗，严密观察病情变化。

2. 中医治疗

本病的中医治疗主要针对晚期功能康复，可通过按摩、中药熏洗、练功活动，舒筋活络止痛，缓解症状，促进功能恢复。

3. 西医治疗

（1）非手术治疗

①早期：一旦怀疑有本病发生之可能，应立即施行以下措施。解除石膏或其他外固定；将关节的角度变为钝角，必要时亦可将关节伸直，或改用骨牵引维持复位；行颈交感神经封闭术；静脉滴注缓解动脉血管痉挛药物。经上述处理 1 ～ 2 小时后仍不见情况好转，立即手术治疗。

②晚期：缺血性肌挛缩通过按摩、练功活动，功能有所恢复。中药熏洗及按摩可舒筋活络止痛，缓解症状，还可帮助术后松解康复。使用支具和弹性牵引等治疗可防止加重挛缩和维持关节的最大活动范围。

（2）手术治疗

①早期：切开深筋膜，切除明显坏死的肌肉，解除高张的室内压，缓解动脉痉挛，恢复血供，必要时可将痉挛一段的动脉切除、重建。同时注意缺血 - 再贯注损伤。

②晚期：缺血性肌挛缩形成后，需观察 1 年以上，通过康复治疗改善部分畸形及

功能。严重挛缩畸形多需手术治疗，根据部位和坏死肌肉及损伤的神经不同，采取如死肌切除术、肌腱延长术，肌腱移植术、神经剥离或移植术等。

4. 功能锻炼

晚期的缺血性肌挛缩可通过练功活动，恢复一定的功能。再次活动前，先被动活动关节到最大范围，充分进行屈曲和伸直锻炼，每日每个关节主被动活动 3～4 次，一次 5～10 分钟，以后逐步加大活动力度和幅度。在中药熏洗及按摩的辅助治疗下，主动活动患肢至最大范围，在此基础上被动活动各关节至正常位置。

5. 膳食与起居

（1）辨证施膳：注意饮食节制，不可因肠胃功能渐复而暴饮暴食，在无饮食禁忌情况下，尽量照顾患者的饮食习惯，注意饭菜的色、香、味，以增强患者食欲，对生活不能自理的患者，要做好生活护理，协助其进食。

（2）起居：作息和日常生活的各个方面要合乎自然界及人体生理的正常规律，以使机体阴阳两方面始终保持在一个平衡的状态。虚证、体弱者，以静养为主，在床上或室内适当活动，以休养生息，培育正气。病情好转，适当增加活动量，可使经络通畅，关节滑利，气血营卫调和，增强体质。

【按语】

缺血性肌挛缩早期的治疗目的在于恢复损伤肌肉的血供，早发现、早期手术十分关键，中医活血药物的应用对缺血肌肉的恢复有辅助作用。晚期的治疗目的在于改善肢体功能和矫正畸形，中医康复措施有较好的效果。

第三节　掌腱膜挛缩症

【概述】

掌腱膜挛缩症是指掌腱膜及手指筋膜因增殖性纤维变性形成许多结节和条索状结构，从而导致手指关节继发性屈曲挛缩的一种进行性疾病，又称 Dupuytren 挛缩。最常受累的手指是环指，其次是小指，再次是中指，食指较少受累，拇指罕见受影响。

【病因病机】

掌腱膜挛缩征的病因至今不明，可能与下述因素有关：①先天性；②损伤；③炎症；④体质；⑤遗传与种族；⑥神经性。病理表现为受累的掌腱膜组织呈增生的瘢痕组织，胶原纤维组织增厚和缩短。因为长时间屈曲挛缩，使指关节发生继发性屈曲挛缩，邻近的皮肤、神经、血管、关节囊、韧带、肌腱亦发生继发性挛缩。

【临床表现】

1. 病史

本病多有家族遗传史、创伤史等。

2. 症状及体征

本病有时局部可有轻微不适、疼痛或麻木感，掌指关节及近端指间关节伸直受限，掌指关节及近端指间关节屈曲挛缩，而远端指间关节无屈曲挛缩，相反可能表现为过伸。早期常在远侧掌横纹与环指纵轴线相交部出现小结节，逐渐皮肤增厚，皮下形成纵向挛缩带，远侧掌横纹附近产生皮肤皱褶，并呈现月牙状凹陷。

3. 辅助检查

X 线检查：无特殊表现。

【鉴别诊断】

1. 类风湿关节炎

类风湿关节炎疼痛主要在手的关节部位，关节肿胀、压痛、功能障碍，晨僵，类风湿因子阳性，X 线片可见关节周围软组织肿胀，骨质疏松，骨皮质密度减小。

2. 雷诺病

雷诺病常在寒冷刺激或情绪激动等因素影响下发病，表现为肢端皮肤颜色间歇性苍白、紫绀和潮红的改变，伴有局部发凉、麻木、针刺感和感觉减退。

【治疗思路】

如掌腱膜挛缩症病变较轻，病程发展较慢，或仅有少数无痛的小结节出现，手部功能未引起障碍者，可密切观察，暂不做特殊处理。病变较重者，根据病变程度可选用下述治疗方案。

【治疗方法】

1. 一般治疗

合理安排起居休息，妥善处理生活细节，保持良好习惯。

2. 中医治疗

（1）小针刀治疗：可松解部分挛缩、剥离粘连，降低局部压力，取得一定效果，但需定位准确，避免损伤血管、神经。

（2）中药外洗及按摩治疗：中药熏洗及按摩可舒筋活络止痛，缓解症状，还可帮助术后松解康复。

3. 物理治疗

物理治疗包括放射疗法、超短波疗法、音频疗法、磁疗法等，可以暂时使局部挛缩的组织软化，症状得到短期缓解，但日后往往复发，效果较差。

4. 西医治疗

（1）药物治疗：对有急性炎症表现的结节，可用皮试针头注入强的松龙0.25mL（5mg）加少许普鲁卡因或利多卡因的混合液注入结节内，7～10天一次，4次为一疗程。

（2）手术治疗：掌腱膜挛缩病变严重，出现多个皮下结节，有明显功能障碍，或发病时间较长，症状明显进展者，采用手术治疗。除非出现明显的不适，单纯存在手掌结节极少是手术治疗的指征。

①皮下筋膜切开术

［适应证］手掌部浅条状挛缩所致掌指关节屈曲；高龄患者；拒绝采用复杂术式者。合并有手指或指蹼挛缩时一般不采用该术式。

［手术方法］患者取仰卧位，臂丛神经阻滞麻醉，采用止血带。于病变掌筋膜的尺侧用尖刀片在下列位置分别切开4mm左右长的皮肤小切口：鱼际和小鱼际隆起之间的掌筋膜顶点远端；近侧掌横纹处或附近；远侧掌横纹水平。将皮肤切开后，用Luck刀或15号刀片依次插入各个皮肤切口内，使刀片与皮肤相平行进入皮肤与挛缩的腱膜索条之间，再小心做皮下剥离，分开皮肤与挛缩腱膜间的粘连。然后旋转刀片使刀刃朝向挛缩腱膜，用力被动伸直患指，并加压于刀片，此时被牵紧的挛缩腱膜即可被切断。至此，坚韧的阻抗感即可消失。如此反复，直至患指能够被动伸直为止。缝合伤口皮肤，敷料加压包扎，鼓励早期功能锻炼（图14-3-1）。

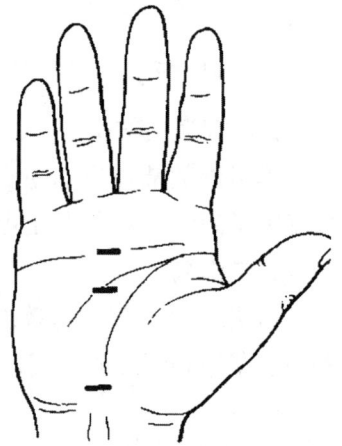

图14-3-1 掌腱膜挛缩症皮下筋膜切开术切口

②掌腱膜部分切除术

［适应证］病变范围小，掌腱膜条索状挛缩累及手指，同时有近端指骨间关节挛缩者。

［手术方法］切口有多种，根据挛缩腱膜部位、范围、形态、大小、与皮肤粘连等具体情况加以选择。对于皮肤月牙凹陷，可做单个"Z"形切口；对于皮下结节，除做"Z"形切口外，还需加辅助切口；条索状挛缩，以多个"Z"形切口为主。但病变仅累及掌面时，仅需做一个横切口。切开皮肤后，小心将皮瓣向两侧锐性分离，直视下显露挛缩腱膜，仔细辨认掌指关节每一脂肪垫内移位的指神经、血管，不得损伤。然后被动伸直患指，在挛缩腱膜紧张状态下用锐刀将其切断，并切除之。所有病变腱膜被切除后，患指各关节应能被动伸直至正常。松开止血带，用双极电凝严密止血，冲洗切口，放置皮片引流，缝合皮肤。术后处理同上。（图14-3-2）

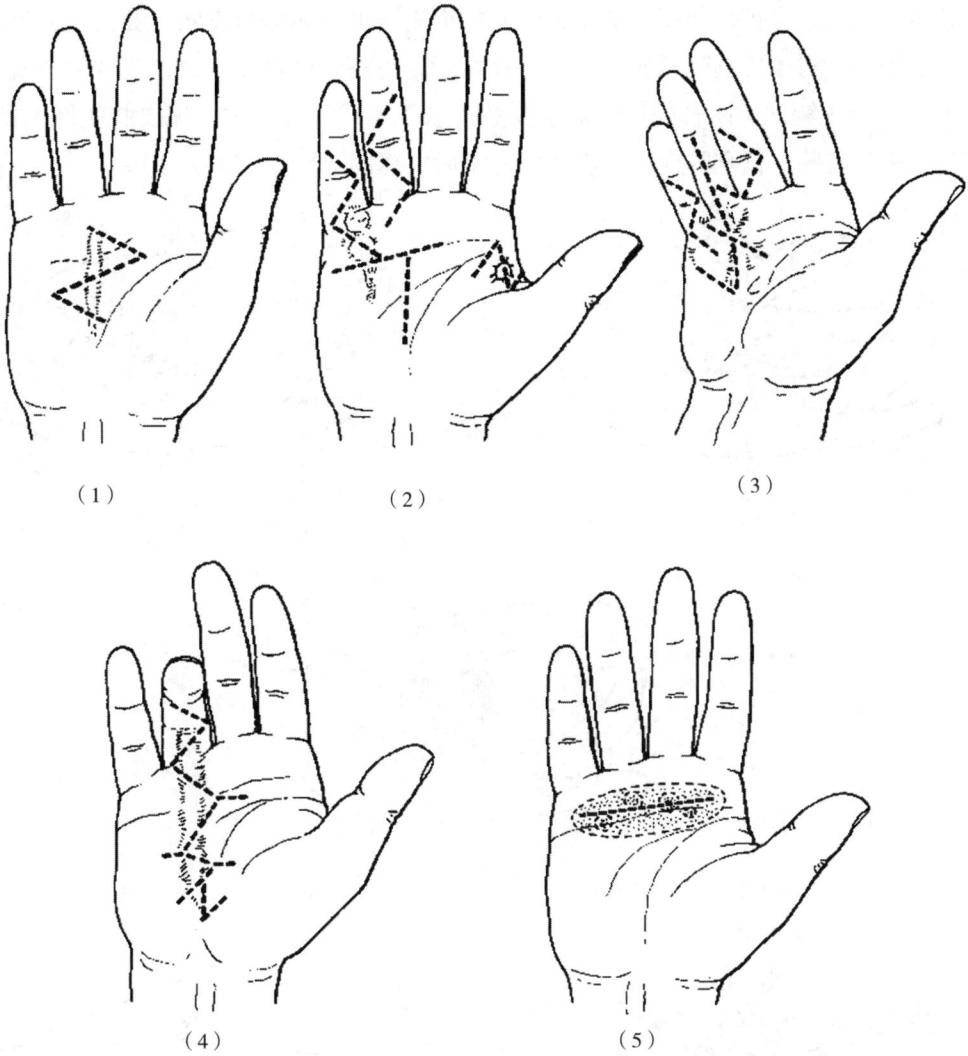

图 14-3-2　掌腱膜挛缩症掌腱膜部分切除术

（1）皮肤月牙凹陷;（2）皮下结节;（3）（4）条索状挛缩;（5）病变仅累及掌面

③掌腱膜全切除术

[适应证] 病变范围大、功能明显障碍的较年轻患者。

[手术方法] 沿远侧掌横纹并弯向小鱼际桡侧缘做倒"L"形或"Z"形或"S"形切口。切开皮肤后，行皮下锐性剥离，近端至腕横韧带远侧缘，远端达指根部，两侧食指桡侧及小指尺侧神经处，显露整个三角形的掌腱膜。自腕横韧带远侧缘切断掌腱膜，并在其深面向远端做锐性剥离，直至指根部。切除所有挛缩的掌腱膜和正常的掌腱膜，包括手掌部的腱膜和延伸至手指部的腱膜及向手掌深面发出的纤维筋膜间隔。大鱼际部、小鱼际部和蚓状肌的筋膜如增厚，也应一并予以切除，但应注意保护支配诸肌的神经。手指上另做倒"L"形或"Z"形切口，于切口内游离皮瓣，显露挛缩腱膜。此时

510   平乐正骨骨病学

应仔细辨认并加以保护扭曲变位的指神经和指血管。彻底切除与皮肤、腱鞘及关节囊相连的挛缩筋膜。对于皮肤受累较轻、血循良好者，可将切口直接缝合，或做单个或多个"Z"形切口，皮瓣转移闭合伤口。对于少数皮肤受累严重或术中发现皮肤血循不良者，可切除受累的皮肤，行全厚皮片游离植皮。术后处理同上。（图 14-3-3）

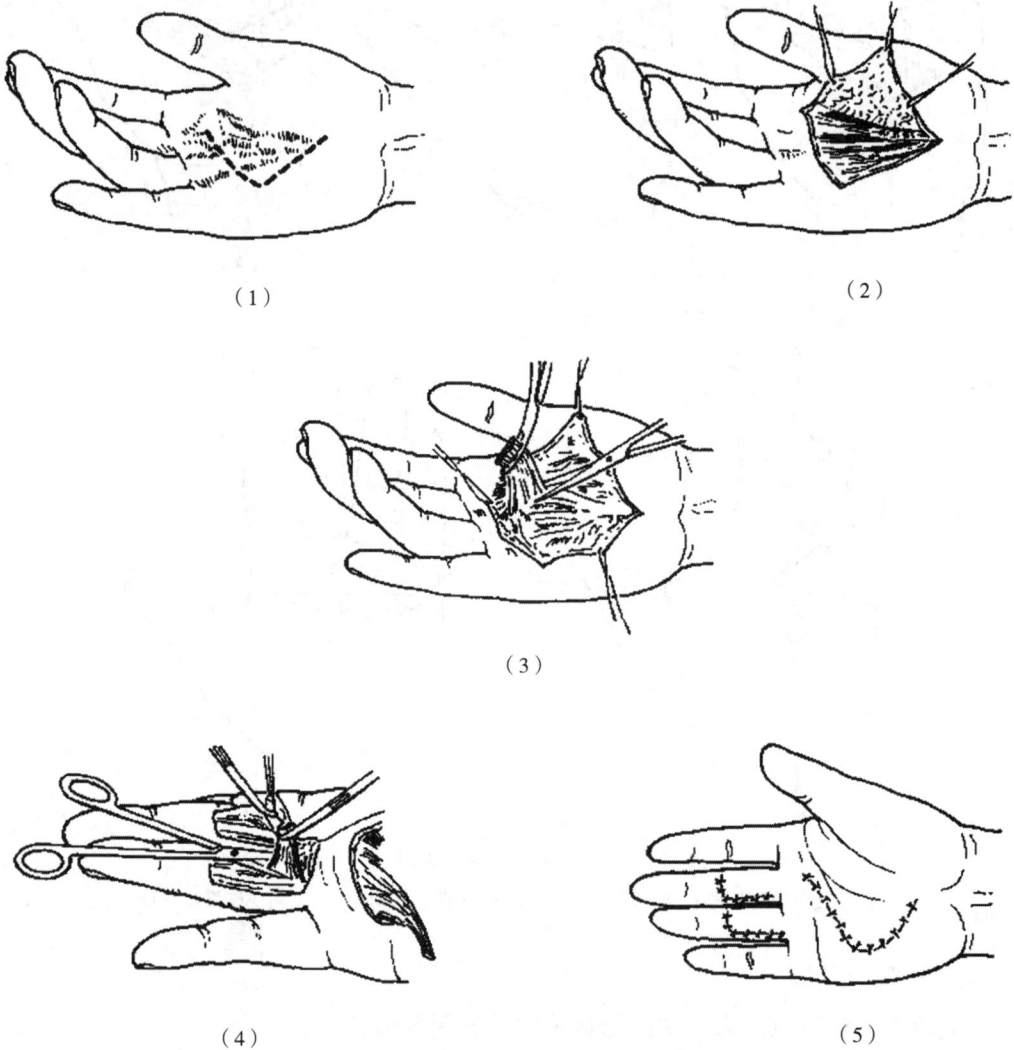

（1）

（2）

（3）

（4）

（5）

图 14-3-3　掌腱膜挛缩症掌腱膜全切除术
（1）切口；（2）剥离；（3）（4）切除掌腱膜；（5）综合切口

④截指术

[适应证] 高龄患者，近端指间关节严重屈曲挛缩已无法矫正，尤其是小指近端指骨间关节严重屈曲挛缩，手术已不能恢复其功能时，可考虑行截指术。

[手术方法] 沿手掌及指腹皮肤、掌腱膜挛缩处做切口，再沿切口切除皮肤及与之粘连的挛缩腱膜，注意不能损伤指神经及血管，然后切开小指关节囊，保留小指指背

皮肤，将小指截除，咬除第 5 掌骨头，用骨锉挫平残端后缝合关节囊，可用保留的指背皮肤覆盖手掌部，消灭创面。术后处理同上。

5. 功能锻炼

通过主被动练习握拳、屈伸手指，恢复一定的功能。开始练习时动作应缓慢，以不引起明显疼痛为度，同时做腕部的屈伸和旋转锻炼，防止关节僵硬，以后逐渐用力握拳，进行手指的伸屈、内收、外展等活动，保持手的正常肌力，使手部各关节的功能尽快恢复正常。

6. 膳食与起居

（1）辨证施膳：饮食要富含营养，同时兼顾饮食宜忌，以防饮食不当，诱发或加重并发症，影响健康。在康复过程中，根据患者的营养情况、体质、病程，为其提供适宜的饮食。多食清淡、易消化、行气活血、润肠通便之品，如各种粥、面、米、新鲜蔬菜、水果等；多食用调和脾胃、滋肝补肾、强筋壮骨之品，如大枣、桂圆、核桃、木耳等。

（2）起居：慎起居，避风寒，防感冒。

【按语】

掌腱膜挛缩症的治疗主要是手术治疗，中医药治疗在后期改善肢体功能和矫正畸形方面有较好效果。

第四节　臀肌筋膜挛缩症

【概述】

臀肌筋膜挛缩症主要是由于某种原因引起臀肌筋膜及部分肌纤维变性及挛缩而产生的一种疾病。本病多发生于儿童，双侧多见。

【病因病机与分型】

1. 病因病机

本病病因尚不十分明确，可能与以下因素有关：①肌内注射说：多数学者认为臀肌挛缩症的发生与患儿臀部肌内注射有关。由于针刺创伤和药物化学反应刺激，引起创伤性、化学性筋膜炎和肌纤维炎，纤维组织增生，筋膜增厚而挛缩。②先天性因素：有的学者认为本病是先天性肌肉发育不良或发育不全所致。③免疫功能异常。④瘢痕体质。⑤遗传因素。

2. 分型

本病根据涉及的肌肉可分为单纯臀大肌挛缩型，单纯臀中肌挛缩型，臀大肌、臀中肌复合挛缩型（包括臀小肌挛缩）。

【临床表现】

1. 病史

本病多数患者有多次臀部肌内注射病史。

2. 症状及体征

步态异常，走路或跑步时呈外"八"字，跑跳不灵活。站立时，双下肢不能完全靠拢，轻度外旋。由于臀大肌上部肌纤维挛缩、肌容积缩小，相对显出臀部尖削的外形，称"尖臀征"。坐下时双腿不能并拢，双髋分开蛙式位，一侧大腿难以搁在另一侧大腿上（交腿试验阳性）。下蹲活动时轻者蹲时双膝先分开，然后下蹲后再并拢（画圈征）。重者只能在外展、外旋位下蹲，蹲下时双髋关节呈外展、外旋姿势，双膝不能靠拢，足跟不着地，呈蛙式样。体检可发现臀部外上部有皮肤凹陷，髋内收时凹陷更明显，臀部可触及硬结或硬性索带，有紧缩感，下肢呈外展外旋位，髋内收、内旋受限，下肢中立位屈髋活动受限，必须患髋外展、外旋，使患侧髋向外画一半圆形方能再回入原矢状面完全屈曲。下肢并腿被动屈髋屈膝和伸髋伸膝时，紧张的挛缩带滑过大转子表面瞬间摩擦产生弹响（髋弹响征）。病程长、程度重者可有髋臼底凸向盆腔，形成Otto氏骨盆。臀中小肌挛缩的患儿有大转子骨骺肥大。双侧不对称性臀肌挛缩患儿可有骨盆倾斜及继发性腰段脊柱侧凸。严重侧髂前上棘较轻侧低，重侧脐踝距离长于轻侧，而两侧大转子到踝部距离相等。（彩图 14-4-1）

3. 辅助检查

X 线检查：表现多为正常，严重患者可见股骨颈干角增大，股骨小粗隆明显可见，骨盆倾斜，腰椎代偿性侧凸等（图 14-4-1）。

【鉴别诊断】

根据病史及体征，本病诊断并不困难，但少数患者合并髋周其他疾病，如 Perthes病，给确诊造成困难，通过仔细查体可明确诊断。

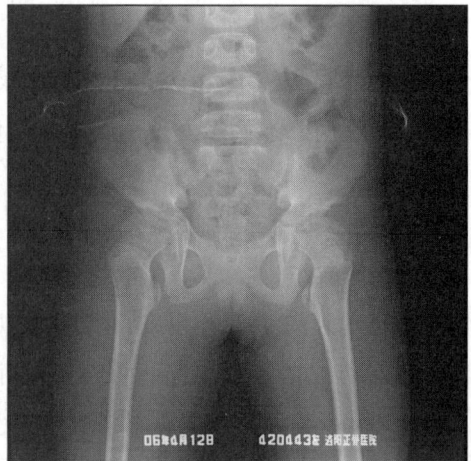

图 14-4-1　严重臀肌筋膜挛缩症 X 线片

【治疗思路】

本病一旦确诊，病情重者宜尽快手术治疗，以免继发骨关节的病变。手术强调应彻底松解，切除纤维变性组织，包括髂胫束、臀肌等。

【治疗方法】

1. 中医治疗

本病可采用推拿按摩等疗法，在患侧臀部外上方和大腿采用㨰法、按揉法、弹拨法、拿法等手法，取环跳、风市、膝阳关、阳陵泉等穴位用指按、指压法，做被动屈膝、屈髋、内收运动，以舒筋解痉。

2. 西医治疗

手术治疗：对日常生活活动无影响者不需要手术治疗。如影响髋关节功能活动者可采用手术治疗，主要采用挛缩松解术。

［适应证］臀肌筋膜挛缩较重，影响日常生活者。

［手术方法］患儿取半侧卧位，手术侧在上，中度屈曲并内收患髋关节，使纤维条索紧张。大部分病例都存在臀肌上半部纤维、臀中肌表面、髂胫束及不同程度的阔筋膜张肌表面的臀筋膜挛缩，此为本病的主要松解部位。自髂后上棘至股骨大转子方向做波浪形切口，切开皮肤、皮下组织，可显露切口深面挛缩增厚的变性纤维组织。切开臀中肌表面之髂胫束，向后至臀大肌缘，即可清楚地显露股骨大转子内后方的臀大肌－髂胫束下间隙，可伸入食指做引导，以血管钳挑起挛缩组织逐一松解。按需要向前松解阔筋膜张肌及其浅面臀筋膜。至此大部分病例可达彻底松解。臀中小肌挛缩处理要谨慎，如系肌纤维内部分间隔挛缩可行挛缩纤维切开，如系多数纤维挛缩则宜行延长术，以保留髋外展功能，保持髋稳定。松解至髋关节活动范围达到内收和内旋各约10°位，髋关节由伸直位屈曲到120°以上。或者查 Ober 征时屈髋90°位，髋内收大于30°；伸髋位时髋内收大于10°，极度内收内旋位时做屈髋试验无弹跳，方可结束手术。可以手指伸入切口组织中探查是否仍存在挛缩束带，如存在则予以切除。经彻底止血，橡皮引流条引流或负压引流管，缝合皮下浅筋膜、皮肤。术后切口加压包扎固定24～48小时。术后2周拆线。挛缩松解术后可因臀肌再粘连而复发，故术后采用主动运动及功能锻炼以克服弹响征及蛙腿征，延长残存的挛缩组织，改善肢体功能，防止浅层阔筋膜张肌及髂胫束断端再粘连。

3. 功能锻炼

挛缩松解术后可因臀肌再粘连而复发，故术后采用主动运动及功能锻炼以克服弹响征及蛙腿征，延长残存的挛缩组织，改善肢体不等长障碍，防止浅层阔筋膜张肌髂胫束断端再粘连，巩固松解效果。术后6小时用绷带将双膝并拢缠绕，膝下垫软枕，屈髋60°，屈膝30°，固定24小时，观察伤口渗血情况，渗血或引流不多时可拔除引流，开始功能锻炼。术后24～48小时内，协助与指导患者在床上做双下肢的交叉运动，屈曲内收双髋关节，练习起坐，3次/天，30分钟/次。术后48小时，协助患者下床走一字步，挺胸抬头，双肩水平，双下肢交叉直线行走，3 次 / 天，30 分钟 / 次。术后 3～4 天，在走一字步的基础上逐步增加臀外展并膝下蹲练习，双脚并拢，双手平举，足跟不能离地，腰背部挺直。3 次 / 天，重复运动 200 次。术后第 7 天，在纠正异常步态的基础上，进行腿部锻炼（跷二郎腿），跷腿时端坐于靠背椅上，背部紧贴靠背，一腿过膝，交叉架于另一腿上，左右腿交叉，进行左右摆臀主动伸展运动，3 次 / 天，30 分钟 / 次。上述功能锻炼要循序渐进，防止活动过度引起伤口渗血、切口裂开。

在巩固上述功能锻炼的基础上，出院后做膝关节功能锻炼操。①坐位：双髋、双膝屈曲，然后双髋再向外分开至最大，并使两脚心在体前相对并拢，双手按压膝关节内侧，双腿尽量向内靠拢，还原，重复 5 次。②平卧位：一侧患肢髋、膝关节屈曲，向内倾倒至最大位，然后再向外倾倒至最大位，还原，左右重复交替 5 次。③站立位：两足前后分开，位于前面的膝关节屈曲，后面的膝关节伸直，双手压于前膝关节，身体慢慢向前倾，维持 5 秒，还原，左右交替重复 5 次。出院后坚持做 2～6 个月，以下蹲、坐起自如为自理标准。

4. 膳食与起居

（1）辨证施膳：宜食清淡、易消化之品，如蔬菜、水果、蛋类、豆制品、瘦肉等，忌食酸辣、燥热、油腻之品。多食强筋壮骨之品，如甲鱼、黄鳝、乌鱼、乳鸽炖汤等。

（2）起居：鼓励家属多带患者到户外晒太阳。对不能下地的患者，如病情许可，可协助其坐推车或轮椅到户外，慎起居，避风寒，防感冒。

【按语】

臀肌筋膜挛缩症的治疗主要是手术，中医药治疗在后期改善肢体功能和矫正畸形方面有较好效果。

第十五章　骨与关节原发性畸形

第一节　先天性肌性斜颈

【概述】

先天性肌性斜颈系一侧胸锁乳突肌挛缩导致的颈部倾斜，表现为头部及颈部的不对称畸形，头部向患侧倾斜，下颌转向健侧，两侧面部不对称，无性别差异，约6岁时面部畸形明显。

【病因病机与分型】

1. 病因病机

（1）中医学：先天性肌性斜颈属中医学筋缩范畴，民间又称之为"歪脖"。中医学认为，本病主要是颈部气血运行不畅，气滞血瘀，筋脉痹阻所致。

（2）西医学：先天性肌性斜颈的发生原因仍不清楚，有以下几种学说。①创伤学说：与臀位产或使用产钳等因素有关，由于分娩时一侧胸锁乳突肌受产道或产钳挤压而受伤出血，血肿机化继发肌肉挛缩所致。但有些剖腹产的新生儿也可发生斜颈。②子宫内压力学说：胎位不正，胎儿在子宫内头颈部位置异常造成胸锁乳突肌缺血所引起。病变可累及整个胸锁乳突肌，但也可局限于该肌的胸骨头或锁骨头附着处。病理改变为肌肉纤维化，透射电镜检查证实为肌肉退行性变，间质胶原沉积明显增加，这种变化系肌肉被非特异性纤维组织所替代的结果。

2. 分型

本病根据头颈倾斜的程度分为3型。

轻型：头颈向一侧歪斜＜20°，包块＜1cm，头颈活动轻微受限。

中型：头颈向一侧歪斜20°～30°，包块＜2cm，质稍硬，面部稍有不对称，头颈活动受限。

重型：头颈向一侧歪斜30°以上，包块2cm，质稍硬，面部变形，头颈活动显著受限。

【临床表现】

1. 病史

患儿出生后 1～2 周，细心的母亲可以发现颈部一侧有肿块，头向一侧歪斜，2～4 周内肿块可逐渐增大，18 个月后可出现头面部五官不对称，到成人期头向患侧歪斜，下颌转向健侧。

2. 症状

头部向患侧倾斜，下颌旋向健侧，颈部向患侧旋转及向对侧倾斜均受限，症状较重者双侧面部不对称。患侧的眼外眦与同侧口角的距离小于健侧，两眼和两耳不在同一平面。（彩图 15-1-1，图 15-1-1）

3. 体征

患侧胸锁乳突肌呈条索状挛缩，其中、下部可见质硬的肿块。部分肿块有压痛，牵拉颈部时加剧。

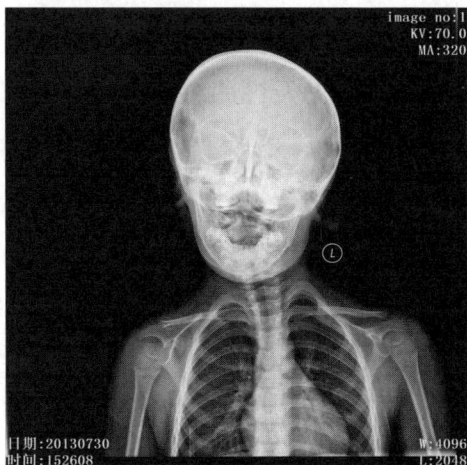

图 15-1-1　先天性肌性斜颈术前 X 线

4. 临床特征

先天性肌性斜颈是一侧胸锁乳突肌挛缩导致的颈部倾斜，头部向患侧倾斜，下颌转向健侧，颈部向患侧旋转及向对侧倾斜均受限，症状较重者双侧面部不对称。

5. 辅助检查

（1）X 线检查：可见颈椎下段和胸椎上段侧凸畸形，脊柱的凹侧朝向患侧，椎体及附件分化良好，无骨骼畸形。有时可看到一侧胸锁乳突肌中、下部的条索状肿块阴影。

（2）超声检查：可见患侧胸锁乳突肌较健侧短缩，肌肉条纹回声较杂乱，部分可探及梭形包块，边界清晰无包膜，上、下端与胸锁乳突肌相连，其内回声不均匀，肿块内多无血流信号。超声检查为一种无创检查，可清晰地显示病变，为婴幼儿患者的早期诊断提供可靠依据。

【诊断及鉴别诊断】

1. 诊断

依据临床症状与体征，本病诊断并不困难。但应拍摄颈椎 X 线片以排除骨质异常，并需与其他原因引起的斜颈相鉴别。

2. 鉴别诊断

（1）先天性骨性斜颈：多系先天性枕颈部畸形所致，包括短颈畸形、颅底凹陷、半椎体畸形、寰枕融合及齿状突发育畸形。上述疾病可造成斜颈及面部不对称，但一般不会产生胸锁乳突肌的典型条索状挛缩及肿块，X 线检查可明确上述诊断。

（2）感染：咽喉部炎症、扁桃体炎、颈淋巴结炎、颈椎结核等炎症刺激，局部软组织充血、水肿，颈椎韧带松弛，导致胸锁乳突肌痉挛或寰枢椎半脱位而产生斜颈，但颈部疼痛剧烈，各方向活动均受限制，根据感染病史及 X 线表现可鉴别。

（3）视力性斜颈：由于视力障碍如先天性斜视、屈光不正、眼神经麻痹、眼睑下垂等，可出现头颈部向一侧倾斜，但胸锁乳突肌无挛缩，头颈部旋转无受限。

【治疗思路】

先天性肌性斜颈要早期诊断、早期治疗，治疗目的在于松解挛缩的胸锁乳突肌，预防继发的头、颜面、颈椎畸形。

【治疗方法】

1. 一般治疗

日常生活中，经常采用与颈部畸形相反方向的动作，如喂奶、睡眠等，应将患儿头部向健侧扭转等。

2. 中医治疗

中医学认为，本病由于胎儿胎位不正，颈部经络血行不畅，瘀血阻络，日久瘀积而成肿块。治则当以行气活血、舒筋通络、软坚散结为主。

（1）药物治疗：可采用平乐正骨七珠展筋散（血竭、乳香、没药、红花、三七、樟脑等）敷于肿块，以指腹轻揉按摩渗透，达到活血化瘀、舒筋散结的目的。

（2）其他治疗：局部热敷、按摩、手法牵引、固定等。局部热敷可起到活血解痉、消肿散结功效，促进肿块吸收，达到治疗目的。手法按摩又称家庭疗法，可教会患儿家长掌握手法操作要点。即用拇、食指对挛缩的胸锁乳突肌进行柔和的捻散捋顺，边揉边将患儿头部扳正，一次 15 分钟，每日 1～2 次，轻度挛缩的胸锁乳突肌可以逐渐得到舒展，头颈部姿势恢复正常。手法要求轻而不浮，重而不滞，刚柔相济，循序渐进。手法按摩还可增加对颈部双侧三阳经敏感穴位的刺激，如肩井、天柱、天窗、天鼎、风池等穴位。患儿睡眠时可将头部用沙袋固定，让患儿仰卧床上，脸朝向患侧，枕部朝向健侧，用沙袋固定，保持以上体位。

3. 西医治疗

（1）药物治疗：包块内注射醋酸泼尼松龙或合并注射透明质酸酶。前者可抑制炎症细胞浸润，防止粘连及瘢痕形成；后者为蛋白分解酶，可分解透明质酸，促进局部药液扩散。目前该方法临床应用不多，应慎用。

（2）手术治疗：适用于非手术治疗无效或就诊已晚的患者。一般分胸锁乳突肌单极松解和胸锁乳突肌双极松解两种方法，前者适用于幼儿或畸形较轻者，后者适用于年龄较大或畸形较重者。术后仍需佩戴过度矫正位头颈胸支具 3～6 个月，以维持手术松解效果，纠正患者固有习惯。

4. 功能锻炼

多做颈部向患侧旋转及向健侧倾斜的训练，使筋肉舒展，促进功能恢复。

5. 膳食与起居

（1）辨证施膳：该病因颈部经络血行不畅，瘀血阻络，日久瘀积而成肿块。婴幼儿应母乳喂养，儿童饮食以活血通络、易消化、富营养为原则，可配以桃仁、山楂、菠菜、醋等具有活血化瘀功效的食物。有条件者可采用药膳。

三七当归汤：三七 10g，当归 10g，肉鸽 1 只，共炖熟烂，汤肉并进，每日一次，连服 7～10 天。

（2）起居：保持头颈部中立位，支具固定与功能锻炼相结合。睡眠时令其采取仰卧位，用沙袋将头固定于头偏向健侧、下颌转向患侧的位置。

【按语】

先天性肌性斜颈是一种较常见的颈部畸形，诊断较容易，治疗越早效果越好。在婴儿期如坚持采用非手术治疗，部分患者可以治愈。对于保守治疗效果差或就诊时年龄超过 1 岁的患儿，宜采取手术治疗，视情况行胸锁乳突肌单极或双极松解，术后需佩戴过度矫正位头颈胸支具 3～6 个月，以维持矫形效果，纠正患者固有习惯。

【病案举例】

宋某，女，18 岁，因"右侧斜颈畸形 18 年"入院。

患者出生后被发现右侧斜颈畸形，未做特殊治疗。随着年龄增大，斜颈畸形逐渐加重，颈部活动明显受限，且近来出现双眼视物易疲劳，故来诊。门诊拍片检查后，以"右侧肌性斜颈"为诊断收入我科。患者神志清，精神好，饮食、睡眠、大小便均正常。专科情况：右侧斜颈畸形，头部向右侧倾斜，下颌转向对侧，右胸锁乳突肌呈条索状隆起，颈部活动受限：屈曲 45°，后伸 30°，右侧屈 45°，左侧屈 10°，左旋 20°，右旋 40°。面部明显不对称，双眼、双耳不在同一水平，右侧眼外眦与口角的距离小于健侧 1cm，右侧颧弓及下颌低于左侧。颈椎正侧位 X 线片示颈椎向左侧轻度弯曲，椎体分化良好，颈椎生理曲度消失。（彩图 15-1-2）

临床诊断：右侧先天性肌性斜颈。

治疗经过：入院后明确诊断，在颈丛神经阻滞麻醉下行右胸锁乳突肌联合松解术。

患者取仰卧位，右侧肩部垫高，下颌转向健侧，常规消毒铺巾。在右锁骨内侧上方做一长约 5cm 横形切口，逐层切开皮肤、皮下组织、颈阔肌，显露胸锁乳突肌胸骨头及锁骨头，分离其周围的软组织，切断两个头。将肌远端提起并向上游离，避免损伤颈总动、静脉。术中见该肌与颈总动脉鞘粘连，颈总动脉鞘也有挛缩，小心松解颈总动脉鞘。将胸锁乳突肌远端切除约 2cm。另在乳突处做一长约 2cm 纵向切口，逐层切开皮肤、皮下组织，显露胸锁乳突肌起点并予以切断松解。旋转活动颈部见胸锁乳突肌不再紧张，逐层闭合两切口。术后应用抗生素等，1 周后刀口拆线，佩戴功能位头颈胸矫形支具，每日定时行颈部功能锻炼。3 个月后去除支具，颈部畸形明显减轻，活动度改善。

第二节　颈肋

【概述】

颈肋为从下颈椎发出的一根多余肋骨，为先天畸形。可发生于第 5 ～ 7 颈椎，但多附着于第 7 颈椎椎体和横突，可仅为单纯性骨隆，亦可为完整的肋骨。颈肋末端细小游离，或借纤维索与第 1 肋相连。颈肋患者可终身不出现症状，部分出现锁骨下血管及臂丛神经受压的临床症状和体征。

【病因病机与分型分期】

1. 病因病机

本病为先天发育异常，具体病因不明，部分患者终生无症状。若颈肋压迫锁骨下动脉出现患侧上肢发绀、桡动脉搏动减弱，压迫臂丛神经则出现相应的神经支配区麻木、感觉异常、无力等，抬高患肢则桡动脉搏动恢复正常。

2. 分型

畸形的颈肋长短变化很大，按其形状可分为以下 4 型。

Ⅰ型：颈肋短小，不超过横突。

Ⅱ型：颈肋较长，超过横突较多，末端游离或与第 1 肋软骨相连。

Ⅲ型：次全颈肋，以纤维索与第 1 肋软骨相连。

Ⅳ型：完整颈肋，以真性肋软骨与第 1 肋软骨相连。

【临床表现】

1. 病史

儿童时期很少出现症状，患者无明显诱因出现一侧上肢发绀，桡动脉搏动减弱，患肢麻木、感觉异常、无力等。身材瘦高、肌力低下者易患本病。

2. 症状

本病主要症状：①颈部不适、僵硬、颈肩痛，同时放射到肘关节、前臂尺侧、手指，疼痛伴有麻木，白天疼痛剧烈，休息时可缓解。抬高上肢时疼痛减轻或消失；向下牵拉上肢时疼痛加剧。②抬肘工作时容易疲劳，手持物无力、不自觉地丢落物品。③手与指出现反复肿胀、寒冷、苍白、发绀或麻木刺痛，为血管受累表现。极严重者可发生手指坏疽。有时出现交感神经症状，与血管症状不易区别。

3. 体征

本病主要体征：①颈根压痛，颈椎活动受限。②在颈肋部加压能引出局部压痛及放射痛。③在锁骨上区可触及骨性肿物，并伴有压痛和放射痛，在锁骨下动脉处可听到杂音，患者手发凉、桡动脉搏动弱甚至消失，皮肤光亮、指甲碎裂或指间发生溃疡。严重者出现运动症状，以及患手无力、肌萎缩和手内在肌颤动。④尺神经受压时第4、5指感觉过敏并有骨间肌、小鱼际肌萎缩。正中神经受压时表现为大鱼际肌萎缩，有时肱二、三头肌与桡骨膜反射减弱。

4. 临床特征

颈肋为一种少见的先天畸形，部分患者终生无症状。若颈肋压迫锁骨下动脉出现患侧上肢发绀、桡动脉搏动减弱，压迫臂丛神经则出现相应的神经支配区麻木、感觉异常、无力等，抬高患肢则症状减轻或消失。

5. 特殊检查

（1）压迫试验：在锁骨上窝压迫局部神经血管束，可促发神经血管压迫症状或使之加重。

（2）过度外展试验：在站位或坐位将患者双上肢过度外展外旋，高举过头，桡动脉搏动减弱或消失者为阳性。

（3）Adson试验：患者取端坐位，双手置于膝上，头后仰，下颌抬高并转向患侧，让患者深吸气后屏住气，桡动脉搏动减弱或消失为阳性。

6. 辅助检查

（1）X线检查：颈椎两侧或一侧有肋骨长出，摄片时应包括整个颈椎或整个胸椎。颈肋常较细短，有时可与横突相互融合，其边缘不太整齐，但颈肋也可形如正常的第1肋；如为两侧颈肋，两侧的长短、粗细常不对称（图15-2-1）。

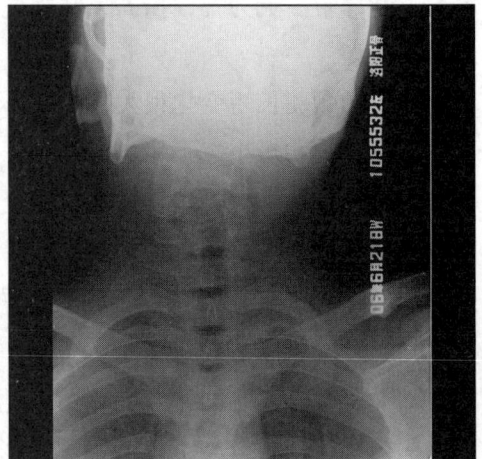

图 15-2-1　颈肋

（2）肌电图检查：当出现臂丛神经受压时神经传导速度明显减慢。

【鉴别诊断】

本病通过症状、体征及影像学检查可明确诊断，需与颈椎间盘突出症、创伤性尺神经炎、脊髓空洞症、脊髓肿瘤、尺神经腕管综合征、雷诺病等相鉴别。颈椎 X 线片无颈肋存在是区别上述疾病的重要依据。

【治疗思路】

颈肋若无临床症状不需治疗，有临床症状者可手术治疗。治疗目的是缓解或解除颈肋对神经血管的压迫。

【治疗方法】

1. 一般治疗

适当休息，患侧上肢不提重物，悬吊上肢，做耸肩锻炼等。

2. 中医治疗

（1）内治法

①寒湿痹阻：上肢疼痛，感觉减退或丧失、麻木，肌力减退，肌肉萎缩，舌质淡，苔薄白，脉动沉无力。

治法：温经通络，散寒止痛。

方药：麻桂温经汤加羌活、秦艽、黄芪；或用蠲痹汤加通草、白花蛇舌草等。

②气滞血瘀：患侧手水肿、发绀、苍白、发凉，桡动脉搏动减弱或消失，舌质暗，舌苔薄黄，脉沉细。

治法：行气活血，疏通经络。

方药：四物止痛汤加桂枝、木香、姜黄。

（2）外治法

①中药外敷：可采用舒筋活血止痛膏贴敷于锁骨上窝及颈基底部。

②理筋手法：以拇指揉按锁骨上窝周围，然后用捏法松解肩部组织，上肢高举、牵抖，反复操作 2～3 分钟，以疏通经络，解除肌肉、血管、神经痉挛，缓解疼痛。

3. 西医治疗

手术治疗：对长期非手术治疗无效、有碍工作和生活者可考虑手术治疗。本病手术方法很多，包括软组织松解术、前斜角肌及中斜角肌切除术、颈肋切除术等。

4. 功能锻炼

积极进行肩部及颈部功能锻炼，多做耸肩、上肢高举和颈部侧屈等动作，加强肌力训练，以提高肩颈部肌肉的弹性，防止肩部下垂，减少神经、血管受压机会。

5. 膳食与起居

（1）辨证施膳：患者大多身体瘦弱，年过四十而肝肾渐亏，气血不充，筋肉失于滋养而痿软无力。饮食上以滋补肝肾、益气养血为原则。如黑木耳、菠菜、胡萝卜、羊肉、动物内脏、甲鱼、人参、糯米、大枣、山药、枸杞等。

（2）起居：日常工作中，应尽量减少使肩部下垂的动作，如肩扛或手提重物。睡眠时应多取仰卧位，避免患肩在下的侧卧位，以防患肩被压下垂。积极进行肩部及颈部功能锻炼，提高颈肩部肌肉弹性、韧性和肌力，减少发病机会。

【按语】

颈肋是人类在进化中极少数人残留的颈部"肋骨"，主要病理改变是臂丛神经和锁骨下动脉受累，从而产生相应压迫症状。X线片显示颈肋存在是诊断的依据。本病以保守治疗为首选，无效或症状严重者可手术治疗。手术方法以整体切除颈肋效果较好。平时应加强颈肩部肌肉锻炼，经常做上肢高举动作，可提高保守治疗的效果。

【病案举例】

邱某，女，34岁，因"左侧颈部包块伴左上肢酸痛无力5年"入院。

患者5年前无意间发现左侧颈部有一异常包块，且渐出现左上肢酸痛无力，未做特殊治疗，为进一步治疗来诊。经门诊拍片检查后，以"左侧颈肋缩合征"为诊断收入院。患者神志清，精神好，饮食、睡眠、大小便均正常。专科情况：左侧锁骨上窝饱满，可触及一异常包块，质地坚硬，似与颈椎相连；左侧颈部时有疼痛。左上肢持物时酸痛，力量较对侧差，肌力约4级；左上肢末梢血循及感觉、运动正常。颈椎正位X线片示：双侧第7颈椎横突较长，且左侧第7颈椎横突外侧有一赘生肋，赘生肋分2节，似与第1肋骨有骨性联结。

临床诊断：左侧颈肋综合征。

治疗经过：入院后完善各项相关检查，明确诊断，在高位颈丛神经阻滞麻醉下行左侧颈肋综合征颈肋切除术。以颈肋为中心，取左锁骨上与皮纹方向一致的斜向切口，长约6cm，逐层切开皮肤、皮下组织、颈阔肌，在胸锁乳突肌外侧触知颈肋，仔细钝性向深层分离，见左臂丛神经自颈肋上跨过，局部张力较大，适当游离臂丛神经并将其向内侧牵开，暴露颈肋并用咬骨钳将其大部分咬除，此时见臂丛神经不再有张力，为避免损伤椎动脉，不强求全部咬除颈肋，残端用骨锉磨平。冲洗后闭合切口，放置引流装置。术后抗感染等对症治疗，患者左上肢酸痛感消失。指导其行耸肩、左上肢高举等功能锻炼。

第三节　特发性脊柱侧凸

【概述】

脊柱侧凸是指脊柱的一个或数个节段在冠状面上偏离身体中线向侧方弯曲，形成一个带有弧度的脊柱畸形，通常还伴有脊柱的旋转和矢状面上后凸或前凸的增加、减少。特发性脊柱侧凸系指脊柱 Cobb 角大于 10°，其他系统和器官均健康的脊柱侧方弯曲，目前病因不明确。特发性脊柱侧凸常发生在儿童，患者无神经系统或肌肉系统疾患，影像学检查未见椎体畸形。

【病因病机与分型】

1. 病因病机

特发性脊柱侧凸是一种发病原因尚未明了的脊柱畸形，其发病原因可能与以下几种因素相关。①遗传因素；②激素影响；③生长发育异常；④结缔组织异常；⑤神经平衡系统障碍；⑥神经内分泌系统异常。

2. 分型

根据首次就诊发现的年龄，本病可以分为 3 种类型：婴儿型、少儿型和青少年型。在 3 岁前发现的特发性脊柱侧凸为婴儿型；3 岁到青春期（11 ～ 12 岁）出现者为少儿型；最常见的特发性脊柱侧凸是青少年型，首次发现多在青春期之后。

【临床表现】

1. 病史

特发性脊柱侧凸常发生在儿童，患者无神经系统或肌肉系统疾患，影像学检查未见椎体畸形。

2. 症状

早期可无任何症状，随着脊柱侧凸畸形加重，可出现腰背部疼痛，甚者出现神经受压症状，如会阴区麻木，大小便功能障碍，下肢疼痛、麻木、无力，可进行性加重，甚至出现痉挛性瘫痪（彩图 15-3-1）。

3. 体征

特发性脊柱侧凸引起的主要体征是外观畸形，双肩、双髋不等高，严重者可出现"剃刀背"畸形。

4. 特殊检查

（1）直立位检查：正常人在直立位时，所有的棘突都能在中线上连成一条直线，且不偏离。若自第 7 颈椎棘突或枕外隆凸处挂一铅锤，铅垂线与各棘突和臀裂相重合，胸廓对称无畸形，两侧肩胛骨等高，两肩、两肘及两髂嵴连线都与水平线保持平行。当出现脊柱侧凸时，棘突偏离中线，形成 "C" 或 "S" 形曲线，从第 7 颈椎棘突或枕外隆凸所挂的铅垂线，则不与棘突和臀裂相重合。凸侧的肩胛骨和后胸廓隆起成嵴，凹侧的后胸廓则凹陷，凸侧肩和肘升高，凹侧腰部形成较深的皮肤皱褶。

（2）脊柱前屈位检查：患者站立，两足并拢，两膝完全伸直，脊柱向前屈 90º，两上肢自然下垂。检查者在患者身后，从水平位观察背部，如果脊柱有侧凸畸形，凸侧背部将高于凹侧。这种方法可显露在直立位不能检查出来的轻微畸形。

（3）脊柱侧屈检查：患者向两侧屈曲时，观察棘突连线的变化。正常时两侧 "C" 形曲线相等，侧凸畸形时侧向凸侧角度可减小，侧向凹侧时角度将增大。如果侧凸畸形不能消失，则为结构性脊柱侧凸。

（4）脊柱垂直牵拉（悬吊试验）：患者站立，助手用两手托住患者腋部或患者双手抓单杠两足离地，向上举起，可观察到举起前后的畸形改变，如此可较真实地反映脊柱结构性变化的程度，可帮助确定侧凸的性质和预测手术能否取得良好效果。

（5）骨盆检查：用手触摸两髂嵴，检查两髂嵴是否在同一水平上，骨盆是否倾斜。如果下肢不等长，也可引起骨盆倾斜，如此可在短侧足底垫相应高度的木块，使两侧髂嵴恢复至同一水平位，这时侧凸消失，说明这种畸形是因下肢不等长引起的非结构性侧凸。

5. 辅助检查

（1）X 线检查

1）直立位全脊柱正侧位像：行 X 线检查时必须强调直立位，不能取卧位，需包括整个脊柱。若患者不能直立，宜用坐位像，这样才能反映脊柱侧凸的真实情况。

①弯曲度测量：Cobb 法是测量弧度大小的最标准方法，首先应确定关键椎体。端椎：脊柱侧凸中向凹侧倾斜最大的椎体。顶点：侧凸弧内偏离中垂线最远的椎体或椎间隙。中间椎：顶椎与端椎之间的椎体，一般为顶点上方和下方的第 1 或第 2 个椎体。中立椎：是站立正位 X 线片上两侧椎弓根影对称的椎体。稳定椎：自骶骨的中点垂直于髂嵴连线向上作一延长线，当该线与脊柱相交时最近乎被平分的椎体，稳定椎可用来确定所有各类型弧度的融合平面。头侧端椎上缘的垂线与尾侧端椎下缘垂线的交角即为 Cobb 角（图 15-3-1）。

②椎体旋转度的测量：通常采用 Nash-Moe 法，根据正位 X 线片上椎弓根的位置，将其分为

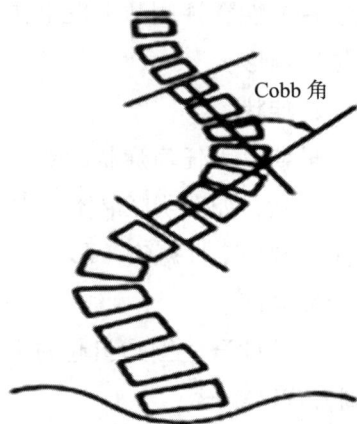

图 15-3-1　脊柱侧凸 Cobb 测量法

5 度。先画出椎体中线，并将椎体凸侧再作三等分，无旋转时椎弓根位于外 1/3。0 度：椎弓根对称；Ⅰ度：凸侧椎弓根移向中线，但未超过第 1 格，凹侧椎弓根变小；Ⅱ度：凸侧椎弓根已移至第 2 格，凹侧椎弓根消失；Ⅲ度：凸侧椎弓根移至中央，凹侧椎弓根消失；Ⅳ度：凸侧椎弓根越过中线，靠近凹侧（图 15-3-2）。

2）仰卧位左右弯曲及牵引像：反映其柔软性。Cobb角大于 90°或神经肌肉性脊柱侧凸，由于无适当的肌肉矫正侧凸，常用牵引像检查其弹性，以估计侧凸的矫正度及椎体融合所需的长度。脊柱后凸的柔软性需摄过伸位侧位像。

3）Stagnara 像：严重脊柱侧凸患者（大于 100°），尤其伴有后凸、椎体旋转者，普通 X 线片很难看清肋骨、横突及椎体的畸形情况。需要摄去旋转像以得到真正的前后位像。透视下旋转患者，出现最大弯度时拍片，片匣平行于肋骨隆起内侧面，球管与片匣垂直。

（2）CT 检查：CT 可精确测量椎体旋转度，对打入椎弓根钉的方位及深度很有帮助，CT 三维重建可清楚显示脊柱的先天异常。

（3）椎管造影检查：椎管造影检查并非常规检查手段，指征是脊髓受压、脊髓肿物、硬膜囊内疑有病变。X 线见椎弓根距离增宽、椎管闭合不全、脊髓纵裂、脊髓空洞症，

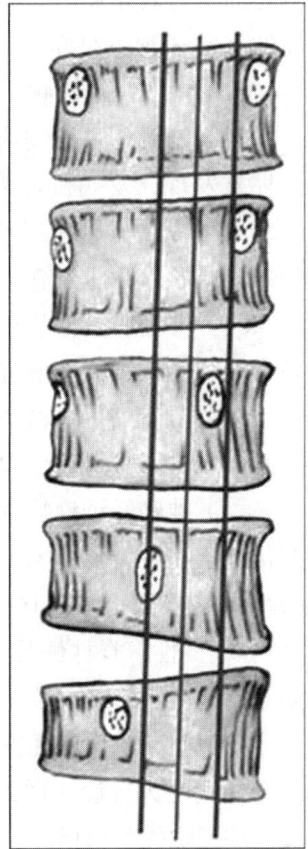

图 15-3-2　Nash-Moe 法椎体旋转度的测量

以及计划切除半椎体或拟做半椎体楔形切除时，均需做椎管造影检查，以了解脊髓受压情况。

（4）MRI 检查：对合并有脊髓病变的患者很有帮助，如脊髓纵裂、脊髓空洞症等。MRI 检查对椎管内病变分辨力强，对手术矫形及预防截瘫非常重要。

【鉴别诊断】

脊柱侧凸诊断较容易，但其病因复杂，根据病因分为非结构性脊柱侧凸和结构性脊柱侧凸，现分类叙述如下，以资鉴别。

1. 非结构性脊柱侧凸

非结构性脊柱侧凸在侧方弯曲像或牵引像上可以被矫正。非结构性侧凸的脊柱及支持组织无内在的固有改变，向两侧弯曲的 X 线表现对称，累及椎体未固定在旋转位。包括姿势不正、癔病性、神经根刺激（如髓核突出或肿瘤刺激神经根）引起的侧凸，还有双下肢不等长、髋关节挛缩及某些炎症引起的侧凸。去除病因后，脊柱侧凸即能消除。

2. 结构性脊柱侧凸

结构性脊柱侧凸是指伴有旋转的结构固定的侧方弯曲，即患者不能通过平卧或侧

方弯曲自行矫正侧凸，或虽矫正但无法维持。X 线片可见累及的椎体旋转，或两侧弯曲的 X 线表现不对称。

（1）特发性脊柱侧凸：原因不明的脊柱侧凸，最常见，占总数的 75% ～ 80%。

（2）先天性脊柱侧凸：是由于脊柱胚胎发育异常所致，发病较早，大部分在婴幼儿期被发现，发病机理为脊柱的结构性异常和脊柱生长不平衡，鉴别诊断并不困难，X 线片可发现脊柱有结构性畸形。基本畸形可分为 3 型：脊柱形成障碍，如半椎体、蝴蝶椎畸形；脊柱分节不良，如单侧未分节形成骨桥；混合型。

（3）神经肌源性脊柱侧凸：可分为神经性和肌源性两种，前者包括上运动神经元病变的脑瘫、脊髓空洞症等和下运动神经元病变的脊髓灰质炎等，后者包括肌营养不良、多关节挛缩等。这类侧凸的发病机理是神经系统和肌肉失去了对脊柱躯干平衡的控制调节作用，其病因常需临床仔细体检才能发现。

（4）神经纤维瘤病并发脊柱侧凸：神经纤维瘤病为单一基因病变所致的常染色体遗传性疾病，特点是有家族史，皮肤有 6 个以上咖啡斑，有纤维瘤结节，全身性和局限性骨骼异常。并发脊柱侧凸时其 X 线特征可以类似特发性脊柱侧凸，也可表现为"营养不良性"脊柱侧凸，即短节段成角型的后凸形弯曲，以及脊柱严重旋转、椎体凹陷等。这类侧凸进行性加重，治疗困难，假关节发生率高。

（5）间充质病变并发脊柱侧凸：有时 Marfan 综合征、Ehlers-Danlos 综合征等可以以脊柱侧凸为首诊，详细体检可以发现这些病的其他临床症状，如韧带松弛、鸡胸或漏斗胸、蜘蛛手畸形等。

（6）骨软骨营养不良并发脊柱侧凸：如多种类型的侏儒症、脊柱骨骺发育不良等。

（7）代谢障碍疾病合并脊柱侧凸：如佝偻病、成骨不全、高胱胺酸尿症等。

（8）其他原因引起的脊柱侧凸：如放疗、广泛椎板切除、感染、外伤、风湿病、肿瘤均可致脊柱侧凸。

【治疗思路】

发现脊柱侧凸后，要尽早治疗。对于特发性脊柱侧凸，治疗上应根据畸形发展时年龄、进展速度、侧凸度数、生长发育程度、外观畸形、躯干平衡和未来发展趋势等因素，选择非手术或手术治疗。但总的治疗原则是在青春发育终止前尽可能使用非手术治疗，如必须在此前手术，也应努力先采用非手术治疗方案以推迟手术年龄。

【治疗方法】

1. 一般治疗

注意坐、立、行走的正确姿势，进行体操锻炼，增加躯干肌力，保持脊柱的柔韧性，定期复查，观察病变进展情况。

2. 支具治疗

现阶段已得到公认的有效保守治疗方法主要为支具治疗，Cobb 角小于 40º 的患者可选择该疗法。支具治疗的效果与患者的合作程度有关，研究资料表明，每日穿用支具时间超过20小时以上效果较好。支具佩戴期间，应指导患者进行引体向上、体操锻炼、躯干肌力训练等。根据患者的年龄及畸形情况，每4～6个月拍片复查一次。若支具治疗有效，则需一直佩戴支具直至发育成熟。

3. 西医治疗

手术治疗：适用于非手术治疗效果不好、脊柱侧凸度数过大的患者。传统上以Cobb角40°作为手术治疗的标准。但实际上，医生在决定是否手术和使用何种手术方案时，还要考虑患者的骨龄、生长发育状态、弯曲的类型、结构特征、脊柱的旋转、累及的脊柱数、顶椎与中线的距离，特别是外观畸形和躯干平衡等因素。现矫正脊柱侧凸多采用三维矫形内固定系统，根据去旋转理论，通过前路或后路器械对脊柱去旋转，改善额状面的畸形和恢复原有的生理曲线，即在脊柱的背侧或腹侧应用去旋转力矩，使来自去旋转力矩的力在去旋转的同时达到矫正侧凸的目的。但坚强的内固定不能代替确实有效的植骨融合。术前常规行脊柱全长X线片、CT及MRI检查，评定患者的心肺功能及脊柱柔软程度，并先行骨盆牵引，以增加脊髓的耐受性和适应能力。僵硬型手术矫形效果不如柔软型好，如牵引后出现神经症状，术中矫形度数也会受限。

①后路脊柱矫正融合术

[适应证] Cobb角大于40°且每年进展5°以上的胸段脊柱侧凸。

术后处理：卧床3个月，待获得骨融合，3个月后佩戴支具下床活动（图15-3-3）。

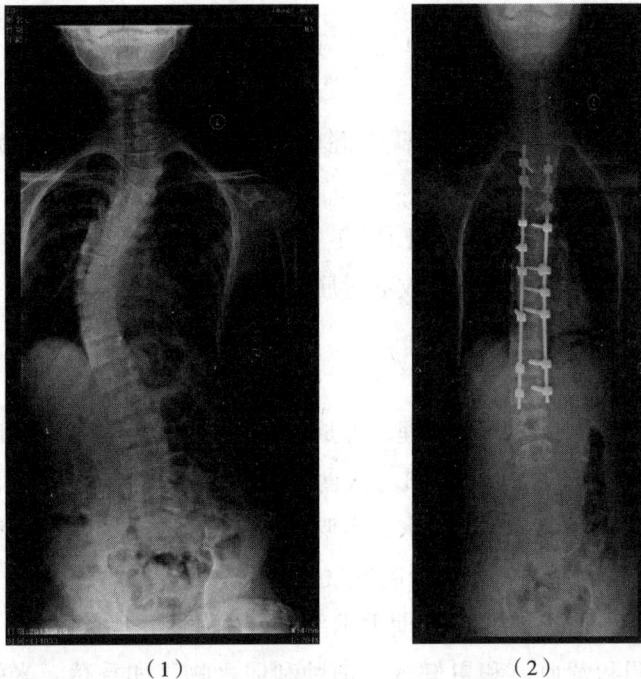

（1）　　　　　　　　（2）

图15-3-3　特发性脊柱侧凸X线片

（1）术前；（2）术后

②前路脊柱矫正融合术

［适应证］Cobb 角大于 40º 且每年进展 5º 以上单纯胸腰段或腰段侧凸。

术后处理：卧床 3 个月，待获得骨融合，3 个月后佩戴支具下床活动。

③前后路联合矫正术

［适应证］僵硬型侧凸，Cobb 角大于 60º，需先行前路松解；年龄小于 10 岁、Y 形软骨未闭，骨骺生长潜能大的患者，需先行前路骨骺阻滞术，以防出现曲轴现象。双弯畸形者为减少融合节段，多保留远端运动节段，可先行前路融合远端弯术。

术后处理：卧床 3 个月，待获得骨融合，3 个月后佩戴支具下床活动。

4. 功能锻炼

对于特发性脊柱侧凸患者，功能锻炼十分重要。无论是支具治疗，还是手术治疗，均需加强功能锻炼。体操可加强凸侧的肌力，如健侧卧位抬腿、向主凸侧弯曲、脊柱牵伸等。另需训练保持脊柱完整的肌肉，包括腰背肌、肩肌、腹肌、臀肌。临床常用的功能锻炼方法主要有以下几种。

（1）俯卧向前伸单臂：在垫子上俯卧挺身，使脊柱侧弯凹侧的手全力前伸，凸侧手后伸，同时做抬头挺胸动作。

（2）体转动作：两脚开立，扭转躯干，做向脊柱侧凸的同方向的体转运动。

（3）单臂振举动作：身体直立，两脚开立与肩同宽，凹侧臂伸直，空手用力向凸侧振举到极限。

（4）悬垂体侧摆：正面双手握单杠，两腿并拢，向左右侧摆，以使"S"形的脊柱逐渐伸直。

（5）单杠单臂悬垂运动：凹侧臂手握单杠悬垂 20 ～ 30 秒钟，跳下休息 1 分钟，重复练习。

（6）单臂上举哑铃运动：身体直立，两只脚与肩同宽，凹侧手持哑铃（10～15kg），向上举起时伸直臂，放下时屈肘，哑铃位于肩侧停止为一次，自然呼吸，重复 10 ～ 15 次。

5. 膳食与起居

（1）辨证施膳：平时饮食要合理，养成粗细粮搭配、荤素搭配和各种蔬菜类（绿色、黄色和瓜茄类）搭配混食的习惯。饮食要有重点，手术前一段时间更应注意饮食，适当补充蛋白质。术后 6 小时先进水，再喝小半碗米汤，平时没有喝牛奶习惯的患者不要喝牛奶，禁甜食、豆浆，以免引起胀气、腹泻。

手术初期（术后 1 ～ 2 周）：此期手术部位瘀血肿胀，经络不通，气血阻滞，饮食宜清淡，可选用调和营血、和胃健脾、消肿利尿之物，如香蕉、米粥、萝卜、蜂蜜、芹菜、赤小豆、梨、海带、紫菜等。

手术中后期（术后 2 周之后）：此期瘀肿大部分被吸收，饮食上由清淡转为适当高营养，以满足骨痂生长的需要，可在初期的食谱上加上骨头汤、瘦肉、海产品、山楂、动物肝脏之类，以补给更多的维生素 A、维生素 D、钙及蛋白质。

（2）起居：保持坐立行走的正确姿势。对于保守治疗佩戴支具的患者，每日除洗澡、功能锻炼外应尽可能延长支具佩戴时间，一般应大于 20 小时，夜间睡眠时应注意被子的厚薄，减少出汗，同时避免支具压伤。

【按语】

特发性脊柱侧凸系指不明原因的脊柱 Cobb 角大于 10°，其他系统和器官均健康的脊柱侧方弯曲畸形。特发性脊柱侧凸常发生在儿童，患者无神经系统或肌肉系统疾患，影像学检查未见椎体畸形。根据首次就诊发现的年龄，可以分为三种类型：婴儿型、少儿型和青少年型。治疗上根据患者的年龄和畸形程度、病变进展情况，选择保守治疗和手术矫形。手术技术要求高，术前应充分评估，综合考虑如下问题：患者弧度类型、脊柱是否失衡、术前弧度柔韧性、神经系统状况、肋骨畸形、骨骼成熟度、生长发育潜能及其他与手术有关的需求（输血、骨移植、脊髓监测、术后止痛等），预防严重并发症，提高手术效果。

【病案举例】

某男，15 岁，因"背部高凸畸形 8 年、加重 2 个月"入院。

患者于 8 年前无明显诱因出现背部高凸畸形，两侧肩胸部不对称，曾在当地拍片，发现脊柱右侧弯，行支具固定矫形治疗，效果不佳，近 2 个月呈进行性加重。专科情况：胸腰段脊柱右侧弯畸形，双侧肩胛骨及肩部不对称，右侧凸起，弯腰时呈剃刀背畸形，两侧胸廓不对称，胸廓变形明显，脊柱活动功能尚正常，前屈 90°，后伸 10°，左旋 30°，右旋 30°，左侧屈 30°，右侧屈 20°。被动牵伸，脊柱右侧弯有改善，侧弯畸形尚柔软。四肢感觉及各关节活动功能正常，肌力 4 级，二便正常，无鞍区麻痹。各生理反射存在，病理反射未引出。心肺功能测定正常。X 线检查：胸腰椎右侧凸畸形，各椎体及附件分化尚好，无融椎、蝴蝶椎等椎体畸形。T5～L1 为主弯，代偿弯不明显。顶椎为 T9、上终椎为 T5、下终椎为 L1。Cobb 角 70°，脊柱旋转 Ⅱ 度。无并肋等肋骨畸形，两侧肩关节及肩胛骨发育良好。胸廓平片显示两侧胸腔内肺纹理清晰，心影无异常（彩图 15-3-2）。

临床诊断：特发性脊柱侧凸。

治疗经过：全身麻醉，行特发性脊柱侧弯凸后路矫形固定术（图 15-3-5），以 T9 为中心取后正中切口，按层切开，显露 T4～L2 椎板及横突。根据术前 CT 扫描测得的椎体旋转度数及方向，分别于凹侧 T5、T7、T10、T12、L2 椎弓根，凸侧 T7、T9、T11、L2 椎弓根，准确旋入椎弓根螺钉，将固定棒按脊柱侧凸弧度预弯，安装固定棒和锁扣，拧上螺帽，并将固定棒旋转 90º，见棘突序列明显变直后，逐次按术前设计行纵向撑开或加压，拧紧螺帽，安装连接杆。将右侧第 8、9 肋骨高突处肋骨切除剪成条状，沿固定棒进行凸侧植骨。术后卧床 3 个月，期间指导其行腰背肌及双下肢功能锻炼，3 个月后佩戴支具下床活动。脊柱侧凸矫形效果良好。

第四节　腰椎峡部裂与椎体滑脱

【概述】

腰椎峡部裂为腰椎一侧或两侧椎弓上下关节突之间的峡部骨质缺损不连续，亦称椎弓峡部裂或峡部不连。峡部裂可发生于一侧或双侧，双侧峡部裂可能产生患椎及以上脊柱的向前滑移，即为峡部裂性椎体滑脱。腰椎峡部裂椎体滑脱多发生于第 5 腰椎，其他部位较少见。

【病因病机】

1. 中医学

本病属中医学痹证范畴。患者先天禀赋不足，后天调养失当，致正气不足，复感受外邪，痹阻经络而发病。

2. 西医学

腰椎峡部裂发生的真正病因仍不能肯定，目前认为是多因素（先天性、遗传性、疲劳性、创伤性等）作用的结果。如椎弓根峡部骨化不全，或有潜在的软骨缺损，即形成先天性峡部骨不连。其缺损区位于上下关节突之间，该椎体与后部椎板无骨性连接，与相邻椎体仅靠软组织连接。如椎弓根峡部发育薄弱，再加上某种程度的外伤或劳损，也可导致薄弱的峡部发生骨折，其机理与疲劳骨折相似。腰椎峡部裂及椎体滑脱引起临床症状的机制比较复杂，包括峡部裂椎弓根的异常活动、滑脱序列错位、小关节退变、节段性不稳、峡部裂处纤维软骨组织压迫神经根或合并椎管狭窄及椎间盘突出等。

【临床表现】

1. 症状及体征

（1）腰椎峡部裂：早期常无症状，20 ～ 30 岁以后逐渐出现下腰痛，多发生于工作劳累或活动过多后，休息后可好转。疼痛部位常在腰背部、臀部及大腿，很少诉小腿及足部痛。腰椎峡部裂周围纤维组织压迫神经根可产生一侧或双侧的下肢放射痛。少数患者可合并腰椎间盘突出症出现相应症状，如腰部活动受限，小腿出现相应神经支配区域皮肤感觉异常，直腿抬高试验阳性，腱反射减弱或消失。

（2）椎体滑脱：可见腰部前凸加大，臀部后凸，腹部下垂，行走时出现蹒跚步态，局部有叩击痛和深压痛；可触及突出的棘突，上棘突前移，中间有明显凹陷性空隙，呈阶梯状。严重者出现肋骨下缘与髂嵴间及胸骨剑突与耻骨联合间距离缩短、骶骨后凸等。椎体滑脱如压迫马尾或神经根，出现马鞍区感觉障碍、大小便功能障碍、肢体无力等。

2. 辅助检查

（1）X线检查：腰椎峡部裂椎体滑脱临床诊断较困难，需行 X 线检查，常用的投影位置为前后位、侧位与斜位。

①前后位片：前后位上常不易显出，如有明显的峡部缺损，可在环形椎弓根阴影下见一密度降低的倾斜裂隙阴影。如有明显之滑脱，可见滑脱椎体之下缘与下部椎体相重叠，呈新月形密度升高。

②侧位片：为两侧椎弓峡部缺损，可在椎弓根的后下方、上下关节突之间，见一倾斜骨质密度降低阴影，其后部高于前部。如缺损为单侧则不容易见到。将椎体分为几等份，正常时椎体后缘形成一连续弧线。有滑脱时则椎体前移，前移 1/4 者为Ⅰ度、2/4 者为Ⅱ度、3/4 者为Ⅲ度、全滑脱者为Ⅳ度。侧位片能鉴别真性与假性滑脱，前者脊柱的前后径增加；后者无改变，并可见椎间隙变窄，相邻椎体边缘骨质硬化，或唇样增生等退行性病变（图 15-4-1）。

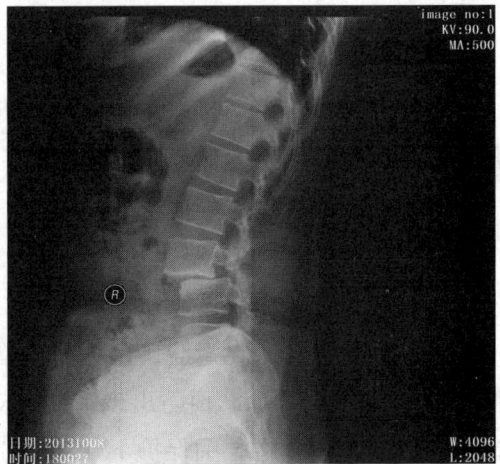

图 15-4-1　腰椎峡部裂椎体滑脱

③斜位片：左右 45°斜位为显示峡部之最好位置，正常椎弓附件形如猎狗。狗嘴表示同侧横突，狗眼表示椎弓根，狗耳为上关节突，狗颈为峡部，狗体为椎板，前后腿表示同侧与对侧之上下关节突，狗尾为对侧横突。如峡部不连，则于颈部可见一带状密度减降阴影，犹如猎狗戴一脖套，此即椎弓峡部骨不连。这是确诊峡部裂的特征性 X 线影像。如有滑脱则上关节突及横突随椎体前移，如砍下之狗头颈。

（2）CT 检查：有些腰椎峡部裂在左右 45°斜位片上不能完全显示，对于 X 线平片显示可疑腰椎峡部裂时，应进行 CT 扫描检查。腰椎峡部裂的 CT 扫描方法尚无统一的标准，目前认为运用反角度 CT 扫描技术或反机架 CT 扫描技术是观察峡部裂的最佳方法。CT 扫描表现：椎弓峡部即上下关节突间显示横行不规则条状低密度影，伴局部不规则粗大。

【鉴别诊断】

1. 退行性假性椎体滑脱

本病是由于脊柱或椎间盘退行性改变，或其他原因所引起的椎体轻度前移位，称为退行性椎体假性滑脱，伴有神经根受压时出现根性坐骨神经痛症状。X 线片显示椎体移位，椎体前缘中点至相应棘突连线的距离不变。腰椎峡部裂椎体滑脱时，因椎体前移而棘突保持原位，故连线间距增大。此外，可见椎间隙变窄，相邻上下椎体边缘增生硬化。

2. 腰椎间盘突出症

本病可出现腰痛及一侧或双侧根性坐骨神经痛表现，与腰椎峡部裂椎体滑脱症状相似，X 线片可鉴别。有时椎体滑脱合并椎间盘突出鉴别较难，需进一步行椎管造影或 CT 扫描检查。

【治疗思路】

腰椎峡部裂患者通过非手术治疗即可控制症状及维持患椎节段活动功能，仅有少部分患者因持续疼痛或有滑脱趋势需要手术治疗。

【治疗方法】

1. 一般治疗

单纯峡部裂，既无滑脱，也无明显临床症状者，应避免过劳，严密观察，加强腹肌和腰背肌功能锻炼，预防出现滑脱。对脊柱滑脱较少、症状较轻者，可卧床休息，进行理疗、牵引，在腰围保护下活动。如果疼痛比较剧烈，一般要求患者绝对卧床休息；疼痛不是十分剧烈，允许患者在室内戴支具少量走动，防止腰部屈曲、旋转和过伸等运动。

2. 中医治疗

（1）内治法

①血瘀气滞：多有外伤史，腰骶部疼痛剧烈，呈刺痛或胀痛，痛有定处，日轻夜重，俯仰受限，转侧步履困难，舌质红或紫暗，脉弦细。

治法：活血化瘀，行气止痛。

方药：身痛逐瘀汤加减。

②风寒湿阻：腰骶部酸胀疼痛，时轻时重，拘急不舒。偏寒者得寒痛减，得热痛缓，舌淡苔白滑，脉沉紧。偏湿者腰痛重着，肢体麻木，舌质红，苔黄腻，脉濡数。

治法：祛风散寒除湿。

方药：偏寒者用独活寄生汤；偏湿者用桂枝附子汤或加味二妙散。

③肝肾亏虚：腰骶部酸痛，腿膝乏力，遇劳更甚，卧则减轻，喜揉喜按。偏阳虚者面色无华，手足不温，阳痿或早泄，舌质淡，脉沉细。偏阴虚者面色潮红，手足心热，失眠遗精，舌质红，脉弦细数。

治法：阳虚者温补肾阳，阴虚者滋补肾阴。

方药：阳虚者用右归丸或青娥丸；阴虚者用左归丸或大补阴丸。

（2）外治法

①手法治疗：手法可促进局部血液循环，松解肌肉痉挛，对消除局部疼痛不适效果良好，但切忌强力按压和扭转腰部，以免造成更严重的损害。

②针刺治疗：临床多选择阿是穴、肾俞、命门、委中、昆仑等穴。

③外用药：局部外敷可改善腰痛症状，可用狗皮膏药或活血舒筋膏药。

3. 西医治疗

（1）药物治疗：在疼痛剧烈时可服用非甾体类止痛药物，其主要作用是防止神经根水肿。

（2）手术治疗：适用于腰痛症状严重和（或）有神经受损表现，经正规非手术治疗效果差、症状反复者。手术成功的关键与疼痛症状来源的准确定位直接相关。成人腰椎峡部裂性椎体滑脱患者下腰痛及下肢痛的原因：峡部裂椎弓的异常活动、滑脱节段椎体的排列错位、压迫或激惹性神经根痛、相邻间盘退变、腰骶椎的骨关节炎等。而椎间盘退变、神经根压迫等并不能仅靠融合得到解决。为了明确疼痛来源，宜将局麻药和（或）激素注入峡部（浸润试验），腰椎峡部裂患者局部封闭后可暂时止痛，这是一个既有诊治作用又可预测手术预后的试验，并有助于确定内固定的脊柱节段、融合范围和减压与否等，从而达到缓解疼痛和改善功能的手术目的。同时，术前要准确评估与腰椎峡部裂性椎体滑脱相邻的椎间盘退变情况，要根据椎间盘情况来制定手术方案。有证据表明，即使坚强腰椎后路融合后，术后仍可能有椎间盘源性疼痛。术前还要考虑到引起腰椎滑脱患者下腰痛的其他危险因素，如滑脱超过25%、椎体楔形变增加等。手术方法主要有腰骶后路植骨融合内固定术、腰骶前路植骨融合术等。内固定种类很多，大多数选择椎弓根固定系统，如 GSS、SRS、中华长城等，可选择合适脊柱固定系统。具体选择何种手术方法要根据患者的症状、体征、影像学表现和手术医生的经验等而定。

①腰骶后路植骨融合内固定术（图 15-4-2）

[适应证]椎体滑脱腰痛症状严重，经保守治疗无效；有下肢神经根受损表现；有腰椎管狭窄或伴有椎间盘突出；椎体滑脱有明显节段性不稳或有进行性加重。

术后3周佩戴支具保护下床活动，3个月后去除支具。

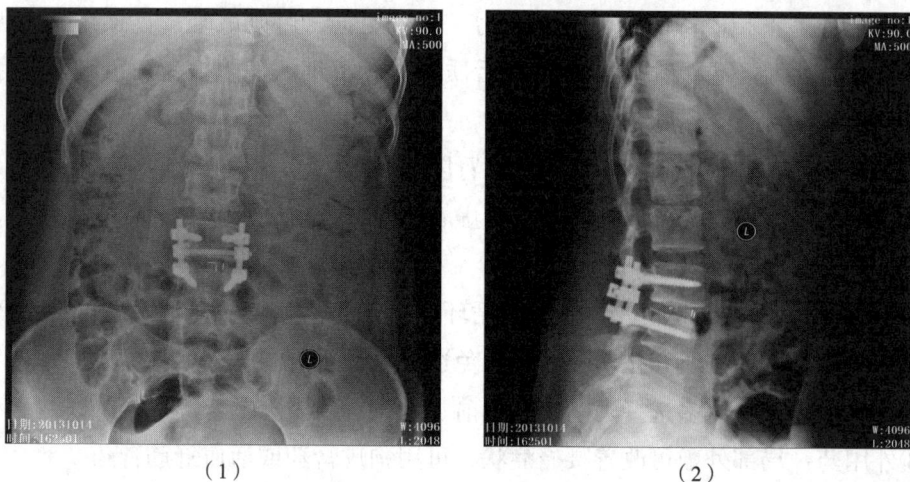

（1）　　　　　　　　　　　　　　　　　（2）

图 15-4-2　腰椎峡部裂椎体滑脱腰骶后路植骨融合内固定术后

（1）正位片；（2）侧位片

②腰骶前路植骨融合术

［适应证］腰椎滑脱在Ⅰ度以内；腰椎滑脱不稳定引起腰痛而无神经根症状；后路融合失败。

4. 功能锻炼

无论是保守治疗患者还是术后患者，均应加强腹肌和腰背肌、双下肢功能锻炼，预防肌肉萎缩，促进功能恢复。手术患者可早期进行双下肢股四头肌收缩，膝关节屈伸，踝关节背伸、跖屈锻炼，以防下肢深静脉血栓形成。术后第 6～8 周，根据患者病情和手术方式及植入内固定情况，进行系统的腰背肌锻炼，可以做"五点式""三点式""飞燕式"等腰背肌锻炼，活动量根据患者耐受能力而定，以患者不感到疲劳为原则，锻炼时遵循"循序渐进，持之以恒"的原则。

5. 膳食与起居

（1）辨证施膳：参考特发性脊柱侧相关内容。

（2）起居：单纯峡部裂无滑脱、无明显临床症状者，应避免过劳，严密观察；对脊柱滑脱较少、症状较轻者，可卧床休息，进行理疗、牵引，在腰围保护下活动。如果疼痛比较剧烈，一般要求患者绝对卧床休息，防止腰部屈曲、旋转和过伸等运动。进行手术的患者，术后 2 周可在腰椎支具保护下下床活动。

【按语】

腰椎峡部裂为腰椎一侧或两侧椎弓上下关节突之间的峡部骨质缺损不连续，峡部裂可发生于一侧或双侧，双侧峡部裂可能产生患椎及以上脊柱的向前滑移，即为峡部裂性椎体滑脱。腰椎峡部裂椎体滑脱多发生于第 5 腰椎，其他部位较少见。腰椎峡部裂患者通过非手术治疗即可控制症状及维持患椎节段活动功能，仅有少部分患者因持续疼痛或有滑脱趋势需要手术治疗。手术方法为腰骶后路或前路植骨融合内固定术。

第五节　先天性高肩胛症

【概述】

先天性高肩胛症是一种少见的先天性畸形，又称 Sprengei 畸形。正常肩胛骨位于第 2～8 胸椎之间，位置高于此者则称先天性高肩胛症（彩图 15-5-1）。患侧肩胛骨高于健侧，患肢上臂上举活动受限，可同时合并肋骨、颈椎、胸椎的畸形。

【病因病机与分型】

1. 病因病机

本病是胚胎期间肩胛带下降不全的结果。由于某种原因，肩胛带的正常下降过程中断或受阻，使肩胛骨处于胸廓后较高处，形成高肩胛畸形，可发生在一侧或者双侧。肩胛骨正常发育受到影响，发生了形态改变。肩胛骨位置高，最高时与枕骨相接触，上部向前弯曲超过胸廓顶部呈钩状，内缘及下角向脊柱内移，甚至与相邻的颈椎与上胸椎的棘突有骨性、软骨性或纤维性连接。形成全部骨性连接的称为肩椎骨，肩胛骨内上角与颈椎棘突和横突之间有一纤维束和软骨或骨性的束带，称之为肩椎骨桥。有的在骨桥与肩胛骨之间有发育较好的关节，有的仅见一些纤维组织连接在骨桥与肩胛骨之间。肩胛骨体一般发育很小。除肩胛骨畸形外，可合并脊柱侧凸、脊柱体缺如、肋骨融合及肋间隙变窄等畸形。肩胛骨的诸组肌肉部分或完全缺损，肩胛提肌和菱形肌变得纤细并有不同程度的挛缩或纤维化。

2. 分型

根据 Cavendish 分级标准分为 4 级。临床上根据畸形程度不同，采用不同的治疗方法，分级具有一定的参考意义。

一级：畸形很轻，穿衣后两侧肩关节高度几乎对称。

二级：畸形轻，双肩关节几乎等高，但不穿衣时可看到患侧肩胛骨内上角隆起，且有皮蹼。

三级：畸形中等，肩关节高于对侧 2～5cm，畸形很容易看出。

四级：畸形严重，肩关节明显高于健侧，肩胛骨内上角几乎与枕骨抵触，有时合并短颈畸形。

【临床表现】

1. 病史

症状和体征较典型者，出生后就可发现。一般在 7～10 岁时才被家长发现引起重视来诊。

2. 症状

两侧肩部不对称，患侧肩胛骨较小，向上方和前侧凸出，并有旋转。肩胛骨位置高于健侧，其内上角可达第 4 颈椎水平，下角可达第 2 胸椎水平。患侧颈部较丰满并且变短，颈肩弧度平坦，在锁骨上区可摸到肩胛骨的冈上部分，锁骨向上方和外侧倾斜，肩椎骨也可摸到。肩胛骨的诸组肌肉部分或完全缺损，同时可伴斜颈、短颈、脊柱后凸、脊柱侧凸等畸形。如两侧均有畸形，颈部显得粗而短，两肩外展受限，颈椎前凸增加。

3. 体征

举起上臂时，肩胛骨向外侧和旋转的活动均受限，患肩外展受限，肩肱关节的被动运动幅度正常，肩胛骨与胸壁间的活动受限。

4. 临床特征

两侧肩部不对称，患侧肩胛骨较小，位置高于健侧，向上方和前侧凸出，患肩外展受限。

5. 辅助检查

X 线检查：可见患侧肩胛骨发育较小，下角升高，上界可超过胸廓高度，肩胛骨的腋缘与脊柱缘之间（横径）宽度增加，下角转向腋部，内上缘转向脊柱，可见肩胛骨与脊柱有骨桥相连，以及其他的胸椎、颈椎及肋骨畸形。双肩尽量外展的正位片可看到外展受限的程度，肩胛骨斜位和侧位片可以发现肩椎骨。

【诊断及鉴别诊断】

1. 诊断

根据临床表现及双侧肩胛骨正位片，诊断比较容易。

2. 鉴别诊断

（1）Erb-Duchenne 麻痹：属产伤性臂丛神经麻痹的一种，又称上臂型麻痹。过重儿或难产儿，在分娩中用力牵拉上肢，并侧向屈曲头颈分娩出肩部时，最易损伤臂丛神经上部。以 C5、C6 神经根及其分支受损多见，使三角肌、肩外旋肌（冈上、下肌，小圆肌）麻痹。肩呈内收内旋位固定畸形，肩主动或被动外展、外旋受限。本病与先天性高肩胛症的新生儿期很难鉴别，此时宜常规拍肩关节、锁骨和颈椎 X 线片加以区别。

（2）先天性短颈畸形：为颈椎的先天性融合所致，又称 Klippel-Feil 综合征。表现为颈短而粗，后方发际降至颈根，两肩或上背部、颈部活动功能受限。部分患者有脊髓或脊神经受压症状和体征，如肢体疼痛无力、感觉异常等，也可伴有斜颈、脊柱侧凸、高肩胛畸形，或表情呆板、智力低下等。颈椎正、侧位片可以鉴别。

【治疗思路】

治疗高肩胛的目的是矫正畸形和改善肩功能，畸形不严重、功能障碍不显著者，不考虑手术治疗。手术原则是松解肩胛骨周围软组织，使肩胛骨下降至正常位置，切除阻碍肩胛骨下降的骨性、肌性连接，注意避免损伤血管、神经。

【治疗方法】

1. 一般治疗

进行适当的手法按摩和功能锻炼，加强被动和主动的上肢活动，如外展、上举、下压及内收、伸展牵引短缩的肌肉，改善和增进肩的外展和上举功能。手法按摩的目的是松解粘连组织，使高位的肩胛骨下移。

2. 手术治疗

多数学者认为，本病手术年龄以 3～6 岁为最佳。因年龄大的患者进行肩胛骨下移手术，可能发生臂丛神经牵拉损伤，所以 6 岁以上患者，最好做肩胛骨内上部切除，包括切除骨膜及肩椎骨桥。当确实需要行肩胛骨下移手术时，可同时行锁骨粉碎手术以减少对臂丛神经的威胁。先天性高肩胛症因局部畸形解剖变异，同时合并其他先天性畸形，手术风险较大，畸形越重，越易发生并发症，出现颈肩部血管、神经损伤。故术中应精细操作，肩胛骨下移适度，避免出现臂丛神经损伤等严重并发症。常用的手术方式有以下几种。

（1）肩胛骨内上部的肩椎骨桥切除术：

［适应证］症状较轻，肩胛骨轻度向上移位，有肩椎骨桥存在。

（2）肩胛骨下移固定术：主要有 Woodward 术式和 Green 术式两种。

［适应证］患侧肩胛骨上升 2～5cm，畸形明显。

术后处理：用绷带将患手置对侧肩上，贴胸包扎。2 周后去除包扎，佩戴头颈胸支具，开始训练肩部活动。

3. 功能锻炼

对轻度的高肩胛患者可理筋与锻炼结合进行，目的是加大肩关节及肩胛骨的活动度，使肩关节功能恢复，肩胛骨下移。例如肩关节内收、外展、前屈、后伸、旋转等，可主动锻炼，也可由他人配合被动活动。手术患者应分期锻炼，循序渐进。术后 1～2 周，进行功能锻炼能防止关节粘连、僵直及预防肌肉萎缩等并发症。术后第 1 天就可以行患肢的被动按摩，按摩时由上至下按摩三角肌、肱三头肌及前臂肌群，此法对转移患儿的注意力、减轻疼痛也有一定效果。在切口疼痛缓解情况下，指导患儿行患肢屈指、握拳，以及伸屈腕关节、肘关节活动，可以促进患肢血液循环，减轻肿胀。手术 2 周后刀口愈合，可进行肩关节前后左右的往复摆动，增加肩关节的活动度，为后期康复打下良好的基础。术后 4～5 周应加大训练力度，重点改善肩关节外展、上举功能。如爬墙运动：面墙而立，患肢的食、中指在墙上爬动，后做环旋运动，使患肢上抬，待不能再往上爬时，做好标记，保持于该位置至疲劳为止，重复训练。立位操练：患者站立，弯腰后患肢自然下垂，先做前后甩动，后做环旋运动，活动度由小到大。

4. 膳食与起居

（1）辨证施膳：本病为先天发育畸形，患儿一般不合并全身性疾病，平时合理饮食、均衡营养即可。手术患者早期局部瘀血阻滞，气血运行不畅，为肿为痛，饮食上可配合活血化瘀、消肿止痛类食物，如山楂、薏苡仁、黑木耳、西红柿、洋葱等。2 周后瘀肿消散，可食用具有舒筋活络的食物以防筋脉挛缩、关节粘连，如木瓜、丝瓜、桑寄生、猪蹄筋等。

（2）起居：对于畸形较轻无须手术的患者，可行患侧肩部下沉训练，使挛缩的肩胛提肌松弛，日常生活注意姿势，尽量保持双肩等高。对畸形较重拟行手术患者，术前 1 周需卧床行颈部与患侧上肢对抗牵引，了解肩胛骨下移对患侧臂丛神经的影响。术后 2 周刀口愈合后佩戴头颈胸支具，进一步矫正患肩高耸畸形，支具佩戴期间应预防压伤，每日可间断去除支具进行功能锻炼。

【按语】

先天性高肩胛症是一种少见的复杂畸形，不仅有骨骼畸形，还有软组织的发育缺陷及挛缩，主要表现为患肩高凸畸形及肩关节外展、上举受限。本病病情随年龄增长有进行性加重的趋势。治疗高肩胛的目的是矫正畸形和改善肩功能，故畸形不严重、功能障碍不显著者，不考虑手术治疗。手术原则是松解肩胛骨周围软组织，使肩胛骨下降至正常位置，切除阻碍肩胛骨下降的骨性、肌性连接，注意避免损伤血管、神经。该手术的最佳年龄为 2～4 岁，大于 6 岁的患者行肩胛骨下移术风险加大，易出现臂丛神经损伤症状，同时行锁骨中 1/3 粉碎术可明显减少该并发症。

【病案举例】

杨某，男，4 岁，因"双肩不等高 4 年"入院。

患儿于 4 年前出生时，家长发现孩子双肩不等高，4 个月后在当地医院拍片检查，没有具体诊断，后家长没有重视。随年龄的增长，患儿双肩不等高更加明显，为进一步治疗而来诊，门诊以"左侧高肩胛症"为诊断收入院。患者入院时，神志清，精神好，饮食、睡眠可，二便调。两侧肩部不对称，左侧肩胛骨向上、向前，逆时针旋转移位，左侧肩胛骨较对侧高约 4cm，左侧锁骨向外上倾斜，远端成角明显；左侧颈部饱满，颈短，肩胛线减少，弧度平坦，左侧肩胛带肌群菲薄，胸大肌部分萎缩，未触及肩椎骨，左侧肩关节上举、外展受限，左上肢肌力较健侧稍差，末梢血循、感觉、运动正常。X 线片示：左侧肩胛骨位置升高，较右侧升高约 4cm，内侧缘距中线距离增宽，脊柱向左侧轻度弯曲突起，椎体未见明显异常（图 15-5-1，图 15-5-2）。

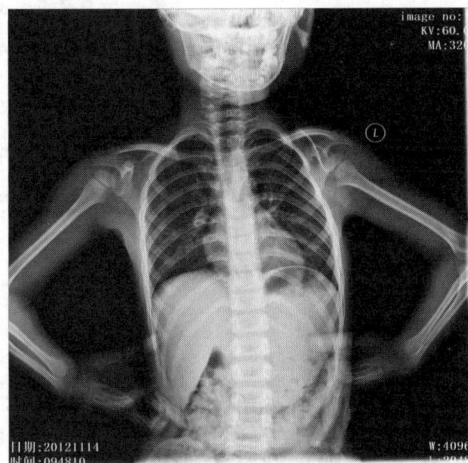

图 15-5-1　左侧先天性高肩胛症术前 X 线

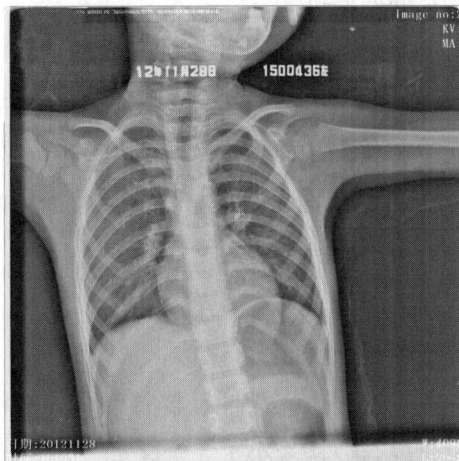

图 15-5-2　左侧先天性高肩胛症
Woodward 术后 X 线

临床诊断：左侧先天性高肩胛症。

治疗经过：全身麻醉，采用 Woodward 手术方法，在棘突正中，自 C4 ～ T10 做纵切口，在斜方肌与背阔肌之间钝性分离，自中央剥离斜方肌。解剖出大小菱形肌自肩胛骨内侧缘剥离，分离胸廓与肩胛骨前方肌层，包括斜方肌上部。将整个肩胛骨牵向外侧，暴露内上方肩胛提肌及其旁肩椎骨，暴露条索或挛缩组织，分离后全部切除。裁去肩胛冈上部分畸形，并将肩胛提肌止点松解。肩胛骨可松解下移，将第 2 颈椎之斜方肌自棘突松解，把肩胛骨下移至第 2 胸椎处。将菱形肌、斜方肌、背阔肌缝合于脊柱棘突处，但部位稍向下，脊柱下方斜方肌较松弛，可重叠或楔形切除缝合。用绷带将患手置对侧肩上，贴胸包扎。2 周后去除包扎开始训练肩部活动。拆线后佩戴头颈胸支具，将患侧肩部用毛巾等物品逐渐向下加压，使肩胛骨进一步向下矫形治疗，巩固及提高治疗效果。该患者术后恢复良好。

第六节　先天性尺桡骨骨性连接

【概述】

先天性尺桡骨骨性连接系指先天性尺桡骨近端连接，常使前臂固定在不同程度的旋前位（彩图 15-6-1）。可单侧或双侧发病，男性与女性发病率大致相同。

【病因病机与分型】

1. 病因病机

本畸形在一些患者中具有显性遗传。正常情况下，大约在妊娠第 5 周，由三个分别代表肱骨、桡骨、尺骨的软骨聚集形成肘关节。这些软骨起初只有一个软骨膜，后来发生腔化，从而形成三个独立的骨。如果这一过程出现问题，则由于软骨内化骨而导致彼此发生骨性连接。因前臂处于旋前位时前臂骨发生分离，所以基本所有的前臂骨性连接都固定于这个位置。

2. 分型

本畸形一般分为三型。

Ⅰ型：真正先天性尺桡骨融合，尺桡骨上端融为一体，中间无皮质骨，桡骨小头与尺骨融合或桡骨小头完全缺如，即所谓的"无头型"。桡骨的骨干比正常更弯曲，比尺骨粗而长。

Ⅱ型：桡骨小头向后脱位，近端与尺骨干上部融合。

Ⅲ型：尺桡骨之间借一层骨间韧带连接，阻碍前臂旋转功能。本型不是真正融合，但临床表现一致。本型最少见。

【临床表现】

1. 病史

出生时即有前臂旋转功能受限，常在 3 ～ 4 岁以后、功能要求逐渐增加时才被发现。本病有家族史。

2. 症状及体征

本病主要表现是前臂旋转功能丧失，前臂常固定在一个中度或极度旋前位，肘关节伸直功能也有轻度受限。患儿常遇到的困难是扭门把、扣衣扣和使用餐具等动作时不易操作。

3. 临床特征

本病主要特征是前臂旋前畸形，旋后功能丧失，不能满足吃饭、穿衣等基本生活需要。

4. 辅助检查

X线检查：①Ⅰ型：尺桡骨上端融为一体，中间无皮质骨，桡骨小头与尺骨融合或桡骨小头完全缺如，桡骨的骨干比正常更弯曲，比尺骨粗而长。②Ⅱ型：桡骨小头向后脱位，近端与尺骨干上部融合。③Ⅲ型：X线片未见骨性连接。

【诊断及鉴别诊断】

本病依据病史、临床症状与体征、X线片，Ⅰ型、Ⅱ型可明确诊断。Ⅲ型尺桡骨上端连接部是软骨和纤维组织，在X线片上不显影，但患肢具有尺桡骨的外形改变和两骨间距不匀称等特征，尚容易诊断。

【治疗思路】

先天性尺桡骨骨性连接并非单纯骨骼畸形，前臂尚有广泛的软组织畸形和挛缩，因此无论采用何种治疗方法，均难以恢复前臂的主动旋后功能。对于旋前畸形不严重、通过肩关节代偿能满足基本生活需要的患者，可不考虑手术；对于畸形严重的患者，目前多采用尺桡骨上段旋转截骨术，将前臂置于功能位，方便患者生活。

【治疗方法】

1. 一般治疗

对于儿童患者，可加强前臂被动旋后功能锻炼，运用活血化瘀、舒筋通络类中药局部熏洗，手法按摩等松解旋前肌及骨间膜，避免畸形进一步加重。对于成人则无明显效果。

2. 手术治疗

切除骨性连接甚至应用人工关节使之恢复旋转功能的各种手术效果均不理想。如有过度旋前畸形，超过60°，可进行尺桡骨近端旋转截骨术，使前臂和手达到功能位（图15-6-1）。

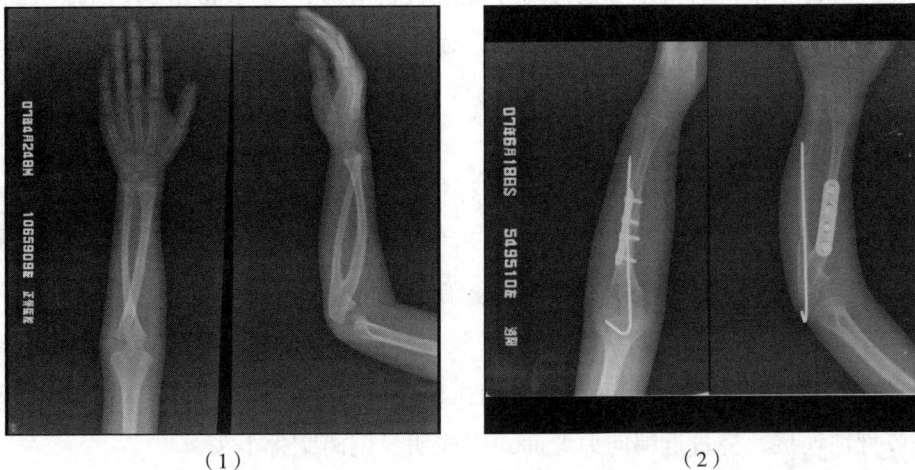

（1）　　　　　　　　　　　　　　（2）

图 15-6-1　先天性尺桡骨骨性连接 X 线片

（1）术前；（2）术后

3. 功能锻炼

术后石膏固定期需指导患者进行肩关节及手指屈伸活动锻炼。去除石膏后除重点行肘关节屈伸及前臂旋转锻炼。通过功能锻炼，可预防肌肉萎缩，防止关节强直，使手部的肌腱、骨关节和韧带适应新的环境，获得较健全的功能。

4. 膳食与起居

（1）辨证施膳：平时合理饮食即可，术后需按骨折三期辨证调理饮食。

早期（术后 1～2 周）：患肢肿胀较重，瘀血阻滞，气血不通，饮食以活血化瘀、消肿止痛为原则，如桃仁、山楂、薏米、赤小豆、西瓜、鲫鱼汤等。

中期（术后 3～5 周）：局部肿胀已消退，同时胃肠功能亦恢复，饮食由清淡转为高营养，以满足骨痂生长的需要，应以和胃健脾、接骨续筋为原则，如骨碎补、枸杞、乌鸡、黑鱼、骨头肠等。

后期（5 周以后）：患病日久，肝肾渐亏、气血虚弱，饮食上应以滋补肝肾、益气养血为主，如大枣、桂圆、枸杞、甲鱼、鸡肝、猪蹄等。

（2）起居：畸形较轻患者，鼓励其加强前臂旋后功能训练，同时通过肩、腕关节代偿以满足日常生活所需。手术患者因术后 1 周内肿胀严重，且需配合石膏外固定，应抬高患肢，严密观察，必要时适当放松石膏，预防骨筋膜室综合征的发生。术后 2 周拆线后更换管型石膏，固定期间预防石膏压伤。

【按语】

先天性尺桡骨骨性连接系指先天性尺桡骨近端连接，常使前臂固定在不同程度的旋前位。本病主要表现是前臂旋转功能丧失，因患者往往旋后肌缺如，各种试图恢复前臂旋转功能的手术效果均不理想。对于过度旋前畸形，超过 60°，可进行尺桡骨近端旋转截骨术，使前臂和手达到一个功能位，方便工作与生活。

【病案举例】

刘某，男，6 岁，因"双前臂旋前畸形，旋后受限 6 年"入院。

患者出生时即发现双前臂旋前畸形，不能旋后，未行治疗，于今日来诊。入院时情况：双前臂旋前畸形，不能旋后，右前臂旋前约 60°，左前臂旋前约 100°。双肘关节屈伸基本正常。右上肢可因肩关节代偿基本满足生活需要。左上肢代偿较差。双前臂无旋后动作。双手握力正常，双上肢末梢血循及感觉运、动正常。X 线片示：双侧上尺桡关节骨性连接，桡骨近端向后弯曲，轴线明显偏离肱骨小头。

临床诊断：双侧先天性桡尺骨近端骨性连接。

治疗经过：入院后认真进行体格检查并详细观察患儿，发现右上肢经肩、腕关节代偿可基本满足生活需要，但左上肢代偿差，故仅行左侧手术。全麻下行左尺桡骨中1/3截骨矫形固定术。术中分别取尺桡骨中上段背侧切口，将尺桡骨横断后，因骨间膜张力大，前臂仍不能旋后，故将尺桡骨均截除1cm，缓慢将尺桡骨远端旋后，此时前臂可置于中立位，尺骨远近端对位尚好，桡骨对位稍差，将一枚直径2.0mm克氏针贯穿尺骨固定，桡骨以一枚四孔1/3管状板固定，固定后尺桡骨稳定。术后左上肢功能位石膏固定5周。去除石膏后行左肘关节屈伸功能锻炼，2周后屈伸恢复至术前，左前臂中立位，可满足基本生活需要。（图15-6-2）

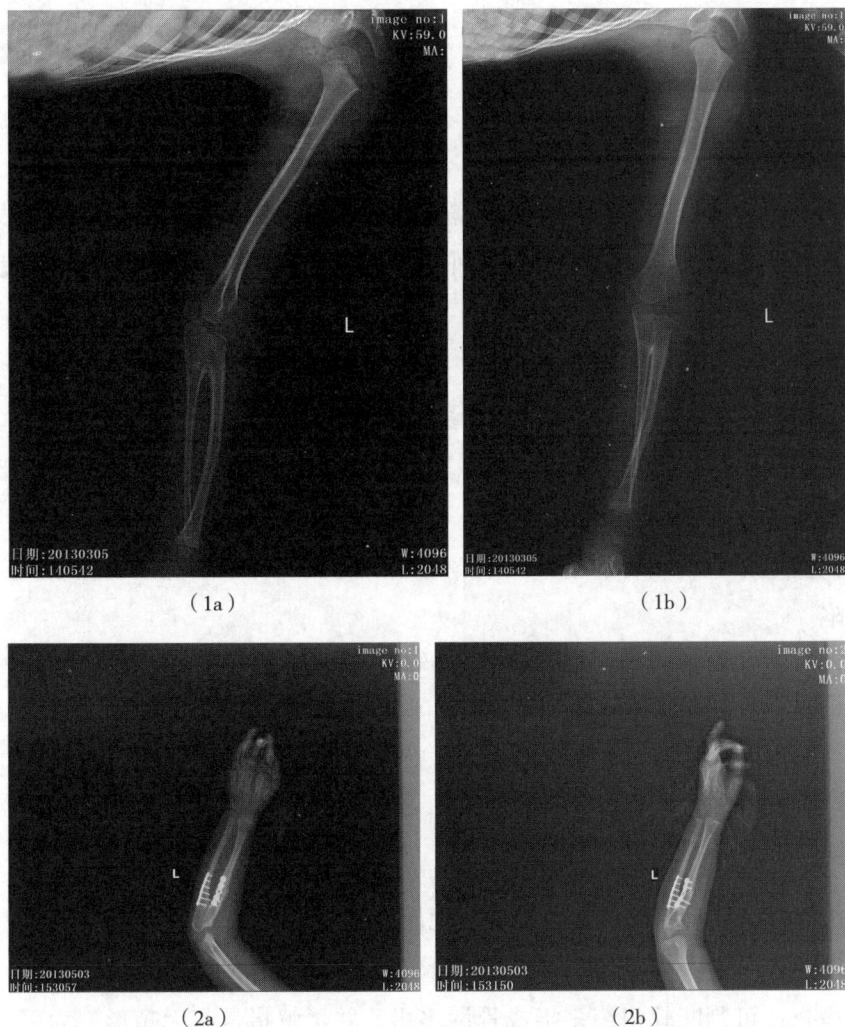

（1a）　　　　　　　　　　　　　（1b）

（2a）　　　　　　　　　　　　　（2b）

图15-6-2　左侧先天性桡尺骨近端骨性连接X线片

（1a）术前正位；（1b）术前侧位；（2a）术后正位；（2b）术后侧位

第七节　先天性多指畸形

【概述】

先天性多指畸形又叫重复指，主要分为桡侧多指、中央多指、尺侧多指。多指畸形在手的先天性畸形中最为多见。发病特点是男性高于女性，大致为 1.5∶1；右手多于左手，比例为 2∶1；双手发病率占 10% 左右；拇指多指畸形多见，占总数的 90%以上。

【病因病机与分型分期】

1. 病因病机

多指畸形具有家族遗传病史，且有隔代遗传的家族史。环境因素对胚胎发育过程中的影响，如某些药物、病毒性感染、外伤、放射性物质的刺激等，特别是近代工业的污染，都可成为致畸因素。

2. 分型

根据多指所含组织结构的情况，又分为三种类型。

Ⅰ型：多余指仅由皮肤软组织组成，不含肌腱及骨组织，仅以一个狭细的皮蒂与正常手指相连。

Ⅱ型：多余指包含指骨、指甲及肌腱等组织，但发育很不完全，外形及功能上有相当的缺陷。

Ⅲ型：具有相对完整的类似正常手指的结构，如指骨、指甲、肌腱及神经血管束等，也具有相对良好的外形及功能。

【临床表现】

1. 体征

本病由于体征明确，均可在分娩时发现而诊断。

2. 辅助检查

X 线检查：可判断软组织多指或骨性多指，并了解指骨有无畸形，为手术方案提供参考（图 15-7-1）。

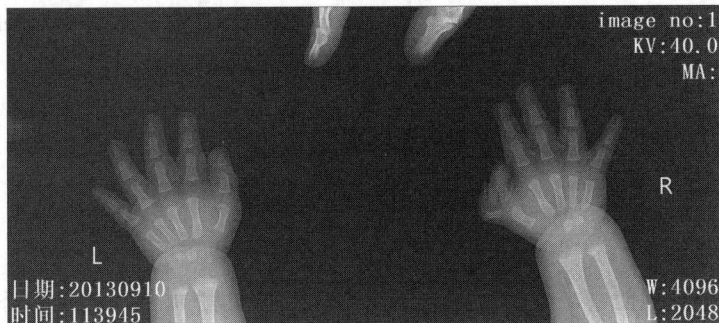

图 15-7-1　右手先天性多指畸形 X 线片

【鉴别诊断】

本病较易鉴别。

【治疗思路】

先天性多指畸形治疗的目的在于矫正畸形，同时恢复手的正常功能。

【治疗方法】

1. 一般治疗

本病非手术治疗无效。

2. 手术治疗

先天性多指畸形治疗主要为切除多指部分。对简单性多指，出生后 6 个月手术较好。对于复杂性多指，过去认为在学龄前 4 ～ 6 岁是大多数手术的最佳时机，此期患儿能合作，解剖结构较清晰，还能防止患儿的心理变态。但目前则认为，对畸形的矫正越早越好，约在出生后 6 个月开始。在出生后 6 个月到 3 岁期间，是建立手基本功能的时期，这个时期完成手术，可望得到一个完善的手功能。手术显微镜在临床上的应用，可减少对组织的损伤，故手术时间可提前。对有严重畸形、组织缺损的复杂多指，在 1 岁后行多指切除、综合整形、组织移植或移位、功能重建等手术，并应定期复查直至发育停止。对于有可能损伤骨骺的手术和影响手指生长的骨融合术，应等到患儿 10 岁以后再进行手术。

3. 功能锻炼

多指畸形一般发育较对侧小，术后加强患指功能锻炼，促进其正常发育。另外，随着患儿的发育，可出现侧弯等继发性畸形，除进行手法按摩扳正外，也可于夜间佩戴功能位支具，预防继发性畸形。

4. 膳食与起居

（1）辨证施膳：本病手术创伤较小，对患者全身情况影响不大，术后早期以清淡饮食为主，待胃肠功能恢复后逐步恢复正常饮食。

（2）起居：部分患者术后需穿针固定，术中针尾折弯，术后需屈肘位石膏保护，石膏末端应长于针尾，告知家长加强护理，以防石膏滑脱及钢针扎伤。

【按语】

先天性多指畸形是一种常见的手部畸形，诊断容易。治疗以手术为主，应根据患者的年龄及畸形状况，选择合适时机行赘生指切除术。因骨质结构发育异常、关节对应关系欠佳，术后可能出现继发性畸形，视情况行支具矫正或二期手术矫形。

【病案举例】

乔某，女，1岁，因"右手拇指多指畸形1年余"入院。

患儿出生时被家人发现右手拇指多指畸形，曾来医院就诊，因年龄小未治，今再次来诊。门诊以"右手复指畸形"收入院。发病以来，患儿神志清，精神好，饮食及二便正常，体重呈生理性增长。右手拇指末节多指畸形，指甲、关节俱全。指间关节屈曲受限，可屈曲约20°，拇指屈伸及外展、内收活动尚好。右手其余四指活动自如，各指末梢循环及运动正常，感觉无法表述，对疼痛刺激敏感。双手正位片示：右手拇指末节指骨多指畸形，余骨质结构未见明显异常（图15-7-2）。

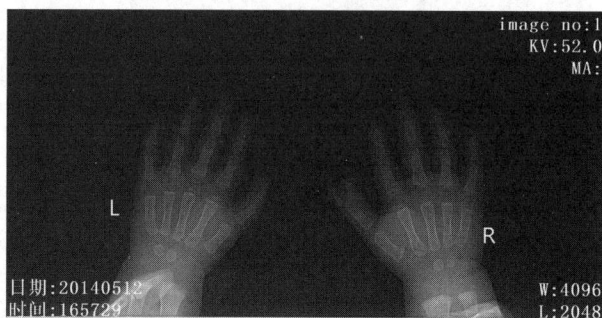

（1）

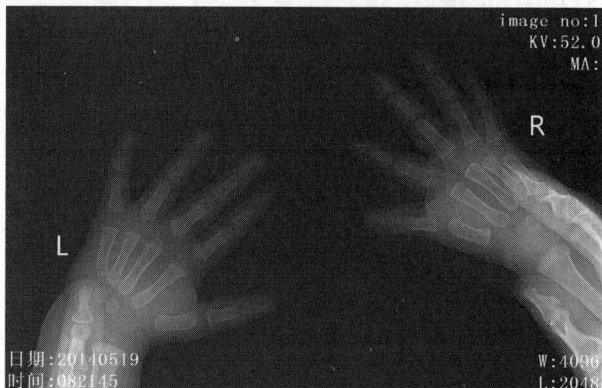

（2）

图15-7-2　右手先天性多指畸形X线片

（1）术前；（2）术后

临床诊断：右手拇指多指畸形。

治疗经过：入院后常规检查，全麻下行右拇指多指畸形赘生指切除术。自右手第1掌指关节桡侧沿赘生指基底部做一纵向梭形切口，逐层切开皮肤、皮下组织、深筋膜，自骨膜外环形切开赘生指周围组织，显露其基底部，见近节指骨末端分叉，与拇指、赘生指均形成关节，将赘生指自基底部完整切除，并切除与之相应的近节指骨末端分叉部分，缝合关节囊（图15-7-2）。

第八节 先天性髋关节脱位

【概述】

先天性髋关节脱位又称为发育性髋关节脱位，是小儿较常见的先天性畸形。中国发病率约为0.38‰，女性发病率为男性的4～6倍。单侧发病多于双侧，为2:1；左侧多于右侧，为2:1～3:1。有时可合并其他畸形，如先天性斜颈、脑积水、脊髓脊膜膨出、其他关节先天性脱位等。

【病因病机与分型】

1.病因病机

（1）病因：本病的病因尚不明确，通常认为与以下因素有关：①机械因素，如宫内体位、臀位产、髋关节过度屈曲易致股骨头向后脱位。②新生儿雌激素增加，导致关节囊松弛。③早期髋臼发育不良。④遗传因素，如有家族史。

先天性髋关节脱位的病理变化包括骨质变化及周围软组织改变两部分。骨质变化包括髋臼、股骨头、股骨颈，严重者还可影响脊柱。软组织变化包括皮肤、筋膜、肌肉、肌腱、关节囊、韧带及髋关节内盘状软骨，其中以关节内盘状软骨、关节囊与肌腱最重要。

（2）主要病理特点：①髂腰肌紧张、挛缩，压迫髋臼的入口。②关节囊变形，呈葫芦样。③股骨头颈变形，主要有股骨头呈椭圆形、股骨颈短、股骨颈前倾角增大。④髋臼变形：主要有髋臼窝浅，呈三角形；髋臼指数增大，关节盂唇内卷。⑤股骨头圆韧带增粗变长、关节软骨变性等。

2.分型

先天性髋关节脱位包括畸胎性脱位、新生儿髋关节不稳定、髋关节完全脱位、髋关节半脱位及髋臼发育不良5种类型。

【临床表现】

1. 病史

部分患儿由细心的母亲在哺乳期发现，大多数患儿在 1 ～ 1.5 岁学步走路或以后才发现，很少一部分患儿由有经验的助产医生发现，髋臼发育不良或有半脱位的患儿多在髋关节出现骨性关节炎疼痛症状和体征时才被发现。

2. 症状及体征

（1）新生儿和婴儿期：儿童期先天性髋脱位通常以无痛和关节活动不受限为其特点。然而在婴儿和新生儿时期则恰恰相反，有暂时性关节功能障碍，呈某种固定姿势。典型症状为患儿肢体呈屈曲状，不敢伸直，活动较健侧差，无力，牵拉下肢时则可伸直，但松手后又呈屈曲状，少数婴儿下肢呈外旋位、外展位或两下肢呈交叉位，甚至髋关节完全呈僵直状态，少数患儿在牵拉下肢时有哭吵。最常见体征为患肢短缩伴大阴唇不对称，臀部、大腿内侧或腘窝的皮肤皱褶增多、加深或不对称，会阴部加宽。单侧后脱位时，患肢腹股沟及臀部内下方的皮肤皱纹较正常侧多而明显，牵动患肢有弹性感等。

（2）幼儿期：首先患儿站立走路较同龄幼儿晚，站立时臀部后耸、腰部前凸更为突出。双下肢不对称，患肢缩短。单侧脱位患儿的走路步态呈"甩髋"式跛行；双侧脱位患儿或年龄大者走路时步态呈摇摆式跛行，即"鸭步态"。患髋多无疼痛，活动很少受限，单侧脱位者患侧大转子上移。

3. 特殊检查

（1）外展试验：正常婴儿双髋外展一般为 70°～ 80°，若外展 50°～ 60°为阳性，40°～ 50°为强阳性。大多数髋关节脱位患儿此试验为阳性或强阳性。

（2）股动脉搏动减弱：腹股沟韧带与股动脉交叉点以下一横指可扪到股动脉，股骨头衬托股动脉，搏动强而有力。股骨头脱位后股动脉衬托消失，搏动减弱，检查需两侧对比观察。

（3）Allis 征：双髋屈曲 90°，双膝充分屈曲时，因髋关节脱位使大腿短缩，所以一侧膝关节低于对侧膝关节，称 Allis 征阳性。此征只适用于单侧发病者。

（4）Ortolani 征：检查者一手握住患儿一侧膝关节或固定骨盆，另一手握住一侧下肢，拇指放于大腿内侧，其他四指放于大转子处，向下肢加压外展，可听到或感到弹跳则为阳性，这是由脱位的股骨头通过杠杆作用滑入髋臼而产生。但小儿哭闹乱动或内收肌过紧时，该体征可能表现为阴性。如该体征阳性则是髋关节脱位最可靠的体征。

（5）Barlow 试验：检查者一手固定患儿骨盆，另一手握住下肢，拇指放于大腿内侧的小转子处，其他手指放于大转子位置。此时拇指向外后加压，同时沿大腿纵轴向近端适当加压。若股骨头自臼内脱出，可听到或感到弹跳。当解除加压后股骨头滑回髋臼，也可出现弹跳，则为阳性，提示髋关节不稳定。

（6）望远镜试验：检查者一手握住患儿大腿远端，另一手拇指和其余四指置于髂峰处，令髋关节处于内收位，相继屈曲和伸直牵拉动作时有活塞样异常活动或感觉者为阳性，又称套叠征。

（7）特伦德伦堡试验（Trendenburg test）：又称单髋负重试验。正常单侧肢体站立时，对侧臀皱襞向上倾斜。当健肢站立时，对侧臀皱襞向上倾斜，当患肢站立时，对侧臀皱襞并不向上倾斜，反而呈下降现象为阳性。说明股骨头不在原位，不能有效地抵住骨盆，臀肌稳定髋关节的功能降低或消失。因此本试验在臀中肌麻痹、髋内翻等原因引起的髋关节不稳定状态也可出现。

（8）大粗隆上升：正常婴儿自髂前上棘经大粗隆顶点至坐骨结节呈一条直线，称为奈氏线（Nelaton）。倘若股骨头不在髋臼内而向上脱位时，大粗隆随之上升，此三点不在一条直线上。

4. 辅助检查

X 线检查：新生儿和婴儿期的 X 线诊断依据存在一定困难，婴儿出生后 2～3 个月内，股骨头骨骺骨化中心尚未出现，X 线检查依靠股骨颈与髋臼关系来测量。骨化中心出现后，摄片包括双侧髋关节的骨盆片可以明确诊断。摄片时将双下肢并拢，将患肢上推和下拉各摄一片对比测量，则变化更明显可靠。患儿年龄超过 1 岁以后，股骨头骨骺已骨化，骨盆平片上清晰可见股骨头脱出髋臼，向外方移位，髋臼变浅变小。

（1）髋臼指数：又称髋臼角，即髋臼顶的斜度。沿双侧髋臼"Y"形软骨交点作水平连线，再沿髋臼上下缘作切线，两线相交之角即为髋臼角。髋臼角正常值 1 岁以下为 30°，1～3 岁为 25°，3 岁以上为 20°。一般认为如超过 30°则有明显脱位趋向，可认为髋臼发育不良。但在诊断上不能单看髋臼指数一项。

（2）Perkin 线测定法：连接两侧髋臼"Y"形软骨作一水平线，再自髋臼顶外缘作一垂线。这两条线将髋臼分为四个象限，正常股骨头应位于内下象限。新生儿和婴儿股骨头骨骺尚未出现时，可观察股骨上干骺端的角形突起（股骨颈喙突）与 Perkin 线的关系。如股骨颈喙突位于下外或上外象限时，即可诊断为先天性髋关节半脱位或全脱位。脱位侧骨化中心常较小。

（3）CE 角：即中心边缘角。自股骨头旋转中心至髋臼顶的外缘作一直线，另自髋臼顶外缘作一垂线，两线所成的角即为 CE 角。正常时为 20°～40°，小于此度数说明头臼关系失常。15°～19°为可疑；小于 15°，甚至负角，表示股骨头外移，为脱位或半脱位。

（4）Shonton 线：闭孔的上缘正常时应与股骨颈内侧形成一完整的弧线。髋关节向上脱位时，此曲线的完整性受到破坏，弧线的外侧孔高。此线在任何脱位中都消失，因此不能区别炎症、外伤、先天性等情况，但仍不失为简单诊断方法之一。

（5）股骨颈前侧角摄片：偶尔需要摄 X 线片进一步明确前倾角的情况，最简单的方法是患儿平卧，髋部向上，做骨盆正位摄片；同样，将大腿完全内旋再做骨盆正位摄片。将两片比较可以看出，完全内旋时股骨颈全长出现，股骨头清楚，髋部向上时股骨头与大小粗隆重叠，可以估计前倾角的存在。

【诊断及鉴别诊断】

1. 诊断

因新生儿临床症状、体征不明显，容易被家长忽视，早期诊断较难。细心的家长可发现患儿关节活动受限、呈某种固定姿势，肢体呈屈曲状不愿伸直、活动较健侧差、力量差，肢体短缩，患肢较对侧细等，及时就医，即可早期诊断。学步后的患儿症状、体征明显，可出现明显跛行、会阴部增宽、双下肢不等长、特伦德伦堡试验阳性等，结合 X 线片检查，容易诊断。

2. 鉴别诊断

（1）先天性髋内翻：又称扁平髋。多见于 4～8 岁儿童，男孩较女孩多 5 倍。以髋部疼痛和跛行为主要症状和体征，疼痛常向膝部、大腿内侧和臀部放射。X 线片显示股骨头变扁、碎裂并有透亮区。晚期可有股骨头脱位，但髋臼发育良好，颈干角与前倾角尚正常，此与先天性髋关节脱位不同，以资鉴别。

（2）病理性髋脱位：

①小儿髋关节结核：好发于 10 岁以下儿童，如不治疗病灶破坏发展较快，患肢出现短缩和畸形。早期患侧髋关节疼痛，活动受限并有跛行，也可有膝部或大腿前方疼痛。检查患髋各方向活动均受限，并伴有肌肉痉挛，日间肌痉挛的保护作用在夜间入睡后消失而出现夜啼。晚期会出现窦道口及髋关节的病理脱位。实验室检查血沉加快。与先天性髋关节脱位病程长，无疼痛症状和体征显然不同。

②小儿急性化脓性髋关节炎：以婴儿和 1～2 岁小儿最多。多有外伤或感染史，起病较急。以髋部疼痛、跛行、活动受限为主诉，有发热甚或高热等全身反应。血沉加快、白细胞或中性粒细胞增多等与先天性髋关节脱位明显不同。

【治疗思路】

对先天性髋关节脱位的治疗应强调早期诊断，婴儿期的治疗效果最佳，年龄越大效果越差。治疗目标：①尽早复位；②防止股骨头骨骺缺血坏死；③矫正残留的发育不良，恢复正常关节生物力学。先天性髋脱位若能早期正确治疗，在正常功能刺激下，发展成正常髋关节的可能性很大。在 3 岁以内治疗者，治愈率很高。随着年龄的增长，股骨头和髋臼的骨性成分增加，可塑性减少，病理变化加重，虽经正确治疗，功能仍难以达到正常水平。

【治疗方法】

1. 非手术治疗

（1）出生至 6 个月：屈髋外展下肢、用手指压大粗隆部使之复位。复位后用外展尿枕、Rosen 支架、连衣挽具、Povlik 吊带，或其他外展支架固定 4～6 个月。同时家长可对患儿患髋进行手法按摩，适当叩击大转子部或下肢，使股骨头对髋臼有适当的应力刺激，以刺激髋臼发育（图 15-8-1）。存在肌力不平衡（脊柱裂）、僵硬（多关节挛缩症）及关节松弛者为禁忌证。

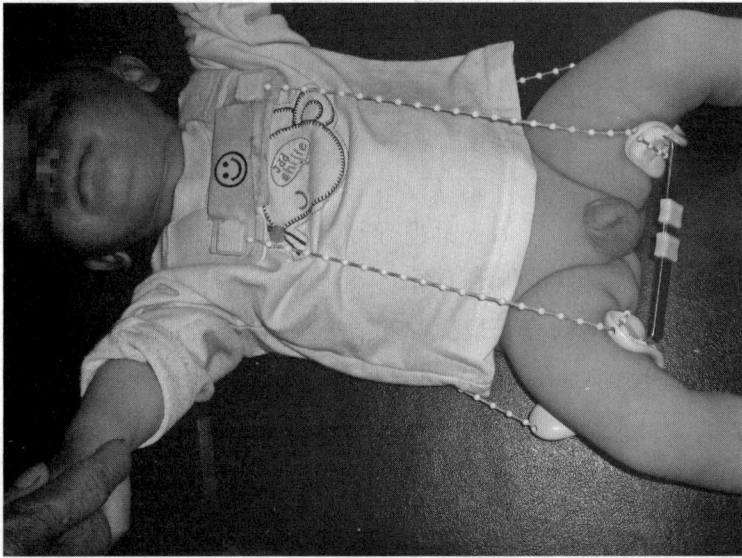

图 15-8-1　先天性髋关节脱位佩戴 Povlik 吊带外形

（2）6 个月至 1 岁 6 个月：随股骨头向外上脱位，内收肌可有不同程度的挛缩。可先采用下肢皮牵引 2 周，而后实施手法复位。复位时可触到、听到弹响，经拍片证实复位后，用髋人字石膏固定。最稳定的位置是屈髋 90°、外展 60°～70°自然外旋位。需避免过度外展髋关节或强迫复位，以免发生股骨头骺软骨缺血坏死。每两个月更换一次石膏，第 2、3 次石膏由上述体位改为伸直外展内旋位。石膏固定总时间为 6～9 个月，若不成功则需手术切开复位。

（3）1 岁 6 个月至 3 岁：随着年龄增大及负重增加，软组织挛缩加重，前倾角加大，髋臼外形更不正常。2 岁以后虽然这些骨性改变的塑形能力有限，但保守疗法仍有一定效果。因脱位时间长，髋周的软组织有不同程度的挛缩，因而在复位之前，如挛缩较重，可先做牵引，一般不超过 2 周，如有肌肉挛缩比较明显者，必须在复位前进行松解，如内收肌切断、髂腰肌延长等，而后经床旁 X 线片证实，股骨头的位置已达髋臼水平，此时方可进行复位。在全麻下行手法复位，上述石膏固定。

2. 手术治疗

为得到良好的手术效果，防止股骨头坏死的发生，术前应常规行皮牵引或股骨髁上骨牵引，床边 X 线摄片股骨头达到髋臼水平方行手术治疗，但应避免长时间大重量牵引，否则会引起下肢肌肉的挛缩变性，肌肉界限不清，影响手术操作及效果。经牵引而不到位者，应行股骨短缩术。治疗后出现的并发症大多与手法粗暴、牵引不够、手术指征未掌握、未弄清阻碍复位因素和固定不当等有关。

（1）切开复位法

［适应证］1 岁以上患儿，髋臼发育较好，复位后较稳定。

术后处理：术后石膏裤外展、屈髋屈膝、内旋位固定 6 周，然后逐渐练习关节活动。

（2）Salter 骨盆截骨术

［适应证］1～6 岁患儿，包括手法失败者，患儿髋臼发育不良，髋臼指数小于45°，股骨头大小与髋臼应基本合适。

术后处理：术后髋外展、屈曲、内旋，膝关节轻度屈曲位髋人字石膏固定 6 周。拍片证实截骨处愈合后，再戴外展支具进行行走锻炼，并最好维持 1～1.5 年。

（3）Chiari 臼顶内移骨盆截骨术（图 15-8-2）

［适应证］6 岁以上患儿，髋臼发育不良，髋臼指数大于 45°，复位后不稳定。

术后处理：术后单髋人字石膏固定 4～6 周。尽早练习活动，功能恢复后即可负重。

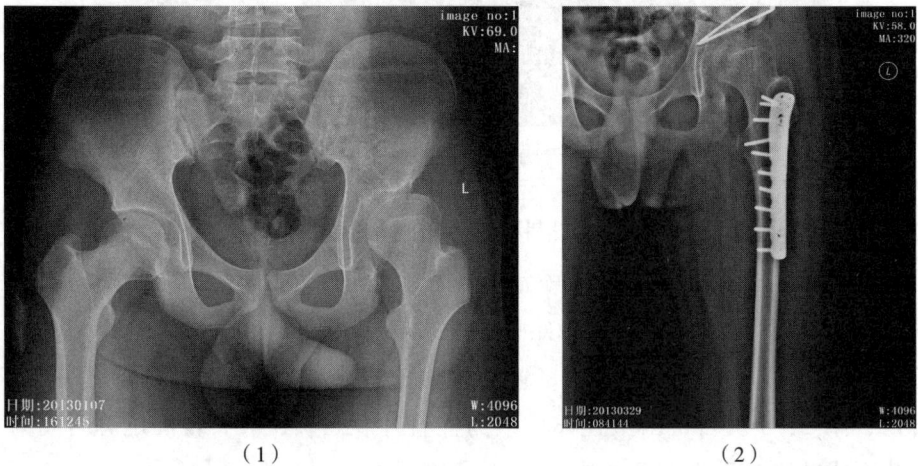

（1）　　　　　　　　　　　　　（2）

图 15-8-2　先天性髋关节脱位 Chiari 臼顶内移骨盆截骨术

（1）术前；（2）术后

（4）改良 Pemberton 骨盆截骨术（图 15-8-3）

［适应证］3 岁以上患儿，髋臼发育不良；或 3 岁以下髋臼指数大于 45°，复位后不稳定。

术后处理：术后髋人字石膏外固定 6 周，开始活动关节。视情况更换石膏，或佩带外展支具。如股骨颈前倾角过大可联合实施股骨大转子下截骨术。

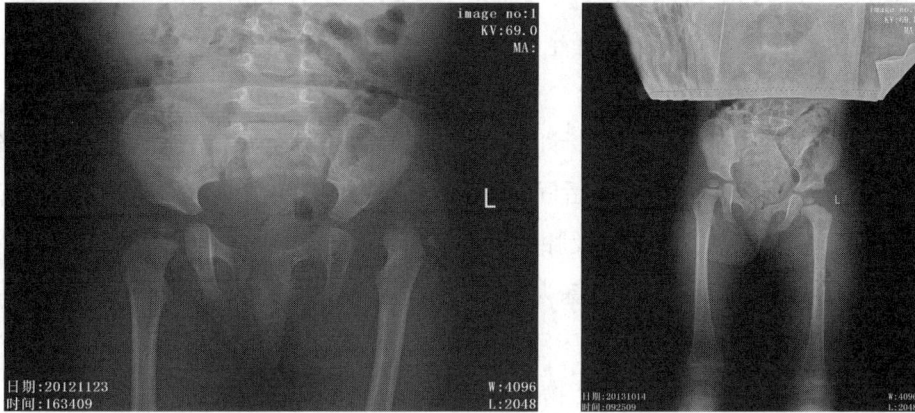

（1）   （2）

图 15-8-3 先天性髋关节脱位改良 Pemberton 骨盆截骨术

（1）术前；（2）内固定取出术后

（5）原位造盖

［适应证］8 岁以上患儿软组织与骨结构畸形均较固定，复位的可能性较小。宜做原位造盖稳定髋关节。

术后处理：术后单髋人字石膏固定髋关节于外展 15°～ 25°，屈曲 20°位。6 周时拆除石膏，可扶拐不负重下地练习步行 4 周，然后逐步练习负重走路（图 15-8-4）。

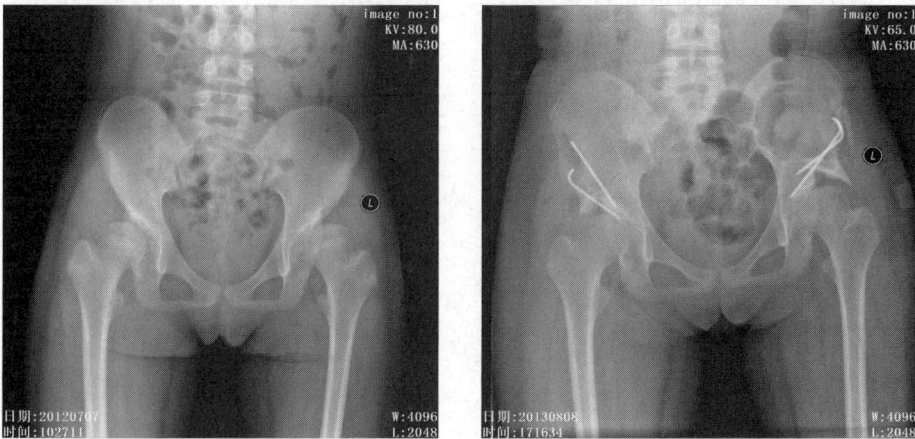

（1）   （2）

图 15-8-4 先天性髋关节脱位原位造盖术

（1）术前；（2）术后

（6）股骨颈前倾角矫正术

［适应证］前倾角大于 45°者。该术式一般很少单独应用，多合并其他手术。

（7）人工全髋关节置换术

［适应证］成人先天性髋关节脱位而有明显髋疼痛症状和体征者，可考虑行人工全髋关节置换术，并视骨质情况选择生物型或骨水泥固定型假体。

3. 功能锻炼

幼儿期以协助功能锻炼为主，即家属帮助患者肢体活动，有时做被动患肢伸屈活动，有时做抗阻力伸屈活动。术后固定期间，应注意股四头肌等肌肉收缩练习；去除外固定后，应在床上加强髋关节及膝关节的功能活动，特别是外展功能锻炼。8岁以上儿童在去除外固定后，以主动锻炼为主。去除外固定的最初3周，宜在床上活动，使患肢肌力逐渐恢复，以免过早下床活动发生骨折。骨性愈合后，开始下床负重活动。除去外固定后可配合中药熏洗或药物按摩，使筋肉舒展，关节功能恢复。

4. 膳食与起居

（1）辨证施膳：平时合理饮食即可，术后需按骨折三期辨证调理饮食。参考先天性尺桡骨骨性连接相关内容。

（2）起居：6个月以内的婴幼儿患者需佩戴Pavilk吊带，治疗期间除更换衣物及洗澡外持续佩戴，预防双大腿后侧压伤，同时因双髋关节处于屈曲位，夏季应加强护理，勤用温开水清洗，以防腹股沟皱褶处糜烂。手术患者术后需双髋人字石膏固定10周，期间应避免患儿尿湿石膏导致固定失效及皮肤压伤，每日用温开水清洗会阴部，预防泌尿系感染等并发症，禁止直立位抱起患儿以防再脱位。去除石膏后遵循"早活动、晚负重"原则，早期帮助患儿行髋、膝关节屈伸锻炼，术后3个月佩戴双髋外展支具下地行走。

【按语】

先天性髋关节脱位是一种常见的下肢畸形，该病呈一种动态的发育异常，可能会随着婴儿的生长发育好转或加重，因此称之为发育性髋关节脱位更确切。先天性髋关节脱位的治疗方法及疗效因年龄而异，早期诊断、早期治疗已成为公认的原则。但大多数患儿在1岁多学会走路或更晚才被发现，闭合复位成功率低，且易出现股骨头缺血性坏死、持续性半脱位等，大多仍需接受手术治疗。目前对于6岁以下的患儿，采用切开复位、改良Pemberton髋臼成形、股骨转子下旋转截骨术，术后均取得良好疗效。8岁以上患儿复位困难，可采用原位髋臼造盖、Chiari骨盆内移截骨术等稳定髋关节，改善跛行状态。因此，对于先天性髋关节脱位的患儿，及早诊断和整复并维持复位状态，能给股骨头及髋臼的发育提供最佳的环境和时机，在较短时间内发育成正常或接近正常的髋关节。

【病案举例】

吴某，女，因"走路不稳 6 个月"入院。

患儿 1 岁 1 个月学走路时，即出现走路稍有不稳，未引起重视，随患儿生长发育，步态不稳症状明显加重，在当地医院拍片检查，诊断为"左侧髋关节脱位"，今来诊，门诊检查后以"左侧先天性髋脱位"为诊断收入院。现患者精神好，饮食睡眠可，大小便正常，无哭闹。行走跛行。左侧臀部扁而宽，左侧大转子上移突出；臀横纹不对称，活动时左髋外展、旋转受限，内收肌紧张。左下肢较右下肢短约 1cm，Allis 征阳性。左侧望远镜试验阳性，Trendelenburg 试验阳性。左侧膝、踝、足趾活动良好，末梢血循及感觉正常。X 线片示：左侧髋臼发育不良，臼窝浅小，髋臼角约 60°，左侧股骨头向外上脱位，左侧股骨头骨骺较小，位于 Perkin 方格外上象限，申通线不连续。右侧髋关节对应可（图 15-8-5）。

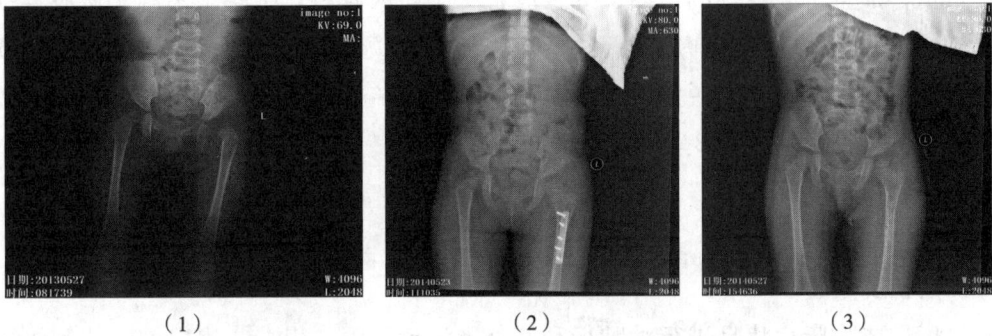

图 15-8-5　左侧先天性髋关节脱位切开复位、Pemberton 髋臼成形、股骨转子下旋转截骨术
（1）术前；（2）术后 1 年；（3）内固定取出后

临床诊断：左侧先天性髋关节脱位。

治疗经过：入院后完善检查，明确诊断，先给予左下肢皮肤牵引，1 周后在全麻下行左髋切开复位、Pemberton 髋臼成形、股骨转子下旋转截骨钢板固定术。取左髋关节前侧 S-P 切口，分离保护股外侧皮神经。自阔筋膜张肌与缝匠肌间隙进入，显露关节囊。可见关节囊呈哑铃状肥厚拉长。行髋关节周围彻底松解，切除肥厚、拉长的关节囊，松解髂腰肌。清除臼窝内增生的脂肪、切除圆韧带及内翻的盂唇，松解股骨颈周围粘连，试行复位，见股骨颈前倾角较大，头臼间压力稍大，左下肢内收、外旋时髋关节脱位，于是行股骨转子下截骨，将股骨外旋 30°，并短缩 6mm，五孔钢板固定，此时左髋关节复位好。行髋臼周围截骨，向下翻转造盖，取髂骨块充填，检查稳定性良好，紧缩缝合关节囊。术后双髋人字石膏固定双下肢于屈髋屈膝外展轻度内旋位。两个月后拆除石膏，双髋外展保护，在床上锻炼双髋、膝关节屈伸锻炼。3 个月后继续佩戴支具下地行走。术后 1 年患儿左髋关节功能恢复好，取内固定物（图 15-8-5）。

第九节　先天性髋内翻

【概述】

先天性髋内翻，又称发育性髋内翻。在婴幼儿时发病，股骨颈的颈干角呈进行性减小等，表现为日渐加重的跛行，是小儿跛行常见原因之一。单侧发病多于双侧，性别和种族无明显差异。

【病因病机】

先天性髋内翻的病因不明，有家族遗传史，可能为先天性骺板发育异常，股骨颈内侧钙化过程受阻，以致股骨颈内侧发育异常。随年龄、体重的不断增加，患儿站立行走负重，加重了股骨颈的弯曲，导致股骨头骺向内倾斜，引起了不利于该股骨颈疏松部软骨组织的剪应力和弯应力，这些应力随股骨颈弯形而加大，髋内翻加重，颈干角进行性减小，甚至达到锐角的程度，股骨颈骨质疏松带增宽、大粗隆上移至与髂骨相邻为止，最后髋内翻畸形呈一种手杖样外形。

【临床表现】

1. 症状及体征

本病主要临床症状是进行性跛行和髋外展活动受限。患儿 4 岁以前症状和体征轻微，因刚学走路时步态不正常，故常不引起注意。先出现无痛性跛行，继之臀部两侧加宽。大转子部隆凸畸形，髋外展受限、屈伸基本正常。由于畸形逐渐严重，临床症状和体征也日益加重，步态越来越难看，双侧者步态呈典型鸭步。单侧受累时患肢短缩明显。有些患儿腰椎生理前凸增大，臀部后耸。

2. 特殊检查

Trendelenburg 征可呈阳性。

3. 辅助检查

X 线检查：儿童的颈干角一般为 135°～ 145°，到成人时逐渐减小到 120°～ 140°。如颈干角 < 120°，称之为髋内翻。HE 角即双髋臼 “Y” 形软骨连线与股骨头骺板的延长线相交的角度，正常为 25°，髋内翻时明显增大，其大小与髋内翻程度成正比。先天性髋内翻股骨头内下方临近颈部可见倒 “V” 字形透亮区，其内侧界为股骨头下的骺板，外界为 X 线透亮度增加的发育异常区。此区域随患儿年龄增长、体重增加而日益加宽并垂直。晚期还有大粗隆变长，向近端呈钩状，可与髂骨接触形成假关节。股骨头由于颈干角的减小，负重点改变，形态也有些发育不正常。股骨头扭曲或呈椭圆形，

髋臼变浅（图 15-9-1）。

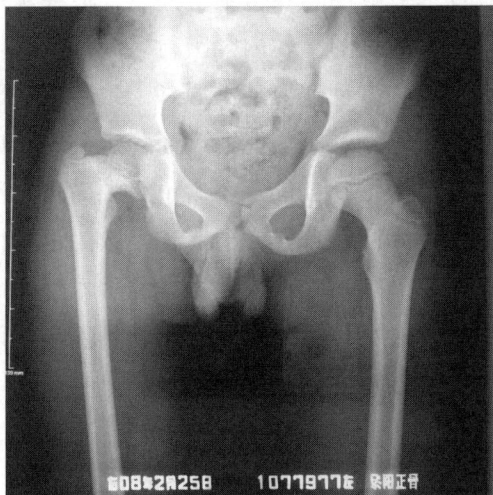

图 15-9-1　右侧先天性髋内翻

【鉴别诊断】

1. 先天性髋关节脱位

先天性髋关节脱位也可出现无痛性跛行及典型鸭步，大转子上移，Trendeleenburg征阳性，但髋关节活动正常。X 线检查可见髋臼发育不良、髋臼指数过大、股骨头脱位等。

2. 股骨头骨骺滑脱

股骨头骨骺滑脱有外伤史，髋部肿胀、疼痛、活动受限明显，无法行走。X 线片显示股骨头骨骺滑脱，骺线不规则。

3. 后天性髋内翻

后天性髋内翻一般有骨感染后遗症、纤维异常增殖或严重佝偻病等，根据病史及X 线表现一般容易鉴别。

【治疗思路】

本病的治疗目的为矫正髋内翻畸形，使股骨颈部异常的剪应力变为压力、肢体等长及恢复外展肌力。

【治疗方法】

1. 一般治疗

对于髋内翻尚大于 100° 的患儿密切随访，佩戴坐骨结节免荷支具继续观察，如果髋内翻有进展应早期手术治疗，手术越迟，功能恢复越差。

2. 手术治疗

目前所使用的外展截骨术，虽不能获得绝对满意，但在步态和髋外展方面有很大的改善，多数患者和家属还是满意的。髋内翻跛行多为外展肌松弛所致。由于截骨方式及固定方法不同，手术术式有多种，但基本原理大致相同，即截骨后要使局部的剪应力变成生理性压缩应力，恢复外展肌功能，进而稳定髋关节以改善步态。一般认为颈干角小于100°是其适应证。矫治年龄能早不晚，必要时可二次矫治。截骨后应充分外展髋部，因为髋内翻主要由骺板发育异常引起，多数为进行性，如果手术矫形不能消除其不利的力学因素，术后仍有不同程度复发，故手术时要矫枉过正，防止髋内翻复发。手术时应避免损伤股骨近端骨骺，否则会引起骨骺早期闭合。在股骨颈的病变区不能植骨，因为植骨不但不能促进骨化，反而使畸形加重。

（1）Y形截骨

［适应证］婴幼儿及小儿童，颈干角在80°～100°之间。

术后处理：患侧髋人字石膏固定2个月。拆除石膏后摄片检查截骨愈合情况，截骨处愈合后先卧休息动1个月，再负重练习行走。

（2）股骨转子下截骨术（图15-9-2）

［适应证］年龄较大的儿童，颈干角小于80°者。

术后处理：患侧髋人字石膏固定2个月。拆除石膏后摄片检查截骨愈合情况，截骨处愈合后先卧床活动1个月，再负重练习行走。

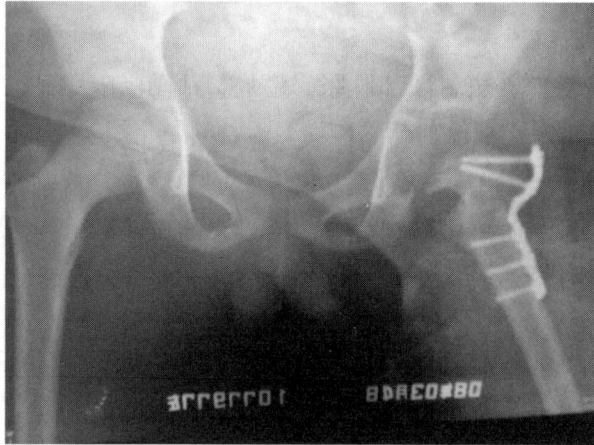

图15-9-2　右侧先天性髋内翻股骨转子下截骨术

3. 功能锻炼

对于观察期患者，应指导其行患侧髋外展功能锻炼。术后固定期间，应注意股四头肌等收缩练习，除去外固定后可配合中药熏洗或药物按摩，使筋肉舒展，关节功能恢复，并在床上加强髋关节的功能活动，特别是外展功能锻炼，骨性愈合后，开始下床负重活动。

4. 膳食与起居

（1）辨证施膳：平时合理饮食即可，术后需按骨折三期辨证调理饮食。参考先天性尺桡骨骨性连接相关内容。

（2）起居：对于髋内翻佩戴坐骨结节免荷支具临床观察的患者，应预防摔倒及支具压伤。手术患者术后需单髋人字石膏固定两个月，期间保持石膏干燥清洁，预防压伤。去除石膏后遵循"早活动、晚负重"原则，早期帮助患儿行髋、膝关节屈伸锻炼，术后 3 个月逐步下地行走。因患肢不同程度短缩，应垫高鞋跟以防骨盆倾斜、脊柱侧弯等。

【按语】

先天性髋内翻是一种少见的下肢畸形，因股骨近侧骺板骨化障碍生长紊乱，股骨颈缺陷区为大量软骨细胞，细胞柱状排列不规则、骨化不全。随患肢负重后股骨颈处承受异常的剪切应力，致使颈干角进行性减小，形成髋内翻畸形。主要临床特点是跛行及髋关节外展受限，患肢短缩，易疲劳，双侧发病时跛行不明显。先天性髋内翻畸形保守治疗效果差，手术指征主要依据 X 线片颈干角及 HE 角确定。对于颈干角小于120°、HE 角大于 45°但小于 60°的患者，可佩戴坐骨结节免荷支具密切观察。若颈干角进行性减小或已小于 100°，HE 角大于 60°，则不论患者年龄，即可尽早手术治疗。手术的目的是改善股骨颈部的异常生物力学状态，促进股骨颈缺陷区骨化，改善步态，防止复发。手术方式较多，主要有转子下截骨及转子间截骨，均可取得满意效果。无论采用何种术式，关键是使股骨颈部异常的剪应力变为生理性压应力，使股骨颈骺板由垂直位变为近似水平位，即颈干角大于 140°、HE 角小于 45°。先天性髋内翻的发生与股骨近端生长缺陷区有关，术后颈干角的丢失及畸形复发也与其密切相关。手术可促进其缺陷区骨化，但股骨外侧的生长发育仍优于内侧，随患者生长发育颈干角将有所减小，甚至畸形复发。因此，手术时颈干角的矫正要充分，达到 140°左右，以最大限度地保证手术效果，减少术后复发。

【病案举例】

赵某，女，3 岁，因"跛行 2 年"入院。

患儿 11 个月学会走路时稍跛行，未予诊治。随患儿年龄增长，跛行不断加重，且容易疲劳，今来诊，门诊以"双侧先天性髋内翻畸形"收入院。查体：行走跛行，呈鸭步，双侧髋部扁宽，会阴部距离加大，双髋关节外展、内旋活动受限，"4"字试验阳性，Trendelenburg 征阳性，膝、踝关节正常。双下肢肌力基本正常，末梢血循及感觉正常。X 线片示：双髋关节内翻畸形，股骨颈短小，颈干角明显减小，约为 95°，HE 角增大为 65°。

临床诊断：双侧先天性髋内翻。

治疗经过：入院后明确诊断，全麻下分次行双髋内翻畸形股骨转子下外展截骨矫形钢板内固定术。（以右侧为例）取右大腿上段外侧切口，自大转子顶点向下约12cm，切开皮肤、皮下组织、深筋膜，将臀中肌前侧止点部分切断并向后牵开，将股外侧肌自止点处切断并向前侧拉开，显露股骨大转子基底、小转子及股骨干的上端，根据术前设计的截骨角度，在小转子下方做楔形截骨，楔形骨块底在外侧，约1cm。用细克氏针沿截骨线钻孔，后用骨刀截除楔形骨块，患肢外展，对合截骨面，将1枚6孔骨盆重建钢板预弯，与股骨大转子及股骨干贴附后，6枚螺钉固定。术后右下肢单髋人字石膏固定。术后X线片示双髋内翻畸形已矫正，颈干角145°，HE角35°。5周后去除石膏，活动髋、膝关节。10周后下地行走，行走步态基本正常，8个月后取出内固定物。（图15-9-3）

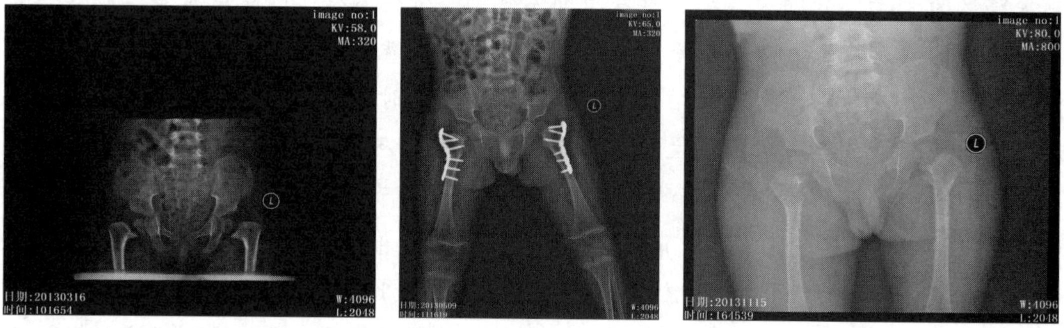

（1）　　　　　　　　　　（2）　　　　　　　　　　（3）

图15-9-3　双侧先天性髋内翻

（1）术前；（2）术后（3）内固定取出术后

第十节　习惯性髌骨脱位

【概述】

习惯性髌骨脱位是指在膝关节伸直状态下，髌骨可以处于正常或接近正常情况；而在屈曲时，由于各种畸形的原因，使得髌骨脱位到膝关节外方，髌股关节长期处于非生理状态下磨损，久之可造成创伤性关节炎。

【病因病机】

由于韧带松弛、膝外翻、胫股关节旋转变位而使伸膝装置力线改变；或因股外侧肌、髂胫束挛缩与止点变异、股骨髁发育异常而致髌骨内外侧受力不平衡诱发脱位，但易于复位，伸膝时可自行复位或被动推挤髌骨即可复位。

【临床表现】

1. 病史

膝关节不明显外伤，或股四头肌强烈收缩，即可引起脱位。多数患者经常脱位。

2. 症状

膝部软弱无力，以下蹲或站起时明显。经常打软腿，易摔跤，症状严重者膝外侧疼痛，在屈膝时髌骨脱于股骨外髁外侧，伸膝时自然复位。

3. 体征

股四头肌萎缩，伸膝无力，髌骨活动范围加大。Q 角（髂前上棘至髌骨中点连线和胫骨结节至髌骨中点连线相交的角度，正常男性为 8°～10°、女性为 10°～20°）增大。

4. 临床特征

无外伤史或轻微外伤后引起髌骨脱位，以后脱位经常发生。膝部软弱无力，打软腿，易摔跤，屈膝时髌骨脱于股骨外髁外侧，伸膝时自然复位。股四头肌萎缩，伸膝无力，髌骨活动范围加大。Q 角增大。

5. 辅助检查

X 线检查：正位片上可见髌骨向外侧移位，髌骨轴位片可见股骨髁发育异常，外髁低平，髌骨向外侧脱位。

【鉴别诊断】

1. 先天性髌骨脱位

先天性髌骨脱位特点是髌骨永久脱位，不能主动伸膝，被动活动也不能消除膝关节畸形，出生时髌骨不在股骨髁间窝内，日后多发展成屈膝挛缩畸形，较为罕见。出生后即见一侧或双侧的膝关节屈曲挛缩，不能伸直，髌骨已移至股骨髁的外侧，不能主动伸膝，被动伸膝也受限。由于髌骨较小，且不能伸膝，故在婴儿的股骨髁外侧不易扪及髌骨。

2. 髌骨不稳定

由于股四头肌及其扩张部的异常（包括股内侧肌萎缩或发育不良，内侧支持韧带松弛、断裂或撕裂，外侧支持韧带的紧张和高位髌骨）、膝关节力线异常（包括 Q 角增大、膝内外翻和膝反屈）、髌骨形态异常（包括分裂髌骨、异形髌骨）、股骨髁的发育不良、继发变形或股骨外髁形状异常等使髌股关节失去正常的结构，导致作用于髌骨的拉力异常，或出现髌骨运动轨迹异常，使髌骨处于不稳定状态而产生疼痛、打软腿、假性嵌顿（半脱位）等极似髌骨脱位，但轴位片可以排除。

【治疗思路】

本病应尽早手术治疗，重建伸膝装置。早期治疗，膝关节功能多有恢复，伴随的畸形随生长发育而得以逐渐矫正。

【治疗方法】

1. 一般治疗

佩戴护膝保护，加强股四头肌功能锻炼，但效果多不明显。明确诊断依据后应尽早手术，使髌骨复位，恢复伸膝装置正常力线。

2. 手术治疗

习惯性髌骨脱位相关因素复杂，必须查明致病原因，根据髌骨对线情况、伸膝装置的稳定性及骨性结构有无异常，选择合适的手术方法。一般需多种手术联合运用，主要包括髌外侧挛缩组织松解、髌内侧关节囊紧缩、股内侧肌止点推进、髌韧带外侧半止点内移。手术方法：患者取仰卧位，全麻或连续硬膜外麻醉，手术在上止血带下进行，取髌旁做纵向弧形切口或自外上向内下做"S"形切口。首先松解外侧挛缩的髌支持带及关节囊（酌情保留完整滑膜组织而不进入关节腔），甚至包括股外侧肌止点，髂胫束伸向髌骨外侧的纤维，达屈膝 90°髌骨不脱出为止，股外侧肌游离回缩后就近缝合于股四头肌肌腱上。再将松弛的内侧关节囊部分切除，紧缩缝合；若探查关节腔，可将切下的滑膜留作修补外侧缺损区之用。切断股内侧肌在髌旁的止点，向上游离部分肌腹后将止点推进到髌骨外下角，肌肉覆盖于髌骨前面，近侧与髌前腱膜褥式缝合固定，远端与髌骨外下缘腱膜缝合。最后将髌韧带外侧半止点内移，骨膜外游离切断髌韧带外侧半止点，经内侧半深面转移至内侧，腱端与鹅足腱膜紧密缝合固定；如此时屈膝髌骨无脱位可关闭切口。术后长腿管型石膏固定屈膝 15°～ 20°位 6 周，去除石膏固定，加强膝关节屈伸活动加强股四头肌功能锻炼。

3. 功能锻炼

石膏固定期间，指导患者加强股四头肌收缩锻炼，预防肌肉萎缩、髌骨粘连，去除石膏后加强膝关节屈伸活动以防膝关节强直。

4. 膳食与起居

本病患者膝关节结构先天发育缺陷，加之后天调养不当，遭受轻微外伤即出现脱位，中医证属肝肾不足。肝藏血、主筋，肝血不足则筋脉失养，痿软无力，不能约束骨骼致其脱位；肾藏精主骨，肾精亏虚则骨痿不长，畸形发育。故饮食上以滋补肝肾、强筋壮骨为原则。可食用如动物肾脏、栗子、枸杞、核桃、山药、猪蹄、黑豆、桂圆等。

【按语】

习惯性髌骨脱位是指因股四头肌的伸膝装置或膝关节发育异常出现的髌骨自发性脱位，髌股关节长期处于非生理状态下磨损，久之可造成创伤性关节炎。本病保守治疗效果差，明确诊断后应尽早手术，使髌骨复位，恢复伸膝装置正常力线。

【病案举例】

高某，女，23岁，因"右膝部无力、打软腿、酸痛14年，加重3个月"入院。

患者约14年前无明显诱因先后出现下蹲时右髌骨向外侧脱位，站起后自行复位，后右髌骨多次脱位，且出现右膝关节无力、打软腿、酸痛，未引起重视，3个月前右膝部疼痛加重，现为求进一步治疗，今日来院求治，门诊检查患者后以"右髌骨习惯性脱位"收住入院。发病以来，患者神志清，精神可，睡眠可，纳差，二便调。专科情况：右大腿肌肉萎缩，尤以股内侧肌为重，右膝关节内侧压痛，膝关节屈曲至约30°时，髌骨向外侧脱位，将髌骨固定在中线上则膝关节屈曲受限。右侧Fairbank试验阳性，右髌骨研磨试验阳性，髌骨下压痛阳性，右膝关节内侧松弛，外侧紧张。右下肢力线好，Q角约25°，双下肢末梢血循，感觉及运动良好。X线片示：右股骨外髁发育低平，髌股关节对应关系失常，髌骨向外侧脱位（图15-10-1）。

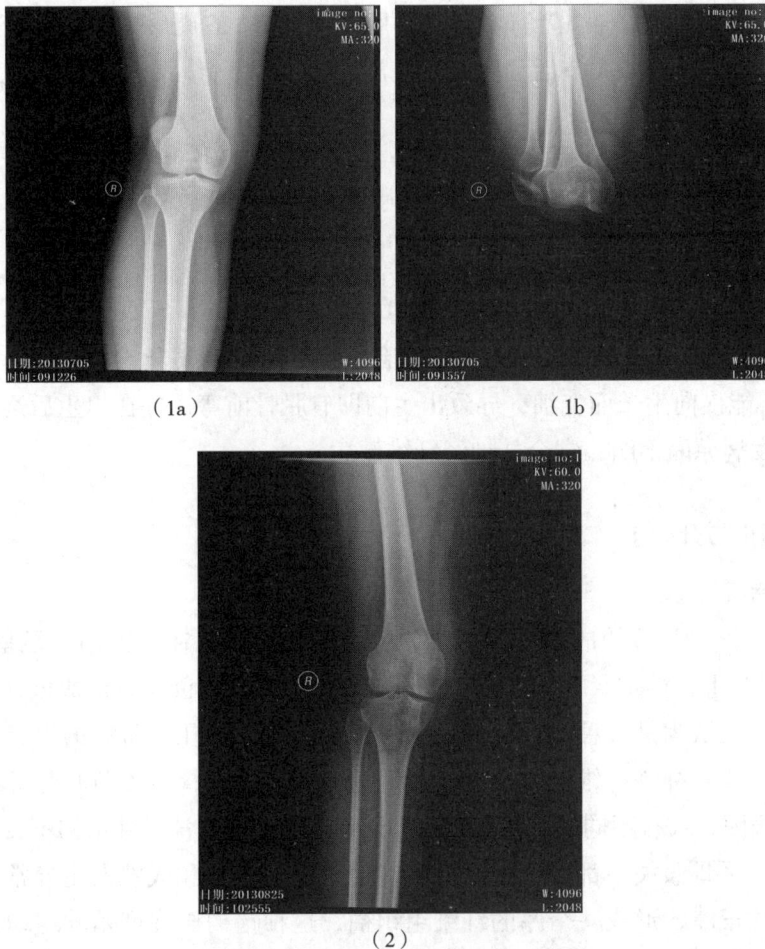

（1a）　　　　　　　　　　　　　　（1b）

（2）

图15-10-1　右侧习惯性髌骨脱位X线片

（1a）术前正位；（1b）术前轴位；（2）术后正位

临床诊断：右侧习惯性髌骨脱位。

治疗经过：入院后完善检查，明确诊断，全麻下行右髌骨外侧软组织松解、股内侧肌止点外下推进、胫骨结节止点内移术。取右膝关节前内侧做纵向"S"形切口，长约 20cm，依次切开皮肤及皮下组织，见股内侧肌松弛，将其自止点处切开并向上游离；自深筋膜下向外游离，显露髌骨外侧，见股外侧肌止点低，髌骨外侧支持带挛缩，牵拉髌骨向外侧脱位，将股外侧肌止点向上游离，松解髌骨外侧挛缩组织，不打开关节囊，检查髌韧带的 Q 角偏大，将髌韧带止点完全凿下，在其内侧 1.0cm 处凿下厚度相同骨块。将髌韧带止点向内平移约 1.0cm，在胫骨结节内侧凿下骨块填塞于原胫骨结节处，用一枚冈子可吸收螺钉固定髌韧带止点。此时髌骨复位，屈曲膝关节，髌骨滑动轨迹良好。将游离的股内侧肌止点向外下推进，与髌支持带缝合固定，最后将髌骨内侧关节囊给予紧缩缝合，活动右膝关节，见膝关节屈曲达 100°，髌骨无脱位现象，髌股关节对应良好。松止血带，止血，冲洗缝合，清点纱布器械无误后，放置 2 孔负压引流条一根，逐层闭合，无菌敷料包扎。右下肢长腿石膏后托固定右膝关节于屈曲 15°位。石膏固定期宜指导患者行右股四头肌收缩锻炼。6 周后去除石膏，进行右膝关节屈伸锻炼。2 周后右膝关节活动度恢复正常，右膝部稳定，右髌骨未再脱位。

第十一节　先天性胫骨假关节

【概述】

先天性胫骨假关节是矫形外科中最难治疗的一种骨不愈合。由于胚胎发育中胫骨的下 1/3 处不能横向生长而变细，导致出生前即有胫骨前弯，并在出生后逐步发展为假关节。本病发病原因不明，常合并神经纤维瘤病。

【病因病机与分型】

1. 病因病机

先天性胫骨假关节的成因有许多学说。有人认为胎儿在子宫内，足呈极度背屈，压在下 1/3 胫骨上，严重影响该处血供。也有人认为是宫内创伤，形成该处骨折产生畸形。但更多的人认为是一种全身代谢性紊乱引起的疾患，几乎所有的患者合并皮肤色素斑，局部常合并神经纤维瘤。也有学者认为，先天性胫骨假关节和骨纤维结构不良可能属同一病因，仅有不同的临床表现。Aegerter 则认为，骨纤维结构不良、神经纤维瘤病和先天性胫骨假关节都是由神经变异，使组织的生长和成熟发生异常。假关节处局部骨膜往往很厚，形成一个厚的纤维组织袖，这种错构瘤性增殖软组织将干扰骨的生长和正常骨痂的形成，紧贴骨皮质的增厚纤维组织限制了血液供应，从而导致骨萎缩，同样情况可见于锁骨、肋骨、股骨和肱骨，但极为少见。

2. 分型

临床常用的 Boyd 法将本病分为 6 型。

Ⅰ型：前弓同时有假关节，出生时胫骨就有缺陷。

Ⅱ型：前弓同时有假关节，出生时胫骨可有葫芦状狭窄。常常在 2 岁前自发性或在轻微外伤后即可引起病理性骨折。本型最多见，常伴有神经纤维瘤病，预后最差。

Ⅲ型：在先天性囊肿内发生假关节，一般在胫骨中下 1/3 交界处。本型治疗成功后再发生骨折的机会较Ⅱ型少。

Ⅳ型：假关节发生于并不狭小的胫骨硬化节段。这类骨折通常预后较好，特别在完全骨折形成之前治疗，效果更好。

Ⅴ型：胫骨假关节继发于腓骨发育不良，腓骨或胫骨或二者同时发生假关节。若病损局限于腓骨，预后较好。若病损发展至胫骨假关节，其自然病程常与Ⅱ型类似。

Ⅵ型：因骨内神经纤维瘤而产生假关节。

【临床表现】

1. 病史

多数病例出生时即有胫骨弯曲，1 ～ 2 岁时加重，通常因骨折引起疼痛就诊而确定。部分患者因胫骨前弯截骨矫形后骨不愈合就诊。

2. 症状及体征

行走跛行，患侧小腿向前弯曲或前外侧弯曲，假关节形成后疼痛，不能行走。

3. 临床特征

患肢较健侧短，患侧小腿向前弯曲或前外侧弯曲，有时皮肤有咖啡色素沉着斑或神经纤维瘤结节，假关节形成时局部可有异常活动。

4. 辅助检查

X 线检查：患肢胫骨细小、硬化，向前弯曲，顶点皆在胫骨中下 1/3 交界外。髓腔全部或部分被硬化填塞，在弯曲顶端周围可见散在的囊性改变。如已有假关节形成，该处有骨缺损。近端骨端的骨质增厚，有时呈杯状，远侧断端呈尖形。有的两端均呈尖形，两者互不相连。神经纤维瘤病的骨皮质变厚，硬化仅限于骨的一段，而且髓腔消失，有时呈小囊性改变，四周无骨膜反应，也无皮质膨胀变化。腓骨可同时有假关节改变，但有时只是变弯（图 15-11-1）。

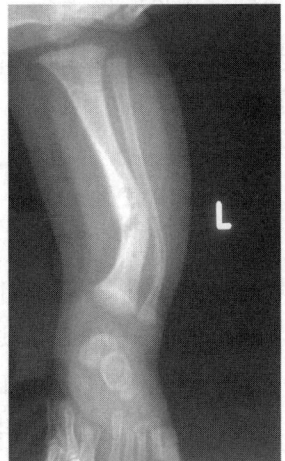

图 15-11-1　出生 4 个月发现先天性胫骨前弯 X 线片

【诊断及鉴别诊断】

1. 诊断

本病依据病史、临床症状与体征、X 线片显示的胫腓骨病理改变等，可以做出明确诊断。

2. 鉴别诊断

（1）脆骨病：为骨关节发育障碍性疾病，有多次骨折病史。脆骨病属于骨折但无骨折修复障碍，骨折后可以获得骨折愈合。此外，还有巩膜发蓝、听力障碍等特殊症状和体征。

（2）骨折不愈合：小儿外伤性胫骨骨折后，因固定不良可发生不愈合，但为数极少，且X线片上可显示骨折局部骨痂修复，合理固定后仍可获得骨折愈合。

（3）佝偻病：四肢长管状骨均有变化，下肢因负重引起膝内翻畸形，多为双侧性。X线表现为干骺端变宽，骺线增宽，呈杯口状改变，至长大成人后仍可遗留胫骨内翻增厚，但无骨质硬化，髓腔通畅。

【治疗思路】

本病不治疗很难愈合，治疗极具挑战性。一旦确诊胫骨前弯即应注意防止发生骨折，对于小婴儿可不必佩戴保护性支具，但需注意保护患肢。患儿开始负重站立行走后，应长期佩戴小腿免荷支具加以保护直至骨发育成熟。患儿需定期复查X线片以了解病变有无进展。凡只有胫骨前弯的患儿不宜做截骨矫形术，也不需做活检。对形成先天性胫骨假关节的患儿，3岁前最好不进行手术。传统的植骨术成功率较低，Ilizarov外固定架加压治疗和带血管腓骨移植术是目前治疗本病较为可靠的方法。无论采用何种手术方式，均应彻底切除假关节处硬化的骨质和异常增厚的骨膜。

【治疗方法】

1. 一般治疗

本病诊断确立后，不管是哪一型均应暂时采取支架和石膏保护患肢，防止外伤，以避免骨折后形成假关节。部分病例即使日后不可避免仍会出现假关节，但保护得当可推迟发生的时间，防止骨端吸收严重而致畸形加剧，待患儿年龄增长，也可提高手术成功率。

2. 手术治疗

先天性胫骨假关节不经植骨很难获得骨折愈合，反复多次手术之后，造成局部血循环、营养条件更差。即使暂时愈合，还有再次骨折的可能。临床需一直观察到青春期，不再形成假关节，才算达到真正愈合。如此时合并下肢短缩畸形及足的畸形，还须再次手术矫正。植骨以自体松质骨为最好，一般不用骨库骨。骨端间瘢痕组织应随增厚骨膜及硬化骨端一并彻底切除，以改善局部血循环。植入的松质骨量要足够多，接触须紧密，内固定要坚强，外固定必须稳妥，固定时间要足够，直至骨性愈合之后再负重。假关节融合后，应每6～12个月复查一次，骨端的硬化现象逐渐消失，骨密度正常，髓腔通畅，骨干变粗，证实愈合可靠。如在随访中，发现髓腔不通畅，骨端硬化增加，骨干变细，有再骨折的预兆，应再次植骨。目前临床疗效较确切的手术方法有以下两种。

（1）Ilizarov外固定架加压治疗

［适应证］已发生应力骨折或假关节已形成者。

术后处理：每日断端加压两次，一次0.5mm。待断端情况稳定后可同时行胫骨近端牵拉延长。鼓励患儿带外固定架负重行走。

（2）带血管蒂腓骨移植术：该手术骨愈合率较其他方法高，但需显微外科操作。

［适应证］有明显短缩和广泛的骨缺损，或其他植骨手术失败者。

术后处理：长腿管型石膏固定3个月。拍片证实假关节愈合后仍需较长时间支具保护，定期复查X线片，以免病变复发。

3. 功能锻炼

有主动锻炼能力者可进行膝、踝关节主动锻炼，以恢复肌肉功能、缓解畸形。无主动锻炼能力者，可由他人帮助锻炼，防止肌肉挛缩，为手术打下基础。术后等骨愈合后逐步开展各关节功能锻炼，防止关节强直、肌肉粘连。

4. 膳食与起居

（1）辨证施膳：参考习惯性髌骨脱位相关内容。

（2）起居：确诊胫骨前弯应注意防止发生骨折，小婴儿可不必佩戴保护性支具，但需注意保护患肢。患儿开始负重站立行走后，应长期佩戴小腿免荷支具加以保护直至骨发育成熟。患儿需定期到医院复查X线片以了解病变有无进展。已发生假关节而年龄偏小不宜手术的患儿，应佩戴长腿支具保护，避免成角畸形进一步加重，每日定时行患肢按摩及膝、踝关节活动，以防肌肉严重萎缩及关节僵硬。施行Ilizarov外固定架加压治疗的患儿，应预防针道感染，在医生指导下每日分次延长，可在垫高患侧鞋底的前提下扶拐下地行走。行带血管蒂腓骨移植术的患儿术后患肢长腿管型石膏固定3个月，期间可行抬腿及足趾活动，避免患肢负重。

【按语】

先天性胫骨假关节是骨科公认的难题，一旦确诊胫骨前弯即应注意防止发生骨折，凡只有胫骨前弯的患儿不宜做截骨矫形术，也不需做活检。对形成先天性胫骨假关节的患儿，3岁前最好不进行手术。传统的植骨术成功率较低，Ilizarov外固定架加压治疗和带血管腓骨移植术是目前治疗本病较为可靠的方法。无论采用何种手术方式，均应彻底切除假关节处硬化的骨质和异常增厚的骨膜。部分病例虽经多次手术仍无法愈合。经多次手术造成患肢过于短小、小腿广泛瘢痕和关节僵者，则为截肢指征。

【病案举例】

刘某，男，5岁，因"发现右小腿畸形、活动异常4年余"入院。

患儿1岁时家人无意中发现其右小腿站立时与常人不一样，站立不稳，右小腿时有异常活动，似假关节样活动，遂到当地医院治疗，拍片示患者右胫骨下段先天性假关节形成，患肢短腿支具外固定，未做特殊处理。目前局部畸形明显加重，转入医院。

专科情况：右小腿下段呈"L"形畸形，肌肉轻度萎缩，没有明显压痛，纵向叩击痛阴性，远端呈明显骨异常活动，右下肢较健侧短约2cm；右膝、踝关节主动活动基本正常。X线片示：右胫腓骨下段长斜形陈旧性骨折样表现，骨折端呈明显分离，远端向上移位，并向外侧成角畸形。骨折面呈硬化表现，骨髓腔闭塞，骨折端变细。

临床诊断：右先天性胫腓骨假关节。

治疗经过：入院后完善各项常规检查，在全麻下行右胫腓骨先天性假关节吻合血管的对侧腓骨移植术。手术分两组：第一组取小腿前外侧入路腓血管腓骨瓣切除法，近端起自腓骨头远端2cm处，沿腓骨向远端延伸，长度依切取腓骨长度而定。逐层切开，沿腓骨长短肌与腓肠肌间隙切开深筋膜，显露腓骨，切断腓骨长短肌在腓骨外侧附着之肌纤维，钝性分离腓骨前后缘的软组织，分别锯断腓骨远、近端，剪开骨间膜，逐层切断附着在腓骨内侧的胫后肌和踇长屈肌部分肌纤维，显露腓动脉及伴行的两条静脉，切断腓动脉及静脉的远近段，游离带血管蒂腓骨瓣完成。第二组取小腿后外侧入路，显露胫骨假关节处，切除关节周围硬化关节面，术中可见假关节上下大量瘢痕组织，切除部分瘢痕组织，打通闭塞的骨髓腔，在胫骨假关节下开骨槽，长度不超过胫骨远段骨骺。将腓骨上端插入胫骨上段骨髓腔内，下端植入骨槽内，以螺钉固定。骨移植完毕后将腓动、静脉与胫前动、静脉吻合，检查吻合后血管是否通畅。双下肢石膏托外固定于功能位。术后拍片示右侧胫腓骨中下断可见一长约7.8cm骨质缺损区，缺损区内可见一条形高密度移植骨影，移植骨与胫骨残端对应关系良好，其上下端已行螺钉固定；另见右腓骨下端骨质局限性变细、粗糙不整。术后病理：右小腿纤维组织瘤样增生并有软骨化生。右下肢长腿管型石膏外固定，左小腿继续石膏托外固定。术后6个月随访拍片示移植腓骨成活，腓骨增粗与胫骨相似（图15-11-2～图15-11-4）。

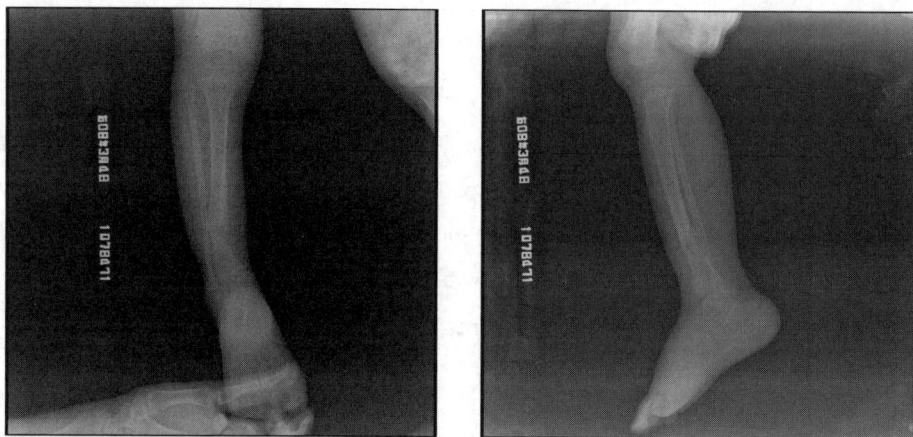

（1） （2）

图15-11-2 右先天性胫腓骨假关节术前X线片

（1）后位；（2）侧位

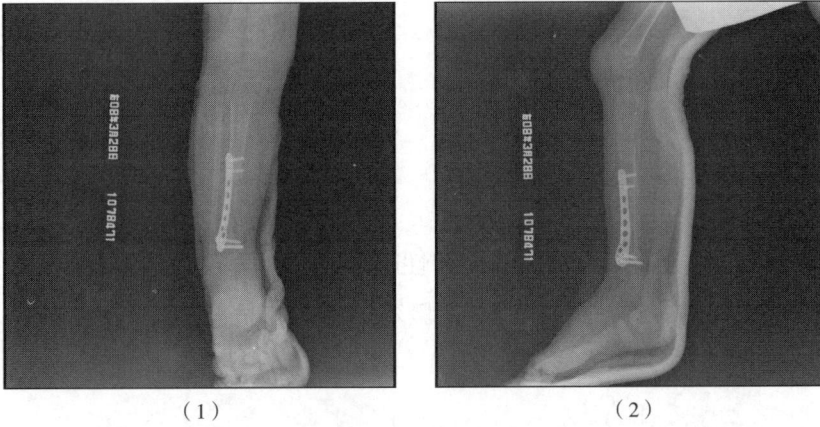

（1）　　　　　　　　　（2）

图 15-11-3　右先天性胫腓骨假关节对侧带血管腓骨移植术后

（1）后位；（2）侧位

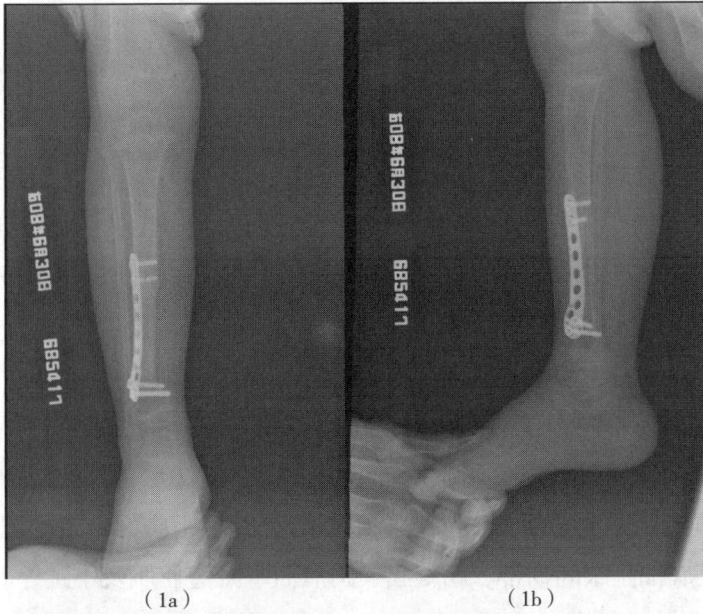

（1a）　　　　　　　　　（1b）

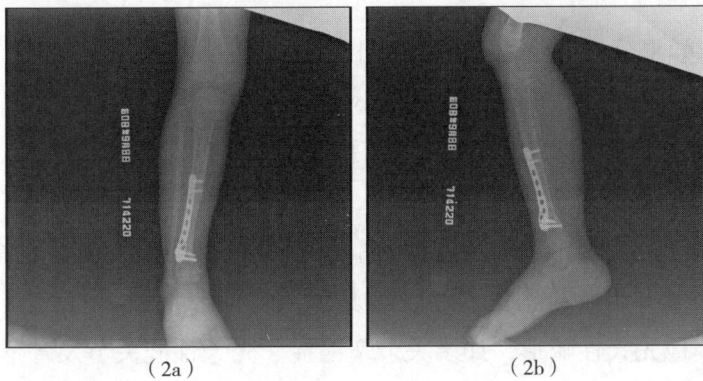

（2a）　　　　　　　　　（2b）

图 15-11-4　右先天性胫腓骨假关节术后复查

（1a）术后 3 个月后位；（1b）术后 3 个月侧位；（2a）术后 6 个月后位；（2b）术后 6 个月侧位

第十二节　先天性马蹄内翻足

【概述】

先天性马蹄内翻足是一种常见的先天性畸形，主要表现为婴儿出生后，一侧或双侧足的前半部内收、内翻，跟骨内翻，跟腱挛缩，跖屈呈马蹄畸形等。发病率为1‰，占足部畸形发病的85%，男女之比为2∶1。部分患者可伴有其他部位畸形，如先天性髋脱位等。

【病因病机与分型】

1. 病因病机

本病病因有很多假说，如环境因素、胚胎发育畸形及遗传等，但均难以肯定。现今的观点是各种因素复杂地结合在一起，产生不同程度的畸形。

本病包含四部分畸形：①前足内收内旋；②后足内翻；③踝关节下垂；④胫骨内旋。多数学者认为病变主要在跗骨，尤以距骨的变化最为明显，从而导致畸形。久之则使软组织发生挛缩，使畸形较为固定。在继续发育过程中，骨在受压力小的部位发育旺盛，而在受压力大处则发育受阻，逐渐形成骨性畸形。

软组织的变化均是继发的，随着年龄的增长，皮肤、肌肉、韧带、关节囊、血管、神经等组织相继出现不同程度的变化：①足内侧软组织即三角韧带、距舟韧带、跟舟韧带、胫后肌、趾长屈肌及踇长屈肌发生挛缩或短缩；②足背部及外侧的肌肉、韧带松弛；③踝关节及距跟关节后侧关节囊、跟腓韧带、后距腓韧带及小腿三头肌发生短缩或挛缩；④足底部距跟间韧带、跖腱膜、踇展肌、趾短屈肌及小趾外展肌发生短缩。

2. 分型

本病从治疗效果分析可分为松软型和僵硬型。

（1）松软型：足部畸形较轻，足跟大小接近正常，踝及足背外侧有轻度皮肤皱褶，其特点是被动背伸外翻时可以矫正其足部的下垂内翻畸形，能使患足达到或接近中立位。

（2）僵硬型：足部畸形严重，足跟小，下垂和内翻明显，前足也有内收、内翻，踝内侧和足跟内侧有明显的皮肤皱褶，当被动背伸外翻时呈僵硬固定。此种畸形不易矫正，可伴有其他先天性畸形，如多关节挛缩症、先天性髋关节发育不良或先天性髋关节脱位。

【临床表现】

1. 病史

本病出生时即被发现患足畸形（彩图 15-12-1）。

2. 症状

患足下垂内翻畸形，足跟内翻，足前部内收、内翻，距骨头在背侧及外侧隆起，足内侧皮纹增多。患者负重后足外侧和背侧皮肤出现增厚的滑囊和胼胝。年龄较大的患者可见外踝大、内踝小。

3. 体征

跟腱挛缩、踝关节后关节囊及内侧三角韧带挛缩、跖腱膜紧张，此外，可合并胫骨内旋及小腿三头肌萎缩。

4. 临床特征

患足下垂内翻畸形，足跟内翻、足前部内收、内翻，跟腱挛缩，踝关节背伸、外翻明显受限（彩图 15-12-2）。

5. 辅助检查

X 线检查：正常足的 X 线正位片示距骨轴线指向下方，与第 1 跖骨长轴线一致，而跟骨长轴延长线达到第 4 跖骨，两线相交称为跟距角，正常为 20°～ 40°，舟骨出现后位于距骨前方，侧位片距骨与跟骨轴线交角为 35°～ 50°。马蹄内翻时，正位片距骨长轴线向外，远离第 1 跖骨，跟、距骨的长轴交角缩小或消失，侧位片可见距骨长轴线与第 1 跖骨长轴线成钝角，跟、距骨长轴交角多小于 35°。3 岁后患儿舟骨骨化，可见到舟骨向内移位。至成人时距下及跗中诸关节畸形更加明显，并波及前足诸骨。

【诊断及鉴别诊断】

1. 诊断

本病出生时即被发现，诊断容易。

2. 鉴别诊断

（1）外伤性马蹄内翻：外伤致坐骨神经或腓总神经损伤后，胫骨前肌群瘫痪导致马蹄内翻畸形，或踝关节周围及足部的骨折脱位，畸形愈合或骨骺损伤导致踝足部诸骨与关节发育异常所致足下垂。这类疾病多发生在外伤之后，如自行车辐条伤、砸伤等，与出生时便见足部畸形的先天性马蹄内翻足不同。

（2）大脑性瘫痪：多有早产或生后窒息时间长病史，下肢交叉步态，内收肌痉挛，肌张力升高，生理反射亢进，并可见病理反射。足部畸形以马蹄为著，前足无内收。

（3）脊髓灰质炎后遗症：有发热及肢体瘫痪病史，感觉正常，区域性胫骨前群肌肉瘫痪可导致足下垂，根据病史较易鉴别。

（4）脊髓栓系综合征：诸如脊髓脊膜膨出、椎管内脂肪瘤、脊髓纵裂、终丝过短等并发的足部下垂畸形，查体可发现腰背部有皮肤色素沉积、毛发和局部畸形，足部发育迟缓，可有感觉障碍，同时常伴大小便失禁。X线检查可见椎弓根间距增宽、半椎体、蝴蝶椎等畸形。MRI检查可明确诊断。

【治疗思路】

先天性马蹄内翻足的治疗原则是越早越好，最好出生后立即开始治疗。治疗目的是矫正畸形，保持足部柔韧度和肌力，使负重面接近正常，维持矫形效果不复发。原则上松软型以非手术治疗为主，一般出生发现后立即开始治疗；而僵硬型以手术为主，宜于6个月后进行。

【治疗方法】

1. 一般治疗

治疗应于出生后立即开始，在出生后6个月内的松软型马蹄内翻足部分可治愈。僵直型通过耐心持久的手法按摩，部分病例也能获得治愈，即使不能痊愈也能减轻畸形以利手术治疗。早期矫正系利用小儿快速生长的有利因素，加之足各部位结构柔软，易达到治疗目的。同时肌力不足的足背伸和外翻肌肉也可尽早得到被动锻炼，防止失用性萎缩，有利于肌力恢复。

2. 中医治疗

（1）药物治疗：马蹄内翻足属中医学筋挛、筋缩范畴。中医病机为因先天或机械因素，致足部气滞血瘀，筋脉失养，拘急挛缩。可用院内制剂七珠展筋散或展筋酊涂抹患足内后侧，并配以适当的手法按摩。

（2）按摩治疗：患儿于生后立即开始手法按摩，牵拉扳正。先纠正前足内收和内翻，然后纠正足跟内翻，最后纠正马蹄畸形。将舟状骨由距骨的内侧复位到距骨前面，骰骨由跟骨内侧面回复到跟骨的前面，在距骨之下向内移位的跟骨向外移动而复位。矫正足跟内翻畸形时，注意将足跟向下拉并推足跟使之外翻。同时于距骨头前外侧向内加压，于第1跖骨头部用力外展外旋前足。手法扳正必须轻柔，且忌粗暴。新生儿期至3个月时，可于哺乳时应用上述方法重复进行。

3. 石膏治疗

本病早期可使用连续石膏矫形法。患儿出生后5天就可以开始治疗，由医生给予手法操练和石膏矫形。每周更换石膏一次，视畸形矫正的情况，石膏固定5～10次，逐渐矫正足的内收、内翻及部分马蹄畸形。

4. 支具治疗

因新生儿皮肤娇嫩，生长较快，传统的石膏疗法容易压伤皮肤、形成新的粘连与挛缩，且需每周更换石膏，不易被患儿家长接受，故目前临床多采用支具疗法。即教会患儿家长手法按摩技术，定制患足最大矫形位支具，家长每天给患儿进行 4 ～ 6 次手法按摩，按摩结束后佩戴支具。一次按摩时可轻刺激患儿足底，以促进其足背伸、外翻功能的恢复。一般需 3 个月更换一次支具，若坚持治疗，均可取得较好疗效，部分患儿可获得痊愈。

5. 手术治疗

非手术治疗效果不太理想者应考虑手术治疗。手术治疗的主要对象是大于 6 个月且属僵硬型者、用手法按摩治疗后仍有一定程度的畸形不能矫正者或复发病例。手术方式很多，应根据年龄及畸形程度选择适当方式，一般为多种手术联合进行。

（1）软组织手术：常用软组织手术包括跟腱延长术、跖腱膜切断术、Turco 后内侧松解术、后内外侧松解术（McKay 手术）、胫前肌外移、胫后肌前移等。

（2）骨组织手术：骨骼位置异常不但造成软组织的种种变化，随年龄增长继发性的骨结构改变也日益严重。即使解除了软组织障碍，也难以获得满意的结果，只能行骨性手术。根据患者年龄的不同，可选用以下常用术式：部分松质骨挖除术、跟骨截骨术、三关节融合术。12 岁以上的患者，足仍有残余畸形或仍呈马蹄内翻者，除进行软组织手术外，可行三关节融合术矫正骨性畸形，临床往往可取得满意疗效（图 15-12-1，图 15-12-2）。

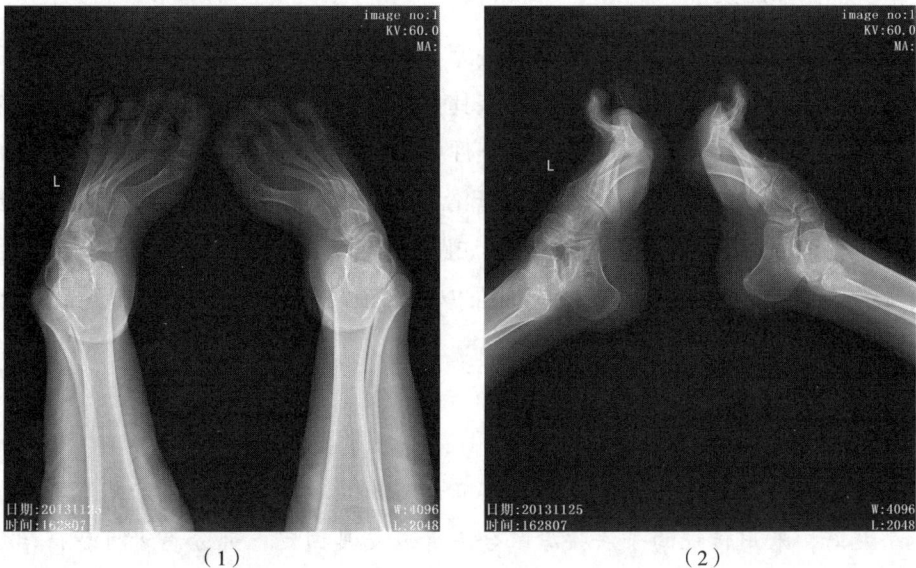

（1）　　　　　　　　　　　　　　　（2）

图 15-12-1　先天性马蹄内翻足术前 X 线片

（1）正位；（2）侧位

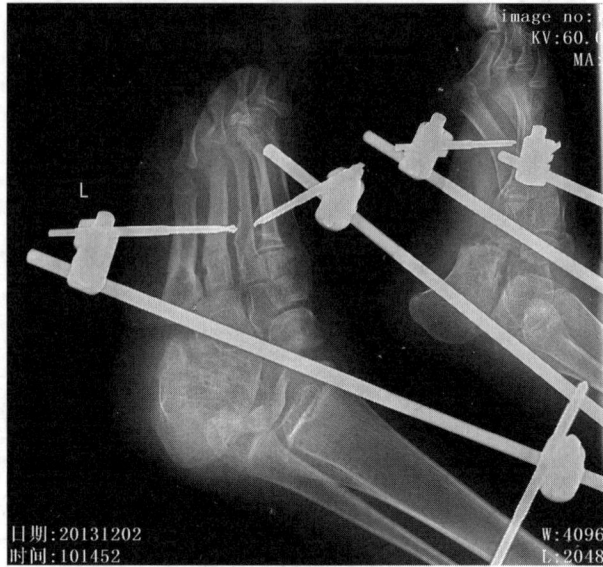

图 15-12-2　先天性马蹄内翻足三关节融合术后

6. 功能锻炼

手法或手术矫正均需有充足时间的外固定，固定期间注意足趾和膝关节功能锻炼，视施行手术方法不同，择期下床进行功能锻炼。除去外固定后可配合中药熏洗或药物按摩，使筋肉舒展，关节功能恢复，同时可配合支具固定矫正残余畸形。

7. 膳食与起居

（1）辨证施膳：婴幼儿应母乳喂养，母亲应合理饮食，避免辛辣刺激食物，供给患儿充足的营养，减少发生其他疾病的机会，使其能持续接受手法按摩。手术患者可参考骨折三期辨证饮食。

（2）起居：婴幼儿患者每日需定时按摩 5～6 次，一次约 5 分钟，按摩后间断佩戴矫形支具，平时可刺激患儿足底，锻炼其主动背伸、外翻功能。因患儿生长较快且畸形逐渐减轻，一般矫形支具需 2～3 个月更换一次。接受连续石膏固定矫形的患儿需每周更换石膏一次，固定期间避免石膏滑脱及压伤。1 岁以上的患者大多需要接受手术治疗，马蹄内翻畸形矫正后往往出现屈趾肌腱挛缩，需被动行足趾背伸功能锻炼，术后需配合石膏或外固定架固定，应加强护理，预防石膏压伤、外固定架针道感染、钢针松动或断裂等。

【按语】

先天性马蹄内翻足是一种常见的足部畸形，出生时即被发现，诊断容易。治疗原则是越早越好，采用传统的手法按摩配合石膏或支具固定，部分患者可获得治愈。即使仍需手术治疗，手法按摩有助于提高手术效果。临床上根据患者年龄及畸形状况，选择合理的术式，彻底松解挛缩的软组织，平衡肌力，必要时配合骨性矫形，大多患者可获得满意的疗效。但随着患儿生长发育，畸形可能复发，术后指导患者进行必要的功能锻炼有助于预防畸形复发。

【病案举例】

徐某，女，30岁，因"双足部畸形30年，伴跛行28年"入院。

患者出生时被发现双足畸形，2岁学会走路，步态跛行，因经济困难一直未治。近年来患者走路时双足明显疼痛，于今日来诊。门诊以"双侧先天性马蹄内翻足"收治入院。发病以来，精神可，大小便正常，睡眠尚好。专科情况：行走跛行，走路时双足尖垂直向内，足背外侧着地，该处皮肤增厚有胼胝及两个约6cm×6cm滑囊。走路时双足疼痛，距舟、跟骰关节及跗骨窦处有明确压痛点。双足马蹄内翻畸形，前足严重内收，足尖向内，前足与小腿轴线成90°角。双足跖腱膜紧张，跟腱挛缩，踝关节跖屈畸形，不能背伸，双足畸形僵硬，被动扳正，足外形无明显改善。双下肢肌张力、肌力正常，足背伸力量较跖屈力量稍差，外翻力量较内翻力量稍差。双侧足趾血循及感觉、运动正常。X线片示：双足马蹄内翻高弓畸形，胫距关节半脱位，踝骨发育差，跗骨发育畸形，结构紊乱。（彩图15-12-3）

临床诊断：双侧先天性马蹄内翻足。

治疗经过：住院后完善各相关检查，在腰硬联合麻醉下行双足舟骨、骰骨摘除，距跟关节、距、跟与楔骨、跖骨融合，跟腱延长术。取双跟腱内后侧纵向切口，长约10cm，切开皮肤、皮下、跟腱腱膜，切断跖肌腱，显露跟腱，将其"Z"形延长约3cm，无创线缝合，彻底松解踝关节内后侧关节囊，闭合该切口。在足底做小切口，切断紧张的跖腱膜。取左足背外踝下至第1跖骨基底方向一长约5cm斜向切口，按层切开皮肤、皮下组织及深筋膜，结扎表浅静脉，将伸肌总腱提起，显露距舟、跟骰、距跟三个关节的关节囊。打开关节囊，充分显露跟骰、距舟、距跟三个关节，见距骨、骰骨发育异常，距舟关节已轻度退变。因患者马蹄内翻高弓畸形严重且僵硬，单纯行三关节融合术难以满意矫形，故术中摘除舟骨、骰骨，将距骨、跟骨直接与楔骨融合，并融合距跟关节，此时双踝关节可背伸至0°位，前足内收及高弓畸形明显改善，关节融合处骨面对合良好。维持对位，3枚克氏针分别自内、外侧及足底固定。松止血带，彻底止血，按层缝合切口，放置引流装置，伤口无菌敷料包扎，双下肢功能位石膏前后托固定。术后抗生素、活血消肿药物等应用，刀口愈合好，2周后拆除缝线，更换双下肢短腿功能位管型石膏，继续固定。术后10周复查截骨处已骨性愈合，拔除钢针行双踝关节功能锻炼（彩图15-12-4）。术后3个月下地行走，可全足负重，步态无明显跛行，治疗效果满意。

第十三节　先天性垂直距骨

【概述】

先天性垂直距骨是一种少见的足部畸形，又称为先天性凸形外翻足、先天性摇椅脚、畸胎性距舟关节脱位等，主要畸形是原发性跟距舟关节脱位，舟骨移向距骨颈的背侧，将距骨锁在较垂直的位置，形成船形足畸形。

【病因病机】

本病是一种原因不明的畸胎性异常，可能在胚胎前 3 个月内业已形成。本病可单独出现，但常并发于神经肌肉系统疾病或染色体异常综合征。脊髓脊膜膨出并发足部畸形中，本病约占 10%，也常并发于多关节挛缩、先天性髋脱位。

本病根据病理改变可分为骨性畸形和软组织病变：①骨性畸形主要为舟骨移位于距骨颈的背侧，把距骨锁在垂直状态。距骨头上方呈扁平状或卵圆形，距骨颈发育不良而变短，背侧形成关节面。舟骨近端关节面向跖侧倾斜。跟骨向后外侧移位。跟骨前部向外侧偏斜并屈向跖侧。载距突发育不良而失去支撑距骨的作用。②软组织也有明显的改变。胫舟韧带、距舟背侧韧带挛缩，是影响复位的主要因素。分歧侧韧带挛缩引起足外展。跟距骨间韧带和跟腓韧带挛缩，则阻碍跟骨向后外侧移位的整复。而跟舟跖侧韧带、距舟跖侧及内侧关节囊则被拉长。胫骨前肌、趾长伸肌、跛长伸肌、腓骨短肌及小腿三头肌因挛缩而张力升高。腓骨长肌、胫后肌肌腱移向踝前方，起着背伸肌的作用。

【临床表现】

1. 症状及体征

本病在出生后即见特殊的僵硬外翻足畸形，足底凸出，足前和足后翘起呈摇椅状，足前外展并背伸，距骨头突向足底内侧，足后则固定在跖屈、外翻的位置上。足前背侧可摸到挛缩的跛长伸肌腱、趾长伸肌腱、胫骨前肌腱和腓骨短肌。紧张和挛缩的肌腱，使足内翻跖屈严重受限，强力也不能纠正，这种畸形表现以极度僵硬为特征。位于足背外侧邻近踝关节处可见一深的凹陷，亦为另一特征。患儿开始行走的年龄多不被推迟，但步态笨拙。站立时足前明显外展，距骨头及跟骨在外翻的位置上负重，但跟骨后部多不能触及地面。在儿童期多无疼痛，直至青年期方会出现（彩图 15-13-1）。

2. 辅助检查

X 线检查：在侧位片可见距骨呈垂直状态，几乎与胫骨纵轴相平行，距骨处于跖屈的位置，足前在跗中关节有明显背伸，足底软组织轮廓表现隆凸。正常儿童足正位片的距骨轴线与第1跖骨长轴线一致，而跟骨长轴延长线达到第4跖骨，两线相交所成的夹角称为跟距角，正常为20°～40°，侧位片的距骨轴线与第1跖骨长轴线也一致。先天性垂直距骨可见距骨轴线与第1跖骨长轴线不一致，跟距角明显增大。在3岁以后足舟骨出现骨化后，可显示出其移位到距骨颈的背侧。距骨发育不良，尤其是颈部细似葫芦腰状。（图15-13-1）

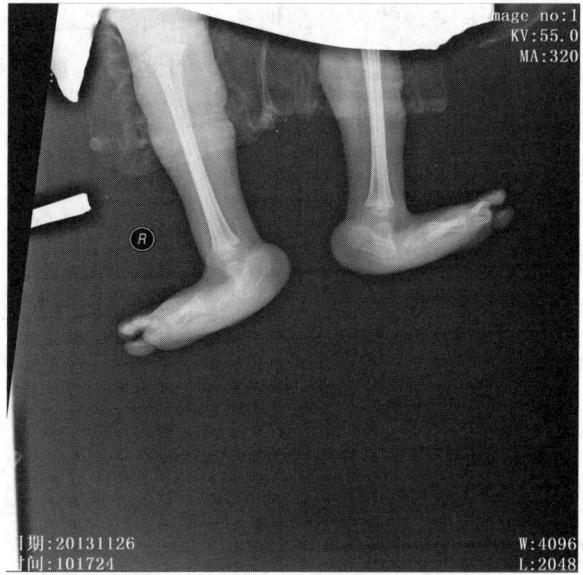

图15-13-1　先天性垂直距骨术前X线

【鉴别诊断】

1.先天性仰趾外翻足

先天性垂直距骨在婴儿期由于皮下脂肪组织较多，畸形特征有时不十分突出，容易误诊为仰趾外翻足。这两种畸形足前均有背伸和外翻，而跖屈和内翻受限。但先天性垂直距骨以足底凸出、僵硬为其特征；而先天性仰趾外翻足畸形柔软，无僵硬，而且有较大范围的背伸，X线表现不存在距舟关节脱位和距骨垂直畸形，手法按摩、石膏固定均可收效。

2.扁平足

扁平足在站立时可以近似先天性垂直距骨，但整个足底均能着地，当不负重时畸形减轻或消失；而先天性垂直距骨有僵硬而固定的畸形，不因负重与否而产生畸形变化。扁平足X线表现无距舟关节脱位，也不出现距骨垂直。

【治疗思路】

本病虽然治疗困难，手法复位成功率很低，但早期手术治疗预后还是令人满意的。因此早期诊断、早期治疗仍是本病应遵循的原则。

【治疗方法】

1.手法按摩、连续石膏固定

本病出生后立即开始治疗。对妨碍复位的软组织挛缩行松解和矫正治疗是首要任务。具体作法是首先温柔地按摩足前，使之跖屈内翻、内收，然后一手推跟骨背伸，另一手向远端和向内牵拉跟腱。如此进行 10 次后，休息片刻，再以同样方法进行按摩，共需 15 分钟。最后用长腿石膏将患足固定于已矫正的位置。每隔 7 天更换石膏一次，每更换石膏前仍需进行软组织按摩 15 分钟。

2. 闭合复位

按以上方法治疗 6 ～ 8 周后，试行距舟关节脱位的整复，使足前呈马蹄内翻、足后呈跖屈内翻复位。方法是使足前尽可能维持在跖屈内翻位，然后用 1 枚克氏针自第 1、2 趾蹼间插入，直到通过距舟关节。2 ～ 3 周后增加脚的背伸活动，再以石膏固定至少 3 个月。

3. 手术治疗

（1）切开复位术：凡闭合复位失败或者延误诊断至出生后超过 3 个月者须行切开复位，主要目的是恢复距骨和舟状骨、舟状骨和跟骨的正常解剖关系，同时相应地进行一些辅助性软组织的修复（腱延长、韧带松解、重建修补和肌腱移植等手术）以利复位和维持复位后的位置。在 3 岁以内进行以上手术效果尚属满意。术后屈膝 90°位长腿石膏固定，开始保持足前跖屈、内翻，足后和踝关节跖屈位固定。每 2 ～ 3 周更换一次石膏，并使患足逐渐背伸。至少 3 个月后拔除钢针，拆除石膏（彩图 15-13-2，图 15-13-2），继续佩戴患足功能位足托 3 个月以维持手术复位效果。

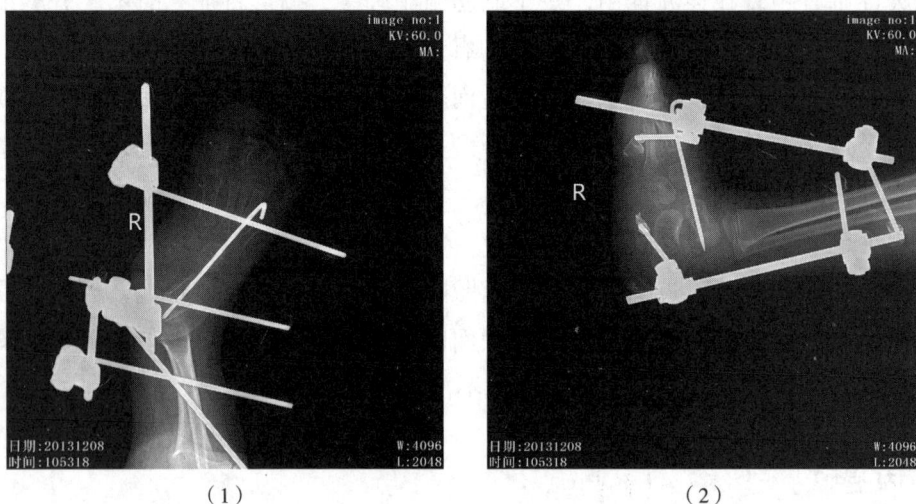

图 15-13-2　先天性垂直距骨切开复位术后 X 线片
（1）正位；（2）侧位

（2）关节融合术：6 岁以上的小儿畸形已达极度僵硬，切开复位很难成功，而且距骨坏死几乎是不可避免的合并症。因此最好在足诸骨发育到一定程度行三关节融合术（12 岁以后）。

4. 功能锻炼

出生后应立即开始手法按摩，部分畸形并不僵硬的患儿有望通过手法按摩及石膏或支具固定获得良好的矫治效果。闭合复位失败或者延误诊断至出生后超过 3 个月者须行手术治疗，术前应经常按摩足部，轻柔扳动矫正畸形，以利手术松解与矫正。除去外固定后可配合中药熏洗或药物按摩，使筋肉舒展，关节功能恢复。手法或手术矫正均需有充足时间的外固定，固定期间注意足趾和膝关节功能锻炼，视施行手术方法不同，择期下床进行功能锻炼。

5. 膳食与起居

（1）辨证施膳：参考先天性马蹄内翻足相关内容。

（2）起居：畸形不僵硬的新生儿每日需定时按摩 5 ～ 6 次，一次约 5 分钟，按摩后间断佩戴马蹄内翻位矫形支具，支具每 2 ～ 3 个月更换一次。接受连续石膏固定矫形的患儿需每周更换石膏一次，固定期间避免石膏滑脱及压伤。半岁至 5 岁的患儿需手术治疗，术后固定患足于马蹄内翻位，每 2 ～ 3 周更换一次石膏，并使患足逐渐背伸。去除石膏后继续佩戴患足功能位足托至少 3 个月。6 岁以上的小儿畸形已达极度僵硬，不宜行切开复位术，需穿宽松柔软鞋子，待 12 岁以后行三关节融合术。

【按语】

先天性垂直距骨是一种少见的足部畸形，又称为先天性凸形外翻足、先天性摇椅脚、畸胎性距舟关节脱位等，是新生儿及婴幼儿僵硬性平足的最常见原因。根据其典型的临床症状，诊断并不困难，但治疗难度大。出生后立即开始手法按摩、连续石膏固定也难以复位，反复而粗暴的闭合复位可损伤尚未骨化的舟状骨，对治疗不利。对于出生后 3 个月以上的患儿，闭合复位几乎不能成功。果断选择切开松解复位术，彻底松解阻碍复位的挛缩组织，恢复距舟、距跟关节的正常对应关系并进行有效的克氏针固定，往往可以取得较为满意的疗效。但并发多关节挛缩的患者即使术中跟腱延长适度，术后也易并发跟性足畸形，具体原因尚不明确。6 岁以上的患儿畸形僵硬，切开松解复位很难成功，易并发距骨坏死。最好待 12 岁以后行三关节融合术以矫正患足畸形，改善负重功能。

【病案举例】

王某，男，3 岁 7 个月，因"双足畸形、活动受限 3 年 7 个月"入院。

患儿自出生时即发现双足外形呈摇椅状，以右足为重，在当地医院就诊，给予手法矫正，双足畸形未见明显好转，今为进一步治疗来诊，经门诊检查拍片后以"双侧先天性垂直距骨"为诊断收入院。目前患者饮食、睡眠可，大小便正常，无哭闹。专科情况：双侧足弓消失，足底突出，外形呈摇椅状，踝关节外翻畸形，外踝前下方足背外侧皮纹变深，可触及一深的凹陷，足底突出处可触及向下脱位的距骨头，推之无明显活动，双足跟腱、胫前肌腱、胫后肌腱、趾伸肌腱均挛缩，踝关节跖屈及内翻受限，各趾仰趾畸形，双足肤色、肤温正常，无肿胀，末梢血循、运动尚好。X线片示：双足距骨垂直畸形，距骨轴线与胫骨轴线平行，跟骨呈马蹄位。

临床诊断：双侧先天性垂直距骨。

治疗经过：全麻下行距骨、跟骨切开复位固定，关节及周围软组织联合松解术。取右跟腱内后侧纵向直切口，长约6cm，显露跟腱并"Z"形切断，探查发现后踝关节囊紧张，将其切开利于距骨、跟骨复位；在右足内侧以距骨头为中心做斜形直切口，长约4cm，显露胫后肌、距骨头和舟状骨的内侧，见距骨头朝向足底方向，舟状骨位于距骨头的背侧，胫后肌前移并与距骨头粘连，松解该处的软组织及韧带，游离距骨前方，包括距舟韧带、跟舟韧带、前三角韧带、距跟韧带等；松解满意后，将距骨及跟骨矫正至正常位置，用2枚细克氏针穿越舟状骨至距骨颈固定并保持位置，再经足底平行穿入2枚克氏针固定跟骨、距骨。术中透视证实距跟舟复位良好，足部外形恢复尚好。放松止血带后，检查创口内无活动出血，重建跟舟韧带，清点手术用物无误后，按层缝合切口，无菌纱布保护切口。术后石膏前后托固定右足于马蹄内翻位。2周后同法行左足距骨、跟骨切开复位固定，关节及周围软组织联合松解术。术后3个月去除石膏，拔出钢针，佩戴双足内翻位矫形支具6个月，双足外形恢复满意。（彩图15-13-3）

第十四节　先天性巨趾畸形

【概述】

先天性巨趾畸形是一种较少见的先天性过度生长畸形，发生于单或多趾，以踇趾居多，常限单足，几个足趾同时受累时，皆为相邻趾，影响足的外形及穿鞋。男性略多于女性，病因目前尚不清楚。

【病因病机与分型】

1. 病因病机

致畸病因至今不明。无明显的遗传因素，染色体研究亦无阳性发现，可能与胚胎发育时生长限制因子在局部受干扰有关。先天性巨趾畸形病理改变包括：表皮萎缩，真皮变薄，胶原纤维透明变性，汗腺萎缩，真皮与皮下组织界限清楚，皮下脂肪显著增厚，神经粗大迂曲，其内有脂肪组织浸润，患足正常组织区的神经组织亦正常。

2. 分型

本病按病理可分为3型，即以血管组织为主、以神经组织为主、以复合组织（包括血管、神经及骨骼组织）为主。

【临床表现】

1. 症状及体征

巨趾畸形可以在出生时发现，也可能出生时不明显，但随着年龄的增长足趾出现增粗变长，不同个体的巨趾生长速度各异，甚至巨趾的两侧生长速度也可以不同。

2. 辅助检查

X线检查：可了解趾骨有无其他畸形（图15-14-1）。

【鉴别诊断】

本病应与继发性巨肢畸形进行鉴别。该病因垂体功能亢进、足（或手部）的血管瘤、淋巴管瘤、神经纤维瘤及脂肪组织增生可引起足趾（或手指）的过度生长，形成巨肢畸形，但有相应病史。

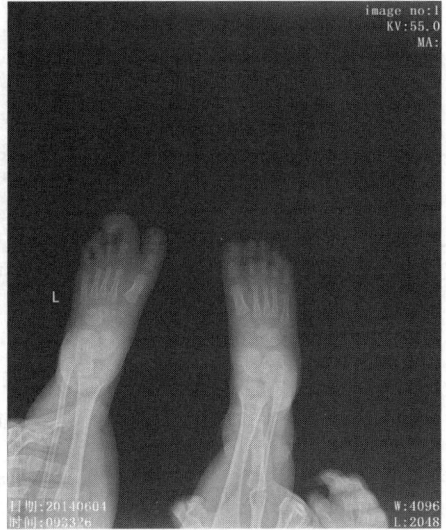

图 15-14-1　左足第 2 趾先天性巨趾畸形

【治疗思路】

先天性巨趾畸形的治疗目的以改善畸形和方便穿鞋为主。

【治疗方法】

1. 非手术治疗

非手术治疗对改善畸形无效。

2. 手术治疗

生长缓慢的静止型巨趾，可在出生时或出生后不久出现，但与其他足趾呈比例生长，只见足趾的一侧比正常大，如不影响功能，可密切观察。有的患者直到成年也仅有外观受影响，这类病例经病变神经切除及软组织修整效果良好。而进展型巨趾比静止型更常见，出生时可能并不明显，约在 2 岁时可表现为迅速增长，或出生时已明显增大，而在出生后生长速度远远超过正常趾，大多只发生在足趾的一侧，而导致侧弯畸形，严重影响足的外形和穿鞋。对此型巨趾畸形则应及时进行手术治疗，有时手术亦难以阻止病变发展。先天性巨趾畸形手术治疗包括软组织切除术、病变神经切除术或神经移植术、骨骺阻滞术、截骨术或趾缩短术、跖趾骨整列切除术等。由于巨趾畸形复杂多变，因此，必须针对不同病例的病变程度和畸形的情况，在合适的时机采取相应的手术方法，才能取得较好的效果。早期手术以阻止畸形发展为主，而晚期手术则以矫正畸形为主。（图 15-14-2）

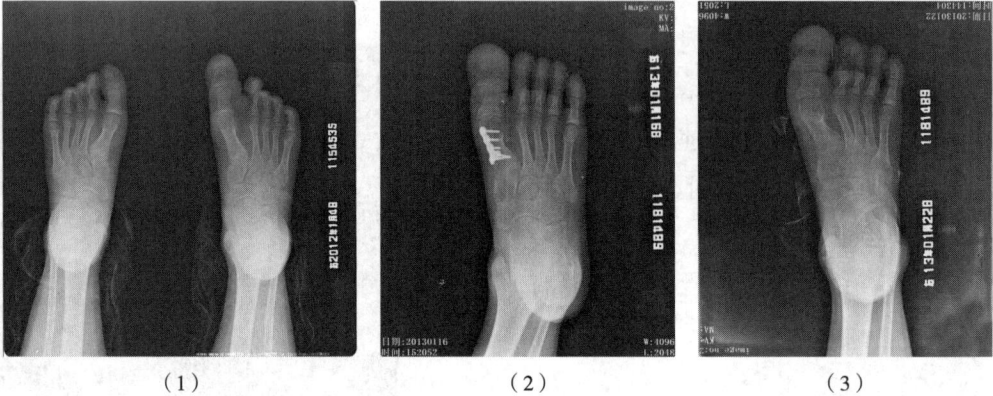

图 15-14-2　左足姆趾先天性巨趾畸形（第 1 跖骨短缩截骨、近节姆趾骨骺阻滞术）
（1）术前；（2）术后；（3）术后 1 年

3. 功能锻炼及其他治疗

术后指导患儿进行足趾各关节功能锻炼，同时配合中草药熏洗、按摩等方法进行康复治疗。

4. 膳食与起居

参考先天性多指畸形相关内容。

【按语】

先天性巨趾畸形是一种较少见的先天性过度生长畸形，发生于单或多趾，以姆趾居多，常限单足，几个足趾同时受累时，皆为相邻趾，影响足的外形及穿鞋。本病诊断容易，治疗以改善畸形和方便穿鞋为目的。早期手术以阻止畸形发展为主，而晚期手术则以矫正畸形为主。

【病案举例】

李某，女，2 岁，因"左足第 1、2 趾巨趾畸形 2 年"入院。

患儿出生时发现左足第 1、2 趾较对侧肥大，未做特殊治疗，随患者生长发育，左足第 1、2 趾畸形明显加重，影响功能及美观，今为求进一步治疗而来诊，门诊以"左足第 1、2 趾巨趾症"收入院。发病以来，神志清，精神可，大小便正常，睡眠尚好。专科情况：左足第 1、2 跖骨处软组织肥厚，感觉迟钝。第 1、2 趾异常肥大，第 1 趾长度为 3cm，近节周径为 7cm；第 2 趾长度为 4cm，中节周径为 7cm（右足第 1 趾长度为 1.8cm，近节周径为 4cm；第 2 趾长度为 2cm，中节周径为 2.4cm）。左足第 1、2

趾皮肤颜色发白，感觉迟钝，肤温较对侧低。第 1 趾明显内收，第 1、2 趾可轻微屈伸，中趾向外侧弯曲（彩图 15-14-1）。

临床诊断：左足第 1、2 趾巨趾症。

治疗经过：本病诊断明确，按 Barsky 分型属进行型巨趾症。全麻下行左足 2 趾骨、跖骨整列切除、第 1 趾骨骨骺阻滞、软组织成形术。设计第 1、2 趾蹼及第 2、3 趾蹼间至第 2 跖骨基底的"V"形皮瓣，沿设计画线切开皮肤、皮下组织，见第 2 趾趾神经明显增粗，周围分布大量脂肪组织，将增粗神经切断并结扎，适当切除脂肪组织，取标本送病理学检查。骨膜外剥离第 2 跖骨，并将第 2 跖骨及第 2 趾整列切除。因第 1 趾较肥大，显露第 1 趾近节趾骨骨骺，电刀烧灼阻滞其发育。该趾因受第 2 趾挤压向内侧偏斜，纠正其内翻畸形，自足趾尖钻入一枚克氏针贯穿固定，因患者术前左足较宽，第 2 趾骨、第 2 跖骨整列切除后将第 3、4、5 跖骨向内侧推移，从足外缘垂直第 5 跖骨钻入另一枚克氏针贯穿其余跖骨固定。松止血带，见皮缘渗血好，盐水冲洗，闭合切口。术后常规应用抗生素，左下肢短腿前后用石膏托固定。病检回示：软组织及神经组织中脂肪组织增生。3 周后去除石膏，拔出钢针，下地行走，左足外形恢复满意，步态无异常。

第十五节　平足症

【概述】

平足症是指由于某些原因使足骨形态异常、肌肉萎缩、韧带挛缩或慢性劳损造成足纵弓塌陷或弹性消失所引起的足痛，又称为平底足、扁平足。本症可发生于儿童及青壮年，部分患者有家族史、先天性足骨畸形或外伤史。

【病因病机】

平足症可以由先天或后天性因素所致。先天性发育异常如舟骨结节畸形增大、附舟骨、跟距骨桥等可减弱胫后肌的支持力及弹簧韧带的稳固性，引起平足症。后天因素包括某些职业需要长时间站立工作及过度负重，如搬运工人、长途步行和体重骤然增加（如产妇）等因素均可诱发平足症；长期因病卧床或足部受伤后，又缺乏适当治疗和锻炼，造成足及小腿肌肉萎缩，缺乏正常肌力，当负重时足弓下陷而发病；穿鞋不当，如鞋跟过高使跟骨前移下倾，纵弓遭到破坏而发病；某些疾病如类风湿关节炎、脊髓灰质炎后遗症及脑瘫后遗症致足部肌力不平衡等也可引起平足症。此外，平足症的发病与遗传因素、营养状况也有关。

【临床表现】

1. 症状及体征

负重时足弓消失，足底呈扁平状，严重者足内缘与地面接触，足内翻，跟骨外翻，内踝特别明显，跟腱位于外踝的后外侧，舟骨或距骨头向内下明显突出。走路时或有跛行，易疲劳，有时引起小腿后部肌肉或足弓的间歇性疼痛，距舟关节或舟楔关节处可有压痛。在足底涂墨汁，站在白纸上检查足的压痕形态，正常足底内缘无痕迹，扁平足时在足内侧缘出现痕迹。

2. 辅助检查

（1）X 线检查：足部侧位片可见内侧纵弓塌陷，跟距、跟骰塌陷明显，测量跟骨下缘与第 5 跖骨下缘连线夹角，正常为 150°～ 170°，如大于此角度为平足症（图 15-15-1）。

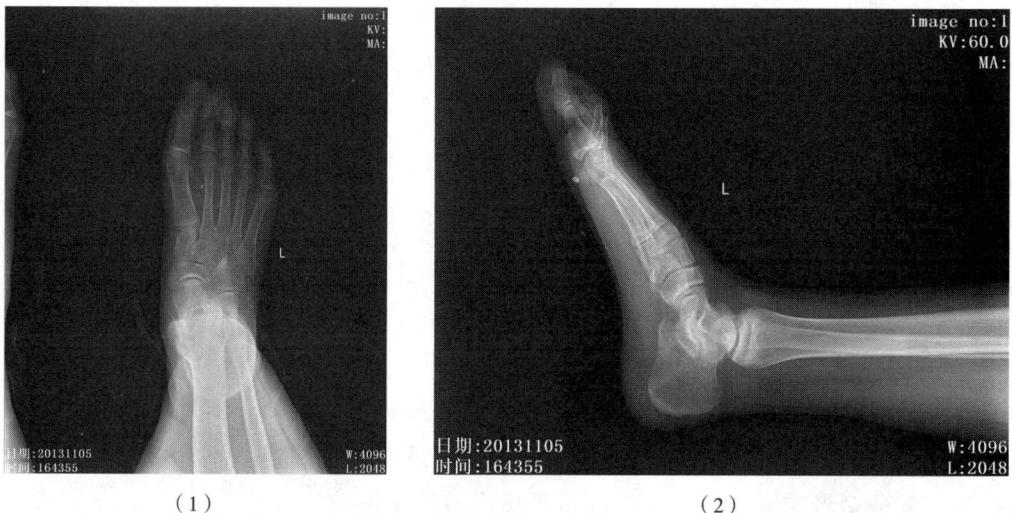

图 15-15-1　平足症术前 X 线片

（1）正位；（2）侧位

（2）CT 检查：CT 横断扫描可见横弓塌陷。

【诊断】

根据症状体征及 X 线表现，较易做出诊断，但须区分病因。

【治疗思路】

平足症预防重于治疗，治疗的指征是疼痛和功能障碍，以非手术治疗为主。手术治疗应严格把握适应证，主要以改善肌力不平衡状态、恢复足弓为目的。

【治疗方法】

1. 一般治疗

婴幼儿平足症的治疗可采用体操锻炼、手法按摩及矫正鞋等处置，可收到良好效果。矫正鞋是将脚跟内侧垫高，使负重力线向外移，以预防或减轻脚的疲劳。另外，还可以在足纵弓垫以毡、皮革或橡胶等支持垫。

2. 手术治疗

青少年平足症保守治疗无效，脊髓灰质炎后遗症及脑瘫后遗症足部肌力不平衡引起的平足症可考虑手术治疗。

（1）副舟骨切除胫后肌移位术

［适应证］由于副舟骨畸形或虽无副舟骨但舟骨结节较长，过分弯曲所致的平足症。

术后处理：术后短腿石膏前后托固定3周，保持足弓良好塑形，拆线后更换管型石膏固定3周，以后穿着附有足弓垫的硬底靴6个月以上。

（2）Miller手术（舟楔及楔骨与第1跖骨融合术）

［适应证］年龄在10岁以上的儿童，无明显骨性畸形及软组织挛缩改变，承重时侧位X线片示纵弓下陷主要在舟楔关节。

术后处理：短腿石膏固定足于功能位6～8周，以后穿着附有足弓垫的硬底靴。

（3）三关节融合术

［适应证］僵硬型平足症，可屈性平足症伴胫后肌功能障碍，平足畸形伴后足重度骨性关节炎（图15-15-2）。

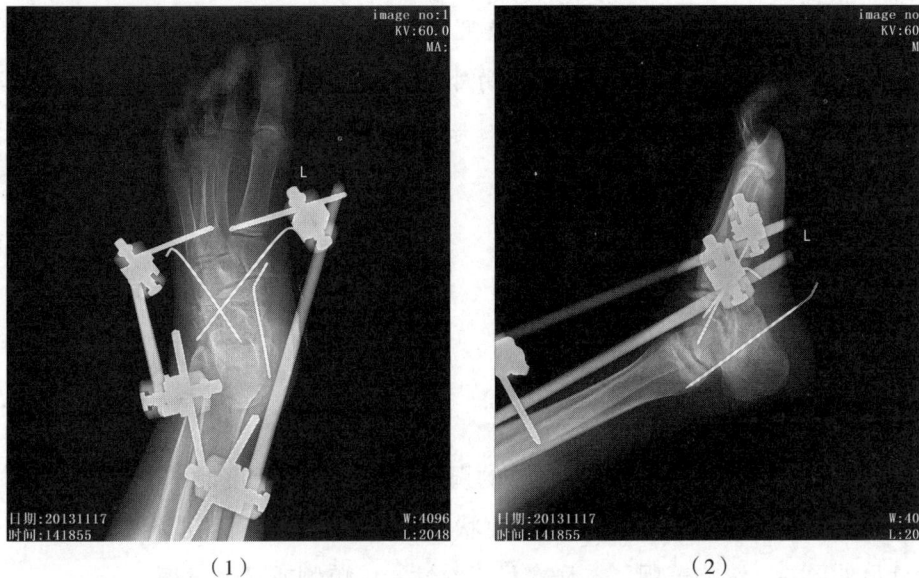

图15-15-2　平足症术后X线片

（1）正位；（2）侧位

3. 功能锻炼

有阳性家族史者，幼年时即应开始锻炼足部肌肉。锻炼时嘱患者屈曲足趾足底外缘着地步行，以足趾抓取圆弹子锻炼足部肌肉。穿合适的鞋，避免站立过久或负重过多的劳动。站立时经常变换体位，提高足弓，将重心移至足外侧。鼓励患儿经常参加适量的体育锻炼，使其肌肉及韧带得到适当的刺激，如跳绳、跳高、跳远等活动可以使足弓得到较好的锻炼。

4. 膳食与起居

（1）辨证施膳：合理饮食即可。

（2）起居：9个月以内的婴儿，不要让其过早下地行走，也不要长时间站立。轻度平足患儿可穿平足鞋垫或矫形鞋。孩子十一二岁以后，虽然处于生长发育快速期，但由于肌肉力量的发育比骨骼慢一些，因此，不要因其身材高大而经常安排从事成年人的工作。在进行体育锻炼时，应尽量穿软底鞋，最好穿专业的运动鞋，切忌让孩子穿太小的鞋。若扁平足已经比较明显，可让孩子练习用脚尖或脚外侧走路，可取得一定矫正效果。

【按语】

平足症是指由于某些原因使足骨形态异常、肌肉萎缩、韧带挛缩或慢性劳损造成足纵弓塌陷或弹性消失所引起的足痛，又称为平底足、扁平足。平足症预防重于治疗，治疗的指征是疼痛和功能障碍，以非手术治疗为主。手术治疗应严格把握适应证，主要以改善肌力不平衡状态、恢复足弓为目的。婴幼儿平足症的治疗可采用体操锻炼、手法按摩及矫正鞋等处置，可收到良好效果。青少年平足症可穿矫正鞋或佩戴足内侧纵弓垫，将脚跟内侧垫高，使负重力线向外移，以预防或减轻脚的疲劳。症状较重，严重影响学习及生活者可手术治疗，如副舟骨切除胫后肌移位术、三关节融合术等，手术效果显著。

第十六节　蹞外翻

【概述】

蹞外翻俗称"大脚骨"，是一种常见的蹞趾向足的外侧过度倾斜、第1趾骨内收的前足畸形，经常伴有其余足趾的畸形和症状，易并发滑囊炎、胼胝、锤状趾等，常感疼痛，且足外形差，影响美观。本病多见于女性，可单侧或双侧发病。

【病因病机与分期】

1. 病因病机

踇外翻的主要病因：①遗传因素；②长久站立或行走过久、负重过度；③经常穿尖头鞋或高跟鞋。

踇外翻畸形病理解剖学改变包括以下 5 个方面：①在跖趾关节平面踇趾外翻畸形（正常为 10°～15°），有时发生近节趾骨基底部向外侧半脱位；第 1 跖趾关节内侧关节囊松弛，外侧挛缩。②第 1 跖内翻（第 1～2 跖骨间夹角达到或大于 10° 者），踇囊炎形成。③踇趾外翻挤去第 2 趾所占位置使其成为锤状趾畸形。④踇长伸肌外移，踇收肌和踇短屈肌牵拉近节趾骨的外侧和腓侧籽骨，加重外翻畸形。⑤第 1 跖趾关节骨性关节炎。

2. 分期

踇外翻可分为三期。

（1）早期（半脱位前期）：踇外翻畸形较轻，疼痛不重，踇囊炎轻微，无踇趾跖趾关节半脱位，亦无锤状趾畸形。

（2）中期（半脱位期）：踇外翻畸形明显，踇囊炎疼痛较重，踇趾跖趾关节半脱位，并有锤状趾畸形，跖骨头下陷，伴有跖侧胼胝。

（3）晚期（骨关节炎期）：除踇外翻临床表现外，X 线片显示跖趾关节有骨性关节炎表现。

【临床表现】

踇外翻常呈对称性，足踇趾外翻、旋转畸形。踇趾的跖趾关节轻度半脱位，内侧关节囊附着处因受牵拉，可有骨赘形成。第 1 跖骨头的突出部分，因长期受鞋帮的摩擦，局部皮肤增厚，并可在该处皮下产生滑囊，如红肿发炎则成为踇囊炎。严重者局部可溃烂、感染。更严重者踇趾的跖趾关节可产生骨关节炎，引起疼痛。第 2 趾朝背面挤出，形成锤状趾，如同"鸡爪"。前足变宽。第 2、3 跖骨头跖面皮肤因负担加重，形成胼胝。第 2 趾近侧趾骨间关节处背侧皮肤因与鞋帮摩擦可形成胼胝或鸡眼。患者常合并有扁平足。

【诊断及鉴别诊断】

1. 诊断

一般根据病史、临床表现、X 线表现，本病诊断并不困难。

2. 鉴别诊断

本病要与痛风相鉴别。痛风也多累及第 1 跖趾关节，发病时可以出现局部红肿热痛，缓解时诸症消失，一切恢复正常，不留有畸形。晚期可出现关节变形。X线片上，骨端关节面有虫蚀样或穿凿样骨质破坏，并有痛风石形成。此外，饮酒、进食海鲜等可诱发痛风发作，查血尿酸浓度升高，嘌呤类药物治疗有效。

【辅助检查】

X线检查可见踇趾外翻畸形，第1跖骨内翻，跖趾关节向外侧半脱位，严重时，第1跖趾关节发生退化性改变，关节间隙变窄，关节周缘有骨唇（15-16-1）。

【治疗思路】

踇外翻的治疗方法较多，目的是矫正踇趾外翻和第1跖骨内翻畸形，切除增生骨赘，解除踇囊炎疼痛，恢复跖趾关节的正常匹配和足前宽度，并改善负重力线。

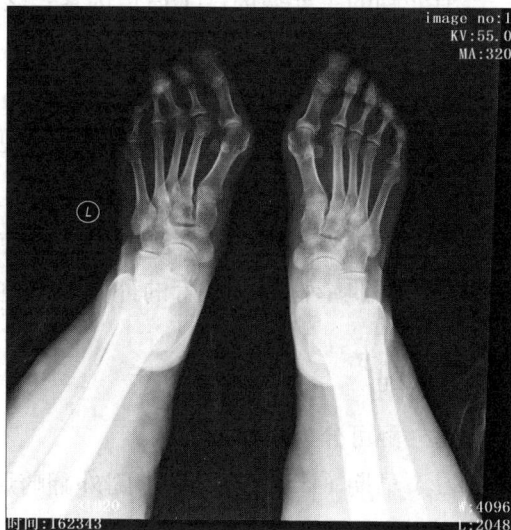

图 15-16-1　双足踇外翻 X 线片

【治疗方法】

1. 一般治疗

首先应注意休息，避免过多行走，穿比较宽松的鞋子，如改穿能适应足前增宽的特制鞋。平时可做踇趾内收、拔伸活动，锻炼足内在肌。

2. 中医治疗

（1）内治法：

①瘀血阻滞：因穿鞋踇趾、跖趾关节受压和摩擦，气血凝滞，形成踇囊炎，红肿疼痛，行走时疼痛加重，舌苔薄黄，脉缓或稍数。

治法：活血行气，通络止痛。

方药：养血止痛丸加减。

②肝虚筋挛：肝主筋，肝虚则筋脉挛缩，踇收肌等肌肉紧张，踇长伸肌呈弓弦状，加重踇外翻畸形，踇趾活动受限，严重者行走困难，舌苔薄白，脉缓或虚弦。

治法：养肝舒筋，活血通络。

方药：舒筋活血汤加减。

③肾虚退变：肾主骨，肾虚则骨营养不良，第1跖骨短缩，行走时踇趾负重失常，踇趾、跖趾关节增生，发生骨性关节炎，舌苔薄白，脉缓或尺脉虚。

治法：补肾养血，强筋壮骨。

方药：补肾壮筋汤加减。

（2）外治法：对于踇外翻合并踇囊炎患者，可将金黄膏或活络油膏烊化后撒少许平氏七珠展筋丹贴敷于患处，以活血止痛，消除炎症。对踇长伸肌及踇收肌轻度痉挛者，可用中药熏洗，然后采用揉、按、扳正踇趾尽量达到正常位，每天一次。

3. 西医治疗

（1）封闭疗法：醋酸强的松龙 0.5mL，2% 利多卡因 1mL，局部封闭，以尽快消除炎症及疼痛。

（2）手术治疗：非手术治疗无效患者可采用手术治疗，分为软组织矫正和骨性矫正两大类，应根据患者的病理变化选择不同术式。常用的软组织矫正术有踇囊肿切除术、踇收肌松解术、内侧关节囊紧缩术等。常用的骨性手术有骨赘切除术、Keller 手术、第 1 跖骨基底截骨术、第 1 跖趾关节融合术等。

4. 支具治疗

踇外翻矫形支具可减轻足踇外翻的症状，避免畸形进一步加重，如合并足部广泛韧带松弛和平足，矫形鞋还应恢复内侧纵弓。

5. 功能锻炼

本病可做赤足运动，加强足底肌肉力量，防止踇外翻恶化。每日用手指将踇趾向内侧掰动，也可以有效防止踇外翻病情加剧。

6. 膳食与起居

（1）辨证施膳：本病对饮食无特殊要求，正常饮食即可。

（2）起居：穿合适的鞋子，鞋跟不要太高，鞋头要宽松一些。借助矫形器械，如踇外翻矫正器（日用分趾器、夜用矫正带），长期佩戴踇外翻矫正带，对踇外翻有很好的治疗效果。

【按语】

踇外翻是成人常见的足部畸形，常双侧对称发病。踇外翻由先天性或后天性因素形成，主要病理改变为第 1 跖趾关节关系出现异常变化。早期以预防为主，防止踇外翻发生。畸形明显后以手术矫形为主，一般疗效满意，外观接近正常。

【病案举例】

患者，女，59 岁，因"双足踇趾外翻畸形 20 年余"入院。

患者 20 年前因穿鞋不当逐渐出现双足踇趾外翻畸形，不能自行矫正，穿鞋后局部疼痛逐渐加重，步行困难，未做特殊治疗。现为求进一步治疗而来诊。专科情况：双足踇趾呈外翻畸形，第 1 跖骨向内侧偏斜，与近节趾骨轴线明显成角畸形，第 1 跖骨头向内侧明显突出，局部软组织轻度肿胀，内侧皮肤形成胼胝，压痛明显，双足血循、感觉及运动正常。X 线片示：双足踇外翻畸形，踇趾近节趾骨向外侧偏斜呈半脱位，第 1 跖骨向内侧偏斜，跖骨头向内侧明显突出，跖趾关节间隙变窄，关节软骨下骨质轻度硬化，第 1 跖骨头籽骨旋转移位，左第 1 跖骨与近节趾骨轴线约成 34°角，右第 1 跖骨与近节趾骨轴线约成 40°角。

临床诊断：双足跚外翻畸形。

治疗经过：入院后完善检查，明确诊断，因患者双足畸形不很严重，第 1 跖趾关节无明显骨性关节炎表现，故采用 McBride 术式。麻醉生效后，患者取仰卧位，在左足跚趾内外侧各做一弧形切口。从外侧逐层切开皮肤、皮下组织，保护支配跚趾外侧的皮神经支，分离跚内收肌腱并切断，深切至跖趾关节囊，再将肌腱转至第 1 跖骨的颈部。矫正跖骨与趾骨的位置后，将内收肌腱的近侧端与跖骨头的关节囊缝合固定。从跚趾内侧切口中分别切开内外侧皮瓣，将皮下组织及关节囊留作舌形瓣备用，将跖骨头内侧面与趾骨不相对应的软骨面及骨赘铲除，并修平骨嵴，将舌形瓣紧缩缝合。同法行右侧手术。该患者术后恢复良好（彩图 15-16-1）。

第十六章　骨肿瘤

第一节　概论

【概述】

骨肿瘤是指发生于骨骼或其附属组织（血管、神经、骨髓等）的肿瘤。中医学称为骨岩、骨瘤、骨疽、石痈、石疽等。临床上骨肿瘤有良性、恶性之分，良性骨肿瘤易根治，预后好；恶性骨肿瘤尚无满意的治疗方法，预后欠佳。恶性骨肿瘤可以是原发的，也可以是继发的。还有一类病变称瘤样病变，其形态和行为都具有肿瘤的破坏性，但组织学不具有肿瘤细胞的特点，一般易根治，预后好。

【病因病机与分期】

1. 病因病机

（1）中医学

①内因：先天禀赋不足，肾精亏损，劳倦内伤，骨髓空虚；或劳力过度，房劳过度，耗伤肾气，肾主骨生髓，肾气亏耗则发生骨骼病变。

②外因：风寒湿等外邪侵袭，由表及里，深达骨骼，久留积聚而成；跌仆损伤，血络受损，瘀血停聚，不散成瘤；多食不节，损伤脾胃，脾失健运，生湿生痰，积聚成瘤；精神刺激，情志不畅，五志过极，以致阴阳失调，气血不和，经络阻塞，而成骨瘤。中医学对其病因病机的认识，始终贯穿"正虚邪入，搏结伤骨成瘤"的观点。

本病的发生总由正气不足、阴阳失调、脏腑功能紊乱，以致风寒湿毒等邪气乘虚而入，留滞机体，造成气血运行受阻，气血瘀滞，痰湿积聚，蕴于骨骼而成。

（2）西医学

①化学因素：有些致癌物不经体内活化就可致癌，如亚硝胺类具有较强的致癌性，能引起动物多种恶性肿瘤，在变质的蔬菜等食品中其含量较高，能引起消化系统、肾脏等多种器官的肿瘤。多环芳烃类致癌物以苯并芘为代表，将其涂抹在动物皮肤上，可引起皮肤癌，皮下注射则可诱发肉瘤，其在汽车废气、煤烟、香烟及熏制食品中含量较高，尤其肉类烧烤性食物中焦糊的部分，含有大量苯并芘。目前应用最广的一种

塑料聚氯乙烯由氯乙烯单体聚合而成，可诱发肺、皮肤及骨等处的肿瘤。通过对塑料厂工人进行流行病学调查，已证实氯乙烯能引起肝血管肉瘤，潜伏期一般在 15 年以上。有些是间接作用的化学致癌物如芳香胺类、亚硝胺类、真菌毒素等。

②物理因素：放射线可诱发肿瘤如肺癌、骨肿瘤、皮肤癌、多发骨髓瘤、淋巴瘤等；离子辐射引起各种肿瘤；长期的热辐射也有一定的致癌作用；临床上有一些肿瘤还与创伤有关，如骨肉瘤、睾丸肉瘤、脑瘤患者常有创伤史。

③病毒因素：病毒性致癌是人体感染病毒后，病毒破坏人体正常组织细胞，使其正常组织细胞突变为癌细胞，促生癌症。如常见的人类乳头状瘤病毒与人类上皮性肿瘤尤其是子宫颈和肛门生殖区域的鳞状细胞癌发生密切相关。流行病学调查发现，乙型肝炎病毒与肝细胞性肝癌有密切的关系。幽门螺杆菌引起的慢性胃炎与胃低度恶性 B 细胞性淋巴瘤的发生有关。

④遗传因素：根据肿瘤流行病学调查发现，某些肿瘤的遗传背景或遗传倾向性是显而易见的，一些肿瘤与遗传密切相关。迄今已发现乳腺癌、白血病、软组织肉瘤、脑瘤、肺癌、鼻咽癌及肝癌等肿瘤均有家族聚集现象。

（3）平乐正骨骨病学：骨肿瘤的病因是复杂的，可分为内因和外因两个方面。内因是变化的根据，外因是变化的条件，外因通过内因起作用。平乐正骨骨病学认为"正虚邪积"是骨肿瘤发生的病机，正如《外科医案汇编》说："正虚则为岩。"从根本上讲，肿瘤是由于人体的阴阳平衡失调造成的，正气虚损是形成肿瘤的内在根本，肿瘤灶只是全身性疾病的局部表现。根据阴阳失衡理论结合临床来看，其病因病机为阴阳平衡失调，应按照《素问·至真要大论》"虚则补之""坚者削之""结者散之"的原则，用调整阴阳平衡，补其不足，泻其有余的治疗方法。

总之，骨肿瘤病因是复杂的，各种致病因素作用于机体，引起正邪抗争，导致机体平衡失调而致病，为本虚标实之病。

2. 分期

骨肿瘤的外科分期是根据肿瘤的分化程度及肿瘤的部位、远隔转移等进行分类。良性肿瘤用阿拉伯数字 1、2、3 表示，分别代表静止性、活动性和侵袭性（表 16-1-1）。恶性肿瘤用罗马数字 Ⅰ、Ⅱ、Ⅲ 表示，Ⅰ 期表示低度恶性，Ⅱ 期表示高度恶性，Ⅲ 期表示有区域性或远隔转移。Ⅰ 期、Ⅱ 期再根据肿瘤所在解剖间室分为间室内 A、间室外 B（表 16-1-2）。

表 16-1-1　良性肿瘤外科分期

分期	定义	生物学行为
1	静止性	稳定存在或自愈
2	活动性	进行性生长，但限制在自然屏障中
3	侵袭性	进行性生长，且超出自然屏障

表 16-1-2　恶性肿瘤外科分期

分期	分级	位置	转移
Ⅰ A	G1	T1	M0
Ⅰ B	G1	T2	M0
Ⅱ A	G2	T1	M0
Ⅱ B	G2	T2	M0
Ⅲ	G1 或 G2	T1 或 T2	M1

G1= 低度恶性；G2= 高度恶性；T1= 间室内；T2= 间室外；M0= 无区域或远隔转移；M1= 有区域或远隔转移

【临床表现】

1. 病史

病史长短不一，良性肿瘤起病缓慢，多无临床症状和体征，或仅有局部酸困、疼痛，部分患者可因病理性骨折而来诊；恶性肿瘤起病快，早期有疼痛、肿胀及功能障碍等表现，病情发展快。

2. 症状

（1）疼痛：疼痛是几乎所有骨肿瘤患者最早和最常见的症状，一般开始较轻，呈间歇性，后逐渐加重，发展为持续性，严重者夜间疼痛加重，影响睡眠。

（2）肿胀或肿块：局部肿胀或肿块是骨肿瘤患者第二个重要的表现，因肿瘤的不同而表现各异。它的出现表明肿瘤已到达骨外，或肿瘤膨胀至局部骨皮质。骨膜下或浅表的肿瘤出现较早，可触及骨膨胀变形；如肿瘤穿破到骨外，可产生大小不等的软组织包块，表面光滑或凸凹不平。

（3）功能障碍：差异很大，良性骨肿瘤一般无功能障碍，当出现病理骨折时功能障碍显著；生长迅速的恶性肿瘤可因疼痛和肿块致明显功能障碍。

（4）病理性骨折：有轻微外力即可引起病理性骨折，可能是某些骨肿瘤患者的首发症状，也是恶性骨肿瘤的常见症状。骨折部位肿胀疼痛剧烈，脊柱病理性骨折常合并截瘫。骨折可立即引起患者的注意，所以常能及时得到诊断。部分骨肿瘤患者在骨折前可以根本没有症状，而因病理性骨折来诊。

（5）全身症状：早期一般无明显的全身症状，后期由于肿瘤的消耗、痛苦的折磨等，可出现一系列全身症状，如食欲不振、精神萎靡、面色苍白、发热、进行性消瘦、贫血、乏力等。

3. 体征

良性肿瘤可无体征，也可见局部压痛、高凸畸形；恶性肿瘤可有软组织肿块，压痛明显，局部皮温较高，颜色偏红，浅表静脉怒张，关节功能障碍，浅表淋巴结肿大。

4. 临床特征

良性肿瘤起病缓慢，多无临床症状和体，征或临床症状轻微，仅表现为局部酸困隐痛，部分患者可因病理性骨折而发病，骨折后局部肿胀疼痛明显；恶性肿瘤起病快，早期有疼痛、肿胀及功能障碍等表现，且疼痛影响睡眠，病情发展快，多伴有全身症状如发热、贫血、消失，甚至形成恶液质。

5. 特殊检查

（1）活检术：包括经皮深部组织穿刺活检和切开活检术。穿刺活检，即闭合性活检，创伤小，最为常用。

（2）肿瘤标志物检查：有重要的临床意义，如甲胎蛋白（AFP）是早期诊断原发性肝癌最敏感、最特异的指标，适用于大规模普查，如果成人血 AFP 值升高，则表示有患肝癌的可能；癌抗原 125（CA125）是卵巢癌和子宫内膜癌的首选标志物，如果以 65U/mL 为阳性界限，Ⅲ、Ⅳ期癌变准确率可达 100%，是迄今为止用于卵巢癌的早期诊断、疗效观察、预后判断、监测复发及转移的最重要指标。

6. 辅助检查

（1）影像学检查

①X 线检查：对明确骨肿瘤性质、种类、范围及决定治疗方案等能提供有价值的资料，是骨肿瘤重要的检查方法。重点了解以下 4 个信息。

骨肿瘤的位置：每一种骨肿瘤都有一定的好发部位。如软骨母细胞瘤好发于青少年骨骺，骨巨细胞瘤好发于成年人骨骺部，骨肉瘤好发于长骨干骺端；尤文肉瘤好发于长骨骨干，内生软骨瘤好发于手、足等短管状骨。

肿瘤对宿主骨的影响：肿瘤与宿主骨之间边界有无浸润性是确定病变性质的首要因素，良性肿瘤多边界清楚，表明肿瘤生长缓慢且浸润性弱。恶性肿瘤多边界模糊不清，呈筛孔样或虫蚀样，可见葱皮样改变、放射状及 Codman 三角等骨膜反应及软组织肿块，表明肿瘤浸润性强。

宿主对肿瘤的反应：宿主总是力图消灭肿瘤，将其包裹，良性肿瘤周边硬化，多可形成硬化环，但恶性肿瘤浸润和破坏骨质速度快，宿主骨很难形成硬化环。

肿瘤组织的密度：骨组织显像中如有任何密度变化，均可怀疑该组织有病变。源于成骨细胞的肿瘤可产生肿瘤骨化，其特点是密度高、结构紊乱，针状瘤骨是肿瘤细胞沿着骨皮质垂直方向生长所形成的，常呈日光状或毛发状。源于成软骨细胞的肿瘤可产生肿瘤钙化，若排列致密、分化好，成斑片状者，肿瘤恶性程度一般较低；排列紊乱、分化不良，成棉絮状者，肿瘤恶性程度较高。源于纤维组织、血管、神经等组织的肿瘤破坏为单纯溶骨性改变；纤维组织异常增生所致的肿瘤破坏为磨砂玻璃样变，由肿瘤细胞在骨质内生长、浸润所形成。

②CT检查：可弥补X线平片检查的不足，进一步了解骨与软组织肿瘤局部情况。

③MRI检查：能较早发现病变组织，准确率高，且在观察骨与软组织肿瘤在骨内外侵犯程度、骨关节受累情况、跳跃病灶及骨骺侵犯程度、肿块的大小和深度，及肿瘤与骨、神经和血管关系等方面，明显优于CT及X线检查。

④放射性核素骨扫描技术：骨扫描有助于判断肿瘤的部位和范围，可以在X线未发现阳性改变时即显示出病变，是一个非常灵敏但不特异的方法。目前在检测骨异常中已得到广泛应用。

（2）检验学检查：某些肿瘤的诊断中，化验检查有一定帮助。如成骨肉瘤患者碱性磷酸酶可以升高，多发性骨髓瘤患者可有贫血、尿本周氏蛋白阳性，棕色瘤患者有血钙、血磷异常等，血沉加快有助于良恶性肿瘤的鉴别。

（3）病理学检查：骨肿瘤最终诊断的完成有赖于组织学检查，通常经活检术获取组织标本。活检术需要有经验的医生施行，要保证得到有诊断意义的组织。切口设计应照顾后续手术，最低限度地减少肿瘤细胞的扩散及对邻近正常组织的污染，决不可认为活检术为小手术而轻率从之。手术时取材部位要恰当，应避开坏死区，多取几个部位。肿瘤的外围部分多为反应区，有时不足以做出肯定的诊断。但是，病理学检查也有其局限性，骨肿瘤的诊断强调临床、影像学及病理相结合，综合分析。术前取标本的方法一般有两种，即穿刺活检和切开活检。穿刺活检即闭合性活检，最为常用。

【鉴别诊断】

1. 良性与恶性骨肿瘤的鉴别要点

（1）全身反应：良性骨肿瘤患者一般情况好，疼痛轻，多无全身症状；恶性骨肿瘤患者疼痛较重，甚至影响睡眠，多有肿胀及关节功能障碍，多伴有全身症状如贫血、消瘦、发热。

（2）发展速度：良性骨肿瘤一般发展缓慢，有的发展到一定年龄即停止发展。恶性肿瘤则发展迅速，甚至形成巨大肿块，表面静脉怒张。

（3）有无转移：良性骨肿瘤一般不发生转移，原发恶性骨肿瘤则比较容易发生内脏和其他骨转移。

（4）X线表现：良性骨肿瘤的界限多比较清楚，与正常骨质之间常有明确的分界线，一般无骨膜反应；恶性骨肿瘤则边界不清，与正常骨质之间分界不清，骨膜反应紊乱，甚至形成日光放射状，伴有软组织肿块。

2. 骨肿瘤与炎症的鉴别要点

（1）全身反应：急性炎症患者体温常升高，白细胞增多，良性骨肿瘤患者体温正常，白细胞计数正常。某些恶性骨肿瘤如未分化网状细胞肉瘤或生长迅速的恶性肿瘤的患者也有体温升高和白细胞增多的表现。急、慢性炎症患者血沉多加快；良性骨肿瘤患者血沉多正常，恶性骨肿瘤患者血沉常加快。

（2）发展过程：炎症在发展到一定程度或经过抗感染治疗后多逐渐消退；某些良性骨肿瘤在发展到一定程度后可停止发展；恶性骨肿瘤则继续发展破坏，自行停止或消失者极为罕见。

（3）局部触诊：炎症常产生脓肿，一般质软，波动明显。骨肿瘤一般多较坚硬或硬韧，触之有实体感，其基底部多与骨相连而不能移动。但某些血管丰富或有出血的恶性肿瘤也可有波动感。

（4）穿刺：炎症穿刺多可吸出脓液，脓液培养或涂片染色有时可查出化脓菌；肿瘤穿刺则仅能吸出血液或肿瘤组织碎片。

【治疗思路】

本病采用中西医结合治疗，中医治疗贯穿骨肿瘤治疗的始终。良性骨肿瘤及类肿瘤疾患，以手术治疗为主；恶性肿瘤应用手术加中药、化疗、放疗、免疫等综合治疗，并配合饮食起居，生活调理。

【治疗方法】

1. 一般治疗

保护患肢，避免碰撞，必要时绝对卧床，局部制动，并给予支具保护，预防骨折或骨折再移位。

2. 中医治疗

中医治疗骨肿瘤历史悠久，且逐渐完善和丰富，不但重视局部，更重视整体，但中药在对肿瘤的细胞毒作用方面相对较弱，因此，中医治疗肿瘤常与其他疗法联合使用，如与手术、放化疗等相结合，互相取长补短，强调辨病与辨证相结合，尤其重视辨证施治。肿瘤早期，正气充实，以攻为主；肿瘤中期，正盛邪实，则攻补兼施；肿瘤晚期，多属正虚邪实，故先补后攻。通过中医药的治疗，能起到缩小肿瘤、改善症状、延长生存期、提高生存质量的作用，并能减轻化疗、放疗的毒副作用。

（1）内治法

①寒痰注骨：多见于骨瘤初起，酸楚轻痛，逐渐加重，呈钝痛，遇寒加重，包块皮色不变，漫肿，压痛不著，舌质淡胖，苔薄白或白滑，脉沉弦或沉滑。

治法：温阳化痰，散寒通滞。

方药：阳和汤加减。肉桂9g，炮姜10g，麻黄6g，熟地黄15g，鹿角胶9g，补骨脂10g，莪术12g，胆南星6g，白芥子12g，甘草3g。本方肉桂为君，温经散寒，用白芥子、胆南星温化寒痰，白芥子有"如阳光一照，阴霾四散，寒凝立解"之功，为治阴痛必用之品；炮姜、熟地黄、鹿角胶、补骨脂配合肉桂温补肾阳，以驱寒痰。

②痰热互结：局部坚硬如石，皮肤青筋可见，灼痛，逐渐加重，皮肤颜色稍红，皮温升高，关节活动受限，伴有口干，大便干涩，小便黄赤，舌质红胖，脉弦数。

治法：清热化痰，软坚散结。

方药：消瘤丸加味。玄参 15g，生牡蛎 20g，贝母 15g，知母 12g，莪术 15g，芒硝 15g。

③气滞血瘀：局部肿胀明显，青筋暴露，疼痛难忍，痛有定处，入夜更甚，胸胁胀闷，性情急躁易怒，肢体不能活动，身热口干，消瘦乏力，舌质暗紫，苔腻，脉弦或涩或结代。

治法：理气散结，化瘀止痛。

方药：柴胡疏肝散和金铃子散加减。柴胡 6g，川芎 6g，枳实、香附、陈皮、白芍各 5g，甘草 3g，金铃子 9g，延胡索 9g。

④瘀毒内结：局部肿胀明显，青筋暴露，疼痛难忍，夜不能寝，肢体不能活动，身热口干，消瘦乏力，舌质暗紫，苔腻，脉沉弦或沉涩。

治法：活血解毒，散瘀止痛。

方药：身痛逐瘀汤加减。当归 12g，川芎 9g，桃红 12g，红花 9g，乳香 12g，没药 12g，香附 12g，地龙 12g，大黄 12g，莪术 15g。若包块在下肢加牛膝，在上肢加羌活、桂枝。

⑤肝肾阴虚：局部肿块，疼痛，活动不利，头晕目眩，腰酸耳鸣，甚或骨蒸潮热，舌质红，少苔，脉细数。

治法：滋补肝肾，养阴益精。

方药：知柏地黄丸（《医宗金鉴》）加减。鳖甲 30g（先煎），熟地黄 30g，山萸肉 12g，丹皮 12g，黄柏 12g，知母 12g，女贞子 12g，半枝莲 30g，徐长卿 30g，甘草 6g。

⑥脾肾两虚：局部包块漫肿，轻度疼痛或不痛，压痛，按之凹陷，纳差，四肢乏力，腰膝酸软无力，口唇淡，舌质淡胖，苔薄白，脉沉弦细。

治法：健脾益肾，化痰通络。

方药：参苓白术散加减。党参 12g 或太子参 12g，白术 15g，茯苓 15g，补骨脂 15g，杜仲 15g，川断 12g，砂仁 12g，白扁豆 15g，白芥子 12g，薏苡仁 20g，桔梗 10g。

在辨证施治时可选用中草药如骨碎补、土鳖虫、血竭、石见穿、半枝莲、蜂房及紫杉茎皮等，现代药理研究表明上述中草药有明显抗肿瘤作用。

（2）外治法：中医在骨肿瘤外治方面有丰富的经验和悠久的历史，对体表或靠近体表的肿瘤，特别是癌症骨转移或骨肿瘤引起的疼痛往往具有良好的止痛效果。

①中药外用：蟾蜍膏等膏药外用对轻中度疼痛有良好的效果。骨癌止痛粉由商陆、土鳖虫、血竭、川乌、冰片、麝香组成，上药共为细末，以蜂蜜调和涂敷痛处，隔日 1 次，疗效较好。

②协定处方——化岩液：对恶性肿瘤所致的疼痛有较好的止痛效果。化岩液为河南洛阳正骨医院协定处方（药物组成：补骨脂 120g，薏苡仁 150g，延胡索 120g，白芥子 80g，莪术 80g，胆南星 80g，大黄 180g，急性子 4g），用水、酒精提取，提取液合并后加氮酮制成每 1mL 含生药 1g 的药液。使用方法：应用 Npo–4AS 型离子透入治疗仪，将药液 10mL 注入特制的 6cm×6cm 棉布，极板放于棉布上用棉布包扎，置于局部，离子透入 30 分钟。每天 2 次，7 天为一个疗程，连用 3 个疗程。为加强疗效，配合化岩液极化后以电极相吸原理促进药物的吸收。

3. 物理治疗

物理治疗常用方法包括光疗法（红外线疗法、紫外线疗法）、电疗法（直流电、低频电、中频电、高频电或透热疗法）、冷疗法（冰敷、冰按摩等）、热疗法（热敷、透热疗法）等。

4. 西医治疗

（1）药物治疗

①止痛药：止痛的治疗原则是从无创性和低危性方法开始，然后再考虑有创性和高危性方法。开始以增加无痛睡眠时间为目标，然后以解除休息时疼痛为目标，最后以解除站立或活动时疼痛为目标。采用三阶梯镇痛方法，根据轻、中、重不同程度的疼痛，单独和（或）联合应用以阿司匹林为代表的非类固醇抗炎药、以可待因为代表的弱阿片类药、以吗啡为代表的强阿片类药，根据病情需要，必要时选择辅佐剂如精神治疗药、皮质激素及解痉药。

②化疗：是利用化学药物抑制或杀伤肿瘤细胞，以达到治疗目的的方法，分为全身化疗和局部化疗。全身化疗较为常用，局部化疗包括动脉内持续化疗及区域灌注。常用的药物有甲氨蝶呤（MTX）、阿霉素（ADM）、顺铂（CDP）、长春新碱（VCR）、异环磷酰胺（IFO）等。新辅助化疗目前在临床广泛应用，其不是简单的"术前化疗＋手术＋术后化疗"方案，更突出了化疗的作用，提高了化疗的地位。有效的术前化疗可使大部分原发灶内的肿瘤细胞坏死，杀灭微小转移灶，减少术中肿瘤细胞扩散及接种的机会，延缓远处转移的出现，并且根据手术切除肿瘤标本的组织坏死程度，评价术前化疗方案的效果，制定术后化疗方案。

③骨吸收抑制剂：双膦酸盐类药物是抗骨质吸收的一类新药，用于治疗恶性肿瘤骨转移引起的高钙血症和骨痛症、骨质疏松症等。双膦酸盐能紧密地吸附在羟磷灰石的表面，双膦酸盐与骨的羟磷灰石结合后，羟磷灰石被溶解成"无定型"磷酸钙和

"无定型"磷酸钙转变成羟磷灰石的双向过程均被抑制。其抗骨吸收的机制可能与以下三点有关：直接改变破骨细胞的形态学，从而抑制其功能；与骨基质理化结合，直接干扰骨吸收；直接抑制成骨细胞介导的细胞因子如 IL-6TNF 的产生。临床研究表明，双膦酸盐可通过抑制成骨细胞产生的细胞因子而阻止破骨细胞修复，帕米膦酸钠、氯膦酸钠和利塞膦酸钠还能诱导破骨细胞的凋亡。

④靶向治疗：肿瘤分子靶向治疗是利用具有一定特异性的载体，将药物或其他杀伤肿瘤细胞的活性物质选择性地运送到肿瘤部位，把治疗作用或药物效应尽量限定在特定的肿瘤靶细胞、组织、器官内，而不影响正常细胞、组织或器官的功能，从而提高疗效、减少毒副作用的一种方法。常用药物如曲妥珠单抗（贺赛汀）及利妥昔单抗（美罗华）等，临床疗效明显。

⑤免疫治疗：免疫治疗有望有效解决肿瘤转移和扩散，克服手术、放疗、化疗三大传统治疗方式"不彻底、易转移、副作用大"等弊端，是国际公认的有希望完全消灭肿瘤细胞的第四大新技术疗法。其种类繁多，如 α-干扰素能提高患者的化疗完全缓解率，延长无病生存率。剂量为 300 万 U，皮下注射，隔天一次。

⑥造血干细胞移植：造血干细胞移植可以治疗多种血液病、实体瘤、免疫缺陷病和重度急性放射病，这已被很多人所熟悉。开展自体外周血造血干细胞移植支持下大剂量化疗治疗实体瘤，也已获得了明显的疗效。自体造血干细胞移植为多发性骨髓瘤治疗的一大进步，其疗效明显优于常规化疗。

⑦支持及对症处理：晚期纠正贫血，加强营养，严重者可给予促红细胞生成素治疗，8000～10000U 皮下注射，3 次/周。纠正便秘、肝肾功能异常等。

（2）介入治疗：选择性栓塞肿瘤的营养血管，可以促进肿瘤坏死，缩小肿瘤，减轻肿瘤负荷，这种方法可以单独使用，也可以与外科手术联合使用。当手术有困难及肿瘤所处部位手术有危险时，可单独使用这种方法。在脊柱、骨盆和股骨近端或软组织肿块较大部位，可在手术前行选择性动脉栓塞，减少手术出血，栓塞时可给予化疗药物局部应用，增强疗效。

（3）手术治疗：应根据肿瘤的发生部位、性质、大小和病变程度，选择具体的手术方式。

①囊内刮除植骨术：适用于骨的良性肿瘤和类肿瘤疾患（图 16-1-1）。刮除术应做得彻底，特别对肿瘤的周壁及其凹陷部分等容易遗留之处要认真仔细搔刮。若病灶清除后，必要时应用石碳酸、95% 乙醇做囊壁涂擦，可减少复发。刮除后空腔可应用自体骨、异体骨、异种骨或人工骨植骨。

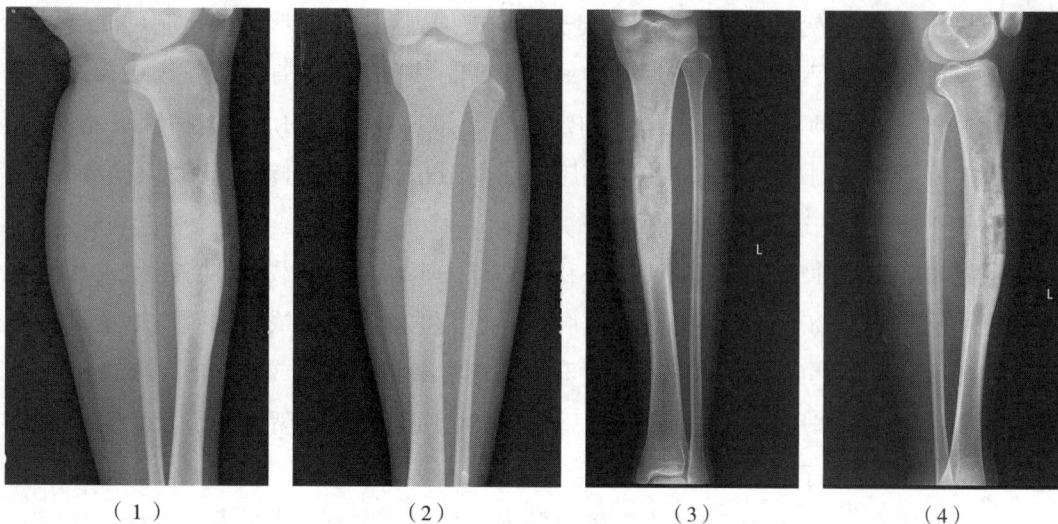

图 16-1-1 肿瘤囊内刮除植骨术

（1）（2）术前；（3）（4）术后

②肿瘤边缘切除术：治疗骨肿瘤的常用手法，适用于良性侵袭性骨肿瘤和潜在恶性的骨肿瘤（图 16-1-2）。切除时参考肿瘤的类型、大小、部位，以及软组织受波及范围和程度等。有些情况如肿瘤发生在腓骨近端、尺骨远端、桡骨近端等，切除后对肢体的功能影响较小，亦可认为是局部切除。

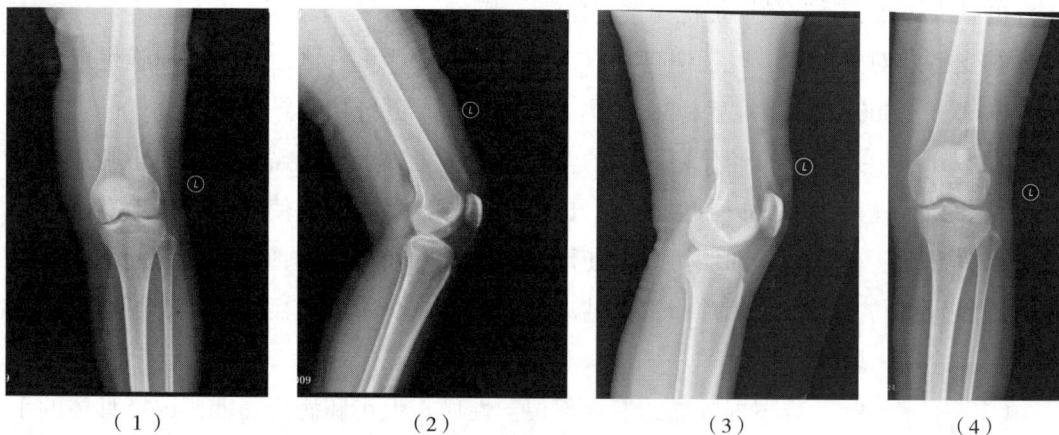

图 16-1-2 肿瘤边缘切除术

（1）（2）术前；（3）（4）术后

③广泛切除术：适用于破坏范围广的恶性肿瘤或复发的侵袭性良性肿瘤，血管、神经及局部皮温无肿瘤侵犯且无病理骨折者（图 16-1-3）。肿瘤切除后需要进行功能重建，常见的方法有人工假体置换、自体骨移植、异体骨移植、瘤骨灭活再植等。

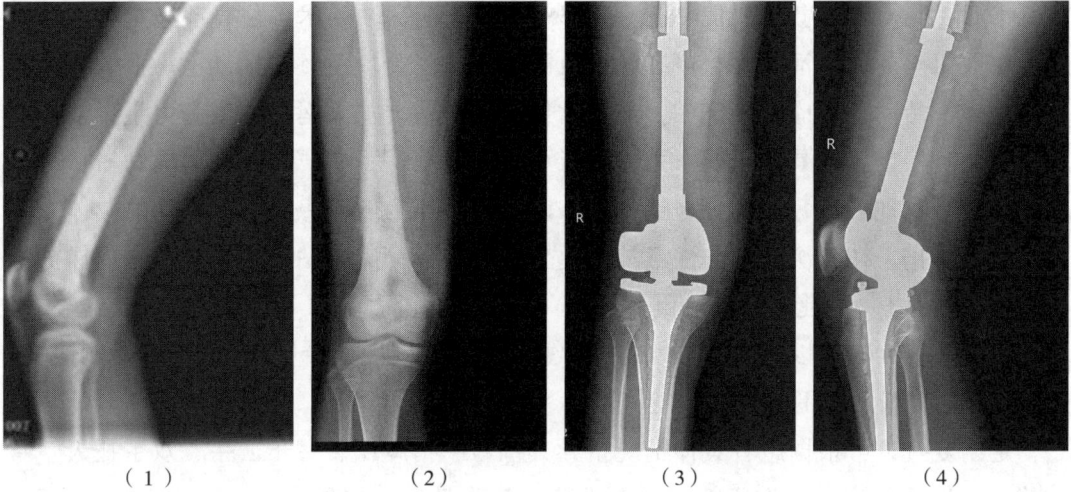

（1） （2） （3） （4）

图 16-1-3 肿瘤广泛切除假体置换术

（1）（2）术前；（3）（4）术后

④截肢术：适用于局部已有广泛浸润，甚至神经、血管及局部皮肤已被肿瘤侵犯，或有远处转移，无法保留肢体者，可行广泛经骨截肢或根治性关节离断术。一般原则是在达到根治目的的前提下，尽可能保留残肢长度，使其功能得到最大限度的发挥。

（4）放射治疗：即放疗，多为辅助性治疗。放射治疗效果比较明显的骨肿瘤有恶性淋巴瘤和多发骨髓瘤等。放疗也用于某些骨肿瘤的手术前后，以提高治愈率和减少复发率。放射治疗对缓解骨转移瘤所致的疼痛、减少病理性骨折的发生及减轻肿瘤对脊髓压迫等有明显的疗效。因放疗可促进恶变，故良性肿瘤禁用。

5. 功能锻炼

针对骨肿瘤患者要分期分阶段进行功能锻炼以提高疗效。手术前进行康复训练以增强体质，使患者能够顺利渡过手术，指导患者进行股四头肌等长、等张收缩运动，以及踝关节的跖屈、背伸等功能锻炼，以增强肌力，防止肌肉萎缩，便于手术后关节功能的恢复。指导患者练习咳嗽、深呼吸，并教会患者掌握有效的咳痰方法，进行肺功能锻炼。指导患者学会助行器或拐杖的正确使用方法，为术后行走做准备。术后功能锻炼主要以肌力、关节活动度和步态训练为主，遵守循序渐进的原则，训练量要由小到大，以不引起患肢明显不适为宜，主动与被动运动相结合，强调以主动运动为主。

术后 1～2 周内，患肢局部肿胀、疼痛，此期功能锻炼的主要形式是使患肢肌肉做收缩活动。例如前臂手术时，可做轻微的握拳及手指屈伸活动，上臂仅做肌肉舒缩活动，而腕、肘关节不活动。股骨手术可做股四头肌舒缩活动，踝关节及足趾跖屈、背伸等。原则上，手术部位上、下关节暂不活动，而身体其他各部关节均应进行功能锻炼。此期锻炼的目的在于促进患肢血液循环，有利于消肿，防止肌肉萎缩，避免关节僵硬。

术后 3 ～ 4 周，患肢肿胀消退，局部疼痛逐渐消失，手术部位日趋稳定。除继续进行患肢肌肉的收缩活动外，可在健肢或医护人员的帮助下逐步活动上、下关节，动作应缓慢，活动范围应由小到大，适当增加活动次数，加大运动幅度和力量，动作要轻而缓慢。根据患者具体情况，指导患者下床活动锻炼，必要时可利用辅助器械或在他人帮助下下地活动，需每日坚持活动，以劳而不累为度。患者下床活动的具体方法是在严密看护，在一次下床前注意从床上坐→床边坐→床边站→床边走→室内保护下行走→室外保护下行走，以防跌倒。

术后 4 ～ 6 周及以后进行全身肌肉及重点关节活动，有针对性地进行功能锻炼，逐渐加大活动量及范围，早日恢复功能。

定期复查，可根据患者具体情况指导其练习手指爬墙、弓步云手、双手托天、弯肱拔刀、体后拉肩、左右回旋、转腰推碑、双手攀足、拧腰后举、拱桥式、小燕飞、左右下伏、滚床坐起、半蹲转膝、屈膝下蹲、搓滚舒筋、蹬车活动、太极拳、八段锦等锻炼。

6. 其他治疗

（1）心理治疗：骨肿瘤尤其是恶性骨肿瘤患者在患病期间身体和心理都是极其脆弱的，需要更多的关怀、理解和爱，大部分患者会出现恐惧、压抑、忧郁、狂躁、自暴自弃等心理问题。因此，医护人员首先要帮助患者正确认识疾病，接受现实，帮助他们树立正确的人生观，患者要正视现实，家属应该更有耐心，经常陪同患者散步、聊天等都是比较好的消除烦躁的方法。家属或医生的耐心疏导，可帮助患者尽快脱离诸如恐惧感等不良情绪的困扰，树立战胜疾病的信心。也可以尝试让患者之间进行交流和互动，可能更加容易理解和沟通。

（2）音乐治疗：音乐可以使人安静，克服焦虑的情绪，净化人的心灵。经常听一些舒缓的音乐，可以使患者的情绪处于一种和谐、安静的状态。

（3）运动治疗：运动治疗在恢复、重建功能中起着极其重要的作用，包括关节活动技术、关节松动技术、肌肉牵伸技术、改善肌力与肌耐力技术、平衡与协调训练技术、步行训练、牵引技术、神经生理治疗技术、增强心肺功能技术等。

7. 膳食与起居

（1）辨证施膳：由于患者接受的治疗不同，在饮食上还要根据具体情况给予恰当的饮食。如接受放疗及化疗时，常会引起味觉异常、厌食，患者往往吃什么都变成苦味或味不正。此类患者可多吃高蛋白、高营养的食品，新鲜的水果、蔬菜等；或在食物中增加调味品，多做些色、香、味俱全的食物以引起食欲；补充适量的锌和复合维生素，以改善味觉，增加食欲。

术前可进高热量、高蛋白饮食，想方设法增加患者的营养摄入量，减少消耗量，提高对手术的耐受力。另外，手术前还要改掉不良习惯和嗜好，如戒烟、戒酒，纠正偏食，并保持健康的心态。手术前一日根据手术部位、麻醉方法要求给予合理的饮食指导，不宜进肉类、牛奶、豆类及甜腻之品。术后 6 小时后先进水，再喝米汤，平时没有习惯喝牛奶的患者不要喝牛奶，禁甜食、豆浆，以免引起胀气、腹泻。手术后当日患者因疼痛、创伤刺激，精神较差，胃肠蠕动减弱，饮食以清淡流质为主，可进食萝卜丝汤、小米汤、蛋花汤。手术后 1～3 日仍疼痛，精神状态及胃肠功能未完全恢复，应以和胃健脾、理气止痛、清淡通便的流质、半流质饮食为主，如山楂银耳汤、萝卜粥、龙须面甩蛋花、馄饨等。手术后 4～7 日疼痛减轻，胃气逐渐恢复，二便通利，可逐步加强营养，仍以清淡为主。补充钙类、纤维素、蛋白质、维生素、能量丰富的食物，如牛奶、鸡蛋、排骨汤、瘦肉及海产品等。如无不适，可过渡到普食。手术后 7～14 日，患者病情稳定，按照患者三期饮食及患者饮食爱好选择食物。总之，饮食要均衡、丰富，主要保证双高，即"高蛋白、高热量"。除了考虑上述营养因素之外，还应注意充分利用食物中的抗癌物质。肿瘤患者应尽量避免吃诱癌性食物而多吃抗癌性食物，如十字花科蔬菜（卷心菜和菜花等）、萝卜、大蒜、酸梅、黄豆、牛肉、蘑菇、芦笋、薏苡仁等。

古有"药食同源"之说，饮食疗法中最具特色的是药膳。骨肿瘤患者可根据所属证型开展饮食疗法，平乐正骨骨病学对该类患者进行辨证施膳，具体情况如下。

①寒痰注骨：以温阳化痰、散寒通滞为主，可选用以下药膳。

归参山药狗肉汤：狗肉 300g，当归 5g，山药 5g，党参 5g。将狗肉洗净后放入水中浸泡一夜，除去血水。将大锅中放入适量的水，将当归、山药、党参包入药包内，连同狗肉一同放入锅中，大火烧至水开后，调成小火，熬煮 1 小时后，加入其他调味料即可。

当归生姜羊肉汤：羊肉 250g，当归、生姜各 15g，桂枝 10g。原料洗净，羊肉切成片，用当归、生姜、料酒、花生油各适量，炒炙羊肉后，放入砂锅内，放入余料，加水、盐适量，武火煮沸后，文火煎半小时即可。

②痰热互结：以清热化痰、软坚散结为主，可选用以下药膳。

花陈汤：菊花 15g，陈皮 15g，栀子 15g，当归 10g，粳米 100g，水适量，煮为稀粥服食，每日 1 次。

薏米赤小豆陈皮汤：薏米、赤小豆各 50g，山药 15g，梨 200g（去皮），陈皮 20g。原料洗净，加水适量，武火煮沸后文火煎至熟，加冰糖适量即可。

③气滞血瘀：以理气散结、化瘀止痛为主，可选用以下药膳。

当归牛尾地黄汤：当归 30g，干地黄 30g，牛尾巴 1 条。将牛尾去毛切成数段，煮汤，加食盐调味，饮汤吃牛尾巴。

四物腰骨汤：猪腰骨 150g，桃仁 10g，红花 9g，枳实 12g，当归 10g，柴胡 10g，牛膝 10g，川芎 6g，赤芍、白芍各 10g。各药煎取药液 500mL，与洗净、砍块的腰骨一起下锅，文火炖 1 小时，肉烂汤浓后加油、盐调料，即可食用。

当归骨头汤：当归 10g，骨碎补 15g，续断 10g，新鲜猪排或牛排骨 250g。以上原料放入锅中炖煮 1 小时以上，共进汤肉，连用 2 周。

④瘀毒内结：以活血解毒、散瘀止痛为主，可选用以下药膳。

薏米粥：薏米 30g，木瓜 10g，粳米 60g，白糖 2 匙。将薏米、木瓜洗净后，倒入小锅内，加粳米及冷水两大碗，先浸泡片刻，再用小火慢炖至薏米酥烂，加白糖，稍炖即可，每日食用，不拘量。

花陈汤：菊花 15g，陈皮 15g，栀子 15g，当归 10g，粳米 100g。以上原料加水适量，煮为稀粥服食，每日 1 次。

土茯苓乌龟汤：土茯苓 15g，乌龟 1 只（300～500g），猪瘦肉 100g。将乌龟洗净、去内脏，猪瘦肉切块，与土茯苓一起放入锅内，加水适量，文火煲 3 小时，加盐调味后喝汤吃肉。

⑤肝肾阴虚：以滋补肝肾、养阴益精为主，可选用以下药膳。

平乐五子壮骨汤：猪骨（最好是猪脊柱骨）200～300g，枸杞子、菟丝子、女贞子、五味子、桑椹各 15g，陈皮 10g。原料洗净，枸杞子、菟丝子、女贞子、五味子、桑椹用纱布包好，猪骨斩碎，共入锅内，加水适量，武火煮沸，文火煎 40～60 分钟，加适量花生油、盐、葱、姜等配料，取汤服用。

牛膝黄精猪肾汤：牛膝 20g，黄精 15g，川断 10g，杜仲 10g，猪肾 1 对。洗干净诸药，清水浸泡 30 分钟后，与猪肾水煎，调味，吃肾喝汤。每日 1 次，连服 30 天。

旱莲杞子猪髓汤：猪骨髓 1 条，旱莲草 30g，枸杞子 15g。先将猪骨髓洗净，入开水锅烫一下，再与洗净的旱莲草、枸杞子一起，加水后文火煲 2 小时左右，最后放少许酒及姜片，再煲半小时，调味后食用。

⑥脾肾两虚：以健脾益肾、化痰通络为主，可选用以下药膳。

独活黑豆汤：独活 12g，黑豆 60g，米酒少许。独活、黑豆洗干净后放入清水中浸泡 30 分钟，放入砂锅中，用中火煮 2 小时，取汁，兑入米酒。1 日内分次温服。

良姜猪脊骨粥：高良姜 10g，薏米 30g，杜仲 10g，寄生 20g，猪脊骨 259g，大米 120g。薏米较难煮熟，在煮之前需以温水浸泡 2～3 小时，将高良姜、杜仲、寄生及薏米洗干净后加入适量清水放入砂锅内文火煮，待水开后再煮半个小时，去渣，加入猪脊骨及大米煮粥，调味温服。

总之，辨证施膳能调节机体脏腑功能，重建内环境平衡，维持患者所需营养，但切不可不分寒、热、温、凉，一味蛮补。另外，在辨证施膳时，要注意平衡膳食，即尽可能丰富食物品种，不断更换制作方法，满足患者对食物"色""香""味"的要求，选择羹、汤、粥等多种形式，避免患者厌食、偏食。

（2）起居：平乐正骨理论认为，顺应自然、起居有常是平衡养骨、保证筋骨健康的关键，骨肿瘤患者亦应如此。

首先要顺应自然，四时气候变化直接影响人体的生长发育、健康长寿、衰老和死亡。《素问·宝命全形论》谓："人以天地之气生，四时之法成。"人应适应四季气候变化，如春天是万物复苏、生机盎然的季节，人们需顺应春生的规律，早起早睡，多在户外走动；中午应午睡一会儿，以解春困；夏季气候炎热，昼长夜短，应晚睡早起，适当延长午睡时间；秋季天气日渐凉爽，阳气渐降，阴气逐渐旺盛，应早睡早起；冬季气候寒冷，昼短夜长，人们应遵循冬"藏"的特性，早睡晚起，多接受阳光的照射。人体应按照四季变化规律对起居和日常生活进行调整。四季春温、夏热、秋凉、冬寒，与之相应，生物体也有春生、夏长、秋收、冬藏的变化。骨肿瘤患者在不同气候条件下生活，应顺应自然界变化，适当调节起居。

其次要起居有常。中医学认为，每日之内随着昼夜晨昏阴阳消长的变化，人体的阴阳气血也进行相应的调节并与之适应。人体的阳气在白天运行于外，推动脏腑组织器官进行各种功能活动，所以白天是学习或工作的最佳时机。夜晚人体阳气内敛，趋向于里，有利于机体休息，恢复精力。因此，骨肿瘤患者的起、适时、动、静、休、眠，因顺应每日之内昼夜晨昏阴阳消长的变化，根据"日出而作，日落而息"的原则，安排作息时间，调节起居，做到作息有时、劳逸适度、动静平衡、房事平衡、形神合一等，起居有常、平衡养骨的理念应贯穿于日常生活的每一个细节中，每一个细节均应注意顺应时节、合乎自然、不忘适度、护筋养骨。

【按语】

骨肿瘤差别很大，良性骨肿瘤及肿瘤样病变易根治，预后良好；恶性骨肿瘤发展迅速，预后差，死亡率高，给家庭及社会造成的负担重、危害大，应引起足够的重视，及时治疗。治疗当分辨病变的程度及性质，有针对性。恶性肿瘤不是单纯的虚证，是因虚而得病，因虚致实，属于正虚邪实、邪盛正衰的一类疾病，故临证时，一味补虚或泻实疗效均不佳，要抓住病机的关键，补其不足，泻其有余，达到阴阳平衡，才能药到病除。

第二节　骨来源性肿瘤

一、骨瘤

【概述】

骨瘤是一种骨组织局限性增大而形成的隆起于骨面、生长缓慢的成骨性良性肿瘤，边界清楚，坚硬如石，推之不移。清代《疡科选粹》谓："若骨肿起，按之坚硬，名曰骨瘤。"瘤骨内所含的骨组织与正常骨相同，根据其密度不同，可分为致密骨型、松质骨型和混合型，临床所见多数为致密骨型。本病好发于额窦、筛窦、颅骨外板的表面和下颌骨，也可见于四肢长骨。一般在儿童时期发病，成年后在全身骨骼发育成熟后肿瘤亦即停止生长，尚无恶变的报道。

【病因病机】

1. 中医学

禀赋不足，或病程日久，久病及肾，肝肾亏虚，筋骨失养，骨骼空虚，痰、湿、热、毒易于乘虚而留；或年老体弱、劳累过多，损伤肾精，肾所主之骨气血阻滞不畅，气滞血瘀，瘀积成瘤；风寒湿等毒邪侵袭，由表及里，深达骨骼，久留积聚而成；跌仆损伤，血络受损，瘀血停聚，不散成瘤；多食不节，损伤脾胃，脾失健运，生湿生痰，积聚成瘤。

2. 西医学

西医学认为，本病病因病机不详，据文献记载有胚胎残留、外伤、感染、内分泌紊乱及遗传学说，较多学者支持胚胎残留学说。

3. 平乐正骨骨病学

请参考骨肿瘤概论相关内容。

【临床表现】

1. 病史

本病起病缓慢，病程较长。

2. 症状

本病常无症状，位于颌面骨的骨瘤导致颌骨增大形成"颌骨增大征"，位于眼眶，可出现畸形及眼球突出，位于额窦和上颌窦的骨瘤可导致鼻窦炎，位于颅内板并向颅内发展，可出现颅内压升高、头晕头痛、颅神经症状等。总之，症状视骨瘤发生的部位、生长速度、发展方向、与周围组织的关系及有无阻塞而定。

3. 体征

本病可无特殊体征，也可见局部高突畸形、颌骨增大及眼球突出等。

4. 临床特征

本病多在儿童期发病，起病缓慢。成年后常因位于骨表面的无痛性质硬肿块压迫邻近组织或妨碍引流，引起相应的症状、体征而来诊。

5. 辅助检查

（1）影像学检查

①X线检查：发生在不同部位的骨瘤有不同的表现。一般X线表现为骨表面光滑的半球形隆起，表面皮质骨无破坏，无骨膜反应。大多数肿瘤内部为高密度致密骨，称致密骨型骨瘤（图16-2-1）；少部分肿瘤瘤体内为海绵状疏松骨结构，称松质骨型骨瘤。

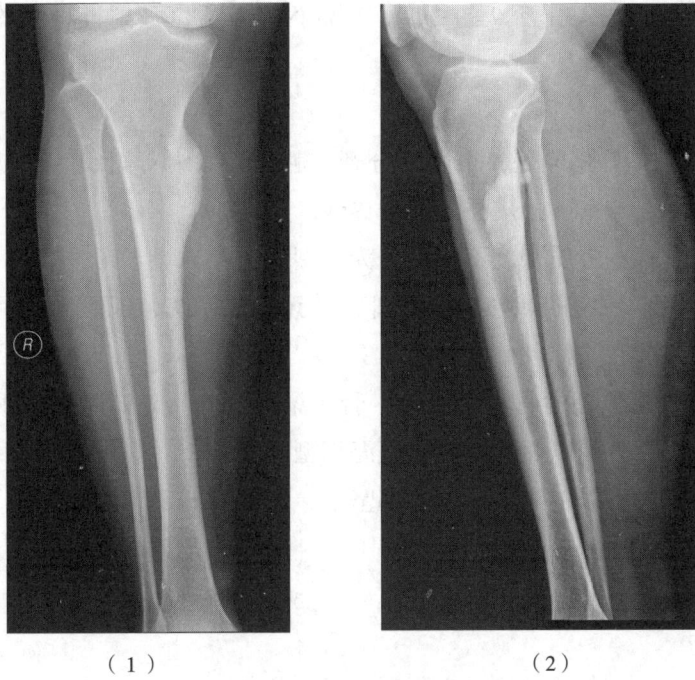

（1）　　　　　　　　　　　　　　（2）

图 16-2-1　胫骨上段骨瘤 X 线

（1）正位；（2）侧位

②CT 检查：可排除 X 线重叠影，更好地看到肿瘤的剖面情况及其与周围组织的关系。

③MRI 检查：T1 加权像及 T2 加权像上均显示为均一的低信号（图 16-2-2）。

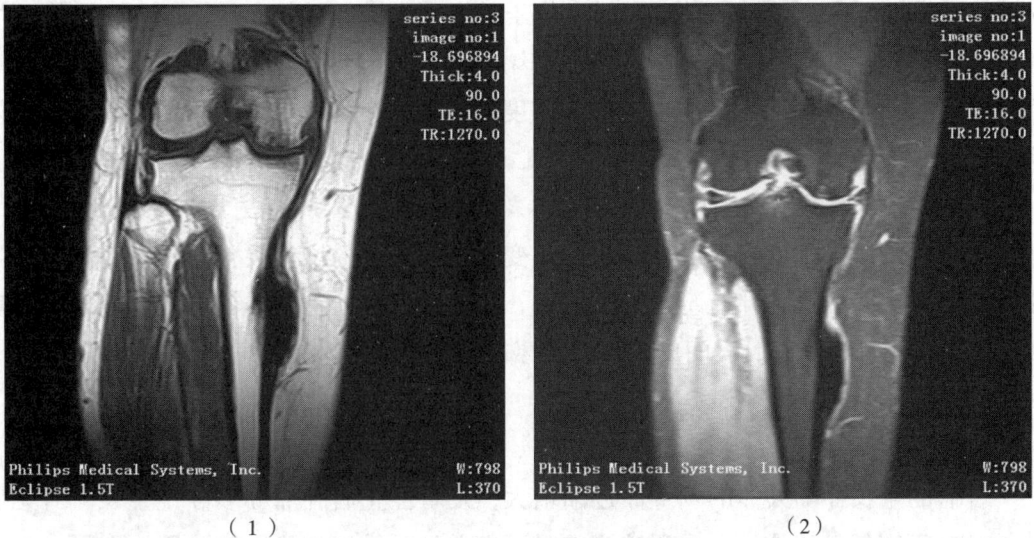

（1）　　　　　　　　　　　　　　（2）

图 16-2-2　胫骨上段骨瘤 MRI

（1）T1 加权像；（2）T2 加权像

④放射性核素扫描：在活跃的 2 期，病灶内及反应区放射性核素均浓集，静止期降至正常。

（2）病理学检查

①肉眼所见：有骨膜覆盖，很容易分开，肿瘤切面为骨组织，和软组织间无反应带，肿瘤呈半球形，与其下的皮质骨无分界线。

②镜下所见：根据骨质密度不同可分为三型。

致密骨型：包含致密的成熟板层状骨，并无哈氏系统，偶可看到骨髓间隙，整个骨瘤致密坚硬如象牙，又称象牙样骨瘤。

松质骨型：可见疏松的骨小梁结构，骨小梁薄而其间充满脂肪组织，质地比较疏松或完全为疏松骨，外围以菲薄骨壳，呈海绵型样骨瘤。

混合型：具有两种以上成分，多外部坚硬，内部或下部为松质骨。

【鉴别诊断】

1. 骨软骨瘤

骨软骨瘤为位于骨表面的高密度成骨性病变，多见于四肢长骨的干骺端、骨盆骨及肩胛骨，外形不规则，皮质和其内的松质骨小梁分别与原位骨相连续。骨瘤为位于骨表面的半球形高密度隆起，其下的皮质骨无破坏，病灶表面光滑，似一个半球黏于骨皮质上。二者病理学易于鉴别。

2. 骨旁骨肉瘤

骨旁骨肉瘤是与骨表面相邻的软组织中的原发恶性肿瘤，好发年龄为 20 ~ 40 岁，临床多表现为质硬、疼痛肿块。X 线示位于骨表面致密的骨化病灶，倾向于包绕骨生长，晚期破坏骨皮质，侵犯髓腔。骨旁骨肉瘤在病灶与骨之间可有一狭窄的透亮缝隙；而骨瘤为位于骨表面的光滑的半球形高密度皮质骨，在病灶与骨之间无透亮缝隙，局部多无肿胀疼痛。

3. 颅骨骨纤维异常增殖症

颅骨骨纤维异常增殖症可呈膨胀性改变，在颅骨上的增生硬化范围较广泛，密度不均匀且不如骨瘤高，伴有不规则透亮区，可多处发病，且有单侧趋向。骨瘤为骨表面的光滑的半球形隆起，表面皮质骨无破坏，无骨膜反应。二者病理学易于鉴别。

【治疗思路】

骨瘤的生长伴随人体的发育而逐渐增大，发育停止后肿瘤亦多停止生长。对无症状的骨瘤不需任何治疗，造成压迫症状时可行单纯的肿瘤切除，解除压迫即可，无须做广泛的大块切除。术后极少复发，预后良好，未见恶变报道。

【治疗方法】

本病以西医治疗为主。无症状者可不予治疗，应定期观察。手术治疗适用于生长较快或成年后继续生长者、畸形明显者、压迫症状明显者。以上患者可手术行边缘切除，复发率极低。

【按语】

骨瘤为良性肿瘤，一般症状较轻，以手术治疗为主，效果好，预后好。

二、骨样骨瘤

【概述】

骨样骨瘤是由成骨细胞及其产生的骨样组织构成的良性成骨性肿瘤。病灶为一小的瘤巢，周围有许多成熟的反应骨。好发年龄为 10～35 岁，男性多于女性，男、女之比为 4∶1～2∶1。发病部位主要在长管状骨的皮质内，特别好发于股骨近端、胫骨远端 1/3，也可见于脊柱的附件、手足骨和肱骨，很少见于扁平骨。

【病因病机】

1. 中医学

中医学认为，本病的病因主要为正气亏虚，外邪乘虚而入，循经入里，客于筋骨之间，使气血阴阳失调，津液不能正常输布，凝聚为痰而致病。本病既有全身气血不和、肾亏髓空、骨髓空虚、筋骨松软之虚，又有局部痰浊凝聚、气滞血瘀之实，为本虚标实之证。

2. 西医学

西医学认，本病病因病机不明，过去曾认为是骨的慢性局限性感染或血管来源或与动静脉发育异常有关，也有人认为是先天性胎盘组织残留。1935 年，Jaffe 认为此病既不是炎症病变，亦非先天性胚胎组织残余，更不是巨细胞瘤愈合之后果，而是一个特殊类型的独特的良性肿瘤，理由有三：①肿瘤病变主要包括骨样组织及不典型的骨组织；②肿瘤组织虽然生长缓慢，但与周围组织无关，而保持其独立性；③肿瘤组织与周围骨组织有别，但其自身结构一致。因此，他根据其主要组织成分为骨样组织而命名为骨样骨瘤。上述理论已得到公认。

3. 平乐正骨骨病学

请参考骨肿瘤概论相关内容。

【临床表现】

1. 病史

本病病史长短不一。

2. 症状

非常局限的疼痛是本病最主要的症状，由初起的间歇性发展为持续性，夜间休息时加重，饮酒可使疼痛加重。水杨酸盐如阿司匹林在半小时内明显缓解疼痛是本病的特点。这种特殊的临床表现为 75% 以上的患者提供了重要的诊断线索。无痛者罕见。

3. 体征

本病有局限性压痛，可有相邻关节肿胀及功能障碍，邻近骨骺者可出现下肢不等长，病变一侧较长、位于脊柱附件者，可出现疼痛性脊柱侧弯。也可出现神经方面的体征，如肌肉萎缩、肌腱反射减退和不同程度的感觉异常。

4. 临床特征

本病多为青壮年发病，有非常局限性疼痛，夜间休息及饮酒时加重，水杨酸盐如阿司匹林能在半小时内明显缓解疼痛。

5. 辅助检查

（1）影像学检查

① X 线检查：瘤巢是诊断本瘤的主要征象，瘤巢多为单发的圆形、椭圆形透亮区，少数有 2 ～ 3 个瘤巢，边界清晰，直径一般在 0.5 ～ 2cm，发生在皮质骨的小瘤巢可被明显增生的硬化骨遮盖，有时需以不同角度拍片。瘤巢周围骨质增生硬化是本瘤的另一重要表现。反应骨因发生部位不同表现亦有差别。发生在长骨骨干或骨端骨皮质时，瘤巢内可见斑点状钙化，周围常有广泛骨质增厚硬化，密度很高。发生在松质骨的骨样骨瘤，瘤巢周围仅有轻微致密环，骨质硬化不明显。骨样骨瘤根据瘤巢所在的部位可分为以下三种类型。

骨皮质型：常见于长骨的骨干，表现为位于皮质内的圆形或卵圆形小的低密度阴影，瘤巢内有时可见高密度点状钙化区。外围有增生的致密反应骨，反应范围一般呈梭形，严重时可将瘤巢掩盖而不显示。

骨松质型：好发于股骨颈、椎体等。瘤巢偶位于松质骨内，细小的瘤巢周围，无或仅有轻度硬化边缘，瘤巢中央可出现钙化，也可有骨膜反应，与皮质骨型相比，反应骨明显少。

骨膜下型：少见，瘤巢可位于骨膜内、骨膜下或骨膜外，邻近的骨皮质有轻度硬化或膨胀性改变或出现轻度压迹。

② CT 检查：CT 检查可显示出瘤巢的大小、位置和中心的钙化，瘤巢中心血运丰

富，增强后有明显强化。常表现为边缘清晰的低密度的瘤巢周围被范围不等的高密度的反应性硬化骨包绕，瘤巢内可见斑点状钙化，呈"牛眼"征（图16-2-3）。

③MRI检查：瘤巢在T1加权像上呈低到中等信号，在T2加权像上呈低、中等或高信号，内部钙化明显者则大部分为低信号。增强后多数瘤巢强化明显，少数瘤巢可呈环状强化，周围硬化骨在T1和T2加权像上均为低信号。

④放射性核素扫描：对骨样骨瘤的瘤巢具有高度敏感性，特别有助于症状不典

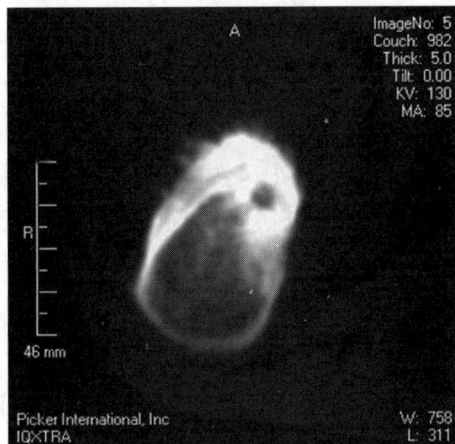

图16-2-3　骨样骨瘤CT

型者的诊断。由于瘤巢和反应区均摄取放射性核素，所以核素浓集范围大大超过X线上所示的瘤巢范围。

（2）病理学检查

①肉眼所见：在反应骨中，瘤巢较小，边缘清楚，为圆形或卵圆形淡红色小体，比反应骨质稍软，容易从反应骨中取出，在瘤巢中央有时可见较小的白色钙化点。

②镜下所见：其核心是网状结构的骨样组织及钙化程度不等的编织骨小梁构成的瘤巢。低倍镜下：完好无损的瘤巢中央由骨样组织组成，骨母细胞围绕骨样组织小梁，瘤巢边缘为增生的纤维血管组织。高倍镜下：瘤巢由血管丰富的成骨性结缔组织构成，形成大量的骨样组织，瘤巢周围为硬化骨。

【鉴别诊断】

1. 慢性硬化性骨髓炎

慢性硬化性骨髓炎主要表现为骨干皮质广泛增生硬化，单从增生硬化的皮质上很难与骨样骨瘤相鉴别，但骨样骨瘤的增生硬化较局限，不如硬化性骨髓炎那样广泛，且无脓肿和死骨。两者疼痛性质不同，慢性硬化性骨髓炎常为间歇性，且局部常伴有红肿热痛的炎症表现，骨样骨瘤则无红肿热痛。

2. 骨母细胞瘤

组织学上，骨样骨瘤和骨母细胞瘤的细胞特征几乎一样，只是骨母细胞瘤的骨母细胞更丰富，新生血管更多，二者鉴别很困难，主要通过临床表现和影像学检查进行鉴别。骨样骨瘤有典型的临床症状，多位于皮质内，瘤巢小于2cm，反应骨多。而骨母细胞瘤疼痛无类似骨样骨瘤的夜间痛，病灶大，常大于2cm，位于松质骨内，周围硬化骨轻微。

3. Brodie 骨脓肿

二者均表现为低密度的巢，Brodie 骨脓肿位于髓腔或松质骨，而骨样骨瘤多位于皮质。Brodie 骨脓肿为低度慢性化脓性感染，多有感染史，局部有红、肿、热、痛等炎性表现，常反复发作，好发于长骨干骺端。X 线片显示破坏区较大，周围致密，有时有小死骨，但无瘤巢，常有毛刷状的边缘，周围骨小梁似"刺"状放射。骨样骨瘤因血运丰富，注射造影剂后强化明显；而 Brodie 骨脓肿因无血运的脓腔，注射造影剂后不强化。

【治疗思路】

骨样骨瘤不发生恶变，故对那些症状较轻者可行保守治疗。活跃的 2 期骨样骨瘤若单纯行瘤巢刮除，术后复发率较高，可行边缘大块切除，去除瘤巢和反应骨。手术可以彻底地解除疼痛，个别手术切除不完全者可复发。

【治疗方法】

1. 一般治疗

注意观察并保护患肢，局部颜色、温度及相邻关节活动异常等情况。若有异常，及时到医院就诊。

2. 中医治疗

（1）内治法

①寒痰注骨：局部疼痛，遇寒加重，得温减轻，包块皮色不变，漫肿，压痛不著，舌质淡胖，苔薄白或白滑，脉沉弦或沉滑。

治法：温阳化痰，散寒通滞。

方药：阳和汤加减。肉桂 9g，炮姜 10g，麻黄 6g，熟地黄 15g，鹿角胶 9g，补骨脂 10g，莪术 12g，胆南星 6g，白芥子 12g，甘草 3g。

②气滞血瘀：局部疼痛明显，夜间加重，胸胁胀闷，性情急躁易怒，肢体活动不便，身热口干，消瘦乏力，舌质暗紫，苔腻，脉弦或涩或结代。

治法：理气散结，化瘀止痛。

方药：柴胡疏肝散和金铃子散加减。柴胡 6g，川芎 6g，枳实、香附、陈皮、白芍各 5g，甘草 3g，金铃子 9g，延胡索 9g。

③肝肾阴虚：局部肿块高突疼痛，腰酸耳鸣，患肢无力，甚或骨蒸潮热，少苔，舌质红，脉细数。

治法：滋补肝肾，养阴益精。

方药：六味地黄丸加减。熟地黄 24g，山萸肉 12g，山药 12g，丹皮 12g，泽泻 12g，茯苓 12g，女贞子 12g，半枝莲 30g，徐长卿 30g，甘草 6g。阴虚火旺症状明显者，可加黄柏 12g，知母 12g。

（2）外治法

①中药外用：可辨证给予七株展筋散、平乐展筋酊及舒筋活血祛痛膏外用以减轻症状。

②手法治疗：以揉按、摩、捋、搓等手法改善局部血循环。

3. 物理治疗

本病亦可用温水浴疗法、局部蜡疗法、透热疗法、紫外线疗法及超短波疗法等。

4. 西医治疗

（1）药物治疗：对症状较轻，尤其对那些手术较困难或术后会发生严重并发症的患者，可行保守治疗，即口服水杨酸盐对症治疗。

（2）手术治疗：骨样骨瘤的手术治疗效果非常好，可以彻底解除疼痛，个别手术切除不完全者可复发。手术的关键为瘤巢的去除，术后复发率的高低实际上是瘤巢去除彻底程度的体现。瘤巢明确且去除完整的病例，复发率小于5%；瘤巢不明确、去除不肯定或不完全的病例，复发率则高得多。

①瘤巢去除灭活植骨术：活跃的2期骨样骨瘤，当瘤巢位置很明确，术中可明确找到瘤巢时，则单纯去除瘤巢和巢窝即可（图16-2-4）。实际上，残留反应骨对减少术后骨折的危险性很重要。可使用石炭酸、95%乙醇或冷冻等方法灭活瘤壁，一般做局部刮除后行自体骨、人工骨或异体骨移植，也可应用骨水泥充填瘤腔以降低复发率。

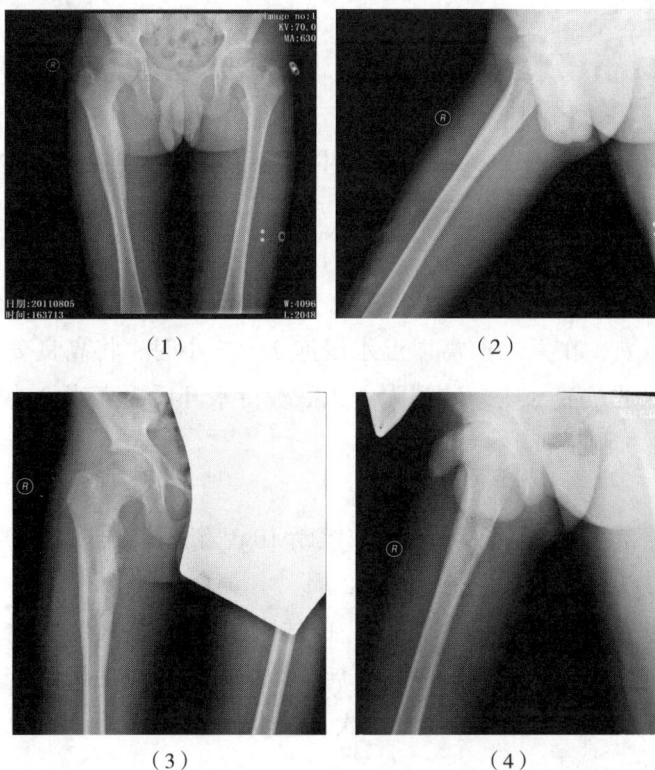

（1）　　　　　　　　（2）

（3）　　　　　　　　（4）

图16-2-4　股骨中上段骨样骨瘤巢去除灭活植骨术

（1）（2）术前；（3）（4）术后

②边缘大块切除术：当瘤巢位置不明确，最好术中连同周围反应骨一起的边缘大块切除，去除瘤巢和反应骨，以免遗漏瘤巢。切除肿瘤后，依据骨缺损的大小、对骨强度影响的多少来决定是否植骨和固定。

③经皮瘤巢去除术：当瘤巢位置很明确，可在 CT 引导下，用空心钻钻入病灶，切除病灶，或将变速磨钻的磨头导入瘤巢内，消灭瘤巢和周围的反应骨。另外一种方法是微波治疗，在 CT 引导下置入一根探针，将射频探头放在瘤巢中心，围绕探头 1mm 的范围加热到 26 ～ 30℃，约 4 分钟，通过产生的高温来消灭瘤巢。初步结果令人满意，但仍需长期随访观察。

5. 功能锻炼

请参考本章第一节概论相关内容。

6. 其他治疗

（1）心理治疗：大部分患者会出现害怕、恐惧、忧郁等心理问题，首先要帮助患者正确认识疾病，接受现实，家属应该更有耐心，经常陪同患者散步、聊天等都是比较好的消除烦躁的方法。家属或医护的耐心疏导，可帮助患者尽快脱离诸如恐惧感等不良情绪的困扰，树立战胜疾病的信心。

（2）音乐治疗：音乐可以使人安静，克服焦虑的情绪，净化人的心灵。经常听一些舒缓的音乐，会使患者的情绪处于和谐、安静的状态。

7. 膳食与起居

（1）辨证施膳：骨样骨瘤患者可根据所属证型开展饮食疗法，具体情况如下。

①寒痰注骨

当归生姜羊肉汤：羊肉 250g，当归、生姜各 15g，桂枝 10g。原料洗净，羊肉切成片，当归、生姜、料酒、花生油各适量，炒炙羊肉，放入砂锅内，放入余料，加水、盐适量，武火煮沸后，文火煎半小时。

良姜猪脊骨粥：高良姜 10g，薏米 30g，杜仲 10g，寄生 20g，猪脊骨 259g，大米 120g。薏米较难煮熟，在煮之前需以温水浸泡 2 ～ 3 小时，将高良姜、杜仲、寄生及薏米洗干净后加入适量清水放入砂锅内文火煮，待水开后再煮半个小时，去渣，加入猪脊骨及大米煮粥，调味温服。

②气滞血瘀

当归骨头汤：当归 10g，骨碎补 15g，续断 10g，新鲜猪排或牛排骨 250g。上述原料一起炖煮 1 小时以上，汤肉共进，连用 2 周。

加味桃仁粥：桃仁 10g，生地黄 30g，肉桂末 3g，粳米 100g。桃仁去皮尖，桂心研末。用地黄、桃仁、生姜及适量酒浸泡后，绞取汁。锅先加水煮粳米成粥，下桃仁等汁，再煮沸，调入肉桂末即成。每日 1 次，空腹食用。

③肝肾亏虚

怀杞甲鱼汤：怀山药 10 ～ 15g，枸杞子 5 ～ 10g，甲鱼 1 只（约 500g）。甲鱼放入热水中宰杀，剖开洗净，去肠脏，与各用料一起炖熟，加入姜、盐、酒少许调味，即可享用。

旱莲杞子猪髓汤：猪骨髓 1 条，旱莲草 30g，枸杞子 15g。先将猪骨髓洗净，入开水锅烫一下，再与洗净的旱莲草、枸杞子一起，加水后文火煲 2 小时左右，最后放少许酒及姜片，再煲半小时，调味后食用。平素饮食中或煲汤时可加入女贞子、枸杞子、山药等调补。

（2）起居：请参考本章第一节概论相关内容。

【按语】

骨样骨瘤症状轻微者，可行对症保守治疗，等待其愈合。但绝大多数因其症状较明显，持续时间长，需行手术治疗，预后良好，未见恶变报道。

【病案举例】

张某，男，11 岁，因"左足外侧间断性疼痛半年，加重伴肿胀 1 个月"入院。

患者半年前无明显原因出现左足外侧间断性疼痛，白天加重，未重视未系统治疗，1 个月前出现局部肿胀，到当地诊所给予红花油外用及静脉输注消炎药物等治疗（具体情况不详）1 周，疼痛减轻，后疼痛仍间断发作，休息后减轻，后到洛阳某医院检查后建议来诊，门诊检查后以"左跟骨病变"为诊断收入院。发病以来，神志清，精神可，饮食及睡眠可，大小便正常，体重无明显变化。入院体检：左足背弥漫性肿胀，边界不清，范围约 5cm×5cm，局部压痛明显，局部皮温颜色无明显异常，浅表静脉无怒张，左下肢肌力无明显异常，左足活动无明显异常，患肢末梢血循、感觉及运动好。CT 示：左跟骨前部骨质密度升高，内可见低密度影，环周围密度相对较高，中心部位不规则形结节状高密度影，邻近软组织肿胀明显，余部所示骨质尚正常。

临床诊断：左跟骨骨样骨瘤。

治疗经过：入院后完善各项化验检查，明确无手术禁忌证，给予乙酰水杨酸类药物止痛，经积极术前准备后，在 CT 引导下行骨样骨瘤经皮瘤巢去除术。患者仰卧于 CT 检查床上，行 CT 扫描，确定左侧跟骨上端骨样骨瘤瘤巢位置，用骨穿针在 CT 引导下穿刺，成功穿破瘤巢周围硬化骨质，进入瘤巢，反复扩大瘤巢周围骨质，并将破坏骨质取出，适时行 CT 扫描监视（图 16-2-5），直至瘤巢被完全刮除取出，拔出穿刺针，穿刺点弹力绷带包扎。将取出骨质送病理学检查，病理结果示骨样骨瘤。返回病房后给予抗生素预防感染，术后第 2 天，原左足疼痛消失，3 日后扶拐下床逐渐进行活动。

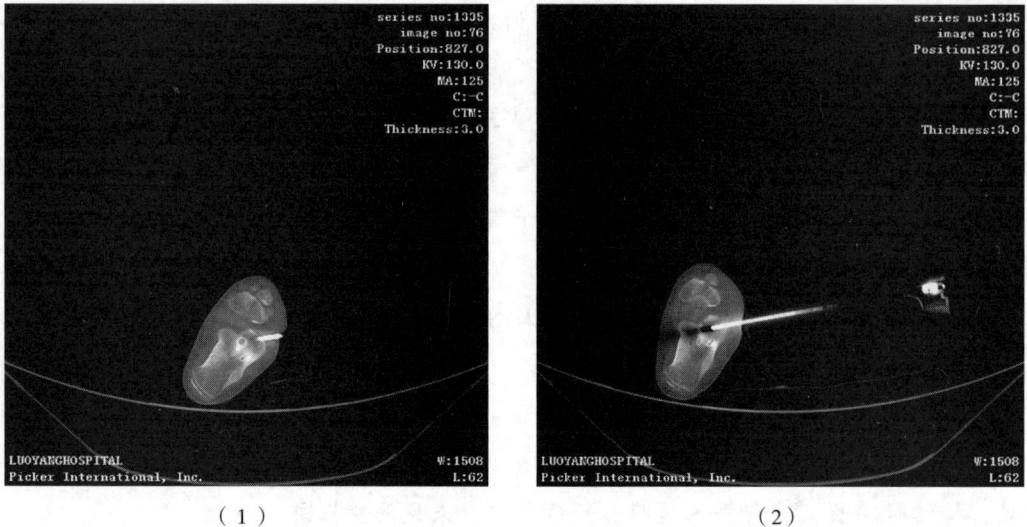

（1）　　　　　　　　　　　　　　　（2）

图 16-2-5　CT 引导下经皮瘤巢去除术

（1）到达瘤巢前；（2）去除瘤巢时

三、骨母细胞瘤

【概述】

骨母细胞瘤又称成骨母细胞瘤，其特点为产生大量钙化不良的肿瘤性骨样基质，这是一种活跃程度差别很大的 肿瘤，大多数为良性，可以相对静止，也可有很强的侵袭性。好发年龄为 10 ～ 30 岁，男女之比为 2∶1。好发于脊柱附件及长管状骨如胫骨及股骨，多见于干骺端或骨干，一般不侵犯骨骺，有恶变为骨肉瘤的报道。

【病因病机】

1. 中医学

中医学认为，先天禀赋不足、劳倦内伤、劳力过度，耗伤肾气，肾主骨生髓，肾气亏耗则骨骼病变为本病发生之根本；风、寒、湿等邪毒侵袭，由表及里，深达骨骼，久留积聚而成。

2. 西医学

西医学认为，本病真正病因尚不明确。有学者认为，该肿瘤是对非化脓性感染的反应，也有认为其不是一般的感染，可能与病毒感染有关。最近有些学者通过血管造影发现该病血管发育异常，故认为其发生与血管异常有关，肯定是肿瘤。

3. 平乐正骨骨病学

正气亏虚是疾病发生的内因，也是其他致病因素导致疾病发生的基础条件。本病的发生首先是各种致病因素作用于机本致正气亏虚，六淫邪气多乘人体正气虚弱，腠里不固，侵袭体表，留着不去，深窜入里，病程日久，久病及肾，蕴结成毒，留注于骨节，伤筋蚀骨，腐骨伤髓，毒邪凝滞，蕴结局部，正邪抗争，导致机体平衡失调而致病。

【临床表现】

1. 病史

本病起病缓慢，病程长短不一。

2. 症状

本病在起病初期可无症状，或仅局部有轻度局限性钝痛、模糊不适感，夜间不加重，服用水杨酸类药物不缓解，可见局部肿胀，一般不会出现包块或畸形，关节活动多不受影响。躯干骨发病可产生相应的症状。如在脊柱表现为间歇性背疼，背部肌肉痉挛，可有渐进性脊柱侧凸，伴有神经根刺激症状，少部分较大肿瘤可引起感觉及运动障碍，甚至截瘫。颌骨的病变可引起压痛及局部肿胀。

3. 体征

局部压痛、肿胀，可见脊柱侧弯、神经根刺激症状，甚至截瘫。

4. 临床特征

青少年发病可无症状，或局部钝痛，可伴肿胀，关节功能多无障碍。躯干骨发病可产生相应的症状，如发生在脊柱者可出现脊柱侧弯、神经刺激症状及体征，甚至截瘫。

5. 辅助检查

（1）影像学检查：

①X线检查：肿瘤呈类圆形低密度区，膨胀性，边界清楚，有薄的硬化壳，较骨样骨瘤少得多（图16-2-6）。根据钙化及血管丰富的程度，破坏区内或表现为斑块状钙化或骨化影，或为较大的透亮区。病变若波及一侧皮质，可使之破溃，侵入椎管或周围软组织，提示肿瘤的侵袭性增强。

②CT检查：CT能清楚显示病灶内部的结构和骨壳的边界，也可显示病灶与周围组织的关系，特别是在脊柱病变的定位上有极其重要的意义（图16-2-7）。

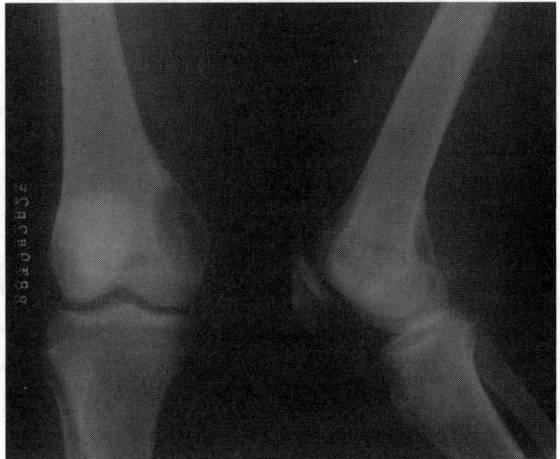

图16-2-6 股骨下端骨母细胞瘤X线片

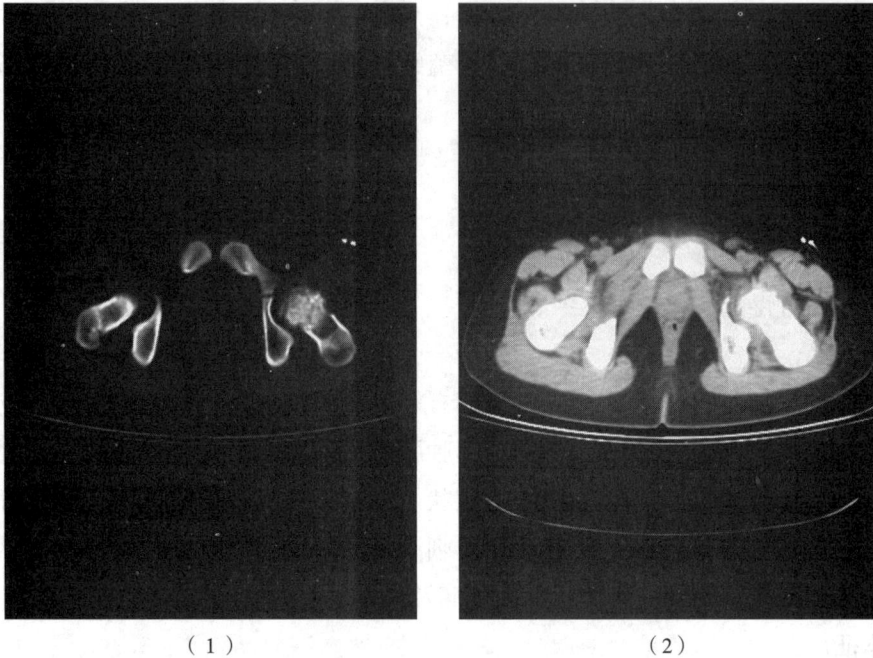

（1） （2）

图 16-2-7　股骨上端骨母细胞瘤 CT

③ MRI 检查：病灶内部在 T1 加权像上呈低到中等信号，在 T2 加权像上为高信号。病灶强化较明显，但强化程度一般低于血管瘤。多数病灶内存有斑点、条索状、不规则的钙化或骨化区，在各扫描序列上均为低信号（图 16-2-8）。

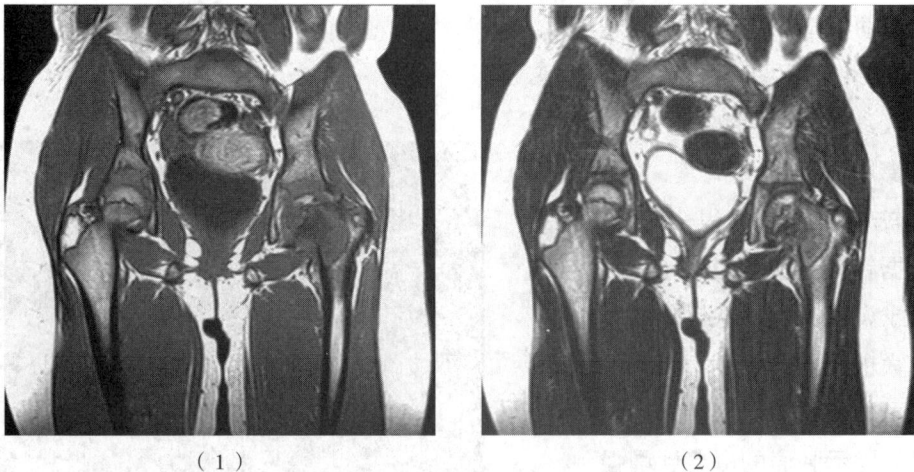

（1） （2）

图 16-2-8　股骨上端骨母细胞瘤 MR
（1）T1 加权像；（2）T2 加权像

④放射性核素扫描：敏感度高，一般比 X 线检查早 3 ～ 6 个月发现病变，放射性核素浓集。

（2）检验学检查：基本正常，个别病例血沉加快，碱性磷酸酶一般不高，当其有恶变时可能会升高。

（3）病理学检查：

①肉眼所见：瘤体较大，多在 2 ～ 10cm 之间，边界清楚，骨皮质膨胀，外围为反应性皮质骨形成的薄壳，骨膜常保持完整。肿瘤为浅红到紫红色肉样组织，可有沙砾感，紧附于腔壁，不易刮除，体积大者可发生出血和囊变。

②镜下所见：类似于骨样骨瘤，但有三点特征：丰富的骨母细胞；间质有丰富的血管；丰富的骨样组织互相连接成条索状，其中有不同程度的钙盐沉积形成骨小梁。

【鉴别诊断】

1. 骨样骨瘤

组织学上，骨样骨瘤和骨母细胞的细胞特征几乎一样，只是骨母细胞瘤的骨母细胞更丰富，新生血管更多，二者鉴别很困难，主要通过临床表现和影像学检查进行鉴别。骨样骨瘤有典型的临床症状，夜间疼痛更甚，服用水杨酸类药物有效，位于皮质内，瘤巢小于 2cm，反应骨多。而骨母细胞瘤疼痛轻微，无类似骨样骨瘤的夜间痛，病灶大，常大于 2cm，位于松质骨，周围硬化骨轻微。

2. 骨巨细胞瘤

骨巨细胞瘤好发于 20 ～ 40 岁，疼痛是其主要症状，接近关节腔可引起关节功能受限和肿胀，常出现明显的膨胀，骨皮质变薄，容易出现骨折及软组织肿块。好发于长骨干骺端的骨骺闭合处。X 线见肿瘤大都局限于干骺端，呈膨胀性、偏向性生长，皮质变薄，无骨膜反应，可见类似房间隔样残留骨小梁，呈"肥皂泡样"改变，可见骨皮质破裂、软组织肿块。骨母细胞瘤好发年龄为 10 ～ 30 岁，症状较骨巨细胞瘤轻，X 线片呈类圆形低密度区，其内可见斑块状钙化影，边界清楚，有薄的硬化壳。

3. 骨纤维异样增殖症

骨纤维异样增殖症症状较轻，病程较长，症状出现较晚，多数患者可见轻微疼痛、局部压痛、畸形及病理性骨折。X 线表现为长骨骨干或干骺端的磨砂玻璃样改变，皮质常膨胀变薄。骨母细胞瘤好发于脊柱，而骨纤维异样增殖症在脊柱少见。二者病理学易于鉴别。

【治疗思路】

本病的治疗方法多为病灶刮除术，刮除后用物理方法如石炭酸、95% 乙醇处理残腔，以降低复发率。骨缺损区可行植骨或骨水泥填充，必要时加用内固定。脊柱病变除去除肿瘤外，还需酌情行脊髓减压和内固定。侵袭性病变刮除后复发率较高，在反应区外的广泛性大块切除复发率极低，可以采用吻合血管腓骨或髂骨移植重建。当组织学已升级到恶性病变时，应采取针对恶性肿瘤的处理原则，包括手术、放疗和化疗等的综合治疗。

【治疗方法】

1. 一般治疗

保护患肢：避免碰撞，必要时局部制动，并给予支具保护，预防骨折。

2. 中医治疗

（1）内治法

①寒痰注骨：可无症状或仅有酸楚轻痛，逐渐加重，呈钝痛，遇寒加重，包块皮色不变，漫肿，压痛不著，舌质淡胖，苔薄白或白滑，脉沉弦或沉滑。

治法：温阳化痰，散寒通滞。

方药：阳和汤加减。肉桂 9g，炮姜 10g，麻黄 6g，熟地黄 15g，鹿角胶 9g，补骨脂 10g，莪术 12g，胆南星 6g，白芥子 12g，甘草 3g。

②气滞血瘀：局部肿胀明显，疼痛难忍，痛有定处，入夜更甚，性情急躁易怒，肢体不能活动，身热口干，消瘦乏力，舌质暗紫，苔腻，脉弦或涩或结代。

治法：理气散结，化瘀止痛。

方药：柴胡疏肝散和金铃子散加减。柴胡 6g，川芎 6g，枳实、香附、陈皮、白芍各 5g，甘草 3g，金铃子 9g，延胡索 9g。

③瘀毒内结：局部肿胀明显，青筋暴露，疼痛难忍，夜不能寝，肢体不能活动，身热口干，消瘦乏力，舌质暗紫，苔腻，脉沉弦或沉涩。

治法：活血解毒，散瘀止痛。

方药：身痛逐瘀汤加减。当归 12g，川芎 9g，桃红 12g，红花 9g，乳香 12g，没药 12g，香附 12g，地龙 12g，大黄 12g，莪术 15g。

④脾肾两虚：局部包块漫肿，轻度疼痛或不痛，压痛，按之凹陷，纳差，四肢乏力，腰膝酸软无力，口唇淡，舌质淡胖，苔薄白，脉沉弦细。

治法：健脾益肾，化痰通络。

方药：参苓白术散加减。党参 12g 或太子参 12g，白术 15g，茯苓 15g，补骨脂 15g，杜仲 15g，川断 12g，砂仁 12g，白扁豆 15g，白芥子 12g，薏苡仁 20g，桔梗 10g。

（2）外治法：可辨证给予七珠展筋散、平乐展筋酊及舒筋活血祛痛膏外用以减轻症状。

3. 物理治疗

本病亦可用温水浴疗法、微波针疗法、射频电疗法等。

4. 西医治疗

（1）药物治疗：患者疼痛症状明显时可适当应用一些止痛药。只有少数报道认为对高度危险的骨母细胞瘤化疗反应好，多用阿霉素。

（2）手术治疗：

①刮除植骨术：在 1 期（静止期）或 2 期（活动期），骨母细胞瘤有进行病灶内刮除并联合局部辅助治疗的指征，3 期侵袭性病变位于无法行边缘或广泛切除的部位时也可选择刮除术。单纯刮除术后复发率较高，因此刮除病灶时，应开足够大的骨窗，可使用石炭酸、95% 乙醇或冷冻等方法灭活囊壁。骨缺损区可行植骨或骨水泥填充（图 16-2-9），必要时加用内固定。

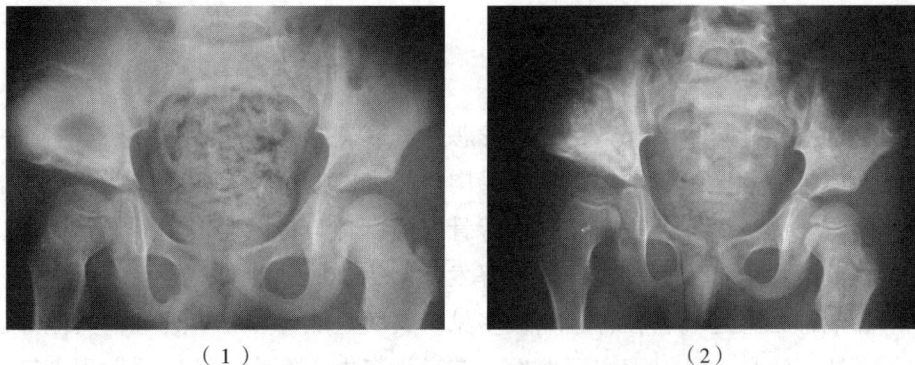

（1）　　　　　　　　　　　　　　　　　（2）

图 16-2-9　髂骨骨母细胞瘤病灶刮除植骨术

（1）术前（2）术后

②大块边缘或广泛性切除术：3 期侵袭性病变有进行边缘或广泛切除术的指征。经过反应区，在包膜外行肿瘤大块边缘性切除复发率为 15% ～ 20%，在反应区外的广泛性大块进行切除复发率极低。肿瘤切除后可以采用吻合血管腓骨或髂骨移植重建术，也可以采用人工假体置换术。脊柱部 3 期侵袭性病变可用扩大切除术，除去除肿瘤外，还需酌情行脊髓减压和内固定术，结合放疗处理，疗效甚佳。

（3）放疗：位于难以切除部位的侵袭性 3 期病变及反复发作而又无法行更大范围切除的患者可以一试。对照射病例更应注意是否会转化成纤维肉瘤或骨肉瘤。

5. 功能锻炼

请参考本章第一节概述部分。

6. 其他治疗

（1）心理疗法：大部分患者会出现恐惧、压抑、忧郁、烦躁等心理问题，此时，需要家属或心理医生的耐心疏导，帮助患者尽快脱离诸如恐惧等情绪、情感问题。家属应经常陪同患者散步、聊天等分散患者注意力，患者要正视现实，树立战胜疾病的信心。

（2）音乐疗法：音乐可以使人安静，克服焦虑的情绪，经常听一些舒缓的音乐，会使情绪处于一种和谐、安静的状态。

7. 膳食与起居

辨证施膳与起居请参考本章第一节概述部分。

【按语】

过去对这种肿瘤冠以良性，目的是区别于骨肉瘤，以免将两者混淆。其实，组织学上该肿瘤无恶性表现，但常有侵袭性，甚至会出现肺转移或恶变，应引起足够的重视。

四、骨肉瘤

【概述】

骨肉瘤是指成骨间叶细胞产生的原发恶性骨或软组织肿瘤。其特征是增殖的肿瘤细胞直接形成骨或骨样组织，故也称成骨肉瘤。骨肉瘤有很多亚型：典型骨肉瘤、低度恶性髓内骨肉瘤、继发性骨肉瘤、骨旁骨肉瘤、骨膜骨肉瘤、小细胞骨肉瘤、软组织骨肉瘤、毛细血管扩张型骨肉瘤等。好发年龄为 10 ～ 20 岁，男性多于女性。好发于长骨干骺端，股骨远端和胫骨近端最多见，其次是肱骨和腓骨近端，其他部位如股骨上端、脊柱、髂骨等骨组织均可发生。有时为多中心发病。该瘤恶性程度甚高，预后差，肺部转移早。

【病因病机与分期】

1. 病因病机

（1）中医学：

①内因：先天禀赋不足，肾精亏损，劳倦内伤，骨髓空虚；或劳力过度，房劳过度，耗伤肾气，肾主骨生髓，肾气亏耗则发生骨骼病变。

②外因：风、寒、湿等外邪侵袭，由表及里，深达骨骼，久留积聚而成；跌仆损伤，血络受损，瘀血停聚，不散成瘤；多食不节，损伤脾胃，脾失健运，生湿生痰，积聚成瘤；精神刺激，情志不畅，五志过极，以致阴阳失调，气血不和，经络阻塞，而成骨肉瘤。中医对其病因病机的认识，始终贯穿"正虚邪入，搏结伤骨成瘤"的观点。本病的发生是由正气不足、阴阳失调、脏腑功能紊乱，以致风、寒、湿、毒等邪气乘虚而入，留滞机体，造成气血运行受阻，气血瘀滞，痰湿积聚，蕴于骨骼而成。

（2）西医学：病因不清，机制不明，其发病因素非常复杂，内因有素质学说、基因学说、内分泌学说等，外因有化学物质和内外照射学说、慢性炎症刺激学说、病毒感染学说等。另外，一些良性骨肿瘤如 Paget 病、骨巨细胞瘤和骨纤维组织结构不良等疾病可继发骨肉瘤，这种情况多见于中年以后的患者。

（3）平乐正骨骨病学："正虚邪积"是骨肉瘤发生的病机，肿瘤是由于人体的阴阳平衡失调造成的，正气虚损是形成肿瘤的内在根本，肿瘤灶只是全身性疾病的局部表现。骨肉瘤不是单纯的虚证，是因虚而得病，因虚致实，属于正虚邪实、邪盛正衰的一类疾病。根据阴阳失衡理论，结合临床病情，其病因病机为阴阳平衡失调，应根据《素问·至真要大论》"虚则补之""坚者削之""结者散之"的原则，用调整阴阳平衡、补其不足、泻其有余的方法治疗。

2. 分期

本病的分期请参考表 16-1-2 "恶性肿瘤外科分期"。

【临床表现】

1. 病史

本病的发生为数周到数月不等，起病较快，偶有外伤史。

2. 症状

（1）疼痛：骨肉瘤初期多无典型的症状，多表现为近关节的疼痛，且疼痛是几乎所有骨肉瘤患者最早和最常见的症状，常由间歇性疼痛进展为持续性疼痛，活动后及夜间加重，患者有时半夜痛醒或无法睡眠。恶性程度越高的骨肉瘤，患者的疼痛发生得越早且较剧烈。

（2）肿块：肿块逐渐增大，压痛明显，边界不清，局部皮温升高，皮肤表面可见浅表静脉怒张。

（3）功能障碍：相邻关节功能障碍，当其发生病理性骨折时，功能障碍显著。

（4）病理性骨折：多因外力作用于局部所致，也是其常见症状。

（5）全身症状：可早期出现肺转移，但无症状，全身情况良好，疾病后期出现如发热、体重减轻、贫血、咳血、憋气和呼吸困难等症状，最终形成恶病质。

3. 体征

局部肿胀疼痛，软组织包块，压痛明显，局部皮温较高，颜色偏红，浅表静脉怒张，关节功能障碍，可有浅表淋巴结肿大。

4. 临床特征

青少年发病，起病较快，局部肿胀、疼痛及功能障碍逐渐加重，严重影响睡眠，可伴有浅表淋巴结肿大，可早期出现肺转移，但咳嗽、咳痰、咳血、胸痛及气憋等不适症状出现较晚，进展快。

5. 特殊检查

骨肉瘤最终诊断的完成有赖于病理组织学检查，通常经活检术获取组织标本。活检术包括经皮深部组织穿刺活检和切开活检术。穿刺活检即闭合性活检，创伤小，最为常用。活检术需要有经验的医生施行，要保证得到有诊断意义的组织。切口设计应照顾后续手术，最低限度地减少肿瘤细胞的扩散及对邻近正常组织的污染，决不可认为活检为小手术而轻率从之。取材部位要恰当，应避开坏死区，多取几个部位。肿瘤的外围部分多为反应区，有时不足以做出肯定的诊断。但是，病理学检查也有其局限性，骨肿瘤的诊断强调临床、影像学及病理相结合，综合分析。

6. 辅助检查

（1）影像学检查：

①X线检查：从X线表现上以往将骨肉瘤分为成骨型、溶骨型和混合型三种，成骨型以骨质增生硬化为主，溶骨型以溶骨性破坏为主，混合型则两种混合存在。三种类型主要反映瘤骨的多少，单纯的成骨型或溶骨型均少见，大多数骨肉瘤为混合型。骨肉瘤基本的X线表现主要有以下几方面（图16-2-10）。

骨质变化：主要是骨质破坏，松质骨骨质破坏表现为骨密度降低和骨小梁结构消失，皮质骨表现为骨质缺损，肿瘤侵犯皮质骨，沿哈氏管蔓延，可发生筛孔状或虫蚀样骨质破坏。X线表现为数量不等、边缘锐利及针孔大小的圆形透亮区，散在排列，显著的骨质破坏易发生病理性骨折。

骨膜变化：可有多种形态。早期未侵及骨皮质时，骨膜表现为较薄而光滑的平行线状；肿瘤突破骨膜表现为骨膜反应层次模糊、破坏、中断或呈袖口征；较厚的层状或葱皮样骨膜说明肿瘤恶性程度高、生长快或肿瘤已向骨外生长；层状骨膜为肿瘤穿破骨皮质，突向软组织内，在其靠近骨皮质的上下缘发生的残留。层状骨膜一般表现为三角形，称之为 Codman 三角，即骨膜三角。

软组织变化：肿胀和肿块。肿胀多因循环障碍所致；肿块表示肿瘤已经穿破骨膜进入软组织，起源于骨膜者肿块代表肿瘤本身。肿块影多密度不均匀，其内可见瘤骨，边缘不规则或呈分叶状。

瘤骨形成：瘤骨是本病最重要的本质性X线表现，是诊断骨肉瘤的可靠依据。表现为数量不等、形态各异、密度不均、排列紊乱的致密影，主要有象牙样骨瘤、棉絮状瘤骨及针状瘤骨三种基本形态。

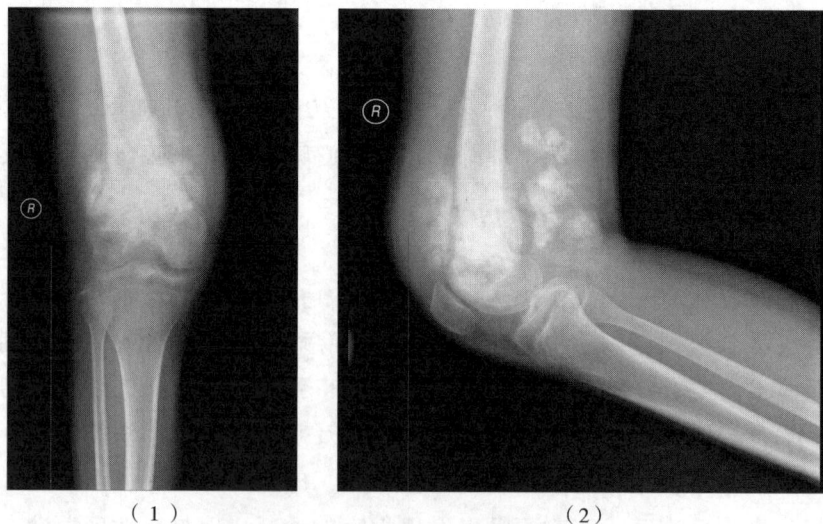

（1）　　　　　　　　　　（2）

图 16-2-10　股骨下段骨肉瘤 X 线

（1）正位；（2）侧位

②CT 检查：CT 能显示成骨、破坏及软组织的具体情况，有时能识别出髓腔内跳跃灶。CT 显示骨肉瘤的骨膜反应尤其是骨化层和针状瘤骨较 X 线清晰。溶骨型骨肉瘤的 CT 检查可发现溶骨区内少量的残留骨及软组织肿块内少量的瘤骨；成骨型骨肉瘤 CT 检查可显示大量的密度升高的瘤骨；混合型骨肉瘤兼有两者特点（图 16-2-11）。

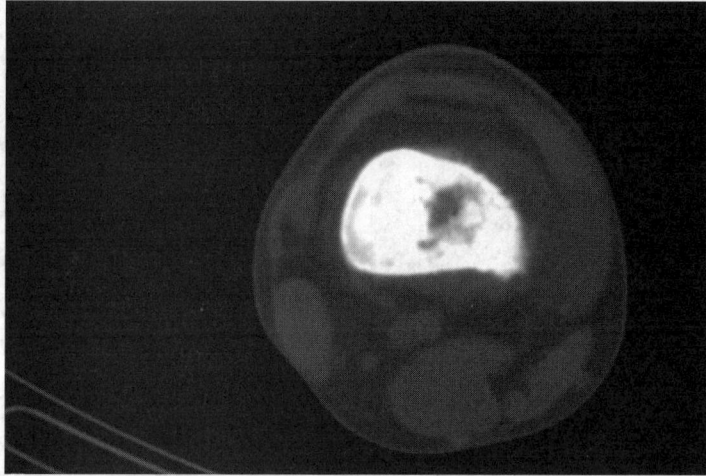

（1）

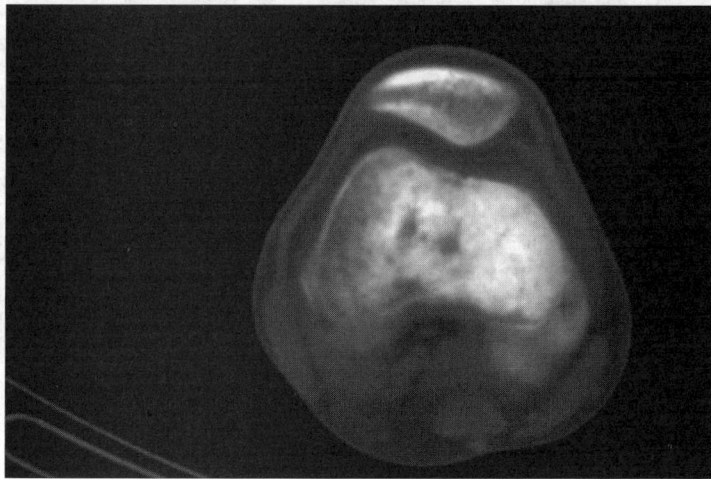

（2）

图 16-2-11　股骨下段骨肉瘤 CT

（1）成骨型；（2）混合型

③MRI 检查：MRI 对骨肉瘤的诊断及疗效评估有独特的价值，尤其对骨髓的变化极为敏感，能够发现髓腔受侵犯但骨结构尚未破坏的区域。成软骨细胞肉瘤，软骨成分在 T1、T2 加权像上均为高信号。有大量梭形纤维细胞产生的骨肉瘤，在 T1 加权像上呈偏低至中等信号，在 T2 加权像上呈中等至偏高信号（图 16-2-12）。硬化型骨肉瘤在 T1 加权像和 T2 加权像上呈低信号，但肿瘤周围水肿或非硬化区域在 T2 加权像上呈高信号。

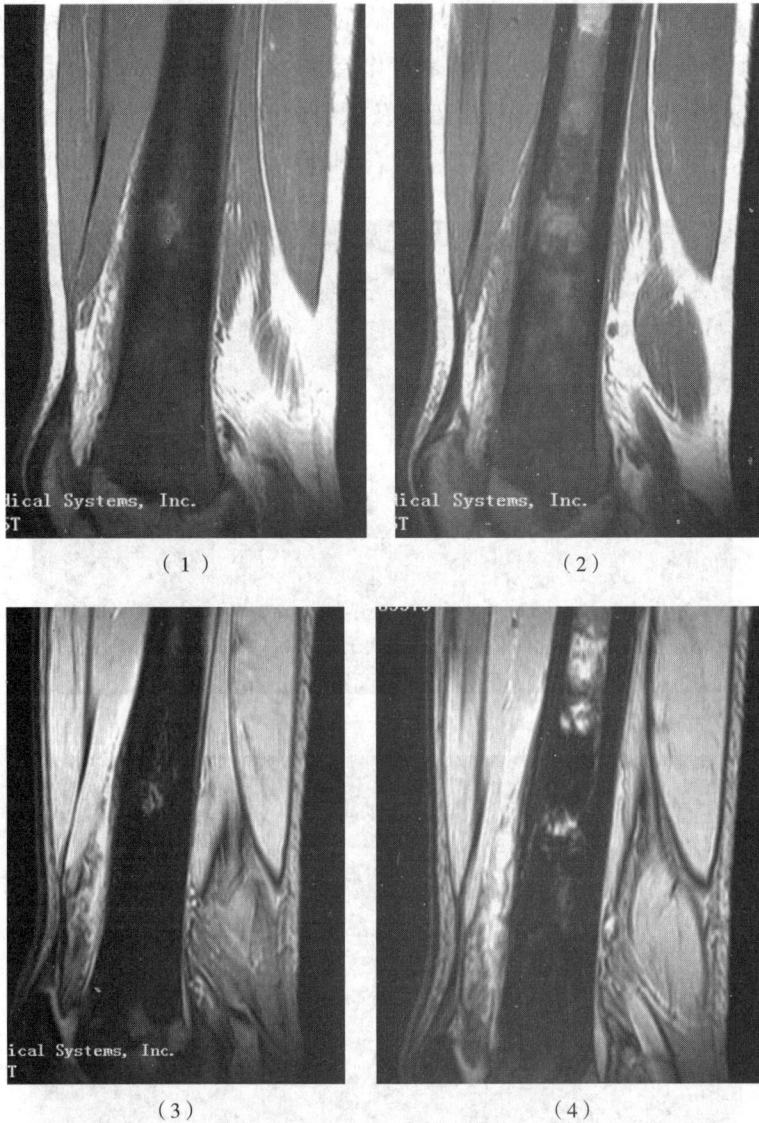

图 16-2-12　股骨下段骨肉瘤 MRI
（1）（2）T1 加权像；（3）（4）T2 加权像

④放射性核素扫描：典型骨肉瘤表现为广泛、高度的核素浓集。放射性核素扫描有助于明确肿瘤的范围及有无其他骨内转移灶及跳跃灶存在，还可以对肿瘤治疗后的反应做出评价。

⑤动脉造影：可观察肿瘤的血运、判断肿瘤血管情况、肿瘤与周围重要血管的关系、软组织浸润程度等。这是一种侵入性检查。

（2）检验学检查：血清碱性磷酸酶升高是骨肉瘤唯一重要的检查指标，这和骨肉瘤组织内碱性磷酸酶的含量升高相一致，且血清碱性磷酸酶的升高对骨肉瘤的诊断和预后判断有一定的参考价值。

（3）病理学检查：对骨肉瘤的分型及诊断有重要意义。

①肉眼所见：肿瘤的外观表现不一，因肿瘤部位、瘤骨、反应性骨质形成的多少、原有骨质破坏及出血、坏死灶的范围不同而异。瘤组织底色为灰红色，质硬白色组织为瘤骨形成区，通常可见散在鱼肉样或出血、坏死、囊性变区域。瘤骨丰富的部位质硬，瘤骨稀少的部位则质软如鱼肉样或有沙砾感。

②镜下所见：由明显渐变的瘤细胞组成，能直接产生肿瘤性骨样组织及骨组织。肿瘤性骨不成熟，形状不规则，且不按应力方向排列，常可见软骨和（或）纤维分化区。

【鉴别诊断】

1. 骨髓炎

骨髓炎是一种常见病，常见症状有局部红肿热痛、拒绝活动患肢、高热。实验室检查提示白细胞和中性粒细胞数目增多，早期穿刺抽出混浊液或血性液，涂片检查有脓细胞或阳性球菌。X线提示病变的范围广泛，可向全骨蔓延，以骨膜增生为主，没有瘤骨形成及软组织肿块。骨肉瘤早期仅表现为近关节的疼痛，常间歇发作，活动后加剧，数周后疼痛加剧，并呈持续性疼痛，夜间加重，患者有时半夜疼醒或无法睡眠，早期无全身症状。局部出现软组织肿块，部分患者可发生病理性骨折。X线片可见溶骨性破坏区内有斑点状、团块状成骨，可有骨膜反应，常有软组织肿胀，软组织肿块内可见不成形的散在瘤骨。

2. 尤文肉瘤

尤文肉瘤一般侵犯长骨的骨干或扁骨，如髂骨和肩胛骨，发病年龄较骨肉瘤小，常有发热等全身症状。X线片示斑片状溶骨性破坏，边缘模糊，多见葱皮样层状骨膜反应，常伴有巨大软组织肿块，对放疗极为敏感。骨肉瘤好发于长骨干骺端，早期多无全身症状，X线片可见溶骨性破坏区内有斑点状、团块状成骨，有骨膜反应，常有软组织肿块，软组织肿块内可见散在瘤骨。

3. 软骨肉瘤

软骨肉瘤发病年龄较大，好发于扁骨或长骨干骺端，呈不规则溶骨性破坏，边界不清，内多有钙化阴影，有软组织肿块。镜下所见软骨细胞呈分叶状，细胞分布均匀，胞核肥大，常可见双核细胞，偶见不规则巨大的软骨细胞。二者的鉴别要点是软骨肉瘤发病年龄较大，病灶内无瘤骨，内多有钙化影，骨膜反应少见，病理学检查易于鉴别。

4. 骨纤维肉瘤

本病好发年龄为 30～50 岁，为完全溶骨性肿瘤。X线表现为密度降低的骨破坏区，无瘤骨及钙化。二者的鉴别要点是纤维肉瘤发病年龄较大，病灶内无瘤骨，骨膜反应少见，病理学检查肿瘤内无肿瘤性骨质。

【治疗思路】

本病采用手术和化疗为主的综合治疗。随着新辅助化疗的应用及保肢手术的开展，骨肉瘤患者的治疗效果及预后明显改善。但骨肉瘤易出现远处转移，多见于肺部和骨，不容忽视。

【治疗方法】

1. 一般治疗

请参考本章第一节概述部分。

2. 中医治疗

（1）内治法

①寒痰注骨：骨瘤初起，酸楚轻痛，逐渐加重，呈钝痛，遇寒加重，包块皮色不变，漫肿，压痛不著，舌质淡胖，苔薄白或白滑，脉沉弦或滑。

治法：温阳化痰，散寒通滞。

方药：阳和汤加减。肉桂 9g，炮姜 10g，麻黄 6g，熟地黄 15g，鹿角胶 9g，补骨脂 10g，莪术 12g，胆南星 6g，白芥子 12g，甘草 3g。

②痰热互结：局部坚硬如石，皮肤青筋可见，灼痛，逐渐加重，皮肤颜色稍红，皮温升高，关节活动受限，伴有口干，大便干涩，小便黄赤，舌质红，脉弦数。

治法：清热化痰，软坚散结。

方药：消瘤丸加味。玄参 15g，生牡蛎 20g，贝母 15g，知母 12g，莪术 15g，芒硝 15g。

③瘀毒内结：局部肿胀明显，青筋暴露，疼痛难忍，夜不能寝，肢体不能活动，身热口干，消瘦乏力，舌质暗紫，苔腻，脉沉弦或涩。

治法：活血解毒，散瘀止痛。

方药：身痛逐瘀汤加减。当归 12g，川芎 9g，桃红 12g，红花 9g，乳香 12g，没药 12g，香附 12g，地龙 12g，大黄 12g，莪术 15g。

④脾肾两虚：局部包块漫肿，轻度疼痛或不痛，压痛，按之凹陷，纳差，四肢乏力，腰膝酸软无力，口唇淡，舌质淡胖，苔薄白，脉沉弦细。

治法：健脾益肾，化痰通络。

方药：参苓白术散加减。党参 12g 或太子参 12g，白术 15g，茯苓 15g，补骨脂 15g，杜仲 15g，川断 12g，砂仁 12g，白扁豆 15g，白芥子 12g，薏苡仁 20g，桔梗 10g。

在辨证施治时还可选用中草药如骨碎补、土鳖虫、血竭、石见穿、半枝莲、蜂房及紫杉茎皮等，现代药理研究表明上述中草药有明显抗肿瘤作用。

（2）外治法：请参考本章第一节概述部分。

3. 物理治疗

（1）运动治疗：运动治疗在恢复、重建功能中起着极其重要的作用，包括肌肉牵伸技术、改善肌力与肌耐力技术、平衡与协调训练技术、步行训练、牵引技术、增强心肺功能技术等。

（2）理疗：光疗法（红外线疗法、紫外线疗法）、电疗法（直流电疗法、低频电疗法、中频电疗法、高频电疗法）、冷疗法（冰敷、冰按摩等）、热疗法（热敷、蜡疗、透热疗法）等。

4. 西医治疗

（1）药物治疗

①止痛药物：以癌症三级止痛阶梯疗法为指导原则，必要时选择辅佐剂。

②化疗药物：目前骨肉瘤的化疗称为新辅助化疗，原则包括三部分内容。强调术前化疗的重要性；切除的肿瘤做坏死率检查；根据肿瘤坏死率高低，决定术后化疗方案。当前趋向于使用很强的手术前化疗，联合使用大剂量的甲氨蝶呤（MTX）、顺铂（CDP）、异环磷酰胺（IFO）及阿霉素（ADM）。在经过大约2个月短暂疗程的化疗后，当肝肾功能无明显异常，血小板和中性粒细胞恢复到正常水平时，即可进行手术治疗。对少数因肿瘤非常膨大、化疗效果差和生长迅速而不能在术前完成化疗的病例应及时手术，不可延误治疗。

手术切除后，要对整个肿瘤标本中的切片进行组织学检查。当肿瘤细胞的坏死达90%时，说明肿瘤对化疗的敏感性佳，则继续使用原化疗方案；当肿瘤细胞的坏死达不到90%时，则需调整化疗方案。

常用的药物有阿霉素、顺铂、长春新碱（VCR）、甲氨蝶呤、异环磷酰胺等。抗肿瘤药物对机体都有毒性作用，主要的毒性反应为肝功能损害、消化系统反应、口腔黏膜溃疡、骨髓抑制、脱发等。

目前，虽然化疗方案尚不可能取得统一，但是一些原则已逐渐得到大家的认同。化疗的目的是提高患者的长期生存率，降低致命的远处转移瘤的发生率。

附：常用的化疗方案

①美国 Rosen 的 T12 方案

术前化疗

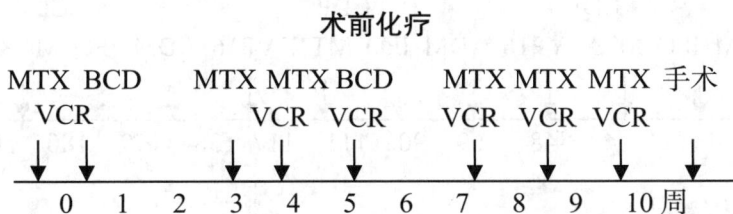

```
     MTX BCD      MTX MTX BCD      MTX MTX MTX 手术
         VCR          VCR VCR          VCR VCR VCR
      ↓   ↓          ↓   ↓          ↓   ↓   ↓   ↓
   ┼───┼───┼───┼───┼───┼───┼───┼───┼───┼───┼
   0   1   2   3   4   5   6   7   8   9   10 周
```

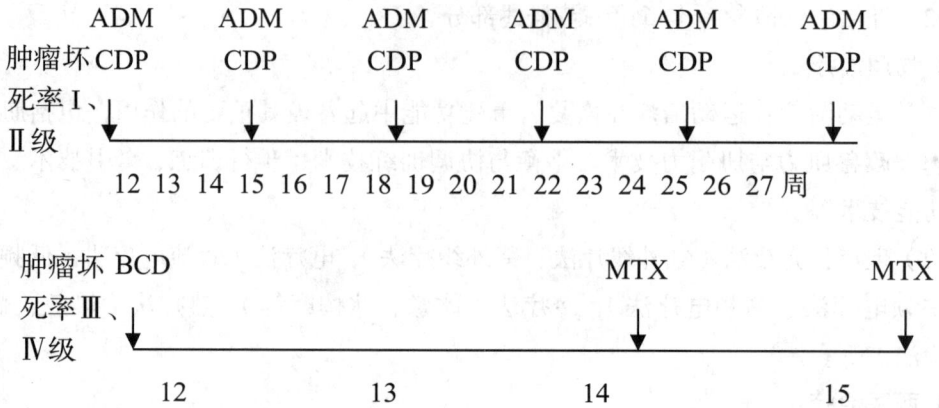

术后化疗

肿瘤坏死率Ⅰ、Ⅱ级：ADM CDP，于第12、15、18、21、24、27周

肿瘤坏死率Ⅲ、Ⅳ级：BCD 于第12周，MTX 于第14、15周

用药剂量：

甲氨蝶呤（MTX）：8～12g/m²，静脉，4小时输入，6小时后甲酰四氢叶酸钙（CF）解毒。

BCD：博来霉素 20mg/m²，环磷酰胺 600mg/m²，放线菌素 –D0.6mg/m²，静脉，连用2天。

阿霉素（ADM）：30mg/m²，静脉，连用2天。

顺铂（CDP）：120mg/m²，静脉。

长春新碱（VCR）：1.5mg/m²，静脉。

②意大利 Bacci 等的方案

术前化疗

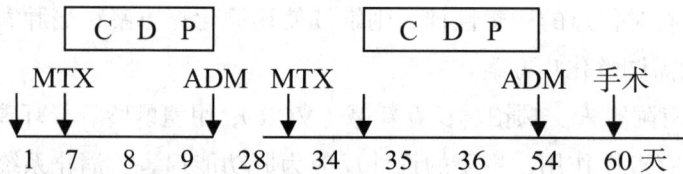

术后化疗

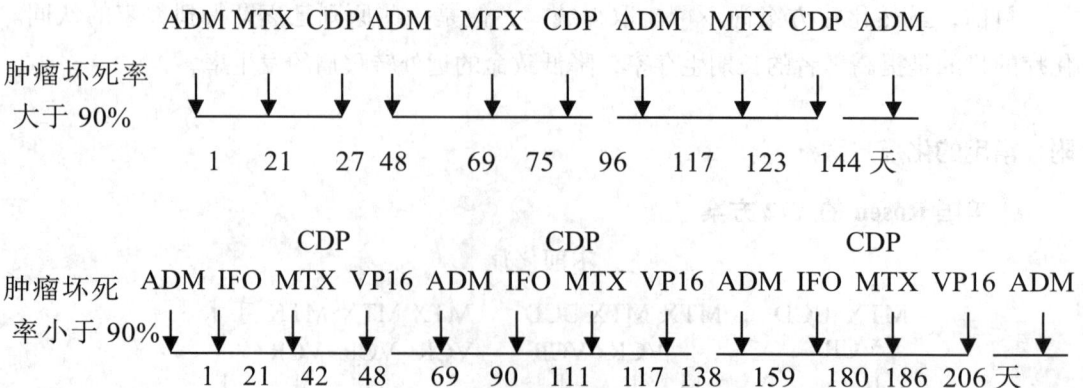

用药剂量：

甲氨蝶呤：$8g/m^2$，静脉，4～6小时输入，8小时后CF解毒。

顺铂：$120mg/m^2$，动脉，72小时连续灌注。术后化疗改为静脉。

阿霉素：$60mg/m^2$，顺铂开始48小时后给药，静脉，8小时输入。术后化疗改为每天$45mg/m^2$，静脉，4小时输入，连用2天。

异环磷酰胺（IFO）：每天$2g/m^2$，静脉，连用5天，90分钟后给膀胱保护剂美司那。

VP16：每天$120mg/m^2$，静脉，1小时输入，连用3天。

③中华医学会骨科学会推荐化疗方案1

术前化疗

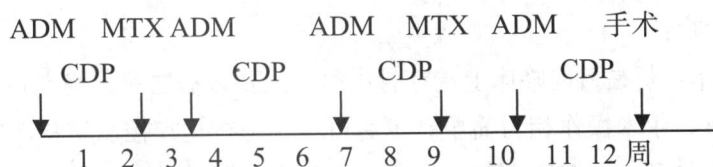

术后化疗

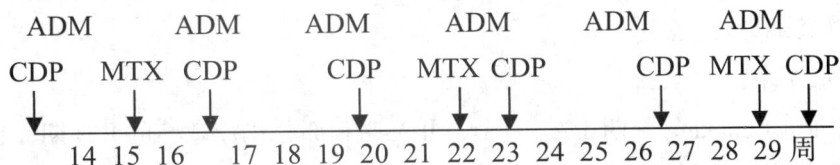

用药剂量：

阿霉素：$45mg/m^2$，静脉。

顺铂：$100～120mg/m^2$，阿霉素后第1天给药，静脉或动脉，连续48小时输入。

甲氨蝶呤：$8～12g/m^2$，静脉，4～6小时输入，6小时后CF解毒。

④中华医学会骨科学会推荐化疗方案2

术前化疗

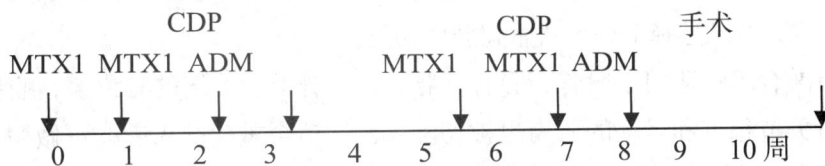

术后化疗

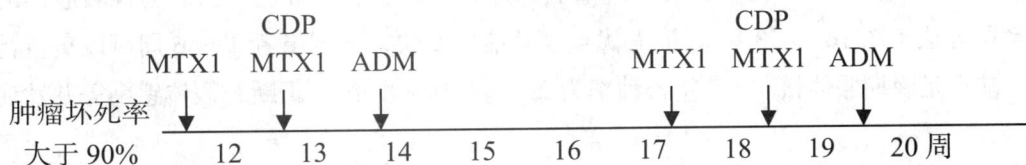

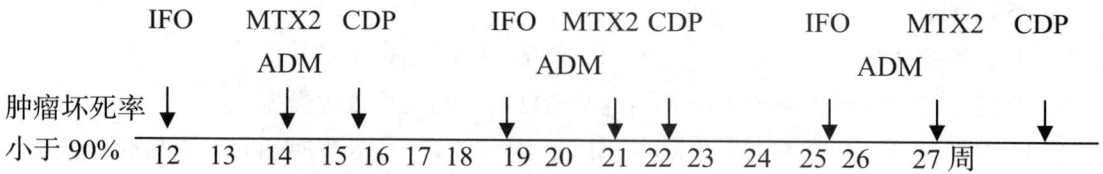

```
          IFO    MTX2 CDP    IFO  MTX2 CDP      IFO   MTX2    CDP
                 ADM             ADM                 ADM
肿瘤坏死率  ↓    ↓    ↓     ↓    ↓   ↓      ↓    ↓      ↓
小于90%   12  13  14  15  16  17  18  19  20  21  22  23  24  25 26   27 周
```

用药剂量：

甲氨蝶呤 1：8～12g/m²，静脉输入，持续 6 小时，12 小时后 CF 开始解毒。

甲氨蝶呤 2：15g/m²，用于肿瘤坏死率小于 90% 的术后化疗。

顺铂：120mg/m²，动脉导管滴入，术前第一次针对局部，第 2 次针对肺转移，术后全部对肺转移，滴注时间 48 小时。

（2）放疗：在某些情况下，如患者拒绝截肢或术后复发可考虑尝试放疗。

（3）手术治疗：

1）截肢手术：仍是目前临床上治疗骨肉瘤的主要方法之一，优点在于能最大限度地切除原发病灶，手术操作相对简单，术后可尽快施行化疗控制转移。缺点是肢体缺失，患者生活质量及心理健康受到一定影响，其中长期慢性的幻肢痛严重影响患者的功能及心理康复。截肢术适用于局部已有广泛浸润，甚至神经、血管已被肿瘤侵犯，或有远处转移的患者。

2）保肢手术：

［适应证］Enneking 分期ⅠA、ⅠB、ⅡA 期和部分化疗敏感的ⅡB 期，且主要血管、神经未受累；局部软组织条件允许，可达到广泛性切除；无转移病灶或转移病灶可治愈；全身情况良好，且患者保肢愿望强烈；能承受高额的化疗费用。若患者符合以上情况，则经有效的术前化疗后，即可接受保肢手术。新辅助化疗的有效实施是保留肢体的关键环节。

手术方式：种类较多，主要包括关节融合术、生物关节成形术、异体骨移植术、灭活再植术、假体置换术等。根据术前 MRI 所显示的肿瘤侵犯范围，在肿瘤远端或近端 4～6cm 处截骨，肢体肿瘤广泛切除后，可根据肿瘤的部位、预后、并发症与患者的年龄和要求，合理选择下列方式重建肢体功能。

①关节融合术：适用于股骨，胫骨，肱骨，尺骨上、下端的骨肉瘤，瘤段切除的同时，维持关节稳定和运动的肌肉也被切除，已不适合重建的患者，可做髋、肩、肘或腕关节融合。其缺点是关节功能丧失，给生活带来不便。

②人工假体置换术：四肢恶性肿瘤截除后，用人工假体置换，已成为挽救肢体的最常用方法（图 16-2-13）。其最大优点是功能恢复快，下肢患者 4～6 周可以负重行走。缺点是晚期假体松动（5 年松动率为 20%～25%）、假体折断、假体感染等并发症较多。

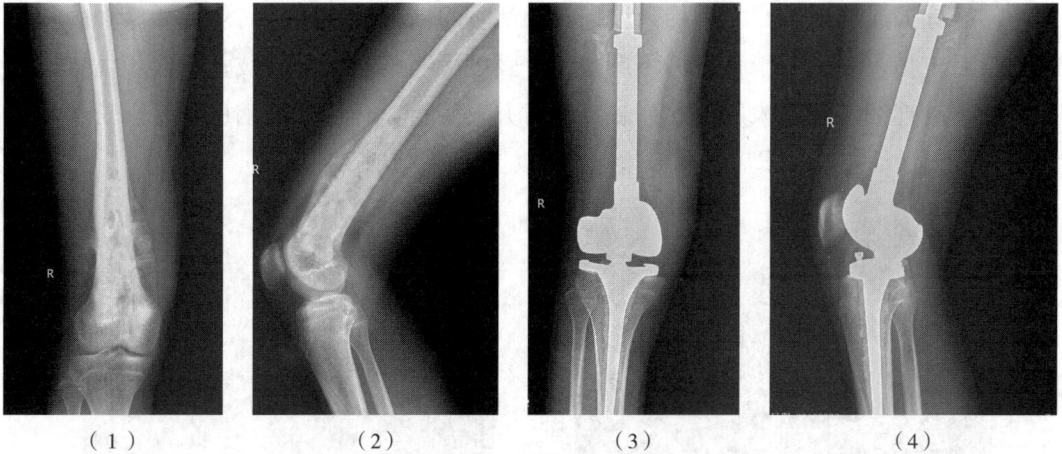

（1） （2） （3） （4）

图 16-2-13 股骨下段骨肉瘤假体置换术

（1）（2）术前；（3）（4）术后

③骨移植术：主要包括同种异体骨关节移植术（图 16-2-14）、带血管自体骨移植术。同种异体骨关节移植术主要是用超低温骨库冻存的同种异体骨快速复温后重建关节。其优点是能恢复骨的连续性，重建关节结构，提供软组织附着部位。其缺点是有免疫排斥反应，要长时间避免负重，延迟功能恢复。主要并发症为深部感染、骨吸收、骨不愈合、关节面塌陷、内固定松动断裂、晚期关节退变塌陷、关节不稳。带血管自体骨移植术是用吻合血管的腓骨代替被切除的骨段，结合内固定或外固定重建关节功能。目前常用带血管自体腓骨移植，如吻合血管的长段腓骨半关节移植替代肱骨上端缺损、替代桡骨远端骨缺损等。其优点是没有排异反应，骨性愈合快，成功率高，费用低。其缺点是大小形态与切除骨段相差较大，重建效果不理想，需取带血管的骨，并且要吻合血管。

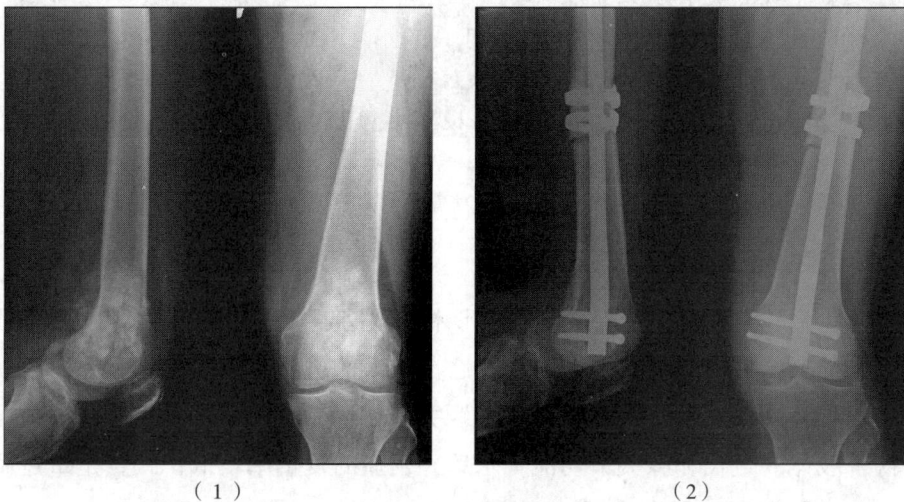

（1） （2）

图 16-2-14 股骨下段骨肉瘤异体半关节置换术

（1）术前；（2）术后

④瘤骨灭活再植术：常采用微波加热灭活、酒精灭活、高压高温灭活等对瘤骨进行灭活后再植入，适用于骨破坏不严重，骨强度无明显损害的四肢骨肉瘤。优点是能保持骨干的连续性及原来的形状，缺点是常并发骨折、骨坏死、钢板螺钉折断、骨不愈合、关节活动差等，术后肢体效果不能令人满意（图 16-2-15）。

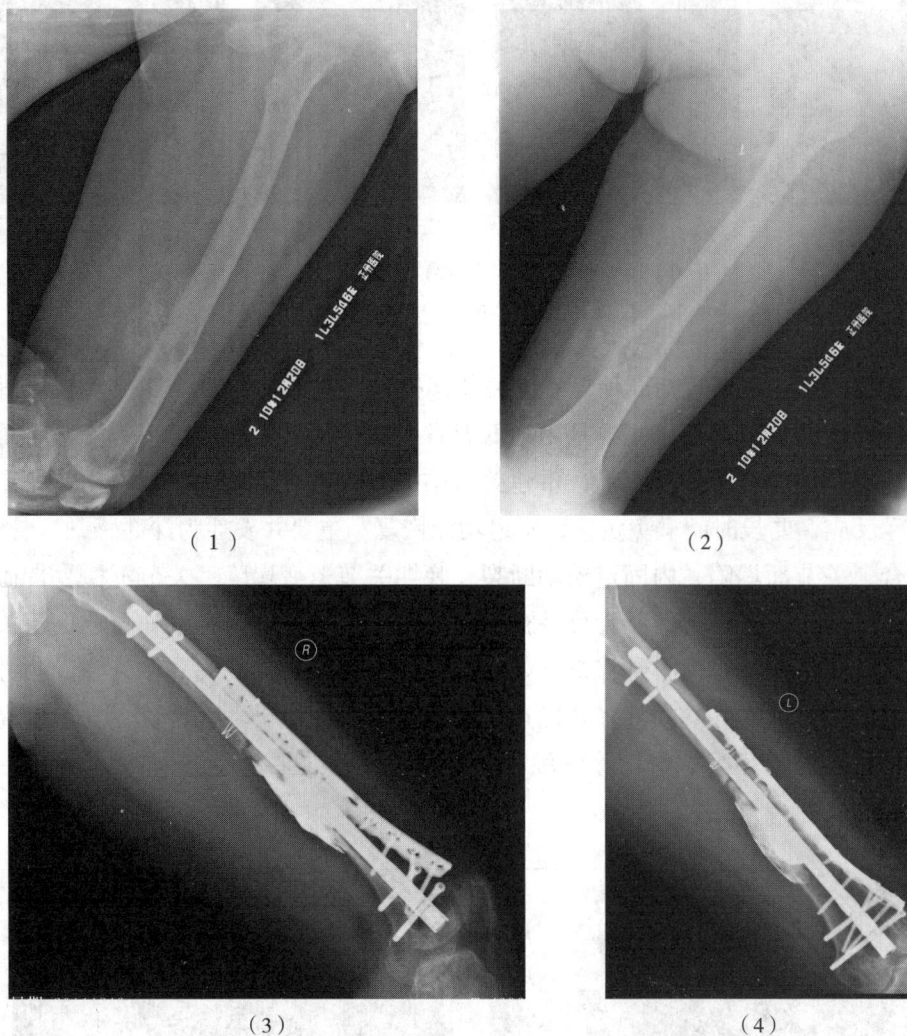

（1）　　　　　　　　　　　　　　　　　　（2）

（3）　　　　　　　　　　　　　　　　　　（4）

图 16-2-15　股骨中下段骨肉瘤瘤骨灭活再植术
（1）（2）术前；（3）（4）术后

⑤生物性关节成形术：主要是旋转成形术，适用于外科分期属ⅠA、ⅠB、ⅡA或神经血管未受累的ⅡB期股骨中下段骨肉瘤。该手术是肿瘤节段截除后利用组织结构良好的小腿代替大腿，用向后旋转180°的踝关节代替膝关节，术后装配小腿假肢。优点是保持了肢体的生长和膝关节功能，术后并发症的发生率较低；缺点是重建后的外观容易使患者产生心理问题。随着假体的应用，此手术已较少采用。

⑥复合保肢术：主要包括自体骨和异体骨复合移植术、异体骨和人工假体复合移植术。自体骨和异体骨复合移植术是将带血管自体腓骨内置于异体骨髓腔内，从而对膝周肿瘤切除后进行重建，避免二次手术植骨，获得较好疗效。优点是吻合血管后的自体腓骨套叠在大段同种异体骨骨髓腔内，使复合骨移植后形成"全方位、多形式"的愈合，即移植的自体腓骨与宿主骨愈合、异体骨与宿主骨结合端愈合、异体骨与其骨髓腔内自体腓骨愈合，从移植骨原有的骨小管和哈弗管向其周围活化，达到"全方位、多形式"的再血管化，促使新骨形成。自体骨加异体骨复合移植重建长段骨缺损，综合了自体骨和同种异体骨移植术的优点。吻合血管后的自体腓骨提供丰富血供，可加速结构性异体皮质骨活化，从而促进骨愈合；可保存异体皮质骨的骨量和力学强度，满足骨重建的需要，达到保存邻近关节功能和早期负重的目的。缺点是手术难度大，操作复杂。异体骨和人工假体复合移植术适用于股骨上、下端骨肉瘤截除后，做髋、膝关节的重建。异体半关节移植有较多排斥反应、不愈合、再骨折、关节塌陷、不稳定等并发症，为了避免异体半关节的缺点，可采用异体骨和人工假体复合移植术。其优点是异体骨能恢复骨的连续性，调整长度，提供韧带附着。假体提供活动关节。异体骨与宿主骨愈合后，应力通过假体到宿主骨，降低了松动率。其缺点是假体松动折断、异体骨排异反应等。

5. 功能锻炼

请参考本章第一节概述部分。

6. 膳食与起居

（1）辨证施膳：骨肉瘤化疗期间的饮食情况需要特别注意。化疗时，患者饮食应以高热量、高蛋白为主，如鸡、鸭、鱼、虾、瘦肉、鸡蛋等，还可含服具有止呕健脾作用的食物，如生姜、无花果等。化疗结束后，注意吃能增加食欲和营养丰富的食物，如香菇炒鸡蛋、山楂、瘦肉、牛肉脯、鳖、牛奶、红枣、蘑菇、香菇，以及新鲜蔬菜和水果。可炖服甲鱼汤。烹调时要注意色、香、味，最好用蒸、煮、炖的方法。主食可根据饮食习惯、口味，选食包子、饺子、馄饨、面条等。不吃或少吃烟熏、炸、烤食物，少吃腌渍食品。化疗期间宜进以下饮食。

鲜芦根汤：鲜芦根120g，冰糖30g。鲜芦根加水约500mL，煮20分钟，加入冰糖即可。每日1～2次，或当茶饮。清胃止呕，适用于化疗期间恶心、口干等。

鲜藕姜汁粥：鲜藕500g（去节），生姜汁10g，粳米100g。鲜藕和粳米加入1000mL清水，以小火煮粥，约1个小时，熟时加入姜汁即成。每日1～2次。和中养胃，适用于化疗期间食欲不振、恶心呕吐等。

红萝卜粥：红萝卜250g，粳米100g，姜粉、山楂粉各适量。红萝卜洗净切片，加入粳米，水1000mL，共煮粥，约1个小时煮熟后，加姜粉、山楂粉即可。每日1～2

次。理气和胃，适用于化疗期间食欲不振、腹胀等。

佛手粥：干佛手 10g，粳米 100g，冰糖和葱各适量。干佛手，水煎取汁，加入粳米，水 1000mL，同煮粥，加冰糖和葱调味食用。每日 1～2 次。理气和胃，适用于化疗期间食欲不振、腹胀等。

总之，辨证施膳能调节机体脏腑功能，重建内环境平衡，维持患者所需营养，且能帮助消化吸收，切不可不分寒、热、温、凉，一味蛮补。另外，在辨证施膳时，要注意平衡膳食，即尽可能丰富食物品种，尤其是新鲜蔬菜和水果，不断更换制作方法，满足患者对食物"色""香""味"的要求，选择羹、汤、粥等多种形式，避免患者厌食、偏食。

（2）起居：请参考本章第一节概述部分。

【按语】

骨肉瘤恶性程度较高，多见于青少年，且病情进展快，发展迅速，预后差，死亡率高。

【病案举例】

柴某，男，16 岁，因"右膝关节肿痛、活动受限半年，加重 1 月余"入院。

患者半年前无诱因出现右膝关节肿胀疼痛，在某医院检查后药物口服及外用（具体情况不详），效果欠佳。患者 1 个多月前右膝关节肿胀疼痛加重，到某医院检查后给予药物口服及外用（具体情况不详），贴膏药时局部瘙痒难忍，停用膏药，效果欠佳，6 天前伴有夜间静息痛，影响睡眠，时有盗汗，未伴有发热、咳嗽等其他不适，遂就诊于该医院，检查提示骨肿瘤，后到郑州某医院检查提示右胫骨骨质破坏，考虑为恶性肿瘤，现为进一步系统治疗来诊。发病以来神志清，精神可，饮食少，睡眠欠佳，时有盗汗，不伴有发热、咳嗽，体重下降约 6kg。入院查体：右膝关节及右小腿上段肿胀畸形，局部压痛明显，最肿胀周径较健侧长约 1cm，皮温略高，无静脉曲张，有一2cm×5cm 大小过敏区，颜色略暗，皮肤粗糙，右膝关节活动稍受限，屈伸活动范围约为屈曲 110°、伸直 0°，旋转无明显异常，患肢末梢血循、感觉、运动正常。自带 CT：示双肺透亮度可，纹理清晰，双肺野内未见异常密度影，双肺门影不大。气管及支气管通畅。双侧胸廓对称，纵隔内及腋窝下未见肿大淋巴结影。心影不大，双侧胸膜腔未见积液影及胸膜肥厚。所示肝脾未见异常密度影。自带 ECT 示：静脉注射显像剂，4 小时后全身骨显像。全身骨骼显影清晰，右侧胫骨近段放射性分布异常浓聚，余部位骨骼未见异常放射性浓聚或稀疏区。自带 MR 示：①右胫骨中上段、干骺端、骨骺及干骺端周围软组织恶性肿瘤，考虑为骨肉瘤可能性大；②干骺型尤文肉瘤不除外，建议结合临床及病理协诊。DR 右胫腓骨正侧位示：右侧胫骨上段内后侧明显骨质破坏，骨密度明显升高，骨膜增生明显，软组织肿块不明显。

诊断：右胫骨中上段骨肉瘤？

治疗经过：入院常规检查，无手术禁忌证，行局部穿刺活检术，病理报告为骨肉瘤，给予阿霉素、顺铂、甲氨蝶呤、异环磷酰胺联合化疗，并配合中药汤剂口服，1 个月后再次化疗一个疗程。化疗后局部肿块缩小，复查 X 线示肿瘤内钙化明显，界限清，肿瘤包壳形成良好。化疗效果明显，具备保肢手术指征，各项检查回报无明显手术禁忌证。应患者及家属强烈要求，在硬膜外麻醉下行右胫骨骨肉瘤瘤段切除人工关节置换术（图 16-2-16）。术后病理为骨肉瘤。术后及时入院化疗 4 个周期，配合中药汤剂口服，出院后间断口服院内制剂化岩胶囊。术后 1 年余，局部肿瘤复发，CT 提示肺转移可能，行右髋关节离断术，伤口愈合好，体质恢复后坚持化疗，目前仍然存活。

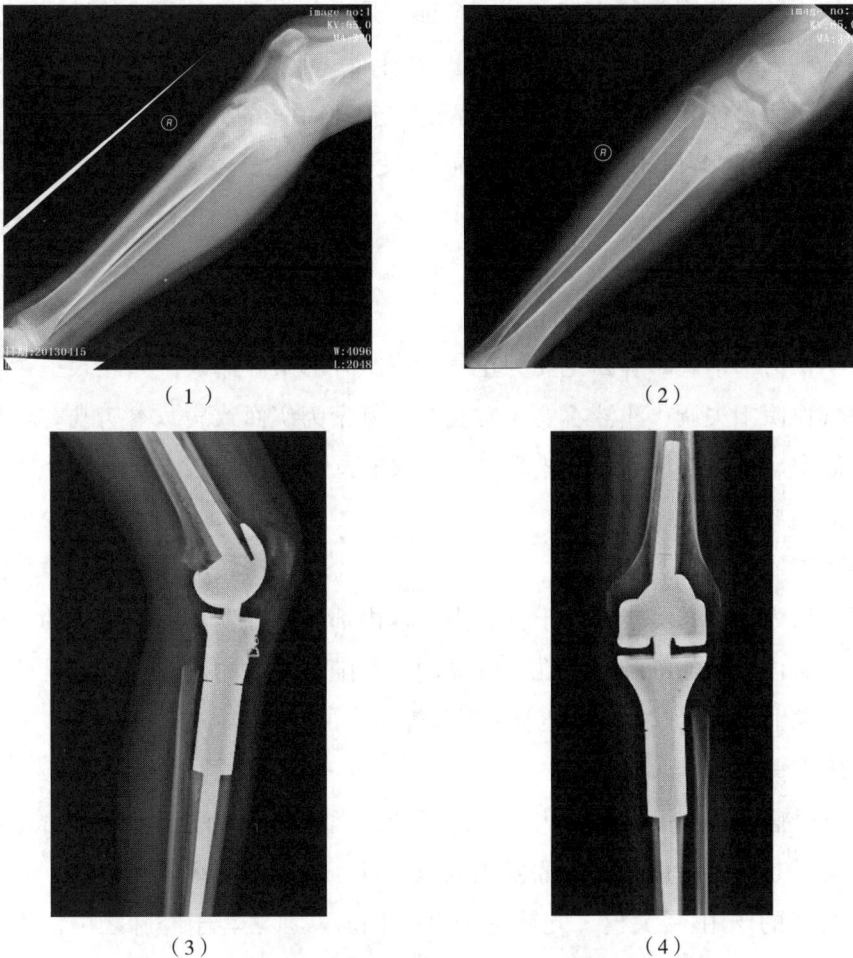

（1）　　　　　　　　　　　　　　（2）

（3）　　　　　　　　　　　　　　（4）

图 16-2-16　右胫骨骨肉瘤瘤段切除人工关节置换术

（1）（2）术前；（3）（4）术后

第三节 软骨来源性肿瘤

一、内生软骨瘤

【概述】

内生软骨瘤是由成熟的透明软骨形成的常见的骨内良性软骨肿瘤。本病可见于任何年龄，但以 20～40 岁多见。男性、女性发病率相当，发病部位多见于管状骨髓腔。单发病变常见于四肢短管状骨，以手足部最多见；多发性内生软骨瘤病一般侵犯干骺端和骨干，骨骼受侵犯的范围广泛，侵犯单侧，又称为 Ollier 病。多发内生软骨瘤病合并软组织内的血管瘤病称 Maffucci 综合征，是一种先天性、非遗传性疾病，血管瘤可发生在任何一处的皮肤和皮下组织内。血管瘤一般是海绵状，可单侧或双侧发生，局限性或广泛性。Maffucci 综合征的骨骼病变与 Ollier 病的分布一样，有发生在身体一侧的倾向。Ollier 病和 Maffucci 综合征均可继发软骨肉瘤。

【病因病机】

1. 中医学

中医学认为，本病的病因主要为正气亏虚，外邪乘虚而入，循经入里，客于筋骨之间，使气血阴阳失调，津液不能正常输布，凝聚为痰而致病。本病既有全身气血不和、肾亏髓空、骨髓空虚、筋骨松软之虚，又有局部痰浊凝聚、气滞血瘀之实，为本虚标实之证。

2. 西医学

西医学认为，本病可能是由于骨骺生长板内部分软骨发育不良造成的，这些不能进行正常软骨内化骨的细胞沉积在干骺端内，并随着骨骼的生长移行到骨骼内，从而导致肿瘤的发生。因此，本病可随着患者骨骼发育的成熟而停止。

3. 平乐正骨骨病学

内生软骨瘤的病因可归纳为内因和外因两大类。内因应注重不良的情志刺激和脏腑虚损，尤其是肝肾亏虚导致肿瘤发生的重要性。外因强调风、寒、暑、湿、燥、火六淫不正之气的作用。《灵枢·九针论》曰："四时八风之客于经脉之中，为瘤病者。"指出外邪"八风"侵犯经络可导致肿瘤的发生。饮食不节（洁）、偏嗜是本病发生的另一重要原因。饮食不节（洁）、偏嗜，损伤脏腑功能，造成气血运行受阻，气血瘀滞，痰湿积聚，蕴于骨骼，引起正邪抗争，导致机体平衡失调而致病。

【临床表现】

1. 病史

本病起病缓慢，病史数月到数年不等。

2. 症状

单发软骨瘤生长缓慢，体积小，可无症状。手足部的管状骨内生软骨瘤常导致手指或足趾的畸形，常因骨膨胀刺激引起局部肿痛，或因病理性骨折引起疼痛。而在四肢长骨，大部分内生软骨瘤均无症状，仅因其他疾病或病理性骨折在拍 X 线片时被发现。多发内生软骨瘤病幼儿期即表现出症状和体征，并可导致肢体短缩和各种畸形。在手部，病变呈球形或结节样肿胀，一般无疼痛。Maffucci 综合征其血管瘤可发生在任何一处的皮肤和皮下组织内。血管瘤一般是海绵状，可单侧或双侧发生，局限性或广泛性。

3. 体征

本病可无明显体征，也可见局部骨质膨胀、畸形、压痛或病理性骨折。多发软骨瘤病可见肢体短缩和弯曲、膝内翻、膝外翻等各种畸形，可见皮肤和皮下组织血管瘤。

4. 临床特征

本病起病缓慢，可无症状或因其他疾病或病理性骨折在拍 X 线片时被发现。局部骨质膨胀、畸形、疼痛或病理性骨折，可见肢体短缩和各种畸形及血管瘤。

5. 辅助检查

（1）影像学检查：

①X 线检查：表现为髓腔内的圆形或卵圆形密度降低透亮区，边界清楚，多位于中心，其内可见斑点状、环状、沙砾状钙化，骨骼膨胀（图 16-3-1，图 16-3-2）。多发性内生软骨瘤病在手足部的病变与单发的病变类似，在长骨者有透光的纵向条纹柱自生长板伸进骨干，在干骺端者表现为长骨的不对称膨大和干骺端不规则增宽，内有斑点状和条状钙化（图 16-3-3）。

②CT 检查：能更清晰地显示肿瘤内的钙化，CT 见低密度灶中有斑点状钙化灶，膨胀性改变（图 16-3-4）。

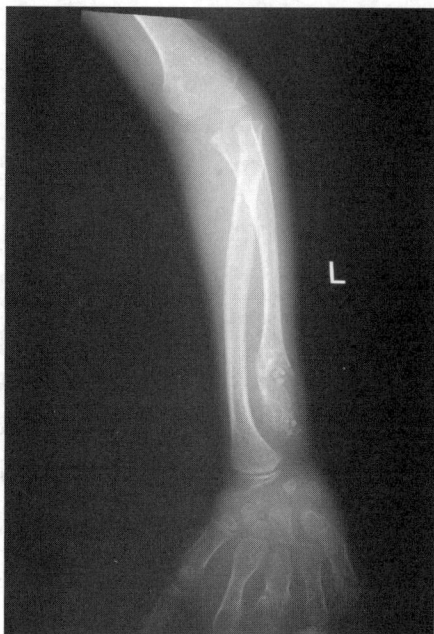

图 16-3-1　长骨内生软骨瘤 X 线

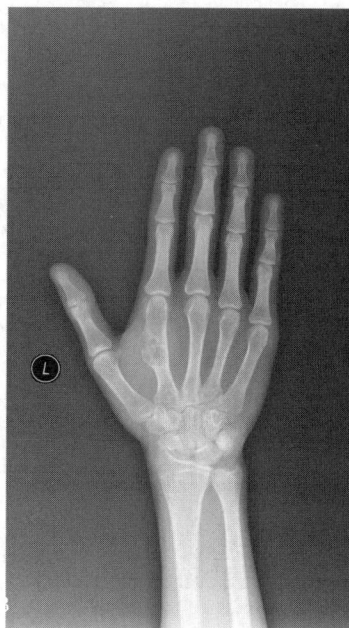

图 16-3-2　短骨内生软骨瘤 X 线

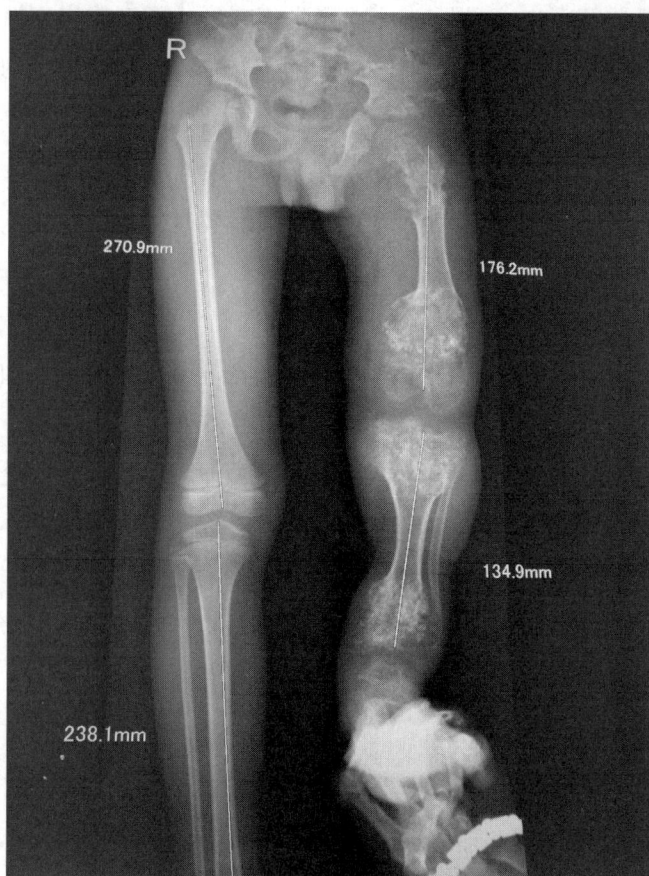

图 16-3-3　干骺端内生软骨瘤 X 线

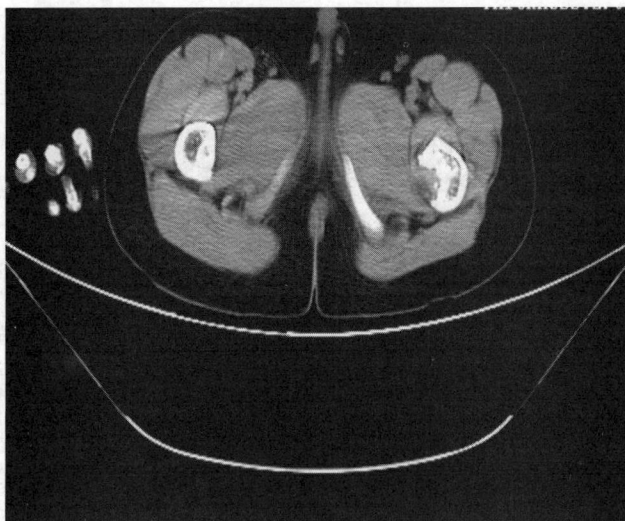

（1）

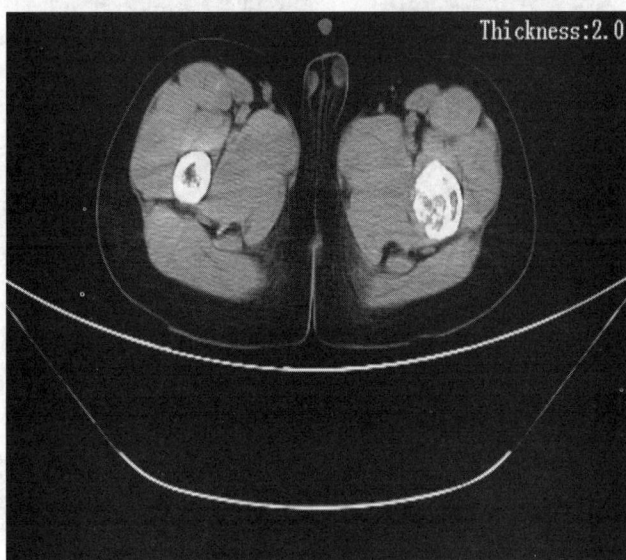

（2）

图 16-3-4　内生软骨瘤 CT

（1）平扫；（2）增强

③ MRI 检查：能清晰显示髓腔内肿瘤的大小及侵犯范围。在 T1 加权像上呈低到中等信号，病灶呈长圆形或卵圆形，边界清楚；在 T2 加权像上为明显的高信号，内部的钙化为低信号（图 16-3-5），增强后可强化。

④放射性核素扫描：活跃的 2 期病变放射性核素浓聚，恶变时浓聚更明显。

（2）检验学检查：基本正常，活跃的 2 期病变及恶变时可出现血沉、C 反应蛋白升高，恶变时碱性磷酸酶也可升高。

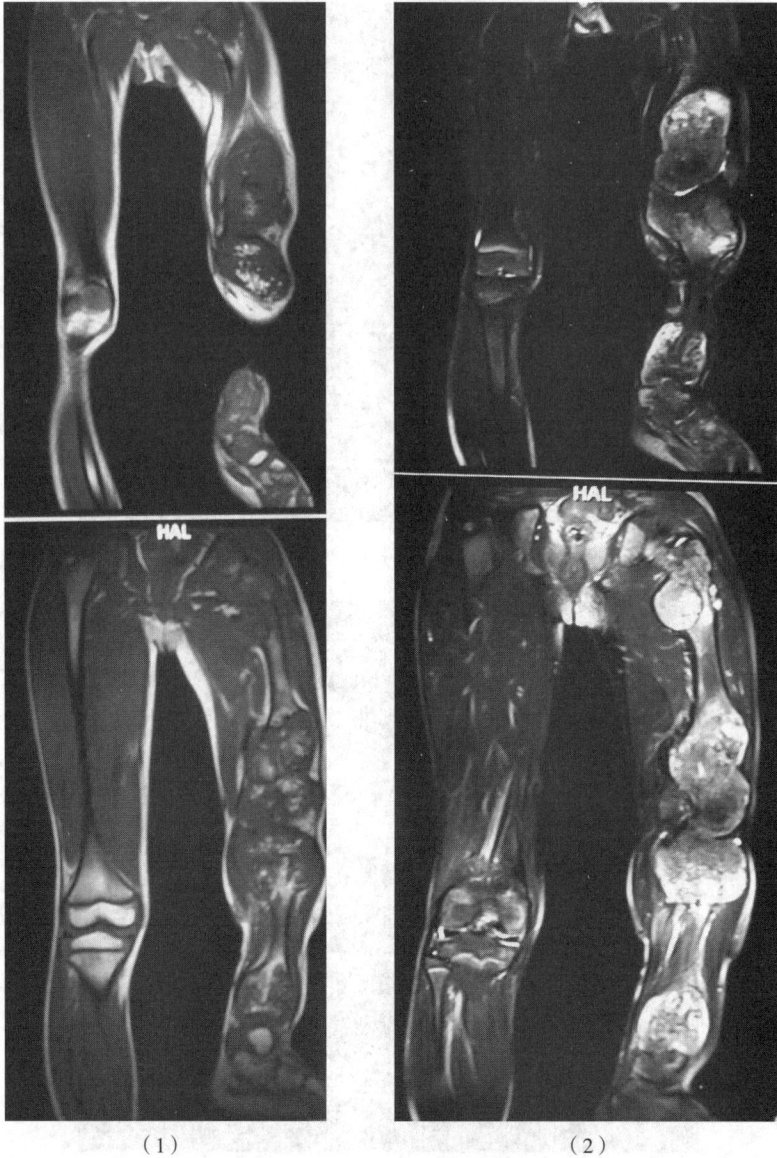

图 16-3-5 内生软骨瘤 MRI

（1）T1 加权像；（2）T2 加权像

（3）病理学检查：

①肉眼所见：内生软骨瘤呈白色或淡蓝色半透明，可有黏液样变性区及白色小颗粒状钙化点，边缘不规则。

②镜下所见：由数量不等的分叶状透明软骨组成，分化良好，可根据其细胞间基质呈均匀透明状和含有相对少的胶原而辨别。肿瘤细胞位于陷窝内，细胞呈圆形，核小而深染，多为单核，双核细胞和小核仁细胞有时也存在，一个陷窝内往往有两个细胞，在病灶的外围、小叶的周围有一薄层由软骨内化骨生成的成熟骨。恶变为低度恶

性软骨肉瘤的组织学征象是呈结节样和簇样分布的外围软骨细胞突然变成片状排列的较幼稚细胞，细胞质较少，可见双核细胞，偶见有丝分裂。

【鉴别诊断】

1. 骨梗死

位于长骨的孤立性内生软骨瘤，尤其当其实质内出现大量钙化时，应与髓腔内骨梗死相鉴别。内生软骨瘤具有分叶状边缘，基质内斑点状或环状钙化，大多分布在病变中央，病理学易于鉴别。

2. 软骨肉瘤

长骨的内生软骨瘤与生长缓慢低度恶性的软骨肉瘤的鉴别十分困难。具有鉴别意义的是病变直径大于 4cm 者提示恶性的可能性较大。若病变进一步发展，出现骨皮质破坏和软组织块时即为恶性表现。

3. 骨巨细胞瘤

本病临床多有局部酸困或疼痛症状，好发于 20 ～ 40 岁，X 线表现为位于骨骺闭合处的膨胀性、偏心性、溶骨性破坏，内常有皂泡样阴影，无钙化，周围有骨壳形成。与内生软骨瘤的主要鉴别点是骨巨细胞瘤骨破坏不位于中心，内无钙化，病理学检查易于鉴别。

4. 软骨母细胞瘤

本病好发年龄为 10 ～ 20 岁，主要症状为间断性疼痛和邻近关节的肿胀。X 线表现为二次骨化中心内小圆形低密度阴影，大小为 2 ～ 4cm，边界清楚，周围有反应骨形成硬化缘，病灶内可见点状钙化，与内生软骨瘤的主要鉴别点是软骨母细胞瘤是位于二次骨化中心内的溶骨性破坏，破坏区密度相对较高，病理学检查易于鉴别。

5. 动脉瘤样骨囊肿

本病临床表现为局部肿胀、疼痛和患部的功能障碍，甚至出现病理性骨折。X 线表现为长骨干骺端的溶骨性、偏心性骨破坏，其偏心性向外突出如气球状膨胀，囊肿表面有一薄的骨壳。动脉瘤样骨囊肿不是中心性骨破坏，内无点状钙化，CT、MRI 检查可显示病灶内有液 – 液平，病理学检查易于鉴别。

【治疗思路】

当手部病变无症状时，需临床观察，预防病理性骨折；有症状时，可行病灶刮除植骨；对有症状和（或）有溶骨性改变的长骨内生软骨瘤须行手术治疗。大多数躯干骨上的内生软骨瘤因有恶变可能，应尽早手术治疗。对大多数的内生软骨瘤来说，单用刮除和置入自体骨或异体骨即可，一般预后良好。复发患者应考虑做彻底的手术，可行肿瘤广泛切除重建术。

【治疗方法】

1. 一般治疗

保护患肢，避免碰撞，必要时绝对卧床，局部制动，并给予支具保护，预防骨折或骨折再移位。

2. 中医治疗

请参考骨样骨瘤相应内容。

3. 西医治疗

（1）药物治疗：患者疼痛症状明显时可适当应用一些止痛药。

（2）手术治疗：

①刮除活检术：刮除时常有肿瘤组织残留，除关节软骨外，肿瘤附着的内壁应彻底清刮，刮除后的内壁应用 95% 乙醇、石炭酸等彻底灭活，病灶内应用自体骨、异体骨或人工骨植骨（图 16-3-6），也可填充骨水泥。植入的骨粒要小，尽量填塞充实，刮除病灶后须进行病理组织学检查。

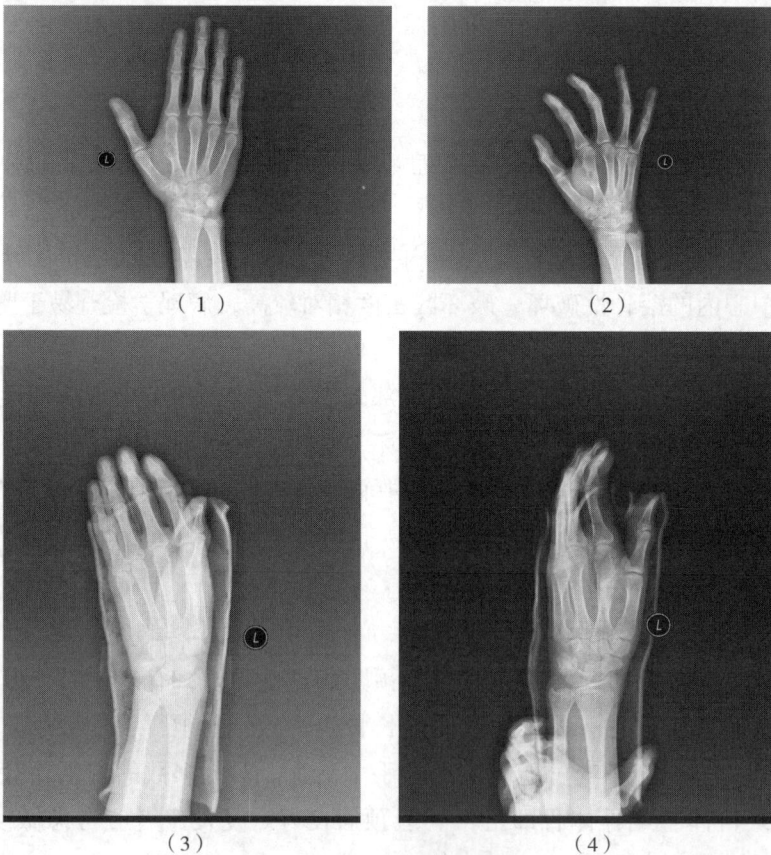

图 16-3-6　掌骨内生软骨瘤刮除灭活植骨术

（1）（2）术前；（3）（4）术后

②截骨矫形内固定术：对于病变导致骨骼严重畸形者，可行截骨矫形术（图 16-3-7）。

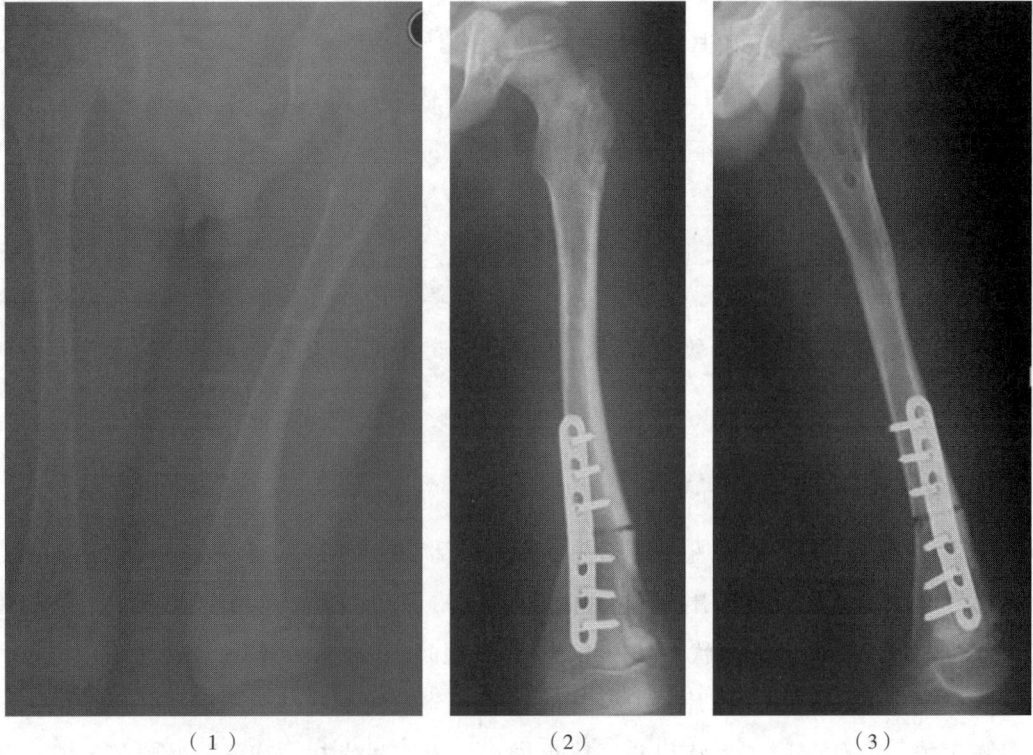

（1） （2） （3）

图 16-3-7 股骨下段内生软骨瘤截骨矫形术

（1）术前；（2）（3）术后

③肿瘤广泛切除术：对于复发的病例需行广泛切除。发生在躯干骨或近躯干骨的病变，应考虑有软骨肉瘤的可能，需活检评定。若恶变为软骨肉瘤，应采用积极彻底的肿瘤广泛切除术，必要时截肢。

说明：Ollier 病和 Maffucci 综合征治疗原则相同。一般病变较活跃，一部分肿瘤在发育停止后仍可生长，容易发生恶变。经典治疗方法为刮除植骨，但由于肿瘤可造成严重畸形，需要反复截骨矫正畸形。若恶变者，其治疗与预后因病变肿瘤的性质不同而不同。

4. 功能锻炼

请参考本章第一节概述部分。

5. 其他疗法

（1）心理疗法：大部分患者会出现害怕、恐惧、忧郁等心理问题，首先要帮助患者正确认识疾病，接受现实。家属应该更有耐心，经常陪同患者散步、聊天等都是比较好的消除烦躁的方法。家属或医生的耐心疏导，可以帮助患者尽快脱离诸如恐惧等不良情绪的困扰，树立战胜疾病的信心。

（2）音乐疗法：音乐可以使人安静，克服焦虑的情绪，净化人的心灵。经常听舒缓的音乐，可使患者处于和谐、安静的状态。

6. 膳食与起居

辨证施膳与起居请参考本章第一节概述部分。

【按语】

孤立性内生软骨瘤是较常见的良性肿瘤，主要见于四肢长管状骨和短管状骨。孤立性内生软骨瘤可以转变为软骨肉瘤，但这种恶变多见于长管状骨内的软骨瘤，而短管状骨内者很少有恶变。

【病案举例】

李某，男，21岁，因"左手环指明显膨大，活动受限2年"入院。

患者2年前无明显诱因出现左手环指稍膨大，未伴疼痛，未引起重视。后肿物逐渐增大，未伴有其他不适症状。2013年12月来医院门诊拍片，门诊阅片考虑内生软骨瘤。随后到当地医院就诊拍片，未做其他处理。今来我院就诊，门诊阅片仍考虑内生软骨瘤可能，收住入院。发病以来，体重增加，无明显发热、出汗、咳嗽等异常，饮食及二便正常，睡眠良好。专科检查：左手环指近节指骨较对侧明显膨大，屈曲活动受限，肿物围绕环指近节指骨生长，肿物皮肤颜色正常，皮温正常，肿物质硬，无移动感。局部压痛阴性，左手环指近节指骨关节及掌指关节活动尚可，末梢感觉、血循正常。参考资料DR（我院左手正斜位）：左手环指近节指骨骨质密度降低，明显膨胀，其内可见囊状分割，界清。CT（解放军某医院，左手指骨）：左手指骨在CT切面上膨胀性改变明显，密度降低，界清。MRI（解放军某医院，左手）：左手环指近节指骨病灶呈卵圆形，在T1加权像上呈低信号，T2加权像上为混杂信号，考虑内生软骨瘤可能。

临床诊断：左手环指近节指骨内生软骨瘤。

治疗经过：入院完善检查，无手术禁忌证，行左手环指肿瘤病灶刮除植骨术（图16-3-8），术后抗感染等治疗，患者提前出院。

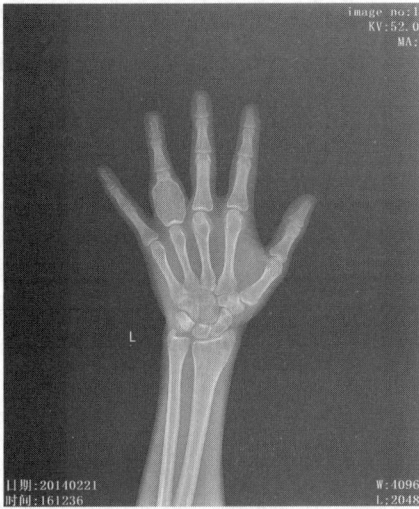
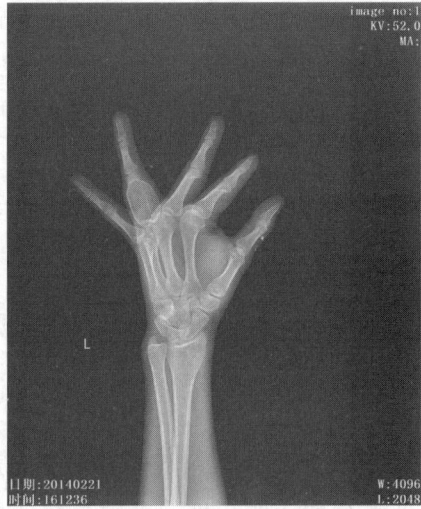

（1）　　　　　　　　　　　　　　（2）

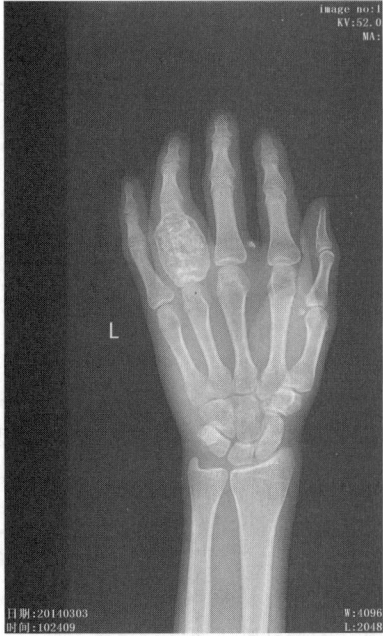
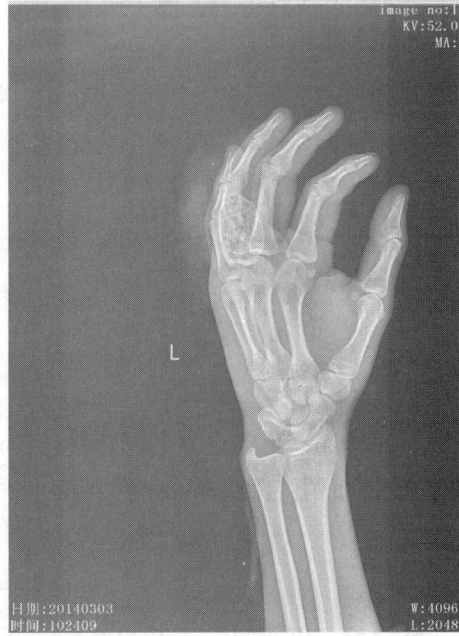

（3）　　　　　　　　　　　　　　（4）

图 16-3-8　左手环指病灶刮除植骨术

（1）（2）术前；（3）（4）术后

二、骨软骨瘤

【概述】

骨软骨瘤（又称骨软骨性外生骨疣）是一良性骨皮质向外突出的具有软骨帽的肿瘤。本病可分为单发和多发性两种，后者有遗传倾向，并影响骨骺发育、产生肢体畸形，称为多发性遗传性骨软骨瘤病。本病是常见的良性肿瘤，通常发生于骨骺未闭合或 30 岁之前。男性多于女性，男女之比为 1.5∶1～2∶1。多见于四肢长骨的干骺端和骨盆骨及肩胛骨。

【病因病机】

1. 中医学

禀赋不足，肝肾未充，筋骨失养，骨骼空虚，肾所主之骨气血阻滞不畅，气滞血瘀，瘀积成瘤。

2. 西医学

西医学认为，本病确切病因不清，过去曾认为骨软骨瘤是位于骨表面的错构瘤，但现在一些研究表明，骨软骨瘤是一种真正的肿瘤病变，在软骨膜部位存在细胞遗传学异常、非整倍体和杂合性的丢失。

3. 平乐正骨骨病学

骨软骨瘤的发生是禀赋不足或肝肾亏虚导致筋骨失养，骨骼空虚，肾所主之骨气血阻滞不畅，气滞血瘀，蕴于骨骼，引起正邪抗争，导致机体平衡失调。

【临床表现】

1. 病史

本病起病缓慢，病程较长。

2. 症状

本病可完全无症状或仅有缓慢生长、无痛、坚硬、固定的包块，症状多因对周围软组织的机械压迫而引起，偶可影响关节功能。成人突然出现疼痛和包块增大为恶变表现。

3. 体征

无痛、坚硬、固定的包块，可见肢体短缩、面部畸形、前臂弓形、桡骨头脱位、膝外翻、膝内翻，以及因腓骨近端包块压迫腓总神经所致的足下垂等。

4. 临床特征

青少年发病，起病缓慢，单发或多发缓慢生长、无痛、坚硬、固定的包块，可伴肢体短缩及其他各种畸形。

5. 辅助检查

（1）影像学检查：

①X 线检查：根据病变的类型而不同，一般分为带蒂和广基两种类型，均系附着于干骺端的骨性突起，生长方向与肌肉的牵引方向一致，与受累骨皮质和松质骨相连，其顶端有透明软骨覆盖即所谓软骨帽覆盖，在 X 线平片上不显影。带蒂者常呈管状或

圆锥状，表面光滑或呈结节状；广基者常呈半球状或菜花样。

多发性骨软骨瘤表现为干骺端增粗，多发骨性突起，肿瘤外形大小不一，常出现患骨关节畸形（图 16-3-9）。当肿瘤恶变时，其表面的软骨部分迅速长大。当有大量钙化时，则 X 线表现明显。

②CT 检查：能清晰显示肿瘤与受累骨皮质和松质骨相连（图 16-3-10），这一特殊表现可与骨瘤的骨性肿块、皮质旁骨肉瘤、软组织骨肉瘤和皮质旁骨化性肌炎相鉴别。软骨帽部分呈软组织密度，有时可见不规则的钙化及骨化。

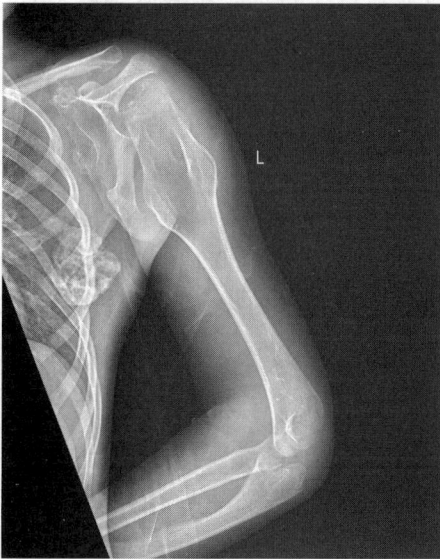

图 16-3-9　多发骨软骨瘤 X 线　　　　　图 16-3-10　髂骨骨软骨瘤 CT

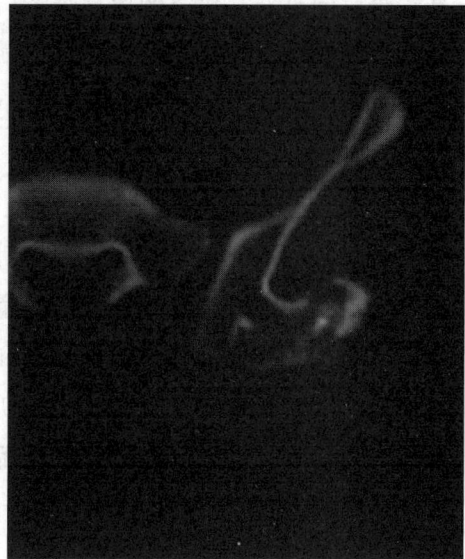

③MRI 检查：骨性部分的信号与相邻干骺端松质骨的信号相同，软骨帽在 T1 加权像上呈低信号、T2 加权像上呈高信号，不同程度的各低信号区代表软骨的钙化。MRI 检查可以明确软骨帽的厚度，如超过 25mm 者应考虑有恶变可能。

④放射性核素扫描：骨软骨瘤的骨性部分与软骨帽交界处放射性核素浓集，骨扫描的作用主要是用来寻找多发性病变。若放射性核素的摄取持续增加，提示恶变可能性大。

（2）检验学检查：基本正常。个别病例血沉加快，碱性磷酸酶一般不高，当其有恶变时可能会升高。

（3）病理学检查：

①肉眼所见：肿瘤有蒂或有较宽广基底，基底部与骨相连，宽窄不等，可细长或粗短，肿瘤表面包有纤维组织膜，顶端包膜下为软骨帽，厚 1 ～ 5mm。年龄越小，软骨帽越厚，随着年龄增长软骨帽逐渐变薄，切面呈灰蓝色。软骨帽下为松质骨瘤体。

②镜下所见：肿瘤分为三层，自外至内为包膜、软骨和骨，依次排列。包膜由纤维和胶原纤维组成，可见少量血管；中间的软骨层主要为透明软骨细胞，软骨细胞离包膜越近越幼稚，靠近基底部的软骨细胞较成熟；最内层为成熟的骨小梁。成年后软骨帽退变，甚至消失。因此，在骨生长停止后，肿瘤也会停止生长。

【鉴别诊断】

骨旁骨肉瘤是与骨表面相邻软组织中的原发恶性肿瘤，倾向于包绕骨生长，早期在病灶与骨之间可有一狭窄的透亮缝隙，多无骨膜反应。与骨软骨瘤鉴别要点是后者病史长，未恶变时临床无疼痛，表面无静脉扩张，皮温不高，X 线、CT 检查肿瘤有清晰的边缘，在病灶与骨之间无透亮缝隙，病理学检查可明确鉴别。

【治疗思路】

骨软骨瘤唯一有效的治疗方法是手术切除。因本病可随着骺板闭合而停止生长，且恶变率极低，故四肢单发骨软骨瘤儿童时期最好不行手术切除，出现局部疼痛或有功能障碍或蒂部外伤发生骨折或为预防和纠正畸形者可手术大块切除；遗传性多发性骨软骨瘤，病变数目多，难以一次手术切除，可选择性切除有症状或妨碍关节运动和伴发肢体畸形的骨软骨瘤。肢体畸形的矫形手术视其复杂程度，可与肿瘤切除术一期完成或分期手术。但位于躯干骨或近躯干骨者，应尽早行广泛的大块切除。

【治疗方法】

1. 西医治疗

西医治疗主要为手术治疗。

［适应证］①成年后继续生长；②出现疼痛；③肿瘤较大，影响外观；④邻近血管、神经；⑤位于中轴骨部位如骨盆、肩胛骨、脊柱等；⑥怀疑有恶变倾向；⑦影响关节功能。

［手术方法］手术时应做骨软骨瘤的膜外游离，充分显露，应该平齐宿主骨皮质将肿瘤从基底大块切除，切除时应将整个骨软骨瘤连同软骨帽、被膜一同广泛、彻底切除。若切除过少，局部可遗留骨性突起。如有生长活跃的软骨帽残留，将导致复发。若分块切除，有污染伤口的可能，发生肿瘤细胞种植。位于中轴骨的病变，即使没有恶变征象，也应广泛切除，以减少术后复发。当有恶变时，应行广泛的大块切除。手术的重点是从基底切除而不要剥离局部覆盖的骨膜，软骨帽和骨膜要一并切除，以免肿瘤复发，同时防止损伤骺板（图 16-3-11）。

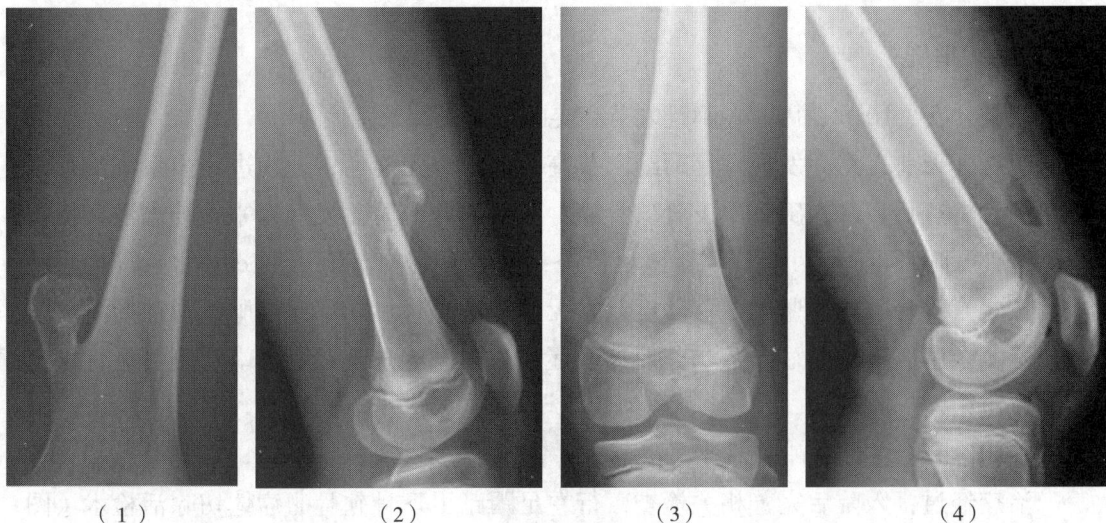

（1）　　　　　　（2）　　　　　　（3）　　　　　　（4）

图 16-3-11　股骨下段骨软骨瘤瘤体切除术

（1）（2）术前；（3）（4）术后

2. 功能锻炼

请参考本章第一节概述部分。

3. 膳食与起居

（1）辨证施膳：

①气滞血瘀

当归骨头汤：当归 10g，骨碎补 15g，续断 10g，新鲜猪排或牛排骨 250g。以上原料一起炖煮 1 小时以上，汤肉共进，连用 2 周。平素饮食中或煲汤时加入生黄芪、西洋参、党参等，也可用西洋参或人参片泡水喝。

②肝肾亏虚

旱莲杞子猪髓汤：猪骨髓 1 条，旱莲草 30g，枸杞子 15g。先将猪骨髓洗净，入开水锅烫一下，再与洗净的旱莲草、枸杞子一起，加水后文火煲 2 小时左右，最后放少许酒及姜片，再煲半小时，调味后食用。平素饮食中或煲汤时加入女贞子、枸杞子、山药等调补。

另外，在辨证施膳时，要注意平衡膳食，尽可能丰富食物品种，不断更换制作方法，满足患者对食物"色""香""味"的要求，使用羹、汤、粥等多种形式，避免患者厌食、偏食。

（2）起居：请参考本章第一节概述部分。

【按语】

骨软骨瘤多为良性，有效的治疗方法是手术切除，而单纯为预防恶变而行手术切除是不必要的。位于躯干骨或近躯干骨者，应尽早行广泛的大块切除，一般预后良好。

【病案举例】

胡某，女，10 岁，因"左踇趾末节高突畸形 8 天"入院。

患者 8 天前无意间发现左足踇趾末节高突畸形，无疼痛，现为进一步系统治疗来诊，门诊检查后以"左踇趾甲下骨软骨瘤"为诊断收入院。发病以来，神志清，精神可，饮食及睡眠可，大小便正常。专科检查：左足踇趾末节有一约 1cm×0.8cm 大小肿块，按之有疼痛，质地坚硬，移动度差，无明显波动感。局部无红肿，踇趾指甲已经被拔除，余患肢未见明显异常。自带 X 片示：左足第 1 末节趾骨远端背侧可见骨性突起，皮质相连。

临床诊断：左足踇趾甲下骨软骨瘤。

治疗经过：入院后完善相关检查，行左足踇趾甲下骨软骨瘤瘤体切除活检术（图 16-3-12），术后抗感染等治疗。术后病理证实为骨软骨瘤。术后随访 2 年，局部无复发，工作、生活均正常。

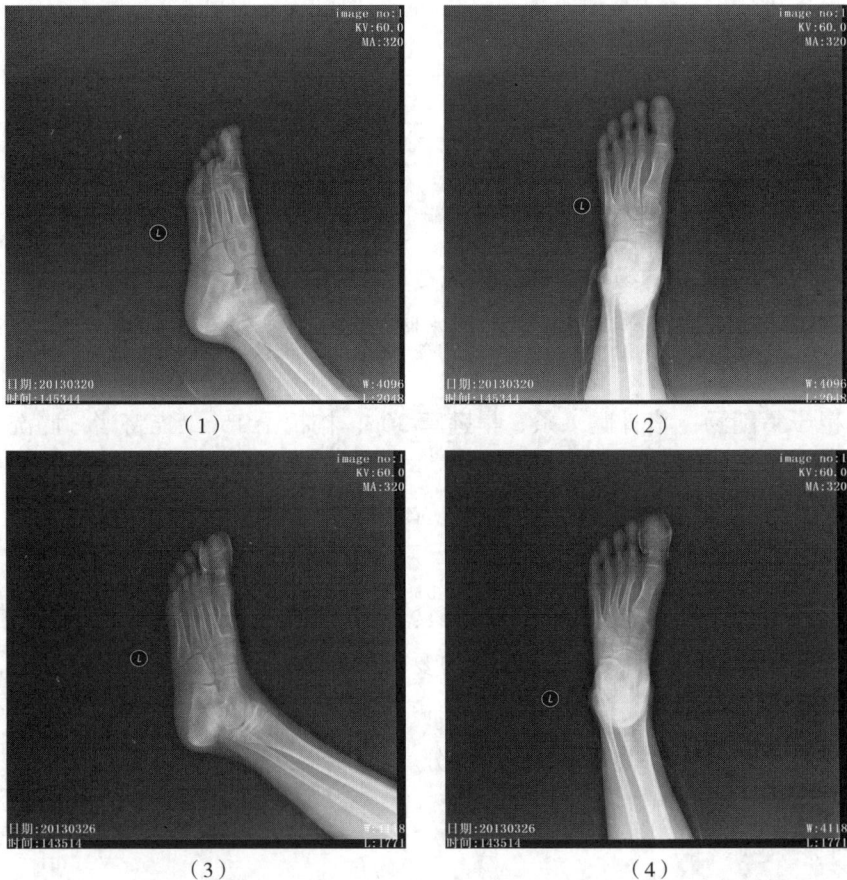

图 16-3-12　左足踇趾甲下骨软骨瘤瘤体切除活检术

（1）（2）术前；（3）（4）术后

三、软骨母细胞瘤

【概述】

软骨母细胞瘤又称成软骨细胞瘤、骨骺软骨母细胞瘤，是由成软骨细胞所形成、发生在骨骺或骨突处的良性肿瘤。发病率低，好发年龄为 10～20 岁，骨骺闭合前发病，男性多于女性，男女之比为 2∶1～3∶1。最多见的部位为骨骺（二次骨化中心），尤其是肱骨头、股骨髁及胫骨平台，有时可见于无二次骨化中心的小骨（如距骨）和扁平骨的骨突（如髂骨翼）。

【病因病机】

1. 中医学

中医学认为，本病的病因主要为正气亏虚，外邪乘虚而入，循经入里，客于筋骨之间，使气血阴阳失调，津液不能正常输布，凝聚为痰而致病。本病既有全身气血不和、肾亏髓空、骨髓空虚、筋骨松软之虚，又有局部痰浊凝聚、气滞血瘀之实，为本虚标实之证。

2. 西医学

西医学认为，本病发病原因不明，主要有以下假说：①起源于胚胎性软骨；②原发于生长期的骨骺板残余。Jaffe 与 Lichtenstei 在 1942 年指出该病起源于幼稚软骨细胞并将其命名为软骨母细胞瘤。

3. 平乐正骨骨病学

正气亏虚是疾病发生的内因，也是其他致病因素导致疾病发生的基础条件。本病的发生首先是各种致病因素作用于机体致正气亏虚，六淫邪气多乘人体正气虚弱，腠理不固，侵袭体表，留着不去，深窜入里，病程日久，久病及肾，留注于骨节，伤筋蚀骨，腐骨伤髓，毒邪凝滞，蕴结局部，正邪抗争，导致机体平衡失调而致病。

【临床表现】

1. 病史

本病起病缓慢，病程长短不一。

2. 症状

本病早期可无自觉症状，症状出现较晚而轻，主要症状为间断性疼痛和邻近关节的肿胀及功能障碍，可持续几个月到数年，可因创伤或压力增加而引起中度疼痛。病变也可穿透骺板进入干骺端。软骨母细胞瘤恶变者罕见。

3. 体征

本病主要体征为压痛和邻近关节的肿胀及功能障碍。部位表浅且较膨胀者，可触到患骨呈轻度偏心性膨胀。

4. 临床特征

青少年发病，起病缓慢，可无症状或症状轻，局部可见间断性疼痛、肿胀、压痛及相邻关节功能障碍。

5. 辅助检查

（1）影像学检查：

① X 线检查：表现为二次骨化中心内圆形或椭圆形、偏心性、溶骨性破坏，具有薄的硬化缘，一般大小为 2 ~ 4cm，边界清楚，病灶内可见点状钙化或团块状钙化或羽毛状钙化，并有超越生长软骨向干骺端扩展的趋势，皮质破损后，病灶附近可见骨膜反应。晚期骨破坏明显，肿瘤可扩展到软骨下骨，但很少进入关节腔。

② CT 检查：有助于显示细小的钙化且可进一步明确肿瘤的真实范围及与骨骺板和关节面的关系，发现 X 线平片上难以观察到的瘤内钙化。

③ MRI 检查：在 T1 加权像上一般呈低到中等信号；在 T2 加权像上呈混杂信号，软骨样基质（透明软骨）通常为高信号，钙化为低信号，出血囊变区为明显高信号（图 16-3-13）。

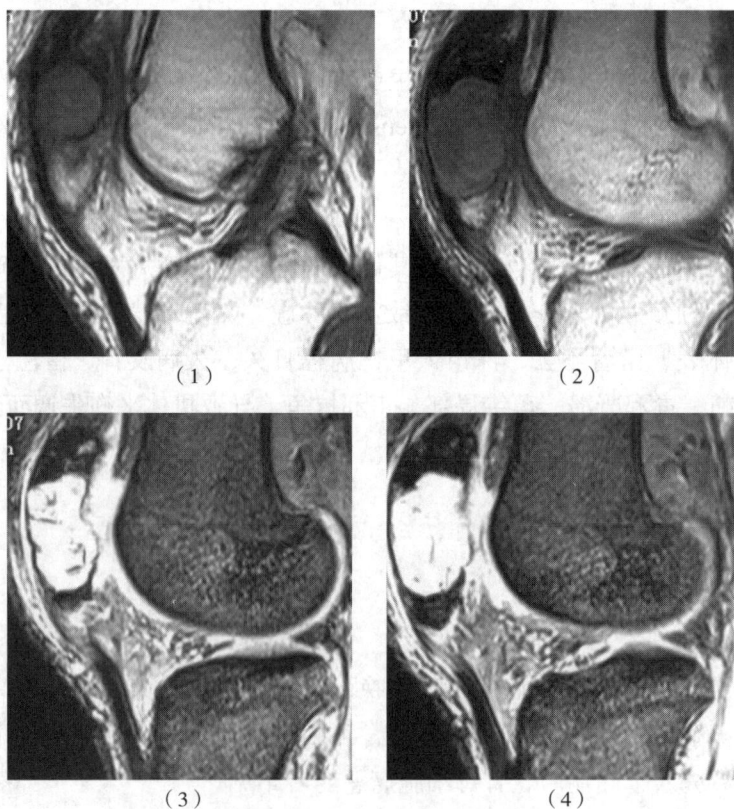

（1）   （2）

（3）   （4）

图 16-3-13　软骨母细胞瘤 MRI

（1）（2）T1 加权像（3）（4）T2 加权像

④放射性核素扫描：病变局部的放射性浓聚，但无特征性改变。

（2）检验学检查：基本正常。

（3）病理学检查：

①肉眼所见：肿瘤为质软致密、肉样、血运丰富的组织，与周围骨的界限清楚，很容易从反应壳上剥离，有沙砾状的黄色钙化灶及坏死区，有时可见灰白色的纤维区和软骨区、出血和囊变区。

②镜下所见：肿瘤性软骨母细胞体积较大，呈圆形或多边形，核位于中央，深染，胞浆透亮，呈"铺路石"样排列。散在分布许多体积较小的多核巨细胞和较成熟的软骨岛，软骨岛内有软骨细胞和少量的嗜碱性基质。在软骨母细胞周围有小的紫色钙化颗粒，称为"格子样钙化"。

【鉴别诊断】

1. 软骨肉瘤

软骨肉瘤发病年龄较大，好发于扁骨或长骨干骺端，呈不规则溶骨性破坏，边界不清，内多有钙化阴影，无反应骨形成的硬化缘，可有软组织包块。病理学易于鉴别。

2. 骨脓肿

骨脓肿很少位于骨骺，大多位于干骺端，病变可通过弯曲的密度降低的窦道伸入骨骺板。病变周围的硬化缘一般较软骨母细胞瘤厚而广泛。另外，骨脓肿内并无钙化，病理学易于鉴别。

3. 骨巨细胞瘤

本病临床多有局部酸困或疼痛症状，好发于 20 ～ 40 岁，很少发生在骨髓闭合之前。骨巨细胞瘤多发生在骨成熟后的干骺端，大多膨胀明显，有骨间隔，周围常无硬化缘。与软骨母细胞瘤鉴别要点是骨巨细胞瘤位于骨骺闭合处而不是二次骨化中心内，溶骨性破坏区密度更低，病灶内无钙化，周围无反应骨形成的硬化缘，可有软组织肿块，病理学检查易于鉴别。

4. 内生软骨瘤

本病好发于手足部位，位于长骨者病变由骨端向骨干延伸，呈中心性、溶骨性破坏，内多有钙化阴影。与软骨母细胞瘤鉴别要点是内生软骨瘤好发于手足部位骨干或干骺端，而不是二次骨化中心内，病理学易于鉴别。

【治疗思路】

软骨母细胞瘤多为良性病变，手术方式以刮除植骨为主，一般可经刮除植骨而治愈，广泛的大块切除后复发率极低，但有可能导致部分功能丧失。有少数病例会发生肿瘤恶变，需行瘤段切除。个别病例可发生肺转移，此时应积极切除肺部病变，患者仍可长期存活。

【治疗方法】

1. 一般治疗

请参考本章第一节概述部分。

2. 西医治疗

（1）药物治疗：患者疼痛症状明显时可适当应用一些止痛药。

（2）手术治疗：本病为良性肿瘤，需手术治疗，手术方式以刮除植骨为主，必要时给予内固定，肿瘤附着的内壁应彻底清除，刮除后的内壁应进行灭活，可应用95%乙醇、石炭酸等化学药物处理，但有损伤骺板及关节软骨的危险，局部复发率约10%。当病灶较大时需要植骨，可选用自体骨、异体骨、人工骨，植入骨粒要小，尽量填满瘤腔（图16-3-14），也可填充骨水泥。如选择骨水泥作为填充物，为保护关节软骨可在关节软骨与骨水泥之间铺垫一层自体骨或异体骨或人工骨，以最大限度地保留和恢复关节功能。如果肿瘤破坏严重或病变位于机械应力部位（如股骨颈）则需要应用大块自体骨或异体骨来恢复骨的完整性。

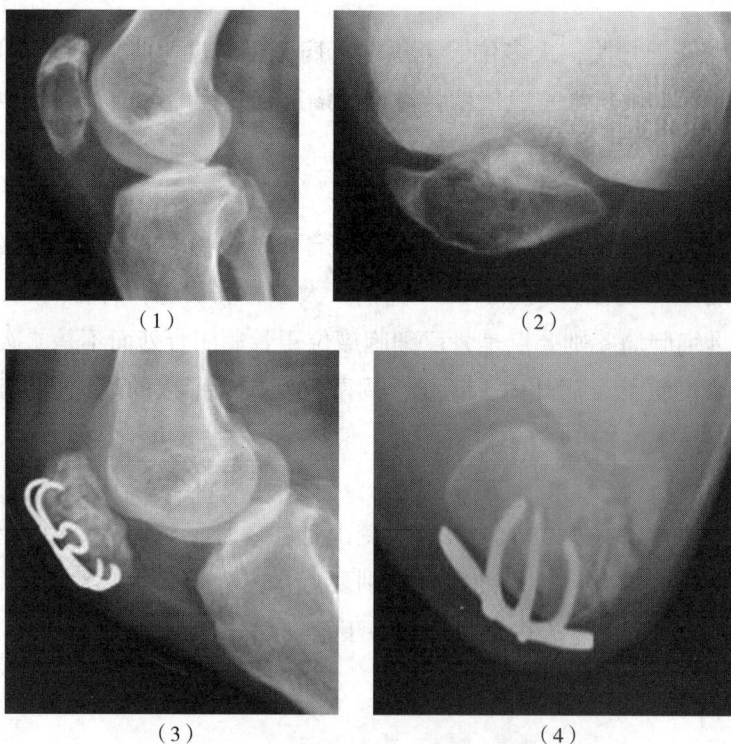

（1）

（2）

（3）

（4）

图16-3-14 髌骨软骨母细胞瘤刮除植骨内固定术

（1）（2）术前；（3）（4）术后

对于少数肿瘤较大、病变侵入关节间隙和周围软组织或考虑恶变的病例，需对部分或整个受累关节施行边缘或广泛性切除，可用自体骨或异体骨移植或人工关节假体重建，以恢复关节功能。位于骨盆等中轴骨的软骨母细胞瘤更应行广泛的大块切除，切除后应用自体骨或异体骨移植重建。

（3）放疗：因多数患者未达到骨成熟，以及有放疗后恶变的可能，故一般不采用放疗。对于病变刮除后复发者，有学者主张放疗，但疗效不肯定。

3. 功能锻炼

请参考本章第一节概述部分。

4. 膳食与起居

辨证施膳与起居请参考本章第一节概述部分。

【按语】

本病进展缓慢，有时从首发症状到手术治疗经历数年。文献报道，具有一般组织学表现的软骨母细胞瘤可引起肺转移，转移瘤的生长缓慢，像原发肿瘤一样，可以成功经手术治疗。软骨母细胞瘤于刮除后常能治愈，如刮除不彻底可复发。软骨母细胞瘤复发后可以再次手术，应采用广泛性切除术。

【病案举例】

裴某，女，32岁，因"左髋关节行走后疼痛活动障碍一月余，加重半个月"入院。

患者于1个月多前自觉左髋关节活动劳累后疼痛，休息后减轻，未引起重视。半个月前患者洗澡时滑倒，致左髋部疼痛，活动严重受限，需轮椅辅助活动，此加重情况持续一天时间，于第二天明显减轻，关节活动恢复可，后自觉行走步态不稳，左髋部活动后疼痛，睡觉右侧翻身时左髋或股骨近端疼痛，引起患者及家属重视。于2012年6月26日在固始县某医院拍MRI示左股骨大转子及股骨颈部T1稍低信号改变，T2大转子部高信号改变，边界清楚；CT显示左大转子内溶蚀样空腔形成，皮质变薄。患者未接受当地医院治疗，为明确病情，遂于2012年7月16日来我院就诊，门诊以"左股骨颈肿瘤"收治入院。发病以来，患者一般情况良好，双髋关节对称，未见明显肿胀畸形，双下肢等长，肌容量可，肌力正常，左大转子部压痛明显，髋内翻疼痛，"4"字试验阳性，髋关节挤压分离试验阴性，左直腿抬高90°时伴有大转子部疼痛，余关节活动可，皮肤感觉正常，未见其他不适反应，神志清，精神可，饮食二便正常，舌淡苔白，脉沉细。专科检查：双髋关节对称，未见明显肿胀畸形，双下肢等长，肌容量可，肌力正常，左大转子部压痛明显，髋内收时关节疼痛明显，"4"字试验阳性，髋关节挤压分离试验阴性，左直腿抬高90°时伴有大转子部疼痛，余关节活动可，皮肤感觉正常，末梢血循正常。辅助检查：MR示左股骨大转子及股骨颈部T1稍低信号改变,T2 大转子部高信号改变，边界清楚。CT 示左大转子内溶骨性骨质破坏，皮质变薄。X 线示左侧股骨颈基底外缘及大转子可见骨质破坏，边缘皮质不规则，可见明显硬化；提示左股骨大转子及股骨颈骨质破坏。

临床诊断：左股骨软骨母细胞瘤？

治疗经过：完善相关检查，行左股骨病刮除活检植骨内固定术（图 16-3-15），术后抗感染等治疗。术后病理回示：左股骨软骨母细胞瘤。病情好转后出院，术后 2 年，肿瘤无复发。

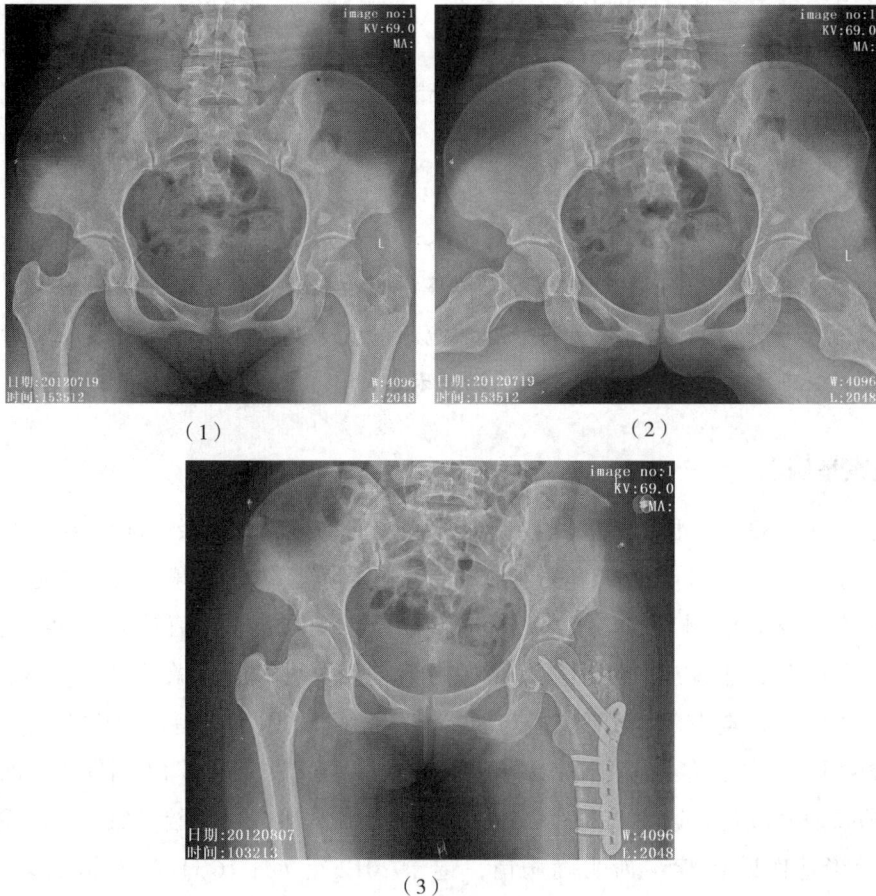

（1）

（2）

（3）

图 16-3-15　左股骨病刮除活检植骨内固定术

（1）（2）术前；（3）（4）术后

四、软骨黏液样纤维瘤

【概述】

软骨黏液样纤维瘤是起自软骨的良性原发性骨肿瘤，其特征是具有分叶状的纤维、黏液和软骨组织结构。男性多于女性，男女之比为 1.9 : 1，好发年龄为 10 ～ 30 岁，发病部位多见于下肢骨和跗骨，以胫骨上端和股骨下端最为多见，脊柱和骶骨少见，但发生在脊柱和骶骨时，通常更具有侵袭性。

【病因病机】

西医学认为，本病具体发病原因目前尚不清楚，但根据其病理学表现，推测该肿瘤可能发生于软骨或纤维软骨，在无骨骺的骨骼中几乎不发生软骨黏液样纤维瘤。

【临床表现】

1. 病史

本病起病缓慢，病程数月到数年。

2. 症状

本病起病缓慢，症状多不明显，常发病数月或数年后出现，如轻微的间歇性疼痛，肢体活动多不受影响，如果病变范围大，可出现轻度肿胀和关节功能障碍、肌肉萎缩。个别恶变的病例和儿童软骨黏液纤维瘤进行性发展时，上述症状明显加重。也可持续数年而无自觉症状，因拍 X 线片而偶然发现。

3. 体征

本病可无或可见轻微压痛、局部肿胀，肢体功能多不受影响，病变较大时可见关节功能障碍、肌肉萎缩。

4. 临床特征

本病起病缓慢，症状多不明显，也可持续数年而无自觉症状，因拍 X 线片而偶然发现。也可见间歇性疼痛，伴肿胀及临近关节功能障碍。

5. 辅助检查

（1）影像学检查：

①X 线检查：表现多为偏心性、圆形或卵圆形、膨胀性溶骨性骨破坏，起自长骨的干骺端或骨干，一般不累及骨骺，中等大小，2 ～ 10cm 不等，病变的长轴常与骨的长轴平行，可见多个环形或泡沫样的阴影，一般其内缘具有较厚的骨质硬化，其外缘则多呈扇形，皮质常因膨胀而变薄，很少有骨膜反应。大的病变可突破骨皮质，呈半圆形皮质缺损，如同被咬过一般，其表现很有特征。

②CT 检查：CT 表现为边界清楚的放射性透亮区，可见不明显的钙化点。

③MRI 检查：病灶在 T1 加权像上呈低或中等信号；在 T2 加权像上，信号混杂，软骨、黏液及陈旧性出血为明显高信号，纤维组织为中等或低信号（图 16-3-16）。Dd-DTPA 增强后可呈明显强化，也可呈部分不规则强化。

④放射性核素扫描：病灶内及反应区放射性核素均浓集。在儿童，干骺端的病变可被骺板部位的核素浓集所干扰。

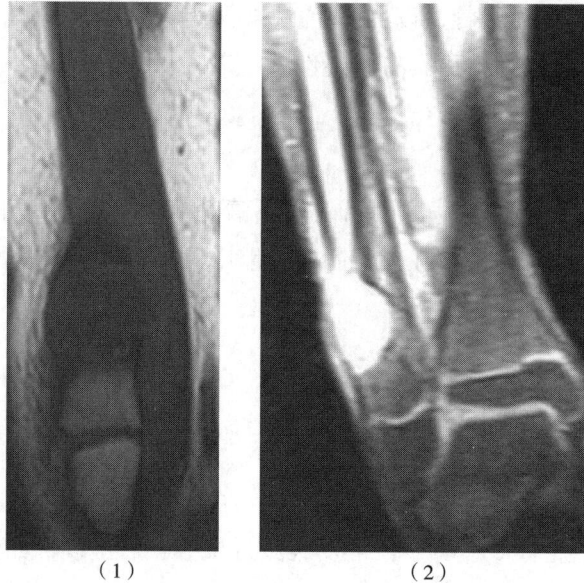

（1）　　　　　　　（2）

图 16-3-16　腓骨下端软骨黏液样纤维瘤 MRI

（1）T1 加权像；（2）T2 加权像

（2）检验学检查：基本正常，当病情进展或恶变时可见血沉加快、碱性磷酸酶升高。

（3）病理学检查：

①肉眼所见：肿瘤似软骨，呈圆形或椭圆形，偶呈分叶状。切面呈黄白色或灰白色，边缘清楚，质具有中等弹性，肿瘤内可见纤维条索区，黏液、液样区，半透明软骨样区三者呈不同比例相间存在，并可见囊变小区和钙化灶。

②镜下所见：巨大的分叶状区域见梭形或星形细胞分布在丰富的黏液样或软骨样细胞间质中，肿瘤中含有的软骨样组织、液样组织和纤维组织三种成分的比例不等。早期以黏液样组织为主，瘤细胞的胞核呈椭圆形、梭形或星形，瘤细胞常较密集。可有两种类型的基质存在：一种是致密的软骨样基质，嗜碱性染色；另一种是疏松的黏液样基质，嗜酸性染色。大多数软骨黏液样纤维瘤以后者为主。真正的透明软骨在此类肿瘤中很少见到，黏液样组织可发生纤维化，或变为软骨样组织，在大片胶原纤维组织中，可见大小不一的软骨岛，此肿瘤内很少看到钙化。

【鉴别诊断】

1. 软骨母细胞瘤

本病好发年龄为 10 ～ 20 岁，主要症状为间断性疼痛和临近关节的肿胀，X 线表现为二次骨化中心内圆形或椭圆形、偏心性、溶骨性破坏，具有薄的硬化缘，一般为 2 ～ 4cm 大小，边界清楚，病灶内可见斑点状或团块状钙化，并有超越生长软骨向干骺端扩展的趋势，皮质破损后，病灶附近可见骨膜反应。与软骨黏液样纤维瘤鉴别要点是后者为干骺端的偏心性"扇贝"样缺损，而不是在二次骨化中心内，病灶常呈分叶状，病理学检查易于鉴别。

2. 软骨肉瘤

本病发病年龄较大，好发于扁骨或长骨干骺端，呈不规则溶骨性破坏，边界不清，内多有钙化阴影，周围有软组织肿块。与软骨黏液样纤维瘤的鉴别要点是后者边界清楚，周围多无软组织肿块，病理学检查易于鉴别。

3. 动脉瘤样骨囊肿

临床表现为局部肿胀、疼痛和患部的功能障碍，甚至出现病理性骨折，是一种瘤样病损。X线表现为长骨干骺端的溶骨性骨破坏，其偏心性向外突出如气球状膨胀，囊肿表面有一薄的骨壳。与软骨黏液样纤维瘤鉴别要点是后者膨胀无动脉瘤样骨囊肿明显，密度相对较高，呈"扇贝"样缺损，病灶常呈分叶状，病灶内可见点状钙化，少有病理性骨折。

4. 骨巨细胞瘤

本病发病年龄较大，多发生于 20～40 岁，临床多有局部酸困或疼痛，X线表现为位于骨骺闭合处的偏心性、溶骨性、膨胀性破坏，骨皮质菲薄，内常有皂泡样阴影，无钙化，边缘无明显硬化环，可形成软组织肿块。与软骨黏液样纤维瘤鉴别要点是骨巨细胞瘤无"扇贝"样缺损，病灶内无钙化，病理学易于鉴别。

【治疗思路】

本病诊断困难，治疗相对容易，但软骨黏液样纤维瘤多为活跃的 2 期病变，1 期很少，行单纯病灶内刮除术有较高复发率（10%～40%），3 期病变必须行广泛切除。本病预后较好，一般不会恶变为软骨肉瘤，个别病例可有肺转移，应积极行外科切除。

【治疗方法】

1. 一般治疗

请参考本章第一节概述部分。

2. 西医治疗

（1）药物治疗：患者疼痛症状明显时可适当应用一些止痛药。本病对化疗不敏感。

（2）手术治疗：本病多为活跃的 2 期病变，1 期很少，一旦诊断明确应手术治疗。

①病灶清除术：切除范围应包括肿瘤及其周围正常骨的边缘。单纯病灶刮除植骨术复发率较高（10%～40%），除很小的软骨黏液样纤维瘤外，不宜采用局部刮除术，即使行病灶刮除术，也应充分显露后，开骨窗，在直视下彻底去除病灶内各个部位的肿瘤组织，用 95% 的乙醇、石炭酸进行骨壁灭活，所造成的骨缺损可以自体骨、异体骨或人工骨或骨水泥填充（图 16-3-17），对于股骨颈部位病灶刮除后应用大块自体骨

或异体骨植骨，必要时应用内固定。

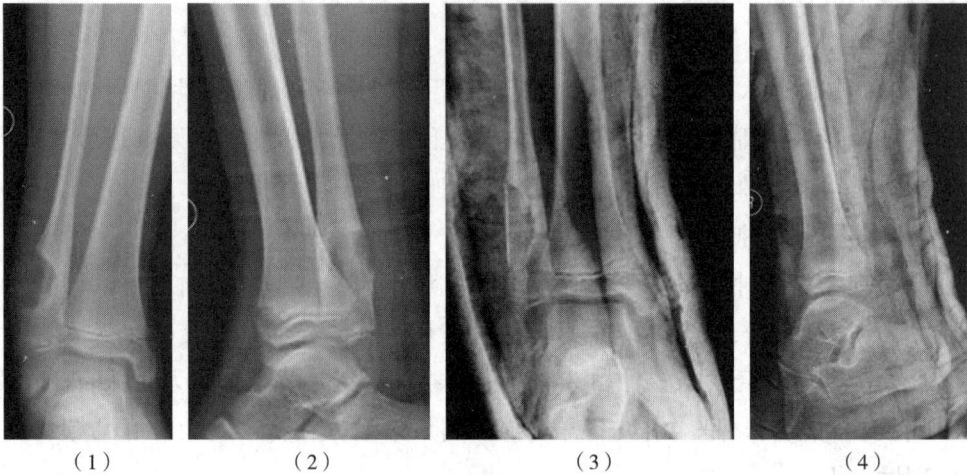

（1）   （2）   （3）   （4）

图 16-3-17 腓骨下端软骨黏液样纤维瘤病灶清除植骨术

（1）（2）术前；（3）（4）术后

②广泛的大块切除术：3 期病变具有局部侵袭性，必须行广泛的大块切除，广泛切除后复发率较低。瘤体切除应包括反应骨壳周围组织，肿瘤切除后可应用自体骨或异体骨移植重建功能，以降低复发率。

③瘤段切除术：对于多次复发或恶变者行瘤段切除术，必要时截肢，骨缺损可采用自体骨或异体骨移植重建，近关节部位肿瘤切除后可采用异体半关节移植、人工假体置换等。桡骨远端、肱骨近端肿瘤切除也可行吻合血管腓骨头移植重建。

（3）放疗：不敏感，一般不用，且有转变为肉瘤的可能。

【按语】

软骨黏液样纤维瘤的转归是值得人们注意的一个问题，虽然目前尚有争论，但是占主流的观点仍认为软骨黏液样纤维瘤是一种良性软骨瘤。有些报道称其局部有侵袭性行为，且局部刮除术后容易复发，如果做广泛的局部或大块切除则很少复发。软骨黏液样纤维瘤很少侵犯软组织，如果发生则有两种可能：真正的肿瘤侵袭或在手术过程中，将肿瘤种植在软组织中。软骨黏液样纤维瘤发生恶变及转移者极为罕见。

【病案举例】

田某，男，59 岁，因"右侧腰骶部及颈项部酸困不适 20 余天"入院。

患者 20 余天前无明显诱因出现右侧腰骶部酸困不适，自觉皮肤紧皱，遂到当地医院就诊，经 MRI 检查提示第 3 腰椎棘突骨质破坏，后来我院就诊，经 ECT 检查提示颈部及第 3 腰椎棘突异常核素浓聚，考虑肿瘤。发病以来体重无明显变化，未伴咳嗽、胸闷不适，长期以来易出汗，大便每日约4次、不成形，小便无殊。发病以来饮食正常，睡眠无殊，精神状态良好，无其他特殊不适。舌质淡胖，舌苔薄白，脉细弱。查体：全身骨骼检查未见明显异常，浅表淋巴结无明显肿大，颈椎及腰部无明显压痛，皮肤感觉正常，四肢生理反射正常引出，霍氏征及其他病理征阴性。ECT提示颈椎、第3腰椎椎体及左侧肩胛冈区异常放射性核素浓集，考虑恶性肿瘤可能。

临床诊断：脊柱肿瘤，恶性？癌，转移NOS？或原发肿瘤。

治疗经过：入院后完善相关检查，外院行前列腺相关肿瘤标志物检查提示均为正常，主要阳性资料为肺结节可疑转移；前列腺体积增大，第3腰椎棘突骨质破坏，前列腺标志物为正常，基本排除前列腺癌的可能，肺部结节亦不能完全确定转移可能，故第3腰椎棘突病变为目前主要破坏区，不排除原发肿瘤可能，经科室全体医生讨论后行第3腰椎棘突肿瘤切除活检椎体内固定术（图16-3-18），术后给予抗感染等治疗，术后病理回示：软骨黏液样纤维瘤。伤口愈合好，顺利拆线后出院。

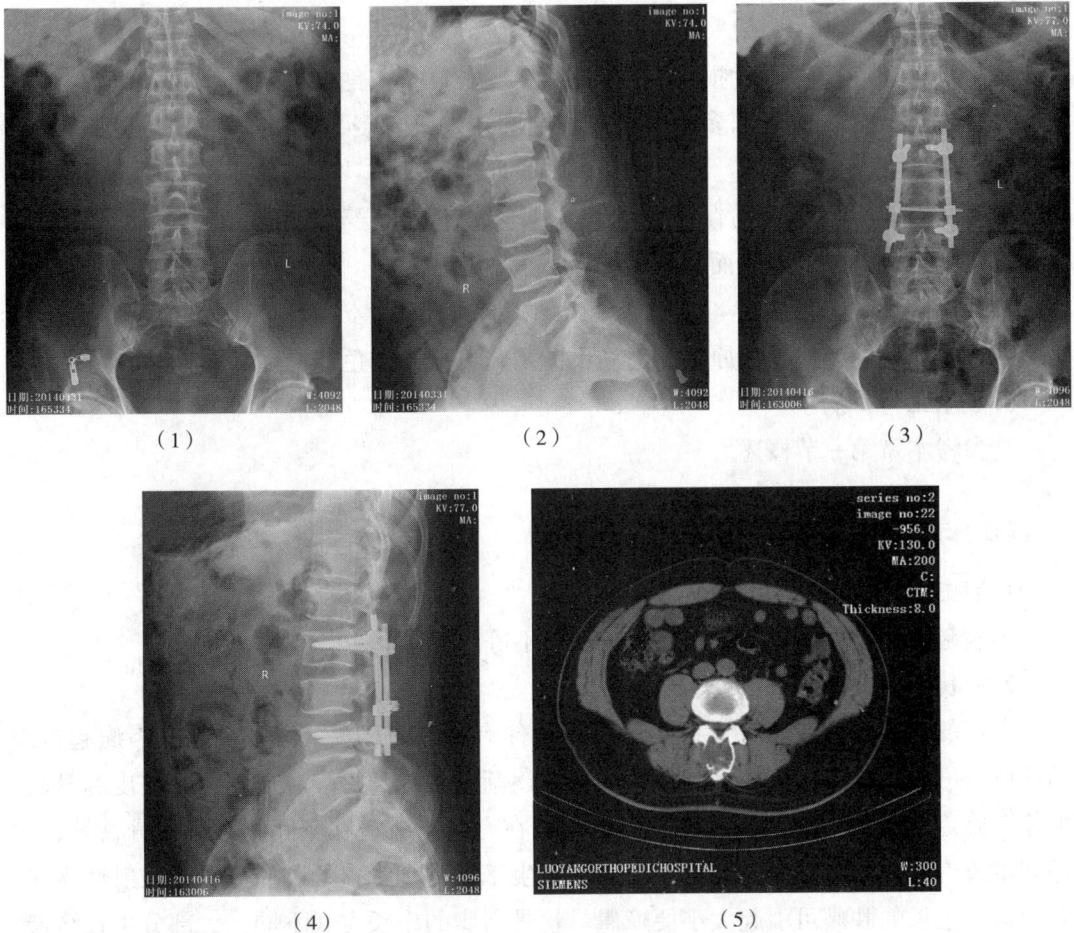

（1）　　　　　　　　（2）　　　　　　　　（3）

（4）　　　　　　　　（5）

图16-3-18　腰3棘突肿瘤切除活检椎体内固定术
（1）（2）术前；（3）（4）术后；（5）术前CT

五、软骨肉瘤

【概述】

软骨肉瘤是纯软骨分化恶性肿瘤，常常伴有基质黏液变性、钙化和骨化，但肿瘤中不存在肉瘤样间质细胞直接形成的肿瘤性骨样组织。软骨肉瘤常见的亚型有普通型、透明细胞型、去分化型、间叶型等。根据肿瘤的发展过程分为原发及继发两种。在原有良性软骨肿瘤（如骨软骨瘤、内生软骨瘤）基础上发生恶变可形成继发性软骨肉瘤。前者发病年龄小，恶性程度高，发展快，预后差，后者则发病较晚，发展缓慢，预后稍佳。好发于中老年人，平均年龄为 40～50 岁，是一种典型的成人肿瘤。男性好发，约是女性的 2 倍。本病好发于骨盆、骶骨、肩胛带及长管状骨的干骺端。

【病因病机】

1. 中医学

先天禀赋不足，肾精亏损，劳倦内伤，骨髓空虚，肾主骨生髓，肾气亏耗则骨骼发生病变，此为内因；外因多为寒湿热毒之邪，乘机入侵，气血凝滞，伤筋蚀骨，互结于局部而成毒瘤，《内经》说"正气存内，邪不可干"，"邪之所凑，其气必虚"。说明正气亏虚是疾病发生的内在因素，也是其他致病因素导致疾病发生的基础条件。外因是发病的条件，通过内因而起作用。

2. 西医学

西医学认为，本病发病原因目前尚不清楚，可能与染色体异常有关。

3. 平乐正骨骨病学

请参考本章第一节概述。

【临床表现】

1. 病史

本病起病缓慢，病史较长，数月到数年不等。

2. 症状

本病的疼痛一般是潜在性缓慢进行，可伴有肿块。相反，继发性软骨肉瘤起自周围部位，可无症状，但有较大肿块，或近期逐渐出现局部疼痛，压痛，肿块皮温升高，可伴有临近关节的功能障碍。软骨肉瘤发生在有些具有潜在空间的部位如骨盆等，要等到生长得很大时临床上才能检查出来。发生于脊柱和骨盆的肿瘤可引起放射性疼痛。向骨盆内生长的肿瘤可引起大小便障碍。软骨肉瘤的生长方式不同，大部分生长缓慢，是低度恶性，有局部复发倾向，转移不常见或仅在晚期发生；少部分则发展迅速，呈高度恶性，并早期伴有转移。

3. 体征

局部有压痛，可触及质硬的肿块，位于脊柱、骨盆者早期因病变部位较深很难触及软组织包块，可压迫周围神经引起放射性疼痛，多在形成巨大软组织包块时方可触及，若肿瘤向内生长可引起大小便异常。

4. 临床特征

本病起病缓慢，病史较长，局部有潜在缓慢进行的疼痛，多伴有压痛及软组织肿块，可伴有临近关节的功能障碍。软骨肉瘤发生在有些具有潜在空间的部位如骨盆等，要等到生长得很大时临床上才能检查出来。发生于脊柱和骨盆的肿瘤可引起放射性疼痛及大小便障碍。

5. 辅助检查

（1）影像学检查：

①X线检查：表现为多种形态的溶骨性破坏，呈一大的单房或多房状透亮区，边缘不规则，其间夹杂不规则的斑点状、絮状、棉花团状或环形钙化，形成致密的阴影，肿瘤膨胀生长，可使骨皮质变薄，一旦肿瘤穿破骨皮质，骨膜下常有多层状新生骨形成，使骨皮质增厚或肿瘤穿破新生骨而出现"袖口"征，可出现病理性骨折、软组织肿块，其内可见散在钙化点。

②CT检查：CT片上软骨肉瘤通常表现为骨髓腔内分叶状肿块伴有斑点状或棉絮状钙化（图16-3-19），对于显示软组织肿块，CT也较X线平片准确。CT可观察到肿瘤突破皮质，突入周围组织形成软组织肿块，呈浸润状生长，界限不清晰，髂骨的肿块常向骨盆内外突出，脊柱的软骨肉瘤常向椎管内侵犯，软组织肿块内常有钙化。CT增强后呈不均匀强化。

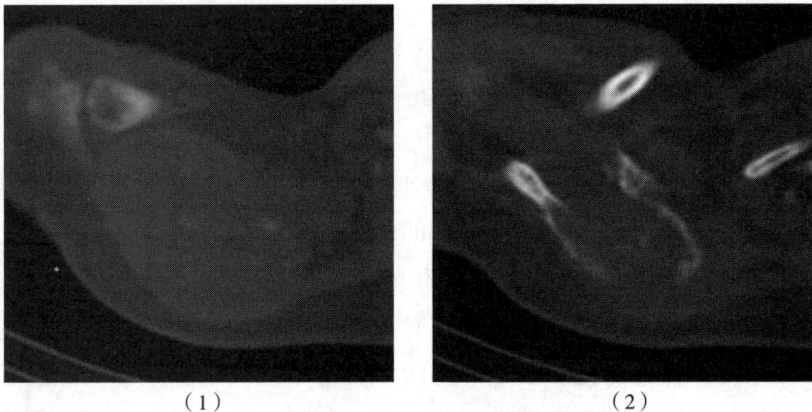

（1）　　　　　　　　　　　　　（2）

图16-3-19　肩胛骨软骨肉瘤CT
（1）平扫；（2）增强

③MRI检查：肿瘤在TI加权像上表现为分叶状低到中等信号，T2加权扫描对基质钙化和软组织肿块比较敏感，在T2加权像上，钙化呈低信号而肿瘤呈高信号。均匀

的高信号透明软骨被低信号的纤维间隔成分叶状，注射 Gd-DTPA 增强后，可以显示环状和弓形增强（图 16-3-20）。

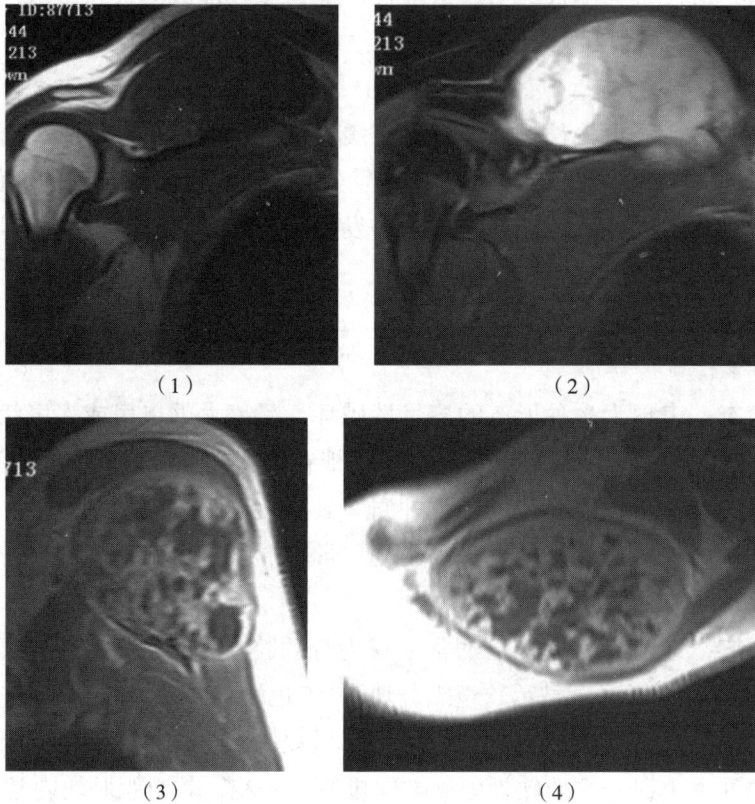

图 16-3-20　肩胛骨软骨肉瘤 MRI
（1）（2）T1 加权；（3）（4）T2 加权

④放射性核素扫描：核素浓集区大于 X 线片所示病变范围。

（2）检验学检查：可见血沉、C 反应蛋白及碱性磷酸酶升高，晚期可出现贫血。

（3）病理学检查：

①肉眼所见：肿瘤一般较大，呈不规则圆形或哑铃形，边缘不清，常呈分叶状，切面呈灰白色或蓝色，具有光泽，为半透明状、胶冻状。瘤体内可发生黏液样变或出现囊性变，亦可有出血或坏死表现，为暗红色。肿瘤内常见钙化，呈黄色石灰样。

②镜下所见：本病的组织学特征是由肿瘤细胞产生的恶性软骨。瘤细胞间质为数量不等的软骨基质，含有钙化和少量纤维组织，部分基质呈黏液状。低度恶性软骨肉瘤的细胞密度低，基质丰富，异型性有限，有丝分裂很少，很少见畸形细胞。高度恶性软骨肉瘤的特点是细胞增多（常常是黏液样纤维性或混合性间质），中度到显著的多形性、双核、畸形及高度活动的有丝分裂。

【鉴别诊断】

1. 内生软骨瘤

本病好发于短管状骨，其内常有散在沙砾钙化点，但较软骨肉瘤少而小，骨皮质多保持完整，无软组织肿块。

2. 骨软骨瘤

本病为附着于干骺端的骨性突起，形态多样，软骨帽盖厚者亦可见肿瘤端部有菜花样钙化阴影。而继发于骨软骨瘤的软骨肉瘤，软骨帽增厚更明显，并形成软组织肿块，其内可见大量不规则絮状钙化点。

3. 骨巨细胞瘤

本病好发年龄为 20 ～ 40 岁，临床多有局部酸困或疼痛，X 线表现为位于骨骺闭合处的偏心性、溶骨性、膨胀性骨破坏，内常有皂泡样阴影，无钙化，周围有骨壳形成。与软骨肉瘤主要鉴别点在于巨细胞瘤病灶内无钙化，病理学检查易于鉴别。

4. 软骨母细胞瘤

本病好发年龄为 10 ～ 20 岁，症状出现较晚、较轻，主要症状为间断性疼痛和邻近关节的肿胀。X 线表现为二次骨化中心内 2 ～ 4cm 的小圆形、低密度阴影，边界清楚，周围有反应骨形成硬化缘，病灶内可见点状钙化。与软骨肉瘤主要鉴别点在于软骨母细胞瘤为二次骨化中心内的骨破坏，周围有反应骨形成硬化缘，无骨膜反应，无软组织肿块，病理学检查二者易于鉴别。

【治疗思路】

软骨肉瘤对放疗及化疗均不敏感，最有效的治疗是手术切除。明确诊断后，根据具体情况考虑做局部大块切除、节段截除或截肢术。多数软骨肉瘤的外科手术应力求局部彻底切除，对复发者或原发恶性程度高、发展快的病例应行截肢或关节离断术。软骨肉瘤复发后可能增加组织学上的恶性程度。对于已经发生肺转移的病例，在允许的情况下进行转移瘤的切除，仍能延长患者生命。

【治疗方法】

1. 一般治疗

请参考本章第一节概述部分。

2. 中医治疗

（1）内治法：

①湿聚痰凝：肿块逐渐增大，按之坚硬，身困倦怠，面暗浮肿，饮食减少，时有寒热，女子或见经闭不行，舌体胖，舌质淡紫，或有瘀斑，苔滑腻，脉弦滑。

治法：化瘀软坚，兼调脾胃。

方药：软坚散结散合四君子汤化裁。夏枯草、海藻、牡蛎、威灵仙、龙葵、白毛藤各30g，海带、泽漆各15g，桃仁、牛膝各12g，党参、白术各10g。

②痰热互结：局部坚硬如石，皮肤青筋可见，灼痛，逐渐加重，皮肤颜色稍红，皮温升高，关节活动受限，伴有口干，大便干涩，小便黄赤，舌质红胖，脉弦数。

治法：清热化痰，软坚散结。

方药：消瘤丸加味。玄参15g，生牡蛎20g，贝母15g，知母12g，莪术15g，芒硝15g。

③气滞血瘀：四肢或胸胁、髂部可触及肿块，肿块软而固定不移，按之疼痛，舌质青或有瘀点，舌苔薄或薄黄，脉弦。

治法：行气散结，活血通络。

方药：大七气汤化裁。青皮、陈皮各10g，三棱、莪术、藿香、五灵脂各15g，桃仁、牛膝各12g，白花蛇舌草、石见穿、鹿衔草各30g，炙甘草6g。

④正虚瘀结：肿块坚硬，疼痛逐渐加剧，面色萎黄或黧黑，肌肉瘦削，饮食锐减，舌质淡紫，苔灰糙或光红无苔，脉细数或弦细。

治法：补益气血，化瘀软坚。

方药：八珍汤合化积丸化裁。党参、黄芪、当归、白术、丹参、王不留行各9g，广木香、陈皮各6g，狗脊、夏枯草、海藻各12g，煅牡蛎、桑寄生各30g。

（2）外治法：请参考本章第一节概述部分。

3. 西医治疗

（1）药物治疗：无明显症状时可不用止痛药物，患者疼痛症状明显时可适当应用一些止痛药。病变对化疗不敏感，仅在去分化软骨肉瘤及间质性软骨肉瘤中应用，主要化疗药物为阿霉素、顺铂、甲氨蝶呤，但效果不明显，未能阻止转移，故应慎用。分子靶向治疗展望如VEGF在软骨肉瘤中有表达，参与肿瘤的局部侵犯和转移，并随着恶性程度增加而提高，血管内皮生长抑制剂有可能减缓软骨肉瘤的生长和转移。

（2）手术治疗：

①囊内切除术：只有Ⅰ级普通型软骨肉瘤病例可行扩大的囊内切除术，并联合使用局部辅助治疗，如石炭酸、95%乙醇、液态氮等进行瘤壁灭活，或应用骨水泥填充，可获得满意的肢体功能，但有局部复发的危险。最适合的治疗方法是广泛或根治性切除，整段切除肿瘤后，根据骨缺损的部位，采用不同的方法重建。

②广泛的大块切除术：对ⅠA或ⅠB期肿瘤，体积较小，有清晰的外科边界，可行广泛性大块切除，切除应包括瘤体周围反应区，必须进行广泛、彻底的切除术。肿瘤切除后可应用自体骨或异体骨移植重建（图16-3-21），肿块边缘切除后复发的危险性极大，且复发会增加组织学上的恶性程度。

③瘤段切除术：ⅡA或ⅡB期肿瘤应行广泛的瘤段切除术，整段切除后根据骨缺损的部位，采取自体骨、异体骨或人工关节进行相应重建。近关节部位肿瘤切除后可采用人工假体置换（图16-3-22）、异体半关节置换术等。桡骨远端、胫骨远端切除病

变也可行腓骨移植重建（图 16-3-23）。

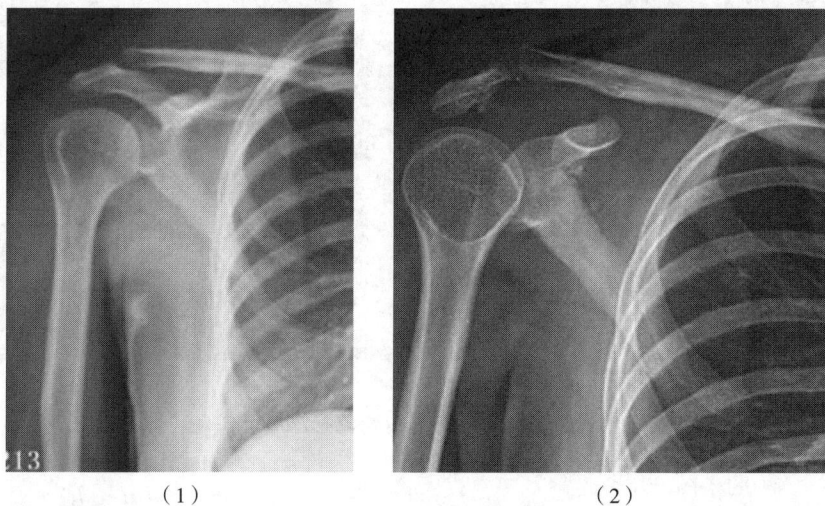

（1）

（2）

图 16-3-21 肩胛骨软骨肉瘤大块切除术

（1）术前；（2）术后

（1）　　　　　　（2）　　　　　　（3）　　　　　　（4）

（5）　　　　　　（6）　　　　　　（7）　　　　　　（8）

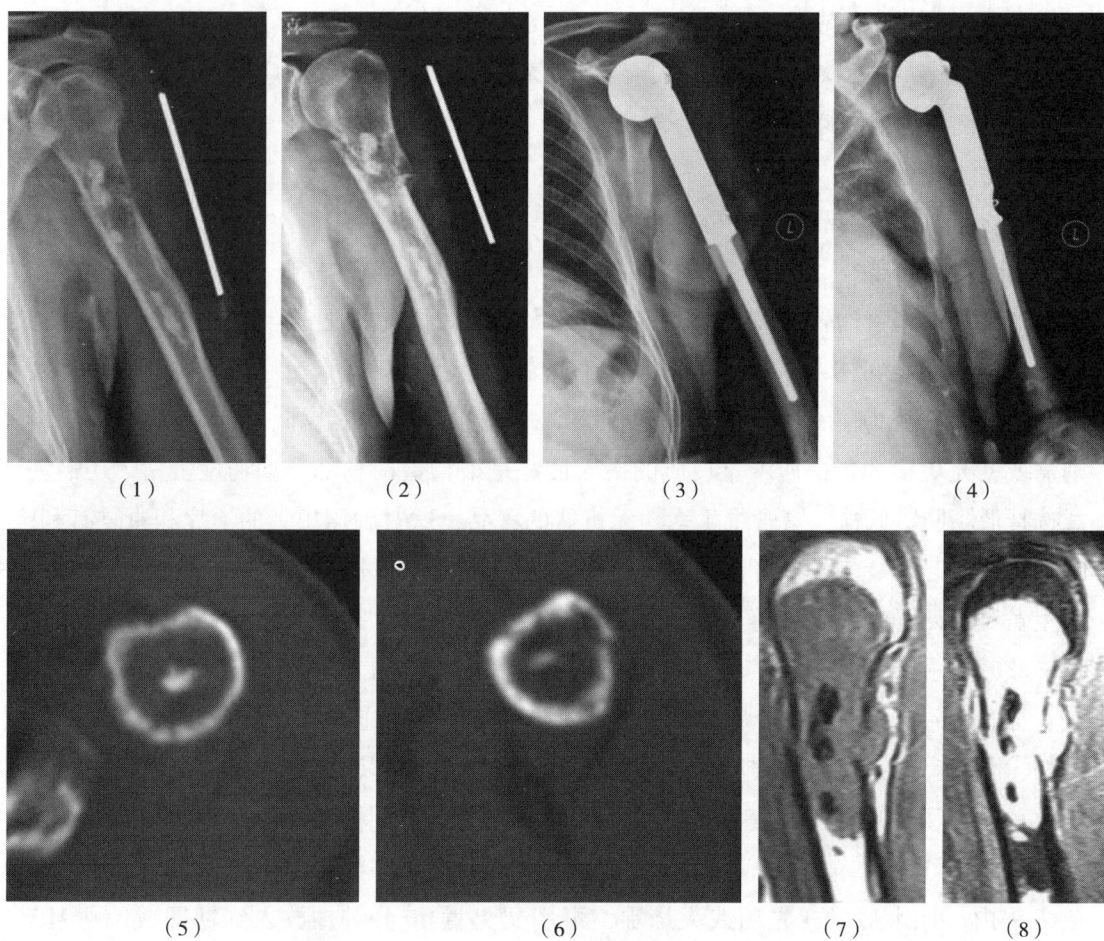

图 16-3-22 肱骨软骨肉瘤瘤段切除人工假体置换术

（1）（2）术前 X 线；（3）（4）术后 X 线；（5）（6）CT；（7）（8）MRI

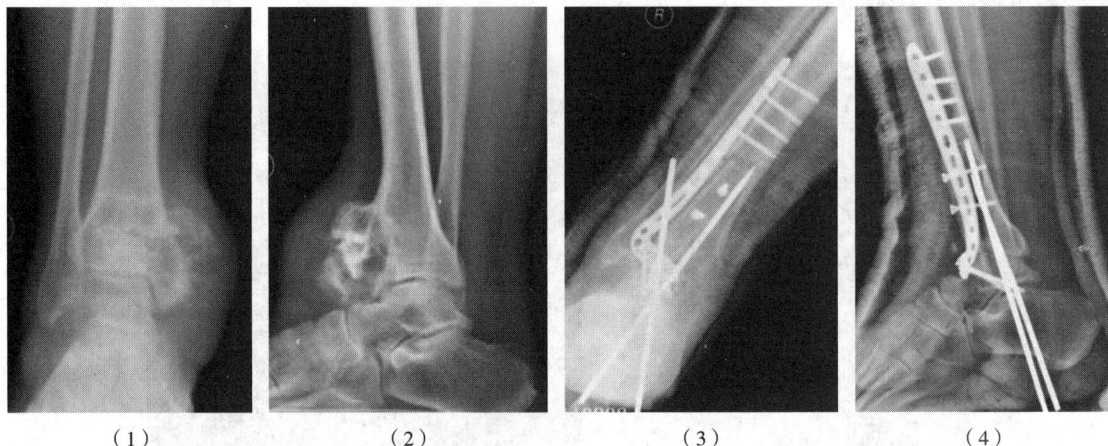

（1）　　　　　　　　（2）　　　　　　　　（3）　　　　　　　　（4）

图 16-3-23　胫骨远端软骨肉瘤瘤段切除腓骨移植重建术

（1）（2）术前 X 线；（3）（4）术后 X 线；（5）（6）CT；（7）（8）MRI

④截肢术：对于软组织肿块较大、侵犯重要血管神经，特别是Ⅲ级中央型软骨肉瘤及所有"未分化"的软骨肉瘤常需截肢。当软骨肉瘤切除后，软组织中出现复发时，肿瘤无明显界限，一般不能经整块切除治疗，须行截肢手术。

（3）放疗：本病对放疗不敏感，仅用于无法通过外科手术治疗达到广泛或根治性切除的病例，为减轻疼痛可以配合放疗。

4. 功能锻炼

请参考本章第一节概述部分。

5. 膳食与起居

（1）辨证施膳：软骨肉瘤患者热能消耗大，因此饮食要比正常人多增加 20% 的蛋白质。软骨肉瘤的初期，从中医来讲，正气未衰，邪气渐盛，治疗当以攻邪为主，所以饮食应以清淡为主，多食新鲜水果、蔬菜，如胡萝卜、西红柿、红薯等均可；中期则需要补充更多的蛋白质，蛋白质的摄入最好是植物蛋白和部分动物性蛋白，还需注意选择低脂肪、低盐，富含维生素、无机盐的食品，这对肿瘤患者的治疗和康复有利；晚期若伴有乏力、气短、汗多则为气虚证，宜在饮食中添加益气之品，可在煲汤时加入生黄芪、西洋参、党参等，也可用西洋参或人参片泡水喝；若患者表现为腹胀、便秘、咳嗽痰多等症状则为实证，宜用祛邪之品，饮食中加入白萝卜、冬瓜等，忌用补气、补血之品。平乐正骨骨病学根据患者病情，给予辨证施膳。

①湿聚痰凝：以化瘀软坚为主，兼调脾胃，适当选择以下药膳。

茯苓莲子红枣粥：茯苓 15g，莲子 50g，红枣 12 颗，粳米 100g，红糖 25g。莲子泡发去心；红枣洗净去核，茯苓打粉；粳米淘洗干净。将粳米、茯苓粉、莲子、红枣放入锅内，加水适量，先用武火烧沸，再用文火煮 40 分钟，放入红糖即成。每日 1

次，当正餐食用。

②痰热互结：以清热化痰、软坚散结为主，适当选择以下药膳。

橘皮米粥：干橘皮 10g，粳米 50g。将干橘皮碾为细末，置锅中，加粳米，加清水 500mL，武火煮开 3 分钟，改文火煮 30 分钟，粥成，趁热分次饮食。

木瓜苡仁粥：木瓜 10g，薏米 30，粳米 30g。木瓜与薏米、粳米一起放入锅内，加冷水适量、武火煲沸后文火炖薏米酥烂，制作成木瓜粥即可食用。喜食糖者可加入白糖 1 匙，宜每日或间日食用。

③气滞血瘀：以行气散结、活血通络主，适当选择以下药膳。

三七蒸鸡：母鸡 1 只（约 1500g），三七 20g，姜、葱、料酒、盐各适量。将母鸡宰杀去毛，剁去头、爪，剖腹去肠杂，冲洗干净；三七一半上笼蒸软，切成薄片，一半磨粉；姜切片，葱切成大段。将鸡剁成长方形小块装盘，放入三七片，葱、姜摆于鸡块上，加适量料酒、盐、清水，上笼蒸 2 小时左右，出笼后拣去葱、姜，调入味精，拌入三七粉即成。吃肉喝汤，佐餐随量食用。

牛筋祛瘀汤：牛蹄筋 100g，当归尾 15g，紫丹参 20g，雪莲花 10g，鸡冠花 10g，香菇 10g，火腿 15g，生姜、葱白、绍酒、味精、盐各适量。将牛蹄筋放入 5000mL 清水煮沸后，放入食用碱 15g，倒入牛蹄筋，盖上锅盖焖两分钟，捞出用热水洗去油污，反复多次，待牛蹄筋发胀后才能进行加工。将发胀后的牛蹄筋切成段状，放入蒸碗中；将当归、丹参装入纱布袋放于周边，用雪莲、鸡冠花点缀四周，香菇、火腿摆其上面，放入生姜、葱白及调料，上笼蒸 3 小时左右，待牛蹄筋熟烂即可出笼，挑出药袋、葱、姜即可。日常佐餐食用。

④正虚瘀结：以补益气血、化瘀软坚主，适当选择以下药膳。

牛膝黄精猪肾汤：牛膝 20g，黄精 15g，川断 10g，杜仲 10g，猪肾 1 对。洗干净诸药，清水浸泡 30 分钟后，与猪肾水煎调味，吃肾喝汤。每日 1 次，连服 30 天。

三七地黄瘦肉汤：生地黄 30g，三七 12g，瘦猪肉 300g，大枣 4 个。瘦肉洗净入砂锅，将三七打碎和生地黄、大枣一起下锅，加适量水，大火煮沸后改小火煮 1 小时至瘦肉熟烂，放调料适量。饮汤吃肉，隔日 1 剂。

（2）起居：四时气候变化直接影响人体的生长发育、健康长寿、衰老和死亡。《素问·宝命全形论》谓："人以天地之气生，四时之法成。"人应适应四季气候变化。春天是万物复苏，生机盎然的季节，人们需顺应春生的规律，早起早睡，多在户外走动，中午应午睡一会，以解春困；夏季气候炎热，昼长夜短，应晚睡早起，适当延长午睡时间；秋季天气日渐凉爽，阳气开始渐降，阴气逐渐旺盛，应早睡早起；冬季气候寒冷，昼短夜长，人们应遵循冬"藏"的特性，早睡晚起，多接受阳光照射。人体应按照四季变化规律对起居和日常生活进行调整。四季春温、夏热、秋凉、冬寒，与之相应，生物体也有春生、夏长、秋收、冬藏的变化。人体在不同气候条件下生活，应顺应自然界变化，适当调节起居。

中医学认为，每日之内随着昼夜晨昏阴阳消长的变化，人体的阴阳气血也进行相应的调节并与之适应。人体的阳气在白天运行于外，推动脏腑、组织、器官进行各种功能活动，所以白天是学习或工作的最佳时机。夜晚人体阳气内敛，趋向于里，有利于机体休息，恢复精力。因此，软骨肉瘤患者的起、动、静、休、眠，因顺应每日之内昼夜晨昏阴阳消长的变化，根据"日出而作，日落而息"的原则，安排作息时间，调节起居。

【按语】

软骨肉瘤是一种典型的成人恶性肿瘤。本病对放化疗均不敏感，最有效的治疗方法是手术切除。原发性软骨肉瘤发病年龄小，恶性程度高，发展快，预后差；继发性软骨肉瘤则发病较晚，发展缓慢，预后稍佳。

【病案举例】

何某，男，55岁，因"右膝关节酸困疼痛活动受限7个月，加重3个月"入院。

患者7个月前无明显原因出现右膝关节酸困疼痛，局部肿胀，活动受限，未重视，未系统治疗，3个月前劳累后上述症状加重，疼痛影响睡眠，休息后缓解，现为系统治疗来诊，门诊检查后以"右股骨下段肿瘤"为诊断收入院。患者神志清，精神可，饮食可，睡眠欠佳，疼痛影响睡眠，大小便正常，体重无明显减轻。专科检查：右膝关节肿胀明显，内侧及后侧分别可触及明显的肿块，大小为11cm×7cm及11cm×11cm，局部皮温高，肿胀最明显处右侧周径较对侧长约7cm，肿块与皮肤无粘连，边界不清，固定不移，有压痛，皮肤颜色正常，明显浅静脉怒张。右膝关节疼痛，以内上侧为重，右膝关节活动功能受限，屈伸活动范围为80°～10°，右膝关节旋转无明显异常。右踝关节周围肌力无明显异常，因疼痛拒绝行进一步检查。右下肢肌肉萎缩，右小腿周径较对侧减少约2cm，右大腿周径与左大腿周径无明显差别，患肢末梢血循、感觉及运动无明显异常，足背动脉、胫后动脉搏动良好。自带MR：右膝关节间隙正常，关节面光滑，关节腔内可见液性信号影，右股骨下段及内髁可见大片状混杂长T1、长T2信号影，右膝内侧半月板后角信号增强，右膝外侧前后半月板形态及信号正常，边缘规整，周围软组织内可见多个较大囊性长T1、长T2信号影，可见分隔。意见：右膝关节异常改变，考虑占位性病变，右膝内侧半月板信号变形，右膝关节积液。

临床诊断：右股骨下段病理性破坏。

治疗经过：术前完善相关检查，行局部穿刺活检，病理示：右股骨下段内生软骨瘤，不排除已经恶变为软骨肉瘤，行右股骨下段瘤段切除人工假关节置换术（图16-3-24），术后抗感染等治疗，术后病理证实为软骨肉瘤，术后拍片右股骨下段瘤段切除干净、假体位置好。

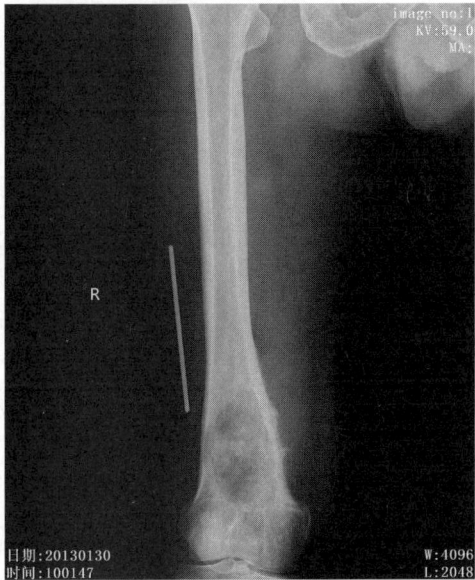
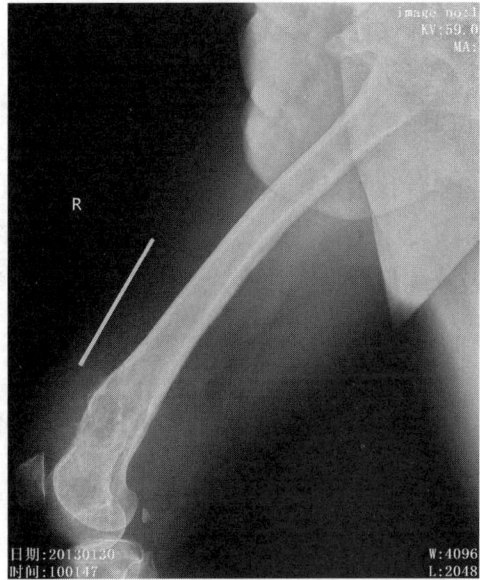

（1）　　　　　　　　　　　　　　（2）

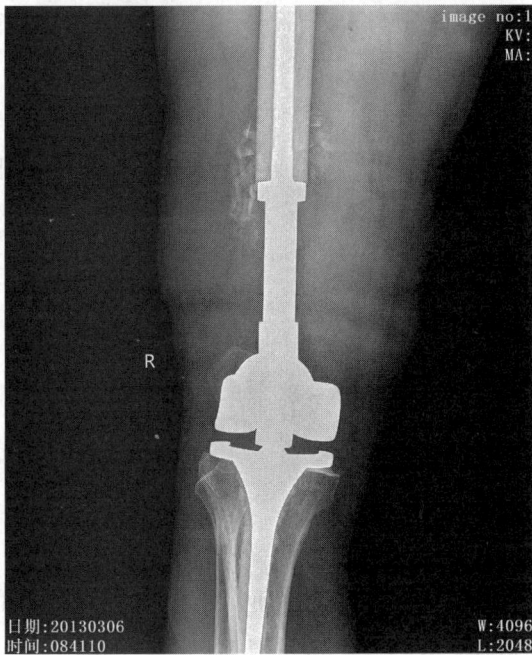
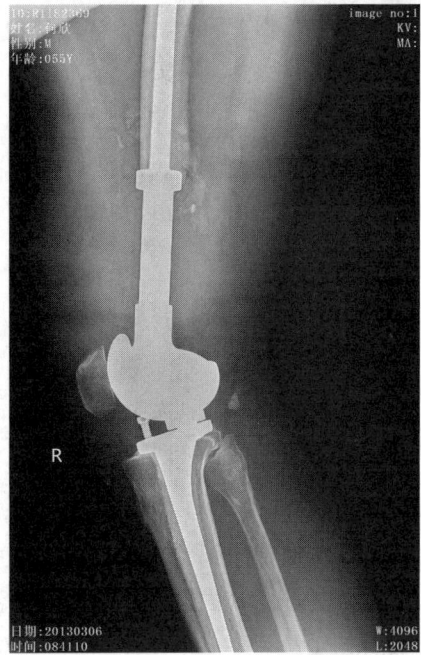

（3）　　　　　　　　　　　　　　（4）

图 16-3-24　右股骨下段瘤段切除人工假关置换术

（1）（2）术前；（3）（4）术后

第四节　纤维来源性肿瘤

一、非骨化性纤维瘤

【概述】

非骨化性纤维瘤是由组织成纤维细胞组成的良性骨肿瘤。本病好发于儿童和青少年，多见于男孩，男女之比约为 2 : 1，好发部位为四肢长骨，尤以股骨远端和胫骨近端及远端最常见，其次是上肢骨，本病为单发或多发。

【病因病机】

西医学认为，本病发病原因尚不明确。1942 年，Jaffe 及 Lichtenstein 根据其病理变化无成骨趋向将其命为非骨化性纤维瘤，体现该病以纤维组织为主，又有非成骨性的特点。

【临床表现】

1. 病史

本病起病缓慢，病史较长。

2. 症状

本病临床症状轻微，局部轻度疼痛或酸困，有时疼痛可放射至关节，有轻度肿胀，劳累时疼痛酸困可加。也可长期无症状，因外伤后检查偶然发现。

3. 体征

本病可无疼痛，或有局部微痛、肿胀，有压痛。

4. 临床特征

青少年发病，一般无特征，或局部轻度疼痛或酸困，可有压痛及肿胀。

5. 辅助检查

（1）影像学检查：

①X 线检查：在长骨靠近骨骺板处表现为椭圆形密度降低的骨质缺损，偏于一侧而止于骨皮质，其内缘可突入骨髓腔内，但不累及对侧骨皮质，常常类似一串葡萄，其内密度均一致，无成骨或钙化，常有花边样硬化缘，病变的长轴与长骨的纵轴一致，较大的骨质缺损通常呈扇形边缘，且有较厚的硬化缘（图 16-4-1）。一般无骨膜反应，如发生病理性骨折可有骨膜反应。

②CT 检查：CT 检查有利于更好地显示骨皮质变薄和髓腔受侵犯及与周围组织的关系（图 16-4-2），并及时发现早期的病理性骨折。

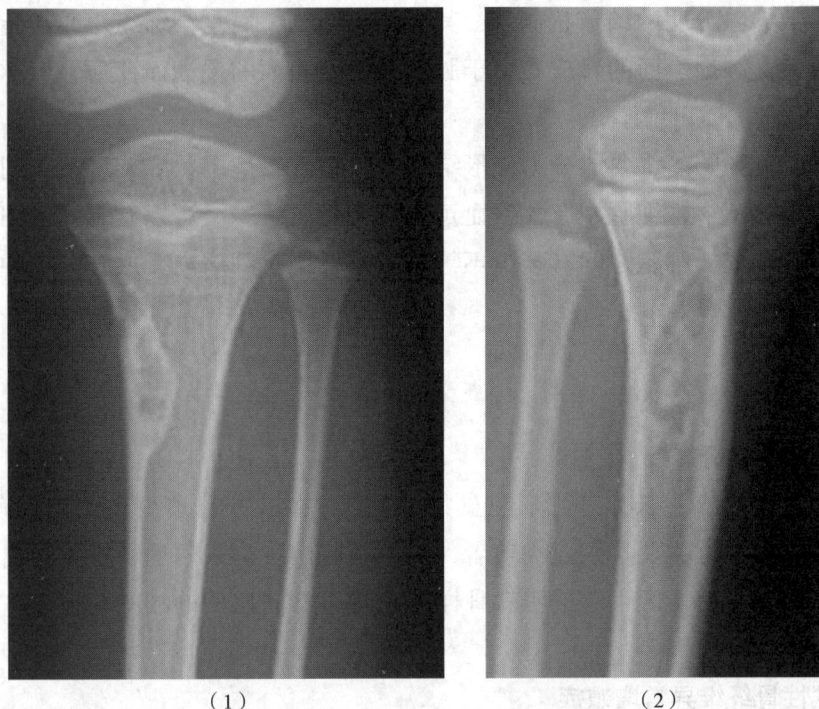

（1）　　　　　　　　　　　（2）

图 16-4-1　胫骨非骨化性纤维瘤 X 线片

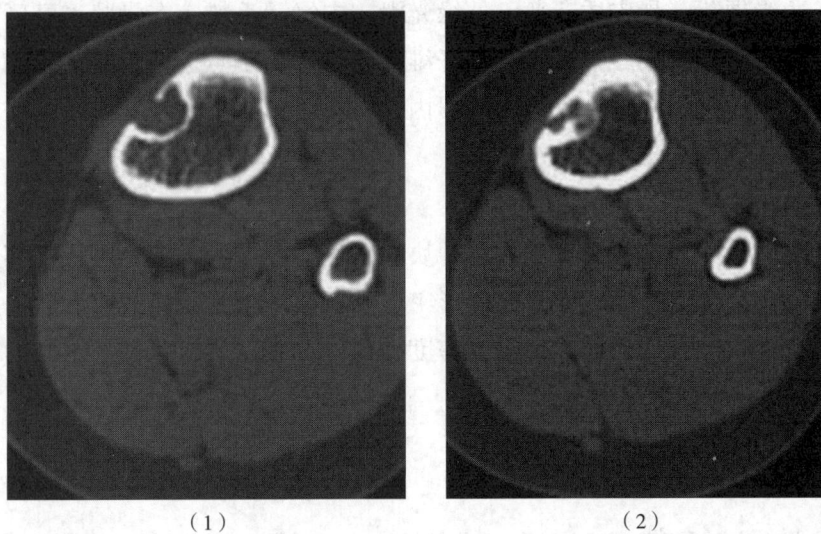

（1）　　　　　　　　　　　（2）

图 16-4-2　胫骨非骨化性纤维瘤 CT

③MRI 检查：表现为 T1 加权像上低或中等信号，T2 加权像上高信号。注入 Gd-DTPA 增强后，表现为边缘性强化，信号增强。

（2）检验学检查：基本正常。

（3）病理学检查：

①肉眼所见：为薄层硬化骨包绕的骨腔，肿瘤由坚韧的纤维结缔组织构成，切面

上表现为多数界限分明的结节状病灶，其内无骨结构，而是结缔组织或类脂细胞，呈棕色或灰黄色。肿瘤表面的骨皮质由于肿瘤在骨内膜面的侵蚀而变薄，但不完全破坏骨皮质，有时骨皮质可增厚。

②镜下所见：肿瘤主要成分为梭形结缔组织细胞，呈层状或旋涡状排列，亦可呈囊状。细胞大小不一，细胞中有含铁血黄素或类脂质沉着。可以有多核巨细胞，也可以有泡沫细胞形成。细胞之间有多少不等的胶原纤维，肿瘤内无成骨，在肿瘤邻近的骨组织有反应性骨增生。

【鉴别诊断】

1. 软骨黏液样纤维瘤

此瘤也是偏心性生长，呈圆形或盘状透亮区，骨皮质膨胀变薄，周围有硬化缘。与非骨化性纤维瘤的主要鉴别点为前者大多从髓腔内发病，病理学检查肿瘤内可见纤维条索区，黏液、液样区，半透明软骨样区三者呈不同比例的相间存在，并可见囊变小区和钙化灶。

2. 单发性骨纤维异常增殖症

本病发病缓慢，症状出现较晚、较轻，疼痛为主要症状。X 线表现为膨胀性单囊状透亮区，边缘硬化，骨皮质菲薄，外缘光滑，内缘稍毛糙，在囊状透亮区中常有条索状骨纹及斑点状致密影。与非骨化性纤维瘤的主要鉴别点为前者髓内发病，病变边缘骨质无花边样硬化缘，病理学检查病损内含有大量纤维组织和不等量的交织骨，纤维组织和骨小梁间有移行。

3. 骨化性纤维瘤

本病主要表现为局部疼痛和肿块，肿块有轻压痛，或为无痛性肿块，邻近关节的病变有功能障碍。X 线表现病变区为囊形密度降低区，可为单囊或多囊状，至晚期瘤组织逐渐骨化而密度升高，周围可仍为密度降低区。其与非骨化性纤维瘤的主要鉴别是病理学检查。

【治疗思路】

本病手术治疗效果好，以刮除加植骨为主，很少复发，预后好。

【治疗方法】

1. 西医治疗

手术治疗

①刮除术：理想的手术是彻底刮除肿瘤的同时，又保留正常的骨结构和关节功能。彻底刮除肿瘤组织后，瘤腔内壁应彻底灭活，可应用 95% 乙醇、石炭酸、液氮等，病

灶较小者单纯刮除，如果病灶较大，刮除术估计愈合慢者可同时行植骨术，应用自体骨、异体骨或人工骨填充瘤腔（图 16-4-3），必要时给予内固定。

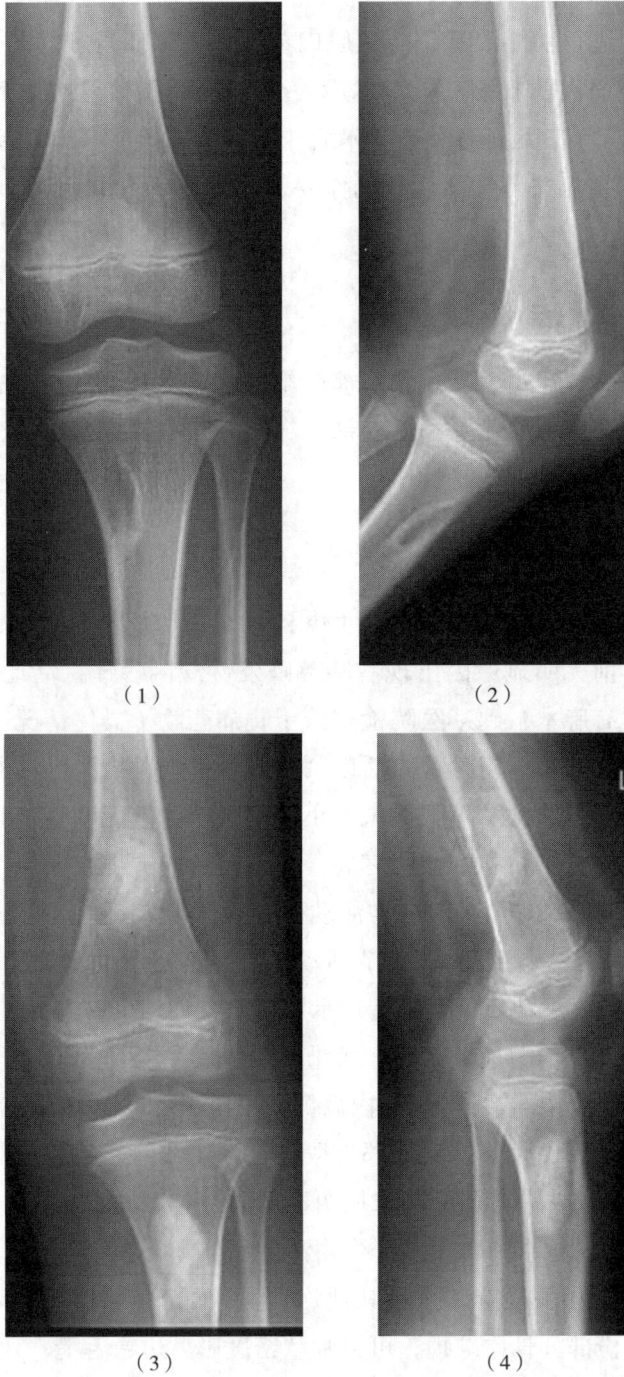

（1）　　　　　　　　　　　　　　（2）

（3）　　　　　　　　　　　　　　（4）

图 16-4-3 股骨下段及胫骨上段非骨化性纤维瘤刮除灭活植骨术

（1）（2）术前；（3）（4）术后

②大块切除术：对于肿瘤较大者，刮除术难以根治，也可行大块切除术，肿瘤切除后可采用自体骨或异体骨重建。

2. 功能锻炼

术后鼓励患者进行功能锻炼，防止肌肉萎缩、关节僵直、静脉血栓。术后 1～3 天，主要锻炼患肢肌肉的收缩功能。术后 4～10 天，引流管拔除后，可做肢体远端的关节锻炼，如踝关节、足趾各关节。术后 3 周，可进行手术部位远近侧关节的活动，以及全身的肌肉和重点关节的活动，动作要轻，可逐渐负重活动。需每日坚持活动，以劳而不累为度。

【按语】

本病有一定自限性，儿童期非骨化性纤维瘤可不手术，定期复查，如果肿瘤无明显增大，对行走等功能无明显影响者可继续观察。手术治疗效果好，以刮除加植骨为主，很少复发，预后好。

【病案举例】

李某，男，15 岁，因"右膝部阵发性酸困疼痛、活动受限 2 月余"入院。

患者 2 个多月前无明显原因出现右膝部阵发性酸困疼痛，活动受限，行走异常，自觉局部发凉，时有麻木，到某医院检查给予止痛药物（具体情况不详），效果欠佳，现为进一步系统治疗来诊，门诊检查后以"右股骨下端肿瘤"为诊断收入院。发病以来，神志清，精神可，饮食及睡眠可，大小便正常，体重无明显变化。专科检查：患者稍跛行，双下肢等长，右膝部酸困疼痛，右膝关节周围皮肤颜色无异常，右股骨内侧髁部后上方压痛明显，右膝关节屈伸活动稍受限，浮髌试验、研磨试验、抽屉试验、侧方挤压试验均为阴性，右髋、踝关节活动正常，右足背动脉、胫后动脉搏动正常，右足末梢血循、感觉、运动正常。自带片示：右股骨远端皮质内可见一类圆形透亮区，周围有硬化缘，右膝关节对应关系可，关节间隙正常，关节面平整，余骨质结构未见明显异常。自带 CT 片示：右股骨远端内后侧骨皮质处可见一类圆形密度降低影，部分骨皮质缺损、髓内侧有硬化缘，病灶邻近股骨远端骺线，右膝关节对应关系可，关节间隙正常，关节面平整，余骨质结构未见明显异常。

临床诊断：右股骨远端非骨化性纤维瘤？

治疗经过：完善相关检查，排除其他病变所致的膝关节酸困疼痛，CT 提示：双侧股骨干骺端内后份部分骨质缺损，可见片状密度影，边缘毛糙，建议先行保守治疗，患者及其家属强烈要求手术治疗，给予右股骨远端病灶刮除活检术，术后抗感染等治疗，术中及术后病理结果均证实为非骨化性纤维瘤，现术后无复发（图 16-4-4）。

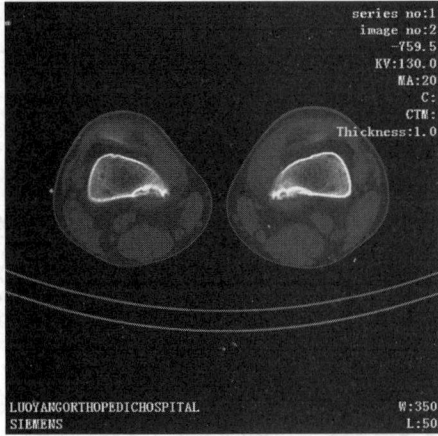

（1）

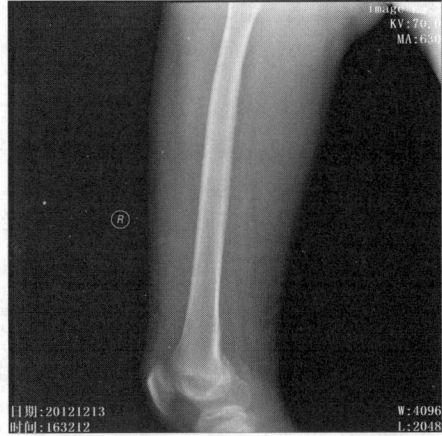

（2）

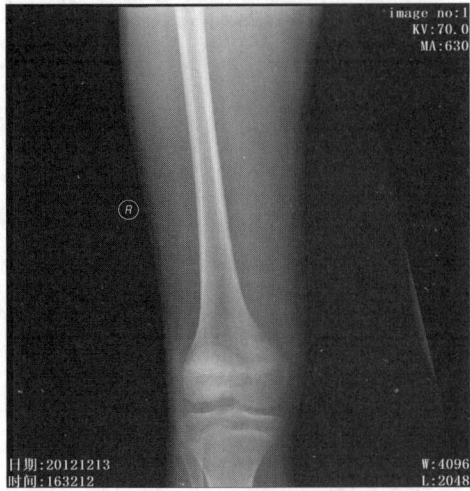

（3）

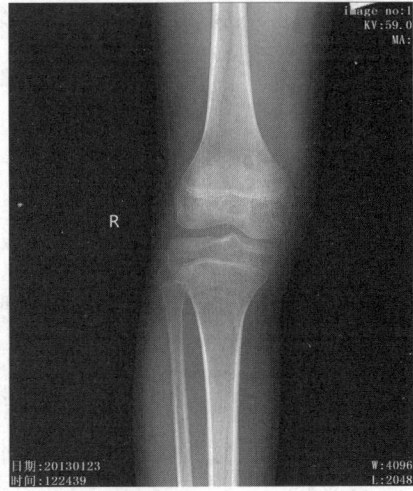

（4）

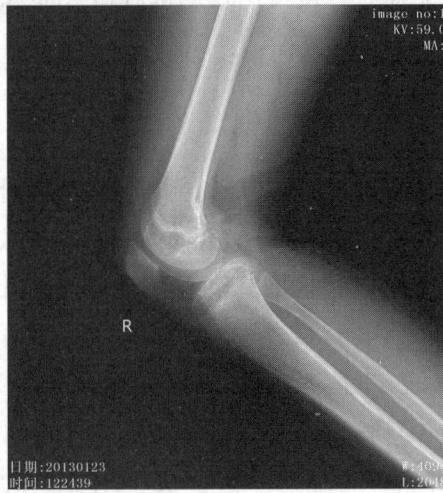

（5）

图 16-4-4　股骨远端病灶刮除活检术

（1）术前 CT；（2）（3）术前 X 线；（4）（5）术后 X 线

二、骨化性纤维瘤

【概述】

骨化性纤维瘤是一种纤维组织和骨样组织混合构成的良性肿瘤，又称成骨性纤维瘤、骨性纤维瘤。本病可发于任何年龄，国外报道 10 岁以下多见，国内报道 10 ～ 30岁多见，男女发病率无显著差别，通常儿童期进展，青春期后停止。发病部位多见于胫骨，其次为股骨，也可见于颧骨及颅骨等部位。

【病因病机】

西医学认为，本病病因病机尚不明确，可能与染色体异常有关。

【临床表现】

1. 病史

本病起病隐匿，病程长。

2. 症状

本病一般无症状，也可出现局部肿胀但不痛。

3. 体征

本病可无明显体征，或可见局部肿胀但无痛，关节功能多不受影响，发生病理性骨折后可疼痛，在胫骨发病者可见到胫骨呈前弓畸形、增粗。

4. 临床特征

本病起病缓慢，一般无症状，也可出现局部轻微疼痛和硬性隆起性肿块，畸形，可伴相邻关节功能障碍。

5. 辅助检查

（1）影像学检查：

① X 线检查：可见骨干或近干骺端一侧皮质骨囊状密度降低区，不累及骨骺，轮廓清晰，边缘硬化，沿骨长轴发展。病变一般不穿破骨皮质，无骨膜反应及软组织肿块，与周围正常组织分界清楚，晚期瘤组织逐渐骨化而密度升高。

② CT 检查：可见骨皮质内囊状破坏，其间常有增生骨化所致的不规则高密度区（图 16-4-5），硬化成骨区的 CT 值 500 ～ 1400Hu 不等，骨皮质不规则增厚，向髓腔内突出致髓腔变形、变小，有时可致髓腔闭塞。

③ MRI 检查：多数病灶在 T1 加权像及 T2 加权像上均为低信号，有时可在 T2 加权像上表现为高信号。

④放射性核素骨扫描：本病放射性核素浓聚，但不具有特异性。

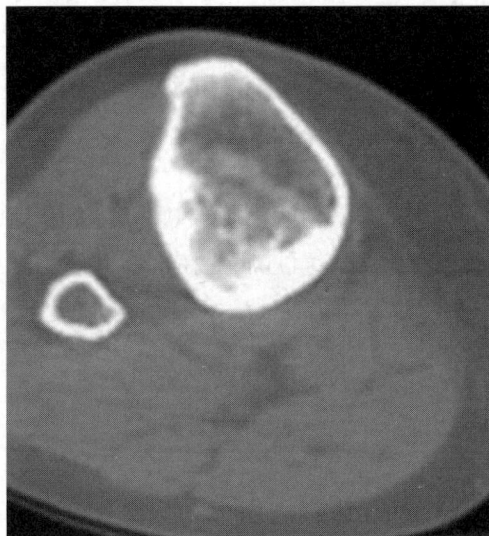

图 16-4-5　胫骨骨化性纤维瘤 CT

（2）检验学检查：基本正常。

（3）病理学检查：

①肉眼所见：大体标本见肿瘤组织呈灰白或灰粉色，质韧，有时有砂砾感，局限于骨皮质内，与周围正常骨质界限清楚。

②镜下所见：肿瘤由大量的纤维组织和骨小梁构成，成纤维细胞和纤维细胞呈无定形排列，且形成胶原纤维，疏密不等的纤维结缔组织中均匀分布着骨小梁，骨小梁形状不规则，周围被成排的骨母细胞包绕，偶尔可见到破骨细胞，肿瘤的中央部常见编织骨，其外周逐渐向板状骨过度，有的已成为板状骨。病灶内无出血、炎症反应和死骨片。

【鉴别诊断】

1. 非骨化性纤维瘤

本病密度均一致，无成骨或钙化，病灶边缘常有波浪状硬化缘。病理学上易于鉴别。

2. 骨巨细胞瘤

骨化性纤维瘤病变多不超越骨骺线，病变区为囊形密度降低区，可为单囊或多囊状，至晚期肿瘤组织逐渐骨化而密度升高，周围可仍为密度降低区。而骨巨细胞瘤好发于 20～40 岁的青壮年，位于骨骺闭合处，病灶内无骨化影，可形成软组织包块。病理学检查易于鉴别。

3. 骨纤维异常增殖症

纤维异常增殖症病变在骨髓腔内，中心性膨胀，边界不清，X 线表现为磨砂玻璃样改变。而骨化性纤维瘤 X 线表现为病变发生于骨干或近干骺端一侧皮质骨内，多侵犯一侧皮质，轮廓清晰。病理学上易于鉴别。

【治疗思路】

本病应根据患者不同的年龄采取相应措施。10 岁以下患儿行手术治疗后极易复发，10 岁以上患儿手术治疗后较少复发，而且病变在青春期后均变得稳定。因此，10 岁以上患儿应尽量行手术治疗，化疗及放疗无效。

【治疗方法】

1. 一般治疗

10 岁以下患儿经穿刺活检证实后，应密切观察病情变化，尽量采取保守治疗，可外用支具固定，预防畸形。如果肿瘤无明显增大，对行走等功能无明显影响者可继续观察，预防畸形、骨折，定期复查。

2. 西医治疗

手术治疗

①刮除植骨术：肿瘤较小时，可刮除加植骨，单纯局部刮除复发率较高，应结合辅助治疗，彻底刮除肿瘤组织后，瘤腔内壁彻底灭活，可应用 95% 乙醇、石炭酸、液氮等，刮除后应用自体骨、异体骨或人工骨填充瘤腔（图 16-4-6），必要时给予内固定（图 16-4-7）。

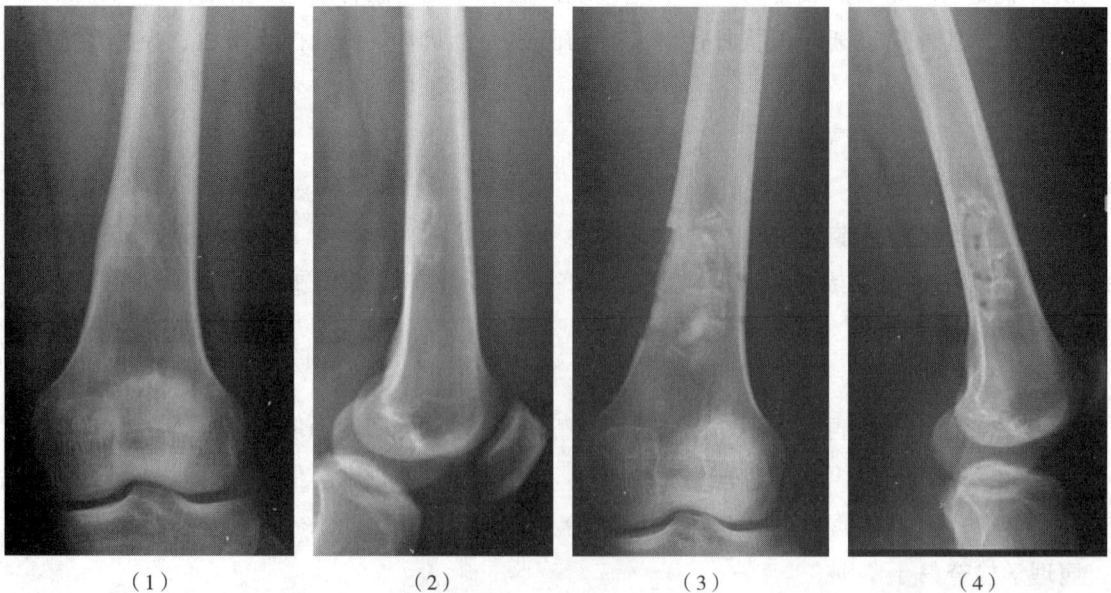

（1）　　　　　　（2）　　　　　　（3）　　　　　　（4）

图 16-4-6　股骨下段骨化性纤维瘤肿瘤刮除灭活植骨术

（1）（2）术前；（3）（4）术后

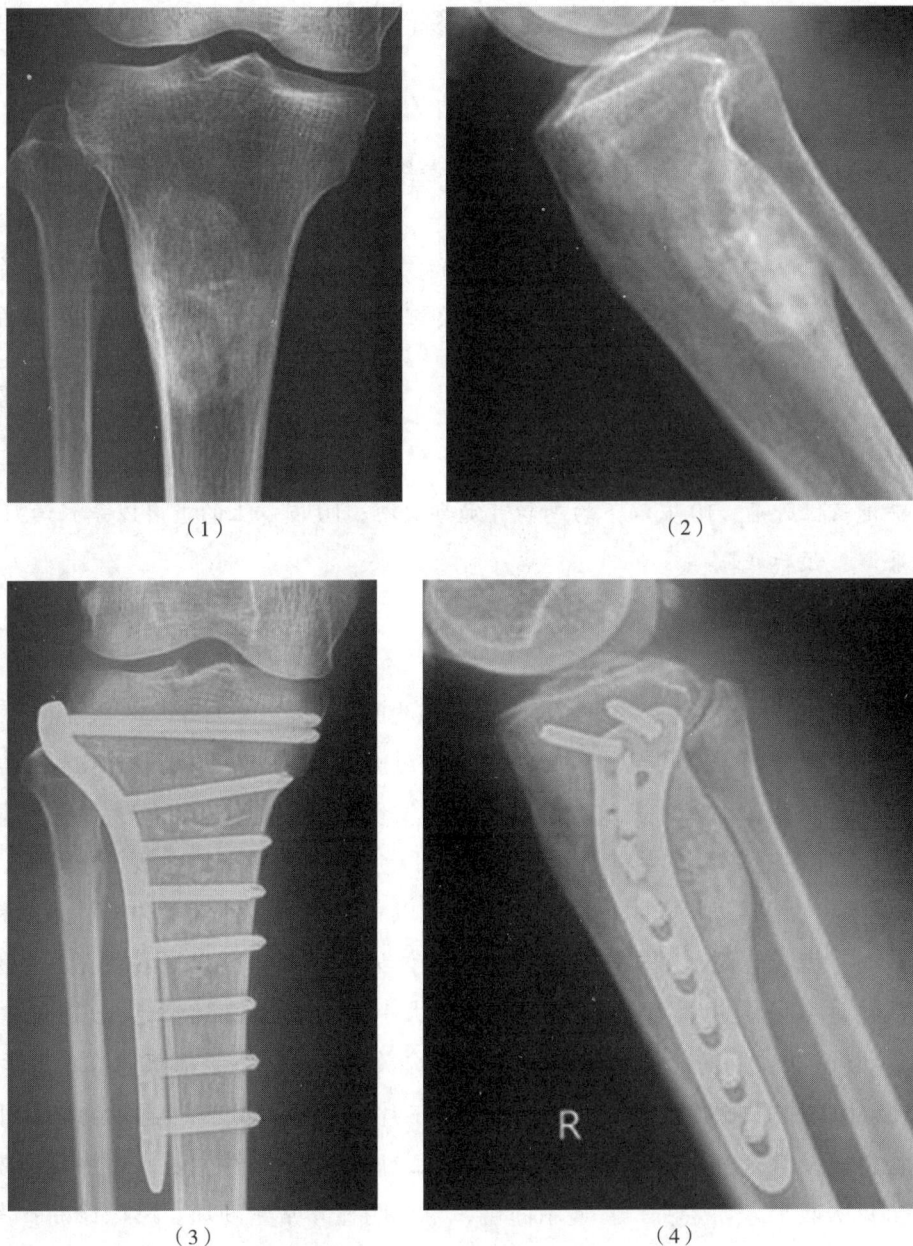

（1）

（2）

（3）

（4）

图 16-4-7 胫骨上段骨化性纤维瘤肿瘤刮除灭活植骨内固定术

（1）（2）术前；（3）（4）术后

②边缘切除重建或矫形术：对于肿瘤体积较大，破坏广泛者应行边缘切除术，切除时应连同骨膜一并切除，以防复发，病变较长且畸形明显者，可同时行截骨矫形术，必要时内固定。肿瘤切除后可应用自体骨移植重建，应用吻合血管的自体腓骨和髂骨联合移植的方法效果良好。

③瘤段切除术：病变范围广泛，肿瘤不易彻底刮除或边缘切除者，以及位于非重要骨可行瘤段切除术。

3. 功能锻炼

术后鼓励患者进行功能锻炼，防止肌肉萎缩、关节僵直、静脉血栓。术后 1～3 天，主要锻炼患肢肌肉的收缩功能。术后 4～10 天，引流管拔除后，可做肢体远端的关节锻炼，如踝关节。术后 3 周，可进行手术部位远近侧关节的活动及行全身的肌肉及重点关节活动，动作要轻，可逐渐负重活动。需每日坚持活动，以劳而不累为度。

【按语】

本病是良性肿瘤，10 岁以下的患者可定期观察，10 岁以上的患者以手术治疗为主，治疗效果好，预后好。

【病案举例】

唐某，男，18 岁，因"无意间发现右下颌部渐行性肿大 1 月余"入院。

患者 1 个多月前无意间发现右侧下颌部较对侧肿大，并可触及一肿物，无其他不适，未能引起重视，也未做进一步诊治，后来发现右下颌肿物逐渐增大，遂到某医院诊治，给予 CT 检查后考虑为右侧下颌骨囊肿可能，未予特殊治疗，现为求治疗，遂于今日求治于河南洛阳正骨医院，经门诊检查后以"右侧下颌骨骨囊肿？"为诊断收入院。入院时患者神志清、精神可、纳眠可、二便如常。查体：双侧下颌部不对称，右侧下颌部较对称明显肿大，下颌体处可触及一大小为 2.5cm×2.5cm×1cm 的实性肿物，无压痛，质硬，推之不移，张口活动正常。咬合关系正常，下颌部感觉可。参考资料：自带 2014 年 2 月 18 日在某医院所拍下颌骨 CT 片（片号：90954）显示：右侧下颌骨见一囊性低密度灶，其内可见斑片状高密度灶，病灶呈膨胀性生长，边界较清晰，临近骨质可见吸收征象，余所扫骨显示尚可，未见明显异常密度灶。影像诊断：考虑右侧下颌骨骨囊肿可能。

临床诊断：右侧下颌骨骨囊肿？

治疗经过：入院后完善相关检查，行右侧下颌骨病灶切除、自体髂骨植入内固定术（图 16-4-8），术后抗感染等治疗，术后病理回示：骨化性纤维瘤。术后 5 个月随访，患者正常生活，无不适。

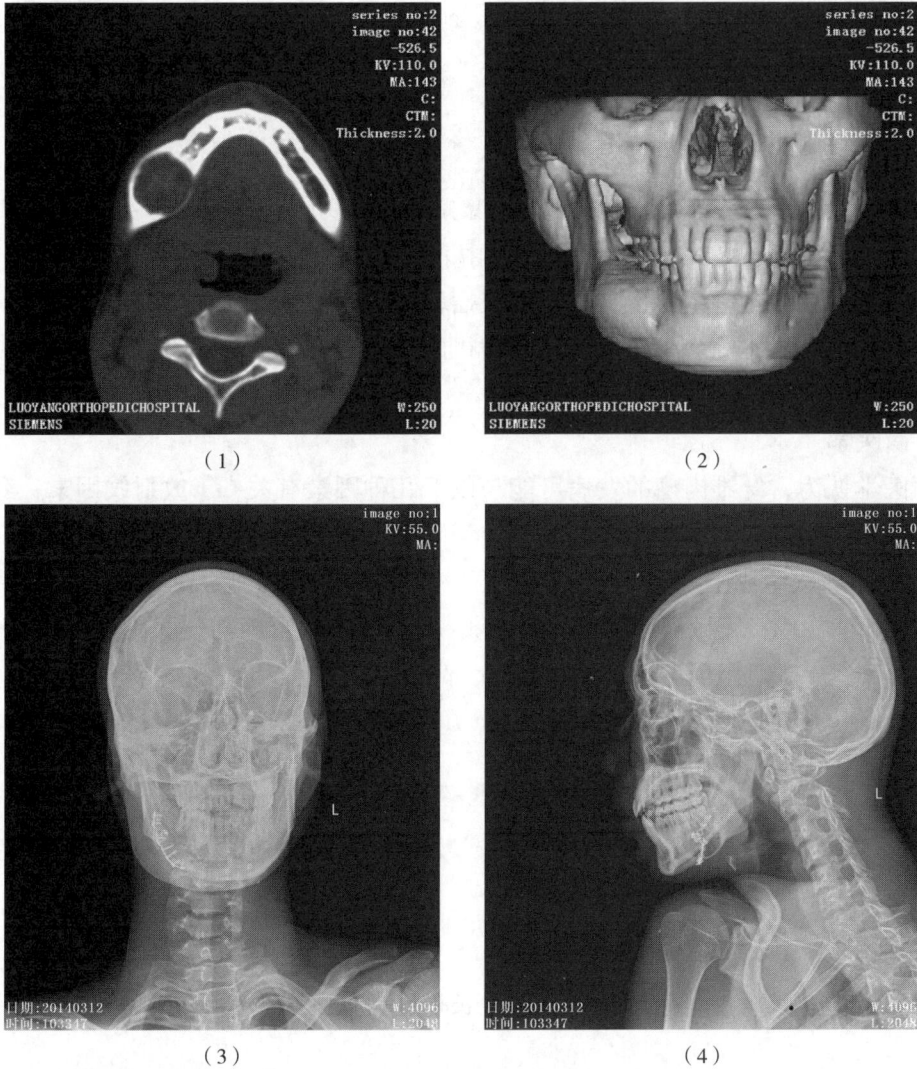

图 16-4-8 右侧下颌骨骨化性纤维瘤边缘切除重建术

（1）（2）术前 CT；（3）（4）术后 DR

三、纤维肉瘤

【概述】

纤维肉瘤一种起源于成纤维组织、较少见的恶性梭形细胞肿瘤。组织学特点是分化不良到分化良好的纤维组织增生，肿瘤细胞产生纵横交错的胶原纤维束，并不伴有软骨、骨样组织或骨的形成。骨的纤维肉瘤可原发于骨或继发于畸形性骨炎、骨坏死、慢性骨髓炎或放射线照射后，或与其他肿瘤特别是软骨肉瘤的去分化有关。好发年龄为 20～50 岁，无明显性别差异。软组织纤维肉瘤好发于大腿、小腿、上臂和躯干，常发生于深筋膜深层结构中；骨纤维肉瘤好发四肢长骨干骺端，尤其是股骨下段和胫骨上段，其次是肱骨、腓骨、髂骨、椎骨、颅骨、下颌骨等。

【病因病机】

1. 中医学

中医学认为，骨纤维肉瘤的发生内与禀赋不足、劳倦内伤或房事不节，耗伤肾气，有关，外因风、寒、湿、热等外邪侵袭，由表及里，深达骨骼，久留积聚；多食不节，损伤脾胃，脾失健运，生湿生痰，积聚成瘤；五志过极，气血失和，经络阻塞，蕴于骨络，伏骨而生成本病。中医对其病因病机的认识，始终贯穿"正虚邪入，搏结伤骨成瘤"的观点。

2. 西医学

西医学认为，纤维肉瘤的发病可能与以下几种因素有关：①放射线因素：我国有报道用放射线治疗妇科肿瘤，在间隔一定年限后，患者的腹壁放射野内可出现纤维组织增生，局部软组织变厚并呈浸润性生长，其中有部分病例会继续发展，最后演变为纤维肉瘤。②先天性因素：有学者认为，本病的发生可能与先天性遗传因素有关。③良性纤维瘤病恶变因素：骨纤维肉瘤大部分为原发性，但少数系纤维异常增殖症、畸形性骨炎、骨巨细胞瘤等恶变而来。

3. 平乐正骨骨病学

请参考本章第一节概述部分。

【临床表现】

1. 病史

本病有的生长缓慢，病程长；有的生长迅速，病程短，预后差，并早期出现远隔转移。

2. 症状

软组织纤维肉瘤表现为软组织内深在的缓慢生长的固定肿块，疼痛多不明显。骨内纤维肉瘤主要症状为局部疼痛、肿块及活动受限，疼痛一般不甚严重，开始较轻，呈间歇性，逐渐加重，肿块硬度差别很大。近 1/3 的患者易合并病理性骨折。肿瘤突破到软组织中，生长更快，形成巨大肿块。肿瘤表面光滑，质硬韧，皮下静脉充盈，有的部位软化甚至破溃。

3. 体征

局部疼痛、可触及肿块，局部皮温可升高，浅表静脉怒张，骨内纤维肉瘤多伴有关节功能障碍，可伴有病理性骨折。

4. 临床特征

青壮年发病，软组织内发病多见深在的固定肿块，疼痛多不明显，起病缓慢；骨内纤维肉瘤主要症状为局部疼痛、肿块及活动受限，疼痛逐渐加重，肿块硬度差别很大，易合并病理性骨折。肿瘤突破到软组织中，生长更快，形成巨大肿块，甚至软化破溃。

5. 辅助检查

（1）影像学检查：

①X线检查：软组织纤维肉瘤表现为深部肿块，与周围正常组织具有相同的X线密度；骨内纤维肉瘤表现为长骨的关节端纯溶骨性破坏，多为偏心性，溶骨性破坏常呈地图状、虫蚀状或浸润性骨破坏（图16-4-9），很少有骨硬化或骨膜反应，常伴有软组织肿块。

②CT检查：纤维肉瘤的密度改变大多类似附近肌肉的密度，低密度区反映出肿瘤内的坏死区域。骨内纤维肉瘤表现为大片的溶骨，大小不一，边缘模糊，无明显增生硬化改变，肿瘤常突破皮质形成软组织肿块，肿块密度一般较均匀（图16-4-10）。

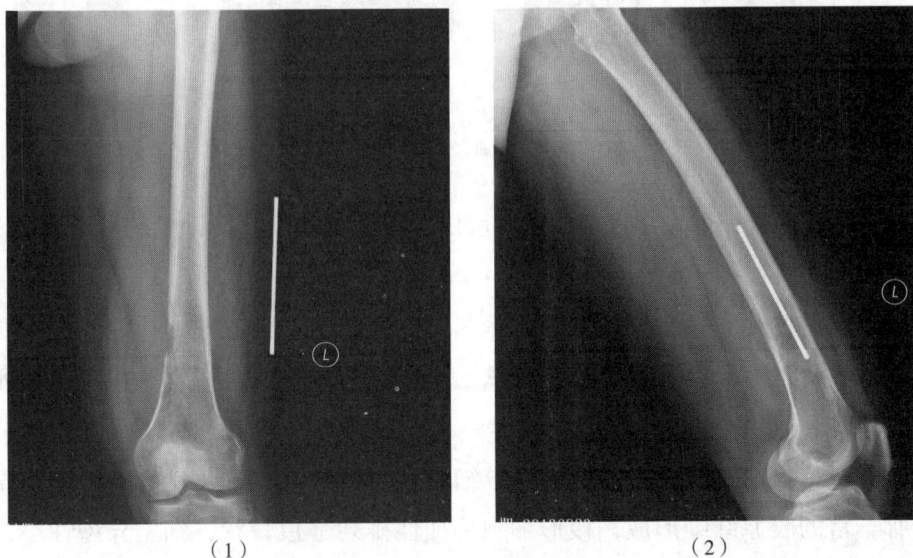

（1）　　　　　　　　　　　（2）

图16-4-9　股骨远端纤维肉瘤X线片

（1）正位；（2）侧位

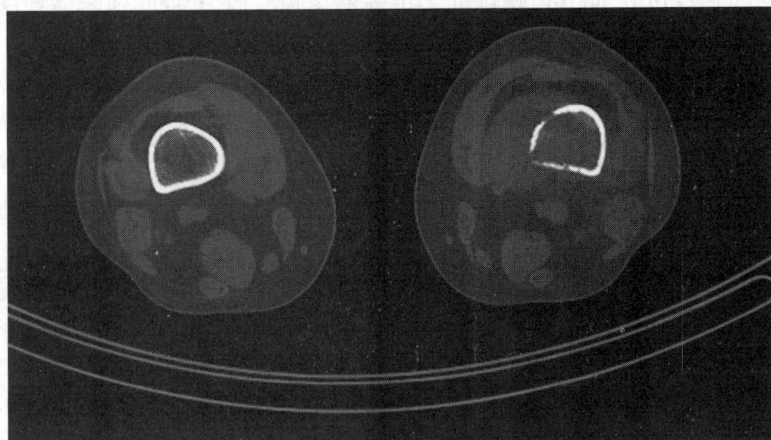

图16-4-10　股骨远端纤维肉瘤CT

③MRI 检查：T1 加权像上为中到低信号，T2 加权像上为较高信号（图 16-4-11）。注射 Gd-DTPA 增强后，肿瘤内呈不均匀强化。

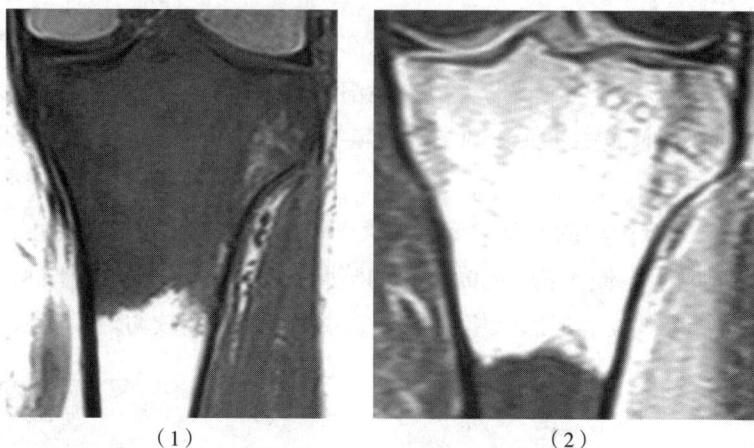

（1） （2）

图 16-4-11 胫骨上段纤维肉瘤 MRI

（1）T1 加权像；（2）T2 加权像

（2）检验学检查：可见血沉、C 反应蛋白及碱性磷酸酶升高，晚期可出现贫血。

（3）病理学检查：

①肉眼所见：肿瘤具有假性包膜，呈圆形或分叶状，分化好的质地较硬，切面呈灰白色，边界清楚。分化不良者质地较软，呈灰黄色或粉红色，常有出血及坏死，肿瘤内无成骨现象。

②镜下所见：主要成分为梭形成纤维细胞和胶原纤维，分化良好的纤维肉瘤在瘤细胞间有丰富的胶原纤维形成，梭形细胞特征性排列呈鱼骨状，细胞异型性小，类似正常成纤维细胞，核分裂少见。分化不良的纤维肉瘤，梭形细胞异型性明显，可出现瘤巨细胞，有明显的核仁及较多核分裂，或出现不典型性核分裂，细胞间缺乏丰富的胶原纤维，瘤细胞呈束状或鱼骨状排列，可伴有出血、坏死或见到黏液样区域。

【鉴别诊断】

1. 骨恶性纤维组织细胞瘤

本病与纤维肉瘤从临床和影像学方面均易混淆，但骨恶性纤维组织细胞瘤的基本细胞为组织细胞和成纤维细胞，核分裂相对多见，成纤维细胞和胶原纤维呈轮辐状或束状，肿瘤组织学是确诊的主要依据。

2. 骨巨细胞瘤

本病多发于 20～40 岁，临床多有局部酸困或疼痛，X 线表现为位于骨骺闭合处的偏心性、溶骨性、膨胀性骨破坏，内常有皂泡样阴影，无钙化，周围有骨壳形成。与纤维肉瘤鉴别要点是骨巨细胞瘤位于骨骺闭合处的干骺端，溶骨性破坏密度更低。纤维肉瘤病变很少有明显的膨胀现象，病理学易于鉴别。

3. 溶骨性转移瘤

溶骨性转移瘤也可发生在长骨两端，与纤维肉瘤鉴别要点是患者年龄较大，疼痛较重，影响睡眠，多伴有消瘦、乏力等全身症状，且为多发病灶，大部分患者能找到原发灶。而纤维肉瘤常症状轻微，多无全身症状，病理学易于鉴别。

【治疗思路】

纤维肉瘤的治疗主要为手术切除。纤维肉瘤的预后取决于肿瘤的分化程度和年龄，10岁以下儿童预后明显较好。当行边缘切除或切除范围不够广泛时，常可局部复发，接近一半的患者会发生转移，主要发生在肺和骨骼。分化差的肿瘤预后极差，因局部手术治疗不能取得预期的效果。

【治疗方法】

1. 一般治疗

请参考本章第一节概述部分。

2. 中医治疗

（1）内治法

①寒痰注骨：骨瘤初起，酸楚轻痛，逐渐加重，呈钝痛，遇寒加重，包块皮色不变，漫肿，压痛不著，舌质淡胖，苔薄白或白滑，脉沉弦或沉滑。

治法：温阳化痰，散寒通滞

方药：阳和汤加减。肉桂9g，炮姜10g，麻黄6g，熟地黄15g，鹿角胶9g，补骨脂10g，莪术12g，胆南星6g，白芥子12g，甘草3g。

②痰热互结：局部坚硬如石，皮肤青筋可见，灼痛，逐渐加重，皮肤颜色稍红，皮温升高，关节活动受限，伴有口干，大便干涩，小便黄赤，舌质红胖，脉弦数。

治法：清热化痰，软坚散结。

方药：消瘤丸加味。玄参15g，生牡蛎20g，贝母15g，知母12g，莪术15g，芒硝15g。

③瘀毒内结：局部肿胀明显，青筋暴露，疼痛难忍，夜不能寝，肢体不能活动，身热口干，消瘦乏力，舌质暗紫，苔腻，脉沉弦或沉涩。

治法：活血解毒，散瘀止痛。

方药：身痛逐瘀汤加减。当归 12g，川芎 9g，桃红 12g，红花 9g，乳香 12g，没药 12g，香附 12g，地龙 12g，大黄 12g，莪术 15g。

④正虚毒结：肿块坚硬，疼痛逐渐加剧，灼痛，见凉则舒，肌肉瘦削，饮食锐减，舌质淡紫，苔灰糙或光红无苔，脉细数或弦细。

治法：益气养血，补益肝肾，清热解毒。

方药：参芪蛇舌汤（《中国中医秘方大全》）。生黄芪、党参、白术、熟地黄、枸杞子、怀山药、天冬各 15g，茯苓 12g，甘草 4.5g，首乌、黄精各 9g，白花蛇舌草 30g，木香 4.5g，大枣 5 枚。

在辨证施治时可选用辨病常用中草药如骨碎补、土鳖虫、血竭、石见穿、半枝莲、蜂房及紫杉茎皮等，现代药理研究表明上述中草药有明显抗肿瘤作用。

（2）外治法

①化岩液离子透入，一次 30 分钟。每日 2 次，7 天为一个疗程，连用 3 个疗程。为加强疗效，可配合化岩液极化后以电极相吸原理促进药物的吸收。

②七味内消膏：官桂、公丁香、天南星、山奈、樟脑各 12g，白川 3g，牙皂 6g，将上药共研细末，以适量饴糖加冷开水调成软膏，于局部外敷。

3. 西医治疗

（1）药物治疗：无明显症状时可不用止痛药物，患者疼痛症状明显时可适当应用一些止痛药。化疗对纤维肉瘤也有一定的抑制作用，特别是肿瘤体积较大，直接手术切除有一定困难者可以使用。可全身用药，也可动脉插管局部用药。待肿瘤缩小后再行切除。化疗方案为骨肉瘤的化疗方案，常用药有长春新碱、异环磷酰胺、甲氨蝶呤、顺铂及阿霉素等，可单独用药也可联合用药。

（2）手术治疗：

①广泛切除：适用于 1 级纤维肉瘤及有选择 3 ～ 4 级纤维肉瘤的病例，在这些选择性病例中，肿瘤的部位和扩张程度允许进行相当广泛的切除。骨内纤维肉瘤肿瘤切除后根据病变部位可选择适当的重建方法，如人工假体置换术（图 16-4-12）、同种异体骨关节移植术、异体骨和人工假体复合移植术、带血管自体骨移植术、瘤骨灭活再植术等。

②截肢术：特殊部位不能行广泛切除者，特别是 3 ～ 4 级病例或肿瘤已局部广泛扩散或术后复发病例，需行截肢术。任何截肢的部位都必须远离肿瘤，必须谨慎地确定截肢部位，可参考 DR 及 CT、MRI 检查结果。例如，当纤维肉瘤位于股骨时，截肢部位必须很高，有时需要进行髋关节离断或半骨盆切除术。手术切除肺部转移瘤是需要和适宜的。

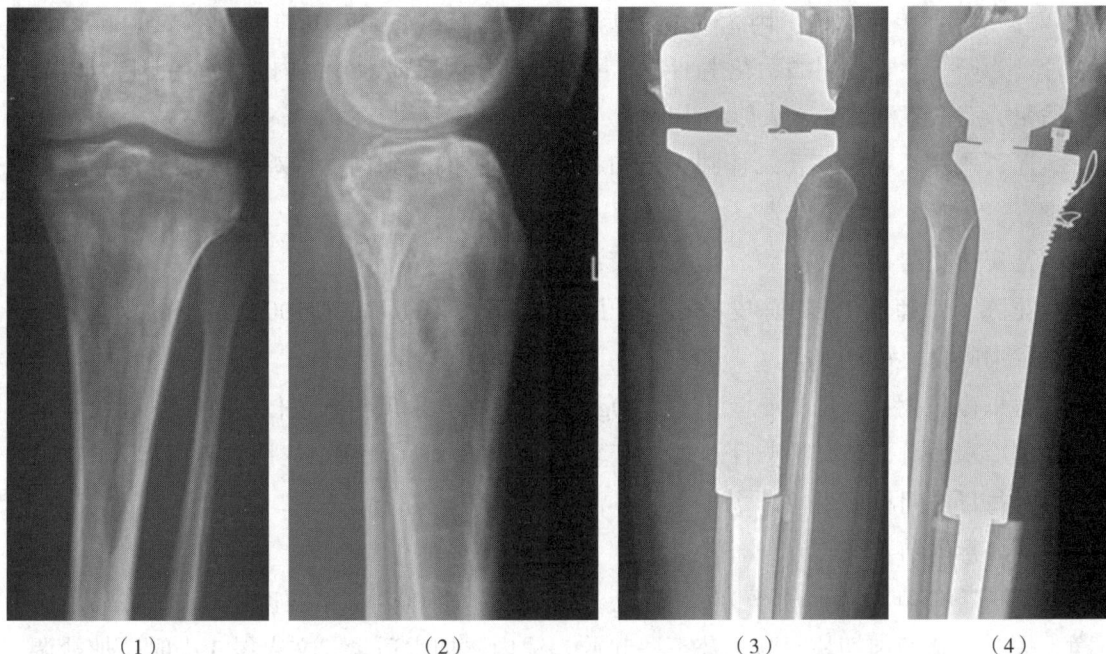

（1）　　　　　　　　（2）　　　　　　　　（3）　　　　　　　（4）

图 16-4-12　胫骨上段纤维肉瘤肿瘤切除人工假体置换术

（1）（2）术前；（3）（4）术后

（3）放疗：目前临床上对本病放疗的意见尚有分歧，似与肿瘤生长的部位有关。位于腹膜后的纤维肉瘤对放射线较为敏感，有的可以治愈，其他部位很难肯定，不过作为术前或术后辅助治疗或在无法切除时作为姑息治疗有一定的价值。

4. 功能锻炼

请参考本章第一节概述部分。

5. 膳食与起居

（1）辨证施膳：富含维生素及高蛋白饮食，对于身体功能的恢复有着很大作用，可适当多食新鲜蔬菜、水果如胡萝卜、青菜、苹果、猕猴桃、奶制品、鱼类、豆类、鸡蛋等，维持患者所需营养，不可不分寒、热、温、凉，一味蛮补。另外，在辨证施膳时，要注意平衡膳食，即尽可能丰富食物品种，不断更换制作方法，满足患者对食物"色""香""味"的要求，选择羹、汤、粥等多种形式，避免患者厌食、偏食。纤维肉瘤患者可根据所属证型开展饮食疗法，即辨证施膳。

①寒痰注骨

良姜猪脊骨粥：高良姜 10g，薏苡仁 30g，杜仲 10g，寄生 20g，猪脊骨 259g，大米 120g。薏苡仁较难煮熟，在煮之前需以温水浸泡 2～3 小时。将高良姜、杜仲、寄生及薏苡仁洗干净后加入适量清水放入砂锅内文火煮，待水开后再煮半个小时，去渣，加入猪脊骨及大米煮粥，调味温服。

当归生姜羊肉汤：羊肉 250g，当归、生姜各 15g，桂枝 10g。原料洗净，羊肉切成片，当归、生姜、料酒、花生油各适量，炒炙羊肉，放入砂锅内，放入余料，加水、盐适量，武火煮沸后，文火煎半小时。

还可服用人参、黄芪、桂圆、当归、肉桂、羊肉、狗肉、母鸡、南瓜等食品温阳托毒。

②痰热互结

花陈汤：菊花 15g，陈皮 15g，栀子 15g，当归 10g，粳米 100g。原料加水适量，煮为稀粥服食，每日 1 次。

木瓜苡仁粥：木瓜 10g，薏苡仁 30g，粳米 30g。木瓜与薏苡仁、粳米一起放入锅内，加冷水适量，武火煲沸后，文火炖薏苡仁酥烂，即可食用。喜甜食者可加入白糖 1 匙，宜每日或间日食用。

③瘀毒内结

土茯苓乌龟汤：土茯苓 15g，乌龟 1 只（300～500g），猪瘦肉 100g，。将乌龟洗净、去脏，猪瘦肉切块，与土茯苓一起放入锅内，加水适量，文火煲 3 小时，加盐调味后喝汤吃肉。

平素饮食中或煲汤时可加入某些具有清热解毒作用的蔬菜，如马齿苋、蒲公英、鱼腥草等，以及属性偏凉的苦瓜、鲜藕、芦根等调补。

荔枝核粥：荔枝核 50g，粳米 100g。将荔枝核捣碎洗净，置锅中，加清水 100mL，急火煮开 10 分钟，滤渣取汁；将粳米、荔枝核汁共入锅中，加清水 500mL，急火煮开 5 分钟，改文火煮 30 分钟，趁热服用。

④正虚毒结

茯苓莲子红枣粥：茯苓 15g，莲子 50g，红枣 12 颗，粳米 100g，红糖 25g。莲子泡发去心，红枣洗净去核，茯苓打粉，粳米淘洗干净，将粳米、茯苓粉、莲子、红枣放入锅内，加水适量，先用武火烧沸，再用文火煮 40 分钟，放入红糖即成。每日 1 次，当正餐食用。

当归川断排骨汤：当归 10g，补肾脂 15g，川断 12g，新鲜猪排骨或牛排骨 250g。将排骨剁块，与 3 味中药同放锅中加水适量，煮至肉熟烂。每天一次，可连用 1～2 周，以补血活血、补肾强骨。平素饮食中或煲汤时宜用党参、黄芪、当归、山药、莲子、陈皮等益气健脾之品调补。

（2）起居：纤维肉瘤患者的起、动、静、休、眠，因顺应每日之内昼夜晨昏阴阳消长的变化，根据"日出而作，日落而息"的原则，安排作息时间，调节起居。

平乐正骨理论认为，顺应自然，起居有常是平衡养骨、保证筋骨健康的关键。起居有常主要包括作息有时、劳逸适度、动静平衡、房事平衡、形神合一等，起居有常、平衡养骨的理念应贯穿于日常生活的每一个细节中，每一个细节均应注意顺应时节、合乎自然、不忘"适度"、护筋养骨。

【按语】

骨纤维肉瘤必须依靠病理确诊，因化疗及放疗对纤维肉瘤均不敏感，故治疗以手术切除为主，可辅以化疗和放疗。对组织学分化较好的纤维肉瘤可做根治性局部切除。对分化差的纤维肉瘤，其恶性程度高，应做截肢术或关节离断术。纤维肉瘤的预后较骨肉瘤好。患者晚期多经血液转移至肺。

【病案举例】

郭某，男，18 岁，因"发现左小腿下段骨性肿物 3 年"入院。

患者 3 年前无意间发现左小腿下段前外侧有一高突畸形，局部无明显疼痛，不影响活动，遂就诊某院，检查发现胫骨下段骨纤维性改变，以"骨纤维瘤"行肿瘤刮除植骨术，术后病理学检查提示"纤维肉瘤"，伤口顺利愈合拆线，定期复查，未做其他特殊处理。近期患者自觉活动后左下肢不适，拍片复查提示局部肿瘤复发，遂来诊。入院情况：全身情况良好，左小腿下段前外侧可见一手术瘢痕约 10cm，皮肤颜色基本正常，局部高突畸形，触之坚硬，界限不清，约 10cm×6cm 大小，无明显移动度，局部压痛不明显，皮肤无静脉充盈，皮温正常，患肢活动、感觉正常，末梢血循环正常。X 线：左胫骨下段前外侧骨质膨胀，其内似有空腔，密度不均，皮质破坏不连续。CT：胫骨下段髓腔增宽，其内为软组织密度影，密度均匀。CT 值为 29Hu，皮质变薄，局部骨质缺损，未见明显软组织肿块影。MRI：左侧胫骨下段骨质破坏，骨髓腔扩大，其内呈弥漫性混杂略长 T1、长 T2 信号影，形态不规则，边界不清楚，骨皮质变薄，内侧骨皮质不完整，其范围为 33mm×107mm，周围软组织呈混杂信号，在脂肪抑制序列上呈斑片状高信号，形态不规则，边界不清楚。病理学检查：肿瘤组织呈束状，编织状排列，核异型性明显，经免疫组化染色排除平滑肌来源，符合左胫骨纤维肉瘤病理诊断。

临床诊断：左胫骨下段纤维肉瘤术后复发。

治疗经过：入院后原病理切片经医院病理科会诊仍支持纤维肉瘤。由于患者年龄较小，虽病理支持纤维肉瘤，临床症状及体征表现不符合该诊断，再次局部穿刺活检，活检病理认为所见支持"纤维肉瘤"诊断。确诊后给予左胫骨下段瘤段切除对侧带血管腓骨移植术（图 16-4-13），术程顺利，术中保留胫骨下端骨骺，术后伤口因肿胀出现张力性水疱，经对症处理伤口顺利愈合。术后病理示左胫骨纤维肉瘤。术后双下肢X 线示移植腓骨固定良好，病灶清除彻底，胫骨下端大部分骨骺保留，右侧腓骨大部分缺如。拆线后辅助化疗 2 次，左下肢石膏固定 3 个月，右下肢石膏固定 1 个月，左下肢拆除石膏 1 个月后因活动不慎致移植腓骨上端病理性骨折，继续石膏固定 2 个月，骨折处骨痂良好，再次化疗。随访 1 年，目前无特殊不适，生活自理。

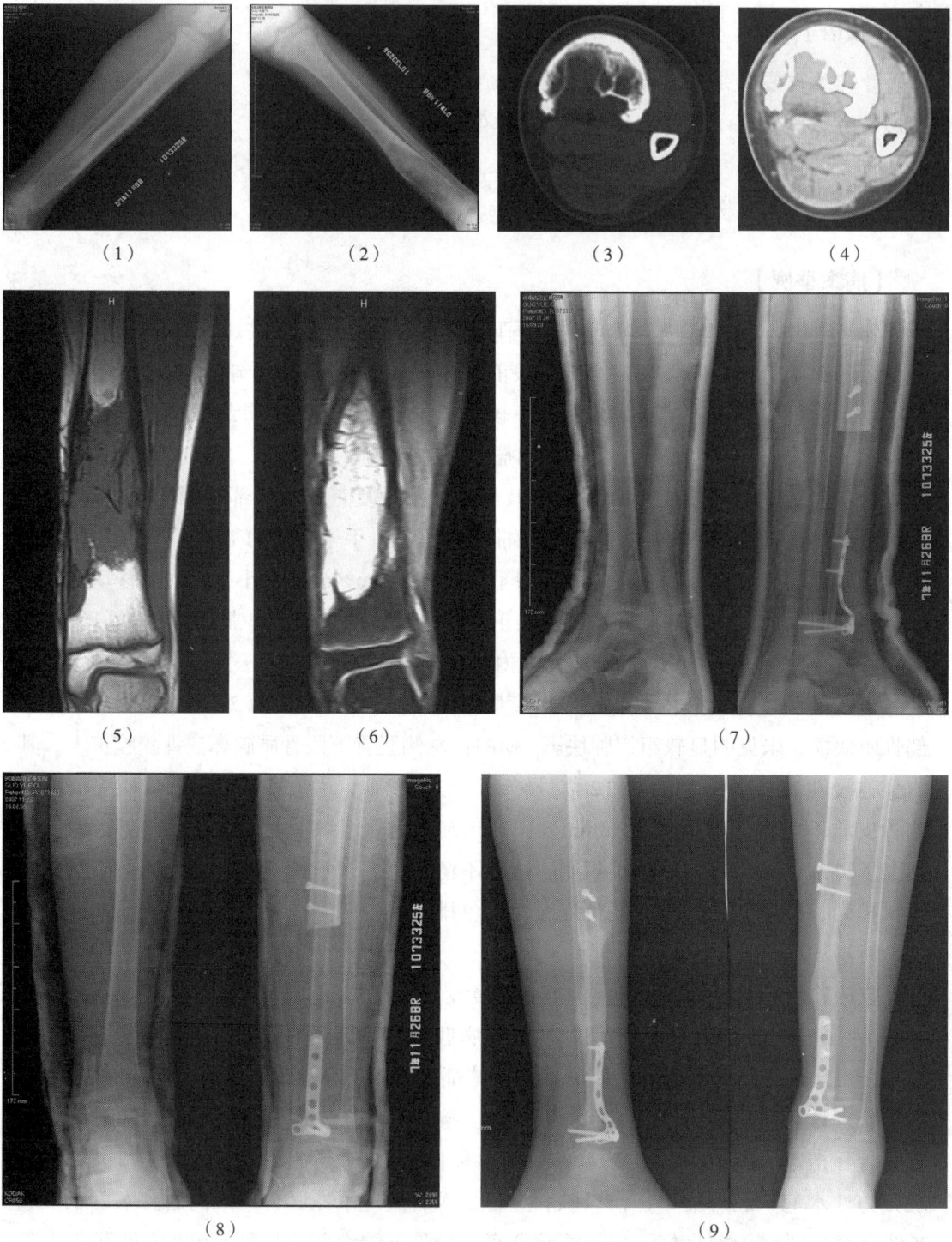

（1）　　　　　　（2）　　　　　　（3）　　　　　　（4）

（5）　　　　　　（6）　　　　　　（7）

（8）　　　　　　　　　　　　　（9）

图 16-4-13　左胫骨下段纤维肉瘤瘤段切除对侧带血管腓骨移植术

（1）（2）术前 X 线；（3）（4）术前 CT；（5）（6）术前 MR；（7）（8）术后 X 线；（9）术后 1 年 X 线

四、恶性纤维组织细胞瘤

【概述】

恶性纤维组织细胞瘤是一种来源于原始间叶细胞，主要由组织细胞和成纤维细胞组成的高度恶性肿瘤。发病年龄较大，一般为 50～70 岁，男性多于女性，两者比例约为 3：2。软组织恶性纤维组织细胞瘤最常发生于下肢，其次为上肢和后腹膜，大多数起源于深筋膜深层。起源于骨骼的恶性纤维组织细胞瘤主要发生在长骨的干骺端，股骨、胫骨较多，也可发生在肱骨、脊柱、扁骨、头颅骨等，多为单发病灶。

【病因病机】

西医学对本病的组织发生和发病机理尚有争议，最近的免疫组织化学技术已有一些证据表明恶性纤维组织细胞瘤与成纤维细胞在表现上关系密切。软组织的恶性纤维组织细胞瘤与其病变在骨中一样，可继发于放射治疗后，放射线可以诱导产生恶性纤维组织细胞瘤。大约半数的骨内恶性纤维组织细胞瘤与骨内其他病变有关：如骨梗死、Paget 病、纤维异样增殖症等。

【临床表现】

1. 病史

软组织的恶性纤维组织细胞瘤一般起病缓慢，骨内恶性纤维组织细胞瘤起病相对较快，病程长短不一，从数月到数年不等。

2. 症状

软组织的恶性纤维组织细胞瘤临床症状常常非常轻微，主要表现为逐渐增大的深部软组织肿块，一般无疼痛症状。通常从发生肿块至明确诊断的时间，从数月到数年不等。病变位于腹膜后者诊断较难和较迟，其症状包括厌食、体重下降及腹腔器官受压等。骨内恶性纤维组织细胞瘤，病程长短不一，差别很大，呈侵袭性生长，常出现病理性骨折。主要症状是程度不等的局部疼痛和肿胀或肿块、附近的关节活动障碍，造成行动困难。发生于脊柱者，可引起截瘫。

3. 体征

局部疼痛，可伴肿胀或肿块，肿块质较硬，边缘不清，较大的肿块表面可出现皮温升高、浅表静脉怒张，且影响附近的关节障碍。发生于脊柱者，可引起截瘫。

4. 临床特征

本病多见于中老年患者，软组织的恶性纤维组织细胞瘤一般起病缓慢，症状轻微，多见逐渐增大的软组织肿块，可无疼痛。骨内恶性纤维组织细胞瘤，差别很大，呈侵袭性生长，经常出现病理性骨折。主要症状是程度不等的局部疼痛和肿胀或肿块，肿块质较硬，边缘不清，皮温升高，浅表静脉怒张，引起相邻关节的功能障碍。

5. 辅助检查

（1）影像学检查：

①X线检查：软组织恶性纤维组织细胞瘤病变表现为密度均匀一致的肿块，内无钙化及骨化。骨内恶性纤维组织细胞瘤呈形式多样的溶骨性破坏，常伴发骨膨胀增粗，可呈虫蚀状或地图样破坏，边界不清，破坏区内多无骨小梁残留，呈纯溶骨性破坏。本病一般无骨膜反应，皮质破坏者可伴有软组织肿块。有些病例的骨质破坏仅限于骨皮质表面，范围不大，而软组织肿块巨大，这也是恶性纤维组织细胞瘤的重要表现。

②CT检查：可清晰显示病灶轮廓、形状、皮质改变、内部密度等细微结构及软组织分布情况。

③MRI检查：可清晰显示骨病灶及软组织肿块的范围，可发现跳跃状病灶。在T1加权像多为低、中等信号，T2加权像呈高信号或混杂信号，病变周围可见长T1、长T2反应性水肿区（图16-4-14）。增强扫描呈轻度不均匀强化。

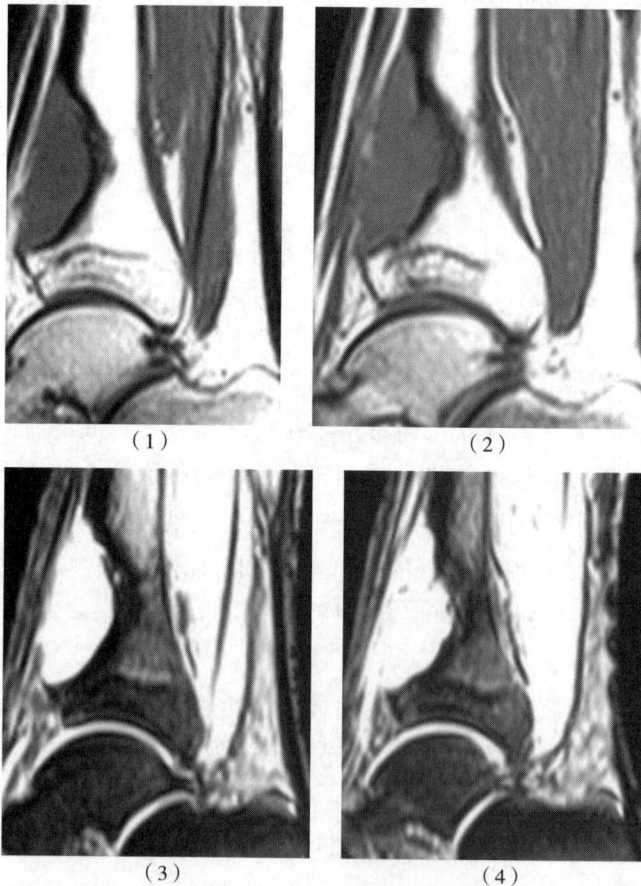

（1）　　　　　　　　　　　（2）

（3）　　　　　　　　　　　（4）

图16-4-14　胫骨远端恶性纤维组织细胞瘤 MRI

（1）（2）T1加权像；（3）（4）T2加权像

④放射性核素：放射性核素在肿瘤内的聚集增加，也可用来寻找骨内的转移性病灶。

（2）检验学检查：可见血沉、C反应蛋白及碱性磷酸酶升高，晚期可出现贫血。

（3）病理学检查：

①肉眼所见：肿瘤呈肉瘤状，中间有出血、坏死或囊变区。与正常骨分界不清，少数有假包膜。切面呈灰白、黄褐色，有含铁血黄素沉着。

②镜下所见：本病细胞成分复杂，有细胞多形性和组织结构多样性的特征，包括成纤维细胞样细胞和组织细胞样细胞、泡沫状细胞、多核巨细胞、含铁血黄色细胞、未分化原始间充质细胞、淋巴细胞浸润，中性粒细胞及嗜酸性粒细胞浸润较少见；梭形成纤维细胞呈漩涡状或席纹状排列，少数呈束状，肿瘤中央无肿瘤性骨样组织形成，当合并病理性骨折后，肿瘤周边可找到反应性骨样组织。

【鉴别诊断】

1. 溶骨性转移瘤

本病多见于中老年人，多有原发肿瘤史，以躯干骨多见，长骨常累及骨干而较少累及骨端，常多骨发病，一般无骨膜反应。而骨恶性纤维组织细胞瘤在X线平片上表现为广泛性溶骨破坏，常常缺少相应的骨膜反应而又伴有巨大的软组织肿块，为典型的恶性纤维组织细胞瘤的X线表现，鉴别要点是结合临床病史和伴有巨大的软组织肿块，结合病理及适当的免疫组化指标来鉴别。

2. 骨肉瘤

本病好发年龄为10～20岁，男性多于女性，病情进展快，临床表现为疼痛明显，影响睡眠，不断增大的肿块，血清碱性磷酸酶可升高，X线表现为破坏性病灶，内有不规则的成骨，常见放射状骨针和Codman三角。本病与恶性纤维组织细胞瘤鉴别要点是骨肉瘤常有明显的骨膜反应及Codman三角，以及多种形态、不同密度的瘤骨，发病年龄以青少年多见。

3. 纤维肉瘤

本病与恶性纤维组织细胞瘤在临床和影像学上无明显区别，其鉴别主要依据病理学检查。

【治疗思路】

本病为高度恶性的病变，进展快，预后差，转移率高，多转移到肺。在治疗上可按骨肉瘤的处理原则，对于高度恶性和可以切除的肿瘤患者多采用早期广泛根治性手术，并于手术前后行化疗，用药同骨肉瘤，手术切除应较骨肉瘤更广泛，甚至可行根治性截肢。不能手术的患者可行放疗。肿瘤的组织学分级被认为是与远处转移和生存率相关的重要因素之一，肿瘤体积、位置的深浅也与其相关。而外科手术的彻底性与否，直接决定肿瘤的预后。

【治疗方法】

1. 一般治疗

请参考本章第一节概述部分。

2. 中医治疗

中医治疗在直接抗肿瘤、减轻放化疗及手术的毒副作用、增强疗效方面具有独特的优势，可一直贯穿于恶性纤维组织细胞瘤治疗的始终。请参考概述部分中医辨证治疗。

3. 西医治疗

（1）药物治疗：未确诊症状明显时可适当应用止痛药物，以癌症三级止痛阶梯疗法为指导原则，必要时选择辅佐剂。本病对化疗有效，方案为 ADM-DTIC 或 ADM-CTX-VCR-DTIC 或 ADM-IFO 或 MTX-CF 联合用药，骨内恶性纤维组织细胞瘤对化疗的反应比不上骨肉瘤或淋巴瘤。多数学者认为恶性纤维组织细胞瘤术前术后辅以化疗可以提高生存率，常用的药物有 MTX、ADM 和 DDP。单纯外科治疗不能控制病灶，而接受外科治疗与辅助化疗的患者 5 年生存率明显提高。

（2）手术治疗：保肢手术适用于 ⅡA 期和对化疗敏感的 ⅡB 期肿瘤，病灶周围大的神经、血管未受累，可在安全边界完整切除且通过重建可以获得较好的功能，辅助放疗和化疗。

①广泛切除：适用于 1 级恶性纤维组织细胞瘤；术前辅助治疗反应满意的 Ⅱ 期肿瘤，也可行广泛切除（图 16-4-15）。主要方法有骨内恶性纤维组织细胞瘤切除加定制假体置换术、肿瘤切除瘤骨骨壳灭活再植术、肿瘤切除自体骨移植或异体骨移植术等。

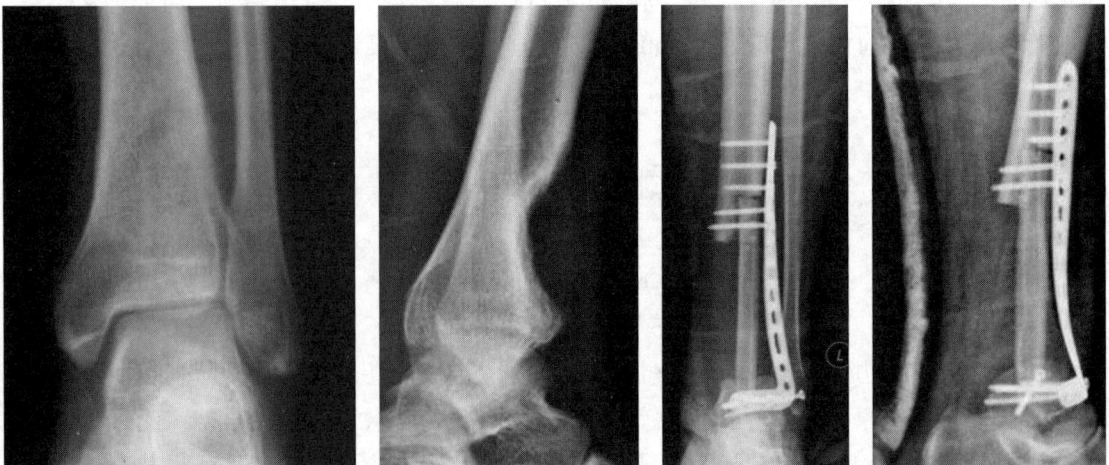

（1）　　　　（2）　　　　（3）　　　　（4）

图 16-4-15　胫骨下段恶性纤维组织细胞瘤肿瘤切除带血管的腓骨移植术

（1）（2）术前；（3）（4）术后

②根治性切除术：术前辅助治疗反应不满意的Ⅱ期肿瘤可行根治性切除术。根治切除范围应距瘤体 3 ～ 5cm，若情况许可，应距瘤体尽量远，如上范围的扩大切除可使复发率从 50% 降至 26%。

③截肢术：主要用于多次复发及对化疗不敏感且病灶周围大的神经血管受累者或不能做局部广泛切除者，截肢术可明显降低复发率，但远处转移率无明显降低，可辅助放疗和化疗。

（3）放疗：对于软组织恶性纤维组织细胞瘤，术前放疗是一种非常有用的辅助疗法，放疗可使病变大量坏死，并且在大多数的病例中可刺激产生一层致密的纤维包壳，从而使广泛或者边缘性切除的保肢手术更加安全。对于骨内恶性纤维组织细胞瘤，术前放疗作用有限。

4. 功能锻炼

请参考本章纤维肉瘤部分。

5. 膳食与起居

请参考本章纤维肉瘤部分。

【按语】

本病临床常不易立即确诊，局部切除术后复发率高达 40% ～ 50%，广泛切除术后复发率约为 17%。治疗以广泛切除或截肢术为主，5 年存活率为 33% ～ 50%。化疗有效，可以控制病情，甚至达到临床治愈。本病对放疗不敏感，但对残存肿瘤和难以手术清除的部位行局部放疗有一定控制作用。目前，临床研究认为，新辅助化疗结合广泛性手术切除为本病的最佳治疗方案。

【病案举例】

宋某，男，37 岁，因"左小腿上段疼痛一年余，加重伴活动受限半年"入院。

患者 1 年多前无明显原因出现左小腿上段内侧持续性隐痛，疼痛不影响睡眠及行走，到汝州市某医院检查后给予药物治疗（具体情况不详），效果欠佳，半年前上述症状加重，影响行走，到汝州市另一医院检查给予保守治疗，给予玻璃酸钠膝关节内注射及药物口服和外用（具体情况不详），效果欠佳，上述症状逐渐加重，现为系统治疗来诊，门诊检查后以"左胫骨上端肿瘤"为诊断收入院。患者发病以来神志清，精神可，饮食及睡眠可，大小便正常，体重无明显变化，无发热及盗汗，无咳嗽及咳痰。专科检查：左小腿上段稍肿胀，局部有轻压痛，皮温较高，颜色灰暗，无浅表静脉怒张，左膝关节屈曲活动稍受限，旋转无明显异常。左下肢肌力正常，感觉正常，足背动脉、胫后动脉搏动良好。辅助检查：自带 MR 示左胫骨上段呈大片状长 T1、长 T2 信号，中央有小片更长 T2 信号，胫骨内髁关节面下有囊状低信号，半月板后角均有线形高信号，左膝关节有少量积液。CT 平扫示左胫骨上端呈不规则溶骨性骨质破坏，边界不清楚，周围轻度硬化，骨皮质可见筛孔征改变，边缘骨皮质未见明显骨膜反应，周围软组织轻度肿胀，未见明显肿块影。左胫骨 SPECT/CT 融合图像显示左胫骨上端骨质破坏区呈放射性核素缺失，周围骨质硬化呈异常放射性核素浓集，尤以胫骨平台显著，余骨质内未见明显异常放射性核素分布。意见：左胫骨上端骨肿瘤（良性，骨纤维组织细胞瘤）可能性大，不排除恶性变。

临床诊断：左胫骨上段病理性破坏。

治疗经过：入院后完善各项检查，无明显异常，局部穿刺病检报告为：骨小梁间纤维组织增生，侵袭破坏骨质，部分区域纤维细胞有异型性，行左胫骨上段瘤段切除人工膝关节假体置换术（图 16-4-16），术程顺利，患者顺利度过围手术期。术后病理示左胫骨上段恶性纤维组织细胞瘤，术后拍片提示肿瘤切除完整，假体位置良好，患者恢复好，顺利出院。

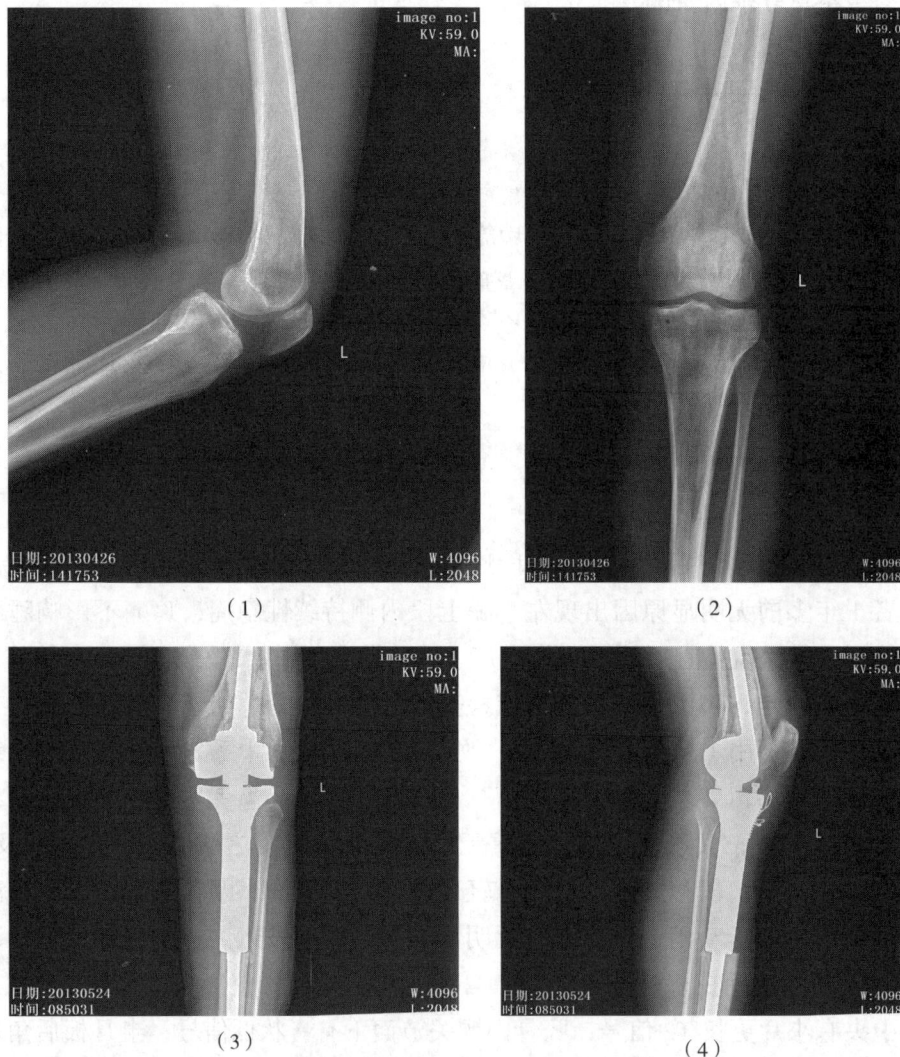

（1）　　　　　　　　　　　　（2）

（3）　　　　　　　　　　　　（4）

图 16-4-16　左胫骨上段恶性纤维组织细胞瘤瘤段切除人工膝关节假体置换术

（1）（2）术前；（3）（4）术后

第五节　骨髓来源性肿瘤

一、Ewing 肉瘤

【概述】

Ewing 肉瘤系 Ewing（1921 年）首先报道，又称为尤文肉瘤、未分化网织细胞肉瘤，当时取名为"骨的弥漫性血管内皮瘤"。长期以来，人们对其组织发生意见分歧，故文献中一直以姓氏命名。Ewing 肉瘤是组织来源不清、以小圆细胞为主要结构的原发恶性骨肿瘤，较骨肉瘤和软骨肉瘤明显少见，好发年龄为 10 ～ 20 岁，男性多于女性，男女之比约为 1.6 : 1。全身骨骼的任何部位均可发病，但以四肢长骨干为好发部位，其次为干骺端。股骨、肱骨、胫骨、腓骨和髂骨最多见，肋骨、肩胛骨、脊柱和颅骨等亦可发病。

【病因病机】

这种肿瘤最初由 Ewing 报道，认为起源于骨髓的内皮细胞。Oberling 的研究结果提示骨髓中的胚胎性网织细胞是肿瘤的基本成分，超微结构的研究也支持这一观点，但多数学者认为这些细胞是肿瘤去分化时的反应。目前大多数学者普遍认为肿瘤起源于骨髓干细胞，细胞培养显示，尤文肉瘤细胞可以分化为很多种细胞系，恶变的骨髓干细胞失去了向组织细胞和淋巴细胞分化的趋势，转而向骨细胞分化，胞浆内有大量糖原及与细胞膜结合的碱性磷酸酶都支持这一观点。

【临床表现】

1. 病史

本病起病较快，病程短。

2. 症状

疼痛及肿块是最常见的症状。往往在入院前一段时期内疼痛已逐渐加剧并变为持续性，影响睡眠，局部肿胀明显或可摸到包块，临近关节功能障碍。肿瘤所在部位不同，还可引起其他症状，如在股骨下端可引起膝关节反复积液，在肋骨者常伴有胸腔积液，在骶骨或骨盆者由于侵及骶神经丛可引起一系列的神经症状，肿瘤可以很大，并易扩展至下肢。全身症状可有中度发热、虚弱、体重减轻、贫血、乏力。也可早期肺转移。

3. 体征

局部有明显压痛、肿胀或可摸到包块，皮肤温度升高，肿瘤表面见静脉怒张，关节功能障碍，位于负重骨者可发生病理性骨折。肿瘤所在部位不同，引起的体征也不同，如发生于肋骨者常伴有胸腔积液，发生于骶骨或骨盆者由于侵及骶神经丛可引起一系列的神经症状。

4. 临床特征

本病多见于青少年，且病情进展较快，近期局部出现疼痛并逐渐加剧并变为持续性，局部肿胀明显或可摸到包块，局部有压痛，皮肤温度升高，肿瘤表面见静脉怒张，相邻关节的功能障碍，可发生病理性骨折。

5. 辅助检查

（1）影像学检查：

①X线检查：表现为边界不清的浸润性或虫蚀样骨质破坏，骨干呈梭形膨胀，伴有层状骨膜新骨形成，表现为葱皮状或放射状骨膜反应，并常伴有巨大的软组织肿块。因为尤文肉瘤不产生基质样物质，长骨的尤文肉瘤内缺乏密度升高的钙化，但具有丰富的骨膜新骨形成，特别在扁骨，可类似骨肉瘤，有时这两种类型的肿瘤之间的区分比较困难，约 1/3 的尤文肉瘤侵犯扁骨表现为弥漫性硬化，病理上与骨肉瘤不同的是，尤文肉瘤的硬化改变并非肿瘤骨，而是肿瘤细胞浸润引起了反应骨（图 16-5-1）。

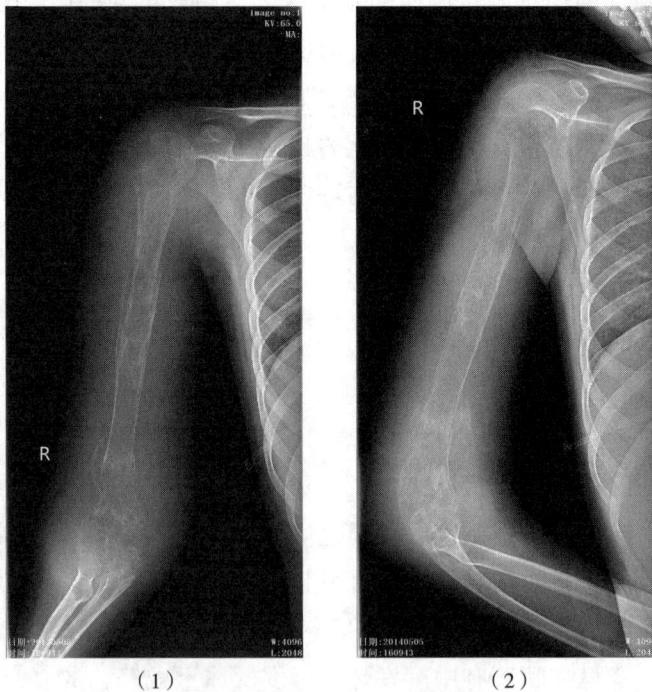

图 16-5-1　肱骨尤文肉瘤 X 线片
（1）正位；（2）侧位

②CT检查：CT图像能反映骨内病变的详细情况及骨外软组织肿块，增强CT能进一步显示软组织肿块的范围（图16-5-2）。

③MRI检查：在T1加权像上呈中到低信号，在T2加权像上呈高信号，细胞较少的部位和坏死区域信号强度较低，增强后肿瘤出现强化，强化仅发生在有细胞的区域，这可以与肿瘤周围的水肿区相区分，水肿区域并不强化。在早期尚无骨皮质破坏和骨膜反应时，MRI就能显示髓腔内的信号变化，有助于显示跳跃病灶。MRI对显示软组织肿块及肿瘤累及神经、血管情况优于X线和CT（图16-5-3）。

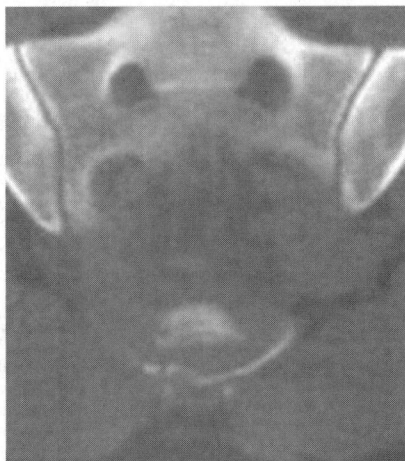

图16-5-2 骶骨 Ewing 肉瘤 CT

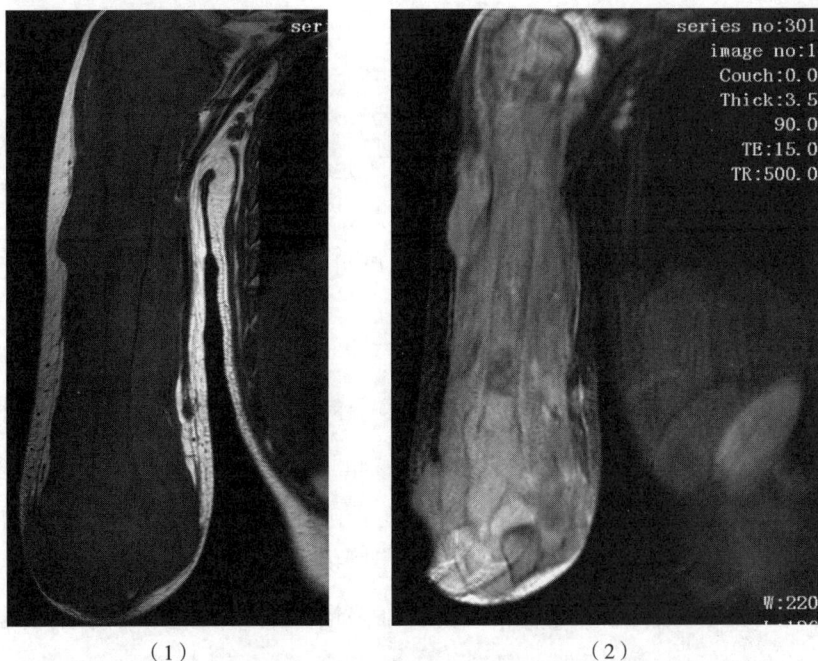

（1）　　　　　　　　　　　（2）

图16-5-3 肱骨尤文肉瘤 MRI

（1）T1加权像；（2）T2加权像

④核素骨扫描：不仅可显示原发病灶的范围，而且还可发现全身其他病灶。

（2）检验学检查：可有贫血、白细胞增多及血沉加快，白细胞计数常升高达（10～30）×10^9/L，血清乳酸脱氢酶也可升高，由于大量骨膜新生骨的形成，血清碱性磷酸酶可轻度升高。

（3）病理学检查：

①肉眼所见：因肿瘤细胞不产生任何基质（骨样、软骨样或纤维性基质），并常常有广泛的出血、坏死，故肉眼所见病理组织为柔软的肉样肿块。若坏死明显，可呈液态的坏死肿瘤组织。在髓腔内可蔓延而累及骨干的大部分，分界不清。肿瘤可逐渐侵蚀骨皮质，使其变薄而膨隆，并将骨膜掀起。骨膜常有反应性新骨形成，在骨膜及其周围形成洋葱皮状多层的骨膜增生。肿瘤破坏骨皮质后，可侵入软组织。

②镜下所见：瘤细胞大小形态颇一致，瘤细胞呈圆形或多角形，核小而圆，胞浆稀少、淡染，界限不清，很像淋巴细胞，呈弥散排列，常见有丝分裂。有时瘤细胞及其核体积较大，异型性明显，瘤组织内细胞丰富，细胞排列呈巢状，也可形成假"菊花团"样结构。

【鉴别诊断】

1. 骨肉瘤

本病全身症状轻微，主要为疼痛，夜间重，肿瘤穿破皮质骨进入软组织形成软组织肿块，X 线表现为长骨干骺端破坏性病灶，内有不规则的成骨。常见放射状骨膜反应和 Codman 三角。和 Ewing 肉瘤不同的是，骨肉瘤化验检查白细胞、中性粒细胞基本正常，血清碱性磷酸酶可升高。病灶部位的骨膜被广泛掀起，软组织肿块内混有形态不一的斑片样骨化，病理学检查可见大量肿瘤性成骨，瘤细胞不呈假菊花团样排列。

2. 急性骨髓炎

本病发病急，多伴有高热，疼痛较尤文肉瘤剧烈，化脓时常伴有跳痛，夜间痛并不加重，有些病例伴有胸部及其他部位感染。早期的 X 线片上受累骨改变多不明显，以后于髓腔松质骨中出现斑点状稀疏破坏。在骨破坏的同时很快出现骨质增生，多有死骨出现；区别于 Ewing 肉瘤的骨膜反应往往呈现中断和不连续，穿刺检查，在骨髓炎的早期即可有血性液体或脓性液体吸出，细菌培养阳性，而尤文肉瘤则无。病理组织学检查是明确诊断的主要手段，骨髓炎对抗炎治疗有明显效果，尤文肉瘤对放疗极敏感。

【治疗思路】

Ewing 肉瘤通常为ⅡB 期肿瘤，放疗及化疗可显著提高生存率，结合手术治疗较单独使用治疗或化疗效果好。发生在脊柱、多中心病变或在发病时已转移的 Ewing 肉瘤，在化疗后不能手术者，可单独进行放疗。本病恶性程度高，容易向肺及骨转移，预后差，近年虽然整体疗效明显提高，但 5 年生存率仍限制在 50% ～ 60%。比较重要的预后因素包括肿瘤的分期、解剖部位及大小，在诊断时已经发生转移、生长在盆骨上、最大直径大于 8cm 者，预后较差。

【治疗方法】

1. 一般治疗

请参考本章第一节概述部分。

2. 中医治疗

请参考本章第一节概述部分。

3. 西医治疗

（1）药物治疗

①止痛药物：未确诊症状明显时可适当应用止痛药物，以癌症三级止痛阶梯疗法为指导原则，根据病情需要选择辅佐剂。晚期病情较重时，及时给予对症治疗及营养支持治疗。

②化疗：确诊后及时给予化疗，本病对化疗有效。Ewing 肉瘤是全身性疾病，应用单纯的手术切除和放疗，其 5 年生存率小于 15%。新辅助化疗的广泛应用，使 Ewing 肉瘤的生存率有了明显提高，5 年生存率可达 60%。活检明确诊断后，行 3 或 4 个疗程化疗，肿瘤组织大部或全部萎缩甚至消退，为较彻底的手术治疗创造条件，术后再进行 6 个疗程的化疗。应用联合化疗比单药化疗更有效，最常应用的药物有长春新碱、放线菌素 D、环磷酰胺、阿霉素等，即 VACA 方案，也可使用和骨肉瘤相同的化疗方案。

③骨髓移植和干细胞移植：已被用于有扩散和高风险、不良部位如中轴骨或骨盆骨的原发肿瘤患者的治疗，也特别适用于骨转移的患者。

④营养支持及对症处理：患者出现贫血、发热及肝肾功能异常等，一定要给予及时处理。

（2）手术治疗：手术治疗的原则是尽可能地切除肿瘤，以最大限度地控制局部病情，在此基础上，千方百计地保留肢体和保留肢体功能，以提高患者的生活质量。临床上常用的手术种类有肿瘤整块切除重建术和截肢术。Ewing 肉瘤的切除重建方法可参考骨肉瘤的手术治疗。

在放疗和化疗结束后，可以行手术切除，以减少局部复发。经过有效的化疗，需行广泛手术切除，适应证：①位于切除后不影响功能的骨骼上（图 16-5-4），如骶骨、锁骨、腓骨、掌骨等。②重要骨骼上的病灶经广泛切除重建后，造成的功能障碍明显小于放疗所造成的功能障碍。③放疗后出现孤立的局部复发。④骨质大部或全部破坏、骨折不可避免的较大病灶。

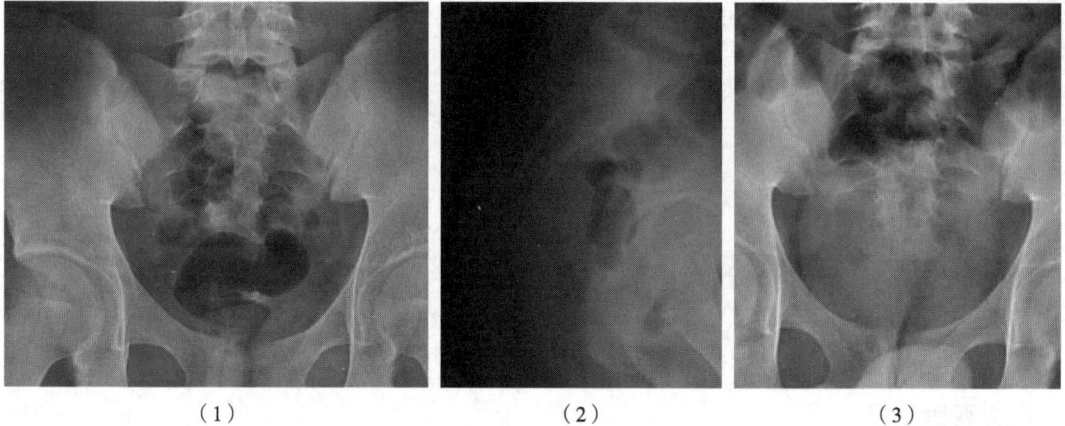

（1）　　　　　　　　　　（2）　　　　　　　　　　（3）

图 16-5-4　骶骨尤文肉瘤广泛手术切除术

（1）术前；（2）（3）术后

（3）放疗：本病对放疗较敏感，放射治疗为典型的传统疗法，且曾一度作为治疗本病的唯一手段，但不能控制其复发和转移。目前放疗的适应证：①手术无法彻底切除的部位；②放疗较手术切除能显著保留功能的部位；③预后差、Ⅲ期的多骨骼病变，远隔部位有转移或化疗效果差。放射治疗所需的剂量为 5000 ～ 16000r（Rad），放射线照射野必须比 X 线、骨扫描、CT、MRI 检查所显示的边缘至少宽约 5cm，但没必要将照射范围扩大至整个病骨。

4. 功能锻炼

请参考本章第一节概述部分。

5. 膳食与起居

请参考本章第一节概述部分。

【按语】

本病多见于青少年，恶性程度高，容易向肺及骨转移，预后差。近年虽然综合治疗整体疗效明显提高，但 5 年生存率仍限制在 60% ～ 75%，给家庭及社会造成沉重的经济负担。

【病案举例】

刑某，女，8 岁，因"右前臂近段肿痛活动受限 1 个月，加重 1 天"入院。

患者 1 个月前无明显诱因出现右前臂近段肿痛，给予局部药物外敷、烤电等治疗，肿痛缓解。之后患者未诉特殊不适，未行特殊检查。1 天前局部肿痛，程度较为剧烈，当地医院拍片提示右侧桡骨骨质破坏，遂来院就诊。患者发病以来无明显发热病史，10 天前左侧口腔牙龈脓肿，自行好转，其他无明显不适。门诊经检查以"右侧桡骨病变"为诊断收入院。患者无明显体重变化,饮食、二便均正常。专科检查:右前臂近段前外后侧可见明显肿胀,皮肤颜色尚可,局部皮温升高,局部压痛剧烈,前臂功能受限,肘关节保护位,手指活动基本正常,末梢血循正常。参考资料(某肿瘤医院,2014-4-1,肘关节正侧位片):右桡骨近段骨质密度降低,边界尚可,皮质不完整。

临床诊断:①桡骨病变:肿瘤恶性?骨结核?②桡骨骨折?病理性。

治疗经过:入院后完善相关检查,如 DR、CT、MR 等(图 16-5-5),各项检查结果回示无手术禁忌证,给予局部经皮深部组织穿刺活检术。本院病理结果回示:右桡骨恶性肿瘤,尤文肉瘤/原始神经外胚胎层瘤可能性大,类型待免疫组化鉴定。免疫组化结果回示:支持尤文肉瘤。

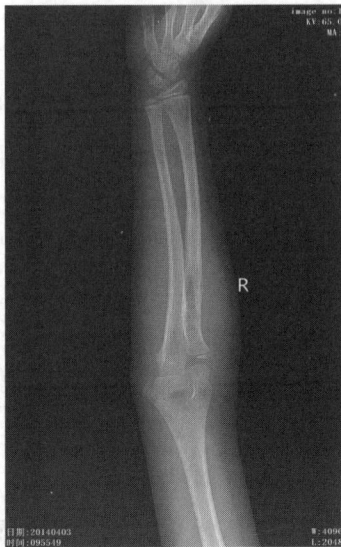
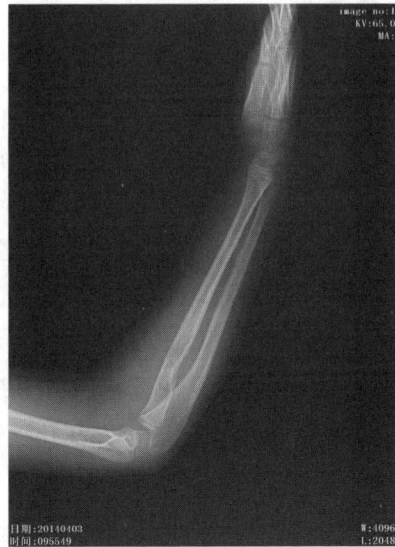

（1） （2）

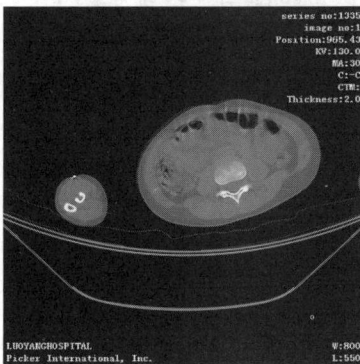
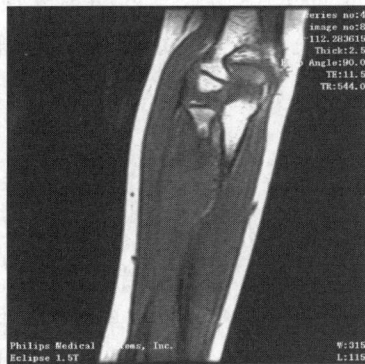
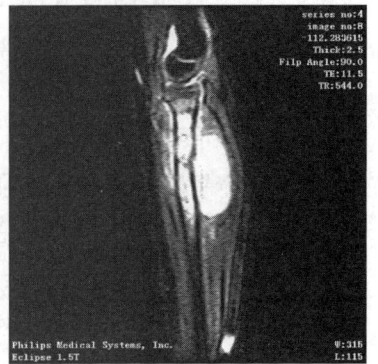

（3） （4） （5）

图 16-5-5 桡骨尤文肉瘤

（1）（2）DR;（3）CT;（5）（6）MR

二、多发性骨髓瘤

【概述】

多发性骨髓瘤是浆细胞产生的一种原发的全身性恶性骨髓肿瘤，又称浆细胞瘤。其特点是恶性浆细胞在骨髓中无节制地增殖，并伴有单克隆免疫球蛋白的过度生成。发病年龄多为 50～70 岁，好发于男性。多发性骨髓瘤常起自含红骨髓的骨骼，中轴骨最常受侵犯，其他依次为脊柱、肋骨、骨盆、头颅和长骨。本病进展速度不一致，有些病例可在相当长时间内保持静止状态，而有些病例则迅速发展。

【病因病机】

1. 中医学

多发性骨髓瘤多系外感寒、热及邪毒，侵袭人体后留着不去，深窜入里，侵犯肾经，留注于骨节，伤筋蚀骨，腐骨伤髓，毒气凝滞，蕴结成瘤。多发性骨髓瘤的病因多为邪毒内蕴，气滞血瘀，骨络阻塞，肝肾阴虚，脾肾衰弱，精血亏损，骨失所养，筋脉失于濡养，出现"骨痹"，"骨痹者乃嗜欲不节，伤于肾也，肾之内消"。气与血，一阴一阳，互相维系，脾虚则流血无力，气血生化乏源，肾虚则精气不足，温煦濡养失职。正如《类经附翼·求正录》所说，"水亏其源，则阴虚之病叠出"，"火衰其本，则阳虚之病叠出"。所以多发性骨髓瘤与中医的肝、肾、脾密切相关，在治疗中宜注重滋补肝肾、大益精气、生血化源，并与化瘀通络相结合。

2. 西医学

西医学认为，病因与发病机制不清楚，可能与电离辐射、长期慢性感染（如慢性骨髓炎、类风湿关节炎等），以及 EB 病毒或卡氏肉瘤相关的疱疹病毒感染诱发 C-MYC、N-RAS 或 K-RAS 或 H-RAS 等癌基因高表达有关；也可能与一些细胞因子有关，IL-6 为多发性骨髓瘤的生长因子；也可能与长期接触石棉、杀虫剂、石油产品、橡胶、塑料等有关。

3. 平乐正骨骨病学

人体生病是由于其阴阳失衡所致，而本病多系年老体弱，正气亏虚，尤其是肝肾亏虚，筋骨失养，加之外感寒、热及邪毒，侵袭人体后留着不去，深窜入里，侵犯肾经，流注骨节，伤筋蚀骨，腐骨伤髓，毒邪凝滞，瘀毒互结，阻碍气血运行，致阴阳失衡而发病。本病病因多为毒邪内蕴，瘀毒互结，骨络阻塞，肝肾阴虚，脾肾虚弱，精血亏虚，骨失所养所致。所以，本病与肝、脾及肾密切相关。

【临床表现】

1. 病史

多发性骨髓瘤起病徐缓，早期无明显症状，容易被误诊。

2. 症状

疼痛是最常见的临床表现，开始很轻，逐渐加重。疼痛的部位通常位于背部、腰部及骨盆，卧床可缓解，负重、活动可加重。脊柱病变可出现放射性下肢疼痛。广泛累及椎骨、肋骨、胸骨者，会导致胸廓畸形，脊柱后凸，身高短缩。病程继续进展，会出现多发骨折、剧痛、体重下降、进行性贫血、神经系统症状如截瘫、尿潴留、肢体麻木等。晚期则可发生内脏功能障碍的各种表现，可出现血小板减少，引起出血症状，皮肤黏膜出血较多见，严重者可见内脏及颅内出血；高黏滞综合征，如发生头晕、眼花、视力障碍，并可突发晕厥、意识障碍；贫血、感染、出血、肾脏损害、肝脾肿大及高钙血症、淀粉样变及心力衰竭、周围神经炎等。

3. 体征

疼痛较重，压痛明显，卧床疼痛减轻，可有病理性骨折及神经压迫症状，甚至截瘫，可见胸廓畸形、脊柱后凸、身高短缩、发热、贫血、体重减轻等。

4. 临床特征

本病好发于中老年男性，无明显原因出现腰背部疼痛，夜间尤甚，且逐渐加重，严重影响睡眠，卧床可缓解，负重、活动可加重，病程进展，全身症状加重，可出现骨折、剧痛、体重下降、进行性贫血；晚期出现恶病质。

5. 骨髓穿刺术

骨髓穿刺术是采集骨髓液的一种常用诊断技术。穿刺常选择以下三个部位：①髂前上棘：常取髂前上棘后上方 1～2cm 处作为穿刺点，此处骨面较平，容易固定，操作方便安全。②髂后上棘：位于骶椎两侧、臀部上方骨性突出部位。③胸骨柄：此处骨髓含量丰富，当上述部位穿刺失败时，可做胸骨柄穿刺，但此处骨质较薄，其后有心房及大血管，严防穿透发生危险，较少选用。

6. 辅助检查

（1）影像学检查：

① X 线检查：表现为圆形或类圆形"穿凿状"骨破坏，边界清楚，周围没有硬化，病灶逐渐增大，并融合成片，散在于颅骨、椎体、髂骨等部位，局限性病灶可转变为多发溶骨改变。12%～25% 的患者并没有监测到骨骼的破坏性病灶，但出现广泛的骨质疏松。病变部位不同 X 线表现有一定差异，在头颅大多表现为圆形穿凿样的骨质破坏，大小一致，边缘较清楚。脊柱上的多发性骨髓瘤可以仅表现为单纯的骨质疏松而看不到明确的病灶，但更为常见的还是多发性溶骨性破坏散在分布于脊柱上。无论是单纯性骨质疏松还是多发性溶骨性破坏，均常伴有椎体的多发性压缩性骨折（图 16-5-6）。肋骨病变常表现为带状破坏和细小的溶骨性破坏似穿凿状，偶尔伴有软组织肿块。扁骨和长骨表现为髓腔内的骨破坏，若侵及骨皮质，在骨皮质内缘的内骨膜呈扇形改变，即所谓"鼠咬征"，其特点是并无骨硬化和骨膜反应（图 16-5-7）。骨硬化性病灶，即使与溶骨性病变并存，在骨髓瘤中亦少见，表现为纯硬化性病变者在骨髓瘤中不到 1%。

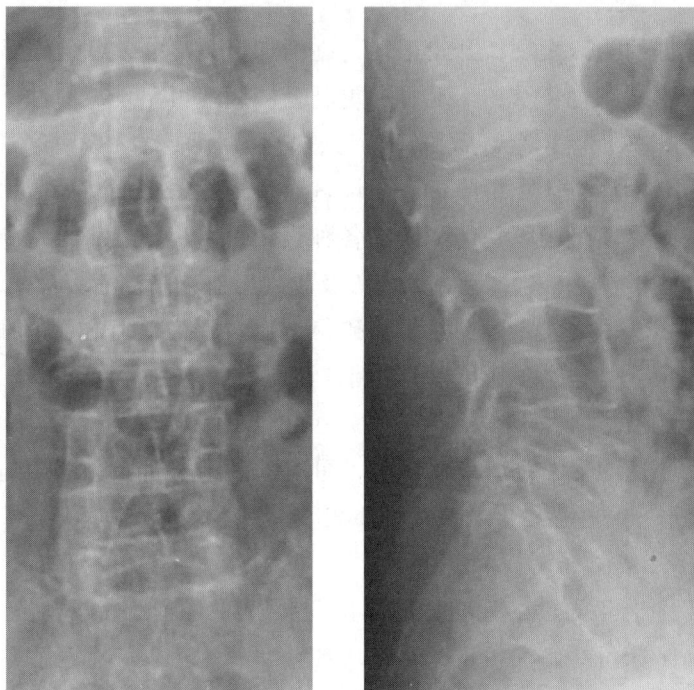

（1） （2）

图 16-5-6 多发骨髓瘤脊柱 X 线片

（1）正位；（2）侧位

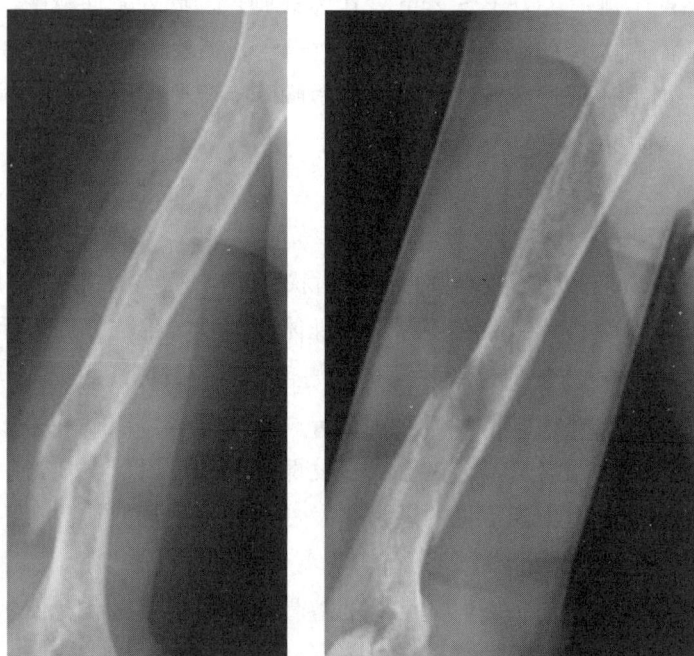

（1） （2）

图 16-5-7 多发骨髓瘤长骨 X 线片

（1）正位；（2）侧位

②CT检查：CT 所显示的骨质改变与 X 线平片大致相同，表现为类圆形或大片状骨质破坏（图 16-5-8），边界清楚，肿瘤突破骨皮质大多形成较为局限的软组织肿块，边界清楚。颅骨病变可见板障内出现多数低密度病灶，内外板早期完整，晚期可出现缺损。

③MRI 检查：MRI 显示骨骼异常较 X 线和 CT 敏感，特别对脊柱病变具有更大的优越性。病灶呈弥漫性或局灶性，病变组织在 T1 加权像呈低到中等信号，T2 加权像呈高信号（图 16-5-9）。造影剂增强后，病灶多有强化。

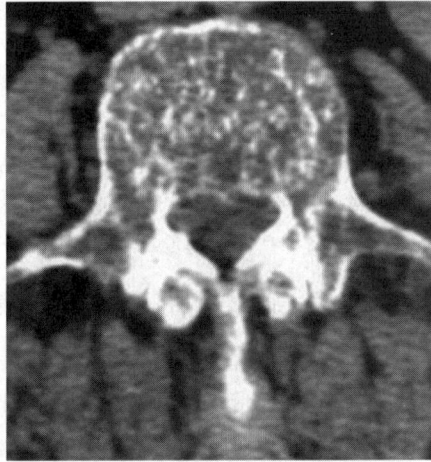

图 16-5-8　脊柱骨髓瘤 CT

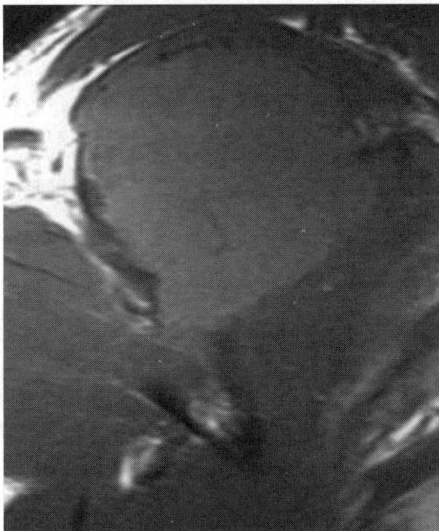 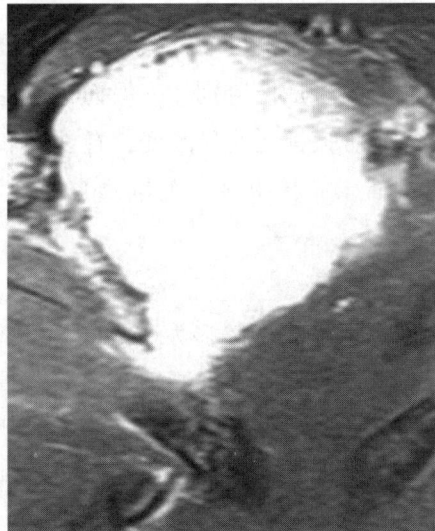

（1）　　　　　　　　　　　　　　　　（2）

图 16-5-9　肩胛骨骨髓瘤 MRI
（1）T1 加权像；（2）T2 加权像

④放射性核素扫描：一般表现正常（彩图 16-5-1），但偶尔摄取可增加，这可能是由于继发于附近骨质的充血和有些成骨性活动增加所致。有些情况可发现摄取减少的区域（冷病灶），可能由于正常骨被骨髓组织所代替，不能被示踪剂所接收。

（2）检验学检查：早期实验室检查可以完全正常，也可出现血沉加快、尿蛋白及血清 M 球蛋白增多，而无明显的临床症状。晚期则出现显著异常，表现为贫血，血沉加快，血清中球蛋白增多，白蛋白 / 球蛋白比例倒置，蛋白电泳中 α 或 γ 球蛋白出现异常，尿中出现 B-J 蛋白，高钙血症，血清碱性磷酸酶升高，肾功能不全导致代谢产物蓄积。

（3）病理学检查：

①肉眼所见：肿瘤组织呈粉红色或灰色，质软，病变处正常骨质被破坏，骨小梁吸收，有残留的骨组织，骨皮质膨胀变薄。病灶大多呈圆形，边界清楚，大小不一的肿瘤组织血管丰富，可有广泛的出血或坏死。

②镜下所见：骨髓瘤细胞为分化不成熟、排列致密的浆细胞，细胞丰富而间质很少。分化较好的瘤细胞大小较一致，卵圆形，体积较小，核球形、偏位，染色质浓集于核周，呈车轮状、胞浆内粗面内质网丰富，嗜碱性，PAS 染色阳性。分化较差的瘤细胞有不同程度的异型性，大小参差不齐，核浆比高，染色深，核仁明显，可出现双核甚至多核的瘤细胞，有丝分裂活性强。

【鉴别诊断】

1. 老年性骨质疏松

老年性骨质疏松与仅表现为骨质疏松的多发性骨髓瘤在 X 线平片上很难区分，应结合其他资料来加以鉴别。一般而言，老年性骨质疏松年龄越大越明显，并以女性更为多见，颅骨大都无明显改变，脊柱则表现明显且范围较广泛。多发性骨髓瘤大多出现疼痛，临床症状明显，血与尿的检查常有异常变化，在长骨上常有内骨膜的扇形变化。

2. 骨转移癌

骨转移癌发病年龄多大于 50 岁，亦好发于含红骨髓的骨骼，如头颅、椎体、肋骨、骨盆及长管状骨的干骺端。大多数骨转移癌的患者有原发癌病史，就诊症状是弥漫性骨痛，偶然出现有触痛的软组织肿块。X 线表现多为边界不清的、斑片状溶骨性破坏，病灶大小不一。其与骨髓瘤的鉴别主要依靠实验室检查，特别是血清免疫电泳检查，骨髓瘤患者多显示球蛋白的异常，骨转移癌患者少有，转移瘤多表现为放射性核素浓集，而多发性骨髓瘤很少产生放射性核素的摄取增加，但最终确诊须依据病理学检查。

3. 甲状旁腺亢进引起棕色瘤

多发性骨髓瘤的多发性溶骨性破坏需与甲状旁腺功能亢进引起的棕色瘤相鉴别。多发性骨髓瘤的发病年龄较大，多见于老年人；而甲状旁腺功能亢进引起的棕色瘤，好发于青壮年，棕色瘤引起的骨破坏是在骨质疏松的基础上发生的，好发于长骨骨干及颌骨，临床可见肢体疼痛、畸形及病理性骨折，乏力、恶心及呕吐、尿路结石甚至肾功能障碍等高血钙症状及肾病症状，病理学易于鉴别。

【治疗思路】

本病预后差，约一半的患者在确诊后2年内死亡，肾功能衰竭、感染、贫血及全身淀粉样变性是主要致死原因。治疗目的是延长生存时间并改善生活质量。应个体化治疗，选择安全、患者易于耐受，并能使肿瘤达到长期缓解或稳定的治疗方案。目前多采用放疗、化疗、手术等为主的综合治疗。

【治疗方法】

1. 一般治疗

严密观察，保护患肢，避免碰撞，必要时绝对卧床，局部制动，并给予支具保护，预防骨折或骨折再移位。

2. 中医治疗

（1）内治法：

①寒凝毒聚：全身骨痛，或见局部肿块，苔薄白或薄滑，舌质淡胖，脉沉迟。

治法：温阳通络，祛痰化湿。

方药：阳和汤（《外科全生集》）加减。熟地黄24g，鹿角霜（烊化）10g，肉桂4.5g，麻黄9g，炮姜4.5g，白芥子10g，山慈菇15g，土鳖虫9g，生牡蛎30g，南星15g，陈皮9g，甘草6g。大便不畅者，加全瓜蒌；全身骨骼关节酸痛者，加羌活；畏寒怕冷，大便溏薄者，加补骨脂、锁阳。

②气滞血瘀：胸胁、腰背、肢体剧痛，痛有定处，转侧困难，或见疼痛部位及皮下包块，低热，舌紫暗，有瘀斑，脉涩而细。

治法：活血祛瘀，行气止痛。

方药：血府逐瘀汤（《医林改错》）加减。当归12g，桃仁12g，红花6g，川芎10g，赤芍15g，土鳖虫6g，血蝎10g，生地黄20g，柴胡12g，枳壳12g，牛膝12g，甘草6g。如瘀热较重，大便秘结者，加制大黄、枳实、瓜蒌仁；胃脘作胀隐痛者，去乳香，加木香、陈皮、佛手。

③肝肾阴虚：胸胁腰背疼痛，肢体或腰背部肌肉萎缩，麻木，活动不利，头晕目眩，腰酸耳鸣，甚或骨蒸潮热，舌质红，少苔，脉细数。

治法：滋补肝肾，养阴益精。

方药：知柏地黄丸（《医宗金鉴》）加减。鳖甲30g（先煎），熟地黄30g，山萸肉12g，丹皮12g，黄柏12g，知母12g，女贞子12g，半枝莲30g，徐长卿30g，甘草6g。疼痛剧烈者，加炙蜈蚣、炙土鳖虫等；伴气虚者，加生黄芪，重用黄精。

④脾肾阳虚：面色萎黄，纳呆食少，神疲体倦，畏寒怕冷，腰酸腿软，大便溏薄，小溲清长，或伴有下肢截瘫，舌质淡，苔薄白，脉沉细。

治法：补脾温肾，通络消肿。

方药：补中益气汤（《脾胃论》）合右归丸（《景岳全书》）加减。党参30g，黄芪30g，熟附子12g，肉桂6g，白术15g，茯苓20g，陈皮6g，熟地黄30g，山萸肉12g，土鳖虫6g，徐长卿30g，牛膝12g。苔腻不化、食欲不佳者，加制苍术、扁豆、鸡内金；大便秘结难下者，去补骨脂，加瓜蒌仁、制大黄、肉苁蓉。

（2）外治法：外治法对多发性骨髓瘤的疼痛有一定作用。

①中药外敷：局部性疼痛外敷治疗较方便，弥漫性疼痛有一定困难，但可选择主要疼痛点。松香15g，没药15g，血竭3g，冰片3g或再加蟾酥0.5g，上药共研末，酒泡或醋调备用，涂抹痛处皮肤上，每日4～6次。或干蛤蟆6g，雄黄3g，姜黄0.6g，上药共研末，加酒捣为泥，外敷痛处。

②中药熏洗：采用自制温控中药熏洗床，患者仰卧于床上，一般以胸背为中心，特殊情况以四肢局部为中心熏洗，一次30分钟，每日两次，两次熏洗间隔4小时以上，10～14天为一疗程。患者根据个人耐受性调整熏洗温度，最高不超过65℃，防止烫伤。

③中药外洗：用药依据患者情况而定。

外洗方一：以活血通络、散寒除湿为主，处以黄芪、桂枝、赤芍、炮姜、丹参、艾叶、茯苓等。

外洗药二：以豁痰化瘀、舒筋活络为主，处以丹参、泽泻、伸筋草、陈皮、白花蛇舌草、路路通等。

外洗药三：以补益肝肾、强筋壮骨为主，处以续断、狗脊、路路通、丹皮、泽泻、红花、茯苓、牛膝等。

外洗药四：以清热解毒、活血止痛为主，处以连翘、丹参、元胡、川楝子、蒲公英、伸筋草等。

3. 西医治疗

（1）药物治疗：

①止痛药物：以癌症三级止痛阶梯疗法为指导原则，根据病情需要，必要时加辅佐剂。

②化疗：最有效的是环磷酰胺（癌得光）和左旋苯丙胺酶氮芥（米尔法兰）并联合使用皮质激素药（强的松）、长春新碱、阿霉素及其他药。全身化疗仅适用于多发骨髓瘤且有全身症状的患者，对仅存在单发病灶无全身症状的患者不适用。马法兰和环磷酰胺对骨髓瘤细胞化疗疗效较好，但单药疗效不如联合化疗。马法兰常由肾脏排泄，且易损伤造血干细胞。故若有肾脏病变或准备行造血干细胞移植者，应尽量避免含此药的方案。常用以下化疗方案。

VAD方案：V（长春新碱）0.4mg/d，静注，第1～4天；A（阿霉素）9mg/（m² · d），

静注，第 1 ～ 4 天；D（地塞米松）40mg/d，静注或口服，第 1 ～ 4 天，第 9 ～ 12 天，第 17 ～ 20 天。每 4 周一疗程。多用于治疗复发、难治性骨髓瘤，有效率达 30% 左右。由于此方案有肾脏病变者也可应用，不损伤造血干细胞，对初发骨髓瘤患者有效率达 60%，故得到广泛应用。

M2 方案：长春新碱 1.2mg/m^2，静注，第 1 天；卡氮芥 20mg/m^2，静注，第 1 天；环磷酰胺 400mg/m^2，静注，第 1 天；马法兰每天 8mg/m^2，口服，第 1 ～ 4 天；强的松每天 20mg/m^2，第 1 ～ 14 天。间隔 5 周重复一疗程。此方案对初发骨髓瘤患者有效率可达 60% ～ 80%。

MP 方案：马法兰（M）5mg/（m^2·d），口服，第 1 ～ 7 天；强的松（P）40mg/（m^2·d），第 1 ～ 7 天。既往此方案为骨髓瘤治疗的金标准，但由于强度较弱，仅用于年老体弱的患者，有效率达 55% ～ 60%。

③靶向治疗药物：

反应停（又名沙利度胺，T）：具有调节免疫和抗血管新生作用，用于本病治疗，单药有效率在 30% 左右。剂量为 100 ～ 200mg/d。

蛋白酶体抑制剂（Velcade Ps 341 或万珂）：2003 年 5 月美国 FDA 批准用于临床，2008 年 6 月美国 FDA 批准万珂作为本病一线治疗药物。Velcade 通过抑制内源性核因子 KB（NF–κB 诱导 MM 凋亡），下调 MM 细胞与基质细胞表达的黏附分子进而减少细胞因子抑制耐药。主要副作用为头晕、便秘、手脚麻木等临床表现。硼替佐米 1.3mg/m^2 静脉注射第 1、4、8、11 天，年龄大于 75 岁，或周围神经病变等副作用不易耐受时，可减量为 1.0mg/m^2，静脉注射第 1、4、8、11 天，或 1.3mg/m^2 静脉注射，每周一次，4 次一疗程。

雷利度胺（R）：是继沙利度胺后新一代调节免疫和抗血管新生药物，为口服制剂，可用于 MM 的诱导、巩固及门诊维持治疗，剂量为 10 ～ 25mg/d。

④免疫治疗：

干扰素：α–干扰素能提高患者的化疗完全缓解率，延长无病生存率。剂量为 300 万 U，皮下注射，隔天一次。最好用半年以上。注射过程中，患者可能出现发热等流感样症状，口服解热药即可缓解，易于门诊应用，白细胞介素 –2 主要用于清除残留病灶。

⑤干细胞移植：50 岁以下患者应积极进行造血干细胞移植；50 ～ 70 岁的患者应酌情处理，原则上应尽量进行造血干细胞移植；70 岁以上的患者不宜进行。干细胞移植可分为自体造血干细胞移植和异基因造血干细胞移植。自体造血干细胞移植为多发性骨髓瘤治疗的一大进步，其疗效明显优于常规化疗，且二次移植的疗效更好。可行自体外周血干细胞移植，价格便宜，操作简便，造血恢复快，已被广泛采用。异基因造血干细胞移植是根治本病的唯一方法，但相关死亡率高，主要用于有合适供者的年

轻患者。大剂量化疗加干细胞移植可极大地减少患者体内的肿瘤负荷，再合并移植后免疫疗法治疗微小残留病灶，可望使患者长期无病生存。目前推荐以相对效价兼顾的自体外周血干细胞作为移植来源。

⑥支持及对症处理：抗感染需选择抗革兰阳性菌和抗革兰阴性菌的抗生素，同时注意真菌感染的可能。纠正骨痛和高钙血症可给予双磷酸盐，每次 60～90mg 静脉点滴至少 6 小时，1 个月 1 次。肾功能不全者适当减量。肾功能不全的治疗应低蛋白、高热量饮食，避免感冒等感染，避免对肾有损害药物的应用，纠正便秘、高钙等，尽早行透析治疗，纠正贫血，加强营养。严重者可给予促红细胞生成素治疗，8000～10000U 皮下注射，3 次/周。

（2）手术治疗：大块广泛切除是治疗孤立性骨髓瘤的最好办法，必要时局部可加术前放疗，最常见的手术指征是预防和治疗病理性骨折。在放疗前，对易发生病理性骨折的部位行预防性内固定或已经发生病理性骨折，确切的内固定是必要的，术后再行放疗；有时对无全身症状的单发病灶行手术切除比单纯放疗要好。如果病灶较大，造成无法恢复的功能障碍，虽然单纯放疗也能控制病情发展，但仍需手术治疗；在刚出现截瘫时，可行手术治疗，减轻脊髓压迫，再行放疗。对于肿瘤已经扩散的病例，化疗联合放疗是最好的治疗方案。

（3）放疗：用于单发骨髓瘤、局部骨痛及有脊髓压迫症状者。对于多发骨髓瘤患者，如果生存期不长，更应选择放疗来缓解疼痛，控制局部肿瘤，延长生命。

4. 功能锻炼

鼓励患者进行功能锻炼，防止肌肉萎缩、关节僵直、静脉血栓。主要锻炼患肢肌肉的收缩功能，定时抬臀，多咳嗽、多吹气球，预防长期卧床的各种并发症，术后 4～6 周，在支具保护下可进行手术部位远近侧关节的活动，全身的肌肉及重点关节活动，动作要轻，可逐渐负重活动。需每日坚持活动，以劳而不累为度。

5. 其他疗法

心理疗法与音乐疗法请参考本章第一节概述部分。

6. 膳食与起居

（1）辨证施膳：平乐正骨骨病学根据骨髓瘤的临床分型，给予辨证膳食。

①瘀毒结聚

凤爪防己汤：鸡脚 10 只，防己 15g，生姜 10g。先将鸡脚洗净，入开水锅烫一下，再与洗净的防己及拍扁的生姜一起，加水后用文火煲 2 小时左右，调味后即可食用。

土茯苓乌龟汤：土茯苓 15g，乌龟 1 只（300～500g），猪瘦肉 100g。将乌龟洗净、去脏，猪瘦肉切块，与土茯苓一起放入锅内，加水适量，文火煲 3 小时，加盐调味后喝汤吃肉。

②肝肾阴虚

旱莲杞子猪髓汤：猪骨髓 1 条，旱莲草 30g，枸杞子 15g。先将猪骨髓洗净，入开水锅烫一下，再与洗净的旱莲草、枸杞子一起，加水后文火煲 2 小时左右，最后放少许酒及姜片，再煲半小时，调味后食用。

生地黄杞子蒸乌鸡：雌乌鸡 1 只，生地黄 250g，枸杞子 15g，饴糖 150g。将乌鸡掏去内脏而不开膛；再将洗净的生地黄切丝，与枸杞子、饴糖拌匀，纳入鸡腹内缝牢固，置入盆中入蒸锅煮熟，不加佐料，吃肉喝汤。

③脾肾两虚

猪髓党参补骨汤：猪骨髓 1 条，山药 30g，补骨脂 15g。先将猪骨髓洗净，放入清水中煮开，除去泡沫，再将洗净的山药及补骨脂放入汤中，文火煲 2 小时左右，最后放少许酒及姜片，再煲半小时，调味后即可食用。

香菇虫草炖鸡汤：小母鸡 1 只（约 750g），香菇 20g，冬虫夏草 15g。将鸡洗净，掏去内脏而不开膛，用姜汁涂抹鸡腹内壁，将洗后泡软的香菇、冬虫夏草纳入鸡腹内，一起加入盅内，加水浸过鸡面，隔水炖 3 小时，放盐少许，喝汤吃肉。

（2）起居：请参考本章第一节概述部分。

【按语】

多发性骨髓瘤是全身性疾病，病情进展较快，对放化疗均较敏感，对易发生病理性骨折的部位行预防性内固定或已经发生病理性骨折，确切的内固定是必要的，术后再行放疗；在刚出现截瘫时，可行手术治疗，减轻脊髓压迫，再行放疗。对于肿瘤已经扩散的病例，化疗联合放疗是最好的治疗方案。

【病案举例】

陈某，女，43 岁，因"前胸、两侧胁肋部、背部及腰部持续性疼痛 2 月余"入院。

患者 2 个多月前无明显原因出现前胸、两侧胁肋部、背部及腰部持续性疼痛，阵发性加重，疼痛影响睡眠，活动受限，遂到新疆三所医院检查，在某医院住院后给予提高机体免疫力、止痛、降钙等治疗，并给予骨髓穿刺活检术，病理结果示多发骨髓瘤，治疗效果欠佳，现为进一步系统治疗来诊，门诊检查后以"多发骨髓瘤"为诊断收入院。患者发病以来神志清，精神欠佳，饮食少，睡眠差，疼痛影响睡眠，体重减轻约 3kg，无多汗，无咳嗽咳痰等不适。查体：胸骨、左侧肋骨、背部及腰部疼痛难忍，局部压痛明显，背部有叩击痛，无放射性疼痛，局部皮温颜色及温度无明显异常，胸廓挤压分离试验阳性，脊柱生理弯曲存在，C4～C7 棘突有压痛及叩击痛，无放射性疼痛，四肢血循、感觉及运动无明显异常。参考资料自带 DR（2013-11-22，编号 DR850457，新疆某医院）：颅骨可见多发大小不等的穿凿样溶骨性骨质破坏。自带 CT（2013-11-14，编号 405842，新疆某医院）：肋骨、椎体、胸骨多发溶骨性骨质破坏。

临床诊断：多发骨髓瘤。

治疗经过：完善相关检查如脑部 DR（图 16-5-10），血沉 146mm/h，C 反应蛋白正常，尿本周蛋白定性阴性。血常规红细胞计数 2.18×10^{12}/L，血红蛋白 65g/L，给予输血、提高机体免疫力、护胃及营养支持及对症处理等治疗，后转入综合医院治疗。

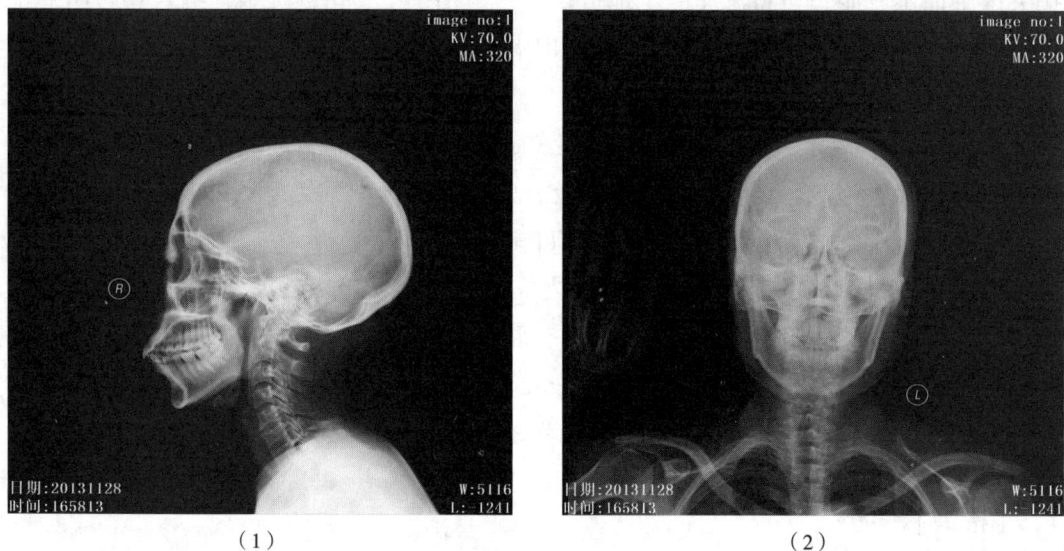

（1）   （2）

图 16-5-10 　多发骨髓瘤脑部平片

（1）侧位；（2）正位

第六节　骨巨细胞瘤

【概述】

骨巨细胞瘤为低度恶性或潜在恶性的肿瘤，具有丰富的血管组织并含有单核基质细胞和很多破骨细胞样的多核巨细胞。1940 年首次被 Jaffe 发现，为常见的原发性骨肿瘤之一，来源尚不清楚。骨巨细胞瘤绝大多数发生在骨发育成熟以后，骨骺线已闭合。好发于 20 ～ 40 岁，女性多见，最常发生的部位是股骨远端、胫骨近端、桡骨远端、股骨近端、肱骨近端和骶骨。骨巨细胞瘤具有较强侵袭性，对骨质的溶蚀破坏作用大，极少数有反应性新骨生成及自愈倾向，可穿过骨皮质形成软组织包块，刮除术后复发率高，少数可出现肺转移。

【病因病机】

1. 中医学

先天禀赋不足，肾气虚衰，复感六淫之邪，蕴于骨骼；或暴力损伤骨骼，气血凝滞，耗精伤液，脾肾两虚所致，如《外科枢要》曰："若劳伤肾水，不能荣骨而为肿者………名为骨瘤……夫瘤者，留也。随气凝滞，皆因脏腑受伤，气血违和。"《外科大成》亦曰："骨瘤属肾，色黑皮紫，高堆如石，贴骨不移，治宜补肾行瘀，破坚利窍，如调元肾气丸。"这些论述表明，骨巨细胞瘤发病机制乃由肾精亏虚，外邪趁虚深入骨骼，气滞血瘀，日久不化，蕴结成毒，腐骨蚀络，聚结成瘤。故此，此病为先有内虚而后毒邪乘虚侵入，蕴于骨络，伏骨而生，属于本虚标实之病，临证诊治，宜滋补肝脾肾、解毒散结。

2. 西医学

本病病因不明，大多数学者认为起源于非成骨性的基质细胞，这种细胞是肿瘤的主要成分；而多核巨细胞可能是基质细胞融合而成，基质细胞形成肿瘤特殊组织和均匀分布在肿瘤内的巨细胞构成肿瘤。在形态学上巨细胞有些像破骨细胞，与所有吸收性巨细胞一样，表现为明显的酸性磷酸酶活动性增加，具有显著的骨吸收作用。

3. 平乐正骨骨病学

请参考本章第一节概述部分。

【临床表现】

1. 病史

本病病史长短不一。

2. 症状

疼痛是其主要症状，疼痛为酸痛或钝痛，偶有剧痛及夜间痛，是促使患者就医的主要原因。部分患者有局部肿胀，可能与骨性膨胀有关。病变穿破骨皮质侵入软组织时，局部包块明显，毗邻病变的关节活动受限。位于脊柱的病变，可出现相应的神经症状，甚至截瘫。约25%的患者并无自觉症状，极少数患者以病理性骨折为首发症状。

3. 体征

本病可无明显体征，多见肿胀，有压痛，病变穿破骨皮质侵入软组织时，局部肿块明显。局部皮温升高，皮肤潮红，有静脉曲张或红色斑点，毗邻病变的关节活动受限，可见病理性骨折、跛行、神经压迫症状，甚至截瘫。

4. 临床特征

本病多见于青壮年，好发于股骨远端、胫骨近端、桡骨远端，局部多见疼痛，为酸痛或钝痛，偶有剧痛及夜间痛，是促使患者就医的主要原因，可见明显肿块，压痛及皮温升高，皮肤潮红，毗邻病变的关节活动受限。也可无自觉症状，极少数患者以病理性骨折为首发症状。

5. 辅助检查

（1）影像学检查：

① X 线检查：表现为干骺端偏心性、膨胀性、溶骨性骨破坏，边界清楚但无硬化缘，无骨膜反应，有时呈皂泡样改变，病变内有骨性分隔或假性分隔形成，多向横径发展，横径大于纵径（图 16-6-1）。病变可穿破骨皮质形成软组织肿块。

② CT 检查：CT 上表现为密度较低的溶骨性破坏，骨皮质膨胀变薄，骨壳包绕低密度的瘤性实质（图 16-6-2），有时肿瘤可穿破骨皮质，形成软组织肿块，在骨壳内面常有较深的骨嵴（图 16-6-3）。平扫瘤实质 CT 值44Hu，与其他未钙化的骨肿瘤密度相似，增强后，骨巨细胞瘤可明显强化，不强化的区域为坏死区。

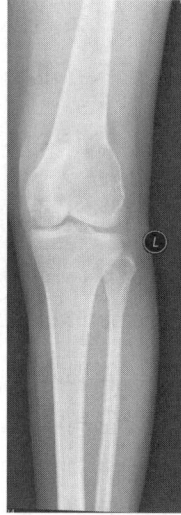

图 16-6-1 股骨下端骨巨细胞瘤 X 线片

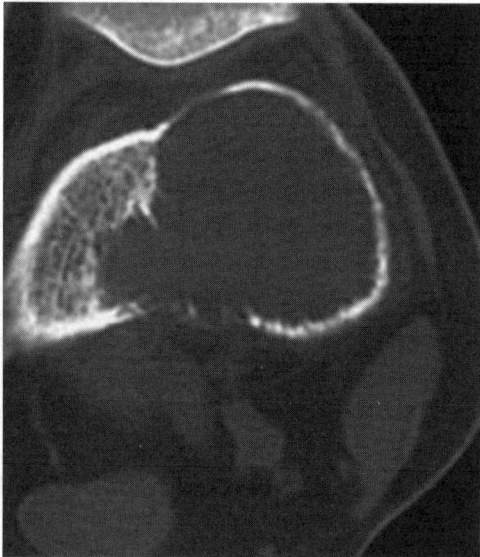

图 16-6-2 股骨下端骨巨细胞瘤 CT

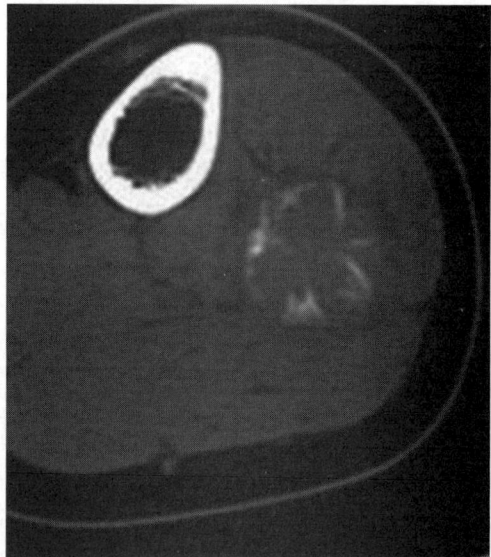

图 16-6-3 腓骨上端骨巨细胞瘤 CT

③ MRI 检查：瘤体在 T1 加权像上多数呈均匀的低或中等信号，如出现明显高信号区，提示亚急性出血。在 T2 加权像上常信号不均，呈中等或高信号混杂，软组织肿块呈高信号（图 16-6-4）。增强后，瘤实质内强化，囊变和出血部分则不强化。

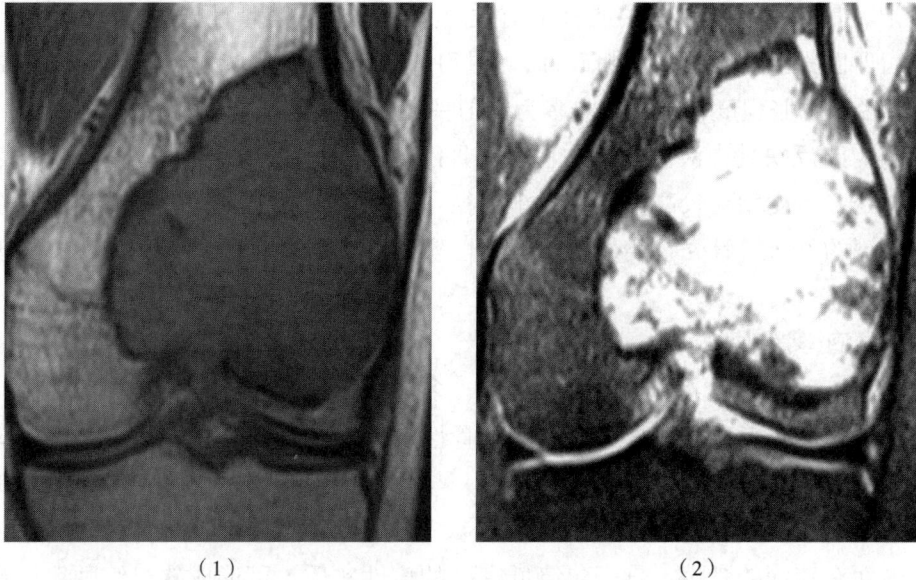

（1）　　　　　　　　　　　　（2）

图 16-6-4　股骨下段骨巨细胞瘤 MRI

（1）T1 加权像；（2）T2 加权像

④放射性核素：类似环状浓集，周围摄取的强度增加，而在肿瘤的中央部分摄取很少。

（2）检验学检查：多数正常，部分患者可见血沉加快，C- 反应蛋白及碱性磷酸酶升高。

（3）病理学检查：

①肉眼所见：肿瘤由软而脆的组织构成，表面有完整的纤维包膜，与周围组织的分界清楚，局部骨质被破坏，多数呈偏心性、膨胀性，留下薄如蛋壳的一层骨质。瘤组织内部结构可分为实质性和囊性两种。实质性肿瘤呈灰白色或黄褐色，常可见出血、坏死和囊变，肿瘤组织内血管丰富。囊性肿瘤于髓腔内形成多房性或单发较大囊腔，有的囊腔内仅有一层薄膜，囊内充满咖啡色、黄褐色等浆液性或血性液体。

②镜下所见：多核巨细胞比较均匀地分布在单核瘤细胞的背景中，间质血管丰富。巨细胞多少不等，核从数个到数十个或更多，任意地散在分布于中央，形态较一致，且与单核细胞核颇相似。胞浆丰富，细颗粒状，可有空泡形成。单核瘤细胞常被称为"基质细胞"，实际上是此瘤的主要实质成分，通常呈卵圆或短梭形，系由间充质细胞分化而来，大多排列较稀疏，形态规则，偶见有丝分裂。

【鉴别诊断】

1. 骨囊肿

本病好发于青少年、骨骺闭合前，临床表现为局部酸困或疼痛，也可无临床症状，多发生于股骨和肱骨的干骺端或骨干部位，呈偏心性、溶骨性破坏，周围有骨硬化，易发生病理性骨折，骨折多为粉碎性，有折片陷落囊内。骨囊肿沿骨的纵轴发展，纵径大于横径，膨胀程度较轻，囊内多为均匀一致的低密度区，很少有分隔现象。CT 和 MRI 检查均能反映其内液体密度的特点。骨巨细胞瘤多见于 20 ～ 40 岁，骨破坏位于骨骺闭合处，密度相对较高，横径大于纵径，周围多无骨硬化，骨皮质变薄，在骨壳内面有较深的骨嵴，骨壳包绕低密度的瘤性实质，不似骨囊肿样骨壳完整，病理学检查易于鉴别。

2. 动脉瘤样骨囊肿

本病是一种孤立性、膨胀性、出血性、多房性囊肿，临床表现为局部肿胀、疼痛和功能障碍。X 线表现为长骨干骺端的溶骨性、偏心性骨破坏，向外突出如气球状膨胀，多纵向生长，囊肿表面有一薄的骨壳。与骨巨细胞瘤的主要鉴别点是后者骨破坏位于骨骺闭合处，密度相对较高，多横径大于纵径，周围多无骨硬化，骨皮质变薄，在骨壳内面有较深的骨嵴，骨壳包绕低密度的瘤性实质，可形成软组织肿块，膨胀不如动脉瘤样骨囊肿明显。病理学检查易于鉴别。

3. 软骨母细胞瘤

本病好发年龄为 10 ～ 20 岁，症状出现较晚、较轻，主要症状为间断性疼痛和邻近关节的肿胀，肌肉乏力。X 线表现为二次骨化中心内小圆形、2 ～ 4cm 的低密度阴影，边界清楚，膨胀不明显，周围有硬化缘，病灶内可见点状钙化。病理学检查镜下肿瘤细胞为软骨母细胞，呈"铺路石"样排列。骨巨细胞瘤的发病部位多在骨骺闭合处，与软骨母细胞瘤的骺端发病不同，周围多无骨硬化，骨皮质变薄，在骨壳内面有较深的骨嵴，且病变区内无钙化表现，病理学相差更甚。

【治疗思路】

骨巨细胞瘤的治疗以手术切除为主，应用切刮术加灭活处理，植入自体或异体松质骨或骨水泥。本病复发率高，对于复发者，应做切除或节段截除术或假体植入术。本病对化疗无效。对手术困难者（如脊柱）可放疗，放疗后可变为肉瘤。

【治疗方法】

1. 一般治疗

请参考本章第一节概述部分。

2. 中医治疗

（1）内治法：

①阴寒凝滞：患肢包块酸楚疼痛，局部肿块，痛有定处，得热痛减，舌质淡胖，苔薄白或白滑，脉沉弦或沉滑。

治法：温阳散寒，通络止痛。

方药：阳和汤（《外科全生集》）加减。熟地黄30g，麻黄1.5g，白芥子6g，肉桂3g，炮姜1.5g，鹿角胶10g，补骨脂20g，路路通10g，威灵仙30g，透骨草15g，川草乌2g。形寒肢冷者，加附子6g，干姜6g；大便溏薄者，加白术10g，茯苓10g，薏苡仁15g；上肢疼者，加姜黄15g，桑枝12g，川芎6g；下肢疼者，加牛膝15g，防己12g。

②热毒蕴结：局部坚硬如石，皮肤青筋可见，灼痛，逐渐加重，皮肤颜色稍红，皮温升高，关节活动受限，伴有口干，大便干涩，小便黄赤，舌质红胖，脉弦数。

治法：清热解毒，化瘀散结。

方药：仙方活命饮（《校注妇人良方》）加减。忍冬藤30g，蒲公英30g，黄柏15g，肿节风30g，徐长卿20g，刘寄奴15g，黄芩10g，威灵仙30g，土鳖虫10g，天花粉20g，乳香、没药各5g，当归10g，透骨草30g，赤芍10g，甘草3g，龙葵30g。发热、口渴者，加石膏30g，知母15g；神昏谵语者，加服安宫牛黄丸，一次0.5～1丸。

③肾虚火郁：局部包块漫肿，轻度疼痛或不痛，压痛，按之凹陷，纳差，四肢乏力，腰膝酸软无力，口唇淡，舌质淡胖，苔薄白，脉沉弦细。

治疗：滋肾填髓，降火解毒。

方药：知柏地黄丸（《医宗金鉴》）加减。熟地黄20g，山萸肉15g，女贞子30g，丹皮10g，骨碎补10g，补骨脂15g，透骨草20g，自然铜10g，川断15g，黄柏10g，知母10g，肿节风30g，核桃树枝30g，寻骨风15g，当归15g。肿物溃疡，久收不敛，加党参15g，黄芪20g，天花粉15g。

骨巨细胞瘤晚期，病情发展呈正虚邪实，治以扶正祛邪：一方面可滋肾填精、降火解毒；另一方面又要顾及元气及气血以扶正，特别是肿瘤破溃失血，久不收口，常用补气养血的药物如生黄芪、生地黄、当归，归脾汤、香贝养荣汤、十全大补汤等。

（2）外治法：外用药作用于体表，可使药性透过皮毛腠理，内达脏腑，调理机体阴阳偏性，祛除病邪。对于骨巨细胞瘤病变部位的疼痛，可用中药外敷止痛。

温散消肿止痛散：肉桂10g，白芷10g，没药6g，穿山甲10g，丹参30g，红砒4g，细辛5g，蟾酥2g。上药共研细末，蜂蜜调糊，敷于患处，纱布固定，隔日一次。

3. 西医治疗

（1）药物治疗：患者疼痛明显时可适当给予止痛药，全身化疗对巨细胞瘤的作用甚微或完全无效，但有局部应用的报道。由骨巨细胞瘤转化的肉瘤，最常用的方法是扩大切除联合化疗，化疗方法同骨肉瘤。

（2）介入治疗：多不用。

（3）手术治疗：

①刮除加局部辅助治疗：本疗法既可降低肿瘤的复发率，又可保留肢体的功能，适用于未突破骨皮质的较小肿瘤。除关节软骨外，肿瘤附着的内壁应彻底清除，直到显露正常骨组织为止。然后用石炭酸、酒精瘤壁灭活3次，最后用骨水泥填塞骨腔钢

板内固定（图 16-6-5）。也可应用液氮、大功率激光气化、氩气刀炭化、微波等灭活，当软骨下骨质已破坏或非常薄时，为了使骨水泥不与软骨接触，用一层 1 ~ 2cm 厚的自体骨植于软骨下，然后填充骨水泥。如果肿瘤破坏严重或病变位于机械应力部位（如股骨颈），则需要应用自体骨或异体骨来恢复骨的完整性。累及脊柱的病变（包括第 1 ~ 2 骶骨段）可行肿瘤刮除加内固定术。

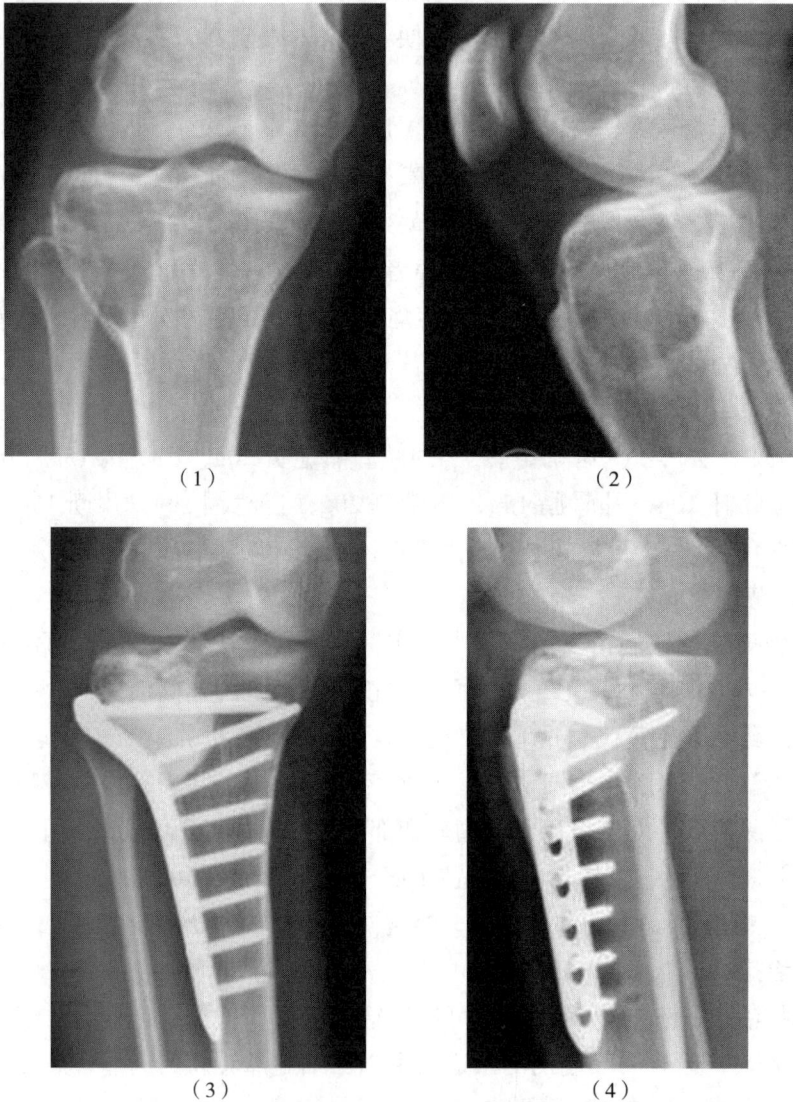

（1）　　　　　　　　　　　　　（2）

（3）　　　　　　　　　　　　　（4）

图 16-6-5　胫骨上端骨巨细胞瘤刮除骨水泥填充钢板内固定术

（1）（2）术前；（3）（4）术后

②肿瘤扩大切除、吻合血管的腓骨、髂骨联合移植术：主要适用于膝关节周围骨巨细胞瘤，关节软骨下骨质破坏不超过关节面 2/3，一侧骨皮质保持完整的病例。

③瘤段切除：适用于肿瘤破坏广泛，有病理性骨折发生，或病变位于非重要的骨

髂。单纯的瘤段切除应用于切除后对功能影响轻微部位的肿瘤，如腓骨上端、尺骨下端、桡骨上端、髂骨翼等，可完全切除（图 16-6-6）。位于重要部位的肿瘤如股骨下段、胫骨上段等行瘤段切除后应进行相应的功能重建，瘤段切除应广泛，包括反应骨壳周围组织。肿瘤切除后可应用人工关节重建（图 16-6-7）、自体骨重建（图 16-6-8）、异体半关节及全关节置换、人工半关节及全关节置换、异体骨与人工关节复合移植。在进行广泛切除术后（包括原活检或手术的经过区），局部复发率几乎可降至零，但会出现排异反应、感染、假体松动、下沉及断裂等严重并发症。

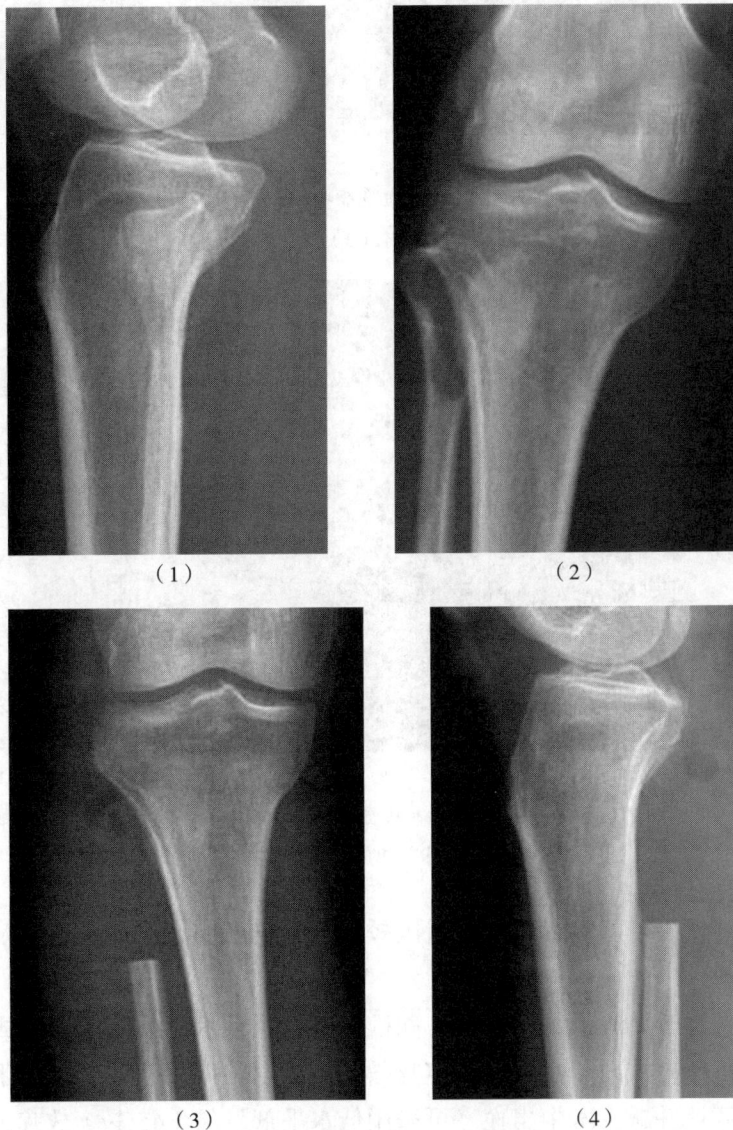

（1） （2）

（3） （4）

图 16-6-6 腓骨上段骨巨细胞瘤瘤段切除术

（1）（2）术前；（3）（4）术后

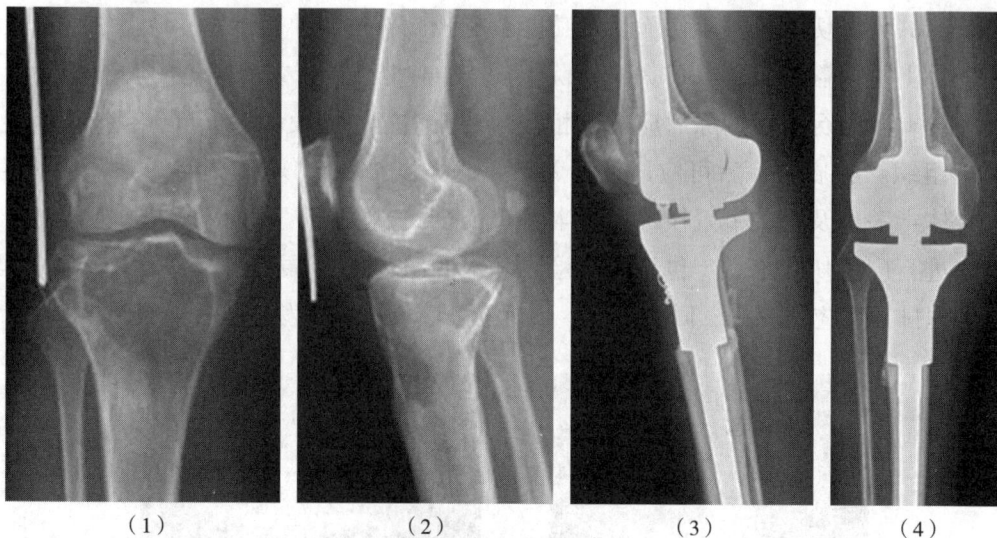

（1）   （2）   （3）   （4）

图 16-6-7　胫骨近端骨巨细胞瘤瘤段切除人工假体置换术

（1）（2）术前；（3）（4）术后

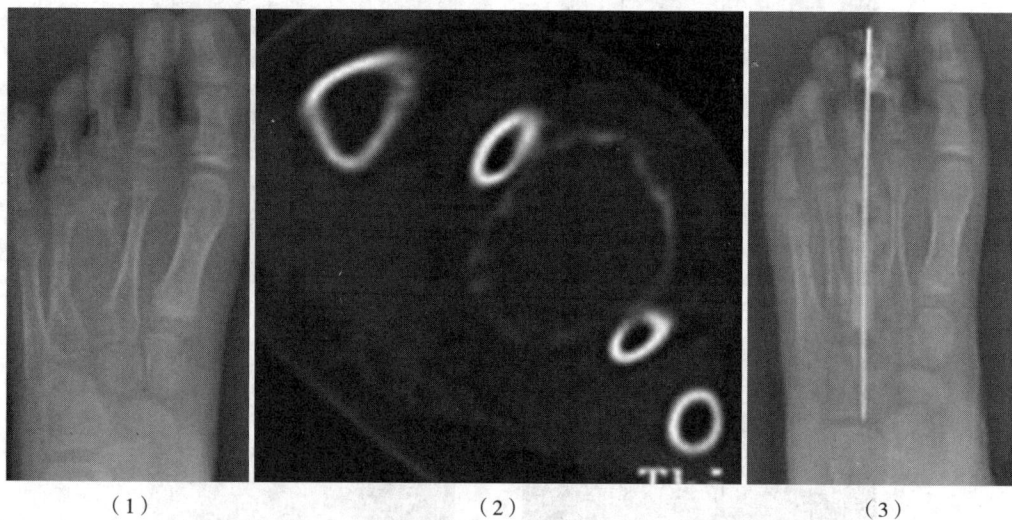

（1）   （2）   （3）

图 16-6-8　跖骨骨巨细胞瘤瘤段切除自体腓骨移植术

（1）（2）术前 CT；（3）术后 CT

④截肢术：适用于恶性程度高、范围较大、肿瘤已广泛侵袭软组织及神经血管束或术后复发病例。

（4）放疗：对于无法手术的病灶，如椎体等部位手术不易彻底者，或因其他原因不能手术者，可考虑放射治疗，有一定疗效，或放射治疗 2 个月后再行手术治疗，以利于彻底切除病灶并减少术中出血。可采用低水平剂量的（45Gy）放疗，在 4～5 周内完成，可以杀灭微小病灶，使病灶得以长期控制。

4. 功能锻炼

请参考本章第一节概述部分。

5. 膳食与起居

（1）辨证施膳：平乐正骨骨病学根据骨巨细胞瘤的临床分型，给予辨证膳食。

①阴寒凝滞：以温阳散寒、通络止痛为主，辨证选取以下药膳。

良姜猪脊骨粥：高良姜 10g，薏米 30g，杜仲 10g，寄生 20g，猪脊骨 259g，大米 120g。薏米较难煮熟，在煮之前需以温水浸泡 2～3 小时，将高良姜、杜仲、寄生及薏米洗干净后加入适量清水，放入砂锅内文火煮，待水开后再煮半个小时，去渣，加入猪脊骨及大米煮粥，调味温服。

羊脊羹粟米粥：白羊脊骨 1 具捣碎，入粟米 500g。加适量水煮至骨熟，入羊肾 2 个再煮熟。将羊肾取出，切片后放入锅中，加葱白、盐、酱、花椒、糖各适量，再略煮后待温食。分次服食，每日 1 剂。

②热毒蕴结：以清热解毒、化瘀散结为主，辨证选取以下药膳。

土茯苓乌龟汤：土茯苓 15g，乌龟 1 只（300～500g），猪瘦肉 100g。将乌龟洗净、去内脏，猪瘦肉切块，与土茯苓一起放入锅内，加水适量，文火煲 3 小时，加盐调味后喝汤吃肉。

大黄甘草粥：大黄粉 3g，甘草 10g，粳米 150g，白糖 15g。甘草洗净加水煮 15 分钟，停火，过滤去渣，留汁液，将大黄粉、甘草液、粳米、白糖放入锅内，加水煮 30 分钟即可。每日 1 次。

③肾虚火郁：以滋肾填髓、降火解毒为主，辨证选取以下药膳。

当归牛尾汤：当归 30g，杜仲 12g，首乌 15g，牛尾巴 1 条。将牛尾巴去毛洗净，切成小段，和上述药物加水适量，煲透熟，调味，饮汤吃牛尾。

牛膝黄精猪肾汤：牛膝 20g，黄精 15g，川断 10g，杜仲 10g，猪肾 1 对。洗干净诸药，清水浸泡 30 分钟后，与猪肾水煎调味，吃肾喝汤。每日 1 次，连服 30 天。

（2）起居：请参考本章第一节概述部分。

【按语】

本病多见于青壮年，具有较强侵袭性，对骨质的溶蚀破坏作用大。本病对化疗无效，以手术治疗为主，对手术困难者（如脊柱）可放疗，放疗后可变为肉瘤。

【病案举例】

董某，男，23 岁，因"右膝关节间断性疼痛 10 天，加重伴活动受限 3 天"入院。

患者 10 天无明显原因出现右膝关节间断性疼痛，未系统治疗，3 天前骑电动车时摔伤致右膝关节剧烈疼痛，活动受限，到某医院检查提示：右股骨外髁骨囊肿并骨折，给予长腿石膏固定及静脉输注药物等治疗（具体情况不详），疼痛好转，现为进一步系统治疗来诊，门诊检查后以"右股骨下端骨巨细胞瘤"为诊断收入院。患者发病以来，神志清，精神可，饮食及睡眠可，大小便正常，体重无明显变化。专科检查：右膝关节疼痛，外侧有压痛，右下肢长腿石膏托固定膝关节屈曲约15°，石膏固定无不适，右踝关节活动无明显异常，足背动脉搏动可。患肢末梢血循、感觉及运动可。自带CT示：右股骨外髁骨折，骨折处呈囊性变，周围未见游离骨片。

　　临床诊断：①右股骨下端病理性骨折；②右股骨下端骨巨细胞瘤。

　　治疗经过：入院后完善检查，绝对卧床，右下肢长腿石膏外固定，行右股骨下端病灶清除活检骨水泥填充钢板内固定术（图16-6-9）。术后抗感染、预防深静脉血栓形成及补充液体等治疗，术后病理与术前病理一致。术后X线提示：右股骨下段骨巨细胞瘤术后，股骨中下段金属内固定，折端位线好，股骨外髁可见高密度影填充，伤口愈合好。顺利拆线出院。

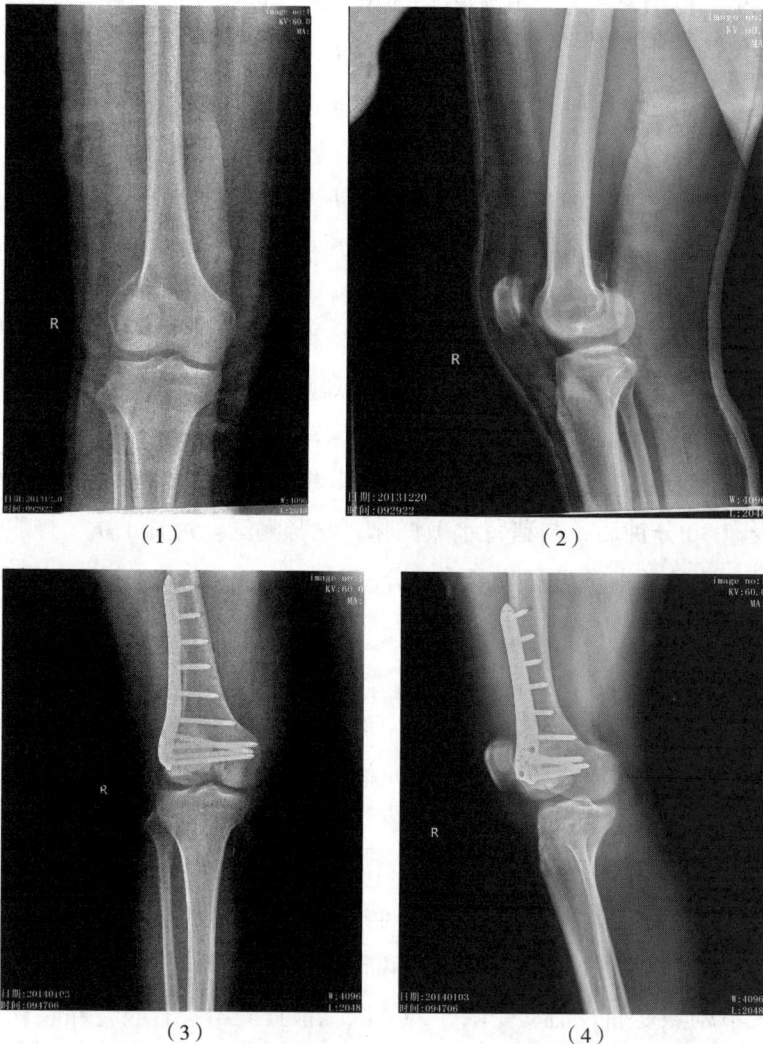

（1）　　　　　　　　（2）

（3）　　　　　　　　（4）

图16-6-9　右股骨下端病灶清除活检骨水泥填充钢板内固定术

（1）（2）术前；（3）（4）术后

第七节　骨转移瘤

【概述】

骨转移瘤是指骨外的原发肿瘤转移到骨骼的一种继发性恶性肿瘤，是最常见的骨恶性肿瘤。其发生率是骨原发恶性肿瘤的 35 ～ 40 倍，它所造成的病理性骨折、脊髓压迫、高钙血症等并发症，加速了病情的发展，严重影响患者的生活质量。所有骨转移瘤中，85% 来自于乳腺、前列腺、肺、肾及甲状腺，发病年龄多大于 50 岁，性别无明显差别。本病好发于含红骨髓的区域或松质骨内，如椎体、颅骨、骨盆、肋骨和长管状骨的干骺端，转移到膝和肘以下的部位不常见。

【病因病机】

1. 中医学

年老体弱或先天禀赋不足或久病及肾，肝肾亏虚，筋骨失养，六淫之邪乘虚而入，蕴于骨骼；或暴力损伤骨骼，气血凝滞，耗精伤液，肝肾两虚而致病。本病的发生是正气亏虚，外邪乘虚而入，深入骨骼，气滞血瘀，蕴结成毒，腐骨蚀络，聚结成瘤。故此，此病乃先有内虚而后毒邪乘虚侵入，蕴于骨络，伏骨而生，属于本虚标实之病。

2. 西医学

转移的途径有两种：一是肿瘤栓子经过淋巴系统和胸导管到达中央血循环，然后通过动脉系统到周围部分。二是血行转移，瘤栓子经肿瘤所在脏器的静脉血由腔静脉回流至心脏，经过肺、左心至体循环，最后到达骨骼。也可通过门静脉先到肝脏，而后经体循环至骨，肺内肿瘤常经肺静脉进入体循环。胸腹腔静脉血中的肿瘤栓子可通过椎静脉系统不经肺、肝而直接转移至脊柱、胸廓、骨盆和颅骨等处。所谓选择性转移，即肿瘤栓子选择与原发灶环境相同的部位生长。

3. 平乐正骨骨病学

首先是先天禀赋不足或后天失养致使机体正气亏虚，也是致病因素导致疾病的基础条件；其次是邪毒互结，情志失调、外邪致病或饮食不当，造成气血运行障碍、痰湿凝聚或毒聚体内，蕴于骨络，伏骨而生，正邪抗争，导致机体平衡失调而发病。本病属于本虚标实之病，以本虚为主。

【临床表现】

1. 病史

本病病史长短不一，可数月到数年。

2. 症状

大多数骨转移瘤的患者有原发瘤病史，起初并无症状，出现症状时，疼痛是主要的临床表现。临床症状和体征因原发性肿瘤的类型、转移部位和生长速度而不同。疼痛在初期大多表现为间歇性钝痛，逐渐加剧变为持续性剧痛，主要是静息痛，夜间加重，不能耐受负重和关节活动；少数因发生病理性骨折方引起注意。转移到脊柱者，常由于压迫脊髓和神经根引起神经方面的症状。常可发现恶性肿瘤的其他征象，诸如精神不振、乏力、体重减轻、贫血、发热、消瘦等。

转移瘤临床症状出现的时间因原发肿瘤性质不同而各异。肿瘤恶性程度越高，年龄越小，转移发生得越早。临床上常见的情况是先发现原发肿瘤而后在不同时期内发现转移灶，一般认为多数转移性肿瘤在 5 年内发生，但迟至数十年后再出现骨转移者也有不少报道，先出现转移而后查出原发灶者也并不少见，也有极少数病例生前甚至死后尸检中仍未能明确转移性肿瘤的真正来源。

3. 体征

局部有明显压痛和叩击痛，可见肿胀或软组织肿块，局部皮温较高，可有浅表静脉怒张，相邻关节的功能障碍，易出现病理性骨折，可有脊髓、神经受压症状及体征。

4. 临床特征

本病多见于老年人，大多数骨转移瘤的患者有原发肿瘤病史，起初并无症状，出现症状时，疼痛是主要的临床表现，且逐渐加重，夜间尤甚，严重影响睡眠，伴肿胀或肿块，关节功能障碍，易出现病理性骨折。发病在脊柱者，可有脊髓、神经受压症状及体征。

5. 特殊检查

骨肿瘤最终诊断有赖于病理组织学检查，通常经活检术获取组织标本。活检术需要有经验的医生施行，要保证得到有诊断意义的组织。术前取标本的方法一般有两种，即穿刺活检和切开活检。穿刺活检即闭合性活检，最为常用。

6. 辅助检查

（1）影像学检查：

① X 线检查：常规的 X 线检查常不能及早发现骨骼的转移性肿瘤，因为 X 线并不一定均能显示出骨质破坏。据测试，正常骨的矿物质含量必须在丧失 30% ～ 50% 以后骨的转移性病变方能在 X 线平片上表现出来。在 X 线平片上，转移瘤表现无特异性，早期松质骨的转移瘤不造成骨小梁的破坏。随着病情的进展，肿瘤破坏邻近的骨小梁，产生地图样、虫蚀样破坏，边缘可以清楚或模糊，骨膜反应和软组织肿块可有可无。转移灶可呈孤立性或多发性，表现为纯溶骨性、成骨性和混合型病变，这种区分有助于分析原发性肿瘤的起源部位。溶骨性转移最为常见，约占全部转移性病变的 75%，通常来自肾癌、肺癌、乳腺癌等。成骨性转移约占全部转移性骨肿瘤的 15%，男性主

要来自前列腺癌和精原细胞瘤，女性主要来自乳腺癌、子宫（特别是子宫颈）癌或卵巢的肿瘤。无论男性或女性，成骨性病变主要来源于膀胱癌和骨肉瘤。混合性病变约占转移瘤的 10%，任何原发性肿瘤均可引起混合性骨转移，最常见的原发性肿瘤是乳腺癌和肺癌。

②CT 检查：CT 检查对各种类型的骨转移均较 X 线平片优越，能更多、更清晰地显示病变，尤其是对脊柱、骨盆等解剖较复杂的部位可避免骨结构重叠，显示较为细小及隐蔽的病变，并能同时显示软组织肿块的范围及其与周围组织的关系（图 16-7-1）。放射性核素骨扫描有异常表现，或 X 线平片不能决定的病灶，CT 常能显示明确的骨质破坏，从而做出明确的判断。

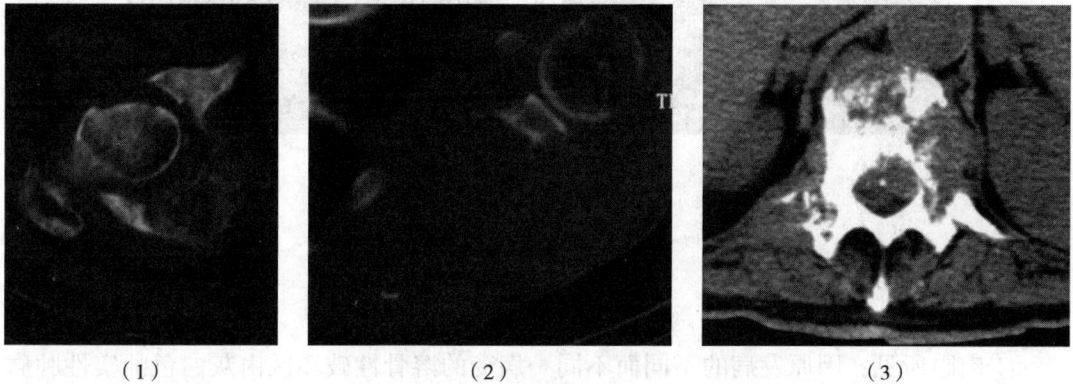

（1） （2） （3）

图 16-7-1 不同部位转移癌 CT
（1）髋臼；（2）肩胛骨；（3）脊柱

③MRI 检查：溶骨性病灶在 T1 加权像上呈低信号，在 T2 加权像上呈高信号（图 16-7-2）。成骨性骨转移较少见，其在 T1 加权像和 T2 加权像上均呈低信号。注射造影剂后病灶内有中度增强；脂肪抑制技术后，正常骨髓组织呈低信号，而肿瘤显示为高信号，有利于病灶的检出。

④放射性核素扫描：放射性核素扫描是早期发现骨转移性病变和评估全身骨骼转移情况的最可靠方法。不论是溶骨性还是成骨性转移病灶通常都有核素摄取增加改变（彩图 16-7-1）。

（2）检验学检查：多有异常，可见血沉加快，C 反应蛋白及碱性磷酸酶升高，贫血、肝肾功能异常，肿瘤标志物检测有重要的临床意义。AFP 是原发性肝癌的最灵敏、最特异的肿瘤标志，血清 AFP 测定结果大于 500μg/L，或含量不断升高者，更应高度警惕肝癌。前列腺特异性抗原（PSA）是前列腺癌的特异性标志物。正常男性 PSA 含量小于 2.5μg/L，前列腺癌者明显升高；癌胚抗原高于 20μg/L 时，则意味着可能有消化道肿瘤等。

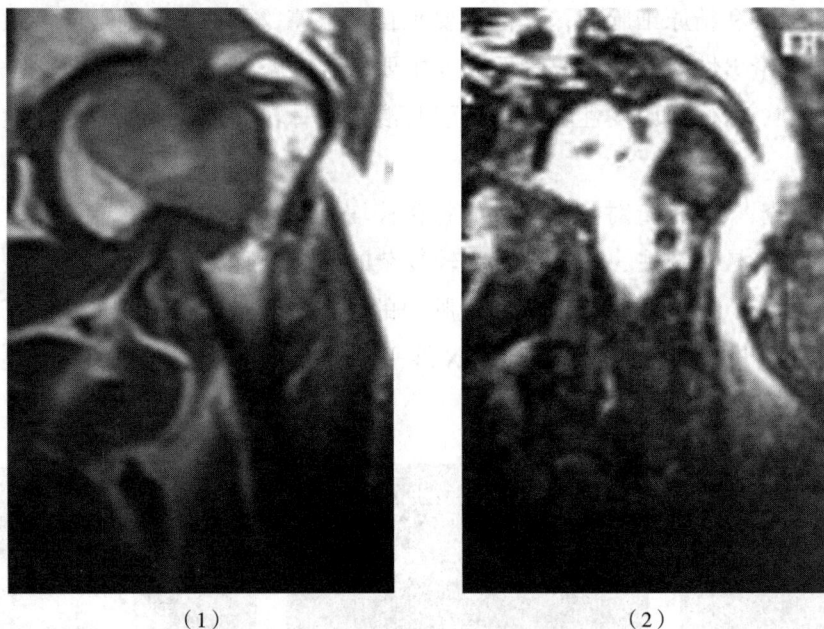

（1）   （2）

图 16-7-2　股骨上段转移癌 MRI

（1）T1 加权像；（2）T2 加权像

（3）病理学检查：

①肉眼所见：因原发病的不同而不同。病变的溶骨性破坏区由灰白色的实性肿瘤组织构成，在肿瘤侵蚀松质骨的边缘，髓腔由肿瘤组织替代，充满完整松质骨间隙。当病灶是由分化良好的腺癌构成时，组织呈柔软的腺样外观。当病灶由分化差的间叶组织及纤维结缔组织为主的肿瘤构成时，呈灰白色的肉样组织。黑色素瘤的转移灶呈鲜明的深黑色外观。

②镜下所见：因原发病的不同而不同。分化良好的转移性腺癌细胞呈腺样排列。在某些病灶，细胞排列方式能高度提示其器官来源（如甲状腺、肾），但多数情况下，其排列是无特点的（乳腺、前列腺、胃肠道、子宫、睾丸、肺），不能提示特殊的器官来源。转移鳞状细胞癌具有常见鳞状细胞癌的特点，成熟程度各异的宿主的纤维组织是主要结构，肿瘤细胞团散落于纤维结构中。

【鉴别诊断】

多发性骨髓瘤是一种原发的全身性骨髓肿瘤，发病年龄多为 40～70 岁，好发部位是脊柱（椎体）、扁平骨（骨盆、颅骨及肋骨）。通常在就诊时已多个部位受侵袭。X线最初的表现为弥漫的骨质疏松，而后出现边界不清的溶骨性破坏区，无骨膜反应。这些和骨转移瘤相同。其主要鉴别点是骨转移瘤很少在肘、膝关节以下部位发病，且在临床和实验室检查中均有特殊表现，而骨转移瘤多有原发肿瘤病史，但最终确诊须病理组织学检查。

【治疗思路】

骨转移是恶性肿瘤的晚期病变，目前尚难以根治已发生骨转移的晚期肿瘤。因此，骨转移瘤的治疗以缓解症状、改善生活质量为主要目标。恶性肿瘤骨转移虽然都是肿瘤疾病的晚期，预后差，但是合理治疗对患者仍然有积极意义。临床应采用个体化的综合治疗包括全身化疗、内分泌治疗、放疗、手术等，重视对疼痛的治疗，可合理使用镇痛剂等。

【治疗方法】

1. 一般治疗

请参考本章第一节概述部分。

2. 中医治疗

（1）内治法

①肾精不足：颈、腰、背酸痛无力，甚则畸形，举步艰难，头晕耳鸣，健忘，男子阳痿，夜尿频，舌淡或红，苔少，脉沉迟。

治法：益肾填精，强精壮骨。

方药：左归丸加减。熟地黄 240g，山药 120g，枸杞 120g，山茱萸 120g，川牛膝 90g，菟丝子 120g，鹿胶 120g，龟胶 120g，制为蜜丸，每丸约 15g，早晚空腹各口服 1 丸。若阴虚火旺症状明显者，可与知柏地黄丸（熟地黄 24g，山茱萸 12g，山药 12g，泽泻 9g，茯苓 9g，丹皮 9g，知母 60g，黄柏 60g，制为蜜丸，每丸约 15g，每服 1 丸，日 3 次，空腹口服）合用；若肾阳虚症状明显者，加杜仲、狗脊、淫羊藿，或口服院内制剂芪仲腰舒丸、愈瘫胶囊、筋肌复生胶囊等。

②脾肾气虚：倦怠嗜卧，颈、腰、背酸痛，痿软，伸举无力，甚或肌肉萎缩，骨骼畸形，纳谷不香，面色萎黄不华，便溏，舌淡，苔薄白，脉弱。

治法：健脾益肾，益气强精。

方药：参苓白术散（莲子 5g，薏苡仁 5g，砂仁 5g，桔梗 5g，白扁豆 8g，茯苓 5g，人参 10g，甘草 10g，白术 10g，山药 10g）加减。若饮食不佳、胃脘不适者，加焦三仙等，或口服院内制剂黄芪生络复康丸、养血止痛丸、加味益气丸等。

③痰热互结：局部肿块形成，灼痛，逐渐加重，皮温升高，关节活动受限，伴有口干，大便干涩，小便黄赤，舌质红胖，脉弦数。

治法：清热化痰，软坚散结。

方药：消瘤丸加味。玄参 15g，生牡蛎 20g，贝母 15g，知母 12g，莪术 15g，芒硝 15g。

中医学在直接抗肿瘤、改善患者体质、减轻放化疗及手术的毒副作用、增强疗效方面具有独特的优势，可一直贯穿于骨转移瘤治疗的始终，可参考原发疾病辨证用药。河南洛阳正骨医院在中医药治疗骨肿瘤方面积累了较为丰富的经验，在辨证施治的基础上研制了化岩胶囊，由黄芪、白术、补骨脂、淫羊藿、当归、白芍、大黄、莪术、南星、姜黄等组成，其治疗原则为补肾健脾、软坚散结、豁痰破瘀。黄芪、白术健脾升清降浊，使水谷之精微不生痰而成为营养物质，补骨脂、淫羊藿补肾阳驱寒痰，当归、白芍补血生血，疏理气机，使气机通畅。大黄活血破瘀，莪术软坚散结，南星、姜黄豁痰。本方既可扶正，又有祛邪作用。临床研究表明，化岩胶囊对减小骨转移瘤体积有一定作用，对缓解疼痛、提高患者生活质量、提高患者生存率有显著作用。口服化岩胶囊，一次5粒，每日2～3次。

（2）外治法

①穴位贴敷：主穴取肾俞、腰俞、肝俞。根据辨证选取配穴：气血瘀阻型宜活血化瘀、舒筋止痛，配委中、三阴交；肝肾亏虚者宜滋补肝肾、舒筋通络，配绝骨、阳陵泉。河南洛阳正骨医院舒筋活血止痛膏、活血接骨止痛膏、麝香膏、风湿膏等，可依据临床实际情况选用。

配合用穴：主要用于放化疗的辅助治疗，主穴取膻中、天突、气海、关元。辨证选穴：恶心呕吐，加止吐穴内关等穴；口腔溃疡，加大椎、风府、涌泉等穴；脱发，加血海、百会等穴；疼痛剧烈，加阿是穴、攒竹等穴；造血功能障碍，加华佗夹脊、血海等穴。

②中药外敷：

骨癌止痛粉：商陆10g，土鳖虫10g，血竭5g，生川乌10g，冰片6g，麝香0.3g。上药共研细末，用蜂蜜调和涂敷痛处，隔日一次。

展筋丹揉药：术者沉肩、悬腕、垂肘，拇指螺纹面蘸少许展筋丹，以掌关节运动带动拇指螺纹面，在穴位上以画圆的方式运动，要求拇指螺纹面与穴区皮肤轻轻接触，运动时同皮肤摩擦，但不能带动皮肤。揉药范围约一元硬币大小，频率为分钟100～120次，每穴操作2～3分钟，局部皮肤微感发热即可。

③针灸治疗：取华佗夹脊、肾俞、大肠俞、肝俞、关元、委中、中府、涌泉、阿是穴等，一次4～5穴，每日1次，14天一个疗程。休息1周后再进行治疗，连续治疗3～5个疗程。

④离子渗入：化岩液为河南洛阳正骨医院医院协定处方（药物组成：补骨脂120g，薏苡仁150g，延胡索120g，白芥子80g，莪术80g，胆南星80g，大黄180g，急性子4g），用水、酒精提取，提取液合并后加氮酮制成每1mL含生药1g的药液。应用Npo-4AS型离子透入治疗仪，将药液10mL注入特制的6cm×6cm棉布上，极板放于棉布上用棉布包扎，置于督脉和任脉处，离子透入30分钟。每日2次，7天为一个疗

程，连用 3 个疗程。为加强疗效，可配合化岩液极化后以电极相吸原理促进药物的吸收。

3. 物理治疗

请参考本章第一节概述部分。

4. 西医治疗

（1）药物治疗

①化疗：化疗也是治疗本病的另一重要措施，主要根据原发肿瘤的生物学特征，应用对原发瘤敏感的药物及化疗方案。

②激素治疗：激素治疗对激素敏感的肿瘤及其骨转移均有效，无论对手术或非手术患者均有益。激素治疗的效果虽然多是暂时的，但有时可产生长期效果。肾上腺切除术、卵巢切除术、垂体切除术及睾丸切除术经常用于治疗及预防乳腺及前列腺瘤转移；不能手术者，通过注射阻断激素活性的药物同样有效。

③骨吸收抑制剂：骨转移瘤破坏骨骼的途径包括肿瘤细胞直接破坏骨的矿物质基础，间接刺激破骨细胞以增强骨溶解。因此能抑制破骨细胞活性的物质，如二磷酸盐和降钙素等在骨转移瘤治疗中，可起到一定作用。二磷酸盐通过竞争抑制破骨细胞活性，阻断病理性骨溶解而起到治疗作用，它可以对抗癌症引起的高钙血症、缓解骨转移瘤引起的疼痛。目前国内常用的药物一个是双氯甲烷二磷酸二钠，即骨膦。另一个常用药物是降钙素，有抑制破骨细胞、抗骨溶解、抑制骨吸收的作用，能抑制骨转移瘤引起的高钙血症，阻止疼痛诱导因子的释放，抑制新转移灶的形成。但以上两种药物均不具备直接的抗癌作用，不能改善骨转移的预后，只能作为晚期骨转移的一种止痛措施。因此必须和其他抗癌药一起使用，才能控制疾病的进展。另外，降钙素能抑制肠道对钙的吸收，故使用降钙素时应酌情加用钙和维生素 D。

④止痛药物：以癌症三级止痛阶梯疗法为指导原则，根据病情需要，必要时选择辅佐剂。患者合并贫血等时，及时给予对症处理及营养支持等治疗。

⑤造血干细胞移植：造血干细胞移植可以治疗多种血液病、实体瘤、免疫缺陷病和重度急性放射病，这已被很多人所熟悉。其疗效明显优于常规化疗。

⑥靶向治疗：常用药物如曲妥珠单抗（贺赛汀）及利妥昔单抗（美罗华）等，疗效明显。

⑦免疫治疗：其种类繁多，如 α - 干扰素 300 万 U，皮下注射，隔天一次；核糖核酸 Ⅱ 100mg 静脉滴注。

⑧营养支持治疗：伴有贫血、免疫低下、肝肾功能不全者给予营养支持、提高免疫力的药物，以及保肝、护心、护肾等药物积极对症处理。

（2）介入治疗：选择性栓塞肿瘤的营养血管，可以促进肿瘤坏死，缩小肿瘤，减轻肿瘤负荷。这种方法可以单独使用，也可以与外科手术联合使用。当手术有困难及肿瘤所处部位手术危险甚大时，可单独使用这种方法。在脊柱、骨盆和股骨近端或软组织肿块较大时，可在手术前行选择性动脉栓塞，减少手术出血，栓塞时可给予化疗药物局部应用，增强疗效。

（3）手术治疗：手术治疗在骨转移瘤的综合治疗中占有特殊的地位，特别是在骨转移瘤引起病理性骨折、脊柱不稳、脊髓压迫时。与骨的原发肿瘤不同的是，骨转移瘤需要包括手术在内的综合治疗，需采用化疗、放疗及中医药治疗等积极控制原发疾病。

①肢体骨转移瘤的手术治疗：不管是成骨性还是溶骨性破坏都可引起病理性骨折，患者一旦发生骨折，生活质量将明显下降，所以必要的外科干预也是非常重要的。

预防性内固定的指征：X线平片显示50%骨皮质被破坏；股骨近端病变超过2.5cm；股骨小粗隆有病理性撕脱骨折；放疗后仍持续性疼痛者。

内固定的原则：任何操作都应防止骨折的发生；尽量保护骨膜的血运，减少对骨周围软组织的损伤；骨壳破坏不大者，可用闭合性髓内针技术。破坏广泛者应切开清除肿瘤，填充骨水泥和应用内固定（图16-7-3）。

肢体病理性骨折的处理：对于病理性骨折主张积极手术治疗，内固定治疗可以改善预后、延长生命。癌症患者出现骨转移后，经过治疗通常大多患者还可存活12个月，乳腺癌、前列腺癌可能存活更长。有效的内固定可以镇痛，稳定情绪，便于护理、早期活动、早期离床和进行其他治疗，可预防其他并发症。术中骨水泥的应用，为骨转移的外科治疗扩大了指征，提高了疗效。骨水泥和金属固定物的结合应用，可以大大提高骨骼的承重能力和促进骨折的愈合。

根据不同的部位和病灶范围，选取相应的治疗方法。对于四肢骨干骨折，最适宜的方法是采用交锁髓内钉内固定，术后可早期下床活动。股骨转子部骨折用Gamma钉、Ziekel钉或重建钉内固定（图16-7-4），手术过程中应将骨转移瘤病灶切除，骨缺损处可用骨水泥填充，骨水泥能协助内固定物固定骨折，提高瘤骨的机械强度；对于近关节骨折首选人工假体置换；股骨颈骨折可采用长柄股骨头或全髋关节置换（图16-7-5）。

②骨盆转移瘤的手术治疗：其目的是最大限度地切除肿瘤，采用适当的方法重建骨盆的缺损，防止病理性骨折的发生；通过清除肿瘤病灶缓解疼痛，减少止痛药物的应用；改善患者功能，恢复一定的生活、工作，提高生活质量；通过手术取材，明确诊断，以便采用合适的放、化疗等辅助性治疗。

转移瘤手术切除是否能够延长患者生存期目前尚未完全肯定，但对临床预后较好的恶性肿瘤如甲状腺癌及乳腺癌等，患者生存期长，应采取积极的外科手术治疗，消除症状，改善生活质量。

③脊柱转移瘤的手术治疗：其目的是稳定脊柱，解除肿瘤或骨折块对脊髓的压迫；切除转移瘤，虽不能达到根治性切除，但大块肿瘤的切除能增加转移瘤周围卫星灶对

放疗的敏感性；明确病理诊断，特别对原发灶不明的肿瘤，能指导进一步检查和治疗；缓解疼痛，提高生活质量，延长生命。

[适应证] 脊柱不稳；疼痛经放疗后不能缓解者，或放疗、化疗后复发或继续加重者；进行性脊髓或神经功能受损者；原发肿瘤不明或组织病理诊断不明，在冰冻活检的同时施行手术。出现以上情况，估计患者的生存期超过6个月者。

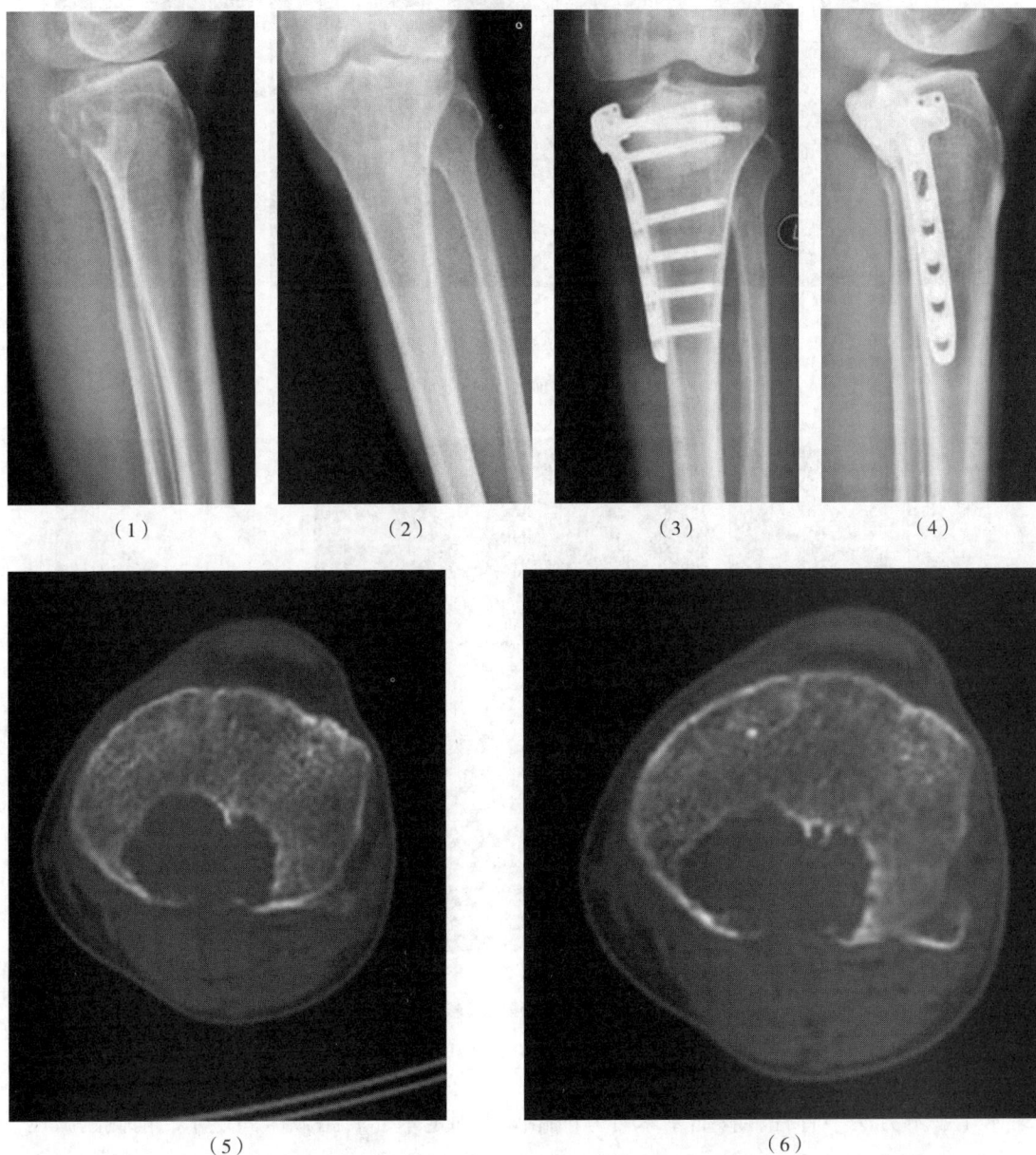

（1）　　　　　　（2）　　　　　　（3）　　　　　　（4）

（5）　　　　　　　　　　　（6）

图 16-7-3　胫骨上段转移癌钢板固定并骨水泥填充内固定术

（1）（2）术前X线；（3）（4）术后X线；（5）（6）术前CT

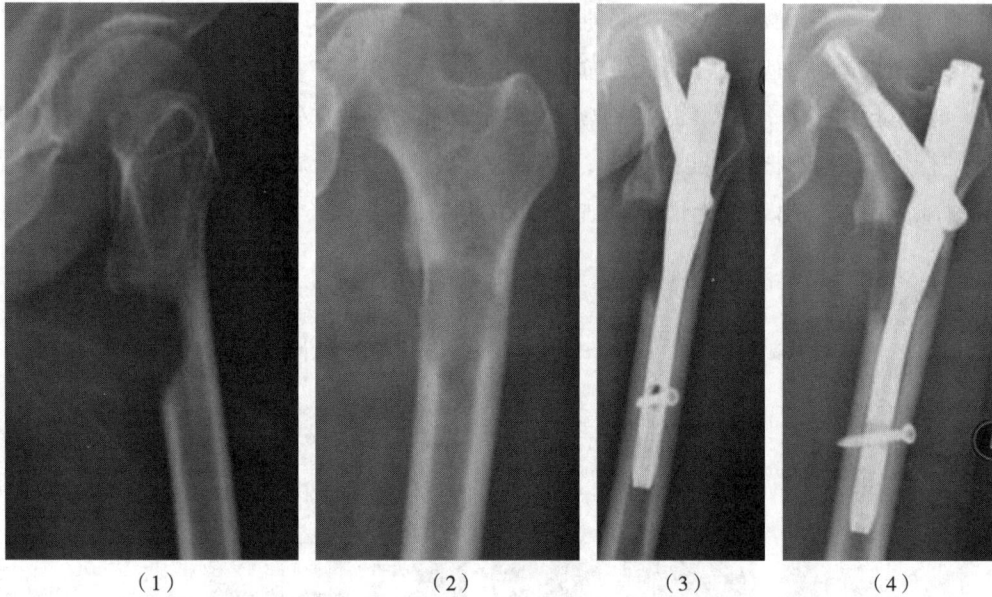

（1）　　　　　　　　　（2）　　　　　　　　　（3）　　　　　　　　　（4）

图 16-7-4　股骨上段转移癌髓内钉预防性内固定术

（1）（2）术前；（3）（4）术后

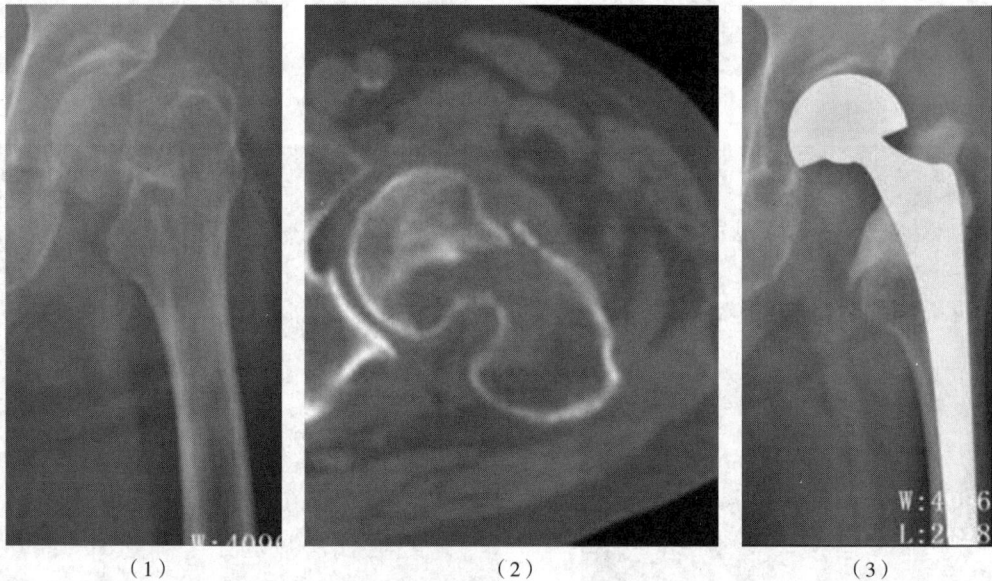

（1）　　　　　　　　　　　　　（2）　　　　　　　　　　　　　（3）

图 16-7-5　股骨上段转移癌瘤段切除假体置换术

（1）术前 X 线；（2）术前 CT；（3）术后 X 线

　　［手术方法］脊柱转移瘤手术可分前路减压固定术、后路减压固定术、前侧路减压固定术和前后路联合固定术。具体手术方式应依据具体情况而定。若肿瘤主要位于棘突、椎板、椎弓根，脊髓压迫来自后方，或连续 2 个以上椎体受累，以选择后路手术为好，行椎板切除减压后，用椎弓根固定系统固定（图 16-7-6）。若肿瘤主要位于椎体者，压迫来自前方，则应采用前路手术。对于上胸椎（T2 ～ T4）转移瘤多采用该入路，术中

切除病变脊柱的棘突、椎板横突及相应的肋骨头，掀开肩胛骨，经侧方刮除或切除椎体肿瘤；若肿瘤破坏 1～2 个节段全脊柱，先行后路肿瘤切除、椎管减压，经椎弓根螺钉内固定，后路手术完成后，一期做前路椎体肿瘤切除内固定术。不管采取何种方法，在减压后应加以坚强的内固定，特别是对估计生存期较长的病例更应注重这一问题。

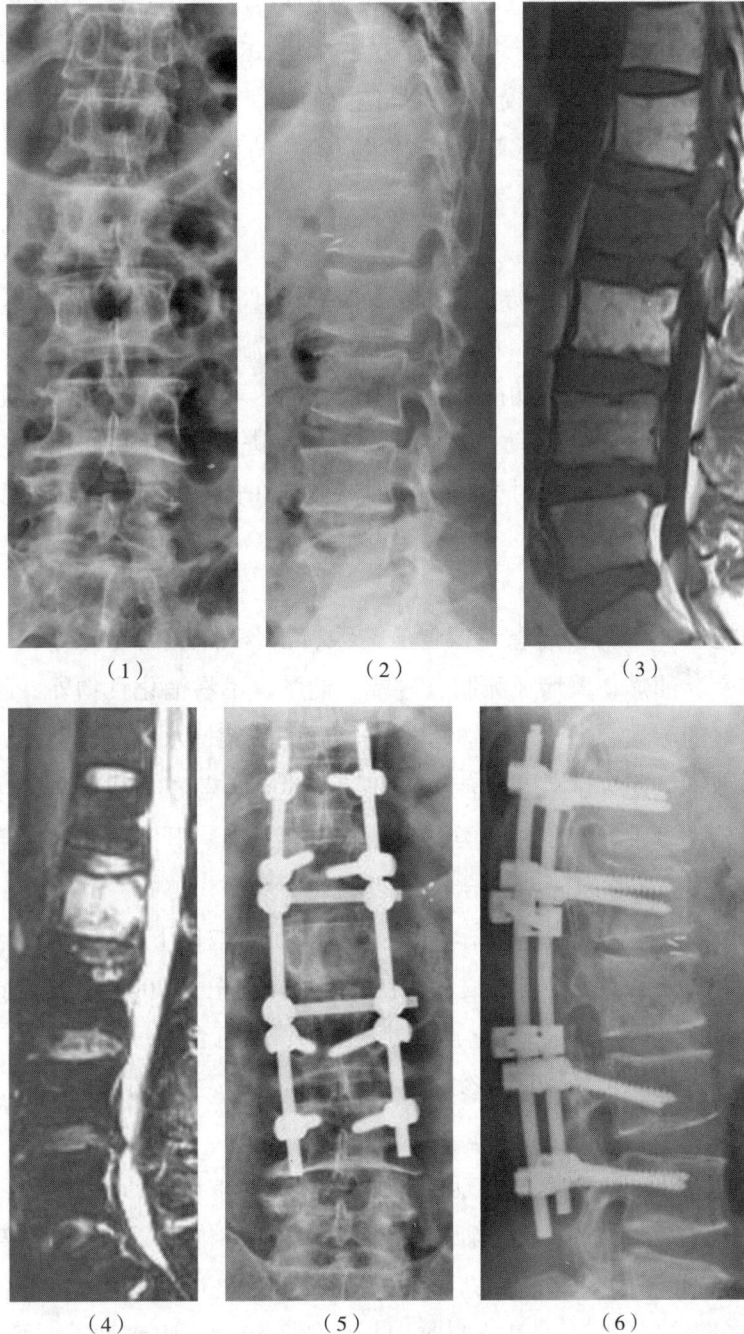

（1）　　　　　　　（2）　　　　　　　（3）

（4）　　　　　　　（5）　　　　　　　（6）

图 16-7-6　脊柱转移癌后路长节段内固定术

（1）（2）术前 X 线；（3）（4）术前 MRI；（5）（6）术后 X 线

（4）放疗：放疗是恶性肿瘤骨转移姑息治疗的有效方法，其作用表现在以下几方面。①缓解骨疼痛；②减少病理性骨折的发生；③促进病理性骨折的愈合；④控制或稳定骨转移病灶的病情恶化。放疗可分为局部放疗及放射性核素治疗。局部放疗对缓解骨转移瘤疼痛、减少病理性骨折的发生及减轻肿瘤对脊髓压迫等有明显疗效，可明显改善患者的生存质量。放射性核素治疗也称内放疗，是一种疗效明显、副作用小、不成瘾并且对肿瘤有直接杀灭作用的治疗方法。近 20 年来已筛选出具有良好核物理性质，能发射 γ、β 粒子，具有较高生物杀伤力的放射性核素，并将这些核素与载体结合后使其能选择性地浓集在转移瘤处，以达到治疗的目的。目前较常用的内放疗药物 ^{89}Sr 等。

5. 功能锻炼

鼓励患者进行功能锻炼，防止肌肉萎缩、关节僵直、静脉血栓。术后 1～3 天，主要锻炼患肢肌肉的收缩功能。术后 4～10 天，引流管拔除后，可做肢体远端的关节锻炼，如踝关节及足趾各关节功能锻炼。术后 3 周，可进行手术部位远近侧关节的活动，动作要轻，不可做负重活动。术后 4～6 周，进行全身的肌肉及重点关节活动，逐渐加大活动量及范围，必要时可利用辅助器械或在他人帮助下下地活动，需每日坚持活动，以劳而不累为度。

6. 膳食与起居

（1）辨证施膳：骨转移瘤患者饮食应清淡、富含维生素、高蛋白，除了忌烟酒、辛辣刺激、霉变、油炸、熏烤、腌制、过咸、油腻、不易消化食物外，还要在平时生活中要养成良好的习惯，适当多食含有抗癌物质的蔬菜、水果和肉类，如卷心菜、大葱、大蒜、白萝卜、芹菜、菜花、菠菜、韭菜、生菜、蒜薹、胡萝卜、洋葱头、西红柿、大豆、蘑菇、海带、紫菜、薯类、香菇、木耳、肉、肝、肾、虾皮等。平乐正骨骨病学根据骨转移癌的临床分型，给予辨证膳食。

①肾精不足：以益肾填精、强精壮骨为主，辨证选取以下药膳。

二冬鱼肚粥：天冬、麦冬各 30g，水煎取汁，同枸杞子 20g，大米 50g 煮粥；粥将熟时，调入捣碎的鱼肚胶 10g，烊化，再煮一二沸，即可食用。

黄精珍珠牡蛎粥：黄精 10g，珍珠母、牡蛎各 30g。3 味药水煎取汁，加大米 50g 煮为稀粥服食。

②脾肾气虚：以健脾益肾、益气强精为主，辨证选取以下药膳。

归芪杞子炖鸡：母鸡 1 只，当归 15g，黄芪 30g，枸杞子 15g，生姜 6 片，大葱 3g，黄酒、盐各适量。将母鸡宰杀后，去毛及内脏，洗净。将当归、黄芪、枸杞子、生姜片、大葱、黄酒、盐放入母鸡腹腔内，再放入锅内，隔水炖 1～2 小时。食肉，饮汤。每日 1 次。

乌鸡丹参汤：乌鸡1只，丹参15g，枸杞子20g，黄芪20g，山药20g，芝麻20g，陈皮5g，姜、葱、黄酒各适量。乌鸡宰杀、去内脏、洗净，将丹参、枸杞子、黄芪、山药、芝麻、陈皮、姜、葱置于鸡肚内，加少量黄酒，文火煮至鸡肉熟烂。先喝汤后吃肉。

③痰热互结：以清热化痰、软坚散结为主，辨证选取以下药膳。

土茯苓粥：土茯苓10～30g，生米仁50g，粳米50g；先用粳米、生米仁煮粥，再加入土茯苓（碾粉）混匀，煮沸食用。

薏仁粥：取适量的薏苡仁和白米，两者的比例约为3∶1，薏苡仁先用水浸泡4～5小时，白米浸泡30分钟，然后两者混合，加水一起熬煮成粥。

花陈汤：菊花15g，陈皮15g，栀子15g，当归10g，粳米100g。上药加水适量，煮为稀粥服食，每日1次。

（2）起居：请参考本章第一节概述部分。

【按语】

骨转移瘤是恶性肿瘤的晚期病变，治疗以缓解症状、改善生活质量为主要目标。恶性肿瘤骨转移虽然都是肿瘤疾病的晚期，预后差，但是合理治疗对患者仍然有积极意义。

【病案举例】

翟某，男，65岁，因"肺癌1年，双下肢不能活动两个月"入院。

患者1年前体检时发现肺癌，给予中医药等处理，两个月后出现胁肋部疼痛，给予局部对症治疗，继续中医药治疗。两个月前出现下肢无力，不能活动，下肢感觉麻木，不能下地活动，小便不能，先后在洛阳、郑州等多家医院诊治，诊断为T8椎体肿瘤。近来，患者双下肢感觉、活动功能障碍加重明显，来河南洛阳正骨医院就诊，门诊检查后以"T8椎肿瘤并不全瘫"为诊断收入我科。患病以来，患者神志清，精神可，饮食、睡眠正常，小便不能，大便2～3日一次。专科检查：T8椎旁压痛阳性，叩击痛阳性，脐以下皮肤感觉疼痛消失，触觉存在，双下肢肌肉萎缩明显，肌力下降，左下肢髋关节屈肌肌力2级，余方向肌力1级，膝关节周围肌力1级，踝关节周围肌力0级，右下肢髋关节屈肌肌力1级，股四头肌肌力1级，右下肢余肌肌力0级，腹壁反射消失，提睾反射消失，下肢生理发射减弱，巴氏征阳性，双侧末梢血循可，小便保留尿管2个月，大便2～3日一次。

临床诊断：①T8椎肿瘤并不全瘫；②左肺占位并阻塞性肺炎；③胆囊炎，胆囊结石；④肝囊肿；⑤前列腺增生。

治疗经过：入院后完善检查，经全科人员讨论在全身麻醉下行T8椎体病灶清除肿瘤切除、椎管减压内固定术（图 16-6-7）。抗感染、脱水、激素、预防应激性溃疡、补充液体等治疗，术后拍片提示钉棒固定良好。术后伤口一期愈合拆线，病情好转出院。

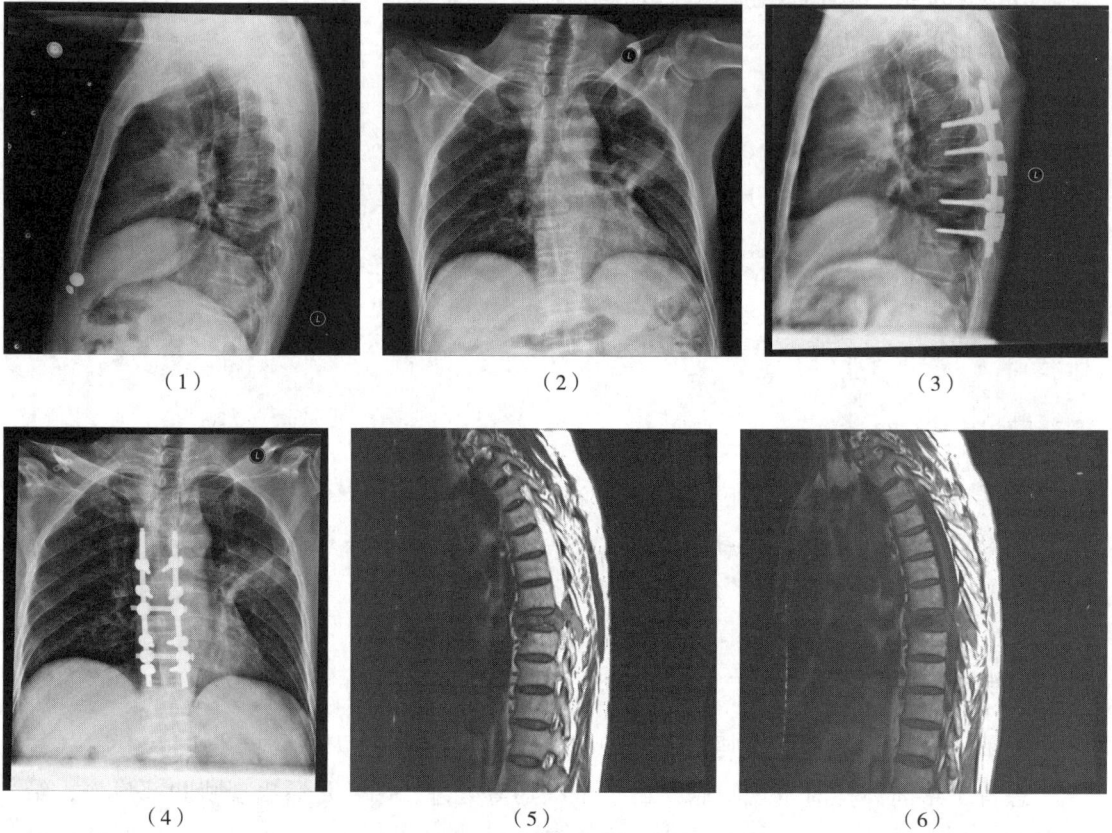

（1）　　　　　　　　　　　　　（2）　　　　　　　　　　　　　（3）

（4）　　　　　　　　　　　　　（5）　　　　　　　　　　　　　（6）

图 16-7-7　胸椎肿瘤切除活检椎管减压内固定术

（1）（2）术前 X 线；（3）（4）术后 X 线；（5）T1 加权像；（6）T2 加权像

第十七章 骨与关节类肿瘤疾患

第一节 骨囊肿

【概述】

骨囊肿是一种原因不明的肿瘤样病变，归属于局部骨生长障碍而并非真正的肿瘤，又称单房性骨囊肿或单纯性骨囊肿，也有称之为孤立性骨囊肿者。其发病率占骨瘤样病损的30.9%，最多见于10～20岁的青少年，男性多于女性，男女之比为2∶1～3∶1，好发于长骨，尤其是肱骨近端及骨干，股骨近端和胫骨近端，偶可见于骨盆，年长患者骨盆及跟骨较常见。

【病因病机及分型】

1. 病因病机

西医学认为本病病因目前尚不清楚，一般认为是骨内静脉异常导致压力升高，引起骨吸收。有人认为，骨骺板创伤后的血肿是骨囊肿形成的原因。

2. 分型

临床上将骨囊肿分为两型：①活动型（活动期）：患者年龄在10岁以下，囊肿与骨骺板接近，距离小于5mm，说明病变正处在不断发展，膨胀的过程中，治疗后易复发。②潜伏型（静止期）：患者年龄在10岁以上，囊肿距骨骺板较远，距离大于5mm。表明病变稳定，很少有进展趋向，治疗后复发率较低。

【临床表现】

1. 病史

本病起病缓慢，病变可长期存在而无症状。

2. 症状

临床上一般无任何症状，因其他病变拍片偶然发现，有的病例局部有隐痛、酸痛、轻压痛、肿胀或临近关节功能障碍，常因自发轻微外力致病理性骨折而就诊。

3. 体征

本病可无明显体征，或局部轻压痛、叩击痛、肿胀或临近关节功能障碍，出现病理性骨折后上述表现明显加重。

4. 临床特征

青少年一般无任何症状，因其他病变拍片时偶然发现，或仅有局部隐痛，酸痛，轻压痛；或轻微外伤致病理性骨折而拍片时发现本病。

5. 辅助检查

（1）影像学检查：

①X 线检查：大多数骨囊肿在肱骨或股骨的干骺端，向下扩展致骨干，长轴与骨干一致，向上扩展接近骨骺，可累及骺板（图 17-1-1）。可见骨中央椭圆形溶骨性破坏，边界清楚，周围可见薄层硬化带，可见突入囊腔的骨嵴，囊内无钙化点，由于囊肿膨胀性生长造成骨皮质不规则变薄，病理性骨折很常见，常有骨折块沉入囊腔底部，形成所谓的"折片陷落征"。虽然膨胀，但骨囊肿的横径一般不超过附近骺板的宽度。除非发生病理性骨折，一般并无骨膜反应。

②CT 检查：可以显示骨皮质变薄及骨嵴，囊肿内部为低密度改变，有病理性骨折者可显示骨折情况，特别是"折片陷落征"（图 17-1-2）

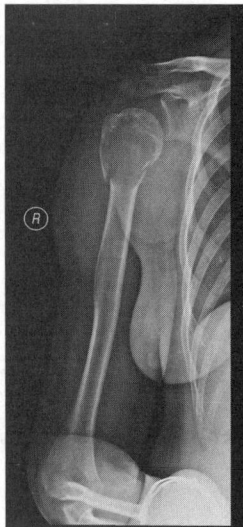

图 17-1-1　肱骨上段骨囊肿 X 线片

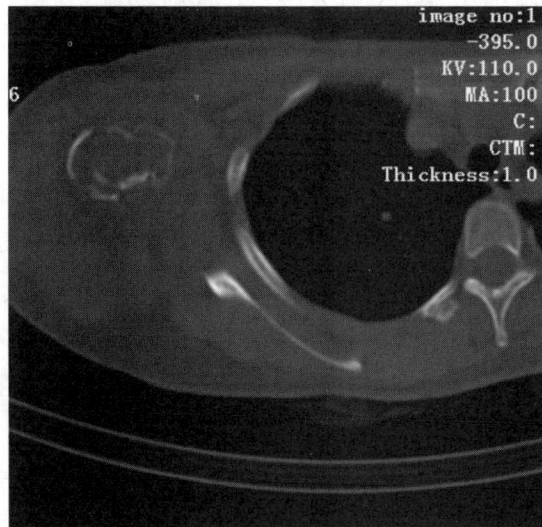

图 17-1-2　肱骨上段骨囊肿 CT

③MRI 检查：单纯性骨囊肿内含液性成分，因而在 MRI 图像上呈特征性的液体信号，在 T1 加权像上为中、低信号，在 T2 加权像上为均匀高信号（图 17-1-3）；如边缘有硬化则呈低信号；单纯性骨囊肿易合并病理性骨折，并导致囊肿内出血，MRI 图像可显示骨折碎片和骨膜反应，尤其能显示囊肿内出血引起的液－液平面。

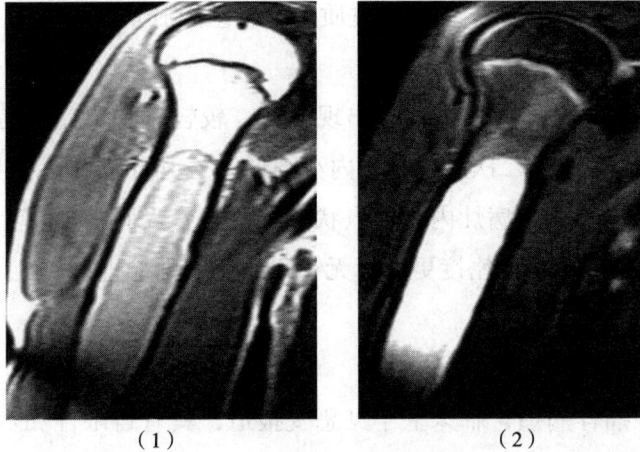

图 17-1-3　肱骨中上段骨囊肿 MRI
（1）T1 加权像；（2）T2 加权像

（2）检验学检查：基本正常，合并病理性骨折时可出现血沉加快及 C 反应蛋白升高。

（3）病理学检查：

①肉眼所见：骨囊肿大多为圆形、单房，囊内壁为一薄层纤维性组织，呈灰白色或棕红色；囊腔内一般为淡黄色液体，骨皮质因压迫而变薄，在骨壁上有高低不同的骨嵴，但很少见到完整的骨性间隔。

②镜下所见：镜下可见壁的骨质为正常骨结构，囊肿的覆盖膜为疏松的纤维结缔组织，或为粗而富含血管的结缔组织，深部有反应性骨样组织及编织骨，纤维结缔组织膜内散在着多核巨细胞、陈旧性出血、纤维素、钙盐沉着、胆固醇、吞噬细胞及少数炎症细胞。

【鉴别诊断】

1. 动脉瘤样骨囊肿

单纯性骨囊肿是中央性的孤立性病变，有轻度膨胀，缺乏骨膜反应，从不进入软组织。相反，动脉瘤样骨囊肿几乎均是偏心性病变，具有明显似气球状的膨胀现象。动脉瘤样骨囊肿囊内多为出血，而骨囊肿内多为单纯的液体成分。病理学检查可明确诊断。

2. 骨巨细胞瘤

本病好发于 20 ～ 40 岁，临床多有局部酸困或疼痛，X 线表现为位于骨骺闭合处的偏心性、膨胀性、溶骨性骨破坏，内常有皂泡样阴影，无钙化，病变可穿破骨皮质形成软组织肿块，为实质性病变。与骨囊肿的主要鉴别点是骨囊肿多见于青少年，多为中心性、溶骨性破坏，病变不穿破骨皮质形成软组织肿块，病理学检查易于鉴别。

3. 软骨母细胞瘤

本病好发年龄为 10 ～ 20 岁，症状出现较晚、较轻，主要症状为间断性疼痛和邻近关节的肿胀。X 线表现为二次骨化中心内小圆形、2 ～ 4cm 的低密度阴影，边界清楚，周围有反应骨形成硬化缘，病灶内可见点状钙化。与骨囊肿的主要鉴别点是骨囊肿位置在干骺端或骨干部，破坏区密度更低，无钙化。病理学检查易于鉴别。

【治疗思路】

骨囊肿为良性瘤样病损，临床上罕见恶变报道，具有自限性和自愈性的特点，有时骨折后，囊腔会被骨痂充实而自愈。故治疗上应根据患者的年龄、发病部位、病变属活动期或是静止期，以及是否合并有病理性骨折，来选择治疗方法。各种治疗方法均有一定的复发率，但不发生转移，预后良好。

【治疗方法】

1. 一般治疗

注意保护，避免碰撞及骨折，禁止负重，给予支具保护，预防病理性骨折，必要时绝对卧床。

2. 西医治疗

治疗的主要目的是降低发生骨折的风险，防治病理性骨折和畸形的发生。

（1）药物治疗：对于囊肿靠近干骺端的活动期患者（4 ～ 10 岁），因术后复发率较高，一般不建议手术治疗，多采用非手术治疗，方法包括囊内注射皮质类固醇药物，如囊内注射甲基强的松龙可取得较好疗效，有时可避免手术。部分复发者可重复注射，同时评估发生病理性骨折的风险，适当外固定制动防止病理性骨折的发生；若已经发生病理性骨折，可按骨折的非手术治疗原则处理，观察愈合情况，2 ～ 4 个月后囊肿仍存在或复发者可继续应用激素囊内注射治疗。近年来有应用自体骨髓囊内注射治疗骨囊肿疗效良好的报道，但有待于进一步观察。

（2）手术治疗：对于囊肿远离干骺端的静止期患者（10 岁以上），建议手术治疗。手术适应证：①远离干骺端静止期病变；②骨折风险大或已经反复骨折；③对不典型病例的确诊；④矫正病理性骨折后畸形。手术主要采用病灶刮除植骨术（图 17-1-4），充分显露后，开骨窗，一般应与病灶的长短相一致，直视下吸出液体，彻底刮除病灶内各个部位的囊壁胞膜。用 95% 的乙醇或苯酚骨壁灭活后充分植入自体骨或异体骨，若发生病理性骨折移位明显或有明显发生骨折倾向的患者，可适当应用内固定或外固定（图17-1-5）。如果刮除不彻底，常易复发。

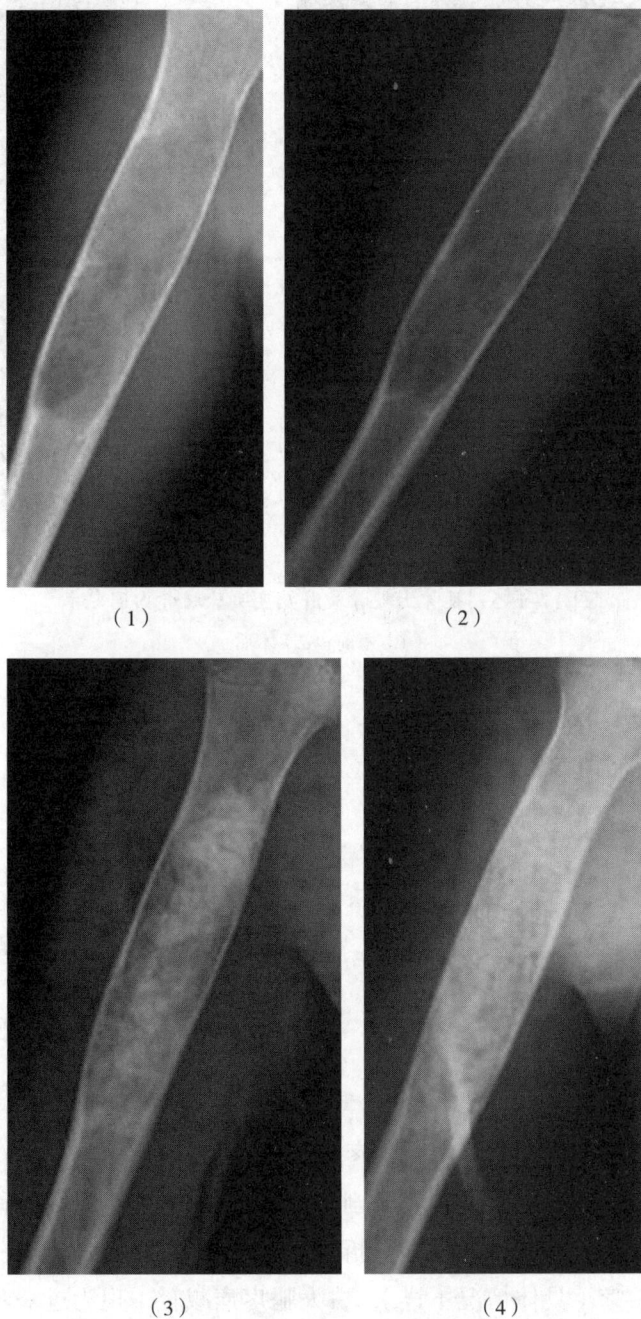

（1）　　　　　　　　　（2）

（3）　　　　　　　　　（4）

图17-1-4　肱骨骨囊肿病变刮除植骨术

（1）（2）术前；（3）（4）术后

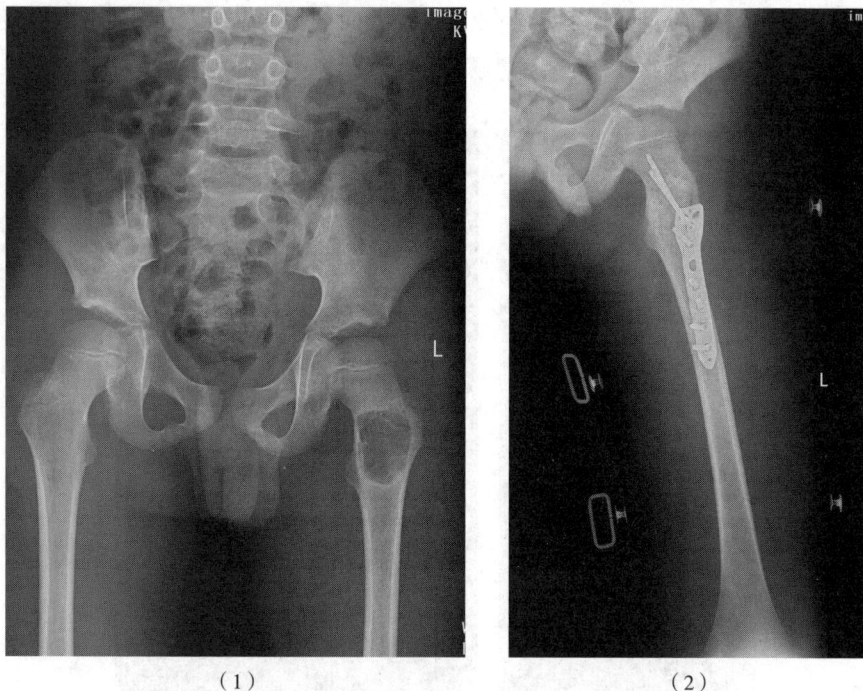

（1）　　　　　　　　　　　　　　　（2）

图 17-1-5　股骨上段骨囊肿病变刮除植骨内固定术

（1）术前；（2）术后

3. 膳食与起居

辨证施膳与起居请参考本章第一节概述部分。

【按语】

本病是发生在骨的一种良性病变，具有自限性和自愈性的特点，有时骨折后，囊腔会被骨痂充实而自愈。治疗方法因人而异。各种治疗方法均有一定复发率，但不发生转移，预后良好。

【病案举例】

李某，男，12 岁，因"右大腿肿胀疼痛活动受限 2 天"入院。

患者 2 天前在玩耍时滑倒致右大腿剧烈疼痛，活动受限，无法行走，急被送往安阳市中医院检查提示：右股骨病理性骨折。后出现右大腿肿胀，住院行手法复位、夹板外固定及药物治疗（具体情况不详），右大腿疼痛减轻，现为进一步系统治疗来诊，急诊检查后以"右股骨病理性骨折"为诊断收入我科。患者发病以来，神志清，精神可，饮食可，睡眠可，小便正常，大便 2 天未解，腹部无不适。专科检查：右大腿夹板外固定，中下段肿胀，有压痛，局部皮温稍高，颜色无明显异常，右下肢纵轴叩击痛阳性，右踝关节活动好，患肢末梢血循、感觉及运动好。因右大腿疼痛而拒绝行进一步检查。参考资料：自带DR示（安阳市中医院，2014-4-19，035170）：右股骨下段可见类圆形低密度区，周围有硬化，并可见长螺旋形骨折线。

临床诊断：①右股骨下段病理性骨折；②右股骨下段骨囊肿？

治疗经过：入院完善相关检查，绝对卧床，局部制动，在全麻下行右股骨下段病灶刮除活检植骨内固定术（图17-1-6），术后抗感染等治疗。术中所见及术后病理均证实为骨囊肿，伤口愈合后顺利拆线出院。

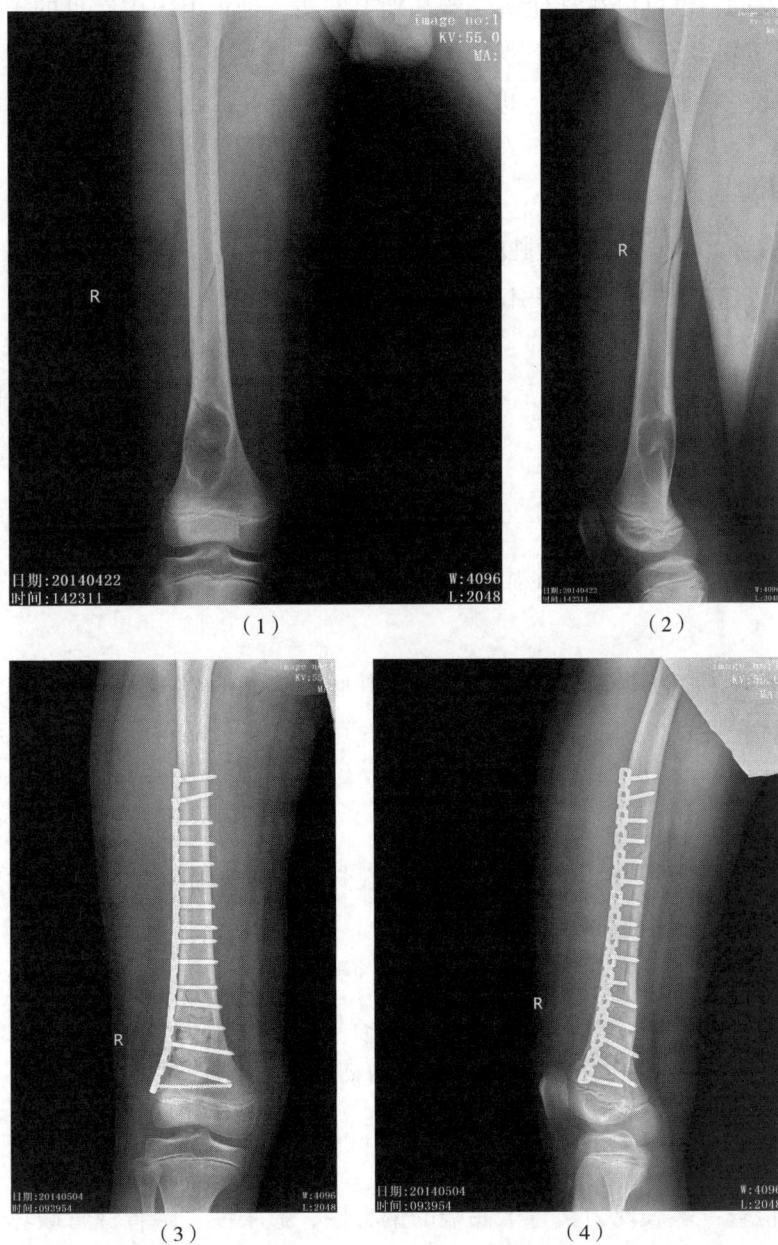

图 17-1-6 右股骨下段病灶刮除活检植骨内固定术

（1）（2）术前；（3）（4）术后

第二节　动脉瘤样骨囊肿

【概述】

动脉瘤样骨囊肿是一种瘤样病损，是一种孤立性、膨胀性、出血性、多房性囊肿，既可以独立发病，也可以在其他病变的基础上发病，是骨组织中常见的瘤样病损。好发于 30 岁以下年轻人，男女之比为 1.4：1。好发于四肢长骨干骺端，依次是股骨、胫骨、肱骨和脊柱（椎体及附件），也常见发生在骶骨者。

【病因病机】

西医学认为，动脉瘤样骨囊肿的发病机理目前尚不十分清楚。多数学者认为骨内动脉和静脉的异常吻合或局部阻塞引起局部血流动力学改变，致骨内压升高，出血而形成血性囊腔，血腔扩大，骨质破坏。有些学者认为此病变由外伤引起。近年来不少学者将本病分为原发性和继发性两种，后者多继发于骨巨细胞瘤、骨母细胞瘤、骨肉瘤等。

【临床表现】

1. 病史

本病起病隐匿，病史从几周到几年不等。

2. 症状

本病主要临床症状为局部疼痛，可伴有肿胀及功能障碍。若发生病理性骨折，上述症状加重。脊柱发生病变时疼痛症状明显，可出现脊柱畸形及脊髓压迫症状，逐渐加重，甚至发生截瘫。

3. 体征

局部压痛、肿胀和功能障碍，并发病理性骨折时上述症状加重，可发生脊柱畸形及脊髓压迫症状，甚至截瘫。

4. 临床特征

本病好发于 30 岁以下年轻人，发展缓慢者也需经一两年症状才明显，也有呈停滞状态几年无变化者，快者数月内表现出明显的临床症状和体征。

5. 辅助检查

（1）影像学检查：

①Ｘ线检查：多表现为长骨干骺端的偏心性、膨胀性、溶骨性骨破坏，向外突出如气球状膨胀，病变呈局限性透亮区，边界清楚。骨皮质变薄如蛋壳样，边缘有狭窄的硬化带，其中有粗细不规则的骨性分隔，呈蜂窝状。位于骨中心者，向周围扩张膨

胀，呈卵圆形，与骨的纵轴一致，有硬化缘。位于脊柱的病变可很大，并可突入椎管形成对脊髓和马尾的压迫。病变主要侵犯椎弓，并可延伸到椎弓根和附近椎体。侵犯棘突时棘突可变得很大，使其上下的椎弓分开，形成脊柱后凸及椎间盘的改变；延伸到椎体时发生骨质破坏，偶尔也可侵犯多数椎体。

②CT检查：CT显示病灶的内部特征和解剖关系对诊断很有帮助，尤其在脊柱和骨盆及足部等解剖部位较复杂的部位，对囊腔内容物的密度、周围软组织的侵犯情况及病灶周缘的硬化均较X平片敏感（图17-2-1），可见液-液平面。

③MRI检查：所有囊肿的边缘在T1加权像和T2加权像上均呈薄而光整的低信号，一般在T1加权像上，可呈中、低等信号，囊腔内液-液平面的显示较清，T2加权像上多呈高信号，可显示出液-液平面，此为本症的特征性表现（图17-2-2）。

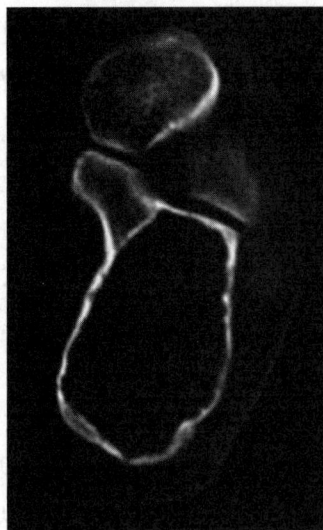

图17-2-1　跟骨动脉瘤样骨囊肿CT

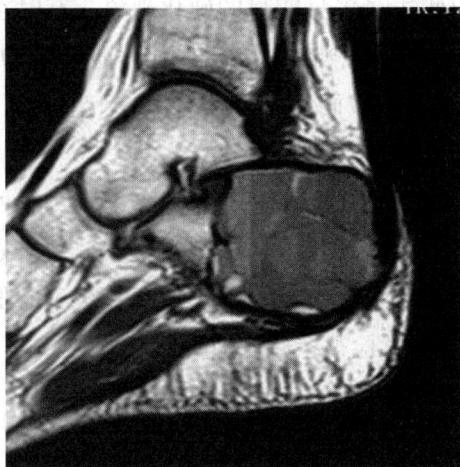

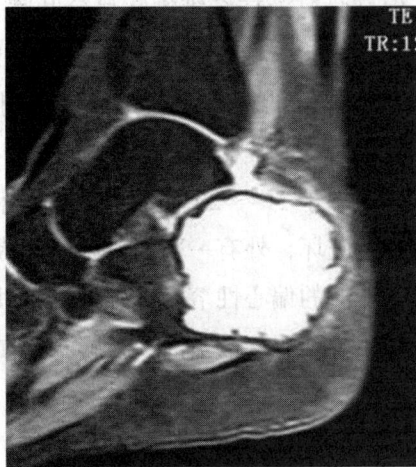

（1）　　　　　　　　　（2）

图17-2-2　跟骨动脉瘤样骨囊肿MRI
（1）T1加权像；（2）T2加权像

（2）检验学检查：基本正常。

（3）病理学检查：

①肉眼所见：大小不等的囊性病变，与周围骨质分界清楚，其内由大小不等的分房血腔所组成，腔内含凝血块，相互交通。囊内壁为反应性薄层囊性骨壳，向外膨胀。切面见蜂窝状血窦，囊内为不凝固的暗红色血液，囊腔内壁光滑。病变内有纤维性间

隔，其中有时含骨组织。

②镜下所见：包含许多充满血液的腔隙和实性区域。囊壁和囊内纤维间隔中含有中等密度的纤维细胞、肌成纤维细胞、组织细胞、散在破骨细胞样多核巨细胞和反应性编织骨，但缺乏正常血管壁的内皮细胞、平滑肌细胞和发育完整的弹力纤维板，可有核分裂现象，还可在衬膜和深部结缔组织中看到原始编织骨和含铁色素沉积。

【鉴别诊断】

1. 骨巨细胞瘤

本病发病年龄较大，多发于 20 ～ 40 岁，临床多有局部酸困或疼痛，X 线表现为位于骨骺闭合处的偏心性、溶骨性、膨胀性骨破坏，内常有皂泡样阴影，无钙化及硬化缘，除非发生病理性骨折，骨膜反应一般不出现，无液 – 液平面。与动脉瘤样骨囊肿的主要鉴别点是动脉瘤样骨囊肿发病年龄相对较小，其偏心性向外突出如气球状膨胀，CT 图像上常见肿瘤内密度不均，有大小、数量不一的囊状低密度区，有时还可见液 – 液平面，病理学检查易于鉴别。

2. 软骨黏液性纤维瘤

软骨黏液性纤维瘤和动脉瘤样骨囊肿两者都是偏心性膨胀性病变，也都好发于干骺端。但软骨黏液样纤维瘤常呈分叶状，内侧边缘多见明显的硬化现象，有时在病灶内可见环状钙化，一般无骨膜反应。若出现液面形成则有利于动脉瘤样骨囊肿的诊断，因为软骨黏液样纤维瘤即使有少量黏液也不会出现液面。病理学检查易于鉴别。

3. 骨囊肿

本病多见于 11 ～ 20 岁青少年，临床可无症状，或轻度不适，X 线表现为骨的中心性、溶骨性破坏，外有一薄的骨硬化边缘，可伴有病理性骨折。动脉瘤样骨囊肿是位干骺端或骨干部的偏心性溶骨性破坏区，其内密度不均，有大小、数量不一的囊状低密度区，有时还可见液 – 液平面，骨膨胀明显。病理学检查容易鉴别。

【治疗思路】

生长缓慢且无症状的动脉瘤样骨囊肿有自愈的可能，临床可以先观察。大多数病变以手术治疗为主，各种治疗方法均有一定的复发率。原发性动脉瘤样骨囊肿预后较好，继发性动脉瘤样骨囊肿的预后与伴随病变的性质密切相关。

【治疗方法】

1. 一般治疗

注意保护，避免碰撞及骨折，禁止负重，给予支具保护，预防病理性骨折，必要时绝对卧床。

2. 西医治疗

（1）药物治疗：多不用，疼痛明显时可适当应用止痛药。

（2）介入治疗：选择性栓塞囊肿的营养血管，可以促进囊肿的成熟和骨化，这种方法可以单独使用，也可以与外科手术联合使用。当手术有困难及动脉瘤样骨囊肿所处部位手术有危险时，可单独使用这种方法。在脊柱、骨盆和股骨近端，可在手术前行选择性动脉栓塞，减少手术出血；还可以经皮注射纤维化剂。

（3）手术治疗：

①刮除植骨术：一般可做局部刮除自体骨移植，效果较好，复发较少，近年应用人工骨或异体骨取得了同样疗效（图17-2-3）。刮除病灶时，应开足够大的骨窗，可使用石炭酸、95%乙醇或冷冻等方法进行囊壁灭活，也可应用骨水泥充填瘤腔以降低复发率。术前要充分考虑术中有大出血的可能，做好输血及止血准备，选择性动脉栓塞可作为术前准备，降低术中出血量，为了减少出血，应争取使用止血带或暂时中断主要动脉（例如对发生在骨盆或股骨近端的动脉瘤样骨囊肿可暂时阻断髂部血管），手术应在彻底止血的条件下进行。

病变位于椎体附件者适合手术切除，病变位于椎体者可行刮除植骨术。若椎体出现病理性骨折成角畸形或有神经脊髓受压症状，宜行椎体次全切除减压并植骨融合术，以维持脊柱的稳定性。

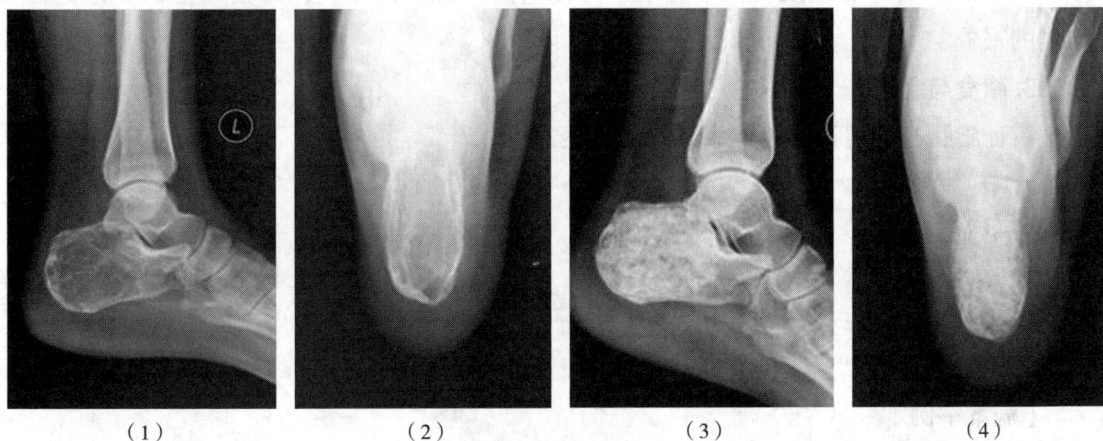

图17-2-3　跟骨动脉瘤样骨囊肿病灶刮除植骨术

（1）（2）术前；（3）（4）术后

②瘤段切除术：对有些发生在腓骨、肋骨等处的动脉瘤样骨囊肿可行瘤段切除术（图17-2-4）。对于大段病变，采用瘤段切除吻合血管的腓骨或髂骨移植的方法取得了较好疗效。关节破坏严重者可行人工关节置换术。

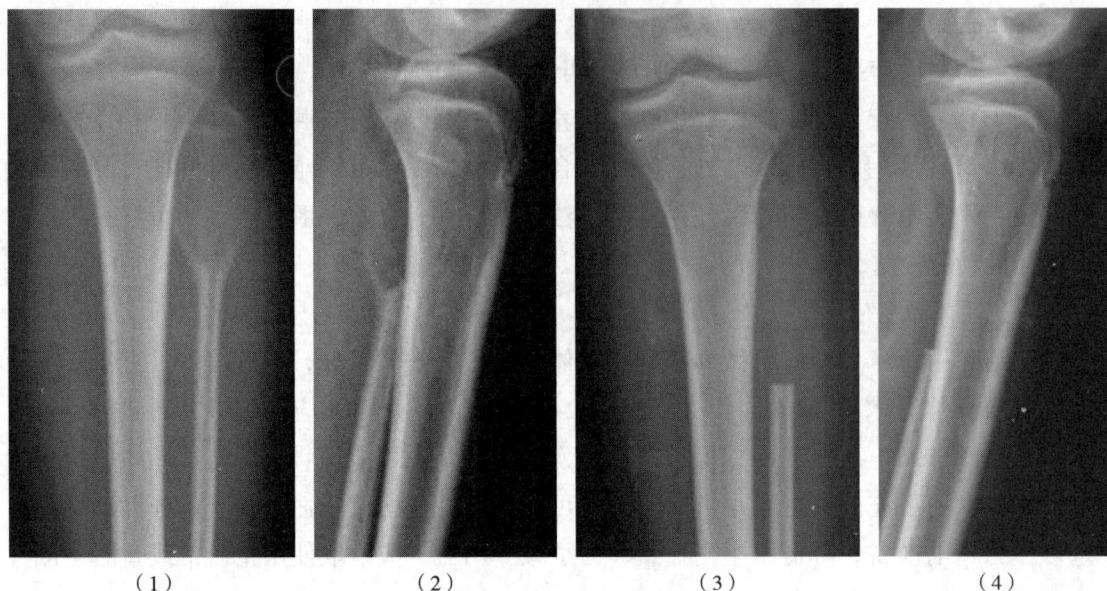

（1）　　　　　（2）　　　　　（3）　　　　　（4）

图 17-2-4　腓骨上端动脉瘤样骨囊肿瘤段切除术

（1）（2）术前；（3）（4）术后

（4）放疗：为了减少放射线引起肉瘤的危险，剂量必须控制在有效的最小剂量。放疗可使动脉瘤样骨囊肿组织成熟和瘢痕化，也可抑制其进展，并促使其广泛骨化。但是应注意，放疗必须限制在不能手术及栓塞治疗失败的病例，因临床有放疗后变成肉瘤的报告。

3. 膳食与起居

辨证施膳与起居请参考本章第一节概述部分。

【按语】

本病为骨组织中一种常见的瘤样病变，以手术治疗为主，各种治疗方法均有一定的复发率，预后较好。

【病案举例】

郑某，男，32 岁，因"右踝关节肿胀酸困疼痛、活动受限 4 年余"入院。

患者 1 个多月前在商丘市中医院及河南洛阳正骨医院检查提示右距骨病变，局部注射药物及药物口服等治疗（具体情况不详），效果欠佳，现为进一步系统治疗来诊，门诊检查后以"右距骨骨破坏"为诊断收入我科。患者发病以来，神志清，精神可，时有腰部右侧阵发性疼痛，一般情况可，饮食及睡眠可，大小便正常，体重无明显变化。专科检查：右踝关节无明显肿胀，前侧及内侧局部压痛，皮肤颜色及温度正常，无表面静脉曲张，表面光滑，右踝关节活动无明显异常，右下肢肌力无明显异常，右足背动脉、胫后动脉搏动可触及，患肢末梢血循、感觉及运动无明显异常。辅助检查：自带 CT 示右距骨滑车及头颈部可见骨质膨胀，滑车部明显，皮质似可见不连续，病变区骨质破坏，密度降低，边缘清晰锐利且硬化，其内可见大量骨性分隔及骨嵴，头颈部密集，周围软组织肿胀不明显。意见：右侧距骨病变，考虑骨巨细胞瘤、软骨源性肿瘤、血管源性肿瘤。

临床诊断：右距骨病理性破坏。

治疗经过：完善相关检查，行右距骨病灶刮除活检植骨术（图 17-2-5），术后抗感染等治疗。术后病理报告回示骨母细胞瘤合并动脉瘤样骨囊肿，病情好转出院。

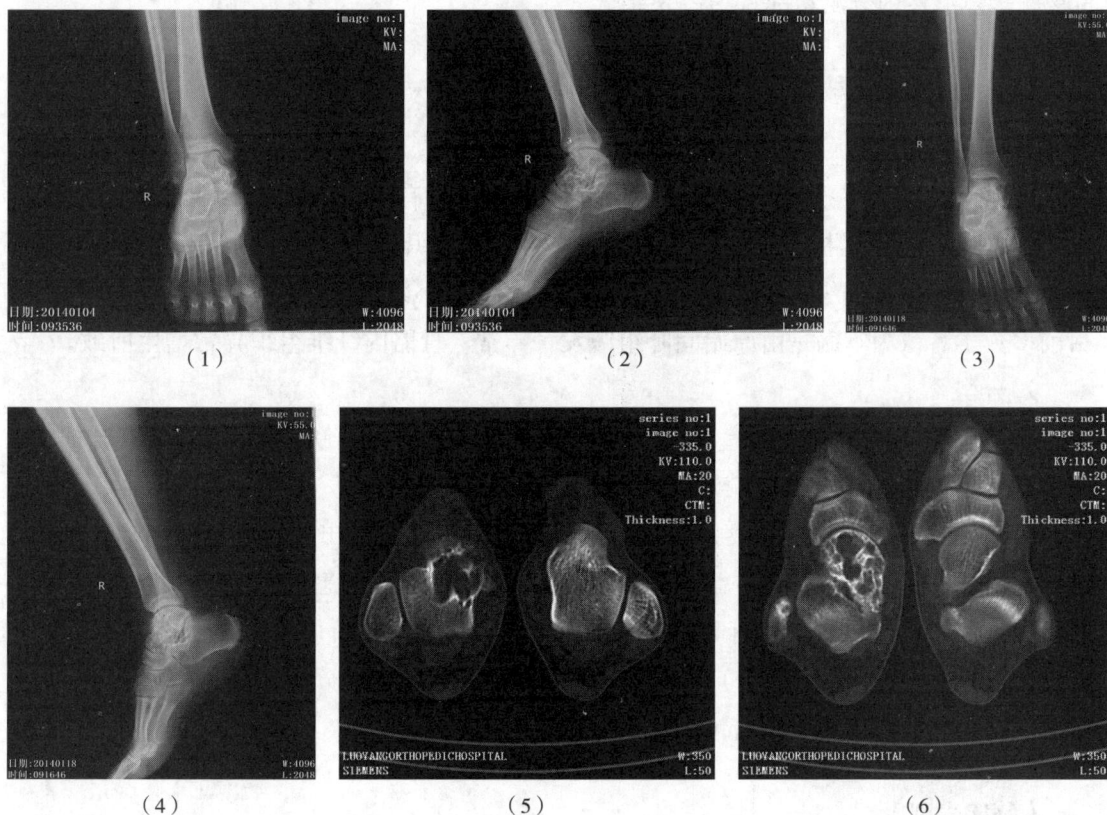

图 17-2-5 右距骨病灶刮除活检植骨术
（1）（2）术前；（3）（4）术后；（5）（6）术前 CT

第三节　骨纤维异常增殖症

【概述】

骨纤维异常增殖症又称骨纤维结构不良，是一种良性纤维性骨质病变，以正常的骨组织被增生的纤维组织所代替为特征，纤维组织内含有不成熟的编织骨小梁，可累及单骨、多骨。若多骨发病伴有皮肤色素沉着和内分泌紊乱，特别是性早熟，称为Albright综合征。单发型多发生在青少年（11～25岁），多发型发病年龄相对较小，多在3岁前发病。单发型随着骨骼发育而长大，骨发育成熟后趋于静止和修复；多发型者骨发育成熟后常继续进展。一般在儿童期发病，常于青年或成年时就诊。男性多于女性，男女之比为1.1：1。单发型好发于股骨颈部和胫骨、颌骨和肋骨；多发型好发于一侧肢体的多数骨，如骨盆、胫骨、股骨、颅骨及肋骨等。该病在瘤样病损中发病率占首位，占全部良性骨肿瘤的7%。单发型约占70%，多发型不伴内分泌紊乱者约占30%，多发型伴内分泌紊乱者约占3%。

【病因病机及分型】

1. 病因病机

西医学认为，本病具体发病原因目前尚不清楚。有人认为是先天性骨发育异常，发生在胚胎的组织错构，骨小梁发育异常，为纤维组织替代。也有人认为是骨形成障碍，骨小梁停留在编织骨阶段，而不能形成正常的骨小梁。还有人认为是内分泌异常。目前多数学者认为本病是由原始间叶组织发育异常，骨骼内纤维组织异常增生所致。

2. 分型

临床上将本病分为3型，即单发型、多发型和内分泌紊乱型（Albright综合征），其表现各有不同，但肿块、畸形、病理性骨折是其主要症状。病变骨膨胀变形，在浅表骨表现明显，可产生轻微疼痛。病变使骨质强度减弱，可出现各种弯曲畸形，下肢常因负重而发生髋内翻、膝外翻或膝内翻等畸形，约有2/3的患者发生病理性骨折，有时仅为皮质骨的裂纹骨折，有时是完全性骨折。经治疗后骨折可愈合，不愈合者极少。分泌紊乱型（Albright综合征）除多发骨病变外，还可出现内分泌紊乱（如性早熟、肢端肥大症等）和皮肤色素沉着（如牛奶咖啡斑）。

【临床表现】

1. 病史

本病起病缓慢，病程较长，可长达数年或数十年之久。

2. 症状

本病患者多无症状，有时可出现局部轻微疼痛、肿胀。如果病变范围大，可出现肢体畸形、关节功能障碍，甚至病理性骨折。部分患者因病理性骨折而发现本病，少数无症状者可因拍X线片而偶然发现。

3. 体征

本病可无明显体征，也可出现局部畸形，轻微压痛、肿胀，可伴有关节功能障碍，甚至病理性骨折。病变部位不同及肿块压迫邻近器官组织，产生各种症状及体征。①病变在上颌、下颌骨者，以颜面变形为主要表现；②侵犯鼻窦和鼻腔者，与鼻炎、鼻窦炎症状相似，可出现鼻塞、鼻分泌物增多，重者可致鼻中隔偏曲等；③侵犯颞骨者，常表现为颞骨体积膨大变形，外耳道狭窄，传导性耳聋；④侵入眶内者，可出现流眼泪，眼球突出、移位，视力减退，复视等症状，这是由于泪道及眼球受压所致；⑤侵犯牙槽骨者，可影响上下牙列正常咬合关系，有时咀嚼可出现颞颌关节疼痛；⑥侵犯颅内者虽极少见，但因可引起颅内压升高及脑神经受侵症状，对患者危害较大。

4. 临床特征

患者多无症状，病变部位浅表者可见局部长期高凸畸形，无不适，有时可出现局部轻微疼痛、肿胀及压痛，可出现关节功能障碍，甚至病理性骨折。病变部位不同及肿块压迫邻近器官组织，可产生各种功能障碍与畸形。

5. 辅助检查

（1）影像学检查：

①X线检查：其密度取决于病变内骨与纤维组织的比例，成骨程度越高则密度越高，反之则低，甚至呈囊样改变。病变内具有高度骨化时，则表现为较致密和硬化，较多的纤维性病变表现为低密度，特征性的表现即所谓磨砂玻璃样改变，甚至呈囊性（图17-3-1）。

病变主要位于长骨骨干或干骺端，低密度区，多呈磨砂玻璃样改变，髓腔增宽，病变内散在骨峤或类似于软骨钙化的表现，称之为"丝瓜络""大理石"样纹理，骨皮质膨胀变薄，无骨膜反应；也可表现为大小不等的圆形透光区，周围骨质硬化，严重的多发型可因骨骺提前闭合而发生各种畸形。在股骨颈部位发生的骨弯曲畸形被称为"牧羊人拐杖"（图17-3-2），其他部位的病损可有特殊的形态，如面颅骨和颅底的致密硬化和不对称，可形成骨性狮面。儿童上、下颌骨的膨胀性溶骨性病损可形成颌骨增大症。如发生病理性骨折，骨折多为螺旋形。

②CT检查：对明确病变的范围及细微变化更有意义，在磨砂玻璃样改变不典型、病变发生在复杂的解剖部位或疑有恶性变时行CT扫描更有意义。CT可较早地发现软组织肿块，提示有恶变可能。

③MRI检查：MRI可有不同表现，取决于病变内纤维、骨小梁、囊性变的数量和程度。有些病变在T1加权像和T2加权像上均呈低信号。有些病变在T1加权像为低信号，T2加权像为混合性或高信号，增强扫描可有不同程度的强化。病灶内的钙化和周缘的硬化在T1加权像和T2加权像上呈明显的低信号。

④放射性核素检查：有助于发现多骨病变及确定病灶的活动性。放射性物质摄取增加的发生率很高，但仍有约10%的具有磨砂玻璃样改变的病例摄取无增加。

（2）检验学检查：无明显异常。

（3）病理学检查：

①肉眼所见：受累骨膨胀变薄，骨膜多无改变，骨髓腔结构消失，病变为实性，灰白色，质地韧实，沙砾样，可有囊性变，囊腔内含有血液或淡黄色液体。有时可见病灶内软骨样成分。

②镜下所见：病变内含有增生的梭形成纤维细胞和不成熟的交织骨小梁，骨小梁周围无增生活跃的成骨细胞包绕，骨小梁很少有成熟板层骨，提示有骨成熟障碍，有十分重要的鉴别诊断意义。骨小梁纤细，排列不规则，无极性，被大量的纤维组织分割而缺乏连接，因此，承重性差是导致骨弯曲畸形的重要原因。可有黏液样变、囊性变及出血、坏死等一些继发改变。

【鉴别诊断】

1. 骨巨细胞瘤

本病多发性于 20 ～ 40 岁，临床多有局部酸困或疼痛，X 线表现为位于骨骺闭合处的偏心性、溶骨性、膨胀性骨破坏，内常有皂泡样阴影，无钙化，周围有骨壳形成。骨纤维异常增殖症发病部位为骨干或干骺端，范围通常较大，呈磨砂玻璃样改变，密度较骨巨细胞瘤高，伴有骨的膨胀增粗或弯曲等畸形，并常出现骨的畸形，病理学检查易于鉴别。

2. 骨囊肿

本病多发于青少年，临床表现为局部酸困或疼痛，也可无症状，多见于四肢长骨，呈中心性、溶骨性破坏，周围有骨硬化，囊内密度均匀一致，囊壁外缘光滑整齐，易发生病理性骨折，呈折片陷落征。骨纤维异常增殖症的骨密度相对较高，多成磨砂玻璃样改变，周围无骨硬化，常伴有骨的膨胀增粗或弯曲，骨折常常为螺旋形，无折片陷落征，病理学检查易于鉴别。

【治疗思路】

骨纤维异常增殖症大多数患者无须治疗，但需密切观察，防止骨畸形的发展和病理性骨折的发生。若系多发型而有显著畸形者，可用支具保护，若发生病理性骨折可按骨折处理。青春期及成人期患者可手术治疗。本病预后良好，很少发生恶变，恶变多发生在放疗后或多发型患者，可恶变为纤维肉瘤、骨肉瘤或软骨肉瘤。Albright 综合征患者可因其他系统并发症而死亡。

【治疗方法】

1. 一般治疗

注意保护，避免碰撞及骨折，禁止负重，给予支具保护，预防病理性骨折，必要时绝对卧床。

2. 西医治疗

（1）药物治疗：本病对化疗无效。二磷酸盐类药物可用于本病的治疗，在缓解疼痛、缩小病变范围等方面有着较好的疗效。

（2）介入治疗：多不应用。

（3）手术治疗：手术目的是矫正引起功能障碍的畸形和预防病理性骨折。其适应证为位于负重骨的病变、合并严重畸形、合并病理性骨折、恶变。

①刮除植骨术：单纯刮除植骨效果不理想，主要是病变清除不彻底所致，成人病损较大者可做刮除植骨，开窗大小以能直视下操作为度，注意清除骨嵴间及小凹内的病变组织，用苯酚、酒精等灭活残腔骨壁，植骨可应用自体骨或异体骨或人工骨植入（图17-3-1），必要时可预防性给予内固定（图17-3-2）。对于四肢长骨局部病灶大块切除，可应用吻合血管的腓骨移植重建骨缺损（图17-3-3）。总之，彻底去除病变是减少复发的主要手段。

②矫形截骨术：骨纤维异常增殖症病例出现弯曲畸形者可考虑矫形截骨术。术前应仔细设计截骨方案，既要能够充分显露病灶，又要尽量保留骨瓣的血运，有利于矫形及骨愈合。该术式必须在畸形变得严重之前早期施行，尤其在股骨近端，常需多处截骨并坚强内固定（图17-3-4）。

③假体置换术：对于较大的单发型病变，关节活动严重受限，可考虑做假体置换术。

④病变切除术：对位于非重要骨的骨纤维异常增殖症，如肋骨、桡骨上端等，可行病变切除术（图17-3-5）。

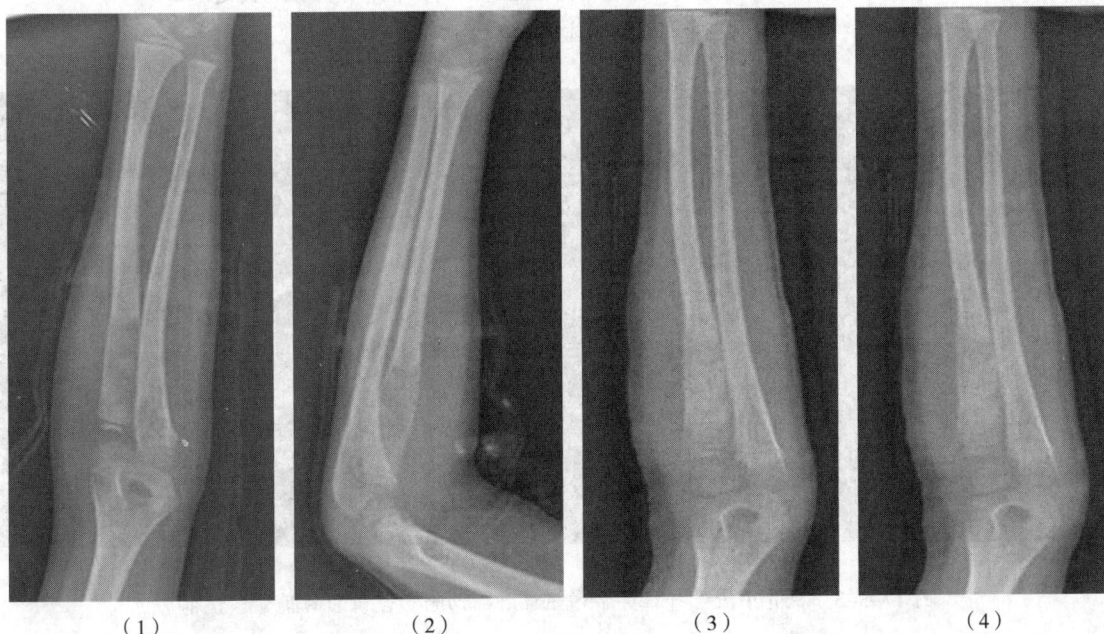

（1）　　　　　　（2）　　　　　　（3）　　　　　　（4）

图 17-3-1　桡骨上段骨纤维异常增殖症病灶刮除植骨术

（1）（2）术前；（3）（4）术后

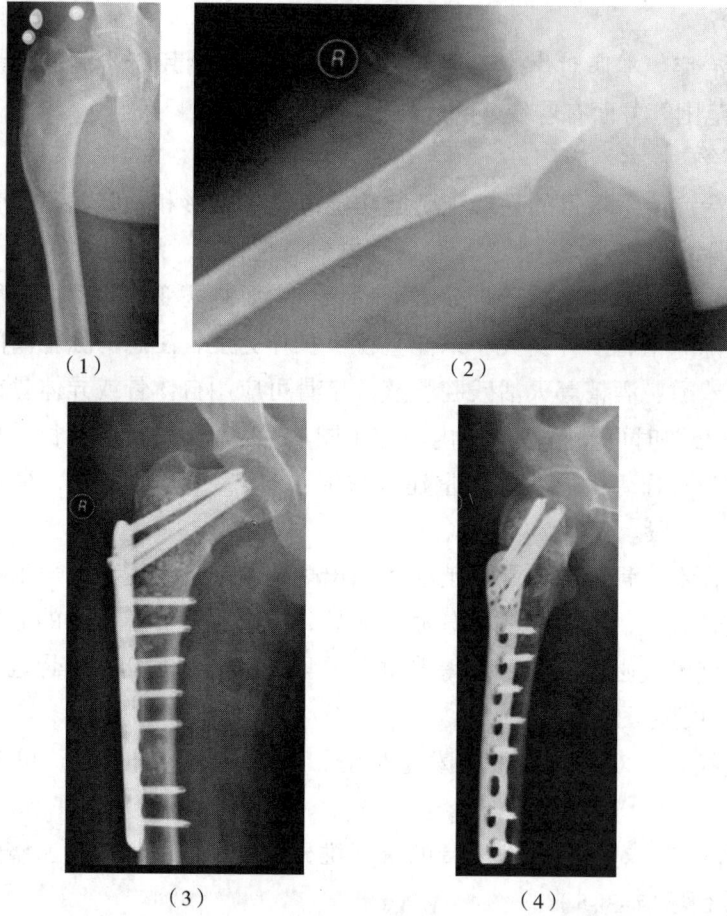

图 17-3-2　股骨颈部骨纤维异常增殖症弯曲畸形植骨预防性内固定术

（1）（2）术前；（3）（4）术后

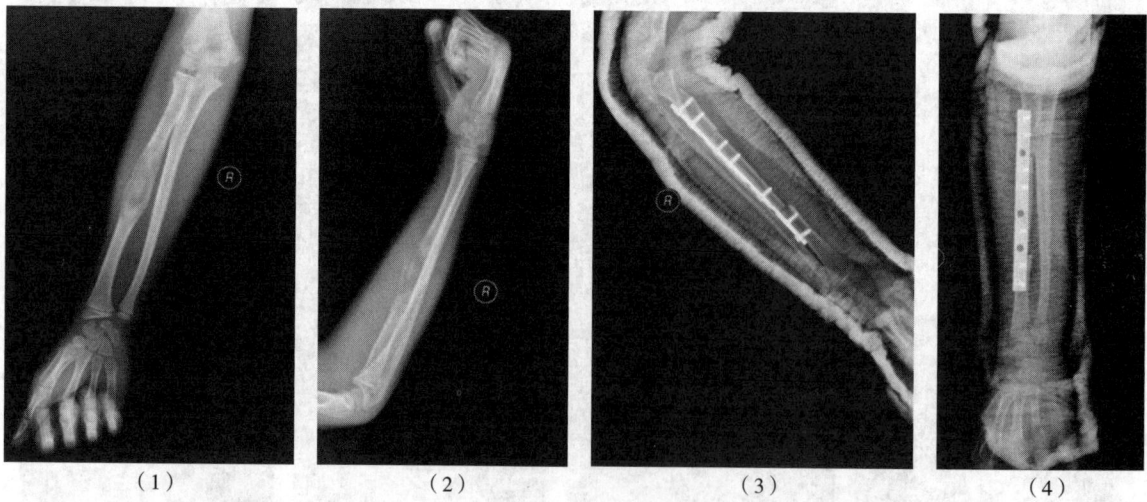

图 17-3-3　桡骨中段骨纤维异常增殖症肿瘤切除吻合血管的腓骨移植术

（1）（2）术前；（3）（4）术后

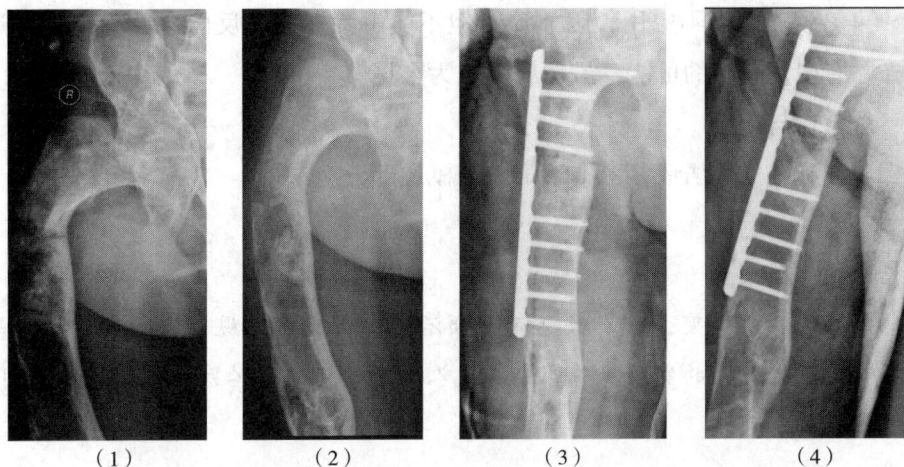

图 17-3-4　股骨颈部骨纤维异常增殖症弯曲畸形矫形截骨内固定术

（1）（2）术前；（3）（4）术后

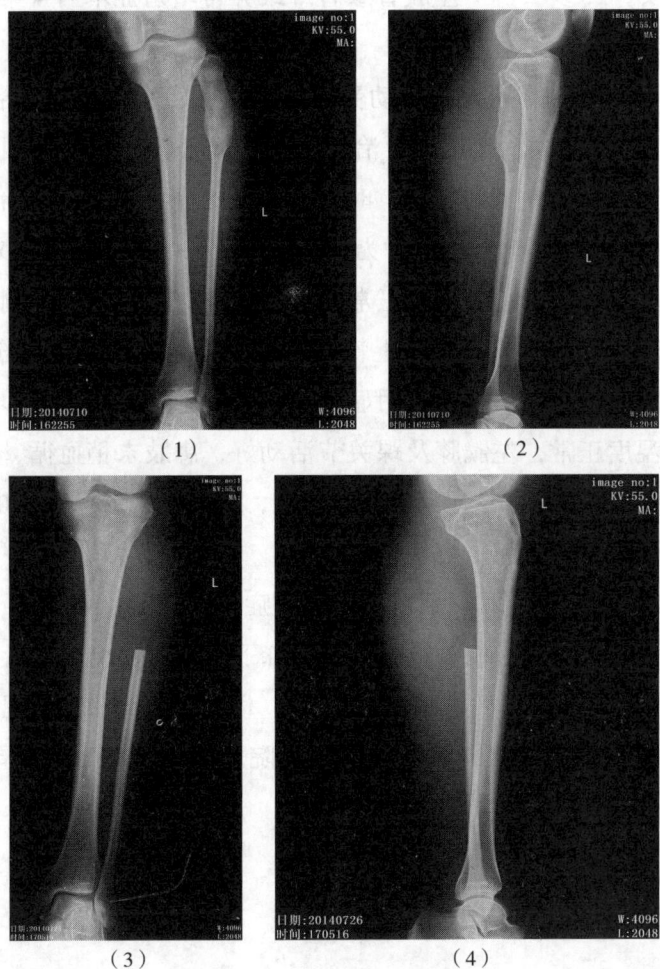

图 17-3-5　桡骨上段骨纤维异常增殖症病变切除术

（1）（2）术前；（3）（4）术后

（4）放疗：多不应用，因放疗不但不能解除疼痛，反而会使骨折愈合迟缓，并有引发恶变的可能，虽然后者极为罕见。

3.膳食与起居

辨证施膳与起居请参考本章第一节概述部分。

【按语】

本病为良性病变，大多数患者无须治疗，但需密切观察，防止骨畸形的发展和病理性骨折的发生。青春期及成人期患者可手术治疗。本病预后良好，很少发生恶变。

【病案举例】

李某，女，28岁，因"左股骨颈骨纤维异常增殖症术后4年余，左大腿酸困疼痛1月余"入院。

患者2008年因左髋部疼痛活动受限在解放军某医院检查后给予左股骨病灶刮除活检植骨术，术后抗感染等治疗（具体情况不详），效果可。后定期复查，2013年2月出现左大腿酸困，时有针刺样疼痛，现为系统治疗来诊，门诊检查后以"左股骨颈骨纤术后"为诊断收入我科。患者发病以来，神志清，精神可，饮食及睡眠可，大小便正常。专科检查：左髋关节外侧可见一长约10cm的弧形手术伤口，双侧髂前上棘处可见一长约5cm的手术伤口，伤口愈合可，左侧腹股沟酸困不适，无明显压痛，大转子处无压痛及叩击痛，局部皮温颜色及温度正常，左髋膝及踝关节活动好，患肢末梢血循、感觉及运动好。自带病理学检查报告单（解放军某医院，2008-12-11，编号087359）示：左股骨骨纤维异常增殖症。

临床诊断：左股骨上段骨纤维异常增殖症术后复发。

治疗经过：入院完善相关检查，在全麻下行左股骨上段病灶刮除植骨内固定术（图17-3-6），术后抗感染等治疗，术中所见及术后病理均证实为骨纤维异常增殖症，伤口愈合后顺利拆线出院。二次术后2年，局部无复发，患者正常生活。

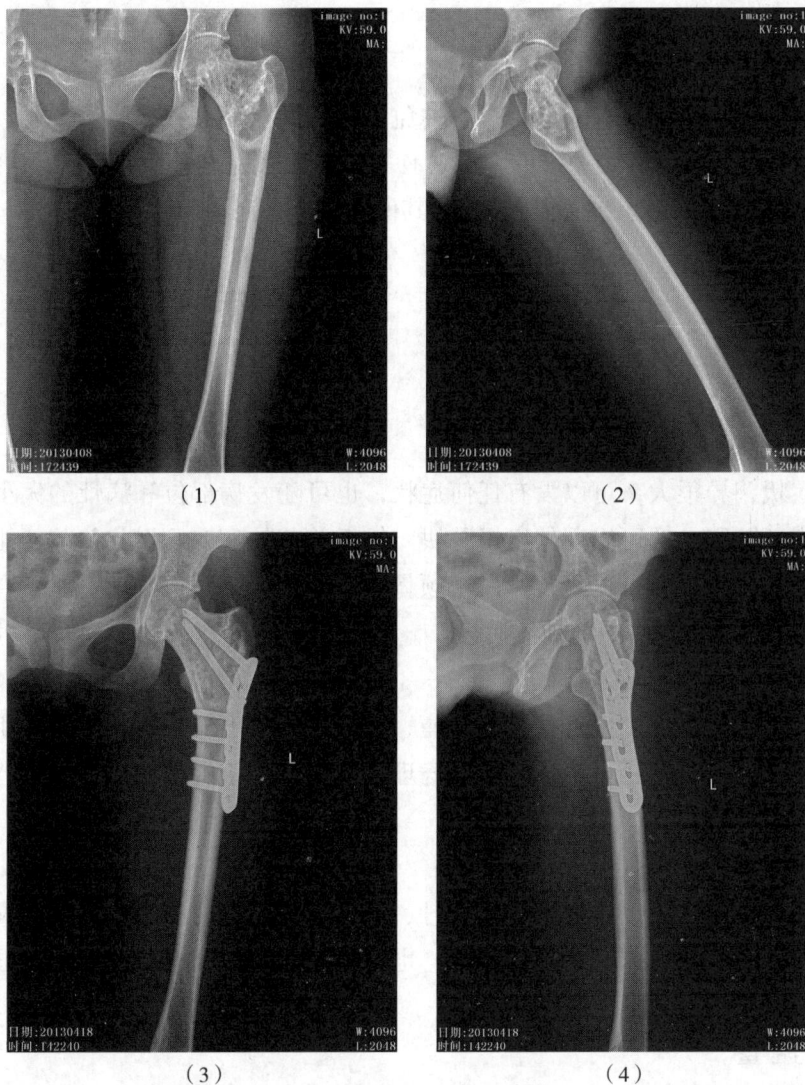

图 17-3-6　左股骨上段病灶刮除植骨内固定术

（1）（2）术前；（3）（4）术后

第四节　骨的嗜酸性肉芽肿

【概述】

骨嗜酸性肉芽肿是指局限于骨的组织细胞增殖症，属于组织细胞增多症的一种类型，是一种肿瘤样病变。溶骨病损内有组织细胞和嗜酸性粒细胞累积。各种年龄均可发病，儿童和青少年多见，男性多于女性，男女之比约为 2∶1。好发部位为颅骨、肋骨、脊柱、肩胛骨及骨盆，长骨病损多见于干骺端和骨干，可单发也可多发。

【病因病机】

本病病因尚不明确，有人认为是一种免疫调节性疾病而并非肿瘤，通过观察发现疾病的严重程度直接与免疫系统的未成熟有关。一般来说，患者越年轻，疾病越严重。有实验研究表明，本病是一种较少见且与其他肿瘤容易混淆的肿瘤样病变。

【临床表现】

1. 病史

本病起病缓慢，病程较长。

2. 症状

本病症状差异很大，可以没有任何症状，也可随发病部位和病灶的大小而有不同程度的疼痛、肿胀，偶可出现软组织肿块。靠近关节的病变可引起关节功能障碍或肌肉萎缩，病变位于下肢可见跛行，位于颌骨可引起牙齿松动或脱落，位于脊柱者压迫脊髓或神经根时可出现相应的神经症状。

3. 体征

本病可无明显体征，也可见局部压痛、肿胀，偶可出现软组织肿块，相邻关节功能障碍，承重的长管状骨可出现跛行或病理性骨折。位于脊柱的病变可有脊柱后凸或侧凸畸形。

4. 临床特征

儿童和青少年多见，好发部位为颅骨、肋骨、脊柱、肩胛骨及骨盆，长骨病损多见于干骺端和骨干，可以没有任何症状，也可随发病部位和病灶的大小不同而出现相应的症状、体征。

5. 辅助检查

（1）影像学检查：

①X线检查：依据发病年龄、部位及病程不同而具有多样性。头颅的X线表现为单发的圆形或卵圆形骨质缺损，常因内外两层骨板受累范围不同而呈"洞中洞"现象，边缘可硬化，多发病变可融合成地图状骨质缺损，可伴有软组织包块；发生在肩胛骨的病灶可出现大片状的骨质破坏，伴软组织肿块；病变在肋骨时可有轻度膨胀现象；在骨盆等扁平骨的病变则表现为圆形或卵圆形的溶骨性破坏区，边缘清楚，可有薄层反应骨；在脊柱的病变可为单发或多发，开始为椎体溶骨性骨质破坏，可累及一侧椎弓根，后期可发生椎体对称性塌陷呈楔形或钱币状，称为"扁平椎""铜钱征"，椎体可像纸一样菲薄，前后及左右径均增加，椎间隙不受影响，受压变扁椎体可向后凸入椎管；在长骨的病灶可发生在骨干或干骺端，极少发生在骨骺，在骨干的病灶表现为单房或多房轻度膨胀性骨破坏，常位于髓腔中心，沿纵轴扩展，可穿破骨皮质形成骨膜反应，呈层状，类似恶性肿瘤表现。

②CT 检查：显示骨干病变多起于骨髓腔，呈轻度偏心或中心膨胀性骨质破坏，其内呈均匀软组织密度影，低于肌肉密度。病灶边缘清楚，有轻度硬化缘，临近骨皮质轻度变薄（图 17-4-1）。

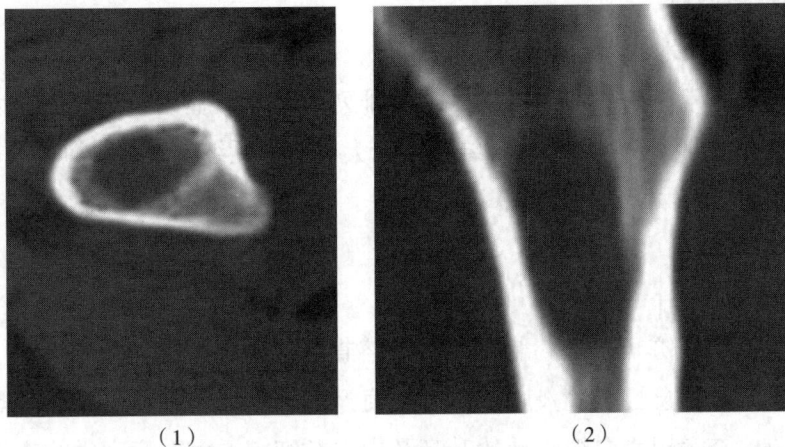

（1）　　　　　　　　　　（2）

图 17-4-1　股骨上段嗜酸性肉芽肿 CT

③MRI 检查：表现呈多样性且无特征。病灶在 T1 加权像上为低信号，在 T2 加权像上多呈高信号（图 17-4-2）。

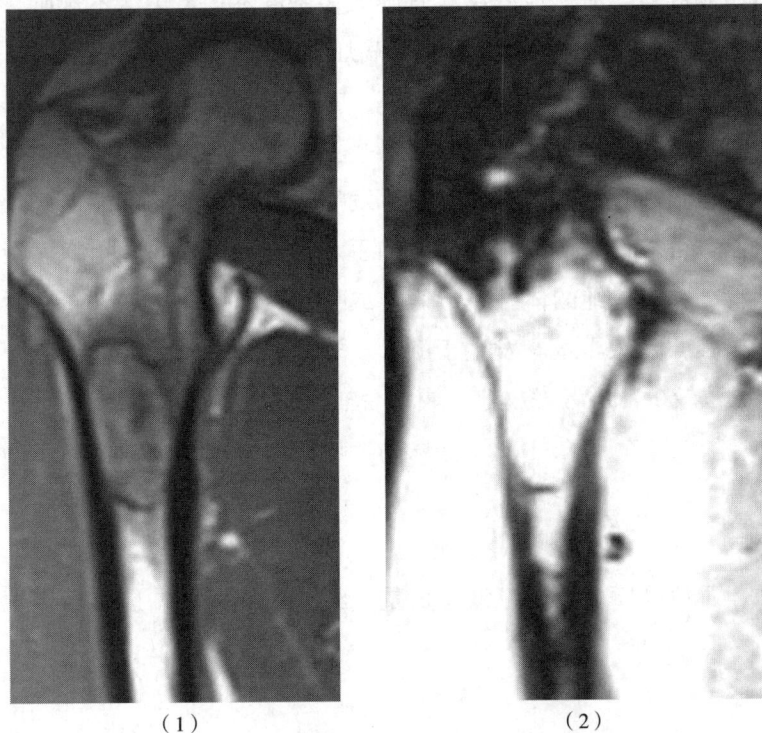

（1）　　　　　　　　　　（2）

图 17-4-2　股骨上段嗜酸性肉芽肿 MRI

（1）T1 加权像；（2）T2 加权像

④放射性核素检查：可确定病灶的分布情况，有助于辨别无症状的病灶。

（2）检验学检查：血液检查可见中度的白细胞和嗜酸性粒细胞增多，血沉可加快，血清钙、磷、碱性磷酸酶均正常。

（3）病理学检查：

①肉眼所见：质地较软，呈灰黄或深棕色，可见灶状出血。

②镜下所见：常见的病理学特征为致密排列的组织细胞呈团状聚集，以组织细胞增生为主的多种成分构成的肉芽肿样结构，有大量嗜酸性细胞浸润。

【鉴别诊断】

1. 急性骨髓炎

急性骨髓炎 X 线亦可表现为骨干骺端的溶骨性改变，有层状骨膜反应。与骨的嗜酸性肉芽肿鉴别点是急性骨髓炎临床多有全身及局部临床表现如红、肿、热、痛和功能障碍，化验检查表现为白细胞计数升高及中性粒细胞增多，病理学检查也以中性粒细胞浸润为主。

2. 尤文肉瘤

此病的骨质破坏较广泛，常侵犯骨皮质使之断裂，周围无硬化，侵入软组织后形成较明显的软组织肿块，所形成的层状骨膜大多密度不均，边缘不规则。放射性核素扫描有助于鉴别诊断，尤文肉瘤极少有多发病灶者。病理学检查易于鉴别。

【治疗思路】

本病有一定自限性，一般预后良好。单发病变者有自愈的可能，病灶内注射缓慢吸收的强的松制剂可以使病变静止。理想的手术是彻底清除病变组织。疑有脊柱病灶时可行穿刺活检，并行单纯的体外矫形固定或化疗。当病灶扩展到脊柱后弓，并压迫神经时，可行椎板切除减压术。发生于颅骨、脊柱、肩胛骨、骨盆处者，手术不易彻底，可供灭活方法较少，可考虑放疗，或术后辅助放疗。

【治疗方法】

1. 一般治疗

注意保护，避免碰撞及骨折，禁止负重，给予支具保护，预防病理性骨折，必要时绝对卧床。

2. 西医治疗

（1）药物治疗：

①强的松注射疗法：骨嗜酸性肉芽肿的理想治疗是在病灶内注射缓慢吸收的强的

松制剂。对已经确诊、局部复发或继发病灶，在病变部位施行注射疗法均有效。通常只需注射 2 ～ 3 次，一次 125 ～ 250mg，即可达到治疗目的，在 6 ～ 12 个月内病变可首先停止发展，然后完成病灶修复。

②化疗：对于多发病变不宜手术或放疗者可应用肾上腺皮质激素或抗肿瘤化疗药物，如甲氨蝶呤 30mg/m^2，每周 1 ～ 2 次，长春新碱 1.5mg/m^2，每周一次等。目前上述单一化疗药多与肾上腺皮质激素如泼尼松龙每天 40mg/m^2 联合应用，效果较好。治疗 4 ～ 6 周病情无好转则改换其他药物，停药后复发，再用原治疗方案多仍有效。近年来依托泊苷已作为治疗本病的一线化疗药物。

（2）免疫治疗：除化疗外，可应用胸腺肽、α – 干扰素等。

（3）介入治疗：多不用。

（4）手术治疗：

①刮除植骨术：适用于单发或多发的便于手术刮除的病变，理想的手术是彻底清除病变组织，病变刮除后的内壁应彻底灭活，可应用 95% 乙醇、石炭酸、液氮、大功率激光气化、氩气刀炭化、微波热疗等，灭活后局部注入泼尼松，应用自体骨、异体骨或人工骨移植填充瘤腔（图 17-4-3），必要时给予内固定。

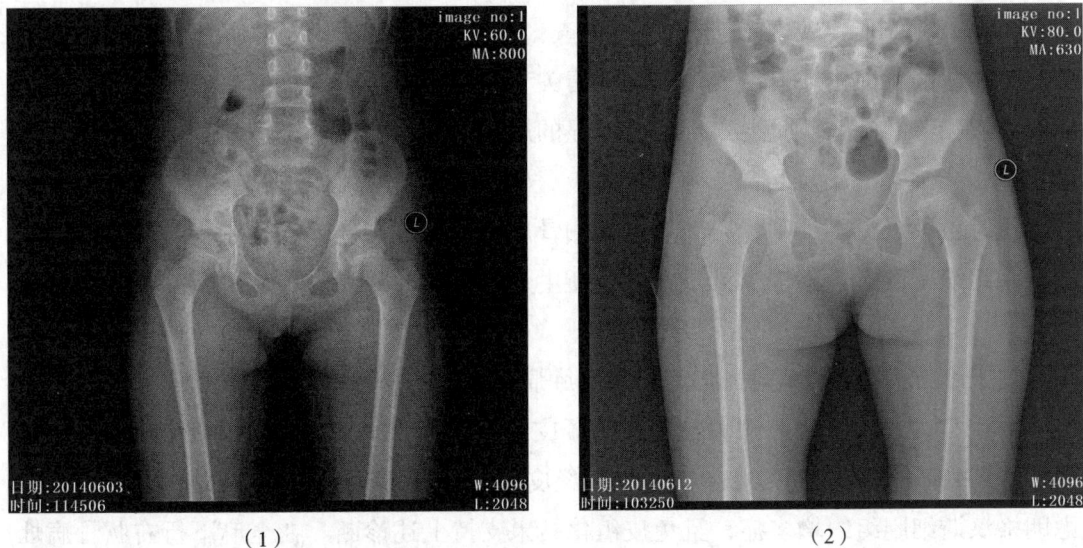

图 17-4-3　髋臼嗜酸性肉芽肿植骨术
（1）术前；（2）术后

②瘤段切除术：适应证是肿瘤已广泛破坏病变骨，有病理性骨折发生，或位于非重要骨。瘤段切除应广泛，包括反应骨壳周围组织。肿瘤切除后可应用自体骨重建。在某些部位，如肋骨和腓骨，可行边缘性瘤段切除术。

（5）放疗：本病对放疗较敏感，对于无法手术的病例，如椎体及颅骨部位手术不易彻底者，或因其他原因不能手术或术后复发者，可考虑放疗，或术后辅助放疗，可以杀灭微小病灶，使病灶得以长期控制。一般放疗为 20 ～ 30Gy（2000 ～ 3000rad）。

3. 膳食与起居

辨证施膳与起居请参考本章第一节概述部分。

【按语】

本病有一定自限性，一般预后良好。单发病变者有自愈的可能，病灶内注射缓慢吸收的强的松制剂可以使病变静止，理想的手术是彻底清除肿瘤组织，一般预后可。

【病案举例】

王某，男，10 岁，因"右肩部肿痛活动受限 10 余天"入院。

患者 10 余天前无明显诱因出现右肩部疼痛伴活动受限，肩关节屈伸、外展及内外旋转不能，被动活动肩关节时疼痛明显加重，遂去安阳市某医院拍片诊断为"右侧肱骨上段占位"，当时未做特殊处理，建议到上一级医院治疗，现患者为求进一步治疗而来诊，门诊经查体及阅片后以"右肱骨肿瘤"为诊断收入院。患者神志清，精神可，生命特征平稳，二便正常。专科检查：右上肢三角巾吊于胸前，右肩部轻度肿胀，无表浅静脉曲张，局部皮温不高；肩关节前屈、后伸、外展、内旋、外旋活动不能；右肩关节周围及肱骨上段环周有明显的压疼、叩击痛。右上肢肘关节及腕关节活动可。手指血循、活动可。参考资料 CT（安阳市某医院，2014-2-24，135054）示：右侧肱骨上段可见不规则骨质破坏，内侧骨皮质变薄，局部连续性中断，髓腔内层团块状软组织密度影，其边缘见条状骨膜新生骨，肱骨头外形尚可，关节间隙未见明显异常。

临床诊断：右肱骨病理性破坏（恶性肿瘤可能）。

治疗经过：入院完善相关检查，给予支具保护患肢，考虑恶性肿瘤的可能性大，无手术禁忌证，先在 CT 引导下给予局部经皮深部组织穿刺活检术，病理结果回示：考虑朗格汉斯细胞组织增多症，且免疫组化结果支持上述诊断。在全麻下行右肱骨病灶刮除活检髂骨植骨内固定术（图 17-4-4），术后抗感染等治疗，术后病理证实为骨嗜酸性肉芽肿，伤口愈合后顺利拆线出院，现进一步随访中。

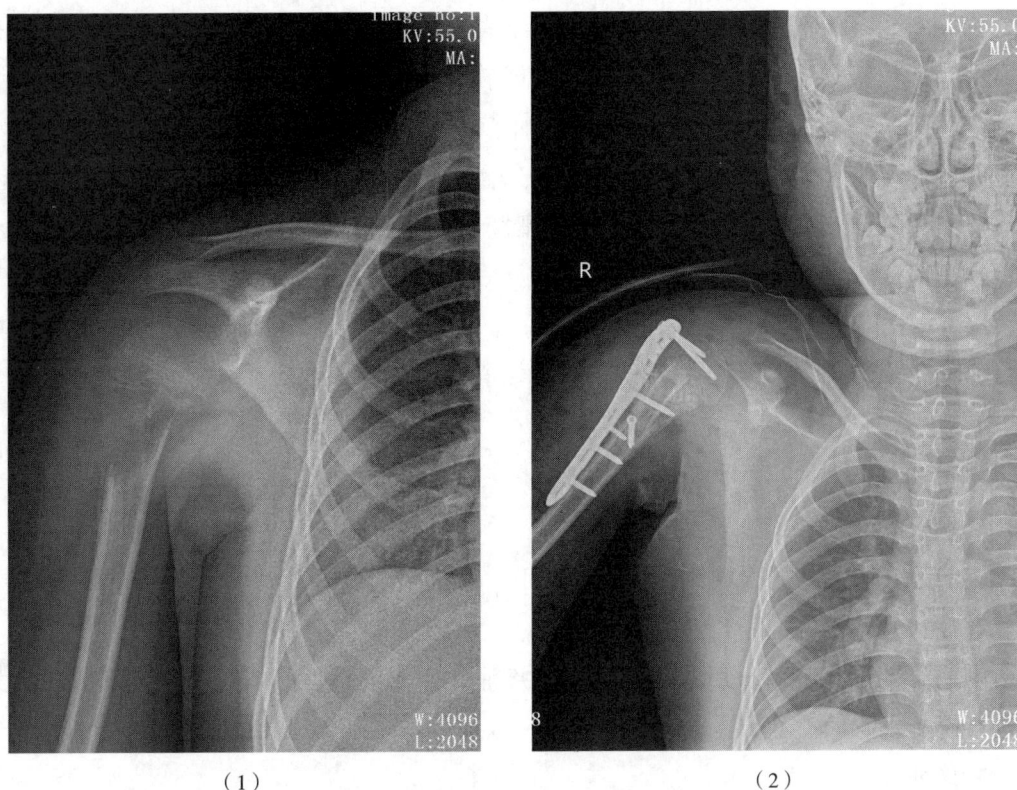

（1）　　　　　　　　　　　　　　（2）

图 17-4-4　肱骨上段嗜酸性肉芽肿植骨内固定术

（1）术前；（2）术后

第五节　滑膜软骨瘤病

【概述】

滑膜软骨瘤病也称滑膜骨软骨瘤病，是关节的滑膜或滑膜囊、腱鞘内所发生的软骨性、纤维软骨性或骨软骨性小体，脱落产生游离体，继而钙化或骨化。本病男女比例为 2：1，30～50 岁多见，单关节发病最多见，其中膝关节占一半以上，其次为髋关节、肘关节、踝关节、肩关节及腕等，很少累及小关节。临床上以关节疼痛、肿胀、功能障碍，部分伴关节交锁。滑膜增生及结缔组织细胞化生形成软骨小体是本病的主要特征。

【病因病机及分期】

1. 病因病机

西医学认为，本病病因尚不明确，可能与胚胎、外伤、感染、肿瘤、代谢等有关，而外伤相对较多。其发病机理不清楚，有学者观察到滑膜细胞具有较强的生长力，在正常关节面返折处有滑膜细胞化生为软骨或软骨小岛现象，因此，滑膜化生学说被大多数人认可，笔者也赞同滑膜化生学说。本病可分为原发型和继发型两大类，原发型是以胚胎学说为主，即残存胚胎组织活化、增生，引起滑膜化生；继发型是指以炎症、外伤等引起的骨性关节面碎裂，刺激关节滑膜化生引起关节内游离体形成。

2. 分期

Milgram 将滑膜骨软骨瘤病分为三期：Ⅰ期为活动性（软骨化生，无小体）；Ⅱ期为过渡期（化生，有小体）；Ⅲ期为静止期（有小体无化生）。

【临床表现】

1. 病史

本病起病缓慢，病程较长，可持续多年。

2. 症状

本病早期可无症状，后逐渐出现关节疼痛，多为间歇性隐痛或酸痛，部分患者为针刺样疼痛。

3. 体征

本病早期无明显体征，部分患者可有骨盆倾斜、跛行或关节肿胀、活动受限，关节内有异物感或摩擦感，时有交锁，可触及活动性游离体。病程长者，可出现骨性关节炎。

4. 临床特征

本病好发年龄为 30～50 岁，单关节发病最多见，早期可无症状，后逐渐出现关节疼痛、肿胀及功能障碍，多为间歇性隐痛或酸痛，部分患者为针刺样疼痛，关节内有异物感或摩擦感，时有交锁，可触及活动性游离体。

5. 辅助检查

（1）影像学检查：

①X 线检查：关节内无游离体或游离体无钙化时可正常。典型 X 线片是关节内外的钙化或骨化小体，多数大小均匀；典型征象是中心浅淡、周围浓密的类圆形高密度影，可呈桑椹状、网格状，可伴有骨性关节炎或关节畸形。

②CT 检查：关节腔、滑囊内及肌腱处散在或聚集的大小不等钙化或骨化小结节游离体，典型的游离体周边密度高于中心密度，可呈同心层状。关节滑膜增厚，关节腔积液。关节面局限性骨质侵蚀吸收。（图 17-5-1）

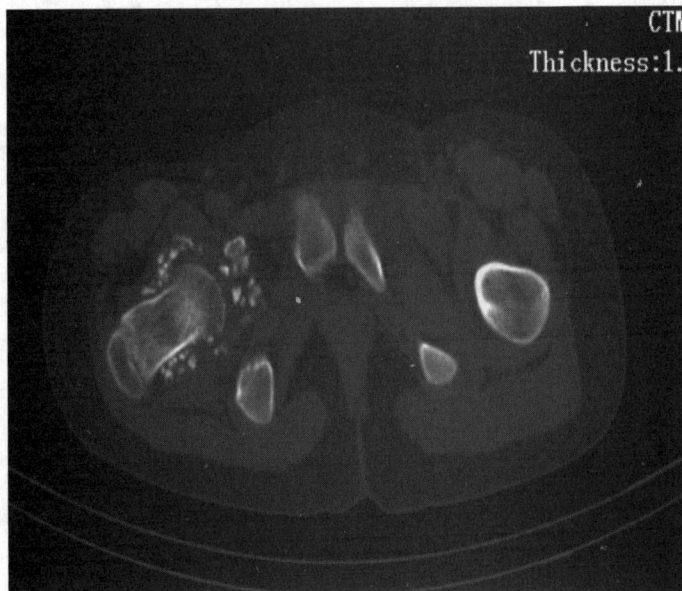

（1）

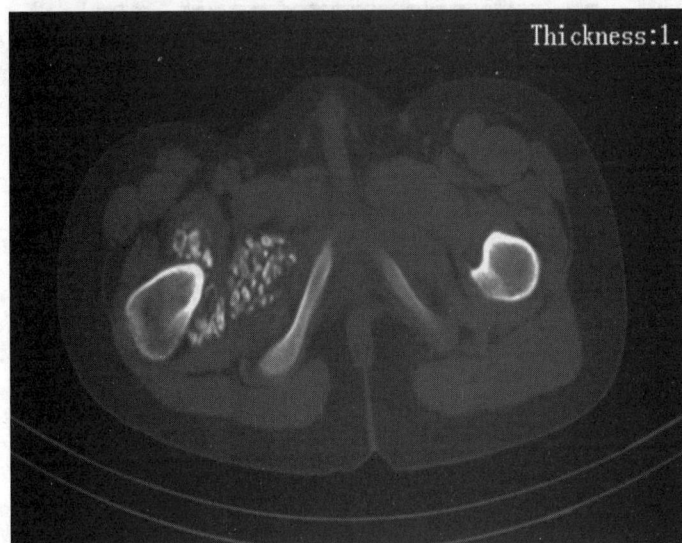

（2）

图 17-5-1　髋关节滑膜软骨瘤 CT

（1）平扫；（2）增强

③ MRI 检查：关节腔内没有钙化者，病变在 T1 加权像上呈低信号，在 T2 加权像上呈高信号；有钙化者，钙化灶在 T1 和 T2 加权像上均呈低信号。随着钙化或骨化的蔓延，可见周围环状低信号，中央为与脂肪或软骨相同的高信号（图 17-5-2）。

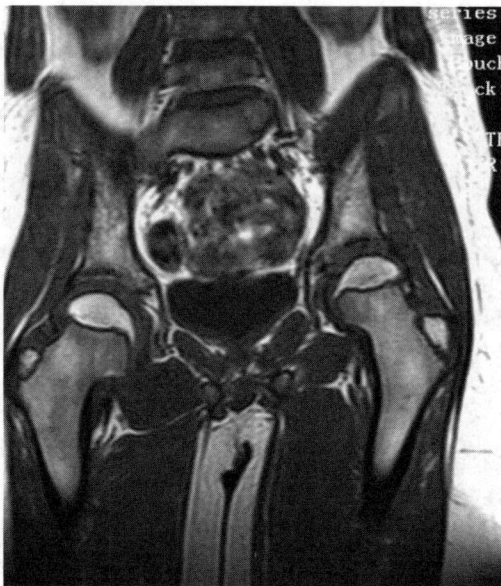

（1）

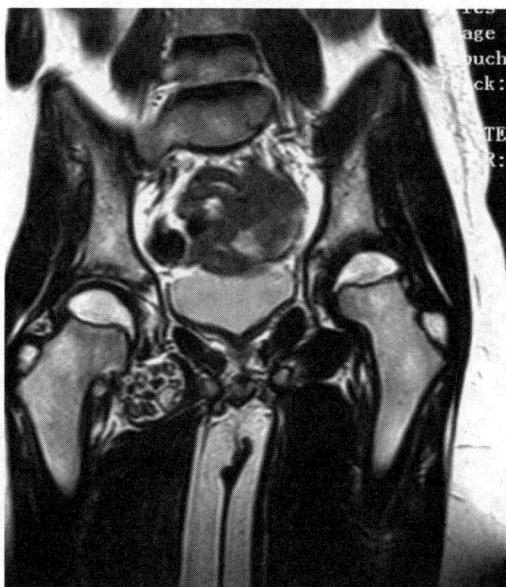

（2）

图 17-5-2　髋关节滑膜软骨瘤病 MR

（1）T1 加权像（2）T1 加权像

（2）检验学检查：无明显异常。

（3）病理学检查：

①肉眼所见：滑膜局限或广泛受累，瘤体大小不一，数目不等，表面光滑，呈灰白色半透明小体，直径 1～3cm 不等。也可见到单发的巨大结节，称为巨大孤立性滑膜软骨瘤。原发型滑膜软骨瘤病关节表面正常，继发型关节表面常有退行性变。

②镜下所见：早期为关节囊内结缔组织中形成圆形细胞丰富的软骨岛，软骨岛位于滑膜间质中，为境界清楚、非浸润性生长的结节，排列欠整齐，瘤体可钙化或骨化，软骨细胞数目量多，体积大，具有多形性体积较大的胞核，细胞表现有异型性，但是本病为良性的非侵袭性疾病。

【鉴别诊断】

1. 色素沉着绒毛结节性滑膜炎

本病多见于青少年，男女发病无差异，80% 病变在膝关节；以受累关节的滑膜组织增生和含铁血黄素沉着为特征，MRI 上含铁血黄素沉着结节 T1WI、T2WI 上呈低信号，抽出的关节液为黄褐色或暗红色，病理疗检查见滑膜细胞中间杂有吞噬含铁血黄素的多核细胞和吞噬脂质的泡沫细胞。

2. 类风湿关节炎

本病常累及多个关节，类风湿因子可为阳性，关节滑膜无化生软骨。

3. 其他

本病应与可能形成关节内游离体的疾病相鉴别，如骨性关节炎、剥脱性骨软骨炎、神经性关节炎等。剥脱性骨软骨炎好发于 16 ～ 25 岁的男性，膝、肘关节常见，可有关节钝痛、肿胀及关节交锁；多为单个游离体，同时关节面有局限性的骨缺损区。骨性关节炎的游离体通常为骨赘脱落所形成，体积较小、数目较少，亦无硬化环围绕，关节内可发现软骨及骨碎片，游离体密度高、均匀，可见骨性结构，关节滑膜没有软骨化生过程。

【治疗思路】

本病虽认为有自限性，但游离体长期刺激可引起关节软骨的变化、磨损、退变，关节肿胀及不同程度的功能障碍，故应早期治疗，以手术治疗为主。

【治疗方法】

1. 西医治疗

（1）药物治疗：无特效药物，疼痛较重时可适当给予止痛药。

（2）介入治疗：多不用。

（3）手术治疗：手术治疗仍是本病的主要治疗方法。治疗原则为手术摘除关节腔内游离体，并行病变滑膜切除术。手术的目的主要是解除疼痛、改善关节功能。本病应早期手术取出游离体并切除病变的滑膜组织以消除症状，防止引起继发关节病损，在术式的选择上仍存在争议。对游离体数目较少者，可在关节镜下手术；数目较多者，必须开放关节手术（图 17-5-3）。如病变的滑膜组织未能得到彻底切除，可能较易复发。对晚期合并严重骨关节病者，主张行人工关节置换术。术中可多向活动关节，便于游离体的彻底摘除，不能以 X 线上游离体数量来判断游离体是否摘除完全，应注意 X 线不显影的未钙化、骨化的游离体，故术中要细心操作，彻底摘除游离体，必要时术中拍片后再切除病变的滑膜。

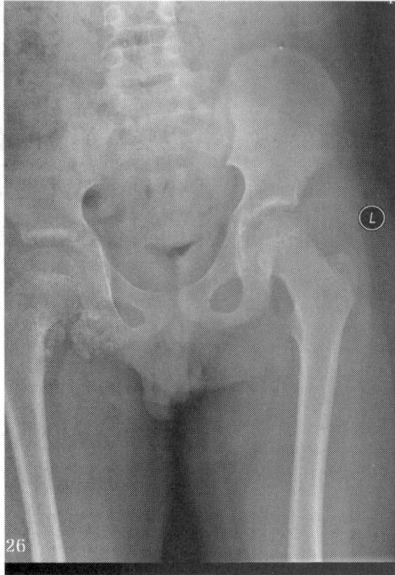

（1）

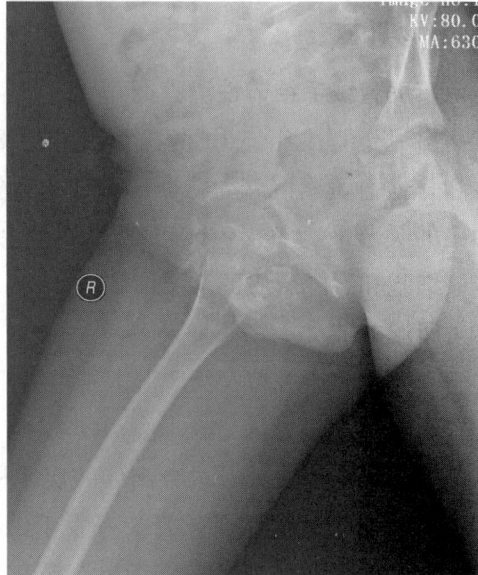

（2）

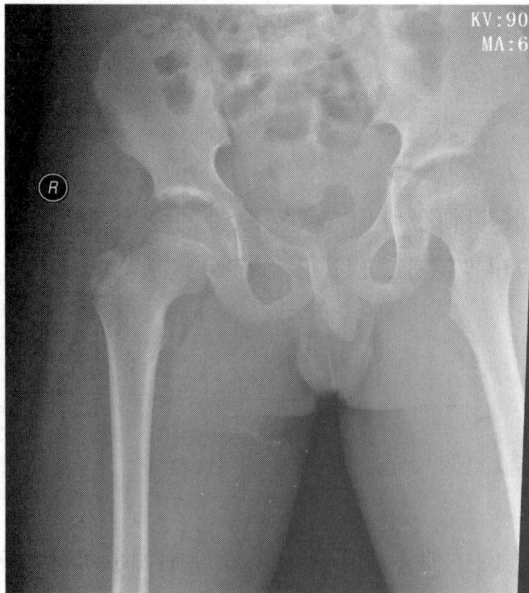

（3）

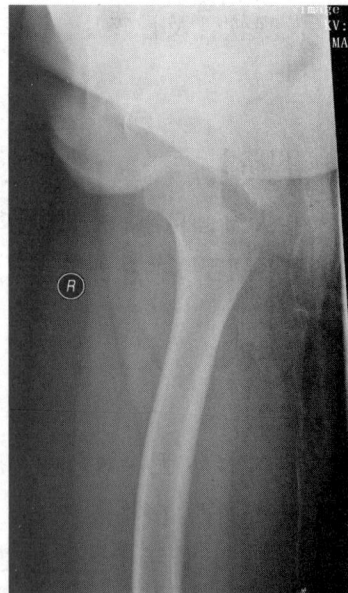

（4）

图 17-5-3　髋关节滑膜软骨瘤瘤体及病变滑膜切除术

（1）（2）术前；（3）（4）术后

2. 膳食与起居

辨证施膳与起居请参考本章第一节概述部分。

【按语】

本病具有自限性，多数无临床症状，可自行吸收消退，故实际发病率高于临床所见。治疗以手术为主，部分患者术后可出现复发。

【病案举例】

韩某，女，74 岁，因"双膝关节下蹲时疼痛、活动受限 15 年，加重时伴交锁 3 个月"入院。

患者 15 年前无明显原因出现双膝关节下蹲时疼痛，活动受限，余明显不适，后到某医院检查提示双膝关节骨性关节炎，未治疗，半年前无明显原因上述症状加重，3 个月前出现双膝关节肿胀、膝关节交锁，在当地诊所给予双膝关节腔穿刺抽液、药物口服及静脉滴注等治疗（具体情况不详），效果欠佳，现为进一步系统治疗来诊，门诊检查后以"双膝关节滑膜软骨瘤"为诊断收入院。患者发病以来，神志清，精神可，一般情况可，饮食可，睡眠可，时有双膝关节针刺样疼痛，大小便正常，体重无明显变化。专科检查：双膝关节略微肿胀，左膝关节内侧间隙有压痛，右膝关节内外侧有压痛，未见明显静脉曲张，局部皮温颜色及温度未见异常，双膝髌骨内外推动活动度变小，被动活动双膝关节时感觉局部有游离体滑动，双髌骨研磨试验（+），双膝浮髌试验（-），双膝麦氏征（-），双膝抽屉试验及 Lachman 征（-），左膝关节 ROM 0～100°，右膝 ROM 0～110°。双下肢肌力约 4 级，末梢血循、感觉及运动可。自带 CR 示双膝关节间隙狭窄，胫骨粗隆及髌骨内缘骨质增生改变，关节面骨质硬化，关节腔内见游离关节鼠，髌骨上缘可见软组织钙化影，余无特殊。意见：双膝关节骨性关节炎。

临床诊断：①双膝关节滑膜软骨瘤病？②双膝关节骨性关节炎；③高血压；④冠心病；⑤脑动脉供血不足；⑥脑萎缩。

治疗经过：完善相关检查，无手术禁忌证，向患者及其家属讲明，双膝关节症状是多种因素导致，单纯行双膝关节滑膜软骨瘤瘤体切除活检术，临床症状、体征可能无明显缓解，甚至加重，对方仍要求行双膝关节滑膜软骨瘤瘤体及病变滑膜切除活检术（图 17-5-4），术后抗感染等治疗。术后片示瘤体切除干净，本院病理结果回示：双膝关节滑膜炎并软骨性游离体。术后半年随访，疼痛消失，正常生活，病情无复发。

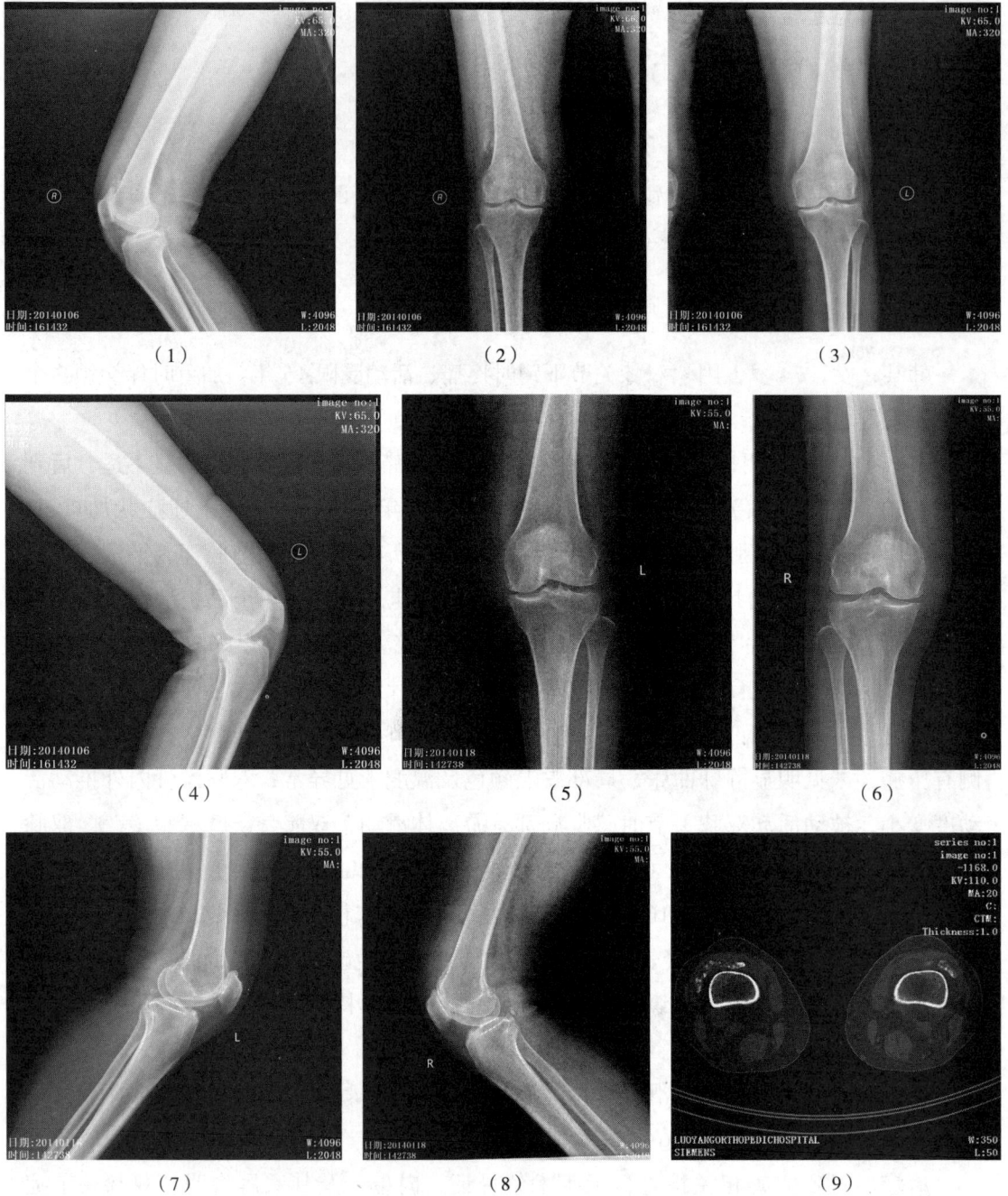

（1）   （2）   （3）

（4）   （5）   （6）

（7）   （8）   （9）

图 17-5-4 膝关节滑膜软骨瘤瘤体及病变滑膜切除术

（1）（2）（3）（4）术前 X 线；（5）（6）（7）（8）术后 X 线；（9）术前 CT

附：彩　图

（1）　　　　　　　　　　　（2）　　　　　　　　　　　（3）

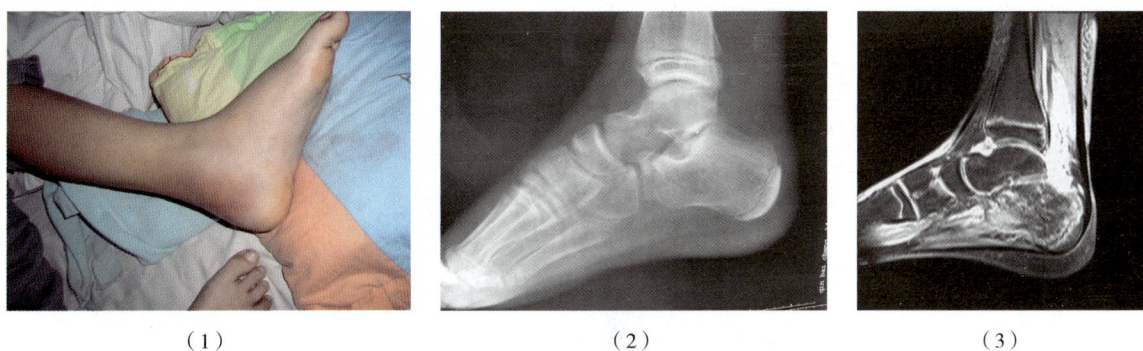

彩图 7-2-1　跟骨急性血源性骨髓炎治疗前

（1）皮肤红肿明显；（2）X 线示骨质密度减低；（3）MR 示渗出广泛

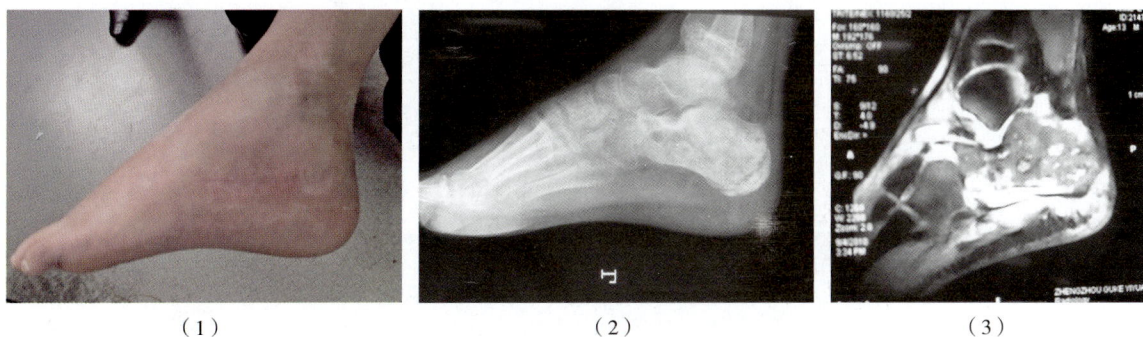

（1）　　　　　　　　　　　（2）　　　　　　　　　　　（3）

彩图 7-2-2　跟骨急性血源性骨髓炎治疗后

（1）皮肤红肿消退；（2）X 线示骨质密度不均匀升高；（3）MR 示渗出局限

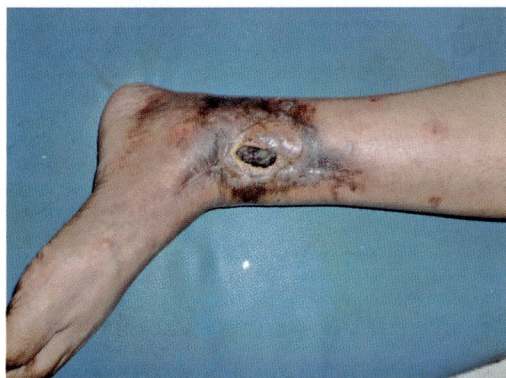

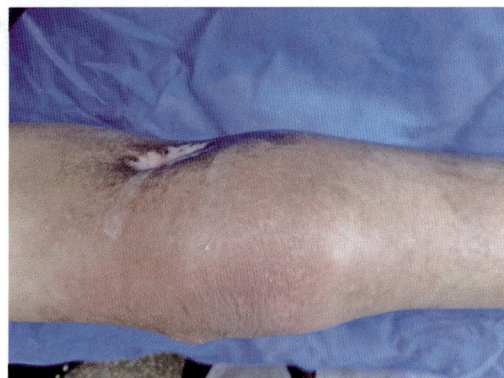

彩图 7-2-3　慢性骨髓炎病灶周围皮肤色素沉着　　　彩图 7-2-4　慢性骨髓炎急性发作窦道周围红肿

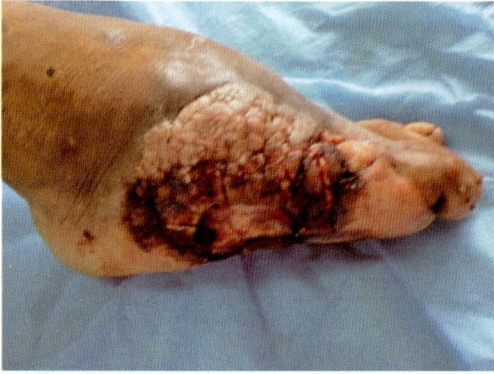

彩图 7-2-5　慢性骨髓炎窦道周围皮肤癌变外形

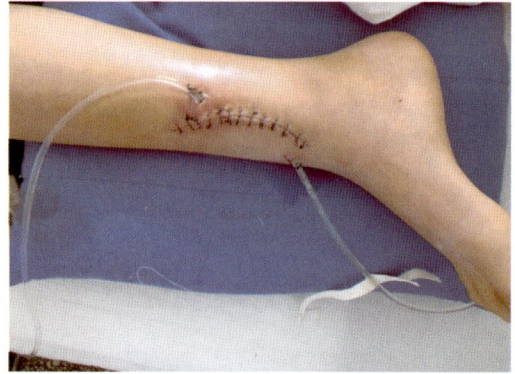

彩图 7-2-6　胫骨远端慢性骨髓炎持续冲洗引流外形

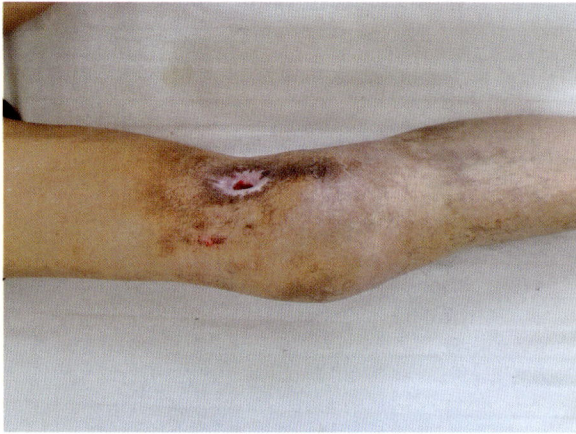

（1）

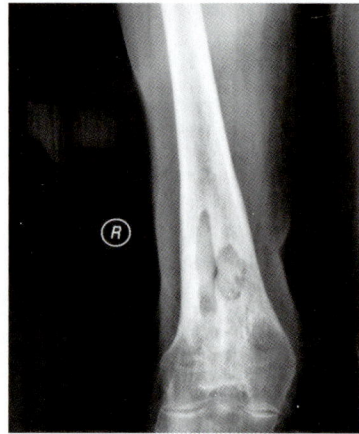

（2）

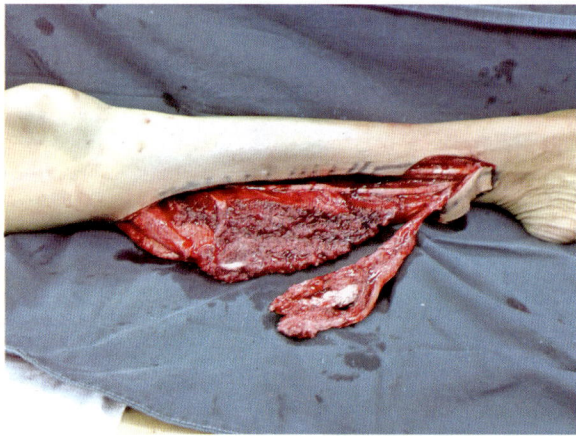

（3）

彩图 7-2-7　交腿胫后血管组织瓣填充股骨远端骨髓炎死腔

（1）术前外形照；（2）术前 X 线片；（3）术中交腿组织瓣切取完成外形照

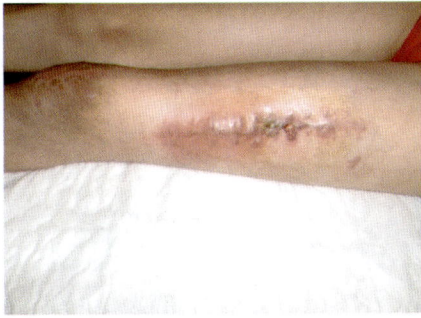

（1）

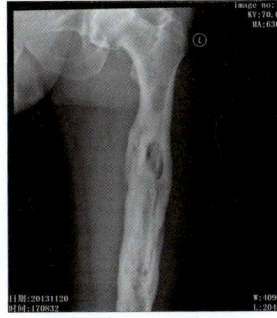

（2）

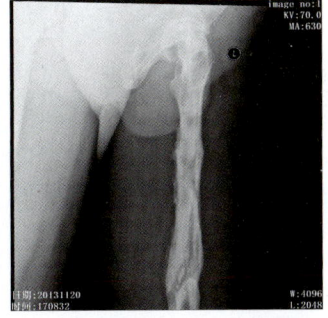

（3）

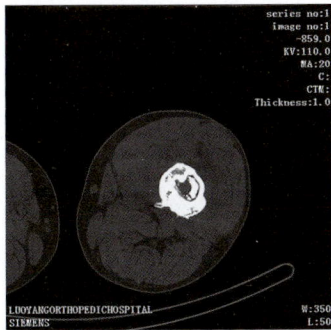

（4）

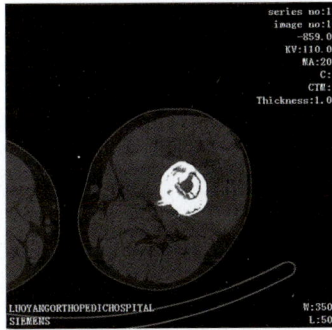

（5）

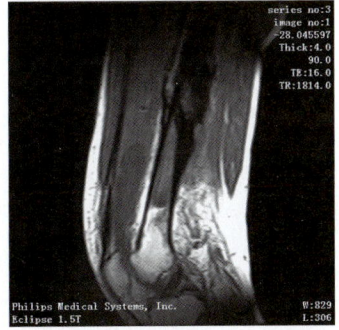

（6）

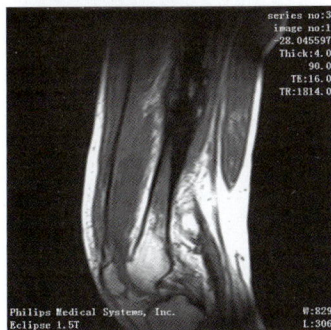

（7）

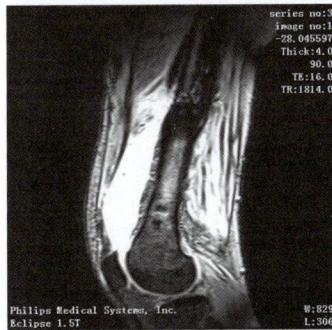

（8）

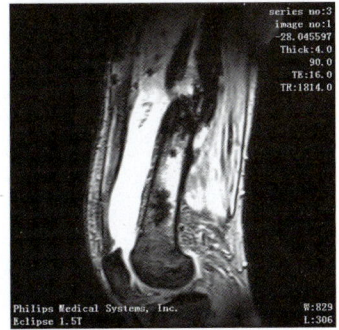

（9）

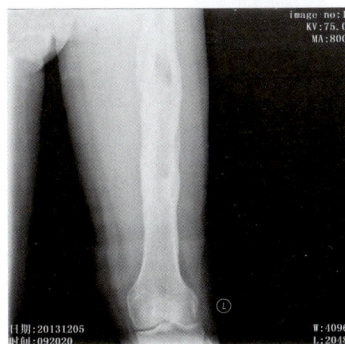

（10）

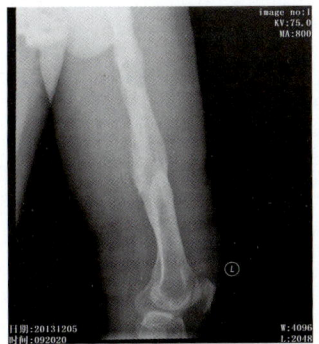

（11）

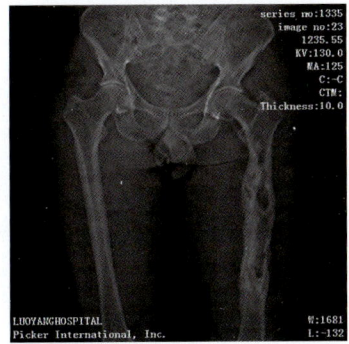

（12）

彩图 7-2-8　股骨慢性骨髓炎急性发作

（1）治疗前外形照；（2）术前正位片；（3）术前侧位片；（4）（5）术前 CT 表现；（6）（7）（8）（9）术前 MR 表现；
（10）术后正位片；（11）术后侧位片；（12）术后双侧股骨对照

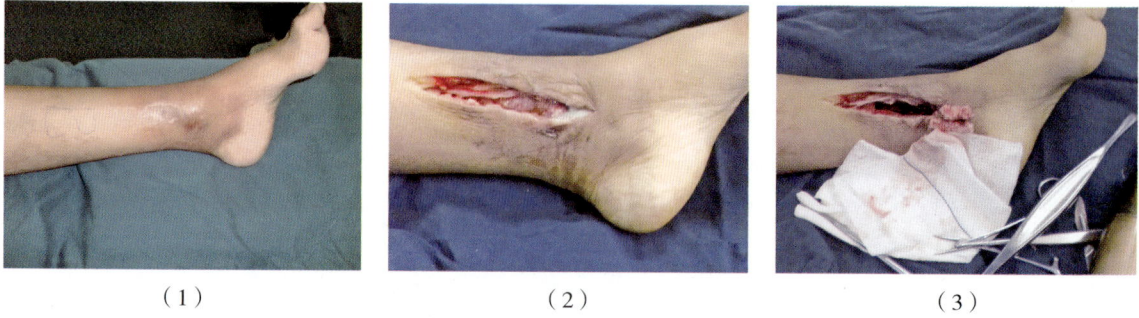

（1） （2） （3）

彩图 7-2-9 胫骨下端骨脓肿病灶清除术

（1）术前外形；（2）术中见脓液流出；（3）术中见较大空腔存在

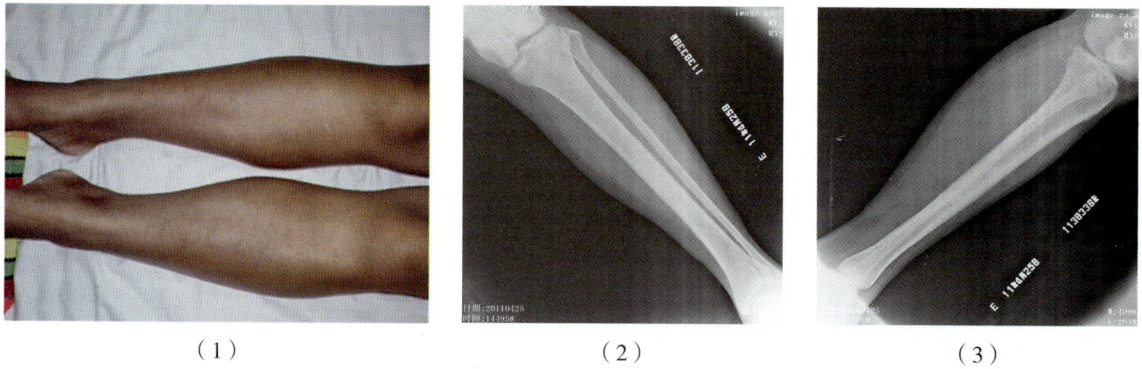

（1） （2） （3）

彩图 7-2-10 左胫骨硬化性骨髓炎治疗前

（1）外形；（2）正位片；（3）侧位片

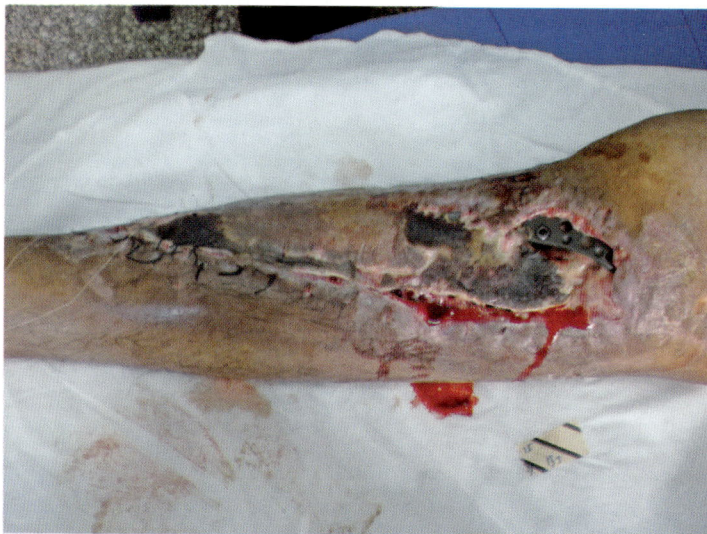

彩图 7-3-1 胫骨创伤性骨髓炎皮肤坏死、钢板外露

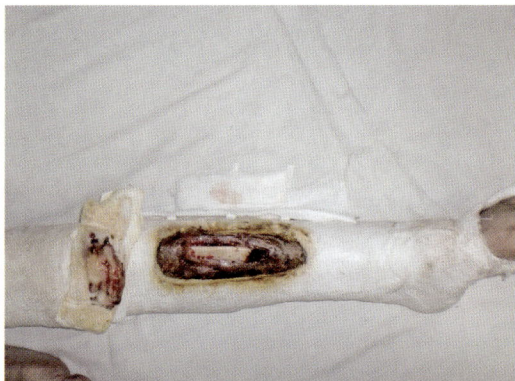

彩图 7-3-2　胫骨创伤性骨髓炎皮肤缺损、
骨质外露

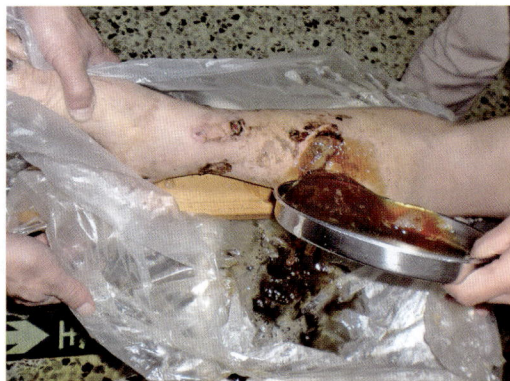

彩图 7-3-3　中药熏洗治疗创伤性骨髓炎

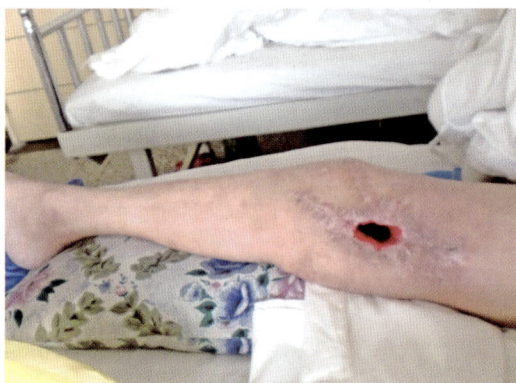

（1）

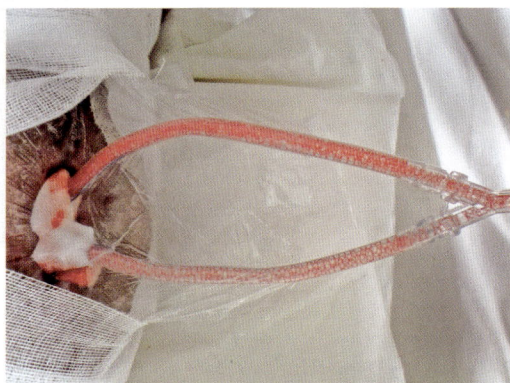

（2）

彩图 7-3-4　股骨髁骨髓炎组织缺损 VSD 治疗

（1）治疗前外形；（2）治疗中外形

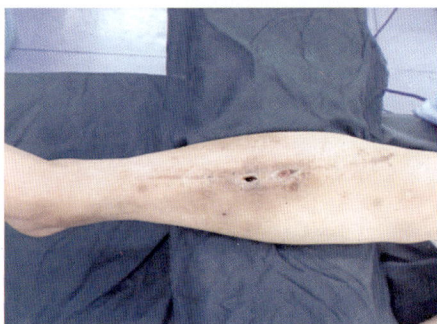

（1）

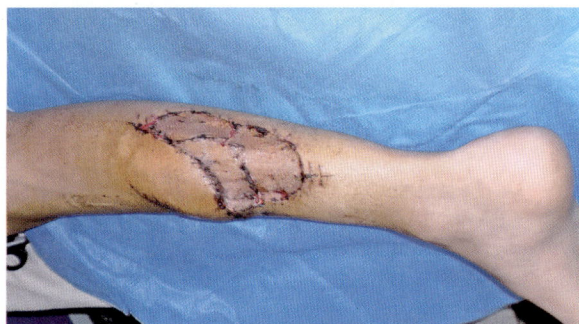

（2）

彩图 7-3-5　筋膜皮瓣治疗胫骨慢性骨髓炎

（1）术前窦道形成骨质外露；（2）术后皮瓣成活、窦道愈合

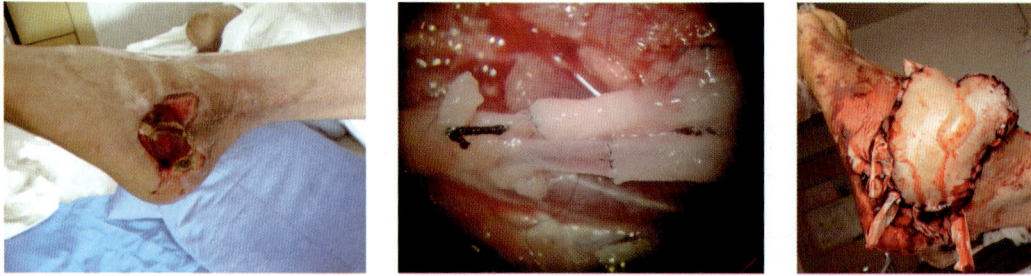

（1）　　　　　　　　　　　（2）　　　　　　　　　　　（3）

彩图 7-3-6　吻合血管股前外侧皮瓣移植治疗踝部骨髓炎

（1）术前踝部皮肤缺损、感染；（2）术中血管吻合；（3）术后皮瓣成活

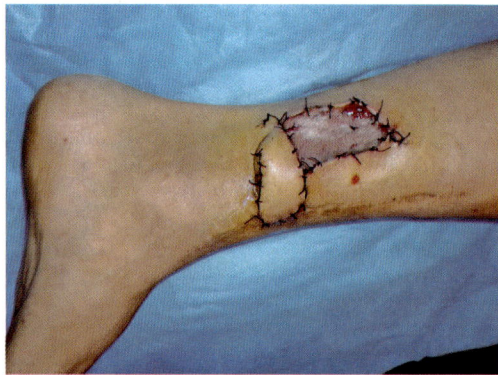

彩图 7-3-7　胫后动脉穿支皮瓣移植治疗胫骨骨髓炎

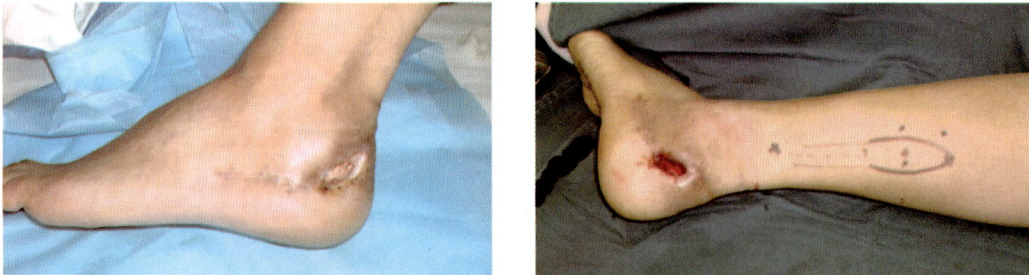

（1）　　　　　　　　　　　　　　　　（2）

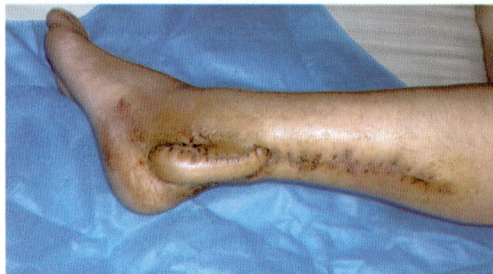

（3）

彩图 7-3-8　腓肠神经营养血管皮瓣移植治疗跟骨创伤性骨髓炎

（1）术前外形；（2）术中设计皮瓣；（3）皮瓣移植术后外形

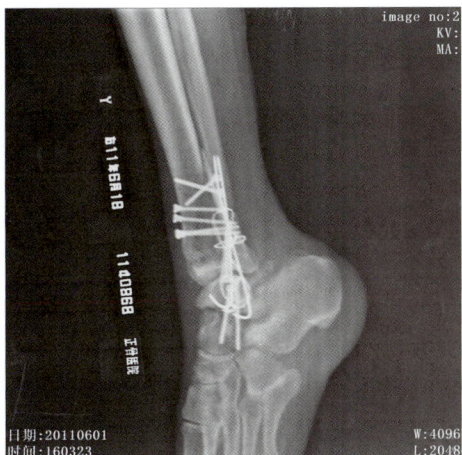

（1）

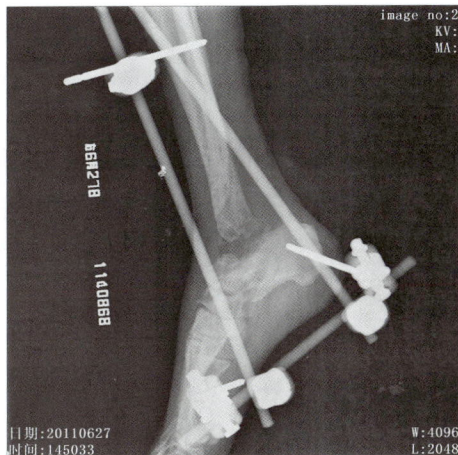

（2）

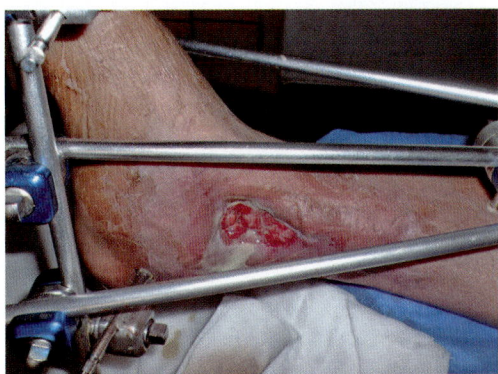

（3）

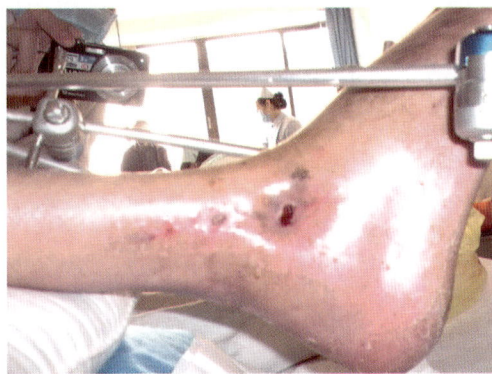

（4）

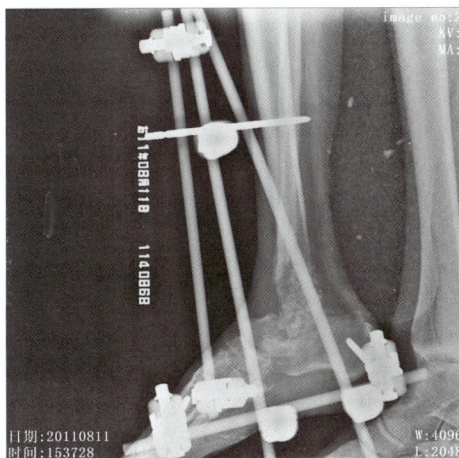

（5）

彩图 7-3-9　开放植骨术治疗胫骨远端创伤性骨髓炎

（1）病灶清除术前 X 线片；（2）病灶清除术后骨缺损；（3）开放植骨术后 2 周创面肉芽生长丰富；（4）开放植骨术
后 1 个月创面基本愈合；（5）开放植骨术后半年 X 线示骨质愈合良好

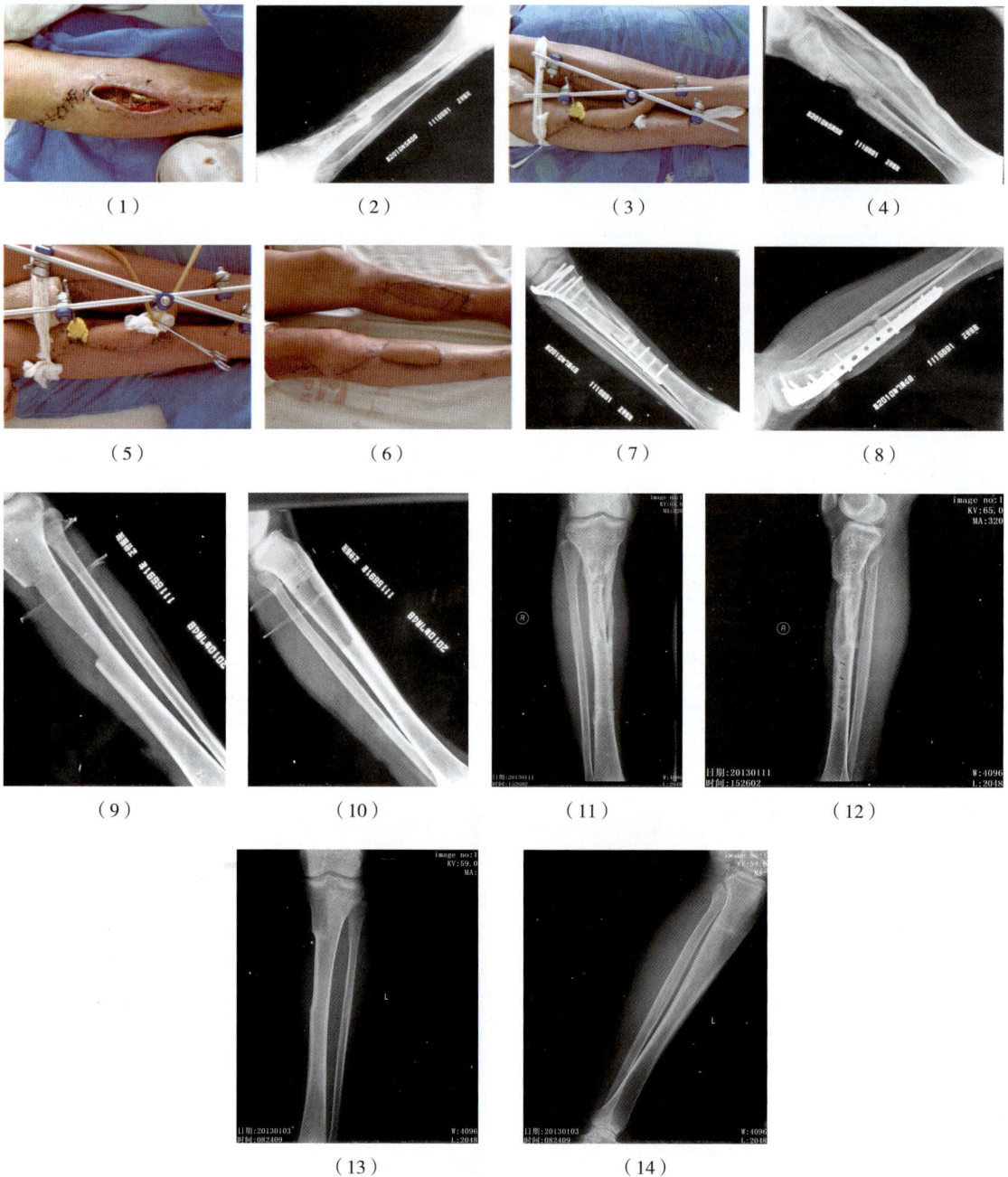

彩图 7-3-10　交腿胫骨皮瓣移植术治疗胫骨创伤性骨髓炎骨缺损骨不连

（1）胫骨创伤性骨髓炎外形；（2）病肢术前 X 线正位片；（3）病肢术前 X 线侧位片；（4）胫骨皮瓣移植术后交腿固定外形；（5）术后断蒂试验外形；（6）断蒂术后外形；（7）断蒂术后受肢 X 线正位片；（8）断蒂术后 1 年受肢 X 线侧位片；（9）术后 1 年供肢 X 线正位片（10）术后 1 年供肢 X 线侧位片；（11）术后 1 年受肢 X 线正位片；（12）术后 2.5 年受肢 X 线侧位片；（13）术后 2.5 年供肢 X 线正位片；（14）术后 2.5 年供肢 X 线侧位片

（1）　　　　　　　　　　（2）　　　　　　　　　　（3）

（4）　　　　　　　　　　　　　　　　（5）

（6）　　　　　　　　　　（7）

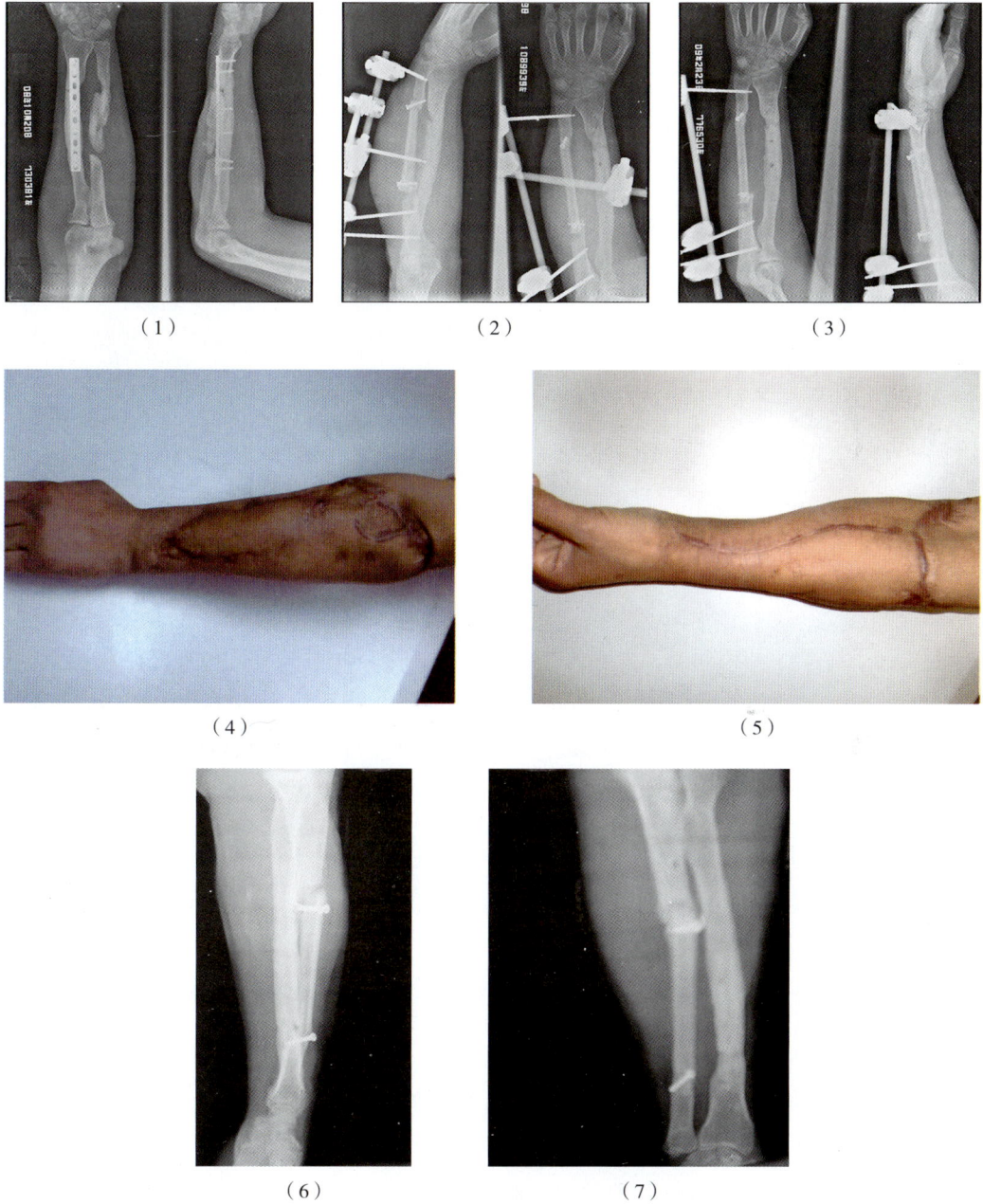

彩图 7-3-11　吻合血管游离腓骨皮瓣移植治疗尺骨创伤性骨髓炎骨缺损

（1）术前 X 线示尺骨阶段性骨坏死；（2）术后 1 周 X 线表现；（3）术后半年 X 线示腓骨愈合；（4）（5）术后外形
照示创口愈合正常；（6）术后 1 年 X 线正位片；（7）术后 1 年 X 线正侧片

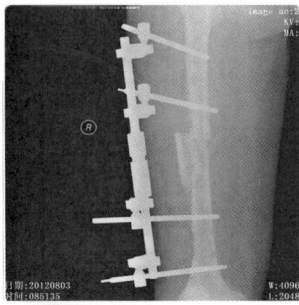

（1）

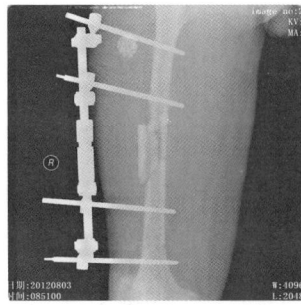

（2）

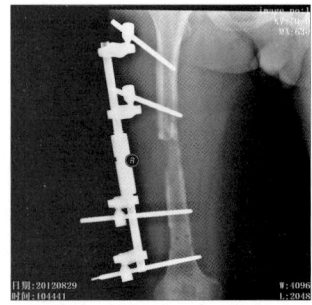

（3）

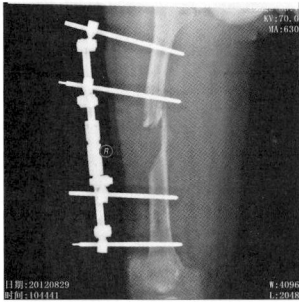

（4）

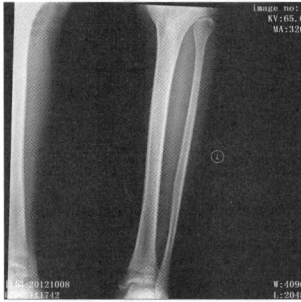

（5）

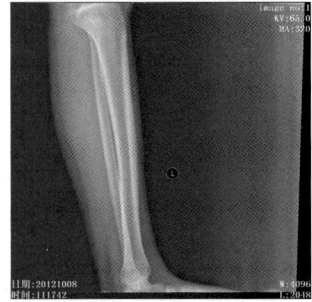

（6）

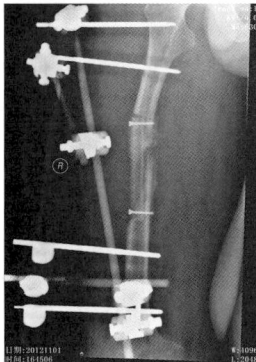

（7）

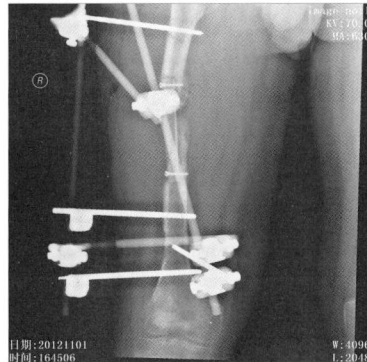

（8）

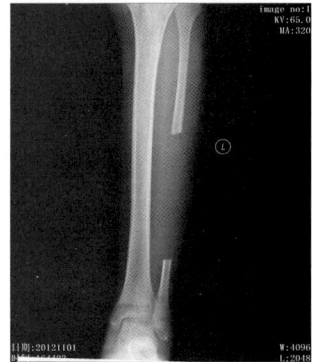

（9）

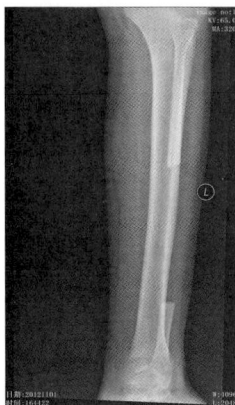

（10）

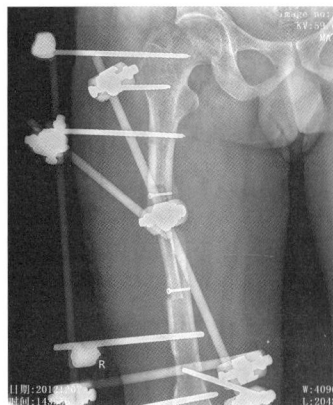

（11）

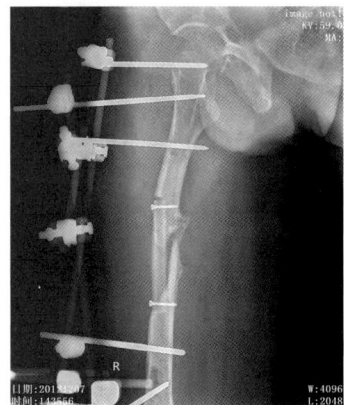

（12）

彩图 7-3-12　吻合血管的腓骨移植治疗股骨创伤性骨髓炎并骨缺损

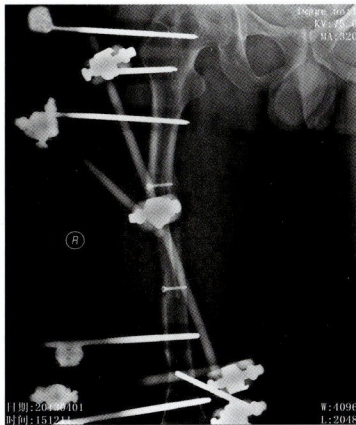

（13）

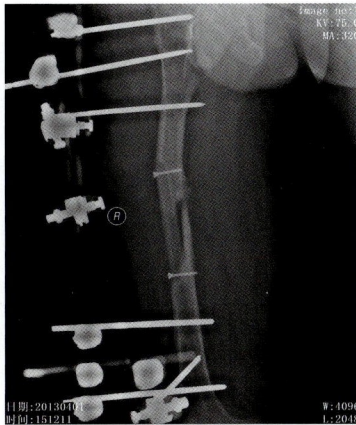

（14）

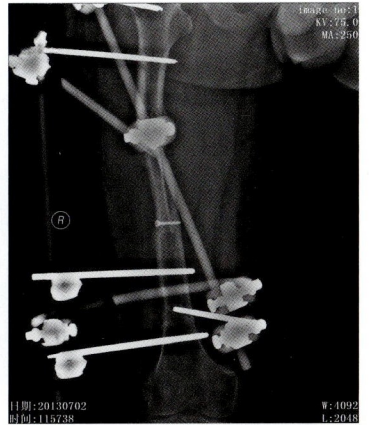

（15）

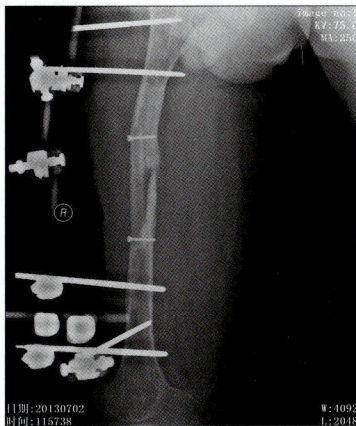

（16）

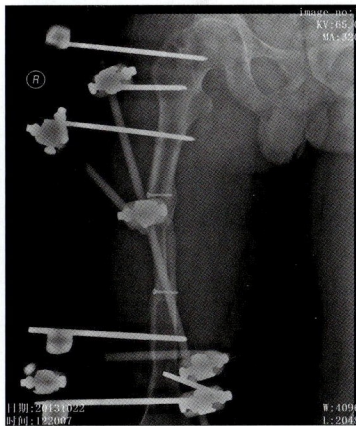

（17）

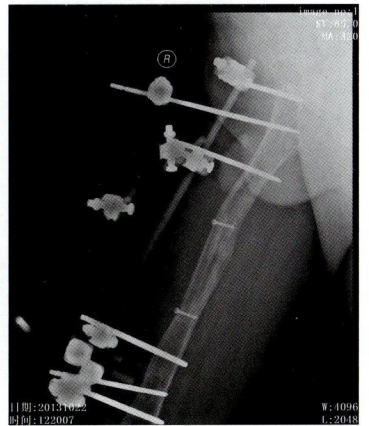

（18）

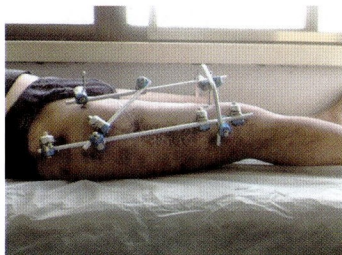

（19）

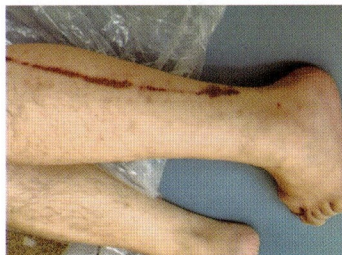

（20）

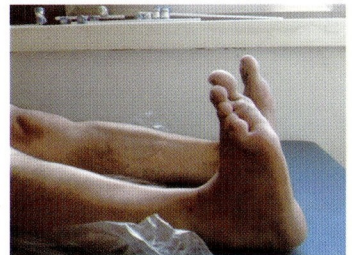

（21）

彩图 7-3-12　吻合血管的腓骨移植治疗股骨创伤性骨髓炎并骨缺损（续）

（1）术前 X 线正位片；（2）术前 X 线侧位片（3）病灶清除术后 X 线正位片；（4）病灶清除术后
X 线侧位片；（5）腓骨瓣切取术前供肢 X 线正位片；（6）腓骨瓣切取术前供肢 X 线侧位片；
（7）腓骨瓣移植术后受区正位片；（8）腓骨瓣移植术后受区侧位片；（9）腓骨瓣移植术后供区
正位片；（10）腓骨瓣移植术后供区侧位片；（11）术后 4 个月受区正位片；（12）术后 4 个月受区侧位片；
（13）术后半年受区正位片；（14）术后半年受区侧位片；（15）术后 1 年受区正位片；（16）术后 1 年
受区侧位片；（17）（18）（19）（20）（21）术后 1 年外形照

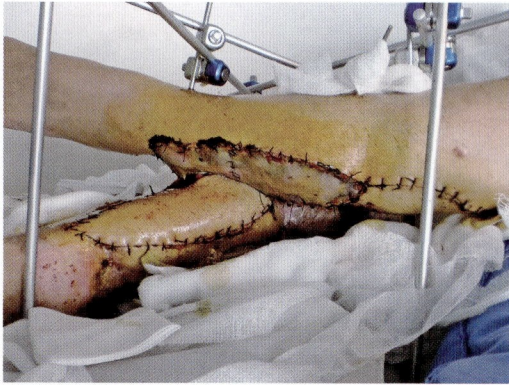

（1）

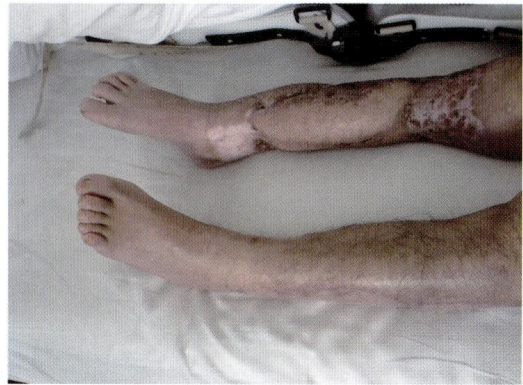

（2）

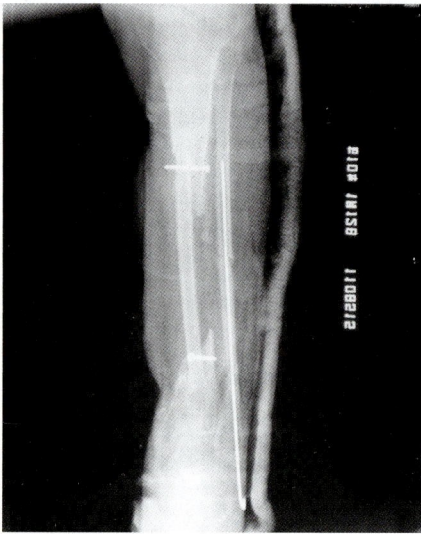

（3）

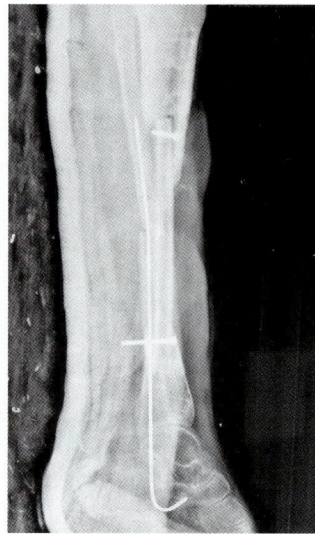

（4）

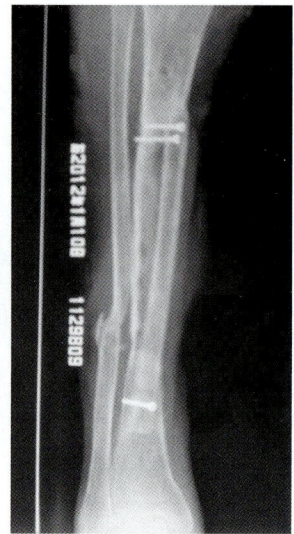

（5）

彩图 7-3-13　交腿腓骨皮瓣移植术治疗胫骨创伤性骨髓炎骨缺损

（1）腓骨皮瓣移植术后交腿固定外形；（2）腓骨皮瓣移植断蒂术后外形；（3）断蒂术后腓骨皮瓣接受肢体 X 线正位片；（4）断蒂术后腓骨皮瓣接受肢体 X 线侧位片（5）断蒂术后腓骨皮瓣接受肢体 X 线后位片

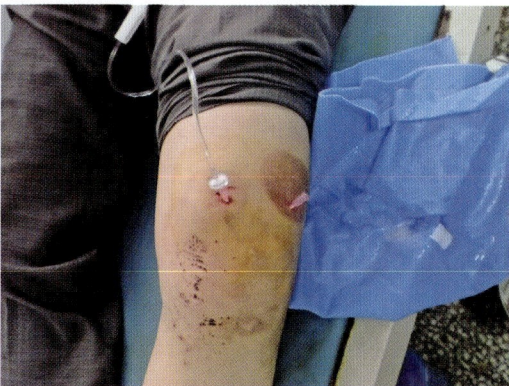

彩图 7-5-1　膝关节化脓性关节炎穿刺注药

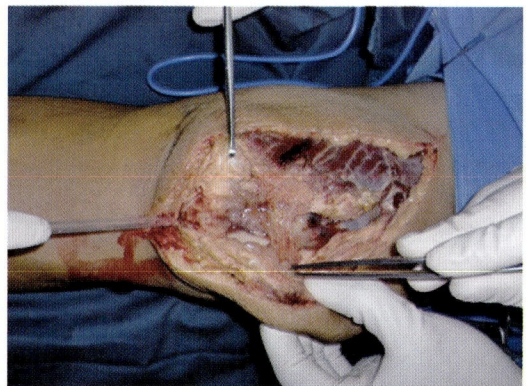

彩图 7-5-2　膝关节慢性化脓性关节炎术中切除增生滑膜

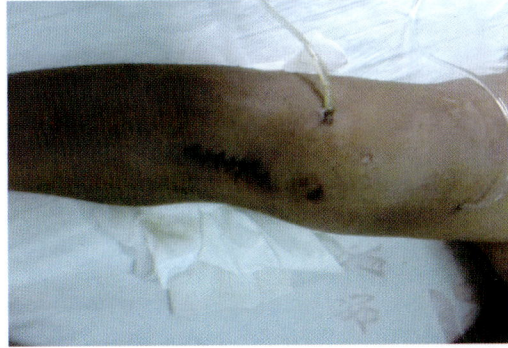

彩图 7-5-3　膝关节化脓性关节炎术持续冲洗引流

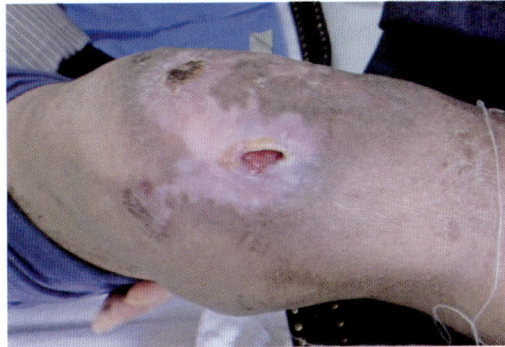

彩图 7-5-4　膝关节慢性化脓性关节炎后期窦道形成、关节屈曲挛缩畸形

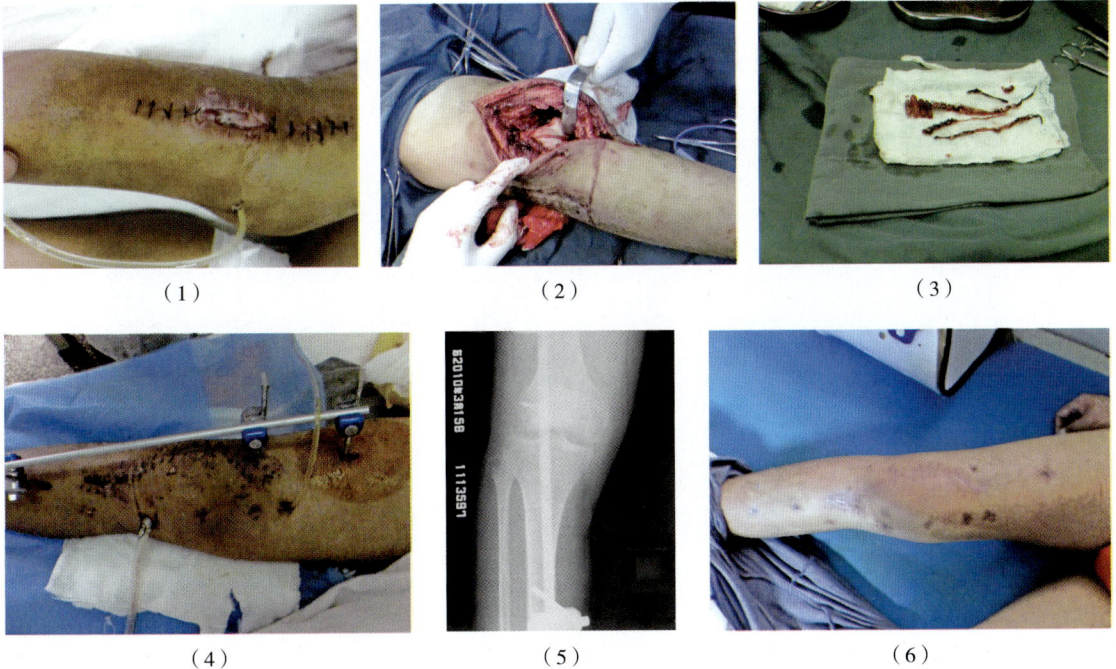

（1）

（2）

（3）

（4）

（5）

（6）

彩图 7-5-5　膝关节化脓性关节炎治疗经过

（1）入院时创口感染、引流管引流出脓性液较多；（2）术中显露关节；（3）术中取出人工韧带、固定钉等异物；
（4）术后闭式冲洗引流及外固定架固定；（5）术后 X 线表现；（6）术后创口愈合正常

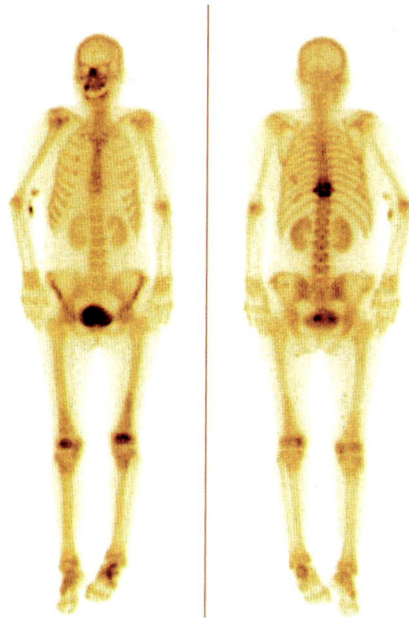

（1）

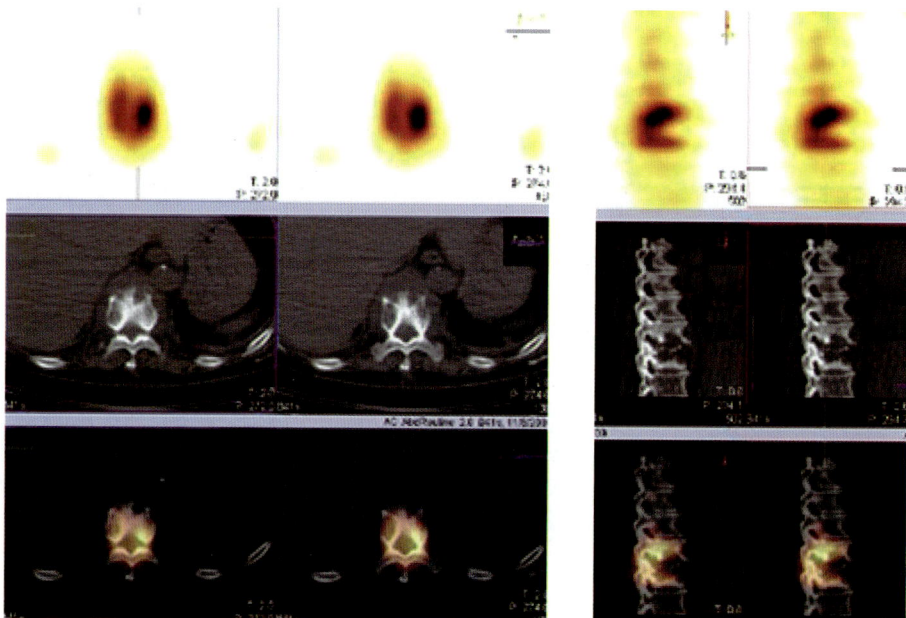

（2）   （3）

彩图 8-1-1 脊柱结核

（1）全身骨骼显像；（2）冠状位 CT 融合；（3）矢状位 CT 融合

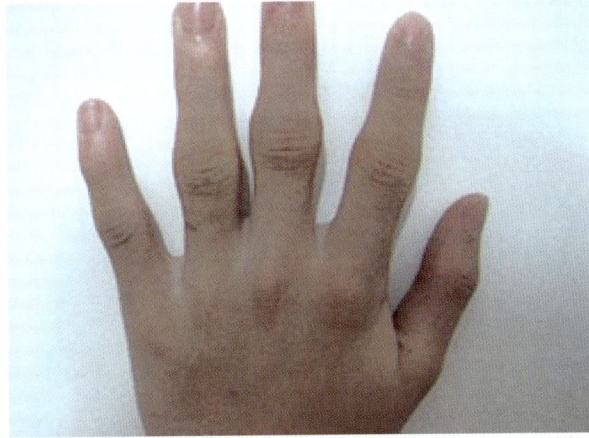

（1）

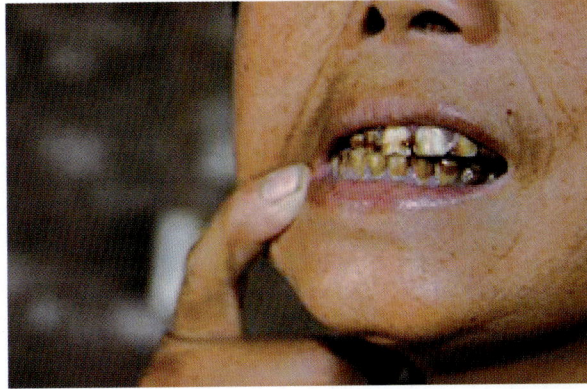

（2）

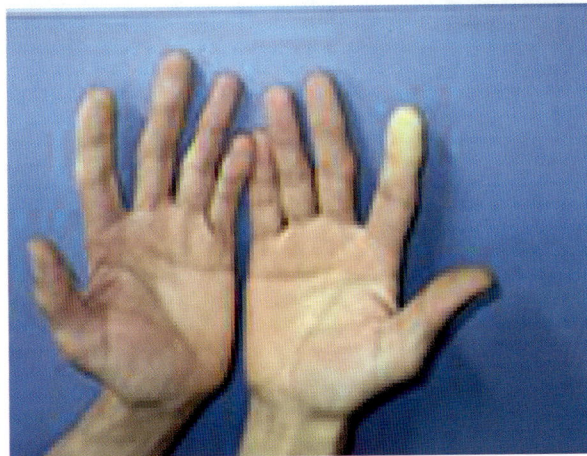

（3）

彩图 10-1-1　地方病及职业性骨关节病

（1）大骨节病手部外形；（2）氟骨病牙齿改变；（3）振动病手部表现

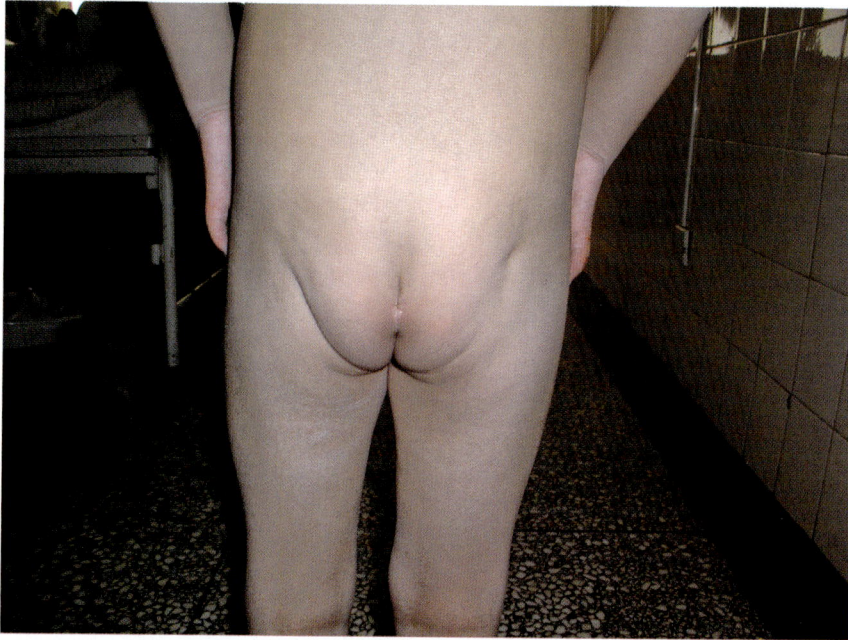

彩图 14-4-1　严重臀肌筋膜挛缩症

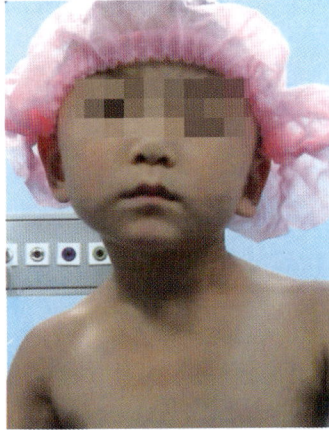

彩图 15-1-1　先天性肌性斜颈术前外形像

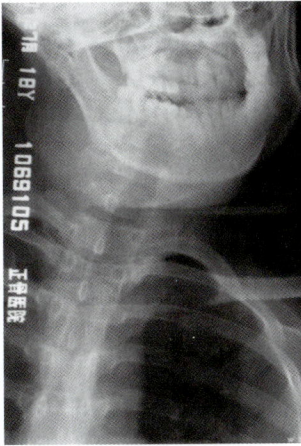

（1）

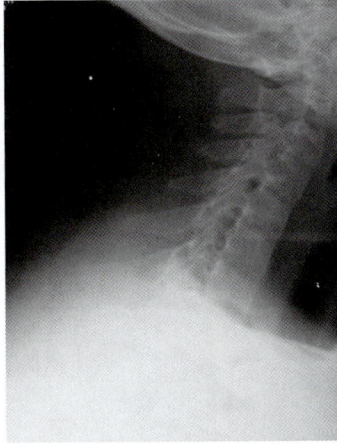

（2）

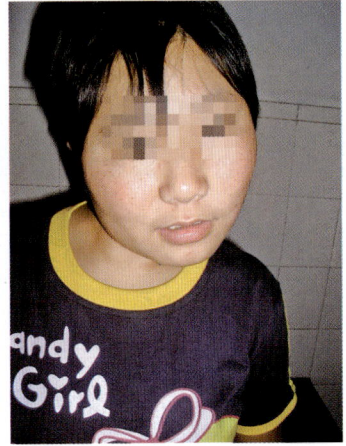

（3）

彩图 15-1-2　先天性肌性斜颈
（1）正位片；（2）侧位片；（3）术前外形

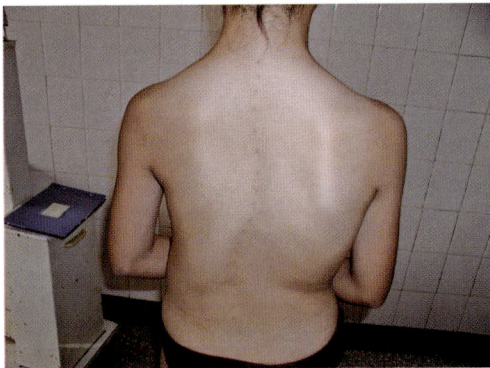

（1）

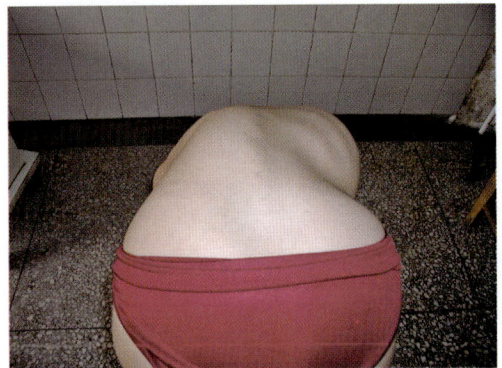

（2）

彩图 15-3-1　特发性脊柱侧凸外形
（1）站立位；（2）凸弯腰位

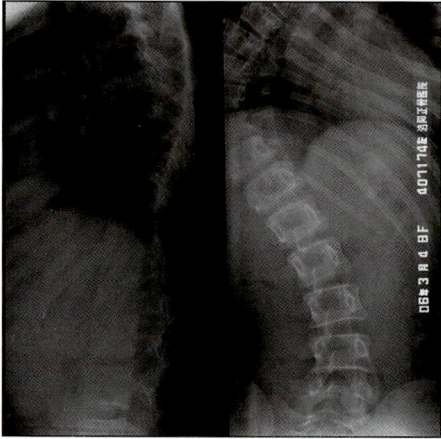

（1）

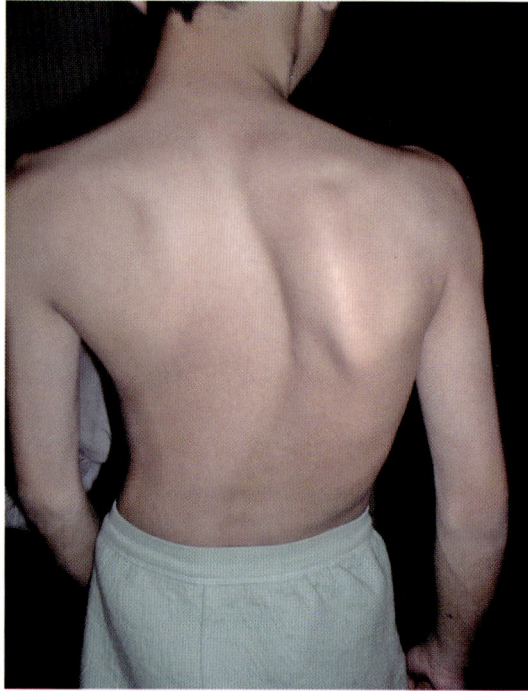

（2）

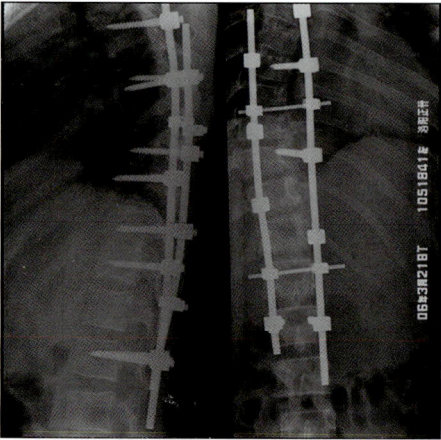

（3）

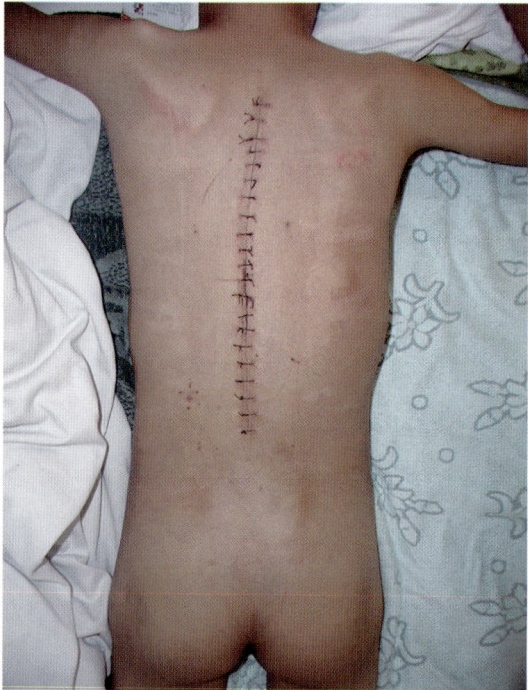

（4）

彩图 15-3-2　特发性脊柱侧凸后路矫形固定术
（1）术前 X 线片；（2）术前外形；（3）术后 X 线片；（4）术后外形

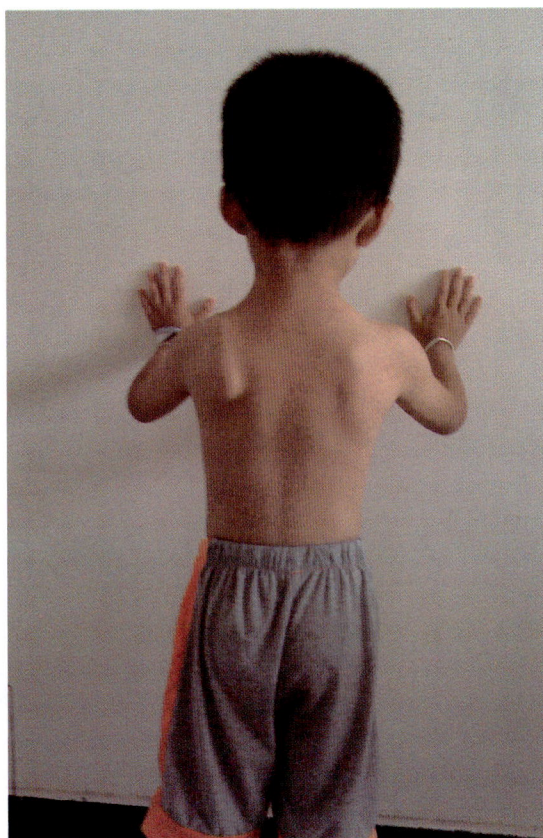

彩图 15-5-1　先天性高肩胛症外形

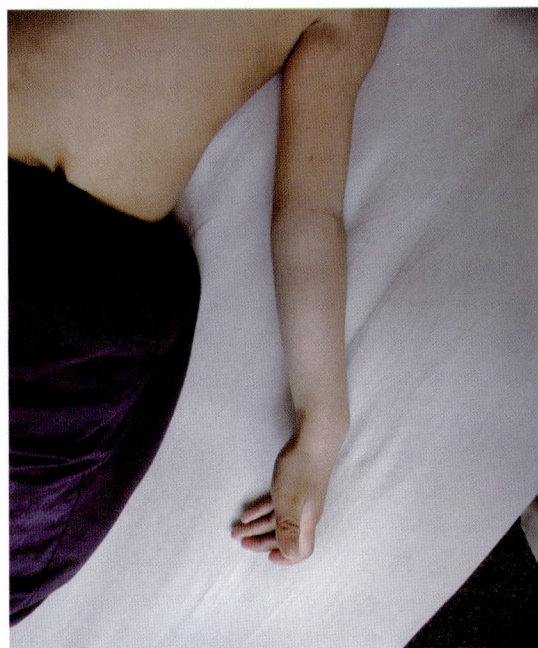

彩图 15-6-1　左侧先天性尺桡骨骨性连接外形

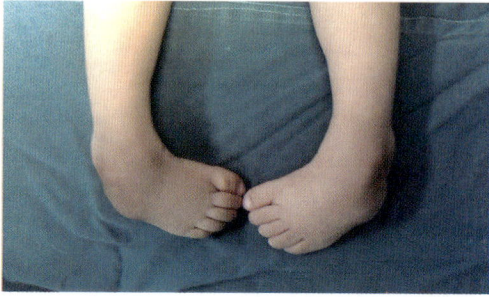 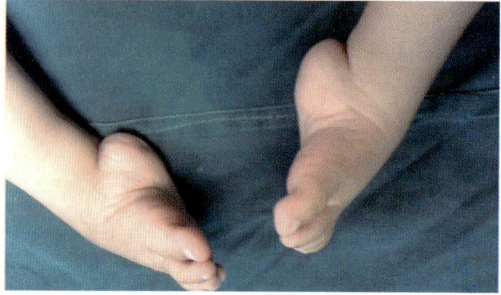

（1）　　　　　　　　　　　　　　　　（2）

彩图 15-12-1　幼儿先天性马蹄内翻足外形

（1）正面；（2）侧面

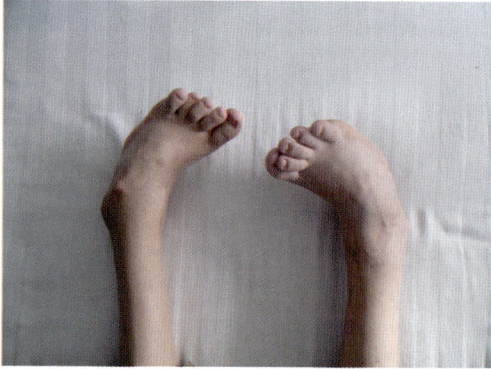 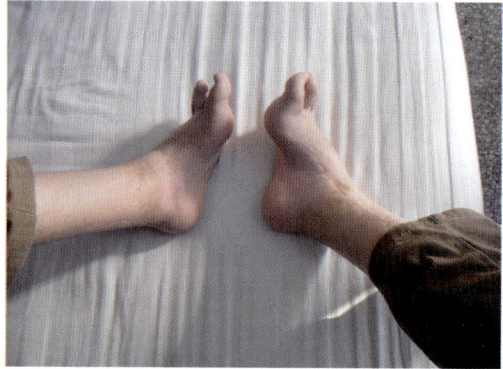

（1）　　　　　　　　　　　　　　　　（2）

彩图 15-12-2　成人先天性马蹄内翻足外形

（1）正面；（2）侧面

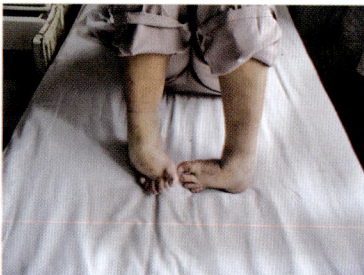 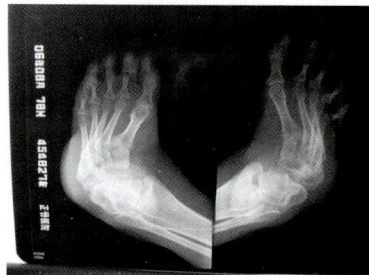 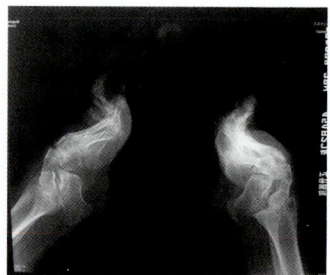

（1）　　　　　　　　　（2）　　　　　　　　　（3）

彩图 15-12-3　双侧先天性马蹄内翻足术前

（1）外形；（2）正位 X 线片；（3）侧位 X 线片

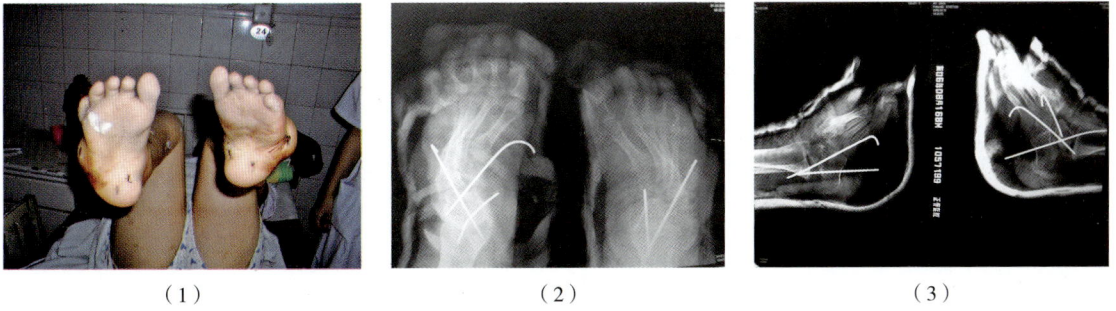

（1）　　　　　　　　　　（2）　　　　　　　　　　（3）

彩图 15-12-4　双侧先天性马蹄内翻足术后

（1）外形；（2）正位 X 线片；（3）侧位 X 线片

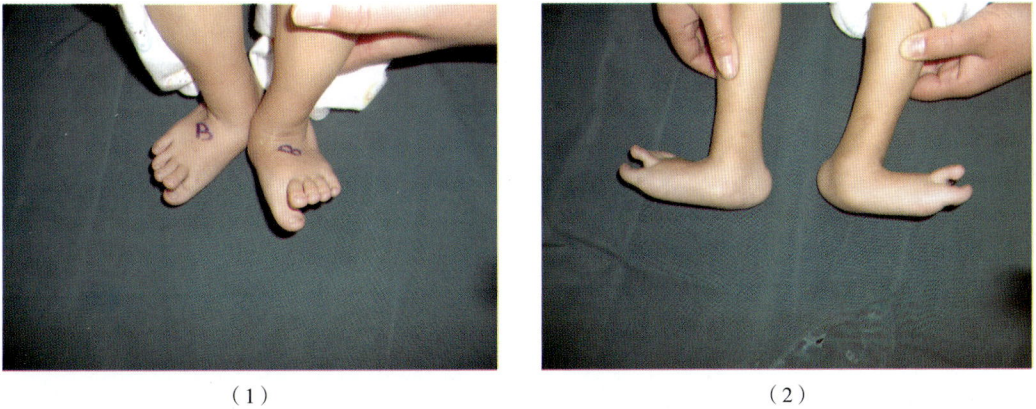

（1）　　　　　　　　　　　　　　　　　（2）

彩图 15-13-1　先天性垂直距骨外形

（1）正面观；（2）侧面观

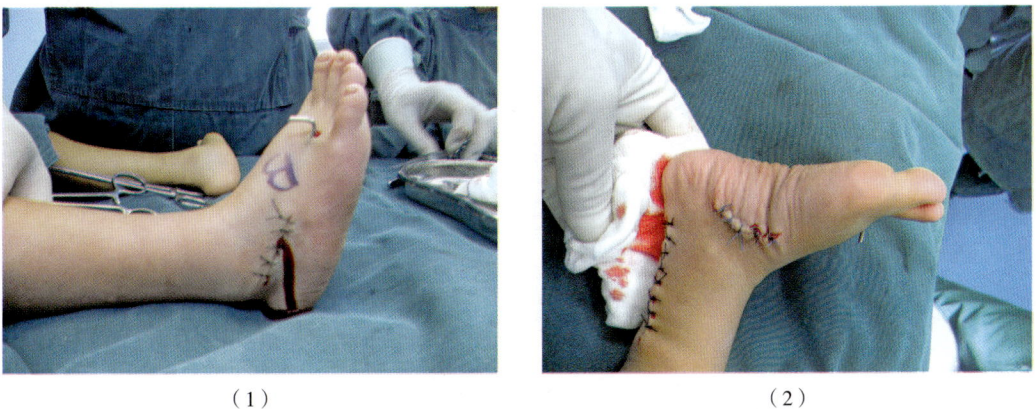

（1）　　　　　　　　　　　　　　　　　（2）

彩图 15-13-2　先天性垂直距骨切开复位术中外形

（1）足背；（2）足内侧

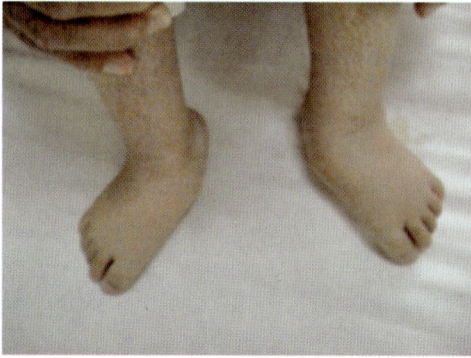
（1a）

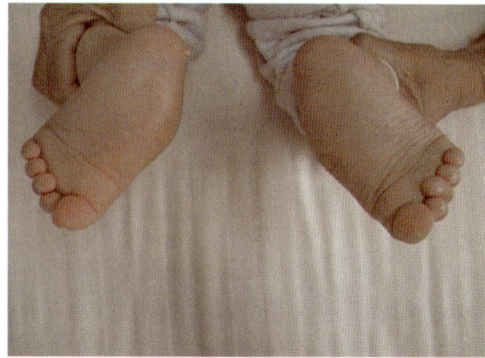
（1b）

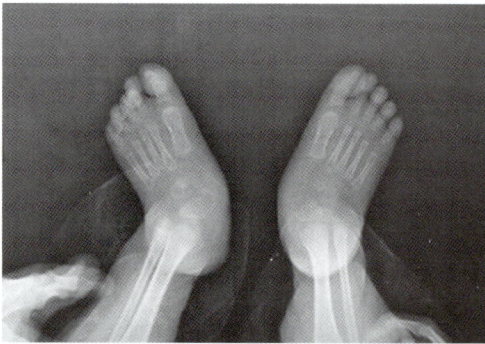
（2a）

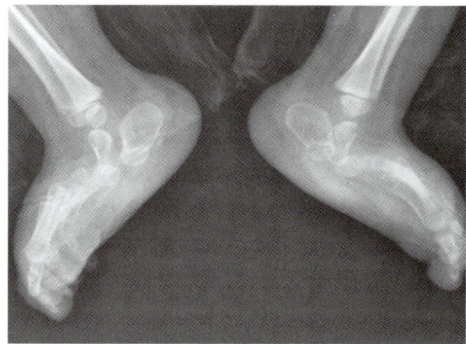
（2b）

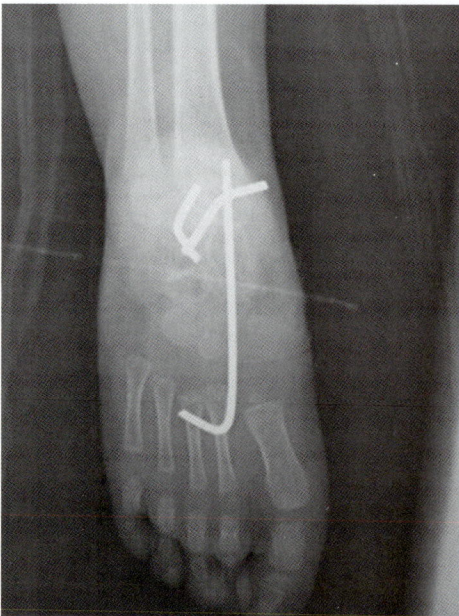
（3a）

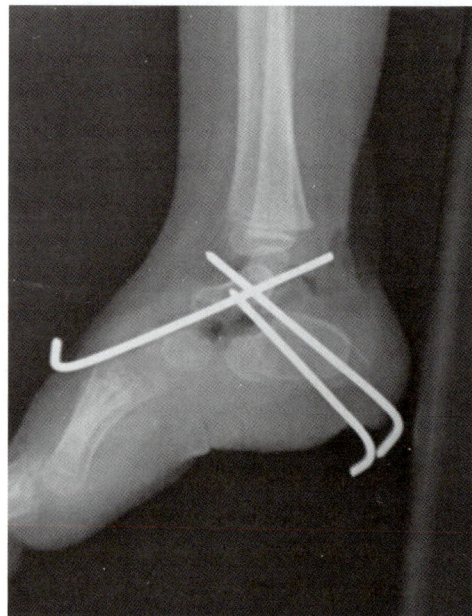
（3b）

彩图 15-13-3　双侧先天性垂直距骨

（1a）术前外形正面观；（1b）术前外形足底观；（2a）术前 X 线片正位；（2a）术前 X 线片侧位；

（3a）术后 X 线片正位；（3b）术后 X 线片侧位

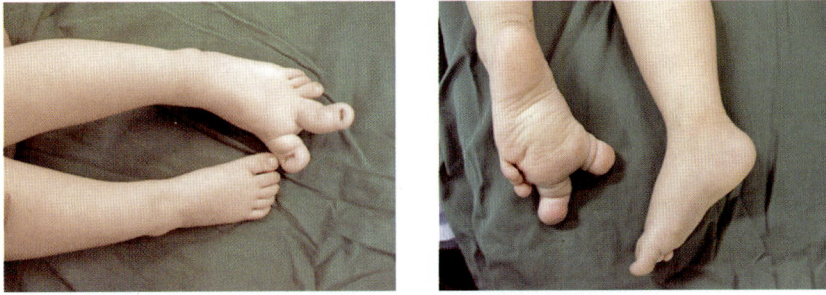

（1）

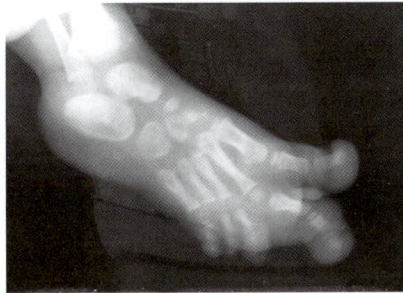

（2）

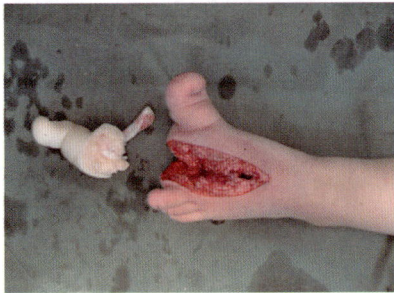

（3）

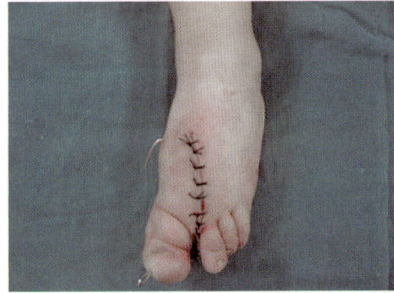

（4）

彩图 15-14-1　左足第 1、2 趾巨趾症

（1）术前外形；（2）术前 X 线片；（3）术中情况；（4）术后外形

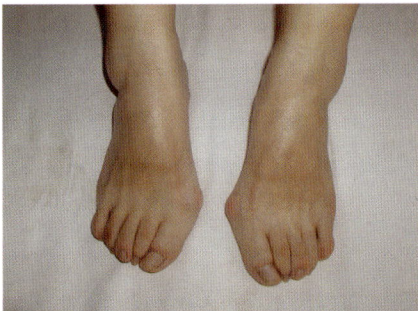

（1）

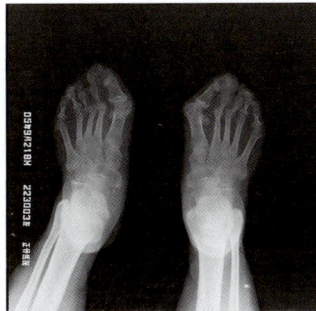

（2）

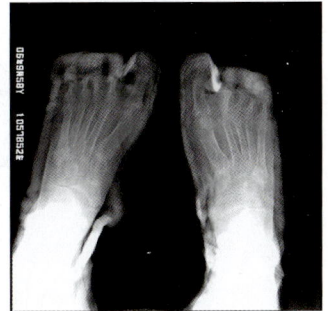

（3）

彩图 15-16-1　双足𧿹外翻畸形

（1）术前外形；（2）术前 X 线片；（3）术后 X 线片

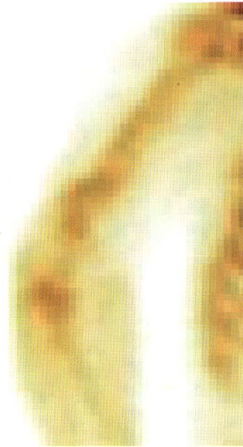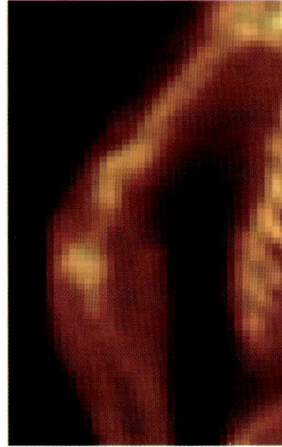

（1） （2）

彩图 16-5-1　肱骨多发骨髓瘤 ECT

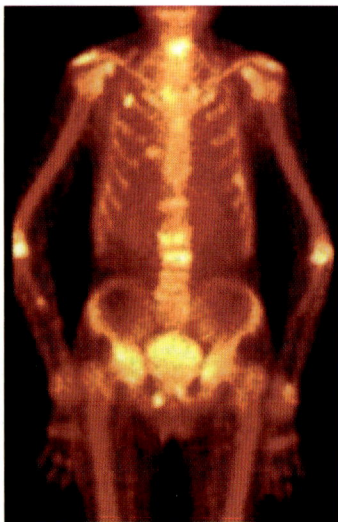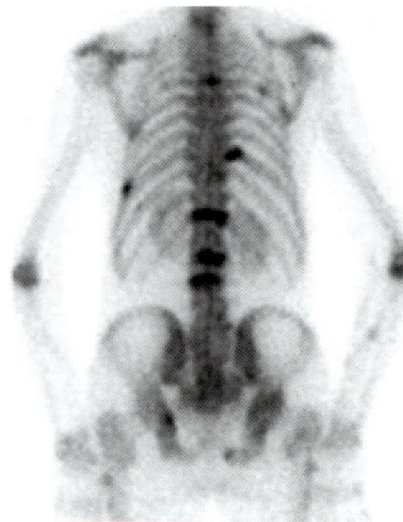

（1） （2）

彩图 16-7-1　多发骨转移癌 ECT